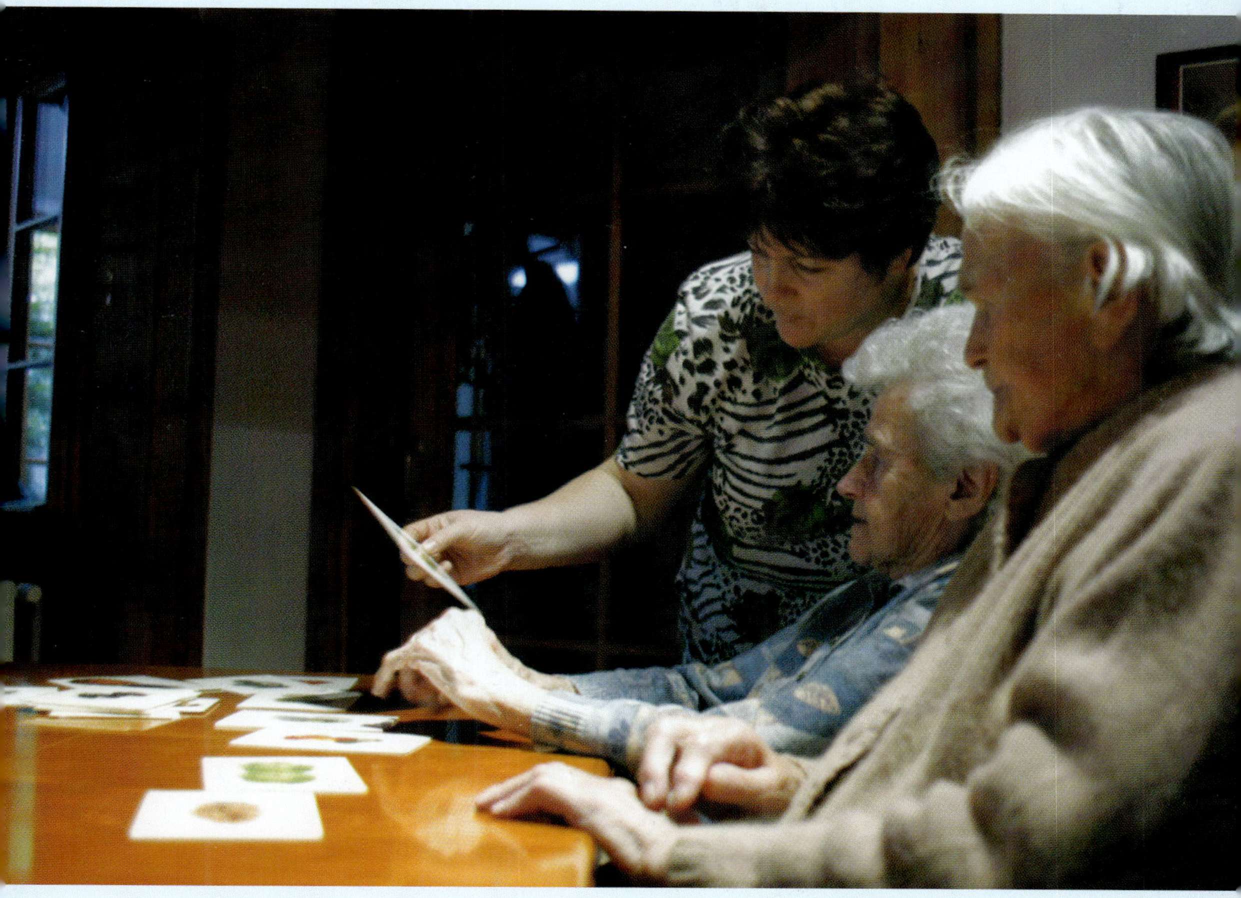

Thieme

verstehen & pflegen

Prävention und Rehabilitation

Herausgegeben von
Annette Lauber und Petra Schmalstieg

unter Mitarbeit von
Eva Eißing
Petra Fickus
Renate Fischer
Uta Follmann
Martina Gießen-Scheidel
Astrid Hammer
Johanne Plescher-Kramer
Ralf Ruff

272 Abbildungen
42 Tabellen

Georg Thieme Verlag
Stuttgart · New York

Fotografen

Agentur Thema / Antonello Bello und Wolfram Knapp, Karlsruhe
Johannes Dziemballa, Pfaffing
Heinrich K.-M. Hecht / H + Z Bildagentur GmbH, Hannover
Thomas Stefan, Munderkingen

Gestaltung und Layout

Arne Holzwarth, Büro für Gestaltung, Stuttgart

Illustrationen

Christine Lackner, Ittlingen

Comics
Regina Bracht, Witten

Bibliografische Information der Deutschen Bibliothek

Die Deutsche Bibliothek verzeichnet diese Publikation in der Deutschen Nationalbibliografie; detaillierte bibliografische Daten sind im Internet über http://dnb.ddb.de abrufbar.

Rüdigerstraße 14, D-70469 Stuttgart

Unsere Homepage: http://www.thieme.de

Printed in Germany
Satz und Druck: Druckhaus Götz GmbH, Ludwigsburg

ISBN 3-13-128611-3 . 2 3 4 5 6

Wichtiger Hinweis

Wie jede Wissenschaft ist die Medizin ständigen Entwicklungen unterworfen. Forschung und klinische Erfahrung erweitern unsere Erkenntnisse, insbesondere was Behandlung und medikamentöse Therapie anbelangt. Soweit in diesem Werk eine Dosierung oder eine Applikation erwähnt wird, darf der Leser zwar darauf vertrauen, dass Autoren, Herausgeber und Verlag große Sorgfalt darauf verwandt haben, dass diese Angabe **dem Wissensstand bei Fertigstellung des Werkes** entspricht.
Für Angaben über Dosierungsanweisungen und Applikationsformen kann vom Verlag jedoch keine Gewähr übernommen werden. **Jeder Benutzer ist angehalten,** durch sorgfältige Prüfung der Beipackzettel der verwendeten Präparate und gegebenenfalls nach Konsultation eines Spezialisten festzustellen, ob die dort gegebene Empfehlung für Dosierungen oder die Beachtung von Kontraindikationen gegenüber der Angabe in diesem Buch abweicht. Eine solche Prüfung ist besonders wichtig bei selten verwendeten Präparaten oder solchen, die neu auf den Markt gebracht worden sind. **Jede Dosierung oder Applikation erfolgt auf eigene Gefahr des Benutzers.** Autoren und Verlag appellieren an jeden Benutzer, ihm etwa auffallende Ungenauigkeiten dem Verlag mitzuteilen.

Herausgeberinnen
Annette Lauber
Krankenschwester
Dipl.-Pflegepädagogin (FH)
Katholische Fachhochschule Mainz
Praxisreferat Fachbereich Pflege und Gesundheit
Saarstr. 3
55122 Mainz

Petra Schmalstieg
Krankenschwester
Dipl.-Pflegepädagogin (FH)
Supervisorin
Krankenpflegeschule am St. Bernward-Krankenhaus
Treibestr. 9
31134 Hildesheim

Autoren
Eva Eißing
Krankenschwester
Lehrerin für Pflegeberufe
Katholische Schule für Pflegeberufe Essen e.V.
Ruhrallee 81
45138 Essen

Petra Fickus
Krankenschwester
Fachkrankenschwester für Anästhesie und Intensivpflege
Dipl-Pflegepädagogin (FH)
Johannes-Gutenberg-Universitätskliniken
Weiterbildung in den Gesundheitsfachberufen
Am Pulverturm 13
55101 Mainz

Renate Fischer
Krankenschwester
Fachkrankenschwester für Endoskopie
Dipl.-Pflegepädagogin (FH)
Kath. Klinikum Marienhof/ St. Josef
Krankenpflegeschule Brüderhaus
Kardinal-Krementz-Str. 1 – 5
56073 Koblenz

Uta Follmann
Kinderkrankenschwester
Dipl.-Pflegepädagogin (FH)
Westpfalz-Klinikum GmbH
Kinderkrankenpflegeschule
Hellmut-Hartert-Str. 1
67665 Kaiserslautern

Martina Gießen-Scheidel
Kinderkrankenschwester
Fachkrankenschwester für pädiatrische Intensivpflege
Lehrerin für Pflegeberufe
Johannes-Gutenberg-Universitätskliniken
Weiterbildung in den Gesundheitsfachberufen
Am Pulverturm 13
55101 Mainz

Astrid Hammer
Krankenschwester
Dipl.-Pflegepädagogin (FH)
Johannes-Gutenberg-Universitätskliniken
Hebammenschule
Langenbeckstr. 1
55131 Mainz

Johanne Plescher-Kramer
Krankenschwester
Fachkrankenschwester für Anästhesie und Intensivpflege
Dipl.-Pflegepädagogin (FH)
Berufsfachschule Altenpflege
beim Evangelischen Krankenhausverein Emlichheim e.V.
Berliner Str. 27 – 29
49824 Emlichheim

Ralf Ruff
Altenpfleger
Lehrer für Pflegeberufe
Lehrer für Fachpraxis
BBS Donnersbergkreis Rockenhausen
Fachschule für Altenpflege
Martin-Luther-Str. 18
67304 Eisenberg

Reihenvorwort

Liebe Leserin, lieber Leser,

Lehrbücher verfolgen im Allgemeinen das Ziel, wesentliche Lehr-/Lerninhalte eines Fachgebietes in strukturierter Form schriftlich zu dokumentieren und diese didaktisch sinnvoll und benutzerfreundlich aufzubereiten. Diese Grundsätze gelten selbstverständlich auch für die Lehrbuchreihe *verstehen & pflegen*. Darüber hinaus gibt es jedoch einige zusätzliche Aspekte, die die konzeptionelle Arbeit dieser Reihe maßgeblich beeinflusst haben und sich in der konkreten Umsetzung niederschlagen.

verstehen & pflegen liegt eine Konzeption zugrunde, bei der die einzelnen Bände einen speziellen inhaltlichen Schwerpunkt abhandeln, der entsprechend ausführlich und umfassend dargestellt ist.

Jeder Band ist als in sich abgeschlossenes Werk zu betrachten; die Bände sind jedoch inhaltlich aufeinander bezogen und bilden als Gesamtwerk einen wesentlichen Teil des Spektrums pflegerischer Tätigkeit ab.

Gesellschaftliche Entwicklungen und ein sich stark veränderndes pflegerisches Berufsfeld sowie beschränkte finanzielle Ressourcen im Gesundheitswesen und der Erkenntniszuwachs in der Pflegewissenschaft sind Bezugspunkte und Rahmenbedingungen für die pflegerische Berufsausübung – aber auch für die Ausbildung in den Pflegeberufen, die unumstritten das Fundament für berufliches Handeln und berufliche Entwicklung legt.

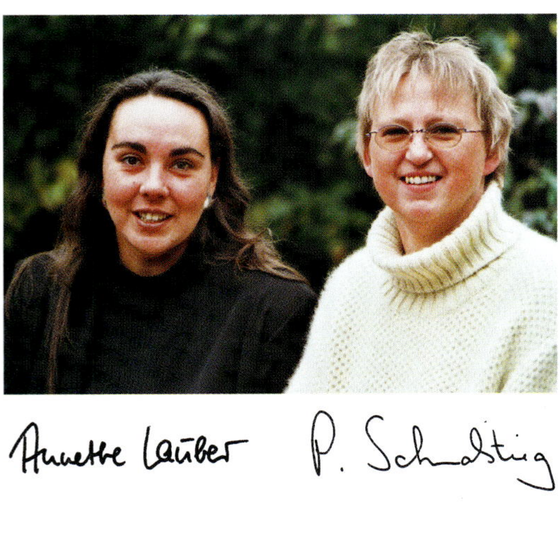

Unser Anliegen ist es, mit *verstehen & pflegen* einen Beitrag zu einer qualitativ hochwertigen Pflegeausbildung zu leisten, die Lernenden in der Pflege Wissen und Erkenntnisse vermittelt, mit dem sie ihren beruflichen Alltag nicht nur bewältigen, sondern auch aktiv mitgestalten können.

Nicht zuletzt aus diesen Überlegungen heraus verfolgen wir insgesamt einen integrativen Ansatz, der einerseits Gemeinsamkeiten und verbindende Elemente der Pflegeberufe Altenpflege, Kinderkrankenpflege und Krankenpflege aufzeigt, andererseits ihre jeweils spezifischen Elemente herausarbeitet. Wir sehen in dieser Vorgehensweise eine große Chance, vor dem Hintergrund eines sich stark verändernden Berufsfeldes, wechselseitiges Lernen der Pflegeberufe voneinander und gegenseitige Akzeptanz zum Wohl der Pflegeempfänger zu unterstützen.

Für Autorinnen, Autoren und Herausgeberinnen dieser Reihe waren diesbezügliche Diskussionen eine mit Herausforderungen verbundene, aber vor allem sehr bereichernde Lernerfahrung. Es ist uns ein Anliegen, diese Erfahrungen weiter zu geben, aber auch zu erweitern. Konstruktive Kritik ist aus diesem Grund ausdrücklich erwünscht.

verstehen & pflegen richtet sich in erster Linie an Lernende in den Pflegeberufen, d.h. an angehende Altenpflegerinnen und Altenpfleger, Kinderkrankenschwestern und Kinderkrankenpfleger sowie Krankenschwestern und Krankenpfleger. Nun wird berufliches Lernen zwar mit der Entscheidung für einen Beruf und dem Beginn der Berufsausbildung eingeleitet – aber es endet erfahrungsgemäß nicht mit dem Abschluss derselben.

Ebenso wie Lernen als kontinuierliche Entwicklung und lebenslanger Prozess betrachtet werden kann und muss, unterliegt auch Fachwissen ständiger Neruerung und Erweiterung.

Unser Bild der pflegerischen Berufsausübung ist das einer theoriegeleiteten Berufspraxis. Wir wünschen uns, mit dieser Lehrbuchreihe auch erfahrenen Pflegepersonen Impulse für ihre tägliche Arbeit mit pflegebedürftigen Menschen geben zu können.

Als wir vor geraumer Zeit die Gelegenheit bekamen, eine Lehrbuchreihe für die Pflege zu konzipieren, ahnten wir nicht, auf welches Abenteuer wir uns damit einlassen sollten. Allen, die dieses Abenteuer mit uns durchgestanden haben, sei an dieser Stelle herzlich gedankt. Die konstruktive und bereichernde Zusammenarbeit mit den Autorinnen und Autoren und die „tragende" Funktion unseres sozialen Umfeldes, haben uns während der Arbeit an der Reihe auch in schwierigen Phasen durchhalten lassen.

Danken möchten wir auch dem Georg Thieme Verlag für das uns entgegengebrachte Vertrauen, und den Mitarbeiterinnen und Mitarbeitern der Programmplanung Pflege, insbesondere der Programmleiterin, Frau Christine Grützner, die uns sowohl bei der Konzeption als auch bei der Realisierung unserer Vorstellungen großartig unterstützt hat.

Vorwort Band 4

Liebe Leserin, lieber Leser,

Band 4 der Lehrbuchreihe *verstehen & pflegen* legt den Schwerpunkt auf präventive und rehabilitative Aspekte pflegerischen Handelns. Zunehmende Bedeutung gewinnen diese Aspekte in jüngster Zeit durch die demographische Entwicklung, die Forderung des Gesetzgebers nach dem Vorrang ambulanter Gesundheitsdienste vor stationären Versorgungsstrukturen und die intensive Diskussion über die Finanzierbarkeit von Gesundheitsleistungen. Auch die aktuelle Ausbildungsgesetzgebung der Berufe „Gesundheits- und Krankenpflege“, „Gesundheits- und Kinderkrankenpflege“ sowie „Altenpflege“ sieht einen erweiterten Stundenumfang in den Bereichen Prävention und Rehabilitation vor und macht nicht zuletzt durch die geänderte Berufsbezeichnung im Bereich der Krankenpflegeberufe eine veränderte Schwerpunktsetzung hinsichtlich pflegerischer Berufsaufgaben deutlich.

Vor allem aber sind präventive und rehabilitative pflegerische Interventionen für den betroffenen Menschen und seine Bezugspersonen von Bedeutung, weil sie in besonderem Maße dazu beitragen, eine ohnehin schwierige Lebenssituation nicht noch zusätzlich zu verschlimmern bzw. eine eigenständige Lebensführung wieder zu ermöglichen.

Pflegepersonen sind in Bezug auf Prävention und Rehabilitation vielleicht mehr als in anderen Bereichen pflegerischer Berufsausübung gefordert. Rehabilitatives Handeln verlangt einerseits insbesondere, das eigene Tun an den individuellen Fähigkeiten und Ressourcen des betroffenen Menschen zu orientieren und die eigene Dienstleistung nach und nach überflüssig zu machen. Andererseits wird der Erfolg präventiver Interventionen in erster Linie am Nichteintreten eines Ereignisses gemessen.

Umso mehr müssen Pflegepersonen deshalb ein Bewusstsein für präventive und rehabilitative Aspekte des eigenen beruflichen Handelns und die Bereitschaft zu einem stärker vernetzten Denken und Handeln entwickeln. Das eigene Handeln muss als ein Element im Zusammenspiel einer Vielzahl von Berufsgruppen und Institutionen bzw. Versorgungsstrukturen betrachtet werden, mit dem Ziel, die bestmögliche Versorgung und Betreuung eines in seiner Gesundheit und Selbstständigkeit eingeschränkten Menschen zu gewährleisten und sicher zu stellen. Pflegefachlichem Wissen kommt hier – wie auch in anderen Bereichen des Pflegehandelns – eine wesentliche Bedeutung zu.

Band 4 ist in 2 Abschnitte gegliedert:

Abschnitt 1 behandelt im Anschluss an eine Einführung in Grundlagen der Prävention und Rehabilitation wichtige präventive und rehabilitative Ansätze in der Pflege. In diesem Zusammenhang kommt der Beratungskompetenz von Pflegepersonen ein großer Stellenwert zu. Neben Grundlagen der Kinästhetik, der Basalen Stimulation und des Bobath-Konzeptes werden mit der Aromatherapie und der Reflexzonentherapie auch komplementäre Konzepte vorgestellt. Den zunehmenden Herausforderungen in der Pflege von dementiell veränderten Menschen wird mit Ausführungen zum Realitäts-Orientierungs-Training und zur Validation Rechnung getragen.

Abschnitt 2 legt den Schwerpunkt auf Primärprävention in der Pflege, die sowohl im institutionellen Rahmen als auch im ambulanten und häuslichen Bereich von großer Bedeutung ist. Dabei folgt der Aufbau der einzelnen Kapitel dieses Abschnitts einer festen Struktur: Ausgehend von der Pathophysiologie werden Risikofaktoren und Hilfen zur Einschätzung des individuellen Gesundheitsrisikos beschrieben. Hieran schließt sich die ausführliche Beschreibung präventiver Interventionen an, bevor Fallstudien und Pflegepläne den Praxis- und Anwendungsbezug verdeutlichen. Dem integrativen Ansatz der Lehrbuchreihe folgend, berücksichtigen die einzelnen Kapitel jeweils Besonderheiten in der Pflege von Menschen aller Altersstufen.

Der vorliegende 4. Band komplettiert nicht nur die Lehrbuchreihe *verstehen & pflegen*, sondern stellt auch den Abschluss einer lernintensiven und sehr arbeitsreichen Zeit dar. Die größte Herausforderung war dabei sicherlich, Begeisterung und Motivation über einen langen Zeitraum beizubehalten. Unser Dank gilt an dieser Stelle deshalb allen, die uns bei der zeitweise nicht enden wollenden Arbeit immer wieder Mut gemacht und mit Rat und Tat zur Seite gestanden haben.

Von Ihnen, liebe Leserinnen und Leser, erhoffen wir uns konstruktive Rückmeldungen.

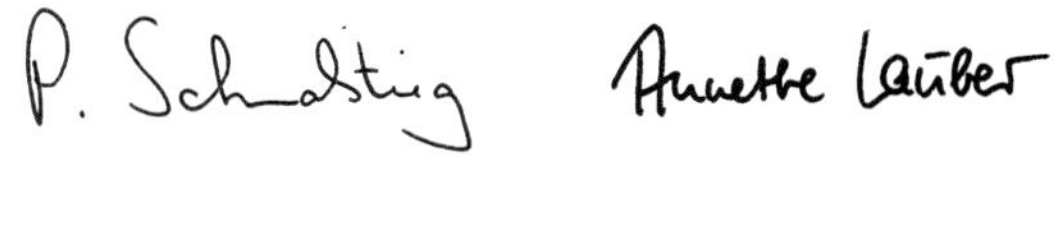

Inhalt

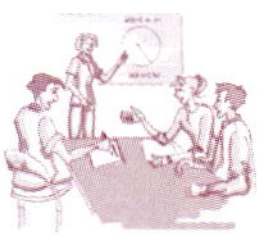

I Präventive und rehabilitative Konzepte pflegerischen Handelns

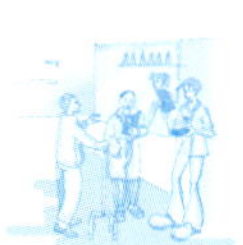

II Primärprävention in der Pflege

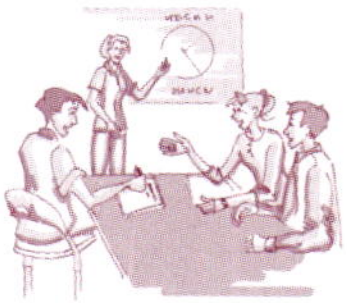

I Präventive und rehabilitative Konzepte pflegerischen Handelns

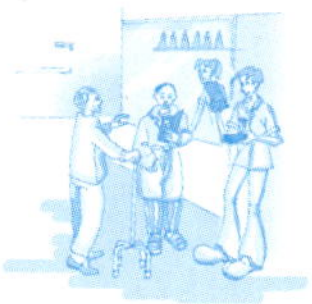

II Primärprävention in der Pflege

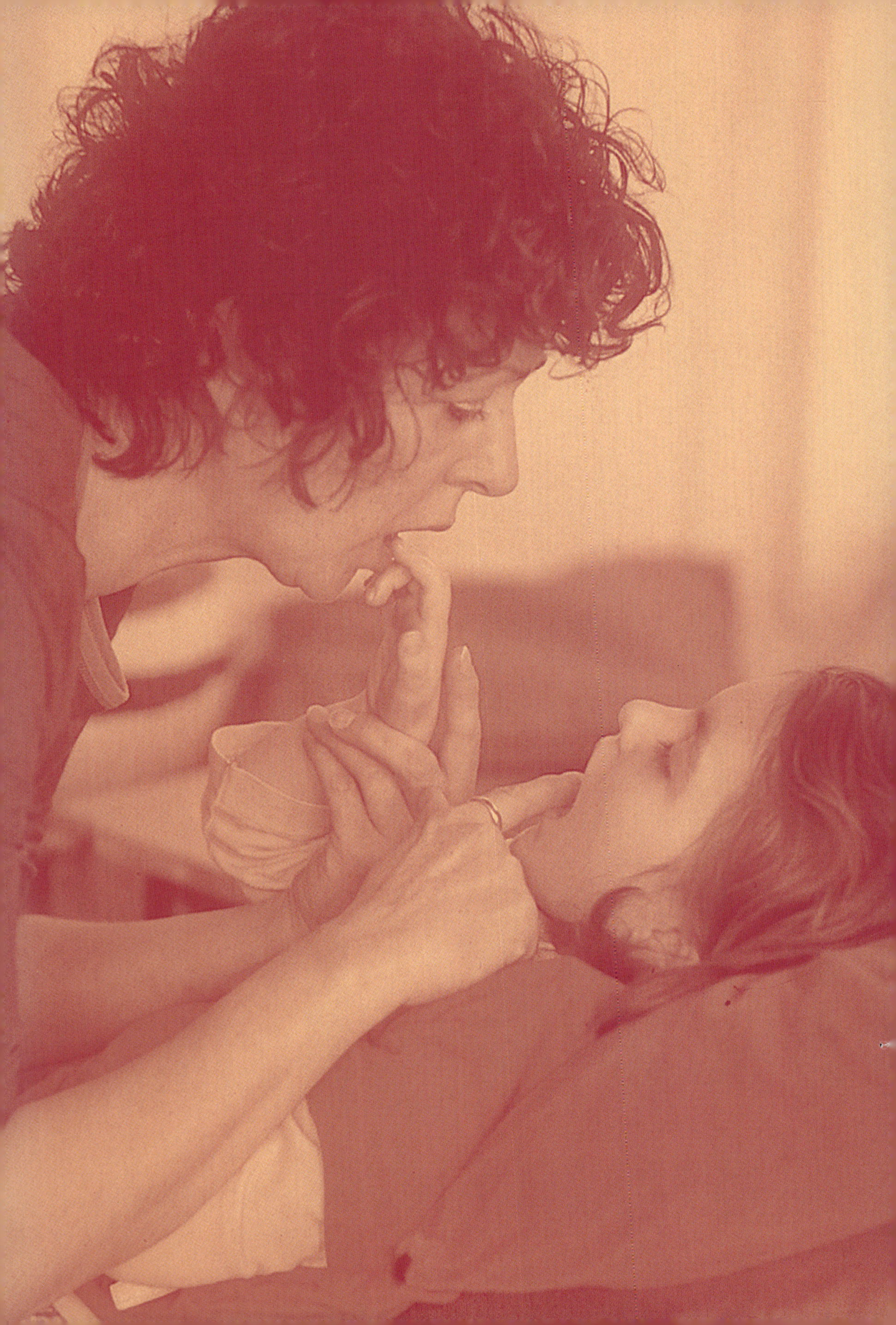

I Präventive und rehabilitative Konzepte pflegerischen Handelns

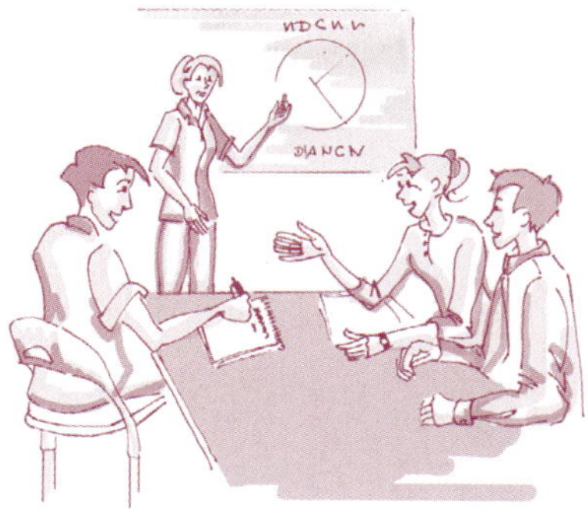

Übersicht

Aufgrund der demographischen Entwicklung, der Zunahme an chronischen und degenerativen Erkrankungen sowie der Frage nach der Finanzierbarkeit von Gesundheitsleistungen gewinnen die Bereiche Prävention und Rehabilitation zunehmend an Bedeutung. Im Rahmen der pflegerischen Berufsausübung richten sich präventive und rehabilitative Konzepte in erster Linie auf den pflegebedürftigen Menschen. Sie tragen dazu bei, Gesundheit zu erhalten bzw. Krankheitsverläufe positiv zu beeinflussen und die soziale Integration behinderter Menschen zu fördern. Um eine größtmögliche Effizienz bei der Umsetzung dieser Konzepte zu erreichen, müssen diese die individuelle Situation des betroffenen Menschen, seine Einschränkungen aber auch seine Fähigkeiten, berücksichtigen. Informieren, Anleiten und Beraten des betroffenen Menschen und seiner Bezugspersonen sind in diesem Zusammenhang wichtige Aufgaben von Pflegepersonen.

Darüber hinaus spielen präventive und rehabilitative Ansätze auch für die Gesunderhaltung der Pflegepersonen eine wichtige Rolle: Knapper werdende finanzielle und personelle Ressourcen im Gesundheitswesen bei gleichzeitiger Forderung nach ökonomisch effizientem Arbeiten, erhöhen die beruflichen Belastungen für Pflegepersonen und können nicht nur körperliche Gesundheitsprobleme, sondern auch psychischen Stress auslösen. In diesem Zusammenhang benötigen Pflegepersonen Kenntnisse über primärpräventive Ansätze für die eigene Berufsgruppe, wie rückenschonende Arbeitsweise und Psychohygiene einerseits, andererseits stellt auch das pflegerische Fachwissen über effektive präventive und rehabilitative Konzepte für pflegebedürftige Menschen ein bedeutendes Element der Prävention dar, das hilft, berufliche Herausforderungen im pflegerischen Alltag zu bewältigen, Berufszufriedenheit zu erlangen und so beruflich bedingten Stress zu vermindern.

Die folgenden Kapitel erläutern neben Grundlagen der Prävention und Rehabilitation sowie der Beratung wesentliche präventive und rehabilitative Konzepte, denen im Rahmen der pflegerischen Berufsausübung eine wichtige Rolle zukommt.

1 Prävention und Rehabilitation

Renate Fischer

Übersicht

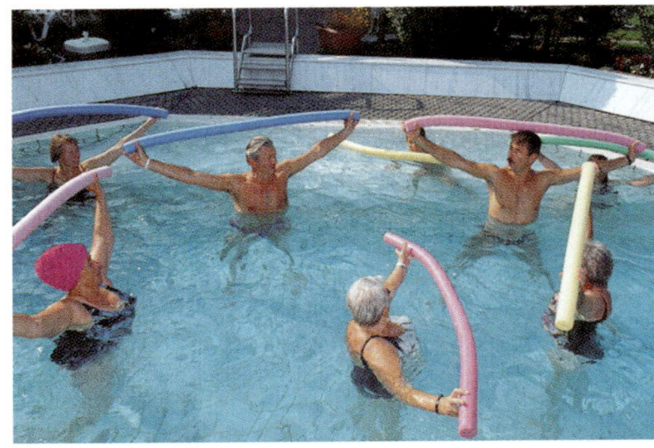

Schlüsselbegriffe

- *Primärprävention*
- *Sekundärprävention*
- *Tertiärprävention*
- *Setting-Ansatz*
- *Individueller Ansatz*
- *Prophylaxe*
- *Früherkennung*
- *Risikofaktoren*
- *SGB V*
- *Rehabilitations-Gesamtplan*
- *soziale Integration*
- *Angehörigenarbeit*
- *SGB IX*
- *Selbsthilfe*
- *Entwicklungsverlauf*
- *APGAR-Wert*
- *Neugeborenenreflexe*

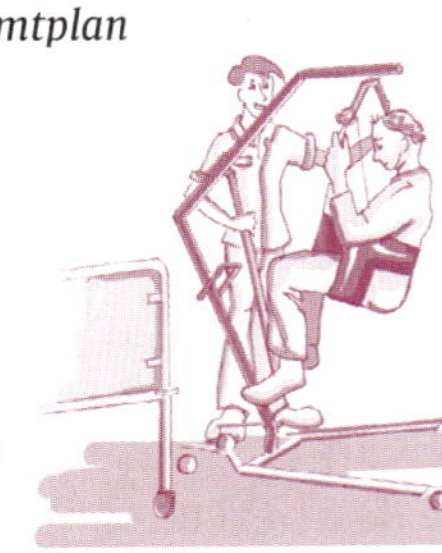

Einleitung

In der Pflege, sei es in Kliniken, in Einrichtungen der Altenpflege oder im ambulanten Sektor nehmen Maßnahmen der Prävention und Rehabilitation eine wichtige Rolle ein. Sie ergänzen das Spektrum an Pflegeangeboten, indem durch vorbeugende Maßnahmen Krankheiten und Komplikationen verhütet werden und kranke oder behinderte Menschen bestmöglichst in ihrer Eigenständigkeit gefördert werden. Hierzu dienen sowohl spezielle pflegerische Interventionen als auch fachkompetente Information und Beratung.

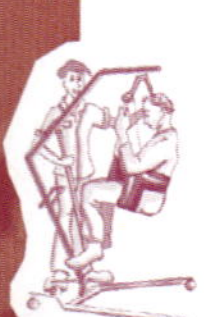

Die verbesserten Lebensbedingungen hierzulande haben dafür gesorgt, dass die Lebenserwartung sich in den letzten hundert Jahren um 30 – 35 Jahre verlängert hat. Ungefähr 25 davon werden der Prävention, also krankheitsvorbeugenden Maßnahmen zugeschrieben. Prävention hat viele Ansatzpunkte: im Bereich der öffentlichen Gesundheitsfürsorge, im privaten Umfeld und auch in der ambulanten und stationären Pflege von Menschen aller Altersgruppen. Prophylaxen als präventive Pflegemaßnahmen leisten einen wichtigen Beitrag dazu, Komplikationen und Folgeerkrankungen als Begleiterscheinung von hohem Lebensalter, Krankheit und Pflegebedürftigkeit abzuwenden.

Die verbesserten Lebensbedingungen haben gleichzeitig mit der höheren Lebenserwartung auch für die Entstehung einer Reihe von sogenannten „Wohlstandskrankheiten" gesorgt. Überernährung, Bewegungsmangel und Genussgifte wie Nikotin und Alkohol sind Risikofaktoren für die Entstehung von Krankheiten wie Herzinfarkt und Schlaganfall. Auch hier findet Prävention Anwendung, um Erkrankungen wirksam vorzubeugen, sie im Frühstadium zu erkennen oder bei bestehender Krankheit einer Verschlechterung entgegenzuwirken.

Maßnahmen der Prävention gehen nahtlos in die Rehabilitation über. Rehabilitation hat jedoch eine andere Zielsetzung: nicht mehr kurative Therapie oder Rezidivprophylaxe stehen im Vordergrund des Bemühens, sondern die soziale Integration des behinderten Menschen. Seine Rückkehr in die Familie und die Wiedereingliederung in das Berufsleben sind wichtige Ziele, um wieder am Leben in der Gemeinschaft teilhaben zu können. Darauf sind sämtliche individuellen therapeutischen Maßnahmen für Menschen aller Altersgruppen gerichtet. Aber auch hier hat die veränderte Altersstruktur zu anderen rehabilitativen Schwerpunkten geführt. Die steigende Lebenserwartung führt zu einer Zunahme an chronischen und degenerativen Erkrankungen. Nicht die Wiederherstellung der Leistungsfähigkeit steht im Vordergrund, sondern das Bemühen, die häufig multimorbiden Menschen langfristig zu einem selbstständigen und von fremder Hilfe unabhängigen Leben zu befähigen.

1.1 Prävention

Prävention bezeichnet alle Maßnahmen, die darauf ausgerichtet sind, Gesundheit zu fördern, Krankheiten und Unfälle zu verhüten und das Fortschreiten einer Krankheit zu verhindern oder zu verlangsamen.

Es gibt drei Formen der Prävention, die nach ihrem Interventionszeitpunkt im Krankheitsverlauf unterschieden werden in:

- Primärprävention,
- Sekundärprävention und
- Tertiärprävention.

Je nach Ansatz der Intervention lassen sich weiterhin drei Präventionsansätze unterscheiden:

- Medizinische Prävention, die spezielle medizinische diagnostische und therapeutische Maßnahmen umfasst,
- Verhaltensprävention bzw. der ▸ *individuelle Ansatz*, bei dem es um die Veränderung gesundheitsgefährdender Verhaltensweisen durch die betreffende Person selbst geht,
- Verhältnisprävention bzw. der ▸ *Setting-Ansatz*, bei dem Interventionen auf die Erhaltung oder Schaffung gesundheitsfördernder Verhältnisse in der Umwelt ausgerichtet sind.

Prävention im Zusammenhang mit beruflicher Pflege bezieht sich sowohl auf die zu pflegenden alten oder kranken Menschen als auch auf die Pflegepersonen selbst. Im Hinblick auf die Pflege alter und kranker Menschen zählt die Durchführung der „klassischen" pflegerischen Prophylaxen zu den wichtigsten präventiven Pflegemaßnahmen. Auch die Beratung von zu pflegenden Personen und ihren Angehörigen, z. B. im Hinblick auf die Vermeidung von Risikofaktoren für bestimmte Krankheiten, gehört zu den pflegerischen Tätigkeitsbereichen. Über die Arbeit in Einrichtungen des Gesundheitswesens hinaus bieten Gesundheitsämter und Krankenkassen Pflegepersonen Möglichkeiten zur präventiven Arbeit.

Um dauerhaft den physischen und psychischen Anforderungen des Pflegeberufs Stand halten zu können, ist es notwendig, dass Pflegende auch für sich selbst sowohl Belastungen als auch Entlastungsmöglichkeiten klären. Rückenschonende Arbeitsweisen, Psychohygiene, gezielte Bewegungstherapie, Stressmanagement und die Nutzung vorhandener

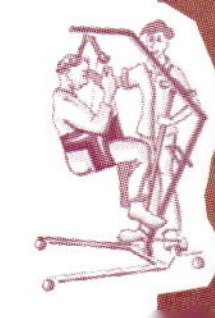

Ressourcen zur Bewältigung der beruflichen Belastungen sind Ansatzpunkte, mit denen Pflegende selbst dazu beitragen können, die vielschichtigen Anforderungen ihres Berufes gesund zu bewältigen.

Primärprävention

▸ *Primärprävention* ist darauf ausgerichtet, beim gesunden Menschen durch die Beseitigung krankheitsverursachender Faktoren die Entstehung von Krankheiten zu verhindern. Gesunde Menschen sollen also gesund erhalten werden.

Damit ist Primärprävention Gesundheitsförderung im eigentlichen Sinne. Bei den primärpräventiven Maßnahmen wird unterschieden zwischen:

- unspezifischen Interventionen und
- spezifischen Interventionen.

1.1.1 Unspezifische Primärprävention

Unspezifische Primärprävention umfasst allgemeine, gesundheitsfördernde Maßnahmen, die ein generelles Krankheitsrisiko reduzieren sollen.

Beispiele. Beispiele für unspezifische Primärprävention sind:

- eine ausgewogene, vollwertige Ernährung und
- regelmäßiges körperliches Training.

Diese Maßnahmen gelten grundsätzlich als gesundheitsfördernd und üben einen positiven Einfluss auf viele Körpervorgänge aus.

1.1.2 Spezifische Primärprävention

Bei der spezifischen Primärprävention geht es darum, bestimmten Krankheiten gezielt vorzubeugen. Um dies zu erreichen, sollen krankheitsverursachende Faktoren beseitigt und spezifische gesundheitsschädigende Verhaltensweisen vermieden werden.

Um Krankheitsursachen jedoch vermeiden zu können, müssen diese zunächst einmal bekannt sein. Ein Schlüsselbegriff in diesem Zusammenhang ist der Begriff des „Risikofaktors“, der von der Bezeichnung „Krankheitsursache“ unterschieden werden muss.

Risikofaktoren

Als ▸ *Risikofaktoren* werden Einflussgrößen bezeichnet, die möglicherweise auf eine erhöhte Gesundheitsgefährdung hinweisen können. Risikofaktoren können sowohl potentielle Krankheitsursachen sein als auch Lebensumstände, die bestimmte Gesundheitsrisiken beinhalten; der kausale Zusammenhang zwischen einem Risikofaktor und der jeweiligen Erkrankung ist nicht immer bekannt.

Es gibt beeinflussbare und nicht beeinflussbare Risikofaktoren. Zwei Beispiele sollen dies verdeutlichen:

- chronisch obstruktive Bronchitis und
- malignes Melanom.

Chronisch obstruktive Bronchitis. Sie ist eine Erkrankung der Atmungsorgane mit Husten und Auswurf und die häufigste chronische Lungenerkrankung in den Industriestaaten. Als Risikofaktoren für eine chronisch obstruktive Bronchitis ist u. a. neben dem Rauchen und der beruflichen Exposition mit Stäuben auch ein niedriger sozioökonomischer Status anzusehen. Der Faktor „niedriger sozioökonomischer Status“ ist sicher keine Krankheitsursache, gibt aber Hinweise auf möglicherweise gesundheitsbeeinträchtigende Verhaltensweisen oder Lebensumstände der an chronisch obstruktiver Bronchitis erkrankten Personen. Oder vereinfacht gesagt: Personen mit niedrigem sozioökonomischen Status haben eine höhere Wahrscheinlichkeit, an chronisch obstruktiver Bronchitis zu erkranken als andere Personen.

Malignes Melanom. Es ist ein bösartiger Tumor der pigmentierten Hautzellen. Risikofaktoren für die Entstehung eines Melanoms sind u. a. der Hauttyp, wobei hellhäutige und rothaarige Menschen ein besonders hohes Risiko haben, und intermittierende Sonnenlichtexposition im Kindesalter. Um nun von Risikofaktoren auf mögliche präventive Maßnahmen schließen zu können, müssen die Risikofaktoren zunächst dahingehend betrachtet werden, ob diese überhaupt beeinflussbar sind:

- **beinflussbare Risikofaktoren:** Rauchen, Exposition mit Stäuben und Sonnenlichtexposition im Kindesalter,
- **nichtbeeinflussbare Riskiofaktoren:** genetische Faktoren wie Hauttyp und Haarfarbe.

Sicher ist, dass nie alle Gesundheitsrisiken vermeidbar sind.

Maßnahmen

Spezifische Primärprävention hat demnach zwei Ansatzpunkte:

1. Die Bekämpfung bekannter Krankheitsursachen.
2. Die Vermeidung bzw. Minimierung von beeinflussbaren Risikofaktoren.

Bekämpfung bekannter Krankheitsursachen

Hier sind in erster Linie Impfungen gegen Infektionserkrankungen wie Masern, Röteln, Hepatitis A und B oder Tuberkulose (S. 222) zu nennen.

Minimierung beeinflussbarer Risikofaktoren

Zur Risikovermeidung bzw. -reduzierung als primärpräventiver Maßnahme kommen sowohl individuelle als auch verhältnisbezogene Maßnahmen in Betracht. Diese können schwerpunktmäßig zwar vom Lebensalter der jeweiligen Person abhängen, sind oft jedoch auch altersstufenübergreifend. **Tab. 1.1** gibt einen Überblick über Beispiele für lebensalterspezifische Gesundheitsrisiken und primärpräventive Interventionsmöglichkeiten des individuellen- und des Setting-Ansatzes. Die Grenzen zwischen beiden Ansätzen sind oft fließend.

Krebserkrankungen. Spezifische Primärprävention kann auch im Hinblick auf bestimmte Krebserkrankungen betrieben werden. So weisen z. B. Studien derzeit darauf hin, dass das Risiko, an einem kolorektalen Karzinom zu erkranken mit der Zusammensetzung der Nahrung in Verbindung steht. Demzufolge stellt eine fett- und fleischreiche, ballaststoffarme Ernährung einen beeinflussbaren Risikofaktor für die Erkrankung an Darmkrebs dar. Um das Risiko zu senken, wird empfohlen, viel Obst und Gemüse zu verzehren, den Konsum von Fleisch und Fett dagegen einzuschränken.

Die Beeinflussung von Risikofaktoren spielt nicht nur in der Primärprävention eine Rolle, sondern auch im Bereich der Tertiärprävention (S. 30) und der Rehabilitation (S. 34).

1.1.3 Prophylaxen - Primärprävention in der Pflege

Pflegerische ▸ *Prophylaxen* sind Maßnahmen, die dazu dienen, bestimmten Komplikationen oder Folgeerkrankungen vorzubeugen. Prophylaxen sind spezifische Primärprävention in der Pflege. Mit Komplikation und Folgeerkrankung kann eine bestimmte zu verhütende Krankheit (z. B. eine

Tab. 1.1 Primärpräventive Ansätze in Abhängigkeit vom Lebensalter (nach Niehoff, 1995)

Lebensalter	*Gesundheitsrisiken*	*Verhaltensprävention /individueller Ansatz*	*Verhältnisprävention/Setting-Ansatz*
Embryo	Medikamente, Alkohol, Nikotin, Drogenkonsum der Mutter	gezielte Schwangerenberatung	Bildungsmaßnahmen in der Schule, Volkshochschule usw.
Säugling und Kleinkind	Infektionskrankheiten, Gewalt, Vernachlässigung, plötzlicher Kindstod, Unfälle, Vergiftungen, Infektionen, Entwicklungsstörungen, Karies	ärztliche Kontrolle, Beratung, sichere Aufbewahrung von giftigen Substanzen, Zahnhygiene, Verkehrserziehung, Impfungen	soziale Sicherheit, rechtlicher Schutz des Kindes, Bildung der Eltern
Schulkind und Jugendlicher	Unfälle, Gewalt, psycho-soziale Fehlentwicklungen, Entwicklungsstörungen, Karies, Alkohol, Nikotin, Drogen, Suizid	Verkehrserziehung, Sexualerziehung, Kariesprophylaxe, Sport	Informationskampagnen gegen Drogen und Nikotin, Verbot des Ausschanks von Alkohol an Jugendliche, soziale Integration, Schulbildung und Ausbildung, Freizeitangebote
Erwachsener	Unfälle, Berufskrankheiten, chronische Krankheiten	Sport, Sucht- und Ernährungsberatung, Freizeitgestaltung, individuelle Beratung hinsichtlich Risikofaktoren	Gesundheitspädagogik, soziale Sicherheit, Arbeitszeitregelungen, Altersteilzeit
Alter Mensch	Depression, Isolation, abnehmende Leistungsfähigkeit der Sinnesorgane, abnehmende Mobilität, Mangelernährung, Unfälle, Sekundärerkrankungen (z. B. Dekubitus, Kontrakturen, Pneumonie usw.)	soziale Integration, altersgerechte Ernährung, Koordinations- und Funktionstraining, pflegerische Prophylaxen	Freizeitangebote für ältere Menschen, Unfallverhütung in Einrichtungen des Gesundheitswesens

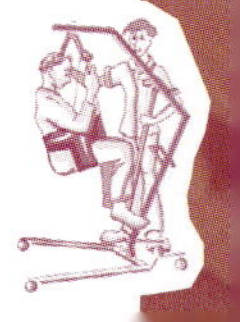

Pneumonie) gemeint sein. Der Begriff bezieht sich aber ebenso z. B. auf ein postoperatives oder altersbedingtes Sturzrisiko, welches es zu reduzieren gilt.

Risikoeinschätzung

Die wirksame Durchführung pflegerischer Prophylaxen setzt zunächst einmal voraus, dass eine potentielle Gefährdung der zu pflegenden Person wahrgenommen und beurteilt wird. Verschiedene Risikoeinschätzungsskalen können behilflich sein, das individuelle Risikoprofil eines pflegebedürftigen Menschen einzuschätzen. Mit Prophylaxen können sowohl Krankheitsursachen bekämpft als auch Risikofaktoren minimiert werden.

Beispiel. Ein pflegebedürftiger Mensch wird prophylaktisch mobilisiert, um durch die Druckentlastung an den besonders gefährdeten Körperstellen die Entstehung eines Dekubitus zu verhindern. Die Ursache des Dekubitus – nämlich Druckeinwirkung – wird durch die Prophylaxe gezielt bekämpft. Gleichzeitig senkt die Prophylaxe aber auch das Risiko einer Pneumonie, denn durch die Mobilisation wird zugleich die Ventilation (Belüftung der Lunge) verbessert. Die eigentliche Pneumonieursache, nämlich eine Infektion des Lungengewebes mit Mikroorganismen, wird mit der Prophylaxe aber nicht beeinflusst.

Die Durchführung pflegerischer Prophylaxen gehört sowohl in der Klinik als auch in Einrichtungen der Altenpflege und in der ambulanten Pflege zu den wichtigsten Pflegehandlungen überhaupt.

Als gezielte Präventionsmaßnahmen tragen Prophylaxen entscheidend dazu bei, dass Komplikationen im Zusammenhang mit medizinischer oder pflegerischer Behandlung, einhergehend mit Schmerzen, verlängerten Klinikaufenthalten und den damit verbundenen Kosten bis hin zu einem erhöhten Sterblichkeitsrisiko reduziert werden.

1.1.4 Rückenschonende Arbeitsweise – Primärprävention für Pflegepersonen

Eva Eißing

Primärpräventive Maßnahmen für die Pflegepersonen selbst beziehen sich sowohl auf körperliche als auch psychische Aspekte. Die Pflege von Menschen ist körperlich wie psychisch eine belastende Tätigkeit.

Pflegepersonen leiden überdurchschnittlich häufig an Erkrankungen der Wirbelsäule und klagen über Rückenbeschwerden. Sie stellen eine Risikogruppe dar, die wegen oftmals unvermeidbarer manueller Unterstützungen durch Heben, Stützen und Bewegen pflegeabhängiger Personen stark belastet ist. Die Kraftanstrengung erhöht sich insbesondere:

- bei übergewichtigen pflegebedürftigen Menschen,
- durch Krankheit eingeschränkte Zugriffsstellen am Körper des betroffenen Menschen und
- unvorhergesehene (Gegen-) Bewegungen während der Hilfeleistung.

Hinzu kommen Arbeitsstress und psychische Anspannung der Pflegenden, wodurch Muskelanspannungen und infolgedessen Beschwerden im Schulter-Nacken-Rückenbereich entstehen.

Eine rückenschonende Arbeitsweise verringert die Gefahr von Bandscheibenveränderungen und entsprechenden Beschwerden, beugt körperlichen Ermüdungserscheinungen vor, verhindert unnötigen Kräfteverbrauch und vermindert Sicherheitsrisiken des pflegebedürftigen Menschen und der Pflegeperson gleichermaßen.

Jeder Mensch erwirbt im Laufe seine Lebens eine individuelle Arbeitstechnik und -methode. Da sich eine falsch angewöhnte Arbeitsweise nur schwer wieder abgewöhnen lässt, gilt gerade für Berufsanfänger, von Anfang an körperschonende Arbeitstechniken zu erlernen und zu trainieren.

Aufbau der Wirbelsäule

Die (rücken-) schmerzfreie Arbeitsfähigkeit hängt im Wesentlichen von der regelrechten Funktion der Wirbelsäule mitsamt ihrer Muskeln und Bänder zusammen.

Wirbelkörper

Die Wirbelsäule besteht aus insgesamt 33 – 34 knöchernen Wirbelkörpern:

- 7 Halswirbeln,
- 12 Brustwirbeln,
- 5 Lendenwirbeln,
- 5 zusammengewachsenen Kreuzbeinwirbeln und
- 4 – 5 zusammengewachsenen Steißbeinwirbeln.

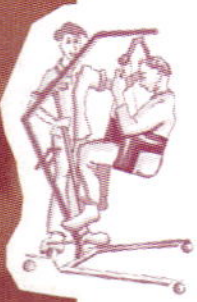

Sie sind untereinander angeordnet und über ihre Gelenkfortsätze miteinander verbunden. Kräftige Bänder und Muskeln bewirken den Zusammenhalt der Wirbelkörper. Seitlich betrachtet entspricht die Wirbelsäule einer doppel-S-förmigen Linie. Durch die beiden Krümmungen nach vorne (Lordose) und nach hinten (Kyphose) erhöht sich die Widerstandsfähigkeit gegenüber krümmenden Bewegungen.

Bandscheiben

Zwischen den Hals-, Brust- und Lendenwirbelkörpern, mit Ausnahme der ersten beiden Halswirbel, befinden sich insgesamt 23 Zwischenwirbelscheiben, auch Bandscheiben (discus intervertebralis) genannt, die mit den jeweils angrenzenden Wirbelkörpern fest verwachsen sind. Sie bestehen aus einem ca. 3 – 7 mm dicken zwiebelartigen Faserring mit einem innenliegenden Gallertkern, der Druckkräfte aufnehmen und gleichmäßig verteilen kann. Die Bandscheibe gleicht demnach einem Wasserkissen, das Druck-, Zug- und Scherkräfte vermindert und Schäden an umliegenden Strukturen abwendet.

Stoffwechsel. Die Ernährung der Bandscheiben erfolgt über Diffusion mittels Druck und Entlastung:

- Druck (ab ca. 80 kg) bewirkt leichtes Auspressen von Flüssigkeit und Schlackenstoffen,
- Entlastung bewirkt sogförmige Aufnahme von Flüssigkeit, Nährstoffen und Sauerstoff.

Folglich ist der Stoffwechsel innerhalb der Bandscheiben abhängig von Be- und Entlastung, d. h. Bewegung und Ruhe.

Funktionsbeeinträchtigungen der Wirbelsäule

Das Bewegungsausmaß der Wirbelsäule ergibt sich aus der Summierung der einzelnen Wirbelkörper untereinander und der Rückenmuskulatur mit seinen Sehnen und Bändern. Veränderungen an Gelenken, Wirbelkörpern und seinen Fortsätzen, den Bändern entlang der Wirbelsäule und der Muskulatur führen zu Rückenbeschwerden mit unterschiedlichen Funktionsbeeinträchtigungen.

Ursachen. Die Ursachen sind alters- und anlagebedingte degenerative Veränderungen im Bereich der Wirbelsäule. Aber auch häufige Belastungen durch Tragen, Heben und Sitzen verursachen Umbauprozesse im Wirbelkörper und der Bandscheibe. Während sich ein axial (von cranial nach caudal) wirkender Druck auf die Wirbelsäule gleichmäßig auf die Bandscheibe verteilt (**Abb. 1.1**), wird sie bei der Biege- und Knickbelastung keilförmig eingedrückt. Der gallertartige Kern verschiebt sich entsprechend der Druckverteilung an den jeweils äußeren Rand des Faserringes, der den niedrigeren Druck aufweist (**Abb. 1.2**). Eine gesunde Bandscheibe ist in der Lage, diese Belastung im entsprechenden Ausmaß auszuhalten.

Bandscheibenvorfall. Eine veränderte Bandscheibe kann jedoch seitlich einreißen und der Gallertkern austreten. Dies wird als Bandscheibenvorfall bezeichnet (**Abb. 1.3**). Dabei klemmt der Gallertkern die vom Rückenmark austretenden Nerven ein und verletzt sie. Die Folge sind Schmerzen, Missempfindungen oder Lähmungen. Besonders gefährlich sind Flexions- mit gleichzeitigen Rotationsbewegungen. Am häufigsten treten Bandscheibenvorfälle zwischen dem 5. und 6. bzw. 6. und 7. Halswirbel sowie dem 3. und 4. und 4. und 5. Lendenwirbel auf.

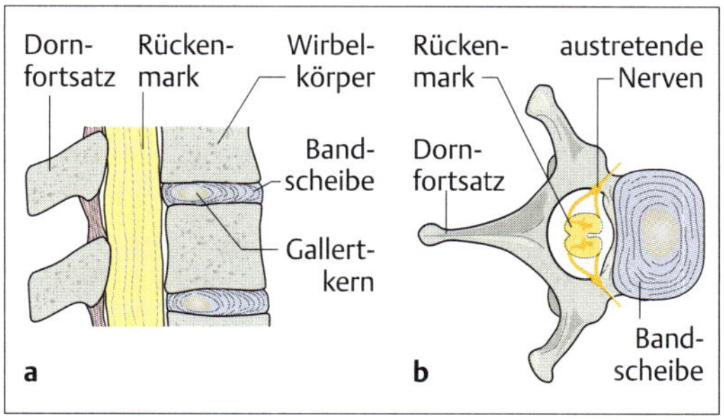

Abb. 1.1 Normale Bandscheibe bei aufrechter Körperhaltung
a Seitenansicht
b Querschnittansicht

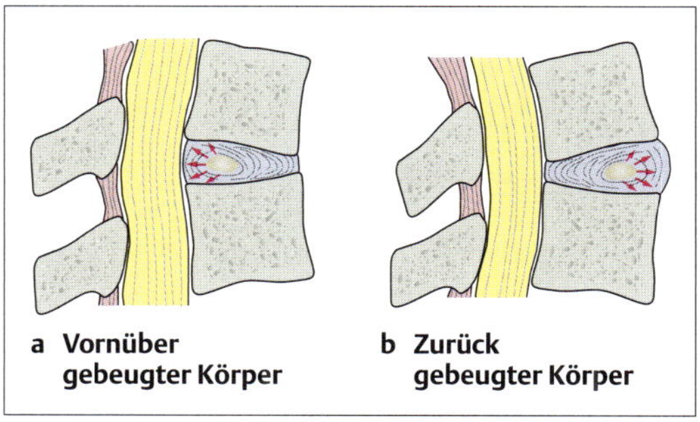

Abb. 1.2 Normale Bandscheibe bei gebeugter Körperhaltung
a Beim nach vornüber gebeugtem Oberkörper wandert der Gallertkern der Bandscheibe nach dorsal (hinten)
b Beim zurück gebeugtem Oberkörper wandert der Gallertkern der Bandscheibe nach ventral (vorne)

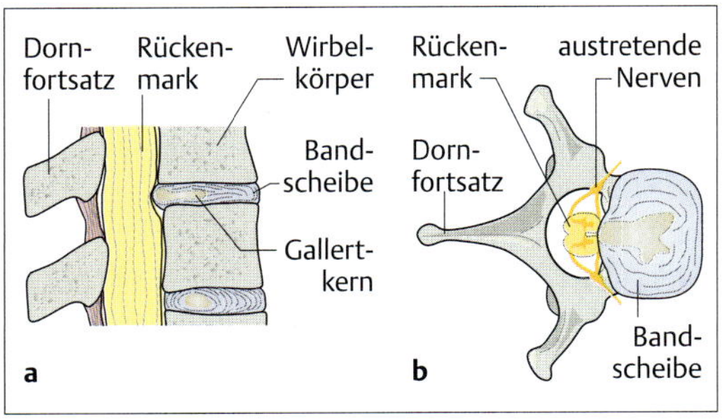

Abb. 1.3 Bandscheibenvorfall: Der gallertartige Kern drückt auf das Rückenmark und austretende Nerven
a Seitenansicht
b Querschnittansicht

Berechnung der Wirbelsäulenbelastung

Für die Entstehung krankhafter Bandscheibenveränderungen sind die Höhe und die Dauer der Belastung von Bedeutung, wobei eine Erhöhung der auf die Wirbelsäule einwirkenden Kräfte stärker schädigend wirkt als eine längere Belastungsdauer mit weniger Kraft.

Hebelsystem. Das Hebelsystem der Wirbelsäule entspricht einem zweiarmigen Hebel, dessen Drehpunkt im Bereich der Bandscheiben liegt (**Abb. 1.4**):

- **Kraftarm:** Strecke von der Bandscheibe bis zur Rückenmuskulatur,
- **Lastarm:** Abstand zwischen der 5. Lendenbandscheibe und dem Schwerpunkt von Oberkörper und der Last.

Während der Kraftarm nur ca. 5 Zentimeter lang ist, kann die Länge des Lastarms ca. 20 – 70 cm betragen, je nachdem wie eine Last getragen oder gehoben wird. Die tatsächliche Last ergibt sich aus der Summierung von Last- und Oberkörpergewicht. Die Berechnung der auf die Bandscheiben wirkenden Kraft ist in **Abb. 1.5** dargestellt. Durch Verkürzung des Lastarms (körpernahes Tragen und Heben) verringert sich die einwirkende Kraft auf die Bandscheiben (**Abb. 1.5 a – b**). Beim Heben mit gebeugtem Rücken werden die Bandscheiben keilförmig verformt, wodurch der Druck stellenweise um ein Vielfaches erhöht wird.

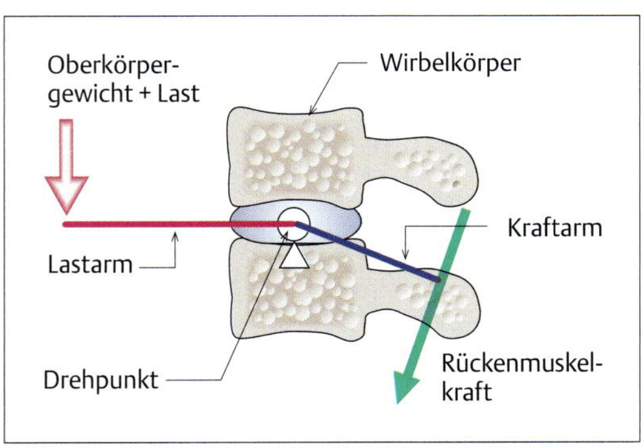

Abb. 1.4 Das Hebelsystem der Wirbelsäule setzt sich aus dem Lastarm und dem Kraftarm zusammen. Der Drehpunkt liegt im Bereich der Bandscheiben. Während der Kraftarm nur ca. 5 Zentimeter lang ist, variiert die Länge des Lastarms, je nachdem wie ein Gegenstand getragen oder gehoben wird.

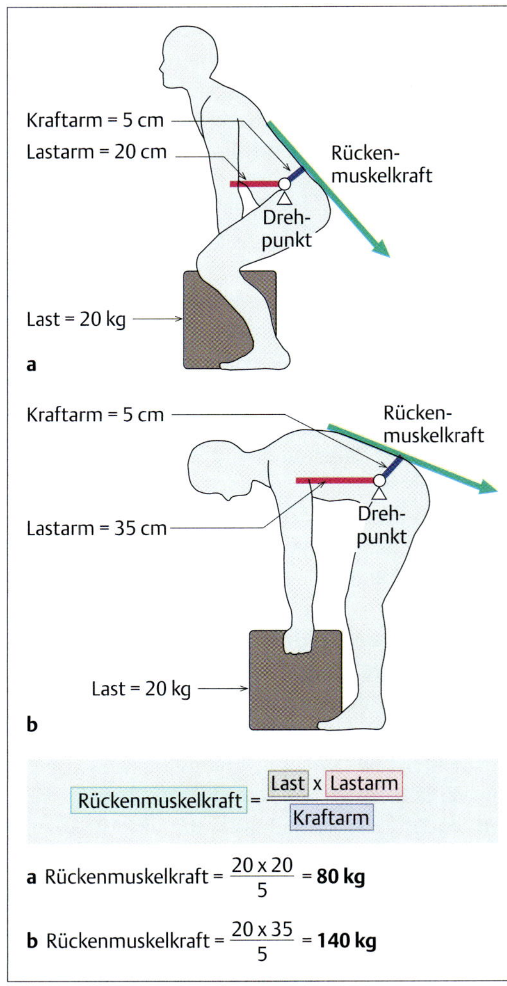

Abb. 1.5 Rechnerische Belastung auf die Bandscheibe bei gleicher Last und unterschiedlichen Hebetechniken
a mit kurzem Lastarm beim richtigen Heben von Lasten
b mit langem Lastarm beim falschen Heben von Lasten

Bewertung. Bandscheibenbedingte Wirbelsäulenerkrankungen stehen seit 1993 auf der Liste der Berufskrankheiten für Pflegepersonen (Nr. 2108 bis 2110). Kriterium für die Bewertung der Wirbelsäulenbelastung ist die Belastungsdosis, die sich aus der Belastungshöhe und Belastungsdauer ergibt.

Beanspruchung der Wirbelsäule

Die Wirbelsäule ist im Alltag verschiedenen Beanspruchungen ausgesetzt. Die Belastung der Wirbelsäule beim Gehen entsteht durch Schritterschütterungen. Sie ist besonders hoch beim Tragen hoher Absätze und beim Laufen auf hartem Boden. Die Stöße machen zwar nur ein geringes Gewicht aus, aber jahrelange, tausendfache Einwirkungen begünstigen Veränderungen der Bandscheiben. Beim Sitzen ist die Sitzhaltung von Bedeutung; beim Autofahren kommen zusätzlich belastende Einwirkungen durch Stöße und Schwingungen beim Fahren und Bremsen dazu.

Körperpositionen. Die **Abb. 1.6** zeigt die Bandscheibenbelastung während unterschiedlicher Körperpositionen. Der niedrigste Bandscheibendruck besteht in der Rückenlage, gefolgt vom aufrechten Stehen und Sitzen. Bereits eine Beugung von 20° ohne Belastung erhöht den Druck enorm.

Körperbewegungen. Folgende Körperbewegungen, besonders in Kombination mit Lasten, sind für die Entstehung von Bandscheibenschäden verantwortlich:

- Rumpfvor- und -rückneigung,
- Drehung und
- ruckartiges Aufrichten aus der Rumpfvorneigung.

Besonders bei der Kombination aus Rumpfvorneigung und Drehung erhöht sich der Spannungszustand innerhalb der Fasern des Faserringes und führt zu Einrissen. Eine untrainierte Rückenmuskulatur erhöht die Gefahr der Bandscheibenschäden in Verbindung mit Heben und Tragen von Lasten.

Prinzipien der richtigen Hebe- und Tragetechnik

Prinzipien rückenschonender Arbeitsweise orientieren sich an biomechanischen Gegebenheiten. Förderlich sind:

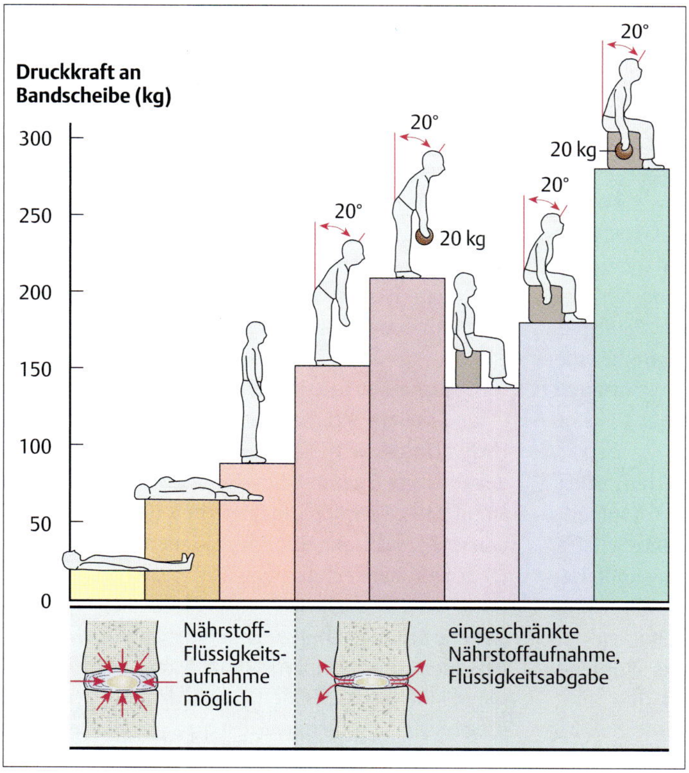

Abb. 1.6 Bandscheibenbelastung während unterschiedlicher Körperpositionen (nach: Bundesverband der Unfallkassen, Berufsgenossenschaft für Gesundheitsdienst und Wohlfahrtspflege (Hrsg.): GUV 50.0.9. Theorie und Praxis der Prävention – Bewegen von Patienten, München 2001)

- gesunde körperliche Konstitution,
- gutes Körpergefühl sowie
- entsprechende Muskelkraft und Gelenkbeweglichkeit.

Beim Heben, Tragen und Bewegen von hilfsbedürftigen Menschen ist grundsätzlich die Körperhaltung einzunehmen, die es ermöglicht, die Last auf den Körper der helfenden Person derart zu verteilen, dass die Belastung der Wirbelsäule mitsamt ihren Muskeln, Sehnen, Gelenken und besonders den Bandscheiben möglichst gering bleibt. Folgende Prinzipien kennzeichnen eine wirbelsäulenentlastende Arbeitsweise:

- Heben und Tragen vermeiden,
- gerade Rückenhaltung einnehmen,
- geeignete Arbeitskleidung und sichere Schuhe tragen,
- körpernah arbeiten,
- Ausgangsstellung mit großer Standfläche in Bewegungsrichtung wählen,
- Last auf viele Muskelgruppen verteilen,
- Drehbewegungen vermeiden,
- ruckartige Bewegungen vermeiden,
- Ressourcen des pflegebedürftigen Menschen nutzen,
- Arbeitsweise organisieren,
- Atmung abstimmen,
- Hilfsmittel anwenden und
- Rückenmuskulatur durch Gymnastik stärken.

Heben und Tragen vermeiden

Grundsätzlich sollten Pflegepersonen auf das Heben und Tragen pflegebedürftiger Menschen verzichten und statt dessen deren eigene Bewegungsfähigkeiten entsprechend den kinästhetischen Prinzipien unterstützen (S. 87). Dies ist jedoch krankheitsbedingt nicht immer möglich oder sogar kontraindiziert (z. B. bei Wirbelsäulenverletzungen).

Vermeidungsstrategien. Notwendige Transferleistungen im Bett (z. B. Höherrutschen ans Kopfende) werden durch Ebenenveränderungen und Schaffen eines Gefälles am Krankenbett in Richtung Kopf-Tief-Lage erleichtert. Durch Vermindern des (Bettlaken-) Reibungswiderstandes (z. B. durch Benutzen von „Tragelaken") sind Höherrutschen ans Kopfende bzw. Seitwärtsrutschen ohne Anheben durchführbar. Auch der betroffene Mensch kann in vielen Fällen unterstützend mithelfen, indem er z. B. seine Beine aufstellt und abstößt und die Arme über dem Brustkorb/Bauch verschränkt. Zur Unterstützung anderer Lebensaktivitäten bettlägeriger Menschen (z. B. Hilfestellung bei der Ausscheidung) sind nach Möglichkeit Hilfsmittel zu verwenden.

Gerade Rückenhaltung einnehmen

Durch Rumpfvor- und rückneigung sowie Drehung erhöht sich der Druck auf die Bandscheiben um ein Vielfaches und damit auch das Risiko des Bandscheibenschadens. Eine gerade Rückenhaltung bietet der Wirbelsäule vorteilhafte Hebelarmverhältnisse sowie eine statisch günstige Position (s. **Abb. 1.5**). Deshalb ist auf eine gerade Rückenhaltung zu achten, jedoch eine Hohlkreuzhaltung zu vermeiden.

Ergonomische Arbeitshöhe. Um mit geradem Rücken arbeiten zu können, muss der pflegebedürftige Mensch mindestens so hoch liegen, dass die Pflegeperson bei aufrechter Haltung die Matratze mit den Fingern berühren kann bzw. ein Vorbeugen aus dem Hüftgelenk problemlos möglich ist. Inzwischen sind viele Pflegebetten mit einer im Niveau verstellbaren Technik ausgestattet. Arbeiten zwei Pflegepersonen unterschiedlicher Größe zusammen am Krankenbett, ist die Höhe auf die kleinere Person einzustellen. Bei nicht höhenverstellbaren Betten kann durch eine auszubalancierende Kniebeugung eine ergonomische Arbeitshöhe erreicht werden. Für die Pflegeperson ist es jedoch nicht immer möglich, aus den Knien heraus zu heben; das Bettgestell verhindert häufig den notwendigen Bewegungsspielraum. In einer solch ungünstigen Situation sollte die Pflegeperson ausprobieren, welche Arbeitsweise für sie die günstigste ist: z. B. breite Schritt- bzw. Grätschstellung und/oder Einsatz von Hilfsmitteln usw.

Geeignete Arbeitskleidung und sichere Schuhe tragen

Unzweckmäßige Kleidung und glatte Schuhe behindern ausgleichende Bewegungen und sicheren Stand. Sie gefährden die Sicherheit der Pflegepersonen und – während der Pflege – auch die der zu unterstützenden Person.

Sichere Schuhe. Häufige Unfallursachen bei Pflegepersonen sind Stolpern, Umknicken oder Ausrutschen auf nassen Böden. Deshalb sind bequeme, rutschfeste Schuhe mit biegsamer, profilierter Sohle sowie flachen bis ca. 2 cm hohen Absätzen und Fer-

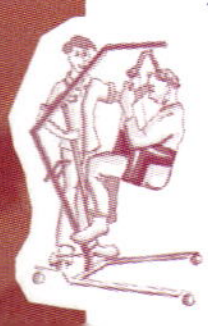

senriemen zu tragen. Nicht zulässig gemäß der Unfallverhütungsvorschriften (UVV) sind z. B. offene Schuhe, Sandalen und Schuhe mit überdicker Laufsohle.

Arbeitskleidung. Die Arbeitskleidung muss ausreichenden Bewegungsspielraum bieten, der z. B. Beugen der Knie oder Schrittstellung ungehindert gestattet. Weitgeschnittene Hosenanzüge aus elastischem Material sind demzufolge zweckmäßiger als Pflegekittel.

Körpernah arbeiten

Die zu tragende Last ist möglichst körpernah zu halten, weil sich dadurch die Lastarmlänge (Abstand zum Drehpunkt der Wirbelsäule) verkürzt und somit die aufzuwendende Kraft bei unveränderter Kraftarmlänge verringert wird. Das bedeutet, die Kraft, die auf die Bandscheibe einwirkt, ist deutlich vermindert und die Rückenmuskulatur entlastet (s. **Abb. 1.5**).

Ausgangsstellung mit großer Standfläche in Bewegungsrichtung wählen

Es empfiehlt sich, durch Grätsch- bzw. Schrittstellung die Standfläche zu vergrößern. Dadurch wird das Gleichgewicht stabilisiert und die Last entsprechend sicher bewegt bzw. getragen. Zusammen mit einer bewegungsgerichteten leicht gebeugten Beinstellung ist eine optimale Schwerpunktverlagerung möglich.

Gewichtsverlagerung. Die Gewichtsverlagerung des Körpers der Pflegeperson von einem Bein auf das andere unterstützt die Bewegung der hilfsbedürftigen Person. Dabei übernehmen die Beine, das Becken und der Rumpf die Körperstabilität, die Arme und Hände nehmen die hilfsbedürftige Person mit. Unterstützungen parallel zum Bett erfolgen aus der breiten Grätschstellung, bei Transferleistungen quer zum Bett aus der Schrittstellung und beim Transfer von der Bettkante zum Stuhl aus einer Kombination aus beiden.

Last auf viele Muskelgruppen verteilen

Zur Wirbelsäulenentlastung dient auch die möglichst gleichmäßige Verteilung der Lasten auf möglichst viele Muskelgruppen und Gelenke. Der menschliche Körper ist jedoch als Last nicht gleichmäßig verteilbar. Bei kranken Menschen kommt häufig erschwerend hinzu, dass körperliche Angriffsstellen z. B. durch Lähmungen, Schmerzen oder krankheitsbedingt nur begrenzt einsetzbar sind. Gerade in diesen Fällen ist rückenschonende Arbeitsweise besonders wichtig, weil die entstehende (unverteilte) Belastung auf die Bandscheiben gefährliche Grenzwerte erreichen kann. Es ist deshalb vorher genau abzuwägen, wie viele Personen und welche Hilfsmittel für die notwendigen Hilfestellungen benötigt werden.

Belastung. Beim Gehen mit einer Last sind die Beine abwechselnd zu belasten, wobei in den Gelenken federnd nachgegeben wird. Dadurch kann ein wechselseitiges An- und Entspannen vieler Muskelgruppen erreicht werden. Ziehende Bewegungen belasten die Rückenmuskulatur und Wirbelsäule, schiebende die Brust – und Bauchmuskulatur.

Drehbewegungen vermeiden

Durch Verdrehung der Wirbelsäule erhöht sich die Spannung der Bandscheibenfasern um ein Vielfaches und entsprechend das Risiko einer Schädigung. Drehende Bewegungen im Rahmen von Hilfeleistungen sind demnach nicht durch Rotationen der Wirbelsäule, sondern durch Gewichtsverlagerungen zu ersetzen.

Ruckartige Bewegungen vermeiden

Ruckartige Bewegungsabläufe führen zu überschießenden und unkontrollierbaren Belastungsspitzen. Belastungsärmer ist ein ruhiger und gleichmäßiger Bewegungsablauf. Das ist besonders zu beachten, wenn mehrere Pflegepersonen „auf Kommando" arbeiten. Kommandos sollten lediglich den gemeinsamen Anfang des Hebens/Tragens signalisieren und keinen ruckartigen Beginn.

Ressourcen des hilfsbedürftigen Menschen nutzen

Eine Einschätzung der Beweglichkeit des betroffenen Menschen vor mobilisierenden Maßnahmen hilft, seine Ressourcen weitgehend zu nutzen. Auf diese Weise kann die Belastung der Pflegeperson zugunsten der Mobilisationsförderung des pflegebedürftigen Menschen gemindert werden.

Arbeitsweise organisieren

Die Vorgehensweise ist vorausschauend zu durchdenken und mit allen beteiligten Personen abzuspre-

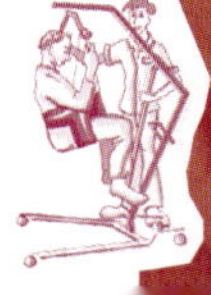

chen. Die Pflegeperson muss abschätzen, ob sie die notwendige Maßnahme alleine durchführen kann oder ob sie ggf. eine zweite oder dritte Pflegeperson bzw. Hilfsmittel hinzuziehen muss. Arbeiten mehrere Personen zusammen, sind vorher klare Kommandos abzustimmen und das zu tragende Gewicht so aufteilen, dass die aufzuwendende Kraft so weit wie möglich auf die beteiligten Personen entsprechend ihrer Größe und Konstitution aufgeteilt ist. Sie dürfen sich nicht gegenseitig behindern.

Für ein rhythmisches und koordiniertes Arbeiten ist vor Beginn die Gestaltung des Arbeitsumfeldes notwendig, z.B. Gegenstände, die im Wege stehen wegzuräumen und Hilfsmittel in greifbarer Nähe zu positionieren.

Atmung abstimmen

Die richtige Atemtechnik unterstützt die Muskelkraft und kann beim Heben und Tragen hilfreich sein. Es empfiehlt sich, vor dem Anheben der Last tief einzuatmen, beim Anheben die Luft anzuhalten und die Rumpfmuskulatur anzuspannen; die Wirbelsäule bleibt auf diese Weise annähernd in ihrer natürlichen Form. Während des Tragens ist regelmäßig weiterzuatmen.

Hilfsmittel anwenden

Durch Einsatz von Hilfsmitteln können Pflegepersonen kräftesparend und rückenentlastend pflegebedürftige Menschen bewegen und mobilisieren (Bd. 3, S. 216). Laut Unfallverhütungsvorschrift Gesundheitsdienst (VBG 103) muss der Arbeitgeber geeignete Hilfsmittel in ausreichender Zahl zur Verfügung stellen. Die Pflegepersonen sind verpflichtet, diese auch anzuwenden (Mitwirkungspflicht im Sinne der Arbeitssicherheit).

Rückenmuskulatur durch Gymnastik stärken

Eine gute körperliche Konstitution und Körperwahrnehmung bilden die Voraussetzung für rückengerechte Bewegungsabläufe. Um diese Bewegungseigenschaften zu erhalten, zu erweitern und Rückenbeschwerden vorzubeugen, ist ein aktives Rückentraining empfehlenswert.

Aktives Rückentraining beinhaltet nicht nur Übungen der Rückenmuskulatur, sondern betrifft auch die Bein-, Hüft-, Bauch-, Brust- und Gesäßmuskeln. Diese Muskelgruppen unterstützen die Rückenmuskulatur bei der aufrechten Haltung, beim Kniebeugen und bei der Fortbewegung. Kräftige und dehnbare Muskeln erhöhen die Widerstandsfähigkeit gegenüber mechanischen Belastungen und erleichtern Bewegungsabläufe mit Lasten im Berufsalltag. Entsprechende Kurse werden über die Krankenkassen angeboten.

1.1.5 Psychohygiene

Uta Follmann

Psychische Belastungen beruflicher Pflege durch die wiederkehrende Konfrontation mit Schmerzen, Leid und Tod anderer Menschen gehen oft mit körperlichen Beschwerden einher bzw. führen zum „Burnout-Syndrom". Die Psychohygiene ist ein Ansatz, hier präventiv anzusetzen und Pflegepersonen gesund zu erhalten.

Die Psychohygiene ist ein Aufgabenbereich der angewandten Psychologie. Dieser befasst sich im Wesentlichen mit:
- Erforschung von Ursachen seelischer Erkrankungen,
- Maßnahmen zur Erhaltung und Förderung der seelischen und geistigen Gesundheit,
- möglichst frühzeitige Erkennung psychischer Störungen und
- Aufklärung der Öffentlichkeit über die Entstehung und Bewältigung solcher Störungen.

Die Stärkung der psychischen Gesundheit bewirkt immer auch eine Stärkung der körperlichen Gesundheit. International wird die Psychohygiene durch die World Federation for Mental Health (WFMH) gefördert. Die Bedeutung der Psychohygiene wird häufig im Zusammenhang mit den Belastungen von Helfer/innen beschrieben.

Besondere Belastungen bei Pflegepersonen

Pflegepersonen sind spezifischen Belastungen ausgesetzt, die für helfende Berufe typisch sind. Diese ergeben sich z.B. durch:
- Rollenerwartungen, die an Pflegepersonen gestellt werden,
- die Arbeit mit pflegebedürftigen Menschen,
- Teamkonflikte,
- Dienstplangestaltung und
- Arbeitsverdichtung.

Rollenerwartungen

Ein Belastungsmoment ist häufig schon die Motivation für die Berufswahl. Zum einen kann die Motivation eine unrealistische, idealisierte Vorstellung der

„Helferrolle“ sein, z. B. durch den Anspruch, jederzeit und umfassend für alle Bedürfnisse eines pflegebedürftigen Menschen zuständig sein zu wollen. Zum anderen wird das Bild der Pflege durch Trivialromane oder Filme so unrealistisch dargestellt, dass bei Berufsanfängern falsche Vorstellungen über die Rollenerwartungen an Pflegepersonen entstehen.

Die Erwartungen an Pflegepersonen sind trotz der Veränderung des Berufsbildes durch zunehmende Professionalisierung häufig noch althergebracht: ständige Einsatzbereitschaft, jederzeitige Verfügbarkeit, schnelles Arbeitstempo, prompte Umsetzung ärztlicher Anordnungen, fehlerfreies Arbeiten, gleich bleibende Freundlichkeit gegenüber Patienten und Kolleginnen sowie das bedingungslose Eingehen auf alle Pflegeempfänger sind nur einige der Erwartungen. Versuche, den Rollenerwartungen absolut zu entsprechen, führen nicht selten zum Verlust des inneren Gleichgewichts.

Stark gefährdet sind auch Auszubildende, da sie zusätzlich noch der Schülerrolle gerecht werden müssen: häufig wechselnde Stationseinsätze erfordern eine ständige Anpassung an unterschiedliche Anforderungen und Erwartungen.

Arbeit mit pflegebedürftigen Menschen

Neben den Erwartungen an die Berufsrolle kann auch die direkte Arbeit mit dem Patienten eine große physische und psychische Belastung darstellen, z. B. bei Nähe-Distanz-Problemen im Umgang mit Schwerstkranken und Sterbenden oder mit Pflegeempfängern, für die keine Sympathie empfunden werden kann.

Teamkonflikte, Dienstplangestaltung

Da die Bedeutung einer effizienten Teamarbeit im Pflegeberuf sehr hoch ist, stellen Teamkonflikte eine große Belastung für Pflegepersonen dar. Organisatorische Mängel wie nicht zufrieden stellende Dienstplangestaltung, häufiger Schichtwechsel und viele Nachtdienste erschweren die Berufsausübung.

Arbeitsverdichtung

Hinzu kommt, dass die Pflege sich, wie alle Dienstleistungsberufe, in einem Prozess der Rationalisierung und Leistungsmaximierung befindet. Die tatsächlich verfügbare Arbeitszeit wird durch den Abbau von Stellen im Pflegebereich und die Reduzierung von Ausbildungsplätzen als erzwungene Sparmaßnahme in allen Bereichen des Gesundheitswesens immer geringer. Beim Abbau der Stellen bleibt die Tatsache unberücksichtigt, dass es durch die steigende Überalterung der Bevölkerung immer mehr Pflegeempfänger mit einem hohen Pflegeaufwand in den ambulanten und stationären Einrichtungen gibt. Als Folge müssen immer weniger Pflegende mehr arbeiten, nicht selten fällt eine hohe Anzahl an Überstunden an. Eine zusätzliche Arbeitsverdichtung entsteht durch die verordnete kürzere Verweildauer der Patienten mit einem hohen Diagnostik- und Therapieaufwand.

Ursachen erhöhter Arbeitsintensität

Quantitative Ursachen:

- vermehrte Aufnahme- und Entlassungsprozesse,
- häufigere diagnostische und therapeutische Verfahrensabläufe,
- Zunahme stark pflegebedürftiger Patienten,
- steigende Überalterung der Bevölkerung,
- Arbeitszeitregelungen (z. B. Verlängerung des Erziehungsurlaubs, Verkürzung der wöchentlichen Arbeitszeit).

Qualitative Ursachen:

- körperliche Belastungen,
- erhöhte Anforderungen im psychischen Bereich (z. B. Prioritätenkoordination, Improvisation, Informations- und Reizflut),
- gestiegene Anforderungen an die Pflegekompetenz durch Erweiterung der Leistungen (psychosoziale Betreuung, Übergangspflege),
- zunehmende Leistungserbringung auch im technisch-diagnostischen und therapeutischen Bereich.

Pflegepersonen sind aufgrund der zahlreichen Anforderungen stark gefährdet, die eigenen Bedürfnisse zu vernachlässigen und physisch wie psychisch zu erkranken (**Abb. 1.7**). Ein Schlüssel für das Gelingen einer individuellen, patientenorientierten Versorgung Pflegebedürftiger ist die Sorge der Pflegepersonen für sich selbst.

Individuelle Bewältigung von Belastungen

Gesundheitsfördernde Maßnahmen wie z. B. ein helfendes Gespräch, das Erkennen von Ressourcen, die Förderung der Selbstständigkeit und die Durchführung von Prophylaxen werden im Pflegealltag von Pflegenden für den Pflegeempfänger häufig durchgeführt. Dabei steht meistens die Krankheitsbewältigung und Krankheitsorientierung bzw. die Vermeidung von Folgeschäden im Vordergrund.

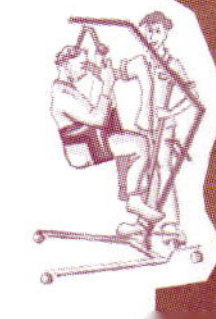

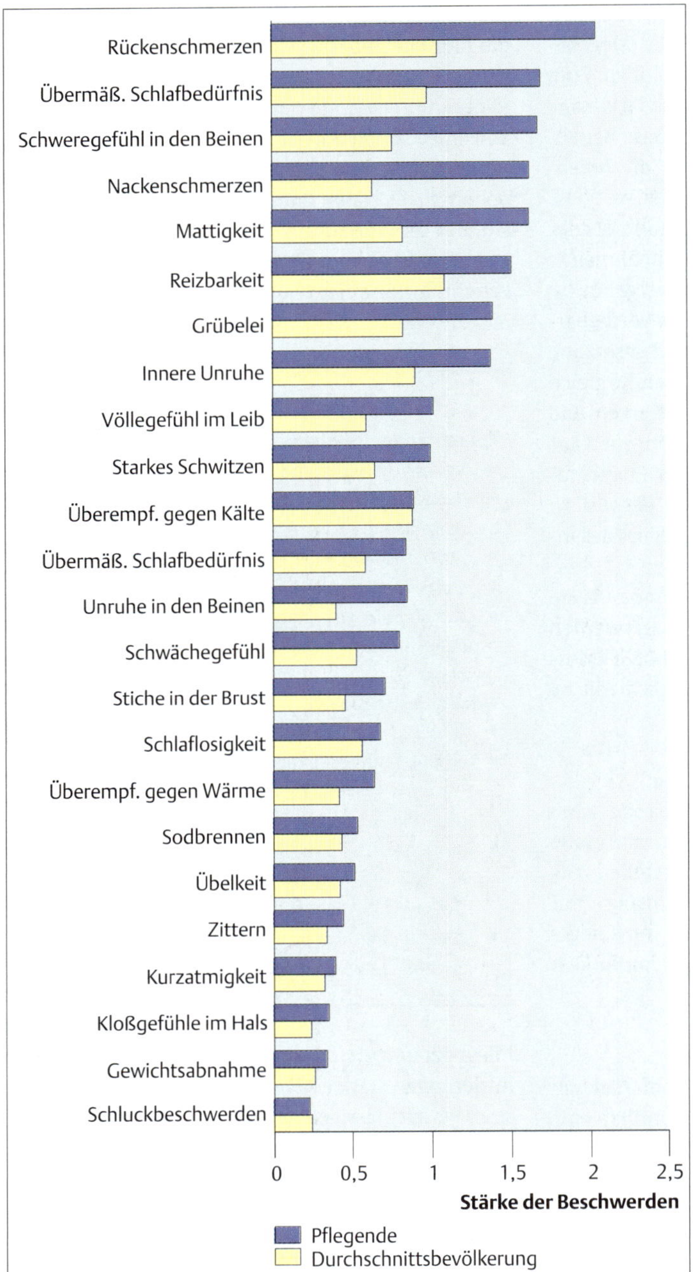

Abb. 1.7 Intensität der Beschwerden beim Auftreten von Stress (aus: Kristel, 1998)

Gesundheitsförderung. Mit zunehmender Professionalisierung des Pflegeberufs werden sich Pflegepersonen immer mehr der Bedeutung ihrer Beratungsaufgabe zu gesundheitsförderndem Verhalten im Pflegealltag bewusst (S. 54). Die Tatsache der Gesundheitsorientierung neben der tradierten Krankheitsorientierung zeigt sich auch in den aktuellen Berufsbezeichnungen, die das neue Krankenpflegegesetz vorsieht: Gesundheits- und Krankenpflegerin bzw. Gesundheits- und Kinderkrankenpflegerin.

Die Pflege und Beratung von Pflegeempfängern setzt immer den Aufbau einer Beziehung voraus. In diesen Beziehungsprozess fließt neben der Fachkompetenz auch das Selbstverständnis bzw. das Selbstideal der Pflegeperson mit ein. Wenn Pflegepersonen sich ihrer Einstellung in Bezug auf Gesundheit bewusst sind, können sie ihr persönliches gesundheitsförderndes oder -verhinderndes Verhalten reflektieren. Je bewusster sie ihre Gesundheit trotz bestehender Belastungen fördern und erhalten können, desto überzeugender können sie die Beratung für ihre Pflegeempfänger übernehmen.

Pflegepersonen, die sich frühzeitig mit ihrer Psychohygiene bzw. mit gesundheitsfördernden Maßnahmen auseinandersetzen, sind den Belastungen des Pflegealltags besser gewachsen. Es ist daher wichtig, sie für das Thema schon während der Ausbildung zu sensibilisieren. Als theoretischer Rahmen kann dabei das Konzept der „Salutogenese" (von lat.: salus = gesund und griech.: Genese = Entstehung) von Anton Antonovsky, einem israelischen Medizinsoziologen und Stressforscher, dienen (Bd. 1, S. 18).

Konzept der Salutogenese

Die Salutogenese setzt sich mit der Frage auseinander, wie die individuelle Verarbeitung krankmachender Ursachen geschieht.

Widerstandsressourcen. Bei seiner Forschung hat Antonovsky so genannte Widerstandsressourcen herausgearbeitet, die Menschen individuell zur Bewältigung von Problemen und Stress einsetzen (Antonovsky, 1997). Diese können sein:

- „körperlicher und biochemischer Art, wie das körpereigene Immunsystem,
- materieller Art, wie die Verfügbarkeit von Geld,
- kognitiver Art, wie Wissen und Intelligenz,
- emotioneller Art, wie ein stabiles Selbstwertgefühl,
- Werte und Haltungen betreffend, wie Optimismus, Flexibilität, Weitsicht,
- zwischenmenschlicher Art, wie gute Freundinnen/Freunde,
- kultureller Art, wie Rollen und Normen, die Orientierung geben und Aufgehobensein ermöglichen."

Antonovsky erforschte die Gemeinsamkeit dieser Widerstandsressourcen, die in der Lage sind, Menschen zu der bedeutenden Erfahrung kommen zu lassen, dass sie auf dem richtigen Weg sind, dass sie Herausforderungen bewältigen und sich in ihrem Leben bewähren.

Kohärenzsinn. Für diese gesundheitlich wichtige Grundorientierung hat er drei Komponenten herausgearbeitet:

- **Verstehbarkeit:** ist der Mensch in der Lage, seine innere und äußere Welt zu durchschauen und damit Stressoren zu erkennen und anzugehen?
- **Handhabbarkeit:** welche Möglichkeiten der Reaktionen und des Eingreifens besitzt der Mensch, sind ausreichende Ressourcen für die Bewältigung bei sich selbst oder einer vertrauten Person vorhanden?
- **Sinnhaftigkeit:** besteht bei dem Individuum eine Lebenseinstellung, die das Leben lebenswert erscheinen lässt und die Stressoren als unangenehm aber zu bewältigend einordnet (diese Überzeugung hilft, potenzielle Ressourcen zu mobilisieren)?.

Nach Antonovsky dienen diese drei Komponenten, auch Kohärenzsinn genannt, einer grundsätzlichen Lebensorientierung, die Gesundheit ermöglicht. Pflegepersonen können diese Erkenntnisse einerseits in ihr pflegerisches Handeln einbauen, um die Patienten sensibel für gesundheitsförderndes Verhalten zu machen, andererseits aber auch für sich persönlich nutzen.

Die Erkenntnisse der Salutogenese belegen, dass nicht ausschließlich die belastenden Lebensumstände krankmachend sind, sondern vielmehr die individuelle Einschätzung und Bewältigung der Situation.

Die Entwicklung gesundheitsfördernder Strategien für Pflegepersonen ist maßgeblich abhängig von deren Reflexionsfähigkeit sowie von ihren inneren (z. B. Haltung, Wertevorstellung) und äußeren Ressourcen (z. B. mitarbeiterorientierte Führungskräfte, intaktes Familienleben). Sind Ressourcen nur unzureichend vorhanden, droht im Extremfall die Arbeitssucht zum Ausgleich, im Verlauf einer nicht bewältigten Arbeitsbelastung das Phänomen der inneren Kündigung bis hin zum Vollbild des Burn-out-Syndroms (Bd. 1, S. 314).

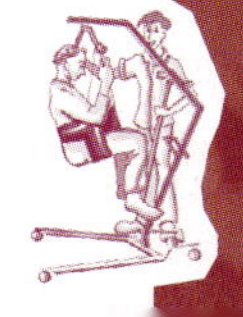

Psychohygienische Maßnahmen für Pflegende

Die zahlreichen Forschungsergebnisse zum Phänomen des Burn-out-Syndroms mit vielfältigen Beobachtungen und Interpretationen erschweren die Benennung und Evaluation eindeutiger präventiver Maßnahmen. Erfolgskontrollen bestimmter Maßnahmen können nur sehr individuell geschehen. Sie sind schwer zu verallgemeinern, da die Zusammenstellung unbehandelter bzw. ungeschulter Kontrollgruppen kaum möglich ist. Trotzdem gibt es Maßnahmen, Strategien, Formen der Beratung bzw. Therapie, die geeignet sind, Menschen bei psychischen Belastungen und durch Krisen zu begleiten bzw. einer Gesundheitsgefährdung vorzubeugen.

Distanziertes Engagement. An dieser Stelle können nur einige präventive Maßnahmen genannt werden, die Pflegenden helfen können, die Belastungen des Berufs zu verarbeiten und zu einem „distanzierten Engagement" zu gelangen. Bei dieser Form des Engagements können Pflegepersonen einerseits patientenorientiert arbeiten, andererseits ihre persönlichen Grenzen und Bedürfnisse wahrnehmen und ernst nehmen (Bd. 1, Kap. 10).

Maßnahmen in Aus- , Fort- und Weiterbildungen

Schülerinnen und Schüler der Kranken- Kinderkranken- und Altenpflege müssen neben den Belastungen des Berufs zusätzlich noch ihre Rolle als Lernende ausfüllen. Im Bereich der Kranken- und Kinderkrankenpflege kommen noch häufig wechselnde Stationseinsätze hinzu. Dies erfordert eine hohe Flexibilität und Anpassungsvermögen.

Schlüsselqualifikationen. Psychohygienische Aspekte im Unterricht können dazu beitragen, einer frühen Berufsmüdigkeit vorzubeugen, indem:

- die Abgrenzung zwischen Beruf und dem Privatleben deutlich wird,
- die Motivation und das Selbstbewusstsein gestärkt wird,
- die Konfliktfähigkeit im Klassenverband und im Team gefördert wird,
- die Fähigkeit zur Erkennung und Benennung eigener Grenzen sowie
- die Sensibilität für persönliche Ressourcen unterstützt wird.

Diese Schlüsselqualifikationen müssen dann in Fort- und Weiterbildungen weiter verstärkt werden.

Präventivmaßnahmen. Die Vermittlung und Auseinandersetzung mit folgenden Inhalten können als Präventivmaßnahmen gelten:

- Pflegeverständnis (Bd. 1, S. 146 u. 207),
- kommunikative Kompetenzen (Bd. 1, Kap. 10),
- Problemlösungsprozesse (Bd. 1, S. 177),
- Gruppendynamik und Teamarbeit,
- Umgang mit Tod und Sterben,
- Stresstheorien, Burnout-Syndrom (Bd. 1, Kap. 10),
- stressreduzierende Methoden (z. B. progressive Muskelentspannung, Meditation, Atemübungen) und
- Übungen zur Selbsterfahrung.

Neben den Inhalten ist auch die Methode der Vermittlung von großer Bedeutung. Gruppenarbeiten sind z. B. ein wichtiger Beitrag zur Förderung der Teamfähigkeit. Die Annahme und Umsetzung eines Lehrangebotes ist dabei immer auch abhängig von der Vorbildfunktion der Lehrenden.

Auch die eigene Fort- und Weiterbildung der Pflegeperson ist ein wichtiges Element der Prävention, da die hier erworbenen beruflichen Kompetenzen wesentlich dazu beitragen, berufliche Herausforderungen im pflegerischen Alltag zu bewältigen und so beruflich bedingten Stress vermindern können.

Maßnahmen im Team

Eine kooperative Teamarbeit bedarf betrieblicher sowie persönlicher Voraussetzungen. Sind die belastenden Aspekte der Arbeit auf einer Station dem Team bewusst und gesundheitsfördernde Maßnahmen bekannt, können die einzelnen Mitglieder des Teams sowie das Team als Gesamtheit davon profitieren. Entlastende Maßnahmen sind:

- Partnerschaftlich-kooperativer Führungsstil der Stations- bzw. der Schichtleitung (Bd. 1, S. 113),
- gezielte Entlastung Einzelner durch Gespräche im Team (**Abb. 1.8**),
- Möglichkeit der einzelnen Pflegeperson, ohne Sanktionen die Pflege eines Menschen, die aus unterschiedlichen Gründen als sehr belastend empfunden wird, an eine Kollegin abgeben zu können,
- Berücksichtigung der unterschiedlichen Fähigkeiten und Qualifikationen der Teammitglieder,
- gemeinsame Fehlerkultur, die davon ausgeht, dass aus Fehlern zu lernen ist,

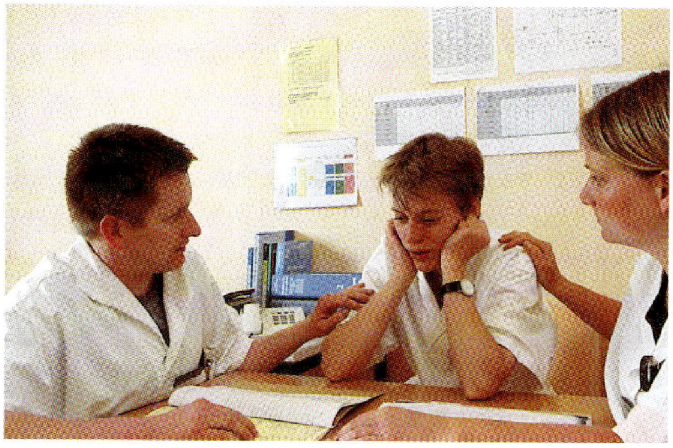

Abb. 1.8 Gespräche im Team können gezielt zur Entlastung Einzelner beitragen

- eindeutige Prioritäten im Arbeitsablauf,
- Übernahme der Verantwortung,
- respektvoller Umgang miteinander auch in Krisen- und Konfliktsituationen,
- Supervisionen z. B. bei Problemen im Team oder bei besonders belastenden Patienten wie z. B. onkologischen Patienten (Bd., S. 313) und
- Teilnahme an Balint Gruppen (Bd. 1, S. 316).

Maßnahmen der Arbeitsorganisation

Eine gesundheitserhaltende Arbeitsorganisation steht im engen Zusammenhang mit dem Leitbild eines Hauses und dem Führungsstil einer Stationsleitung. Entlastende Maßnahmen sind:

- Entwicklung eines gemeinsamen Pflegverständnisses und eines Leitbildes (Bd. 1, Kap.1),
- flexible Arbeitszeitgestaltung,
- Erarbeitung von Standards (Bd. 1, S. 211),
- klare Aufgabenbeschreibungen und
- Umsetzung eines patientenorientierten Pflegesystems mit der Übernahme von persönlicher Verantwortung (Bd. 1, Kap. 8).

Maßnahmen der eigenen Person

Zu den entlastenden Einstellungen zur Berufstätigkeit selbst gehört:

- Abbauen von überhöhten Erwartungen an die eigene Person,
- Erkennen, dass die eigene Person nicht unersetzlich ist,
- Setzen realistischer Ziele,
- Fähigkeit zur Inanspruchnahme von Hilfestellung,
- Finden der positiven Bilanz zwischen Arbeitsbelastung und Freizeit bzw. die Pflege von Hobbys,
- Ausbauen sozialer Kontakte im privaten Umfeld,
- sportliche Betätigung,
- Einüben entspannender Maßnahmen wie z. B. die progressive Muskelentspannung nach Jakobsen usw.

Prävention:

- Prävention kann je nach Interventionszeitpunkt im Krankheitsverlauf unterteilt werden in Primärprävention, Sekundärprävention und Tertiärprävention.
- In Abhängigkeit von der Interventionsart werden medizinische Prävention, Verhaltensprävention (Individueller Ansatz) und Verhältnisprävention (Setting-Ansatz) unterschieden.
- Unspezifische Primärprävention bezeichnet allgemeine Maßnahmen zur Gesundheitsförderung, spezifische Primärprävention sind gezielte Maßnahmen zur Gesundheitsvorsorge.
- Pflegerische Prophylaxen gehören zu den primärpräventiven Maßnahmen, die Krankheitsursachen entgegenwirken und Risikofaktoren vermindern.
- Rückenschonende Arbeitsweise und Psychohygiene sind primärpräventive Ansätze, die dazu beitragen, Pflegepersonen körperlich wie psychisch gesund und leistungsfähig zu erhalten.

Sekundärprävention

Renate Fischer

▸ *Sekundärprävention* dient dazu, bereits vorhandene Krankheiten in einem Stadium zu erkennen, in dem noch Aussicht auf Heilung besteht. Hierdurch kann ein Fortschreiten der Krankheit verhindert oder ein günstiger Krankheitsverlauf herbeigeführt werden.

Früherkennungsuntersuchung. Sekundärpräventive Maßnahmen sind deshalb alle sog. Vorsorgeuntersuchungen, die treffender als „Früherkennungsuntersuchung" bezeichnet werden sollten. Eine besondere Bedeutung im Hinblick auf ▸ *Früherkennung* von Krankheiten haben die Vorsorgeuntersuchungen bei Kindern (S. 24) und die Krebsfrüherkennungsuntersuchungen bei Erwachsenen (S. 20). Aber auch bei Herz-Kreislauf-Erkrankungen als Todesursache Nr. 1 in Deutschland ist es von entscheidender Bedeutung, diese zu erkennen und zu behandeln, bevor die ersten klinischen Symptome auftreten. Voraussetzung für sinnvoll durchgeführte Früherkennungsuntersuchungen ist, dass die jeweilige Erkrankung im Frühstadium eindeutig zu erfassen und wirksam zu therapieren ist.

Erfassen von Krankheitsfrühstadien. Wichtig ist weiterhin, dass die Untersuchungstechniken zur Früherkennung einfach und unkompliziert durchgeführt werden können, um die Bereitschaft der Bevölkerung zur Teilnahme an Früherkennungsuntersuchungen zu fördern. Gerade die einfache, sichere Erfassung von Krankheitsfrühstadien stellt aber z. B. bei Herzerkrankungen ein Problem dar, welches eine gezielte Früherkennung erschwert oder gar unmöglich macht. Natürlich ist mit aufwendigen, invasiven Untersuchungen theoretisch auch hier Früherkennung möglich; Nutzen und Risiko müssen jedoch gegeneinander abgewogen werden. Deshalb bedeutet Früherkennung bei vielen Erkrankungen in erster Linie individuelle Risikofaktorenerfassung und -therapie. Darauf aufbauend werden dann ggf. gezielte Untersuchungen durchgeführt.

Gesetzlicher Anspruch. Der gesetzliche Anspruch auf die Durchführung von Früherkennungsuntersuchungen wird in ▸ *SGB* V §25 und §26 geregelt (S. 32). Das bedeutet, die Kosten für die entsprechenden Früherkennungsuntersuchungen werden von den gesetzlichen Krankenversicherungen übernommen. Die Inanspruchnahme von Früherkennungsuntersuchungen unterliegt jedoch letztlich der Eigenverantwortung jedes Erwachsenen selbst und bei Kindern dem Verantwortungsgefühl der Eltern.

1.1.6 Krebsfrüherkennungsuntersuchungen

Im Folgenden werden drei Konzepte zur Früherkennung von Krebserkrankungen dargestellt, die nach den Vorgaben der Arbeitsgemeinschaft der Wissenschaftlichen Medizinischen Fachgesellschaften (AWMF) und der Ärztlichen Zentralstelle Qualitätssicherung (ÄZQ) erstellt wurden:

- Früherkennung des Zervixkarzinoms,
- Früherkennung des kolorektalen Karzinoms und
- Früherkennung des Prostatakarzinoms.

Früherkennung des Zervixkarzinoms

Der Uterus bzw. die Gebärmutter wird in die Anteile Corpus uteri (Gebärmutterkörper) und Cervix uteri (Gebärmutterhals) gegliedert.

Zytologischer Abstrich. Die Standarduntersuchung zur Früherkennung des Zervixkarzinoms ist ein zytologischer Abstrich, also die Entnahme von Schleimhautzellen der Zervix mit Hilfe eines Watteträgers. Um eine möglichst hohe Sensitivität zu erreichen, wird immer eine Abstrichserie von mindestens 4 Abstrichen durchgeführt.

Diagnostik. Die Zytodiagnostik erfolgt nach Papanicolaou, einer Färbemethode und Klassifikation, welche den Befund vom normalen Zellbild (Pap. I) bis hin zum invasiven Zervixkarzinom (Pap. V) einteilt.
Zur Früherkennung des Zervixkarzinoms besteht in Deutschland (alte Bundesländer) für Frauen seit 1971 der Anspruch auf einen jährlichen Zervixabstrich. Seitdem ist die Zahl der Neuerkrankungen am invasiven Zervixkarzinom, also einem fortgeschrittenen Stadium, um zwei Drittel gefallen. Damit liegt das Zervixkarzinom an 11. Stelle der Organkrebserkrankungen von Frauen.

Früherkennung des kolorektalen Karzinoms

Kolorektale Karzinome, also bösartige Tumore des Dickdarms, gehören zu den häufigsten Krebserkrankungen weltweit. Die Empfehlungen der AWMF zur Früherkennung des kolorektalen Karzinoms beziehen sich sowohl auf die asymptomatische Bevölkerung als auch auf definierte Risikogruppen.

Test auf okkultes Blut. Als Früherkennungsuntersuchung für die asymptomatische Bevölkerung wird die Durchführung eines Tests auf okkultes fäkales Blut empfohlen. Der sog. Hämoccult- oder Hämofec-Test sollte ab dem 50. Lebensjahr jährlich erfolgen. Hierzu werden aus drei aufeinanderfolgenden Stuhlgängen jeweils zwei Proben entnommen und auf die Testfelder eines Testbriefchens aufgetragen. Mit Hilfe einer Testsubstanz kann dann das „unsichtbare" Blut nachgewiesen werden.

Endoskopische Untersuchung. Da zwei Drittel der kolorektalen Karzinome zwar im Verlauf einer Woche, nicht aber ständig bluten, ist bereits bei einmalig positivem Testergebnis eine endoskopische Untersuchung des gesamten Dickdarms notwendig. Bei regelmäßiger Testdurchführung ergaben Studien eine Senkung der Sterberate am kolorektalen Karzinom um 23%.

Risikogruppen. Personen, bei deren Verwandten ein kolorektales Karzinom bzw. Adenom diagnostiziert wurde oder die an einer chronisch entzündlichen Darmerkrankung leiden, gehören zu den Risikogruppen für ein kolorektales Karzinom. Für diese Risikogruppen werden besondere Empfehlungen im Hinblick auf Früherkennungsuntersuchungen ausgesprochen.

Früherkennung des Prostatakarzinoms

Das Prostatakarzinom ist mit steigender Tendenz der zweithäufigste Tumor beim Mann, bei den über 60-Jährigen in den westlichen Industrieländern sogar der häufigste. Da das Prostatakarzinom ausschließlich im Anfangsstadium geheilt werden kann, ist eine Früherkennungsuntersuchung bei dieser Erkrankung unbedingt angezeigt.

PSA-Bestimmung und Palpation. Die empfohlene Untersuchung zur Früherkennung des Prostatakarzinoms ist die Bestimmung des Prostata-spezifischen-Antigens (PSA), ergänzt durch die Palpation der Prostata vom Enddarm aus. **Abb. 1.9** stellt die Vorgehensweise bei der Prostatakarzinom-Früherkennung dar. Es kann davon ausgegangen werden, dass die PSA-basierte Früherkennung mit einem Schwellenwert von 4,0 ng/ml die Sterberate am Prostatakarzinom um möglicherweise 4% pro Jahr reduziert.

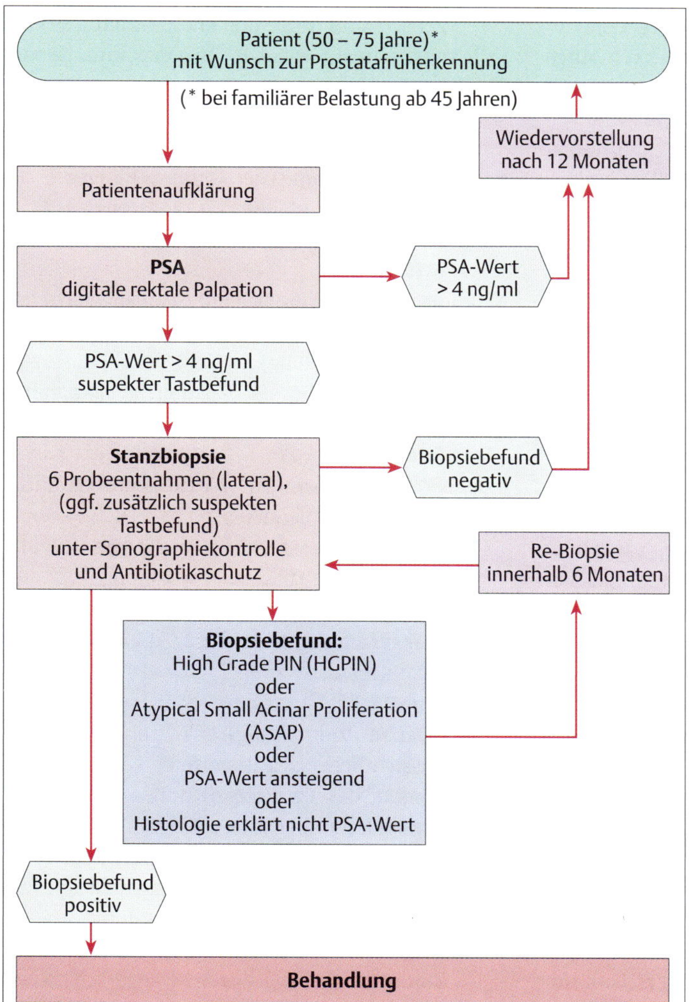

Abb. 1.9 Vorgehensweise bei der Prostatakarzinom-Früherkennung (aus: PSA-Bestimmung in der Prostatakarzinomdiagnostik, AWMF-Leitlinie Nr. 043/036)

1.1.7 Vorsorgeuntersuchungen in der Schwangerschaft

Martina Gießen-Scheidel

Eine schwangere Frau erlebt diese Phase ihres Lebens mit bedeutenden Veränderungen, die sowohl ihren Körper als auch ihr Gefühlsleben betreffen. Im Vordergrund steht hierbei häufig die Sorge für die Entwicklung des Kindes und die damit verbundene Verantwortung. Vorsorgeuntersuchungen unterstützen schwangere Frauen dahingehend, dass sowohl ihr eigener Gesundheitszustand als auch der Entwicklungsverlauf ihres Kindes regelmäßig und systematisch erfasst wird. So können frühzeitig gesundheitliche Risikofaktoren oder Komplikationen, z. B. eine Hypertonie oder vorzeitige Wehen erkannt werden (**Tab. 1.2**).

Schwerpunkte. Im Verlauf der Vorsorgeuntersuchungen wird die Entwicklung des Kindes u. a. durch die Ertastung des Höhenstandes der Gebärmutter und durch Ultraschalluntersuchungen, die mindestens drei Mal während der Schwangerschaft durchgeführt werden, überwacht. Hierdurch können körperliche Besonderheiten wie z. B. Fehlbildungen der Organe oder spezielle Körperlagen des Kindes (z. B. eine Becken-Endlage) rechtzeitig erkannt werden. Diese Untersuchungen helfen einerseits bei der Planung der Geburt, die ggf. mit Kaiserschnitt erfolgen muss, und eröffnen andererseits Möglichkeiten zur weiteren Behandlung des Babys, z. B. bei einem angeborenen Herzfehler. In diesem Fall kann die Entbindung in einer dafür ausgerichteten Kinderklinik vorgesehen werden. Weitere Schwerpunkte der Vorsorgeuntersuchungen sind Beratungen für die schwangere Frau und ihren Partner, z. B. zur Ernährung oder zum partnerschaftlichen Verhalten während der Schwangerschaft.

Gesetzlicher Rahmen. Der gesetzliche Rahmen für Vorsorgeuntersuchungen in der Schwangerschaft ist im Sozialgesetzbuch V § 23 beschrieben. Im Mutterschutzgesetz sind gesetzliche Grundlagen vor und nach der Geburt zum Schutz einer werdenden Mutter, die in einem Arbeitsverhältnis steht, festgelegt.

Zeitlicher Rahmen. Insgesamt werden 10 Vorsorgeuntersuchungen während der Schwangerschaft angeboten, die zu Beginn der Schwangerschaft einmal monatlich und zum Ende der Schwangerschaft einmal wöchentlich vorgesehen sind.

Mutterpass

Der Mutterpass wird bei der ersten Vorsorgeuntersuchung ausgestellt und bei jeder weiteren Untersuchung ergänzt.

Die schwangere Frau muss diesen Mutterpass immer bei sich tragen und zu den Vorsorgeuntersuchungen mitbringen. Er ermöglicht es, den Verlauf der Schwangerschaft schriftlich festzuhalten und kann jeder Zeit einen Überblick über alle wichtigen Informationen zu Mutter und Kind aufzeigen.

Daten. Folgende Daten werden im Mutterpass dokumentiert:

- Ergebnisse der Laboruntersuchungen:
  - Bluttest (z. B. Hämoglobinwert, Röteln-Antikörper, Blutgruppe und Rhesus-Faktor, Infektionsnachweis von z. B. Toxoplasmose, Hepatitis),
  - Urintest (z. B. Eiweiß, Zucker, Erythrozyten, Bakterienwachstum),
- Ergebnisse der klinischen Untersuchungen:
  - Gewichtsverlauf, Blutdruckkontrollen,
  - Hautturgor (z. B. Ödembildung), Muttermundbefund,
- Informationen über frühere Schwangerschaften und Entbindungen (z. B. Fehlgeburten oder Kaiserschnittentbindung),
- Informationen über die persönliche Krankheitsgeschichte:
  - Alter,
  - Grunderkrankungen (z. B. Diabetes mellitus, Hypertonie, Allergien),
  - pränatale Untersuchungen (z. B. Amniozentese, d. h. Fruchtwasseruntersuchung),
- Belastungsfaktoren (z. B. beruflich oder sozial),
- Schwangerschaftsverlauf (z. B. Höhenstand der Gebärmutter),
- Beratungsinhalte (z. B. zur Ernährung, Hygieneregeln bei Haustierhaltung),
- voraussichtlicher Geburtstermin,
- Ergebnisse des Cardiotokographen (CTG, Herzton-Wehenschreiber),
- Ergebnisse der Ultraschalluntersuchungen des Kindes, der Gebärmutter, der Plazenta und der Fruchtblase,
- Ergebnisse der Abschlussuntersuchungen:
  - Zusammenfassung des Schwangerschaftsverlaufs,

Tab. 1.2 Komplikationen während der Schwangerschaft

Komplikationen	*Beobachtungsmerkmale*	*Pflegemaßnahmen*
Drohende Früh- oder Fehlgeburt	▪ vorzeitige Wehen und /oder Zervixinsuffizienz ▪ evtl. leichte Blutungen bzw. bräunlicher Fluor	▪ Information hinsichtlich der Notwendigkeit einer Schonung (z. B. eingeschränkte oder strenge Bettruhe) ▪ Sorge für eine entspannte Atmosphäre (Stress und Aufregung fördert Wehen) ▪ Beobachtung der Gemütslage ▪ Assistenz des Arztes bei der Verabreichung der i. v.-Tokolyse (β_2-Sympathikomemetika) zur Ruhigstellung des Myometriums ▪ Verabreichung von Magnesium zur Unterstützung der Wehenhemmung ▪ Kontrollen hinsichtlich der Nebenwirkungen (Tachykardie, Extrasystolen, Hypotonie, Blutzuckerschwankungen, Obstipation, Harnwegsinfekt, Lungenödem): – Puls- und Blutdruckkontrolle (am 1. Tag 1- bis 2-stdl., danach 3- bis 4-stdl.) – Temperaturkontrolle (1 × tägl.) – Beobachtung der Atemfrequenz, Atemqualität und Atemgeräusche (z. B. Rasseln) sowie Hautfarbe – Blutzuckerkontrollen (2 × tägl.) – Beobachtung der Stuhl- und Urinausscheidung ▪ Obstipationsprophylaxe, Thromboseprophylaxe, evtl. Pneumonieprophylaxe
Hyperemesis gravidarum (Frühgestose, Erkrankung in der Frühschwangerschaft)	▪ übermäßiges Erbrechen nach dem Essen und Trinken ▪ Erbrechen auch bei leerem Magen	▪ Sorge für Ruhe und entspannte Atmosphäre ▪ psychische Begleitung ▪ Beobachtung von Puls und Blutdruck ▪ Beobachtung der Häufigkeit des Erbrechens ▪ ggf. Hilfestellung beim Erbrechen ▪ Durchführung und Kontrolle der Infusionstherapie zum Ausgleich des Wasser- und Salzverlustes (durch Chlorverlust wird der Brechreiz gesteigert) ▪ Verabreichung der Antiemetika nach ärztl. Anordnung ▪ evtl. Verabreichung einer Sondenernährung und später Übergang zu fester Nahrung
Hypertensive Schwangerschaftserkrankung (HES)	▪ leichte HES: RR = 140/90 mmHg ▪ schwere HES: RR = 160/90 mmHg **Merke:** Gesamtzustand der Frau beurteilen	▪ Sorge für eine ruhige Umgebung (Zimmer entsprechend auswählen) ▪ Abbau von Angst durch Gespräche und Information (Angst und Stress können Auslöser einer Präklampsie sein) ▪ Verabreichung der verordneten antihypertensiven Therapie ▪ sorgfältige Überwachung von Mutter und Kind
Präklampsie (Eklampsie = Krämpfe, Erkrankung in der Spätschwangerschaft)	▪ Bluthochdruck ▪ Proteinurie (> 0,5 g/l in 24 Std.) ▪ Symptome des ZNS: Kopfschmerz, Sehstörung, Ohrensausen u. a. ▪ Ödeme (können auch bei Gesunden auftreten) **Merke:** Es dürfen keine Reis-Obsttage durchgeführt oder entwässernde Tees getrunken werden. Auch darf keine Salz- oder Flüssigkeitsreduktion erfolgen	▪ engmaschige Blutdruckkontrollen am gleichen Arm je nach Zustand in entsprechenden Abständen ▪ Kontrolle der übrigen Vitalzeichen ▪ Beobachtung der Atmung hinsichtlich Frequenz, Rasselgeräuschen und Anzeichen einer Atemnot ▪ Aufklärung dahingehend, dass Veränderungen von der Betroffenen selbst erkannt und umgehend gemeldet werden können ▪ Gewichtskontrolle jeden 2. Tag ▪ Kontrolle der Ödem und Flüssigkeitsbilanzierung (durch Hypoproteinämie kann es zu Oligurie bis Anurie kommen) ▪ Bestimmung des Eiweiß- und Glukosegehaltes im 24-Stunden-Sammelurin (Beobachtung der Nierenfunktion) ▪ evtl. Fußende des Bettes hoch stellen (zur Verringerung der Ödeme) ▪ Thromboseprophylaxe, Pneumonieprophylaxe ▪ Assistenz bei Augenkonsil und Ultraschall (1 × pro Woche) ▪ Sorge für die richtige Ernährung: sie soll den Kalorienbedarf decken, eiweiß- und ballaststoffreich sein und viele Vitamine und Spurenelemente enthalten ▪ Sorge für eine ausreichende Flüssigkeitsaufnahme

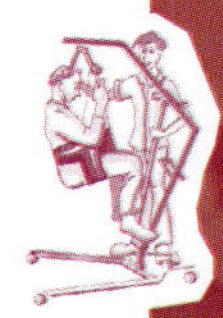

- Geburtsverlauf, Wochenbettverlauf,
- erste körperliche Untersuchung des Babys, sog. U1 (S. 25),
- Ergebnisse der abschließenden Untersuchung der Frau sechs bis acht Wochen nach der Geburt.

Ernährung in der Schwangerschaft

In der Schwangerschaft steht eine abwechslungs-, vitamin- und mineralstoffreiche Ernährung im Vordergrund, da die schwangere Frau einen erhöhten Bedarf vor allem an Vitaminen, Spurenelementen und Mineralstoffen hat (Bd. 2, Kap. 16). Die Reduktion von Genussmitteln und der Verzicht auf Suchtmittel, z. B. Alkohol, Nikotin, Tabletten oder Drogen, sind für die normale Entwicklung des Kindes von äußerster Bedeutsamkeit. Der Kalorienbedarf erhöht sich ab dem zweiten Drittel der Schwangerschaft auf ca. 2400 kcal am Tag. Besonders in den ersten vier Schwangerschaftsmonaten kann die Entwicklung des Kindes durch eine zusätzliche Zufuhr von Spurenelementen (z. B. Jod) und Vitaminen (z. B. Folsäure) unterstützt werden.

Jod

Jod ist für die Entwicklung des Nervensystems, des Knochenaufbaus und zur Schilddrüsenhormonbildung notwendig. Ein Jodmangel kann zu einer verfrühten Geburt führen. Die zusätzliche Aufnahme von Jod kann über die Ernährung, z. B. durch Seefisch und Milchprodukte oder jodierte Nahrungsmittel erfolgen (in 5 – 10 g jodiertem Salz sind z. B. ca. 100 – 200 µg Jod enthalten). Zur Ergänzung des Tagesbedarfes können auch Jodtabletten eingenommen werden. Der empfohlene Jodbedarf pro Tag liegt bei einer schwangeren bzw. stillenden Frau bei ca. 230 – 260 µg/Tag.

Folsäure

Das wasserlösliche Vitamin Folsäure ist für die Zellteilung im Organismus, die Bildung der Nukleinsäuren und für die Bildung von Erythrozyten in Zusammenhang mit dem Vitamin B_{12} notwendig. Es konnte nachgewiesen werden, dass ein Mangel an Folsäure den Verschluss des Rückenmarkskanals verhindert und die Entwicklung von Fehlbildungen im Gesicht (z. B. Lippen-Kiefer-Gaumenspalte) des Babys erheblich steigert. Deshalb ist der Tagesbedarf der Folsäure in der Schwangerschaft um ca. 0,4 – 0,6 mg erhöht. Die Zufuhr von Folsäure kann über eine ausgewogene Ernährung erfolgen (z. B. durch frisches Gemüse, Vollkornprodukte bzw. Zitrusfrüchte). Bei der Zubereitung, z. B. durch das Kochen, kann allerdings der größte Vitaminanteil zerstört werden. Aus diesem Grund sollten schwangere Frauen ihren Tagesbedarf besser z. B. über Brausetabletten zuführen.

Bereits vor Beginn einer Schwangerschaft sollten Frauen mit Kinderwunsch auf eine ausgewogene Ernährung, insbesondere unter Berücksichtigung einer erhöhten Folsäurezufuhr achten, um das Risiko von Fehlbildungen des Kindes zu mindern.

1.1.8 Vorsorgeuntersuchungen im Kindesalter

Vorsorgeuntersuchungen im Kindesalter dienen nicht nur dem rechtzeitigen Erkennen von Erkrankungen, sondern sind auch hilfreich bei der Ermittlung der geistigen und körperlichen Entwicklung. Dadurch können frühzeitig entwicklungsfördernde oder korrigierende Maßnahmen (z. B. Ergotherapie oder kieferorthopädische Apparate) eingeleitet werden. Beratungen der Eltern und Kinder (z. B. Ernährungs- oder Hygieneberatung) können aufgrund präventiver Untersuchungen angeboten werden, um Folgeerkrankungen zu verhindern.

Aus diesen Gründen beinhalten Vorsorgeuntersuchungen im Kindesalter nicht nur die körperlichen Untersuchungen, sondern werden unter Berücksichtigung der physiologischen Reflexe, Verhaltens- und Sprachentwicklung sowie der motorischen Entwicklung in den verschiedenen Altersstufen durchgeführt. Hierzu muss der untersuchende Arzt die entsprechenden Kriterien der unterschiedlichen Entwicklungsstufen dem Alter des Kindes zuordnen können und ist zusätzlich auf die Informationen von den Eltern bzw. den betreuenden Personen angewiesen.

Die Erkenntnisse aus den Untersuchungen sind für Pflegepersonen von großem Wert, da sie ihre Interventionen auf den Entwicklungsstand des Kindes abstimmen müssen.

Gesetzlicher und zeitlicher Rahmen. Das Sozialgesetzbuch V § 26 legt den gesetzlichen Rahmen für Vorsorgeuntersuchungen im Kindesalter fest. Bis zum Ende des 5. Lebensjahres werden insgesamt neun Untersuchungen (U1 bis U9) vorgeschrieben, die in einem sog. Untersuchungsheft dokumentiert werden. Nach Vollendung des 10. Lebensjahres kann eine freiwillige Vorsorgeuntersuchung stattfinden, während die Vorsorgeuntersuchung J1 im 14. Lebensjahr empfohlen wird. Insgesamt werden also 10 bzw. 11 Vorsorgeuntersuchungen bis zum 14. Lebensalter angeboten, wobei die Entwicklung des Kindes im 1. Lebensjahr in einem wöchentlichen bzw. monatlichen Zeitraum vom betreuenden Kinder- und Jugendarzt oder in der Kinderklinik untersucht wird.

Dokumentation der Untersuchungen

Im Untersuchungsheft werden die Untersuchungen fortlaufend dokumentiert. Die darin enthaltenen Informationen sowie die Aussagen der Eltern über die Entwicklung ihres Kindes sind hilfreich, um eine adäquate Therapie und angepasste Interventionen, z. B. auch in der Klinik, anbieten bzw. weiterführen zu können. Eltern sollten das Untersuchungsheft bei Arztbesuchen oder bei der Aufnahme ihres Kindes in die Klinik immer bei sich tragen, um den ▸ *Entwicklungsverlauf* ihres Kindes anhand der Dokumentationen aufzeigen zu können.

Perzentilenkurven. Die Entwicklung von Gewicht und Körpergröße wird in sog. Perzentilenkurven eingetragen (Bd. 2, Kap. 14.5). Die Perzentilenkurven können eine Übersicht über den aktuellen Entwicklungsstand geben und zusätzlich Aussagen über den Entwicklungsverlauf und etwaige Abweichungen machen.

Somatogramm. Das Somatogramm bietet zusätzlich die Möglichkeit, das Alter, die Größe und das Gewicht in Relation zueinander zu setzen, um zu erkennen, ob und wie sich das Kind seinem Alter entsprechend bzgl. Körpergewicht und Körperlänge entwickelt (Bd. 2, Kap. 14.5).

Weitere Entwicklung. Die Untersuchungsergebnisse bzgl. der Verhaltens- und Sprachentwicklung, der Reflexe und der motorischen Entwicklung werden ebenfalls in das Untersuchungsheft eingetragen.

Vorsorgeuntersuchung 1 (U1)

Die erste Vorsorgeuntersuchung eines Kindes erfolgt in den ersten fünf Lebenstagen. Diese Untersuchung wird in den meisten Fällen direkt nach der Geburt durchgeführt und zusätzlich durch ergänzende Untersuchungsmethoden, z. B. durch den sog. ▸ *APGAR-Wert*, unterstützt.

APGAR-Wert

Er wird nach einer Minute, nach fünf und nach zehn Minuten nach der Geburt ermittelt. Das APGAR-Schema wurde von der amerikanischen Ärztin Virginia Apgar 1953 entwickelt und berücksichtigt die Beobachtung folgender Kriterien (**Tab. 1.3**):

- **Herzfrequenz:** Die Herzfrequenz sollte zwischen 120 und 160 pro Minute liegen, um eine adäquate Organdurchblutung zu gewährleisten.
- **Atemtätigkeit:** Die Atemfrequenz sollte zwischen 30 bis 60 pro Minute ohne Pausen zwischen Ein- und Ausatmung betragen. Eine zu geringe Atmung kann z. B. ein Hinweis auf eine Asphyxie sein, eine Tachypnoe kann eine Obstruktion der Atemwege anzeigen.
- **Muskeltonus:** Ein Neugeborenes sollte sofort aktiv oder nach Stimulation (z. B. beim Abtrocknen) seine Extremitäten bewegen. Bewegt sich das Baby nicht, kann z. B. eine Asphyxie vorliegen.
- **Reflexerregbarkeit:** Beim Berühren der Extremitäten sollte das Neugeborene seine Extremitäten wegziehen können und auf Reize, z. B. beim Absaugen des Mund-Nasen-Rachen-Raumes, mit grimassieren oder schreien reagieren. Zeigt das Baby keine Reaktionen, kann z. B. eine Hypoxie vorliegen oder mütterliche Medikamente (z. B. Narkotika) können dafür verantwortlich sein.
- **Hautfarbe:** Alle Neugeborenen haben nach der Geburt eine bläuliche Hautfarbe. Nach ca. 60 Sekunden sind die meisten Neugeborene bis auf ihre Füße und Hände rosig. Eine bläuliche Hautfarbe,

Tab. 1.3 APGAR-Schema

Kriterium	*Wertungspunkt 0*	*Wertungspunkt 1*	*Wertungspunkt 2*
Herzfrequenz	fehlend	< 100 Schläge/min	> 100 Schläge/min.
Atemtätigkeit	fehlend	langsam oder unregelmäßig	kräftiges Schreien
Muskeltonus	schlaff	partielle Beugung der Extremitäten	aktive Bewegung
Reflexerregbarkeit	keine	grimassieren	kräftiges Schreien bzw. Niesen
Hautfarbe	blass/blau	Extremitäten: blau Stamm: rosig	völlig rosig

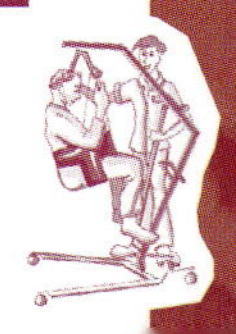

die länger als 90 Sekunden trotz Sauerstoffzufuhr anhält, kann eine Lungenerkrankung (z. B. Atemnotsyndrom) anzeigen. Ein bestehendes blasses Hautkolorit des Neugeborenen deutet z. B. auf eine schwere Asphyxie hin.

Der Apgar-Wert ergibt sich aus der Addition dieser Einzelkriterien, die jeweils mit 0, 1 oder 2 bewertet werden und eine Höchstpunktzahl von 10 ergeben können. Je höher die Punktzahl, umso besser ist die Anpassung des Neugeborenen.

Nabelschnur-pH-Wert

Ein weitere Untersuchung zur Erfassung einer Neugeborenenasphyxie ist die Bestimmung des ▸ *Nabelschnur-pH-Wertes* und der Blutgase im Blut, das aus einem Segment der A. umbilicalis nach Abklemmen der Nabelschnur abgenommen wird. Der normale Nabelschnur-pH-Wert sollte höher als 7,2 sein. Ein Nabelschnur-pH-Wert unter 7,0 lässt eine schwere intrauterine Asphyxie vermuten.

Körperliche Untersuchung

Die körperliche Untersuchung in den ersten Lebensstunden ermöglicht das rechtzeitige Erkennen von Fehlbildungen:

- Das Köpfchen wird auf etwaige Verformungen abgetastet.
- Eine Verengung der hinteren Nasenöffnung, sog. Choanalstenose, kann durch eine erschwerte Atmung des Babys angezeigt werden, da Neugeborene nur durch ihre Nase atmen.
- Eine Gaumenspalte ist nicht immer erkennbar und wird durch das Ertasten des Gaumens mit einem Finger ausgeschlossen.
- Zeigt das Neugeborene einen vermehrten Speichelfluss, so muss die Speiseröhre bis zum Magen und beide Naseneingänge mittels eines Absaugkatheters sondiert und abgesaugt werden, um die Durchgängigkeit zu überprüfen.
- Die Haut sowie die gesamte Wirbelsäule vom Hinterkopf bis zur Gesäßfalte, werden optisch und palpatorisch auf Unversehrtheit untersucht.
- Eine genaue Inspektion des Urogenital- und des Analbereiches wird durchgeführt, um z. B. eine Analatresie zu erkennen.
- Die Inspektion der Form der Hände und Füße sowie die Ermittlung der Anzahl von Finger und Zehen schließen die erste Untersuchung des Neugeborenen ab.

Die erste Vorsorgeuntersuchung des Neugeborenen erfasst seine Anpassung nach der Geburt, ermöglicht Fehlbildungen rechtzeitig zu erkennen und ermittelt seinen körperlichen Entwicklungsstand.

Vorsorgeuntersuchung 2 (U2)

Die zweite Vorsorgeuntersuchung des Neugeborenen erfolgt zwischen dem 5. und 10. Lebenstag durch einen Kinder- und Jugendarzt.

Reflexkontrolle. Diese Untersuchung beinhaltet eine Untersuchung der sog. ▸ *Neugeborenenreflexe* oder frühkindlichen Reflexe, die sich teilweise in den ersten zwei Lebensjahren wieder zurückbilden (**Tab. 1.4**). Die Reflexkontrolle erlaubt einen Rückschluss auf die Entwicklung des zentralen Nervensystems und kann dementsprechend auf etwaige Entwicklungsstörungen des Gehirns hinweisen. Die Reflexe werden durch unterschiedliche Reize (z. B. Berührungen) ausgelöst und führen zu bestimmten Bewegungsmechanismen. Beim Berühren der Handinnenfläche kommt es z. B. zum sog. palmaren Greifreflex der Finger und das Baby hält sich am Finger des Untersuchenden fest.

Körperliche Untersuchung. Die körperliche Untersuchung beinhaltet zusätzlich die Auskultation des Herzens und der Lunge, die Kontrolle der Muskelkraft und der Hüftentwicklung, die durch eine gleichseitige Länge der Beine und eine gleichmäßige Gesäßfalte erkennbar ist.

Neugeborenenscreening. Die Früherkennung von Stoffwechselerkrankungen erfolgt ebenfalls in der ersten Lebenswoche mittels des sog. Neugeborenenscreenings, wofür eine kapillare Blutentnahme beim Neugeborenen notwendig ist (Bd. 3, Kap. 15.9).

Beratung der Eltern. Die Eltern werden auf die sog. Rachitis- und Karies-Prophylaxe hingewiesen, die dem Baby ab dem 10. Lebenstag angeboten werden sollte. Außerdem werden die Eltern über die tägliche orale Applikation von Vitamin D und Fluor mittels einer Tablette beraten (Bd. 3, Kap. 12.8).

Vorsorgeuntersuchung 3 (U3)

Im zweiten Lebensmonat, zwischen 4. und 7. Lebenswoche, sollte die dritte Früherkennungsuntersuchung stattfinden.

Tab. 1.4 Neugeborenenreflexe mit Bewegungsmustern und den Alterstufen des physiologischen Auftretens

Neugeborenenreflex	*Physiologisch bis:*	*Bewegungsmuster*
Puppenaugenphänomen	10. Lebenstag	Bei seitlicher Drehung des Kopfes bleiben die Augen zurück.
Suchreflex	Ende 1. Lebensmonat	Nach Bestreichen der Wange wird der Mund verzogen und der Kopf zum Reiz hin gewendet.
Schreitphänomen (Marche automatique)	1. Lebensmonat	In senkrechter Haltung werden durch Berühren einer Unterlage mit den Füßen Schreitbewegungen ausgeführt.
Saugreflex	ca. 3. Lebensmonat	Sobald eine Gegenstand (z. B. Finger oder Sauger) in den Mund gesteckt wird, werden saugende Bewegungen ausgeführt.
Moro- oder Umklammerungsreflex	4. – 6. Lebensmonat	Bei Erschütterung der Unterlage oder plötzlichem Senken des Kindes, werden die Arme und Finger gespreizt und die Arme anschleißend langsam über der Brust zusammen geführt.
Rückrat- oder Galantreflex	4. – 6. Lebensmonat	Nach Bestreichen des Rückens längs der Wirbelsäule biegt sich diese galant zur gereizten Seite hin.
Handgreif- und Fußreflex	4. – 6. Lebensmonat	Nach Bestreichen der Handinnenfläche wird diese zur Faust geschlossen. Die Zehen führen bei Berühren der Fußsohle eine umgreifende Bewegung aus.
Asymmetrisch tonischer Nackenreflex (ATR, Fechterstellung)	6. Lebensmonat	Bei passivem Wenden des Kopfes zu einer Seite in Rückenlage werden Arm und Bein auf der „Gesichtsseite“ gestreckt, auf der anderen Seite gebeugt.
Fluchtreflex	Ende 2. Lebensjahr	Bei Bestreichen der Fußsohle erfolgt ein Zurückziehen des Beines, Heben des äußeren Fußrandes und Dorsalflexion eines oder mehrerer Zehen.

Gespräch. Um adäquate Hilfestellungen anbieten zu können, werden in einem Gespräch mit den Eltern Hinweise über die Ernährung, die Ausscheidung und die familiären Besonderheiten ermittelt. Folgende Fragen können dabei hilfreich sein:

- Wie oft und wie viel trinkt das Baby?
- „Spuckt“ das Kind nach dem Essen?
- Weint es viel?
- Scheidet das Baby regelmäßig Stuhl aus?
- Gibt es Allergien in der Familie?

Körperliche Untersuchung. Sie beinhaltet zusätzlich die Erfassung des Körpergewichtes und des Größenwachstums, die einen Hinweis auf die Ernährung des Kindes geben. Es werden auch bei dieser Vorsorgeuntersuchung die Reflexe und die körperliche Entwicklung, z. B. das Sehvermögen, die Bildung von Lauten, die Reaktion auf Ansprache der Eltern und die Kopfhaltung, überprüft. Des Weiteren wird die Hüftentwicklung zum Ausschluss einer Hüftdysplasie mittels einer Ultraschalluntersuchung festgestellt (Bd. 3, Kap. 15.9).
Die Eltern erhalten zusätzlich Informationen über die ab der 9. Lebenswoche anstehenden Impfungen (S. 221).

Vorsorgeuntersuchung 4 (U4)

Die vierte Vorsorgeuntersuchung im 3. und 4. Lebensmonat gestattet dem Untersuchenden auf spielerische Art und Weise mit dem Säugling einen Kontakt aufzubauen, z. B. durch direkte Ansprache und Anlächeln. Dadurch können die Reaktionsweisen und die Entwicklung der Sinne (z. B. das Seh- und Hörvermögen) des Kindes beurteilt und mögliche Entwicklungsstörungen, insbesondere des Gehirns, erkannt werden. Außerdem getestet werden:

- die Reflexe, z. B. sollte der Saugreflex kaum noch auslösbar sein,
- die Motorik, z. B. das Strecken der Beine beim Hochhalten oder das selbstständige Halten des Köpfchens für ca. 30. Sekunden,
- die sich zuerst entwickelnde Hand-Augen-Koordination sowie
- die Entwicklung der Stimme und Sprache (Bd. 2, Kap. 24.4 u. 28.4).

Häufig erfolgt bei der U4 die zweite Schutzimpfung (S. 221).

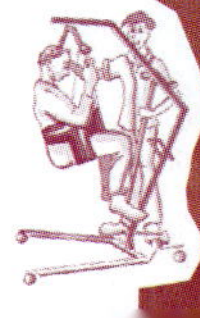

Vorsorgeuntersuchung 5 (U5)

Die Früherkennungsuntersuchung zwischen dem 6. und 7. Lebensmonat erfasst die differenziertere sprachliche Entwicklung (z. B. Lallen oder Silbenverdopplung „ ba-ba") und die motorische Entwicklung (z. B. das Drehen des Säuglings vom Rücken auf den Bauch und umgekehrt). Die neurologische Entwicklung kann zusätzlich durch bestimmte motorische Reaktionen, z. B. das Wechseln von Gegenständen in den Händen oder das „Erfahren" von Gegenständen durch Hände, Füße, Mund und direkte soziale Reaktionen (z. B. direktes Lachen) beim Ansprechen und Spielen erfasst werden.

Vorsorgeuntersuchung 6 (U6)

Die letzte Vorsorgeuntersuchung im Säuglingsalter findet zwischen dem 10. und 12. Lebensmonat statt. Diese präventive Untersuchung wird nach bestimmten Untersuchungsverfahren durchgeführt, z. B. nach der sog. Münchner funktionellen Entwicklungsdiagnostik. Dabei werden die verschiedenen Aspekte der kindlichen Entwicklung, z. B. die Motorik bzw. Feinmotorik, das Sprachvermögen und das Sozialverhalten erfasst. Die Untersuchungen sind sehr umfassend und richten sich nach festgelegten Kriterien. Kinder in diesem Alter sollten z. B. folgende Dinge beherrschen:

- krabbeln und sicher sitzen,
- sich an Möbelstücken hochziehen,
- Schrittbewegungen ausführen,
- Gegenstände genau untersuchen oder in Behältnisse werfen und
- den sog. Zangen- bzw. Pinzettengriff, d. h. Gegenstände werden entweder mit gebeugten Zeigefinger und gegenübergestellten Daumen oder mit gestreckten Zeigefinger und Daumen ergriffen.

Das Sprachvermögen sowie die Reaktion auf Aufforderungen oder Gesten können im Spiel mit dem Kind und seinen Eltern überprüft werden. Im Spiel kann auch das Sozialverhalten beurteilt werden, z. B. sollte sich das Kind beim plötzlichen Auftauchen einer vertrauten Person freuen oder skeptisch gegenüber fremden Personen sein und evtl. die Bezugsperson aufsuchen.

Bei der U6 kann das Kind 6 Monate nach der letzten Impfung weitere Impfungen erhalten (S. 221).

Vorsorgeuntersuchung 7 (U7)

Die siebte Früherkennungsuntersuchung zum Ende des zweiten Lebensjahres (zwischen 20. und 24. Lebensmonat) erleben Kleinkinder oft als ein unangenehmes Ereignis, da sie den Untersuchenden kaum kennen und entsprechende Angst haben können. Der Untersuchende weiß um diese physiologische Angst- und Schreireaktion der Kinder und wird die Eltern in die Untersuchung noch mehr einbinden und auf das Kind beruhigend einwirken.

Sozialverhalten. Aufgrund dieser psycho-sozialen Reaktion bzw. Interaktion kann der Kinder- und Jugendarzt das Sozialverhalten des Kindes und die Beziehung zu seinen Eltern gut beurteilen. Zusätzlich führt der Arzt ein Elterngespräch, um weitere soziale Entwicklungen des Kindes zu erfahren, da das Kind sich in diesem Alter in der sog. Trotzphase befindet. Er erfragt z. B., ob das Kind auch mit anderen Kindern spielt, wie es sich in der Familie verhält oder ob es Kleidungsstücke alleine anziehen möchte.

Hör- und Sprachvermögen. Dies wird untersucht, indem das Kind in ein Gespräch eingebunden wird, währenddessen es auch bestimmte Gegenstände (z. B. ein Buch oder Figuren) näher zeigen und erläutern soll. Das Kind sollte seinen Vornamen kennen, Tiere und Menschen unterscheiden sowie mindestens 10 Worte sprechen und ca. 250 Worte verstehen können.

Motorik. Die motorische Entwicklung wird beim Spielen beobachtet. Die Feinmotorik sollte so weit ausgebildet sein, dass das Kind z. B. einen Turm mit jeder Hand aufbauen kann, eine vertikale Linie malen kann und synchrone Bewegungen aufzeigt. Die Grobmotorik wird beim Spielen mit dem Ball beobachtet, dabei wird z. B. das Vorwärts- bzw. Rückwärtslaufen oder das Werfen mit zwei Händen beurteilt.

Die U7 bietet außerdem die Möglichkeit, alle ausstehenden Impfungen noch nachzuholen (S. 221).

Vorsorgeuntersuchung 8 (U8)

Im 44. bis 48. Lebensmonat erfolgt die achte Vorsorgeuntersuchung.

Körperliche Entwicklung. Der Kinder- und Jugendarzt unterhält sich ausführlich mit den Eltern, um Hinweise auf die körperliche Entwicklung zu erhalten. So sollte z. B. das Sehvermögen vollständig entwickelt sein, das Kind zumindest über Tag die Toilette aufsuchen und keine Probleme beim Laufen haben. Die umfangreiche körperliche Untersuchung des Kindes auf internistische oder orthopädische Erkrankungen, z. B. Stoffwechsel- und Nierenerkrankungen oder Knochenwachstumsstörungen, und das Gespräch mit den Bezugspersonen können weitere Rückschlüsse über die Entwicklung des Kindes geben.

Sozialverhalten. Das psycho-soziale Verhalten kann aufgrund des Gespräches (z. B. anhand der Frage nach dem Schlafverhalten des Kindes) oder bei der Interaktion mit dem Kind (z. B. ob das Kind besonders aggressiv ist) beurteilt werden.

Feinmotorik. Im Spiel wird die Feinmotorik des Kindes (z. B. das Malen eines Kreises) und die Wahrnehmungs- und Konzentrationsfähigkeit beobachtet (z. B. das Erkennen unterschiedlicher Längen von gemalten Strichen oder das Ausschneiden mit einer Hand).

Vorsorgeuntersuchung 9 (U9)

Die neunte Früherkennungsuntersuchung zwischen dem 60. und 66. Lebensmonat findet auch unter Berücksichtigung der bevorstehenden Einschulung statt. Der Kinder- und Jugendarzt untersucht das Kind auf seine:

- **körperliche Entwicklung:** das Kind sollte z. B. sicher im sog. Zehen-Hackengang vorwärts gehen können,
- **sprachliche Entwicklung:** das Kind sollte z. B. von seinen Erlebnissen im Kindergarten erzählen können,
- **Wahrnehmungs- und Konzentrationsfähigkeit:** das Kind sollte z. B. einer Bilderbuchgeschichte ohne Unterbrechung folgen und einen „6-Teile-Mensch" malen können,
- **soziales Verhalten:** kann anhand der Kooperation während der Untersuchung erfasst werden.

Zur Beurteilung dieser Kriterien führt der Untersuchende eine klinische Untersuchung durch, unterhält sich und spielt ausgiebig mit dem Kind, um es adäquat beobachten zu können. Das Elterngespräch ist auch bei dieser Untersuchung ein Schwerpunkt bei der Erfassung der gesamten Entwicklung des Kindes.

Bei der U9 können auch Auffrischimpfungen durchgeführt werden (S. 221).

Vorsorgeuntersuchung J1

Diese Vorsorgeuntersuchung im Jugendalter, deshalb auch J1 genannt, wird im Alter von 14 Jahren durchgeführt und erfasst den gesundheitlichen Allgemeinzustand und die Entwicklung des Jugendlichen. Die Jugendlichen sollten sich selbst für diese Untersuchung entscheiden können, da ein Vertrauensverhältnis zum Kinder- und Jugendarzt bestehen sollte und das Verantwortungsbewusstsein für sich selbst gestärkt wird. Um dieser Verantwortung nachzukommen, sollten die Jugendlichen den Kinder- und Jugendarzt auch alleine aufsuchen können. Die Ergebnisse der Untersuchung können den Eltern telefonisch und in Absprache mit ihrem Kind weitergegeben werden.

Fragebogen. Gemeinsam mit dem Jugendlichen und seinen Eltern kann vorab ein Fragebogen ausgefüllt werden. Hierüber werden Informationen erhalten:

- zur familiären Situation (z. B. über bestehende Herz-Kreislauf-Erkrankungen bei Familienangehörigen oder durchlaufene Kinderkrankheiten),
- zu schulischen Leistungen (z. B. Leseschwäche) oder
- zu weiteren Besonderheiten (z. B. gehäuftes Auftreten von Rückenschmerzen oder Kopfschmerzen).

Die Beurteilung der Feinmotorik kann anhand des Schriftbildes beurteilt werden.

Klinische Untersuchung. Sie umfasst die Erfassung:

- des Gewichts,
- der Körpergröße,
- des Blutdruckes,
- möglicher Körperfehlhaltungen,
- Bewegungseinschränkungen sowie
- der äußeren Merkmale der Pubertätsentwicklung.

Gespräch. Die eigentliche Früherkennung findet in einem ausführlichen Gespräch mit dem Jugendlichen statt. So können z. B. Problembewältigungsstrategien des Jugendlichen Hinweise auf eine Gesundheitsgefährdung (z. B. durch einen vermehrten Alkohol- und Nikotinkonsum) oder das soziale Verhalten geben (z. B. durch ein erhöhtes Gewaltpotential). Pubertätsspezifische Probleme können auf Wunsch des Jugendlichen besprochen werden. Im Gespräch können die Ernährungsgewohnheiten erörtert und Hinweise für eine ausgewogenere Ernährung angeboten werden.

Sekundärprävention:

- Als Sekundärprävention werden alle Maßnahmen der Früherkennung von Krankheiten bezeichnet. Mitglieder der gesetzlichen Krankenkassen haben, abhängig vom Lebensalter, Anspruch auf gesetzlich festgelegte Früherkennungsuntersuchungen.
- Bei Erwachsenen umfassen die Gesundheitsuntersuchungen neben Krebserkrankungen Krankheiten der Niere, Herz-Kreislauf-Erkrankungen sowie Diabetes mellitus.
- Kinder haben Anspruch auf neun Untersuchungen zur Früherkennung von Krankheiten (U1-U9), die ihre körperliche und geistige Entwicklung gefährden.
- Die Voraussetzung für eine wirksame Sekundärprävention ist, dass Krankheiten einfach und sicher in einem Stadium diagnostiziert werden können, in dem sie noch zu behandeln sind.

Tertiärprävention

Renate Fischer

Maßnahmen zur ▸ *Tertiärprävention* finden Anwendung, wenn sich eine Krankheit bereits im klinischen Stadium befindet. Tertiärprävention dient dazu, den Krankheitsverlauf positiv zu beeinflussen und Rezidive, also Rückfälle, zu verhindern.

Um dies zu erreichen gibt es verschiedene Ansatzpunkte:

- gezielte, auch medikamentöse Therapie von beeinflussbaren Risikofaktoren,
- pflegerische Tertiärprävention durch gezielte aktivierende Pflege sowie pflegerische Prophylaxen.

Gezielte Therapie. Sie dient dazu, ein Fortschreiten der Erkrankung zu verhindern. Diese Form der Tertiärprävention findet beispielsweise bei der koronaren Herzkrankheit (KHK) bzw. nach einem Herzinfarkt Anwendung und wird nachfolgend exemplarisch dargestellt.

Pflegerische Tertiärprävention. Mit Hilfe pflegerischer Behandlung kann z. B. nach einem Schlaganfall die Wahrnehmung gefördert sowie physiologische Bewegungsmuster wieder angebahnt werden und damit die Prognose durchaus positiv beeinflusst werden. Die Grenzen zwischen Tertiärprävention und Rehabilitation sind hier fließend – die Maßnahmen sind oft identisch, aber die Schwerpunktsetzung ist eine andere. Geht es bei der Rehabilitation mehr um die Wiedereingliederung des Behinderten in die Gesellschaft, stehen bei der Tertiärprävention eher eine günstige Beeinflussung des Krankheitsverlaufs und Rezidivprophylaxe im Vordergrund. Pflegerische Tertiärprävention findet außer im Krankenhaus besonders auch in Einrichtungen der Altenhilfe statt.

1.1.9 Therapie von Risikofaktoren am Beispiel der koronaren Herzkrankheit

Die koronare Herzkrankheit (KHK) ist eine Erkrankung, bei der es auf Grund einer Arteriosklerose zu Stenosen in den Koronararterien kommt. Diese führen zu einem Missverhältnis zwischen Sauerstoffangebot und -bedarf des Herzmuskels.

Ursachen. In den westeuropäischen Industriestaaten stellt die KHK die häufigste Todesursache dar. Die KHK wird verursacht durch eine Arteriosklerose der Herzkranzarterien, die sog. Koronarsklerose. Die Koronarsklerose entwickelt sich vermutlich aus Endothelverletzungen, an denen sich Lipide anlagern; es entstehen sogenannte Plaques. Reißt ein solches Plaque auf, kommt es durch die Freisetzung von Lipiden zu einer Thrombose, die zum Herzinfarkt führen kann. Damit ist die koronare Herzkrankheit die Ursache für den Herzinfarkt, einer Erkrankung, an der pro Jahr in Deutschland ca. 200 000 Menschen sterben.

Risikofaktoren. Die wichtigsten beeinflussbaren Risikofaktoren für die koronare Herzkrankheit sind:

- Fettstoffwechselstörungen,
- Bluthochdruck,
- Zigarettenkonsum und
- Diabetes mellitus.

Hinzu kommen unbeeinflussbare Faktoren wie:

- Alter,
- Geschlecht,
- genetische Disposition und
- andere Faktoren.

Mindestens die Hälfte aller Kranken weisen jedoch keine dieser Risikofaktoren auf. Um das Risiko eines –

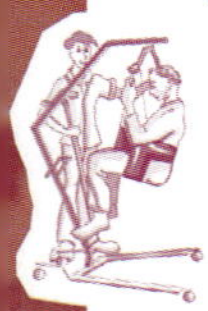

ggf. erneuten – Gefäßverschlusses zu senken und damit die Prognose der KHK oder des Myokardinfarktes dauerhaft zu verbessern, kommt der Tertiärprävention im Sinne einer Risikofaktorentherapie bei der KHK bzw. nach einem Myokardinfarkt eine entscheidende Funktion zu. Empfohlen werden sowohl allgemeine wie auch medikamentöse Maßnahmen.

Allgemeine Maßnahmen

Als allgemeine Maßnahmen der Tertiärprävention bei der KHK werden empfohlen:

- Nikotinabstinenz,
- gesunde Ernährung und
- Bewegungstraining.

Pflegepersonen haben im Rahmen des Klinikaufenthaltes der betroffenen Person ausgezeichnete Möglichkeiten, hier beratend tätig zu werden. Gerade im Eindruck eines akuten Ereignisses sind kranke Menschen oftmals am ehesten bereit, Lebensgewohnheiten dauerhaft zu verändern und fachlichen Rat anzunehmen.

Nikotinabstinenz. Nikotinabstinenz nach Myokardinfarkt erhöht die statistische Lebenserwartung von ehemaligen Rauchern um 1,7 Jahre; das Infarktrisiko wird schon in den ersten 1 – 2 Jahren um 30 – 40% gesenkt. Die Einstellung des Rauchens ist also das erste Gebot zur Tertiärprävention.

Gesunde Ernährung. Die aufgenommenen Nahrungskalorien sollten sich folgendermaßen zusammensetzen:

- 15% Eiweiß,
- 20 – 30% Fette (bevorzugt ungesättigte Fettsäuren) und
- 50 – 60% Kohlenhydrate.

Immer mehr kristallisiert sich im Zusammenhang mit der Ernährung auch die positive Wirkung der sogenannten „Mittelmeerkost" heraus; eine besonders protektive Wirkung wird dem Olivenöl zugeschrieben.

Bewegungstraining. Ein weiteres tertiärprophylaktisches Element ist ein angemessenes Bewegungstraining, wobei Ausdauersportarten wie Laufen und Radfahren zu bevorzugen sind. Regelmäßige körperliche Betätigung senkt sowohl den Blutdruck als auch das Körpergewicht. Durch Bewegung werden weiterhin beim Diabetiker die Insulinresistenz vermindert, der Gerinnungsfaktor Fibrinogen gesenkt und das erwünschte HDL-Cholesterin gesteigert. Deshalb kann durch ein regelmäßiges körperliches Training vermutlich einer KHK vorgebeugt bzw. deren Progression verzögert werden. Darüber hinaus wird durch Bewegungstraining auch die psychische Situation des Menschen mit KHK positiv beeinflusst und die Lebensqualität verbessert.

Medikamentöse Therapie

Angriffspunkt für die medikamentöse Risikofaktorentherapie sind ebenfalls zunächst Fettstoffwechselstörungen, Hypertonie und Diabetes mellitus. Folgende Medikamente werden u. a. bei der medikamentösen Risikofaktorentherapie eingesetzt:

- Lipidsenker,
- Betarezeptorenblocker und
- Thrombozytenaggregationshemmer.

Lipidsenker. Das Auftreten einer KHK steht mit den Blutfetten, speziell Gesamtcholesterin und LDL-Cholesterin im Zusammenhang. Bei bestehender KHK wird zur Tertiärprävention eine Senkung des LDL-Cholesterins unter 100 mg/dl empfohlen. Ist dieser Wert durch eine Diät nicht zu erzielen, wird eine medikamentöse Therapie mit Lipidsenkern durchgeführt.

Betarezeptorenblocker. Die Therapie mit Betarezeptorenblocker dient dazu, durch Senkung von Pulsfrequenz und Blutdruck Herzmuskelischämien entgegenzuwirken. Darüber hinaus haben sie eine antiarrhythmische Wirkung und verhindern vermutlich die Ruptur von arteriosklerotischen Plaques, also Ablagerungen in den Herzkranzgefäßen.

Thrombozytenaggregationshemmer. Unerlässlicher Bestandteil der medikamentösen Risikofaktorentherapie ist weiterhin die Behandlung mit Acetylsalicylsäure (ASS) zur antithrombotischen Therapie. Mit einer Dosierung von 100 mg/Tag reduziert ASS das Risiko koronarer Ereignisse um 20 – 50%.

Weiterhin werden der Blutdruck und ggf. der Blutzucker medikamentös eingestellt.

Tertiärprävention:

- Tertiärprävention hat die Aufgabe, den Krankheitsverlauf positiv zu beeinflussen und Rezidive zu verhindern.

- Ein wichtiger Ansatzpunkte für die Tertiärprävention ist die Therapie von beeinflussbaren Risikofaktoren. Hierzu dienen allgemeine Maßnahmen wie Nikotinabstinenz und körperliche Bewegung ebenso wie die medikamentöse Therapie von z. B. Fettstoffwechselstörungen und Hypertonie.
- Tertiärprävention und Rehabilitation gehen fließend ineinander über und unterscheiden sich nur durch die jeweilige Zielsetzung.

Gesetzliche Grundlagen der Prävention

Die Leistungen der Krankenkassen zur Verhütung und Früherkennung von Krankheiten sind im Sozialgesetzbuch V geregelt.

Primärprävention. Um Leistungen zur Verhütung von Krankheiten geht es im dritten Abschnitt des SGB V. Hier regelt § 20 die Leistungen zur Prävention und Selbsthilfe, wobei zwischen sogenannten „Soll-Leistungen" und „Kann-Leistungen" der Krankenversicherungen unterschieden werden muss. Weitere Inhalte des dritten Abschnitts im SGB V sind Leistungen zur Verhütung von Zahnerkrankungen (§ 21 und § 22), medizinische Vorsorgeleistungen (§ 23), Leistungen zur Empfängnisverhütung (§ 24 a) sowie zu Schwangerschaftsabbruch und Sterilisation (§ 24 b).

Sekundärprävention. Der vierte Abschnitt des SGB V regelt die Leistungen zur Früherkennung von Krankheiten. In § 25 finden sich Ausführungen zu „Gesundheitsuntersuchungen" bei Erwachsenen, während sich § 26 mit „Kinderuntersuchungen" beschäftigt. Zu den gesetzlich geregelten Gesundheitsuntersuchungen, auf die erwachsene Versicherte Anspruch haben, zählen Früherkennungsuntersuchungen von Herz-Kreislauf-Erkrankungen, Nierenerkrankungen, Diabetes mellitus und Krebserkrankungen. Frauen, die mindestens 20 Jahre alt sind und Männer in einem Alter ab 45 können einmal jährlich eine Untersuchung zur Früherkennung von Krebserkrankungen durchführen lassen. Für die übrigen Früherkennungsuntersuchungen, die alle zwei Jahre durchgeführt werden können, müssen die Versicherten das 35. Lebensjahr vollendet haben. Kinderuntersuchungen beziehen sich insbesondere auf die Früherkennung von Erkrankungen, die die körperliche oder geistige Entwicklung gefährden können einschließlich der Zahn-, Mund- und Kieferkrankheiten.

Gesundheitsförderung als lebensbegleitender Prozess

Gesundheitsförderung, egal ob als Primärprävention, zur Verbesserung eines Krankheitsverlaufes oder zur Bewältigung einer belastenden Situation, ist nicht nur auf Einrichtungen des Gesundheitswesens begrenzt, sondern kann in alle Lebensbereiche integriert werden. Dies setzt voraus, dass der Gesundheitsbegriff nicht nur auf die Abwesenheit körperlicher Störungen reduziert ist sondern komplexer gesehen wird. Schließlich kann sich auch ein chronisch Kranker (z. B. ein Diabetiker) durchaus gesund und leistungsfähig fühlen.

Wohlbefinden, Lebenstüchtigkeit, Lebensmut und Lebensfreude sind Beispiele für Kriterien, die dazu dienen können, den Gesundheitsbegriff etwas weiter zu fassen. Auch der salutogenetische Ansatz von Antonovsky (Bd. 1, S. 18 ff.), der Gesundheit als das Ergebnis des Gleichgewichts zwischen Risikofaktoren und Gesundheitsfaktoren betrachtet, betont das individuelle Erleben eines Menschen und seine persönliche Einschätzung der Lebensqualität. Mit einem in dieser Weise erweiterten Gesundheitsbegriff können auch Maßnahmen zur Gesundheitsförderung umfassender betrachtet werden.

Gesundheitsförderung sollte sich nicht nur auf die Vorbeugung von Krankheiten beziehen, sondern einen erweiterten Gesundheitsbegriff zugrunde legen. Gesundheitsfördernde Maßnahmen können in allen Lebensbereichen und in jeder Altersstufe wirksam werden.

1.1.10 Ottawa-Charta

Als ein Meilenstein auf dem Weg zum Ausbau eines Systems öffentlicher Gesundheit wird die „Ottawa-Charta" angesehen, die am 21. November 1986 auf der ersten internationalen Konferenz der WHO zur Gesundheitsförderung im kanadischen Ottawa verabschiedet wurde. Das Ziel der Ottawa-Charta: „Gesundheit für alle bis zum Jahr 2000 und darüber hinaus", war vorwiegend auf die Notwendigkeiten der Industrieländer bezogen; die Entwicklungsländer wurden weniger berücksichtigt.

In der Ottawa-Charta wird Gesundheitsförderung dahingehend definiert, dass über die Entwicklung gesünderer Lebensweisen hinaus auf die Förderung von umfassenden Wohlbefinden hingearbeitet werden soll. Hierzu soll allen Menschen

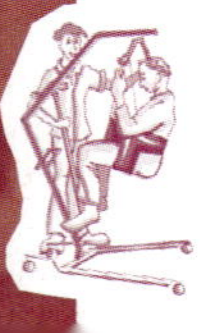

ein höheres Maß an Selbstbestimmung über ihre Gesundheit ermöglicht werden, um sie damit zur Stärkung ihrer Gesundheit zu befähigen.

Voraussetzungen. Als Voraussetzungen für Gesundheit in diesem Sinne werden genannt:
- Frieden,
- angemessene Wohnbedingungen,
- Bildung, Ernährung,
- ein stabiles Ökosystem,
- die sorgfältige Verwendung vorhandener Nahrungsressourcen,
- soziale Gerechtigkeit und
- Chancengleichheit.

Die Ottawa-Charta betont ferner die Bedeutung der Koordination von Regierungen, Gesundheits-, Sozial-, Bildungs- und Wirtschaftsektoren, Industrie, Medien sowie nichtstaatlichen Einrichtungen, um Gesundheitsförderung nicht alleine der Verantwortung von Gesundheitseinrichtungen zu überlassen. Auch heute noch dient die Ottawa-Charta mit ihren Thesen als Leitlinie für Aktivitäten der Gesundheitsförderung weltweit.

Beispiele. Nachfolgend werden drei konkrete Beispiele für gesundheitsfördernde Aktivitäten in verschiedenen Bereichen dargestellt:
- Gesundheitsförderung in der Schule,
- Gesundheitsförderung im Beruf und
- Gesundheitsförderung in Kliniken und Pflegeeinrichtungen.

1.1.11 Gesundheitsförderung in der Schule

Die Schule ist eine Institution, die Zugang zu fast allen Kindern bietet und daher für gesundheitsfördernde Maßnahmen sehr gut geeignet ist. In der Schule als Ort der Wissensvermittlung kann Gesundheitsförderung so gestaltet sein, dass Fähigkeiten erworben werden, die einer gesundheitsfördernden Lebensweise zuträglich sind. Darüber hinaus können im Schulalltag aber auch konkrete präventive Maßnahmen im Sinne des Setting-Ansatzes durchgeführt werden. Wirksame Gesundheitsförderung kann sich aber auch in der Schule nicht auf rein physische Aspekte, z. B. die Anschaffung ergonomischer Sitzmöbel, regelmäßigen Sportunterricht oder den Verkauf gesunder Pausensnacks beziehen und darf sich auch nicht in vereinzelt stattfindenden Projekten wie Anti-Drogen-Kampagnen erschöpfen.

Die fächerübergreifende Förderung von Teamarbeit, Stressabbau und der Aufbau von Frustrationstoleranz sind neben der Förderung persönlicher und sozialer Kompetenzen wichtige Ansätze für eine „gesunde Schule“ als Gesamtkonzept.

1.1.12 Gesundheitsförderung im Beruf

Gesundheitsförderung im Beruf umfasst zwei Aspekte:
1. Gestaltung der Arbeitsbedingungen durch den Arbeitgeber,
2. Erwerb von Fähigkeiten und Wissen zur Gesundheitsförderung durch den Arbeitnehmer.

Gestaltung der Arbeitsbedingungen

Die Arbeitsbedingungen müssen so gestaltet werden, dass die Gesundheit der berufstätigen Menschen möglichst geschützt und erhalten wird. Hierzu dienen eine Vielzahl von Vorschriften, deren Einhaltung die Gewerbeaufsicht und Unfallversicherungsträger kontrollieren und zu denen Arbeitgeber verpflichtet sind. Beispiele hierfür sind den Unfallverhütungsvorschriften, dem Arbeitszeitgesetz oder dem Mutterschutzgesetz zu entnehmen.

Auch gezielte Teamentwicklung und eine funktionierende Kooperation im Betrieb tragen viel zur Gesundheitsförderung von Mitarbeitern bei. Insgesamt lässt sich für eine wirksame Gesundheitsförderung im Betrieb sagen, dass sie nur dann erfolgreich sein kann, wenn sie auf Dauer im Unternehmensleitbild verankert ist und sich durch alle betrieblichen Strukturen hindurch zieht.

Erwerb von Fähigkeiten und Wissen

Gesundheitsförderung im Beruf bedeutet auch, dass die Berufstätigen selbst Wissen und Fähigkeiten erwerben, um die Anforderungen ihres Arbeitsalltages bewältigen zu können. Hierzu gehören konkrete Fähigkeiten wie:
- rückenschonende Arbeitsweise,
- Durchführung von Entspannungstechniken oder
- Training in Konfliktmanagement.

1.1.13 Gesundheitsförderung in Kliniken und Pflegeeinrichtungen

Krankenhäuser und Pflegeheime sind Institutionen, in denen die Gesundheitsförderung eigentlich zu den wichtigsten Aufgaben gehören müsste:

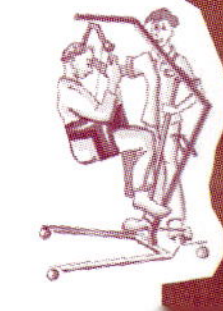

- zum einen als gesundheitsfördernde Lebens- und Arbeitswelt für Mitarbeiter und Bewohner bzw. Patienten,
- zum anderen aber auch als Einrichtungen, die meist über geeignete Personen und Räumlichkeiten verfügen, um Präventionsmaßnahmen für die Bevölkerung initiieren zu können.

Einrichtungen der stationären Gesundheits- und Altenhilfe werden von vielen Menschen aus der jeweiligen Region aufgesucht, die über diesen Weg mit Präventionsprogrammen erreicht werden können. Beispiele hierfür wären die gezielte Ernährungsberatung bei speziellen Erkrankungen, Diabetikerschulungen, körperliches Funktionstraining und vieles mehr.

Grenzen der Prävention

Trotz aller guten Ansätze in vielen Bereichen zeigt sich, dass es außerordentlich schwierig ist, Menschen für gesundheitsfördernde Maßnahmen und Verhaltensweisen zu gewinnen. Die Beispiele sind vielfältig und die Gründe hierfür in mangelnder Aufklärung zu suchen. Menschen mit fachlichen Informationen zu alternativen Verhaltensweisen bewegen zu wollen, führt nicht zu befriedigenden Ergebnissen. Es hat sich herausgestellt, dass reine Wissensvermittlung wenig geeignet ist, Einsichten zu wecken und Verhalten nachhaltig zu verändern. Ansatzpunkte, die in diesem Sinne verfolgt werden müssen sind:

- Erziehung,
- geeignete Vorbilder,
- gesundheitliche Aufklärung aber auch
- einfach Spaß am gesunden Leben.

Neben all den genannten positiven Möglichkeiten der Prävention, in der es darum geht, Krankheiten zu verhindern, Früherkennung zu gewährleisten und Krankheitsverläufe positiv zu beeinflussen, darf aber nicht vergessen werden, dass auch der Prävention Grenzen gesetzt sind. Krankheit und Hilfe- bzw. Pflegebedürftigkeit gehören zum Leben dazu. Auch kann das Leitbild eines „gesunden“ oder „gesundheitsfördernden“ Lebens nicht für alle Menschen als erstrebenswertes Ziel verallgemeinert werden – viel zu verschieden sind die individuellen Lebensbedingungen und Lebensziele der Menschen weltweit.

Gesundheitsförderung:

- Die Leistungen der Krankenkassen zur Verhütung und Früherkennung von Krankheiten sind im SGB V geregelt.
- Gesundheitsförderung kann in jeder Altersstufe wirksam sein und in alle Lebensbereiche integriert werden. Voraussetzung hierfür ist jedoch ein komplexer Gesundheitsbegriff, der nicht die Abwesenheit von körperlichen Beeinträchtigungen sondern individuelle Lebensqualität zum Ziel hat.
- Die Ottawa-Charta der WHO vom 21. November 1986 definiert Gesundheitsförderung dahingehend, dass über die Entwicklung gesünderer Lebensweisen eine Förderung umfassenden Wohlbefindens erreicht werden soll. Sie dient noch heute mit ihren Thesen als Leitlinie für Gesundheitsförderungsmaßnahmen weltweit.
- Gesundheitsfördernde Verhaltensweisen können unterstützt werden durch entsprechende Rahmenbedingungen in Schule und Beruf, Erziehung, Vorbildverhalten, Aufklärung und Spaß am gesunden Leben.

1.2 Rehabilitation

Als Rehabilitation werden alle medizinischen, schulisch-beruflichen und sozialen Maßnahmen bezeichnet, die darauf ausgerichtet sind, eine Funktionsstörung nicht zu einer dauerhaften Beeinträchtigung der persönlichen, sozialen und beruflichen Lebensumstände werden zu lassen bzw. die Auswirkungen auf ein Minimum zu reduzieren. Das Ziel der Rehabilitation ist die ▸ *soziale Integration* des behinderten Menschen.

Es geht in der Rehabilitation also nicht nur um die Wiederherstellung von Leistungsfähigkeit und Produktivität. Viel mehr soll nicht nur der behinderte Mensch an die Gesellschaft angepasst werden, sondern seine Umwelt so gestaltet werden, dass das Leben des Behinderten möglichst erleichtert wird.

Außer im Krankenhaus als Früh-Rehabilitation z. B. nach einem Schlaganfall und in speziellen Rehabilitationseinrichtungen findet Rehabilitation gerade auch in Einrichtungen der Altenhilfe und in der ambulanten Pflege statt. Besonders hier ist es das Ziel, gemeinsam mit dem pflegebedürftigen Men-

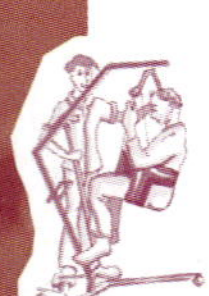

schen Wege zu einer möglichst weitreichenden Unabhängigkeit zu finden. Die Gestaltung der Wohnräume und die Versorgung mit adäquaten Hilfsmitteln tragen entscheidend zu einem alters- und fähigkeitsangepassten Leben in größtmöglichster Selbstständigkeit bei.

1.2.1 Behinderung

Menschen sind entsprechend der Definition im Sozialgesetzbuch IX § 2 behindert, wenn ihre körperliche Funktion, geistige Fähigkeit oder seelische Gesundheit mit hoher Wahrscheinlichkeit länger als 6 Monate von dem für das Lebensalter typischen Stand abweichen und daher ihre Teilhabe an der Gesellschaft beeinträchtigt ist.

Behinderte Menschen, deren Behinderungsgrad mindestens 50 % beträgt und die in der Bundesrepublik Deutschland wohnen, sich dort aufhalten oder arbeiten, gelten als schwerbehindert.

▸ *Behinderung* ist bestimmt durch die Probleme des betroffenen Menschen, am Leben in der Gesellschaft teilzuhaben, nicht aber durch ein Gesundheitsproblem an sich. Die Bezeichnung „Teilhabe" bzw. „Partizipation" findet sich ebenfalls als zentraler Begriff in der Internationalen Klassifikation der Funktionsfähigkeit, Behinderung und Gesundheit (ICF) der WHO (S. 36). Teilhabe bzw. Partizipation bedeutet Dazugehörigkeit. Behinderte Menschen sollen die Möglichkeit haben, dazuzugehören, dabei zu sein und mitzuwirken. Im Zusammenhang mit Sozialleistungen und Sozialleistungsträgern ist in Deutschland die Definition des ▸ *SGB IX* relevant.

Arten der Behinderung

Behinderungen können durch Krankheit, Unfälle oder ein angeborenes Leiden verursacht werden. Abhängig von der Ursache der Einschränkung können drei Arten von Behinderung unterschieden werden:

- **Körperliche Behinderung** ist charakterisiert durch Einschränkungen in der Bewegungsfähigkeit, der Leistungsfähigkeit oder der Sinnesorgane.
- **Geistige Behinderung** ist gekennzeichnet durch Probleme, Zusammenhänge zu verstehen oder sich zu orientieren.
- **Seelische Behinderung** bedeutet, dass sich ein Mensch durch psychische Erkrankungen, z. B. Schizophrenie, Depression oder eine Suchtkrankheit nicht mehr in der Gesellschaft zurecht findet.

Folgen der Behinderung

Behinderung hat weitreichende Folgen, nicht nur für den betroffenen Menschen selbst sondern auch für die Familie und die Gesellschaft insgesamt.

Persönliche Folgen. Persönliche Folgen von Behinderung können – je nach Form der Behinderung – z. B. Einschränkungen in der körperlichen Beweglichkeit, in der Unabhängigkeit und in Freizeitaktivitäten sein. Damit einher gehen berufliche und wirtschaftliche Folgen und letztlich wieder Probleme in der sozialen Integration, also der Teilhabe am Leben in der Gemeinschaft.

Familiäre Folgen. Für die Familie bedeutet ein behindertes Familienmitglied häufig ebenfalls gestörte soziale Beziehungen, möglicherweise verursacht durch Pflegebedürftigkeit des Behinderten und auch durch finanzielle Belastungen, z. B. wegen des Bedarfs an Hilfsmitteln.

Gesellschaftliche Folgen. Auch für die Gesellschaft selbst sind negative Auswirkungen durch Fürsorgeanspruch und Produktivitätsverlust durch die Behinderung zu verzeichnen.

Hilfe bei Behinderung

Behinderte oder von Behinderung bedrohte Menschen haben ein Recht auf Hilfe.

SGB. Im SGB IX § 1 ist festgelegt, dass Behinderte oder von Behinderung bedrohte Menschen bestimmte Leistungen erhalten. Diese dienen als Hilfe zur Selbsthilfe, also um die Selbstbestimmung und gleichberechtigte Teilhabe am Leben in der Gesellschaft zu fördern. Gleichzeitig sollen Benachteiligungen vermieden und ihnen entgegengewirkt werden.

BGG. Auch das Behindertengleichstellungsgesetz (BGG) vom 01.05.2002 hat zum Ziel, Benachteiligungen von Behinderten zu verhindern. Kernaspekt des BGG ist die Schaffung barrierefreier Lebensbereiche für behinderte Menschen.

Behinderung:

- Behinderung ist im SGB IX definiert durch eine beeinträchtigte Teilhabe an der Gesellschaft. Unterschieden werden körperliche, geistige und seelische Behinderung.

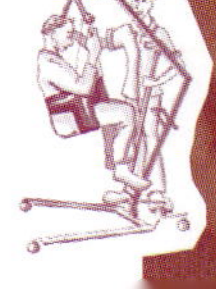

- Behinderte Menschen haben ein Recht auf Hilfe und Nachteilsausgleich. Leistungen zur Unterstützung entsprechend § 1 SGB IX dienen der Hilfe zur Selbsthilfe.

1.2.2 Internationale Klassifikation (ICF) der WHO

Die internationale Klassifikation der Funktion, Behinderung und Gesundheit (ICF) der WHO wurde im Mai 2001 verabschiedet. Sie ist die Nachfolge-Klassifikation der „International Classification of Impairments, Disabilities and Handicaps" (ICIDH) von 1980.

Die ICF-Klassifikation dient länderübergreifend als einheitliche Sprache zur Beschreibung:

- des funktionalen Gesundheitszustandes,
- der Behinderung,
- der sozialen Beeinträchtigung und
- der relevanten Umgebungsfaktoren eines Menschen.

Sie ermöglicht damit Vergleiche zwischen Bereichen im Gesundheitswesen verschiedener Länder und beinhaltet darüber hinaus ein systematisches Verschlüsselungssystem, welches die ICD-10 (Internationale Klassifikation der Krankheiten, 10. Revision) ergänzt. Damit kann die ICF nicht nur als statistisches Instrument, sondern auch für die Forschung, für sozialpolitische Zwecke, für pädagogische Belange und als Instrument zur Beurteilung des Bedarfs an Gesundheitsleistungen verwendet werden. Die ICF-Klassifikation erhebt den Anspruch, universell auf alle Menschen – also nicht nur auf Behinderte – anwendbar zu sein. Sie beruht auf einem bio-psycho-sozialen Modell der Gesundheit, welches der Lebenswelt der von Behinderung betroffenen Menschen gerecht werden soll. Die ICF ist sowohl ressourcen- als auch defizitorientiert. Die Gestaltung des Neunten Buchs des Sozialgesetzbuches (SGB IX) wurde vom ICF beeinflusst (S. 41).

Im ICF werden einige Sachverhalte neu definiert. Diese Begrifflichkeiten finden sich auch in themenbezogenen Empfehlungen, Richtlinien und Gesetzestexten wieder.

Die WHO definiert Behinderung als eine Beeinträchtigung in mindestens einem Aspekt der funktionalen Gesundheit, d. h. ein Bereich der Körperstrukturen/-funktionen, der Aktivitäten oder der Teilhabe an der Gesellschaft.

Wichtige Begriffe in der ICF

- **Körperstrukturen:** anatomische Teile des Körper wie Organe, Gliedmaßen und ihre Bestandteile.
- **Körperfunktionen:** physiologische Funktionen von Körpersystemen einschließlich psychologischer Funktionen.
- **Schädigung:** Beeinträchtigungen einer Körperstruktur oder -funktion (z. B. wesentliche Abweichung oder Verlust).
- **Aktivitäten:** Durchführung einer Aufgabe oder einer Handlung.
- **Funktionelle/strukturelle Integrität:** eine Körperfunktion bzw. -struktur ist intakt und unversehrt.
- **Beeinträchtigung der Aktivität:** Schwierigkeit oder Unmöglichkeit, eine Aktivität durchzuführen.
- **Teilhabe/Partizipation:** Einbezogensein einer Person in eine Lebenssituation.
- **Beeinträchtigung der Teilhabe/Partizipation:** Probleme beim Einbezogensein in eine Lebenssituationen, die eine Person erlebt.

Funktion der ICF

Mit Hilfe der ICF kann die Situation eines Menschen im Hinblick auf menschliche Funktionsfähigkeit und Beeinträchtigungen leicht und strukturiert beschrieben werden. Die ICF umfasst zwei Teile mit je zwei Komponenten:

1. Funktionsfähigkeit und Behinderung:
   - Körperfunktionen und Körperstrukturen,
   - Aktivitäten und Partizipation bzw. Teilhabe.
2. Kontextfaktoren:
   - Umweltfaktoren,
   - personenbezogene Faktoren.

Jede der vier Komponenten kann sowohl mit positiven Begriffen, z. B. „funktionale und strukturelle Integrität" als auch in negativen Begriffen wie „Beeinträchtigung" oder „Schädigung" beschrieben werden (**Tab. 1.5**). Körperfunktionen und -strukturen können eine Schädigung aufweisen, d. h. eine Körperfunktion oder -struktur ist beeinträchtigt. Auch Aktivität und Partizipation können von einer Beeinträchtigung betroffen sein. Die Kontextfaktoren als Lebenshintergrund des Menschen haben einen wesentlichen Einfluss auf die Gesundheit. Die einzelnen Komponenten der ICF stehen in einer Wechselwirkung zueinander, d. h. sie beeinflussen sich gegenseitig (**Abb. 1.10**).

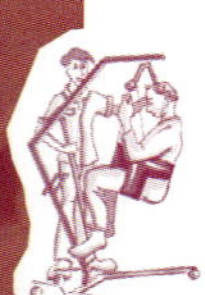

Tab. 1.5 Überblick über die ICF (ICF-Korrekturfassung, 2002)

Teil 1: Funktionsfähigkeit und Behinderung		**Teil 2: Kontextfaktoren**	
Komponenten			
▪ Körperfunktionen ▪ Körperstrukturen	▪ Aktivitäten ▪ Partizipation (Teilhabe)	▪ Umweltfaktoren	▪ personenbezogene Faktoren (derzeit in der ICF nicht klassifiziert)
Domänen			
▪ Körperfunktionen ▪ Körperstrukturen	▪ Lebensbereiche (Aufgaben, Handlungen)	▪ äußere Einflüsse auf Funktionsfähigkeit und Behinderung	▪ innere Einflüsse auf Funktionsfähigkeit und Behinderung
Konstrukte			
▪ Veränderung in Körperfunktionen (physiologisch) ▪ Veränderung in Körperstrukturen (anatomisch)	▪ Leistungsfähigkeit (Durchführung von Aufgaben in einer standardisierten Umwelt) ▪ Leistung (Durchführung von Aufgaben in der üblichen Umwelt)	▪ fördernde oder beeinträchtigende Einflüsse von Merkmalen der materialen, sozialen und einstellungsbezogenen Welt	▪ Einflüsse von Merkmalen der Person
positiver Aspekt			
Funktionsfähigkeit			
▪ funktionale und strukturelle Integrität	▪ Aktivitäten ▪ Partizipation (Teilhabe)	▪ positiv wirkende Faktoren	▪ nicht anwendbar
negativer Aspekt			
Behinderung			
▪ Schädigung	▪ Beeinträchtigung der Partizipation ▪ Beeinträchtigung der Aktivität	▪ negativ wirkende Faktoren	▪ nicht anwendbar

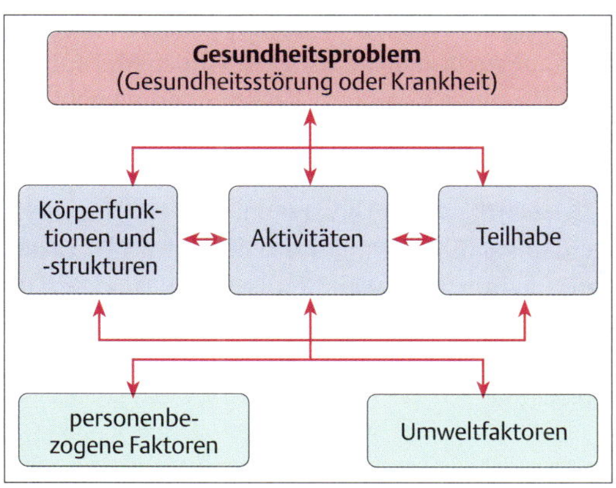

Abb. 1.10 Wechselwirkungen zwischen den Komponenten der ICF (aus: ICF-Korrekturfassung vom 24.09.2002)

Bedeutung der ICF für Rehabilitationsmaßnahmen

Neben dem Ziel, eine einheitliche Sprache zur Beschreibung des funktionalen Gesundheitszustandes einer Person zur Verfügung zu stellen ist die ICF auch für die Rehabilitation von Bedeutung. Eine zentrale Aufgabe von Rehabilitationsmaßnahmen ist die Wiederherstellung oder Besserung der funktionalen Gesundheit im Bereich der Aktivitäten und der Teilhabe. Weitere Ziele sind der Abbau von Barrieren und der Ausbau von Förderfaktoren. Diese Aufgaben und Ziele können mit der ICF klassifiziert werden. Infolgedessen kann die ICF verwendet werden für:

- die Feststellung des Rehabilitationsbedarfs,
- die Rehabilitations-Diagnostik,
- den Rehabilitations-Gesamtplan und
- die Evaluation der Rehabilitationsmaßnahmen.

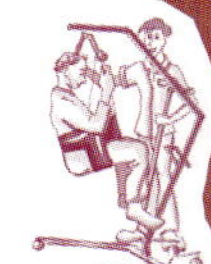

Internationale Klassifikation der Funktion, Behinderung und Gesundheit (ICF):

- Die ICF der WHO ergänzt die ICD-10 und fungiert als einheitliches, länderübergreifendes Instrument zur Beschreibung des Gesundheitszustandes, der Behinderung, der sozialen Beeinträchtigung und der relevanten Umgebungsfaktoren eines Menschen.
- Die ICF beruht auf einem bio-psycho-sozialen Krankheitsmodell und orientiert sich sowohl an Ressourcen als auch an Defiziten.

1.2.3 Grundsätze und Handlungsprinzipien der Rehabilitation

Rehabilitation bezeichnet alle Bemühungen, eine Störung der Funktionsfähigkeit nicht zu einer dauerhaften Einschränkung bzw. Beeinträchtigung der persönlichen, sozialen und beruflichen Lebensumstände werden zu lassen oder diese auf ein Minimum zu reduzieren. Das Ziel der Rehabilitation ist die Integration des Behinderten in die Gesellschaft, also die Teilhabe am sozialen Leben. Eine ausschließlich auf die Wiederherstellung der Leistungsfähigkeit ausgerichtete Definition von Rehabilitation würde alte und chronisch kranke Menschen von Rehabilitationsmaßnahmen ausschließen. Rehabilitation hat weiterhin das Ziel, Menschen zu befähigen, mit ihrer Krankheit oder Behinderung angemessen umzugehen.

Grundsätze der Rehabilitation

Behinderung betrifft nicht nur die Körperfunktionen und -strukturen, sondern besonders hiervon betroffene Aktivitäten und die Teilhabe an allen Lebensbereichen, die für die betreffende Person wichtig sind. Deshalb setzt auch Rehabilitation auf verschiedenen Ebenen an und die Grundsätze der Rehabilitation, die sich in ähnlicher Form auch im SGB IX wiederfinden (S. 41), müssen entsprechend ausgerichtet sein:

- körperliche Ebene: „Rehabilitation vor Immobilität und Invalidität“,
- psychische Ebene: „Rehabilitation vor Resignation, Depression und Angst“,
- berufliche Ebene: „Rehabilitation vor Rente“,
- soziale Ebene: „Rehabilitation vor Pflege“,
- selbstbestimmende Ebene: „Rehabilitation vor Abhängigkeit“.

„Rehabilitation vor Immobilität und Invalidität“

Rehabilitation ist darauf ausgerichtet, körperliche Schädigungen zu beseitigen, zu lindern oder zu kompensieren. Je nach Ursache der Behinderung sind die Einzelmaßnahmen im Rehabilitationsprozess daran auszurichten.

Bei einem Menschen, der an einem Herzinfarkt erkrankt ist, wird es ggf. darum gehen, die körperliche Leistungsfähigkeit annähernd wiederherzustellen. Beim Querschnittgelähmten könnte das Ziel dagegen sein, die körperliche Einschränkung mit Hilfsmitteln wie einem Rollstuhl zu kompensieren. Mit der Vermeidung von Immobilität und Invalidität können Folgeerscheinungen und damit einhergehende Probleme auf den anderen Ebenen reduziert werden.

„Rehabilitation vor Resignation, Depression und Angst“

Rehabilitation ist darauf ausgerichtet, psychische Einschränkungen zu beseitigen oder zu lindern. Etliche Erkrankungen, die zur Behinderung führen, sind akut lebensbedrohend; Herzinfarkt, Schlaganfall und Tumorleiden sind hierfür Beispiele. Für viele Menschen führen solche Krankheiten zu psychischen Beeinträchtigungen, die mit Resignation, Depression und der Angst vor Rezidiven, also Rückfällen, einhergehen. Hier können psychotherapeutische Ansätze im Rehabilitationskonzept eingreifen, um Lebensmut und Lebensfreude zurückzugewinnen.

„Rehabilitation vor Rente“

Rehabilitation ist darauf ausgerichtet, berufliche Einschränkungen zu beseitigen, zu lindern, zu verhindern oder zu kompensieren. Viele Behinderungen gehen mit reduzierter Belastungsfähigkeit im Hinblick auf die berufliche Tätigkeit einher oder führen dazu, dass eine berufliche Neuorientierung notwendig wird. Es muss stets geprüft werden, ob durch geeignete berufsfördernde Maßnahmen die Erwerbstätigkeit erhalten, verbessert oder wiederhergestellt werden kann. Nicht nur aus wirtschaftlichen Gründen, sondern auch, weil Berufstätigkeit und soziale Integration häufig miteinander verknüpft sind, haben Leistungen zur Rehabilitation Vorrang vor Rentenleistungen.

„Rehabilitation vor Pflege“

Rehabilitationsleistungen können dazu dienen, Pflegebedürftigkeit zu vermeiden, zu verhindern oder zu lindern bzw. die Verschlimmerung von Pflegebedürftigkeit zu verhindern. Viele behinderte Menschen sind bereits in fortgeschrittenem Lebensalter und können ihren Haushalt nicht mehr alleine versorgen. Die Einbeziehung von Angehörigen und die Organisation ambulanter Versorgungshilfen wie Essen auf Rädern, Haushaltshilfe oder ambulante Pflegedienste sind Bestandteile eines Rehabilitationskonzepts. Im Schwerbehindertengesetz sind finanzielle und steuerliche Vergünstigungen festgelegt, um durch die Behinderung entstehende Nachteile auszugleichen.

„Rehabilitation vor Abhängigkeit“

Rehabilitation ist darauf ausgerichtet, dem Behinderten ein selbstbestimmtes und möglichst unabhängiges Leben zu ermöglichen. Deshalb muss Rehabilitation Hilfe zur Selbsthilfe sein. Betroffene Menschen benötigen konkrete Informationen und nötigenfalls Motivationshilfe, um Integrationsmöglichkeiten angemessen nutzen zu können.

Handlungsprinzipien der Rehabilitation

Die Handlungsprinzipien der Rehabilitation orientieren sich an diesen Grundsätzen. Alle Maßnahmen der Rehabilitation sind darauf ausgerichtet, Beeinträchtigungen zu verringern, ggf. eine Stabilisierung des gegenwärtigen Zustandes zu erreichen und das Leben des Behinderten zu erleichtern. An diesen Kriterien sollen die Einzelmaßnahmen des Rehabilitationsprozesses orientiert werden. Handlungsprinzipien der Rehabilitation sind:

- Normalisierungsprinzip,
- Prinzip „Ambulant vor Stationär“ und
- Prinzip „Hilfe zur Selbsthilfe“.

Normalisierungsprinzip

Als Normalisierungsprinzip wird der Leitgedanke der Rehabilitation, nämlich die Rückkehr des behinderten Menschen in seine gewohnte Umgebung bezeichnet.

Das Normalisierungsprinzip muss jedoch gegen das notwendige Schutz- und Förderbedürfnis des Menschen abgewogen werden, d.h. es kann notwendig sein, zum Schutz der betroffenen Person einen Heimaufenthalt zu organisieren. Auch bei Kindern kann die zeitlich begrenzte oder dauerhafte Trennung von ihren Eltern zu ihrer individuellen Förderung notwendig sein. Grundsätzlich soll der Behinderte jedoch während seiner Rehabilitation befähigt werden, möglichst aus eigener Kraft seinen Platz in der Gesellschaft wiederzuerlangen und am sozialen Leben teilzuhaben. Vom Normalisierungsprinzip leiten sich alle konkreten Maßnahmen zur Rehabilitation ab.

Prinzip „Ambulant vor Stationär“

In der Rehabilitation geht es nicht nur um eine Anpassung des Behinderten an die „Normalität“ der Gesellschaft, sondern auch darum, seine Umwelt derart zu gestalten, dass für die betroffene Person ein Leben mit der Behinderung ermöglicht wird. Nur so kann das Normalisierungsprinzip Anwendung finden. Barrieren im Sinne der ICF sollen beseitigt sowie Förderfaktoren ermittelt und aktiviert werden. Hierzu ist es wichtig, soziale Ressourcen zu nutzen und eigene Fähigkeiten des Rehabilitanden zu stärken.

Ambulante oder teilstationäre Rehabilitationsmaßnahmen sind deshalb nicht nur aus Gründen der Wirtschaftlichkeit stationären Angeboten vorzuziehen. Gerade die Unterstützung in der sozialen Umgebung des behinderten Menschen kann ambulant besser genutzt werden als bei einem stationären Aufenthalt. Angehörige und Freunde haben im Sinne des ICF als „Förderfaktoren“ die Möglichkeit, positiv auf den Rehabiliationsprozess einzuwirken.

Prinzip „Hilfe zur Selbsthilfe“

Ein weiteres Prinzip, an dem sich der Rehabilitationsplan orientiert, ist das der Hilfe zur ▸ *Selbsthilfe*. Nur mit der Befähigung zur Selbsthilfe kann das Ziel, dass der Rehabilitand möglichst aus eigener Kraft seinen Platz in der Gesellschaft wiedererlangt, erreicht werden. Dies beinhaltet aber auch, dass der Behinderte die Angebote und Chancen zu seiner Wiedereingliederung aktiv nutzen muss und gegebenenfalls aktivierende bzw. motivierende Maßnahmen erforderlich sein können. Hilfe zur Selbsthilfe als Rehabilitationsprinzip heißt auch aktive Nutzung angebotener Leistungen.

Individuelles Rehabilitationskonzept

Die Leistungen der Rehabilitation müssen individuell auf die konkrete Bedarfssituation des behinderten Menschen ausgerichtet sein. Dies wird sichergestellt durch:

- die Rehabilitations-Diagnostik und Sozialanamnese,
- den Rehabilitations-Gesamtplan,
- das Stufenkonzept und
- die Evaluation der Rehabilitations-Ergebnisse.

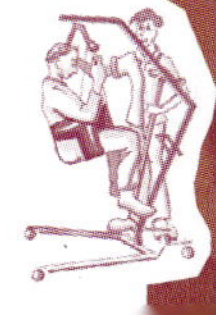

Rehabilitations-Diagnostik und Sozialanamnese

Vor der Erstellung des individuellen Rehabilitationskonzeptes müssen sowohl Funktionsfähigkeit und Behinderung als auch die Kontextfaktoren der betreffenden Person abgeklärt werden. Hierzu dienen Rehabilitations-Diagnostik und Sozialanamnese.

Rehabilitations-Diagnostik. Sie dient zunächst der Erfassung und Bewertung des aktuellen Krankheitsstadiums sowie der Feststellung von Fähigkeiten und Beeinträchtigungen. Hierzu werden – je nach Art der Behinderung – unterschiedliche Untersuchungen durchgeführt.

Sozialanamnese. Eine Sozialanamnese ermittelt Daten aus dem sozialen Leben des betroffenen Menschen. Inhalte einer Sozialanamnese sind Familie und Freunde, die Arbeitssituation, die finanzielle Lage sowie Freizeitbeschäftigungen. Einen wichtigen Stellenwert haben auch besondere Lebensereignisse sowohl positiver als auch negativer Art. Sie können einen wichtigen Einfluss auf die Lebenseinstellung und das Coping-Verhalten, also die Krankheitsbewältigungsstrategien eines Menschen haben.

Mit Hilfe der Rehabilitations-Diagnostik und der Sozialanamnese können Einschränkungen in der Funktionsfähigkeit im sozialen Kontext gesehen und die persönlichen Einschränkungen am gesellschaftlichen Leben eingeschätzt werden. Damit können die Leistungen individuell auf die konkrete Bedarfssituation des behinderten Menschen ausgerichtet werden.

Rehabilitations-Gesamtplan

Rehabilitationsmaßnahmen können sich auf unterschiedliche Bereiche beziehen; die körperliche oder psychische Gesundheit, die Wohnsituation und die Situation in der Schule oder am Arbeitsplatz sind einige Beispiele dafür. Daher sind auch die Lerninhalte einer Rehabilitation sehr unterschiedlich und können sowohl kognitive als auch motorische oder soziale Bereiche betreffen. Einzelheiten hierzu ergeben sich im konkreten Fall aus der Rehabilitations-Diagnostik und aus der Sozialanamnese. Die Rehabilitation eines behinderten Menschen wird deshalb als interdisziplinärer Prozess in Form eines ▸ *Rehabilitations-Gesamtplans* angelegt, in dem alle relevanten Probleme Berücksichtigung finden.

In den Rehabilitations-Gesamtplan sollen alle im Einzelfall notwendigen Leistungen integriert werden. Wichtig sind hier das Setzen von Prioritäten und die Vereinbarung klarer und realistischer Ziele; diese werden zwischen Therapeuten und Rehabilitanden abgesprochen.

Stufenkonzept

Die Durchführung der einzelnen Rehabilitationsmaßnahmen aus dem Reha-Gesamtplan richtet sich am sogenannten Stufenkonzept aus. Stufenkonzept heißt, dass die Anforderungen an den Rehabilitanden allmählich gesteigert werden, bis die individuellen Rehabilitationsziele erreicht sind. Entsprechend dem Stufenkonzept müssen auch die einzelnen Rehabilitationsmaßnahmen ohne zeitliche Verzögerung einsetzen und nahtlos ineinander greifen. Dies erfordert von Seiten der Rehabilitationseinrichtung interdisziplinäre Zusammenarbeit und Kooperation zwischen den verschiedenen Kostenträgern der Rehabilitation (S. 43).

Evaluation der Rehabilitations-Ergebnisse

Die Anpassung eines Menschen an eine veränderte Lebenssituation verläuft in einem zeitlich stark variierenden Prozess. Individuelle Faktoren von Seiten des Behinderten und der Therapie-Einrichtungen bzw. der Therapeuten beeinflussen die Entwicklung des Rehabilitanden und mögliche Fortschritte (**Abb. 1.11**). Deshalb müssen im Verlauf der Rehabili-

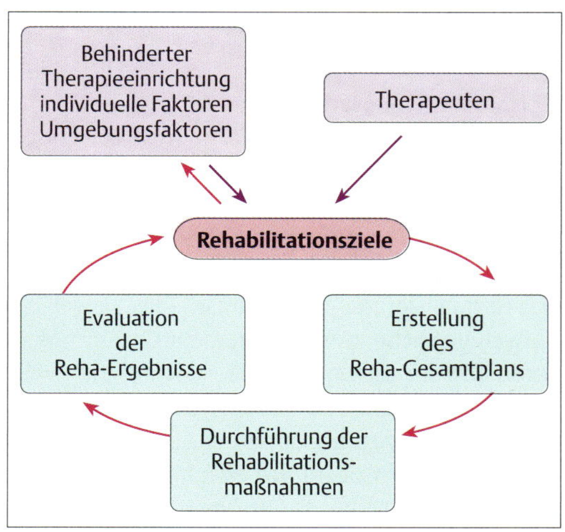

Abb. 1.11 Die Rehabilitationsziele werden durch verschiedene individuelle Faktoren beeinflusst und müssen im Laufe des Rehabilitationsprozesses evaluiert und ggf. angepasst werden

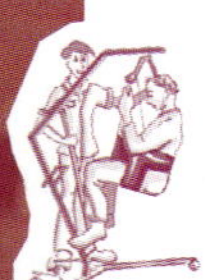

tation stets die bisherigen Zielsetzungen überprüft und gegebenenfalls neue Ziele bestimmt werden.

Rehabilitation:

- Wesentliche Ziele einer Rehabilitation sind die soziale Integration des behinderten Menschen in die Gesellschaft und seine Befähigung, mit Krankheit oder Behinderung entsprechend umzugehen.
- Maßnahmen der Rehabilitation müssen auf alle Lebensbereiche ausgerichtet sein. Berücksichtigt werden müssen bei der Zielsetzung von Rehabilitationsmaßnahmen außer der körperlichen Ebene auch die psychische, die berufliche, die soziale Ebene und die Ebene der Selbstbestimmung. An diesen Grundsätzen orientieren sich die Handlungsprinzipien der Rehabilitation.
- Der Leitgedanke der Rehabilitation ist das Normalisierungsprinzip, d. h. der behinderte Mensch soll in seine gewohnte Umgebung zurückkehren können.
- Vor der Rehabilitationsmaßnahme wird mit Hilfe der Reha-Diagnostik und einer Sozialanamnese der individuelle Reha-Bedarf ermittelt und ein Reha-Gesamtplan aufgestellt. Die Anforderungen an den Rehabilitanden werden während der Reha-Maßnahme allmählich gesteigert und greifen möglichst nahtlos ineinander über.
- Die Rehabilitation ist ein prozesshaftes und individuelles Geschehen, welches sowohl vom Rehabilitanden als auch von der Therapie-Einrichtung beeinflusst wird. Im Verlauf der Reha-Maßnahme müssen die Ziele stets überprüft und ggf. verändert werden.
- Alle Rehabilitationsmaßnahmen orientieren sich an dem Ziel, dass der Betroffene möglichst aus eigener Kraft seinen Platz in der Gesellschaft wiedererlangen kann. Gleichzeitig muss der behinderte Mensch die angebotenen Maßnahmen zur Rehabilitation aktiv nutzen.

Gesetzliche Grundlagen der Rehabilitation

Die gesetzliche Grundlage der Rehabilitation ist das neunte Buch des Sozialgesetzbuchs (SGB IX) zur „Rehabilitation und Teilhabe behinderter Menschen" vom 19. Juni 2001 in dem umfangreiche Regelungen für behinderte und von Behinderung bedrohte Menschen getroffen werden.

Leitgedanke. Der Leitgedanke des ▸ *SGB* IX ist, es Behinderten und von Behinderung bedrohten Menschen zu ermöglichen, ihre Belange möglichst selbst und eigenverantwortlich zu gestalten und gleichberechtigt am Leben in der Gesellschaft teilzuhaben.

Allgemeine Regelungen. Im ersten Teil des SGB IX befinden sich die allgemeinen Regelungen wie z. B. vereinheitlichende Verfahrensregeln zur Rehabilitation, die Koordinierung von Leistungen und die Leistungen der Rehabilitation im einzelnen.

Besondere Regelungen. Im zweiten Teil geht es um die besonderen Regelungen zur Teilhabe schwerbehinderter Menschen (S. 35). Schwerbehinderte Menschen erhalten zum Ausgleich ihrer durch die Behinderung entstehenden Nachteile besondere Vergünstigungen. Beispiele hierfür sind kostenlose Fahrscheine im Nah- und Fernverkehr mit Bus und Bahn, Zusatzurlaub und die Verpflichtung für Arbeitgeber zur bevorzugten Beschäftigung Schwerbehinderter.

Leistungen und Leistungsträger der Rehabilitation

Entsprechend dem SGB IX werden folgende Leistungen zur Rehabilitation und Teilhabe behinderter Menschen erbracht:

- Leistungen zur medizinischen Rehabilitation,
- Leistungen zur Teilhabe am Arbeitsleben,
- unterhaltssichernde und andere ergänzende Leistungen,
- Leistungen zur Teilhabe am Leben in der Gemeinschaft.

1.2.4 Medizinische Rehabilitation

Leistungen zur medizinischen Rehabilitation werden erbracht, um Behinderungen und chronische Erkrankungen abzuwenden, zu beseitigen, zu mindern, zu kompensieren und deren Verschlechterung zu verhindern.

Weiter sollen Einschränkungen in der Erwerbsfähigkeit und Pflegebedürftigkeit vermieden, überwunden, gemindert und eine Verschlimmerung verhütet werden. Zu den Leistungen zählen:

- Diagnostik und Therapie körperlicher, geistiger und seelischer Erkrankungen bzw. Behinderungen,

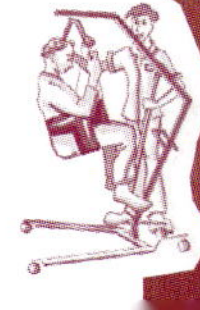

- Versorgung mit Arznei-, Verband- und Heilmitteln,
- Beratung,
- Training lebenspraktischer Fähigkeiten,
- Belastungsproben und
- Arbeitstherapie.

Weiterhin soll der behinderte oder von Behinderung bedrohte Mensch zur Inanspruchnahme der Leistungen motiviert werden, seine Selbsthilfepotentiale und Krankheitsbewältigungsstrategien sollen aktiviert und gefördert werden. Auch Partner und Angehörige können Beratung und Information in Anspruch nehmen.

Die medizinische Rehabilitation wird von Ärzten, Zahnärzten, Psychologen, Pflegepersonen, Physiotherapeuten, Logopäden, Ergotherapeuten, Diätassistenten und anderen Berufsgruppen im Gesundheitswesen durchgeführt.

1.2.5 Teilhabe am Arbeitsleben

Leistungen zur Teilhabe am Arbeitsleben werden erbracht, um die Erwerbsfähigkeit behinderter oder von Behinderung bedrohter Menschen zu erhalten, zu verbessern, herzustellen oder wiederherzustellen und ihre Teilhabe am Arbeitsleben möglichst auf Dauer zu sichern.

Hierzu gehören Hilfen zur Erhaltung des Arbeitsplatzes, z. B. durch die Bereitstellung von technischen Arbeitshilfen. Falls der alte Arbeitsplatz nicht erhalten werden kann, werden Umschulungen oder Weiterqualifizierung gefördert und ggf. ein Übergangsgeld gezahlt. Die Interessen und die Eignung des betreffenden Menschen sowie die Lage auf dem Arbeitsmarkt sollen hierbei angemessen berücksichtigt werden. Einrichtungen der beruflichen Rehabilitation sind Berufsbildungs und -förderungswerke, in denen Berufspädagogen, Lehrer und Psychologen tätig sind. Ist eine Wiedereingliederung in das Erwerbsleben nicht mehr möglich, können auch Leistungen in Werkstätten für behinderte Menschen in Anspruch genommen werden.

1.2.6 Unterhaltssichernde und ergänzende Leistungen

Unterhaltssichernde und ergänzende Leistungen dienen dazu, die Leistungen zur medizinischen Rehabilitation und zur Teilhabe am Arbeitsleben zu ergänzen.

Hierzu zählen:

- Krankengeld, Versorgungskrankengeld, Verletztengeld,
- Ausbildungsgeld, Unterhaltsbeihilfe,
- Beiträge zu Kranken-, Unfall-, Renten- und Pflegeversicherung
- Reisekosten,
- Haushaltshilfe und Kinderbetreuungskosten.

Weiterhin gehören auch ärztlich verordneter Rehabilitationssport und Funktionstraining zu den unterhaltssichernden und ergänzenden Leistungen.

1.2.7 Teilhabe am Leben in der Gemeinschaft

Leistungen zur Teilhabe an der Gesellschaft werden erbracht, um den behinderten Menschen die Teilhabe am Leben in der Gesellschaft zu ermöglichen oder zu sichern. Ein weiteres Ziel ist es, Behinderte soweit wie möglich von Pflege unabhängig zu machen. Zu den Leistungen zählen:

- die Versorgung mit Hilfsmitteln,
- heilpädagogische Leistungen für Kinder, die noch nicht eingeschult sind,
- Hilfen zum Erwerb praktischer Kenntnisse und Fähigkeiten, die erforderlich und geeignet sind, behinderten Menschen die für sie erreichbare Teilnahme am Leben in der Gemeinschaft zu ermöglichen,
- Hilfen zur Förderung der Verständigung mit der Umwelt,
- Hilfen bei der Beschaffung einer bedürfnisentsprechenden Wohnung,
- Hilfe zum selbstbestimmten Leben in betreuten Wohnmöglichkeiten,
- Hilfe zur Teilnahme am gemeinschaftlichen und kulturellen Leben.

1.2.8 Träger der Rehabilitation

Im SGB IX Kap. 1, § 6 sind die sieben Träger der Rehabilitation aufgeführt, welche für die genannten Leistungen aufkommen. Es wird nach dem Subsidiaritätsprinzip verfahren, d. h. die Zuständigkeiten sind aufgeteilt und ein Leistungsträger übernimmt nur dann die Kosten, wenn kein anderer zuständig ist. Die Rehabilitationsträger sind per Gesetz verpflichtet, ihre Aufgaben selbstständig und eigenverantwortlich wahrzunehmen (**Tab. 1.6**).

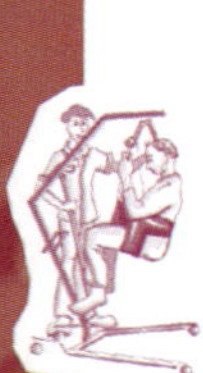

Tab. 1.6 Träger der Rehabilitation

Träger		*Leistungen*
Träger der gesetzlichen Krankenkassen	Allgemeine -, Orts -, Betriebs -, Innungs-, Ersatzkassen etc.	▪ medizinische Rehabilitation ▪ unterhaltssichernde u. ergänzende Leistungen
Bundesagentur für Arbeit	Landesarbeitsämter, Arbeitsämter	▪ Teilhabe am Arbeitsleben ▪ unterhaltssichernde und ergänzende Leistungen
Träger der gesetzlichen Unfallversicherung	Gewerbliche Berufsgenossenschaften, Feuerwehrunfallversicherungskassen, Landwirtschaftliche Berufsgenossenschaft	▪ medizinische Rehabilitation ▪ Teilhabe am Arbeitsleben ▪ unterhaltssichernde u. ergänzende Leistungen ▪ Teilhabe am Leben in der Gemeinschaft
Träger der gesetzlichen Rentenversicherung u. Träger der Alterssicherung für Landwirte	Landesversicherungsanstalt für Arbeiter, Bundesversicherungsanstalt für Angestellte, Bundesknappschaft etc.	▪ medizinische Rehabilitation ▪ Teilhabe am Arbeitsleben ▪ unterhaltssichernde u. ergänzende Leistungen ▪ Alterssicherung für Landwirte: ▪ medizinische Rehabilitation ▪ unterhaltssichernde u. ergänzende Leistungen
Träger der Kriegsopferversorgung u. Träger der Kriegsopferfürsorge	Landesversorgungsämter und Versorgungsämter	▪ medizinische Rehabilitation ▪ Teilhabe am Arbeitsleben ▪ unterhaltssichernde und ergänzende Leistungen ▪ Teilhabe am Leben in der Gemeinschaft
Träger der öffentlichen Jugendhilfe	Landesjugendämter, Jugendämter	▪ medizinische Rehabilitation ▪ Teilhabe am Arbeitsleben ▪ Teilhabe am Leben in der Gemeinschaft
Träger der Sozialhilfe	Landeswohlfahrtsverbände, Landratsämter, Stadtverwaltungen	▪ medizinische Rehabilitation ▪ Teilhabe am Arbeitsleben ▪ Teilhabe am Leben in der Gemeinschaft

Leistungen und Träger der Rehabilitation:

- Gesetzliche Grundlage für die Rehabilitation ist das SGB IX. Behinderten Menschen soll ermöglicht werden, ihre Belange selbst und eigenverantwortlich zu gestalten und gleichberechtigt am Leben in der Gesellschaft teilzuhaben.
- Leistungen entsprechend SGB IX umfassen Leistungen zur medizinischen Rehabilitation, zur Teilhabe am Arbeitsleben, unterhaltssichernde und andere ergänzende Leistungen sowie Leistungen zur Teilhabe am Leben in der Gemeinschaft
- Rehabilitationsmaßnahmen werden je nach Zuständigkeit von gesetzlichen Kranken-, Renten- und Unfallversicherungen, Arbeitsämtern, Jugendämtern, Sozialämtern und Versorgungsämtern finanziert.

Erstellen eines Rehabilitations-Gesamtplanes

Eine Rehabilitationsmaßnahme soll alle Leistungen beinhalten, die im Einzelfall notwendig sind, um eine vollständige und dauerhafte Wiedereingliederung des Behinderten in die Gesellschaft zu erreichen. Um dies zu erreichen und gleichzeitig eine Nahtlosigkeit im Sinne des Stufenkonzepts möglich zu machen, wird vor Beginn der Rehabilitationsmaßnahmen ein Rehabilitations-Gesamtplan erstellt. Hier können sowohl die körperliche, die berufliche, die soziale und die Ebene der Selbstbestimmung angemessen berücksichtigt werden (S. 40). Nachfolgend werden zwei Fallstudien dargestellt, an denen das Konzept eines Rehabilitations-Gesamtplans erläutert wird. Die Rehabilitationsvorschläge sind u. a. der Schriftenreihe „Arbeitshilfen" der Bundesarbeitsgemeinschaft für Rehabilitation entnommen. Die Arbeitshilfen können sowohl als Gesamtfassung in Form einer Broschüre dort angefordert werden als auch unter www.bar-frankfurt.de heruntergeladen werden.

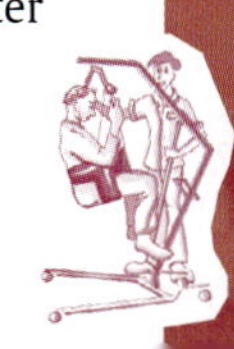

1.2.9 Rehabilitation von älteren Menschen mit Schlaganfall

Als Schlaganfall (Synonyme: Apoplex, apoplektischer Insult, engl. stroke) werden akute („schlagartige“) mit Substanzschädigungen des Gehirns einhergehende zerebrale Durchblutungsstörungen bezeichnet.

Ursachen. Ein Schlaganfall wird meist durch eine zerebrale Ischämie (arterielle Durchblutungsstörung) oder eine zerebrale Blutung ausgelöst. Seltene Ursachen sind zerebrale Venen- oder Sinusvenenthrombosen und Vaskulitiden (Gefäßentzündungen). Zerebrale Durchblutungsstörungen sind in den westlichen Industrieländern die dritthäufigste Todesursache.

Risikofaktoren. Die Risikofaktoren für einen Schlaganfall sind (Aufzählung in abnehmender Häufigkeit):

- Alter, Hypertonie, Rauchen,
- Diabetes mellitus,
- Fettstoffwechselstörungen,
- chronischer Alkoholismus,
- Übergewicht, Bewegungsmangel und
- Herzrhythmusstörungen.

Symptome. Klinische Symptome des Schlaganfalls sind sensible und motorische neurologische Ausfälle, die abhängig von der Lokalisation des minderversorgten Hirnareals sind. Typische Ausfälle sind:

- kontralaterale Hemiparese, Fazialisparese,
- Sprachstörungen, Sehstörungen, Schwindel und
- Bewusstseinsstörungen bis hin zum Koma.

Ein Schlaganfall ist immer ein medizinischer Notfall und erfordert eine sofortige stationäre Behandlung; am besten auf einer speziell dafür ausgestatteten Schlaganfall-Station (engl. stroke-unit). Das Motto lautet hier „time is brain“, weil nur innerhalb der ersten drei Stunden ein Gerinnsel in den Hirngefäßen medikamentös aufgelöst werden kann; ist diese Zeit überschritten, stirbt Hirngewebe irreversibel ab.

Rehabilitationsmaßnahmen

Generell wird bei allen Schlaganfallbetroffenen die Notwendigkeit einer neurologischen Rehabilitation geprüft. Diese sollte in den ersten Tagen nach dem Schlaganfall beantragt und angemeldet werden. Die Rehabilitation von Menschen mit schweren und schwersten Hirnschädigungen wird vom Verband Deutscher Rentenversicherungsträger in die Phasen A-F eingeteilt (**Tab. 1.7**). Die Vorgehensweise bei der Rehabilitation von Menschen mit Schlaganfall erfolgt in folgenden vier Schritten:

1. **Restitution:** die gestörten Funktionen und Ausfallserscheinungen des Nervensystems werden soweit wie möglich wiederhergestellt.
2. **Kompensation:** Falls eine Restitution nicht möglich ist, werden die funktionellen Auswirkungen durch eingeübte Ersatzstrategien und Hilfsmittel ausgeglichen.
3. **Adaption:** Ist weder Restitution noch Kompensation möglich muss die Umgebung des Behinderten so gestaltet und angepasst werden, dass die Beeinträchtigungen verringert werden.
4. **Krankheitsverarbeitung und emotionale Akzeptanz:** Alle Maßnahmen sind nur dann erfolgreich, wenn der Behinderte aktiv an seiner Rehabilitation mitarbeiten kann. Deshalb müssen Bewältigungsstrategien aufgebaut und die Eigeninitiative unterstützt werden.

Fallstudie Herr Faller

Herr Faller ist 78 Jahre alt und seit 13 Jahren Rentner. Seit seiner Pensionierung war Herr Faller im örtlichen Wanderverein aktiv und erster Vorsitzender im Obst- und Gartenbauverein. Seine Frau fand ihn gestern morgen nach dem Aufwachen um 8 Uhr im Bad auf dem Boden liegend vor. Sie erinnerte sich, dass ihr Mann kurz nach Mitternacht zur Toilette aufgestanden war; sie selbst war jedoch sofort wieder eingeschlafen und hatte nichts bemerkt. Herr Faller war offensichtlich gestürzt, konnte nicht mehr klar sprechen und hatte eingenässt.
Die Ehefrau alarmierte sofort den Notarzt und Herr Faller wurde auf die Innere Abteilung eines Krankenhauses eingeliefert.

Mit Hilfe einer Computertomografie (CT) konnte eine zerebrale Blutung ausgeschlossen werden. Die neurologischen Untersuchungen ergaben bei Herrn Faller eine Hemiparese rechts, Inkontinenz und eine Störung im Sprachantrieb, verbunden mit einer abgehackten, undeutlichen Artikulation.

Akutphase und Frührehabilitation

Ziele in der Akutphase eines Schlaganfalls sind:

- Sicherung des Überlebens des betroffenen Menschen,

Tab. 1.7 Phaseneinteilung der neurologischen Rehabilitation vom Verband Deutscher Rentenversicherungsträger

Phase	*Kriterien und Ziele*
A	▪ Akutbehandlung, ggf. intensivmedizinische Betreuung ▪ Phase A gilt als beendet und kann in die Phasen B, C oder D eingeschleust werden, wenn: – keine vitale Bedrohung besteht – keine Begleiterkrankungen die weitere Mobilisierung verhindern – eine weitere Förderung im Akutkrankenhaus nicht möglich ist, weil notwendige therapeutische Einrichtungen nicht zur Verfügung stehen
B	▪ bewusstloser oder schwer bewusstseinseingetrübter Mensch ▪ stark eingeschränkte Kooperationsfähigkeit ▪ Ziel der Phase B ist, die Grundlage für eine kooperative Mitarbeit am weiteren Rehabilitationsprozess zu schaffen
C	▪ der Rehabilitand ist überwiegend bewusstseinsklar und kann an mehreren Therapiemaßnahmen täglich teilnehmen ▪ Hilfe bei den Aktivitäten des täglichen Lebens wird benötigt ▪ Ziel der Phase C ist es, grundlegende motorische und neurophysiologische Funktionen wieder herzustellen und den Patienten zu motivieren
D	▪ die Frühmobilisierung ist weitgehend abgeschlossen ▪ der Rehabilitand ist bei den Aktivitäten des täglichen Lebens weitgehend selbstständig (benötigt ggf. Hilfsmittel) ▪ es besteht Kooperationsfähigkeit und -bereitschaft, an der Rehabilitation aktiv mitzuarbeiten
E	▪ der Rehabilitand ist in der Lage, seine Lebensführung eigenständig zu organisieren ▪ zur Stabilisierung und Kompensation ist weitere Förderung in Teilbereichen nötig
F	▪ die Phase F ist für Rehabilitanden, die in den Phasen B oder C keinen Fortschritt mehr erzielen oder die Maßnahme nicht erfolgreich abschließen konnten ▪ der Rehabilitand benötigt dauerhaft unterstützende, betreuende oder zustandserhaltende Leistungen

- größtmögliche Minderung bleibender Hirnschäden und
- Vermeidung von Komplikationen.

Medizinische Versorgung. In der Akutphase wurde Herr Faller kreislaufüberwacht, sein Blutdruck, Blutzucker, Temperatur und Flüssigkeitshaushalt wurden stabilisiert. Eine Thrombolysetherapie wurde aufgrund seines Alters und des verstrichenen Zeitfensters von drei Stunden nicht durchgeführt.

Pflegerische Versorgung. Von pflegerischer Seite wurde Herr Faller spastikhemmend behandelt und nach dem Bobath-Konzept mobilisiert und gelagert (S. 119). Weitere pflegerische Schwerpunkte lagen auf dem Kontinenztraining und auf der Durchführung von Pneumonie-, Dekubitus- und Kontrakturenprophylaxen.
Des weiteren erhielt Herr Faller Physiotherapie und logopädische Behandlung.

Anschlussheilbehandlung. Nach sechs Tagen wurde Herr Faller zur stationären Anschlussheilbehandlung (AHB) in eine neurologische Reha-Klinik in einem 20 km entfernten Kurort verlegt. Inzwischen war er wieder kontinent und seine Sprachstörung hatte sich deutlich verbessert. Als schwerste Einschränkung blieb die beinbetonte Hemiparese rechts. Frau Faller begleitete ihren Mann und mietete sich in einer Pension direkt neben der Reha-Klinik ein.

Neurologisch-geriatrische Rehabilitation

Da Herr Faller bereits 78 Jahre alt ist, müssen bei ihm neben den speziellen neurologischen Aspekten auch Gesichtspunkte in Betracht gezogen werden, die für eine geriatrische Rehabilitation gelten. Als übergeordnetes Ziel der Rehabilitation kann angesehen werden, dass Herr Faller möglichst unabhängig von der Hilfe anderer Personen wieder in seine gewohnte, häusliche Umgebung zurückkehren kann. Eine vollständige Wiederherstellung der körperlichen Funktionsfähigkeit kann nicht unbedingt erwartet werden; statt dessen müssen sich die Bemühungen auf subjektives Wohlbefinden und größtmögliche Selbstständigkeit konzentrieren.

Rehabilitationsdiagnostik und Sozialanamnese

Die rehabilitationsmedizinische Diagnostik dient dazu, neben den schlaganfallbedingten Funktionsstörungen und Beeinträchtigungen auch Vorerkrankungen und Risikofaktoren zu erfassen.

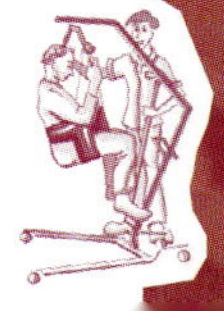

Rehabilitationsdiagnostik. Bei Herrn Faller wird zusätzlich eine bisher unbehandelte arterielle Hypertonie festgestellt. Außerdem leidet er seit zehn Jahren an einem Altersdiabetes, der mit oralen Antidiabetika zufriedenstellend eingestellt ist.

Sozialanamnese. Die Sozialanamnese ergibt, dass Herr Faller mit seiner Frau gemeinsam in einer Wohnung im 2. Stock lebt und drei Kinder und fünf Enkelkinder hat, die regelmäßig zu Besuch kommen. Er selbst kann sich den Schlaganfall überhaupt nicht erklären, schließlich sei er noch nie krank gewesen. Seine Überlegungen kreisen um die Frage, wie es nach der Rehabilitation weiter gehen soll und ob er wieder laufen können wird. Frau Faller macht einen sehr resoluten Eindruck und hat bereits im Krankenhaus die Pflege ihres Mannes tatkräftig unterstützt. Sie berichtet, dass ihre Kinder sie in einer vielleicht notwendigen späteren häuslichen Versorgung ihres Mannes unterstützen würden. Frau Faller ist sehr interessiert an allen Dingen, die ihren Mann betreffen und möchte in die Rehabilitation mit einbezogen werden.

Rehabilitationsziele

Der zuständige Arzt erstellt gemeinsam mit Herrn Faller die Rehabilitationsziele, um therapeutische Maßnahmen davon ableiten und den Rehabilitationserfolg daran kontrollieren zu können:

1. **Mobilität:** Die Funktion des rechten Arms und des Beins wird soweit wie möglich wieder hergestellt. Aufgrund des bisher positiven Verlaufs ist davon auszugehen, dass nur geringe Einschränkungen zurückbleiben werden. Die Funktion des Beins ist wahrscheinlich nicht vollständig wiederherzustellen. Deshalb wird zunächst als Ziel vereinbart, dass Herr Faller – ggf. mit Hilfsmitteln wie Stöcken oder Gehwagen – wieder laufen kann.
2. **Kommunikation:** Herr Faller kann normal sprechen und ist in der Kommunikation mit der Umwelt nicht eingeschränkt.
3. **Selbstständigkeit:** Herr Faller ist in den täglichen Verrichtungen, insbesondere in Körperpflege und Ankleiden, der Nahrungsaufnahme und der Mobilität innerhalb der Wohnung möglichst selbstständig.
4. **Tertiärprävention:** Herr Faller lernt, seine Risikofaktoren (arterielle Hypertonie und Diabetes mellitus) im Sinne der Tertiärprävention positiv zu beeinflussen.
5. **soziale Integration:** Herr Faller findet neue Möglichkeiten der Freizeitbeschäftigung, da er sein Hobby, das Wandern, mit hoher Wahrscheinlichkeit zukünftig nicht mehr ausüben kann.

Rehabilitationsplan

Aufgrund der vereinbarten Rehabilitationsziele wird der Rehabilitationsplan für Herrn Faller erstellt. Folgende Aspekte werden berücksichtigt:

- Aufklärung von Herrn Faller über seine Erkrankung und deren Auswirkungen,
- Hilfe bei der rationalen und emotionalen Krankheitsverarbeitung,
- Therapeutische Maßnahmen zur Begrenzung der Funktionsstörungen,
- Beeinflussung der Risikofaktoren,
- Körperliche Remobilisierung mit steigender Belastung,
- Hilfe bei der sozialen Reintegration.

Der Therapieplan umfasst:

- pflegerische Versorgung,
- medikamentöse Therapie,
- Physiotherapie,
- Ergotherapie und Logopädie,
- psychologische Betreuung,
- Gesundheitstraining.

Pflegerische Versorgung

Die Grundlage für die gesamte Rehabilitationsmaßnahme ist die pflegerische Versorgung von Herrn Faller. Als Pflegekonzept ist eine aktivierende, therapeutische Pflege geeignet. Schwerpunkte der Pflege sind die Motivation und Aktivierung von Herrn Faller, so viel wie möglich selbst durchzuführen. Eine antispastische Arbeitsweise sowie die Mobilisation und Lagerung nach dem Bobath-Konzept dienen dazu, physiologische Bewegungsmuster anzubahnen, die Körperwahrnehmung zu unterstützen und die Entstehung von Spastiken zu verhindern (S. 119). Gleichzeitig müssen pflegerische Prophylaxen durchgeführt werden, um Folgeerkrankungen wie einen Dekubitus, Kontrakturen oder eine Pneumonie zu verhindern.

Medikamentöse Therapie

Bei Herrn Faller steht in der medikamentösen Therapie die Tertiärprävention im Vordergrund. Seine Hypertonie muss behandelt werden und die Diabetestherapie überprüft werden. Außerdem erhält Herr

Faller einen Thrombozytenaggregationshemmer (ASS) zur Rezidivprophylaxe.

Physiotherapie

Auch die Physiotherapie orientiert sich am Bobath-Konzept. Herr Faller soll zunächst lernen, sich im Bett selbst zu drehen, sich aufzusetzen und das Gleichgewicht wiederzufinden. Es folgen Übungen zum Aufstehen, Stehen, Transfer und Gehen. Ein weiterer Schwerpunkt der Physiotherapie sind Übungen für die Schulter, um eine schmerzhafte Subluxation der Schulter zu verhindern. Falls es sich als notwendig erweist, müssen orthopädische Hilfsmittel wie ein Rollstuhl angepasst und ein entsprechendes Rollstuhl-Training durchgeführt werden.

Ergotherapie

In der Ergotherapie werden Koordination und Bewegungsabläufe geschult, damit Herr Faller in den täglichen Verrichtungen wieder möglichst selbstständig wird. Hierzu gehören Übungen zur Feinmotorik und zur Handfunktion. Herr Faller soll lernen, ggf. mit Hilfsmitteln seine Mahlzeiten selbstständig einzunehmen, tägliche Handgriffe wie das Schließen von Reißverschlüssen und Knöpfen durchzuführen, Schnürsenkel an den Schuhen zu binden und falls möglich wieder zu schreiben.

Darüber hinaus werden Überlegungen zur Freizeitgestaltung von Herrn Faller getroffen und neue Interessen geweckt. Für die spätere Versorgung im häuslichen Bereich werden der Einbau eines Treppen-Lifters oder der Umzug in eine ebenerdige Wohnung gemeinsam mit Frau Faller diskutiert. Bauliche Veränderungen der Wohnung scheiden aus, weil es sich um eine Mietwohnung handelt. Außerdem wird überlegt, welche Hilfsmittel notwendig sein werden.

Logopädie

Herr Faller leidet unter einer rückläufigen Broca-Aphasie (Bd. 3, S. 367), spricht spontan wenig und artikuliert teilweise undeutlich. Die logopädische Therapie findet täglich statt und ist darauf ausgerichtet, dass Herr Faller so schnell wie möglich wieder kommunizieren kann. Die Ehefrau und Angehörige werden einbezogen, um die Therapie zu unterstützen.

Psychologische Betreuung

Herr Faller benötigt Hilfe bei der Krankheitsverarbeitung, um langfristig mit der Erkrankung und ihren Folgen umgehen zu können. Ziele sind die Akzeptanz der Krankheit, der Abbau von Angst, das Erkennen schädigender Verhaltensweisen sowie eine Neuorientierung im Freizeitbereich. Herr Faller soll lernen, seine Behinderung anzunehmen, sein Selbstwertgefühl zu erhalten und wieder Lebensmut zu schöpfen. Als psychotherapeutische Interventionen kommen aufgrund der eingeschränkten Kommunikationsfähigkeit von Herrn Faller zunächst Einzelgespräche und ▸ *Angehörigenarbeit* in Betracht. Bei positivem Rehabilitationsverlauf können, falls dies notwendig ist, weitere psychotherapeutische Maßnahmen in Erwägung gezogen werden. Weiterhin sollen Herr und Frau Faller motiviert werden, Kontakt zu Selbsthilfegruppen aufzunehmen.

Gesundheitstraining

Da Herr Faller nur eingeschränkt aufnahmefähig ist, kann er selbst nicht am Gesundheitstraining teilnehmen. Frau Faller wird jedoch motiviert, Seminare zu besuchen. Der Arzt empfiehlt ihr den Besuch eines Vortrags zu den Risikofaktoren des Schlaganfalls und einen Kochkurs mit dem Schwerpunkt Ernährung bei Diabetes mellitus.

Verlauf

Zunächst ist die stationäre Rehabilitationsmaßnahme von Herrn Faller für drei Wochen geplant. Einmal wöchentlich wird im interdisziplinären Team der Rehabilitationsverlauf von Herrn Faller besprochen und das weitere Vorgehen abgestimmt.

1.2.10 Rehabilitation von an Asthma bronchiale erkrankten Kindern

Asthma bronchiale ist eine chronisch-entzündliche Erkrankung der Atemwege. Die Erkrankung ist definiert durch eine meist reversible (umkehrbare) Verengung der unteren Luftwege.

Diese Verengung wird durch drei Faktoren ausgelöst:

1. **Bronchospasmus:** Kontraktion der glatten Muskulatur,
2. **Schleimhautödem:** erhöhte Durchlässigkeit der kleinsten Blutgefäße,
3. **Dyskrinie:** gesteigerte Sekretion von zähem, glasigem Schleim.

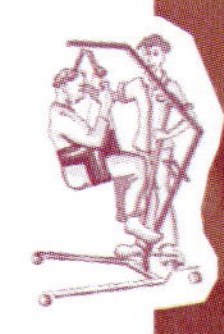

Symptome. Leitsymptome für Asthma bronchiale sind:

- anfallsweise Atemnot mit pfeifendem Ausatemgeräusch (Giemen),
- Kurzatmigkeit und
- Husten.

Asthma bronchiale ist die häufigste chronische Erkrankung im Kindesalter. Die ersten klinischen Symptome treten meist in den ersten drei bis fünf Lebensjahren im Zusammenhang mit viralen Infektionen des Respirationstraktes auf.

Die Ursachen für Asthma bronchiale können sowohl:

- allergisch, d. h. extrinsisch als auch
- nicht-allergisch, also intrinsisch bedingt sein.

Asthma bronchiale bei Kindern wird in die Schweregrade eins bis vier eingeteilt; die Schweregrade sind jeweils für Kinder im Säuglings- und Kleinkindesalter und für Kinder im Vorschul- und Schulalter unterschiedlich definiert.

Beeinträchtigungen. Kinder und Jugendliche mit Asthma bronchiale sind in ihrer Entwicklung und in ihren Aktivitäten beeinflusst. Dies gilt besonders für die schulische Bildung und für Freizeitaktivitäten mit Gleichaltrigen. Müdigkeit nach nächtlichen Asthmaanfällen, Nebenwirkungen der Pharmakotherapie und Ausfallzeiten wegen Krankheit wirken sich nachteilig auf die Leistungsfähigkeit und das Konzentrationsvermögen der Kinder aus. Oft können Kinder nicht an Sport- und Freizeitaktivitäten ihrer Altersgenossen teilnehmen und werden dadurch zu Einzelgängern. Auch die spätere Berufswahl ist eingeschränkt durch die Art des Asthmas und die Begleiterscheinungen der Krankheit. Wichtig für asthmakranke Kinder ist deshalb besonders eine adäquate Schulausbildung, weil körperlich anstrengende Berufe ausgeschlossen sind. Asthmakranke Menschen sind verstärkt auf ihre intellektuelle Bildung angewiesen.

Behandlungs- und Rehabilitationsmaßnahmen

Behandlung. Zur Behandlung des Asthma bronchiale bei Kindern wird empfohlen:

- **Allergenkarenz:** Vermeidung von Allergenen und ggf. Hyposensibilisierungstherapie.
- **Symptomatische Therapie:** Flüssigkeitszufuhr, Sauerstoffinsufflation oder Befeuchtung der Atemluft.
- **Medikamentöse Therapie** (orientiert am Schweregrad):
  - antientzündliche Basistherapie mit Cromonen oder Glukokortikoiden,
  - symptomabhängige Bedarfstherapie mit Bronchospasmolytika, Antihistaminika und Anticholinergika.
- **Patienten- und Angehörigenschulung:** Vermittlung von Krankheitsverständnis und Aufbau von Fähigkeiten zu Selbsthilfemaßnahmen.

Rehabilitation. Rehabilitationsmaßnahmen bei asthmakranken Kindern und Jugendlichen dienen dazu, langfristig eine Besserung der Krankheit zu erzielen und damit den Medikamentenbedarf zu reduzieren. Hinzu kommen Schulungen zur Selbsthilfekompetenz und dem Erkennen schädigender Verhaltensweisen (z. B. dem Rauchen). Mit der Rehabilitation soll erreicht werden, dass das Kind ein möglichst normales Leben mit altersentsprechenden körperlichen Aktivitäten führen kann.

Fallbeispiel Felicitas

Felicitas ist 10 Jahre alt und besucht die vierte Klasse einer Grundschule. Sie leidet seit ihrem vierten Lebensjahr an allergisch bedingtem Asthma bronchiale. Felicitas hat eine Allergie gegen verschiedene Pollenarten, Schimmelpilze, Hausstaubmilben und unterschiedliche Tierhaare. Nachdem die Eltern das Kaninchen von Felicitas' 12-jährigem Bruder Jan verschenkt hatten und die Wohnung „antiallergisch" saniert war, verringerten sich die Asthmaanfälle deutlich, blieben aber nicht ganz aus. Auch eine Hyposensibilisierungsbehandlung gegen die Pollen brachte nicht den gewünschten Erfolg. Felicitas' Erkrankung wird zur Zeit als Schweregrad II bewertet, das heißt, sie hat seltener als alle sechs Wochen Symptome, leidet unter körperlicher Belastung jedoch gelegentlich unter Atembeschwerden.
Felicitas' Behandlung besteht derzeit aus einer antientzündlichen Basistherapie mit Nedocromil. Vor Anstrengungen (z. B. Schulsport) und bei Beschwerden verwendet sie Berotec-Spray. Bei Felicitas steht im kommenden Sommer der Übergang auf eine weiterführende Schule bevor. Der Arzt empfiehlt der Familie deshalb für Felicitas eine stationäre Rehabilitationsmaßnahme an der Nordsee, um noch einmal alle Möglichkeiten auszuschöpfen und vor dem Schulwechsel die physische und psychische Gesamtsituation von Felicitas zu verbessern.

Felicitas reist deshalb Anfang März zu einer achtwöchigen Klimatherapie auf eine Nordseeinsel, wo ihr neben den verschiedenen Rehabilitationsmaßnahmen der Besuch der örtlichen Grundschule ermöglicht wird. Ihre Mutter begleitet Felicitas für die erste Woche. Für alle weiteren Wochenenden sind Besuche von Familienmitgliedern und Freunden von Felicitas fest eingeplant. Felicitas erhält ein 4-Bett-Zimmer mit drei Mädchen im Alter von neun bis zwölf Jahren.

Rehabilitationsdiagnostik und Sozialanamnese

Die Rehabilitationsdiagnostik umfasst neben der Anamnese verschiedene körperliche Untersuchungen wie eine Lungenfunktionsprüfung mit und ohne Belastung. Auch eine psychosoziale Untersuchung wird durchgeführt, die eine Lern- und Leistungsdiagnostik beinhaltet. Weiterhin werden asthmaspezifische Fertigkeiten überprüft.

Rehabilitationsdiagnostik. Die Rehabilitationsdiagnostik bestätigt bei Felicitas den Schweregrad II ihrer Erkrankung.

Lern- und Leistungsdiagnostik. Sie bescheinigt ihr gute Voraussetzungen für den Besuch eines Gymnasiums, wie es auch von der Heimatschule bereits empfohlen wurde.

Sozialanamnese. Die Sozialanamnese ergibt intakte Familienverhältnisse. Felicitas' Bruder Jan fühlt sich jedoch oft zurückgesetzt, wenn auf die Bedürfnisse der Schwester bei Familienentscheidungen Rücksicht genommen werden muss. Felicitas selbst hat wenig Selbstvertrauen in ihre Fähigkeiten und ist ein eher stilles Kind. Ihre Hobbys sind Lesen und Malen. Damit sie Kontakt zu Gleichaltrigen bekommt, besucht sie einmal pro Woche einen Kinder-Zeichenunterricht. Körperliche Aktivitäten scheut Felicitas aus Angst vor Atemnot. Deshalb nimmt sie häufig auch nicht am Schulsport teil und ist von der Leichtathletik im Sommer wegen der Pollenbelastung generell befreit. Felicitas trägt stets eine Gürteltasche mit ihren Medikamenten mit sich. Den Umgang mit ihren Dosier-Aerosolen hat sie gut im Griff und kennt sich in Wirkung und Handhabung aus. Für Felicitas ist es allerdings belastend, immer ihre Medikamente bei sich tragen zu müssen.

Rehabilitationsziele

Gemeinsam mit Felicitas und ihrer Mutter werden folgende Ziele für den Aufenthalt in der Klinik festgelegt:

1. **Körperfunktion:** Die körperliche Gesamtsituation von Felicitas wird verbessert, Felicitas kann ggf. auf ihre Basistherapie verzichten und kommt mit einer Bedarfsmedikation aus.
2. **Belastungsfähigkeit:** Die körperliche Belastungsfähigkeit wird gesteigert, um die altersentsprechenden Freizeitaktivitäten mit Gleichaltrigen wahrnehmen zu können.
3. **Selbstvertrauen**: Felicitas traut sich selbst mehr zu und verliert ihre Angst vor körperlichen Aktivitäten. Sie lernt, mit ihrer Erkrankung und den damit verbundenen Einschränkungen umzugehen.
4. **Schulische Leistungsfähigkeit:** Felicitas schafft den geplanten Wechsel zum Gymnasium ohne besondere Anstrengung.

Rehabilitationsplan

Aufgrund der Anamnesen sowie der vereinbarten Ziele wird ein Gesamtplan aufgestellt, der folgende Aspekte berücksichtigt:

- Klimatherapie,
- Verbesserung der körperlichen Leistungsfähigkeit,
- Steigerung des Selbstbewusstseins und Abbau von Angst,
- altersgerechte Asthmaschulung,
- Besuch der vierten Klasse der örtlichen Schule, falls notwendig Förderunterricht.

Der Rehabilitationsplan beinhaltet folgende Maßnahmen:

- Klimatherapie auf einer Nordseeinsel,
- Pflege,
- Physikalische Therapie,
- Sporttherapie,
- Entspannungstechniken,
- Asthma-Schulung,
- Schulische Rehabilitation,
- Erziehungsberatung.

Klimatherapie auf einer Nordseeinsel

Das Klima an der Nordsee führt zu einer Verbesserung der Hautdurchblutung und zur Anregung der Wärmebildung. Die Nebennierenrindenfunktion wird angeregt und damit die körpereigene Cortisolproduktion gesteigert. Die Pollenbelastung auf der

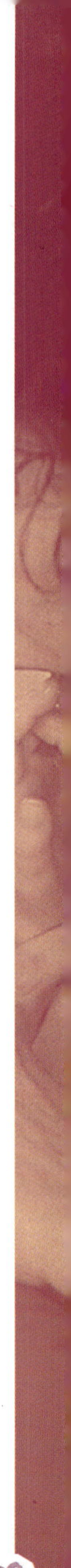

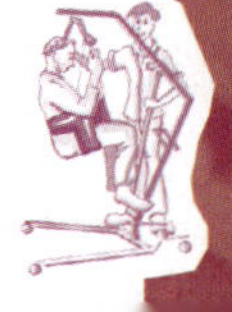

Nordseeinsel ist extrem niedrig und die Beimengung von Meersalzen in der Atemluft wirkt positiv auf die Atemwege ein. Diese Faktoren lassen erwarten, dass Felicitas dauerhaft ihre Medikamentendosis verringern kann.

Eine Trennung von Alltag und Familie wirkt sich auch bei Kindern oft günstig aus, weil die Familie zur Ruhe kommen kann. Besonders die Mutter von Felicitas und Jan ist durch die Sorge um ihre Tochter oft angespannt, was sich wiederum auf das Verhalten gegenüber den Kindern auswirkt. Jan, der als gesundes Geschwisterkind oft ins „zweite Glied" zurücktreten muss, erfährt während Felicitas' Abwesenheit mehr Beachtung seiner Bedürfnisse.

Pflege

Pflegepersonen wirken an der medizinischen Diagnostik und Therapie mit und betreuen die Kinder in der Klinik rund um die Uhr. Felicitas wird im Aufbau eines selbstständigen Krankheitsmanagements unterstützt. Auch ihre Familie wird mit einbezogen wenn sie zu Besuch kommt.

Physikalische Therapie

Mit Hilfe von Atemübungen soll Felicitas die richtige Atemtechnik sowie atemerleichternde Stellungen und die Lippenbremse erlernen. Damit kann verhindert werden, dass die Bronchien bei Atemnot angstbedingt zusätzlich verengt werden. Dehnübungen und Übungen zur Körperhaltung dienen zusätzlich dazu, die Atmung zu erleichtern und die Entstehung eines Rundrückens zu vermeiden. Um die klimatischen Bedingungen optimal zu nutzen, werden Spaziergänge und Aufenthalte an der Brandungszone zunächst vorsichtig begonnen und dann stufenweise gesteigert.

Sporttherapie

Als Sporttherapie eignen sich Sportarten, bei denen Atmung, Herz und Kreislauf trainiert werden. Außerdem soll Spaß an Spiel und Sport vermittelt und die Angst vor körperlicher Belastung abgebaut werden. Felicitas soll entsprechend ihren Interessen, den Anforderungen im Schulsport und ihrer körperlichen Leistungsfähigkeit schwimmen sowie an Gymnastik und Geräteturnen teilnehmen. Durch das körperliche Training gemeinsam mit anderen asthmakranken Kindern soll auch das Selbstbewusstsein von Felicitas gestärkt werden.

Entspannungstechniken

Felicitas soll während ihres Aufenthaltes das autogene Training erlernen, um es zu Hause in Situationen besonderer Anspannung selbstständig durchführen zu können. Der geplante Schulwechsel mit höheren Leistungsanforderungen wird wahrscheinlich zu einer höheren Belastung für Felicitas führen. Hier ist das autogene Training eine geeignete Methode zur Entspannung, was sich wiederum positiv auf das Asthma auswirkt. Um den Behandlungserfolg zu steigern, wird Felicitas' Mutter empfohlen, dass evtl. die ganze Familie die Technik erlernt, um sie dann gemeinsam durchführen zu können.

Asthma-Schulung

Gemeinsam mit anderen betroffenen Kindern soll Felicitas krankheitsspezifisch geschult werden. Inhalte einer Asthma-Schulung sind Kenntnisse über die Krankheit, Notfallvermeidungsmaßnahmen und selbstständiger Umgang mit der Krankheit und Therapie. Spezifische Verhaltensweisen werden eingeübt, vertieft und in Alltagssituationen erprobt. Damit wird krankheitsbezogenen Problemen wie Fehlzeiten in der Schule und fehlende Teilnahme an altersentsprechenden Aktivitäten entgegengewirkt. Felicitas soll Verständnis für die Krankheit erwerben und lernen, dass ihre aktive Mitarbeit bei Diagnostik und Therapie notwendig ist. Ein weiterer Aspekt der Asthma-Schulung ist die Gesundheitserziehung im Sinne von Tertiärprävention. Felicitas soll lernen, wie sie mit ihren Lebensgewohnheiten die Erkrankung positiv beeinflussen kann.

Schulische Rehabilitation

Felicitas ist eine leistungsstarke Schülerin, hat aber wenig Selbstvertrauen in ihre Leistungen und ist im Unterricht eher zurückhaltend. Die Klassenlehrerin der Insel-Schule wird über Felicitas' Situation informiert und nimmt Kontakt zum Klassenlehrer im Heimatort der Schülerin auf. So kann die Kontinuität gewahrt werden und Felicitas individuell betreut werden.

Erziehungsberatung

Asthma bronchiale gehört zu den Krankheiten, die das gesamte Familienleben entscheidend beeinflussen und Opfer von allen Beteiligten, auch von Geschwisterkindern, verlangen. Da psychische Faktoren das Krankheitsbild entscheidend beeinflussen, gibt es für Eltern und Angehörige eine Vielzahl von

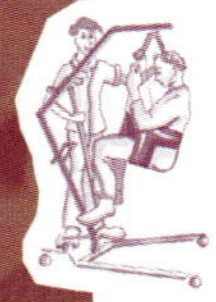

Verhaltensempfehlungen. Erziehungsberatungsstellen und Gesprächsgruppen mit Eltern, deren Kinder ebenfalls an Asthma bronchiale leiden, können Hilfestellung geben. Felicitas' Mutter wird hierüber informiert und erhält Kontaktadressen in Heimatnähe.

Verlauf

Zunächst ist die stationäre Rehabilitationsmaßnahme an der Nordsee für acht Wochen geplant. Einmal wöchentlich wird im interdisziplinären Team der Rehabilitationsverlauf von Felicitas besprochen und das weitere Vorgehen darauf abgestimmt. Der Bedarf an Medikamenten soll stufenweise reduziert werden. Am Ende der Rehabilitation werden erneut Lungenfunktionsuntersuchungen, Belastungstests sowie krankheitsbezogene Wissens- und Fertigkeitentests durchgeführt, um den Therapieerfolg zu kontrollieren.

Selbsthilfe

Selbsthilfe soll dabei helfen, durch Eigeninitiative betroffener Personen Lebenskrisen zu überwinden, persönliche Lebensumstände zu verändern und dem kranken oder behinderten Menschen neuen Lebensmut zu geben. Die Arbeit in Selbsthilfegruppen ist in erster Linie ehrenamtliche Tätigkeit. Gruppen werden nicht von professionellen Helfern sondern von Betroffenen geleitet. Selbsthilfe ergänzt die institutionellen und professionellen Angebote der Gesundheitsversorgung in Beratung, Betreuung und Information von Kranken und Behinderten. Damit ist Selbsthilfe ein Weg für betroffene Menschen, Krankheiten und Krankheitsfolgen zu bewältigen. Die finanzielle Förderung von Selbsthilfeaktivitäten durch die gesetzlichen Krankenkassen wird im SGB V § 20 geregelt.

Formen. Folgende Formen von Selbsthilfeaktivitäten werden unterschieden:

- Selbsthilfegruppen,
- Selbsthilfeorganisationen und
- Selbsthilfekontaktstellen.

Selbsthilfegruppen

Eine Selbsthilfegruppe ist ein aus eigener Initiative erfolgter Zusammenschluss von Menschen, die oder deren Angehörige unter einer bestimmten Krankheit oder Behinderung leiden.

Ziel. Das gemeinsame Ziel ist die Bewältigung von Krankheiten und Krankheitsfolgen. Hierzu finden in regelmäßigen Abständen Gruppenzusammenkünfte statt. Wesentliche Aspekte in Selbsthilfegruppen sind das gemeinsame Gespräch, der Erfahrungsaustausch und die gegenseitige Hilfe. Zu speziellen Themen werden Experten hinzugezogen, geleitet wird eine Selbsthilfegruppe jedoch von Betroffenen. Selbsthilfegruppen arbeiten nicht gewinnorientiert. Sie werden über Mitgliedsbeiträge, übergeordnete Verbände und die Kommunen finanziert.

Selbsthilfeorganisationen

Selbsthilfeorganisationen sind Verbände mit überregionaler Interessensvertretung und haben meist die Rechtsform eingetragener Verein (e.V.). Selbsthilfeorganisationen entstehen meist aus dem Zusammenschluss mehrerer Selbsthilfegruppen, haben größere Mitgliederzahlen und formalisierte Arbeits- und Verwaltungsabläufe. Selbsthilfeorganisationen (z.B. die Deutsche AIDS-Hilfe) erbringen ihre Informations- und Beratungsleistungen nicht nur ihren Mitgliedern sondern auch anderen interessierten Personen.

Aufgaben. Aufgaben der Selbsthilfeorganisationen sind weiterhin die Interessenvertretung im gesundheitspolitischen Bereich und der enge Kontakt zu Sozialleistungsträgern, Behörden und anderen Leistungsträgern im Gesundheitswesen. Selbsthilfeorganisationen sind auf Bezirks-, Landes- und Bundesebene organisiert. Die meisten von ihnen sind in der Bundesarbeitsgemeinschaft Hilfe für Behinderte e.V. und im Deutschen Paritätischen Wohlfahrtsverband zusammengeschlossen.

Selbsthilfekontaktstellen

Selbsthilfekontaktstellen sind professionelle Beratungseinrichtungen. In der Regel werden sie von Kommunen, Vereinen oder Wohlfahrtsverbänden eingerichtet.

Aufgaben. Ihre Aufgabe ist es, Selbsthilfearbeit zu unterstützen und Menschen, die sich für Selbsthilfeaktivitäten interessieren, zu informieren und zu beraten. Selbsthilfekontaktstellen unterstützen auch die Gründung von neuen Selbsthilfegruppen und beraten bestehende Selbsthilfegruppen. Eine weitere Aufgabe von Selbsthilfekontaktstellen ist die Öffentlichkeitsarbeit, welche die Bekanntmachung und Akzeptanz von Selbsthilfeaktivitäten unterstützt.

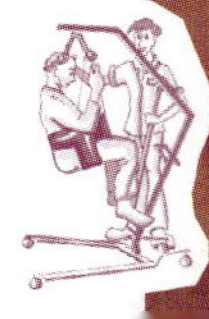

Fazit: Prävention und Rehabilitation sind Ansätze, die die Pflege in verschiedenen Bereichen betreffen. Neben speziellen Einrichtungen zur Gesundheitsberatung findet Prävention in allen Einrichtungen der ambulanten und stationären Pflege statt. Im Eindruck einer akuten, schweren Erkrankung sind Menschen oft am ehesten bereit, Lebensverhältnisse und Gewohnheiten dauerhaft zu verändern. Pflegepersonen haben hier die Möglichkeit, durch fachkompetente Beratung wirksam präventiv tätig zu werden. Die Durchführung pflegerischer Prophylaxen gehört zu den wichtigsten Pflegemaßnahmen sowohl in der ambulanten als auch in der stationären Pflege überhaupt. Bedarfsanalyse, Maßnahmenplanung, Durchführung und Bewertung sind die Eckpfeiler der Anwendung pflegeprophylaktischer Maßnahmen.

Auch Rehabilitation als pflegerische Aufgabe ist nicht an spezielle Reha-Kliniken gebunden sondern erfolgt ebenso im Akutkrankenhaus als Frührehabilitation, in der ambulanten Pflege und in Einrichtungen der stationären Altenhilfe. Alle rehabilitativen Maßnahmen dienen dem Ziel, den Menschen – gleich welcher Altersgruppe – zu einem eigenständigen und selbstbestimmten Leben mit altersentsprechenden Aktivitäten zu führen. Pflegepersonen können einen entscheidenden Beitrag dazu leisten, dass Rehabilitation nahtlos vom Akutereignis einer Krankheit oder eines Unfalls bis hin zur dauerhaften stationären Betreuung verläuft.

Antonovsky, A.: Salutogenese. Zur Entmystifizierung der Gesundheit. dgvt (Deutsche Gesellschaft für Verhaltenstherapie)-Verlag, Tübingen, 1997

Arbeitsgemeinschaft der Wissenschaftlichen Medizinischen Fachgesellschaften: www.rz.uni-duesseldorf.de/WWW/AWMF/

1. Leitlinien der Gesellschaft für Pädiatrische Pneumologie: Asthma bronchiale, Leitlinien-Register Nr. 026/010

2. Leitlinien der Fachgesellschaft Rehabilitation in der Kinder- und Jugendmedizin: Asthma-bronchiale, Leitlinien-Register Nr. 070/002

3. Leitlinien der Deutschen Gesellschaft für Neurologie: Primäre und sekundäre Prävention der zentralen Ischämie, Leitlinien-Register Nr. 030/075

4. Leitlinien der Deutschen Gesellschaft für Neurologie: Akute zerebrale Ischämie, Leitlinien-Register Nr. 030/046

5. Leitlinien der Deutschen Urologen: PSA-Bestimmung in der Prostatakarzinomdiagnostik, Leitlinien-Register Nr. 043/036

6. Leitlinie der Deutschen Gesellschaft für Verdauungs- und Stoffwechselkrankheiten/Arbeitsgemeinschaft für Gastroenterologische Onkologie: Kolorektales Karzinom, Leitlinien-Register Nr. 021/007

7. Interdisziplinäre kurzgefasste Leitlinien der Deutschen Krebsgesellschaft. Stellungnahme zur Früherkennung der Karzinome von Zervix, Endometrium, Vulva und Vagina. Leitlinien-Register Nr. 032/040.

Beck, B., Bundesverband der Unfallkassen in Zusammenarbeit mit der Berufsgenossenschaft für Gesundheitsdienst und Wohlfahrtspflege (Hrsg.): GUV 50.0.9. Theorie und Praxis der Prävention – Bewegen von Patienten, Prävention von Rückenbeschwerden im Gesundheitsdienst, München 2001

Beck-Texte: SGB V Gesetzliche Krankenversicherung, 9. Aufl. DTV, München 2000

Beck-Texte (Hrsg.): Sozialgesetzbuch (SGB). 29. Aufl. Deutscher Taschenbuch Verlag, 2002

Beraus, Clemens: Selbsthilfeförderung- Krankenkassen verabschieden gemeinsame Grundsätze zur Selbsthilfeförderung. http://www.selbsthilfe.de

Bourne, L.E., B.R. Ekstrand (Hrsg.) Einführung in die Psychologie. Dietmar Klotz, Eschborn 1992

Braun, J., H. Renz-Polster (Hrsg.): Basislehrbuch Innere Medizin, 2. Aufl. München-Jena 2001

Brieskorn-Zinke, M.: Gesundheitsförderung in der Pflege. Kohlhammer, Stuttgart 1996

Bundesministerium für Familie, Senioren, Frauen und Jugend (Hrsg.): Mutterschutzgesetz Leitfaden zum Mutterschutzgesetz. IDAG Industriedruck, Bonn April 1999

Bundesarbeitsgemeinschaft für Rehabilitation (Hrsg.): Rehabilitation Behinderter: Schädigung – Diagnostik – Therapie - Nachsorge; Wegweiser für Ärzte und weitere Fachkräfte der Rehabilitation, 2. Aufl. Köln 1994

Bundesarbeitsgemeinschaft für Rehabilitation (Hrsg.): 1. Arbeitshilfe zur Rehabilitation bei älteren Menschen. Frankfurt 1990

2. Arbeitshilfe zur Rehabilitation von Schlaganfallpatienten. Frankfurt 1998

3. Arbeitshilfe zur Rehabilitation von an Asthma bronchiale erkrankten Kindern und Jugendlichen. Frankfurt 1993

Bundesministerium für Arbeit und Sozialordnung (Hrsg.): Ratgeber für behinderte Menschen. Berlin 2002

Bundeszentrale für gesundheitliche Aufklärung (Hrsg.): Schwangerschaft Informationen für werdende Eltern. Echter Druck, Würzburg Mai 2001

Burisch,M: Das Burnout- Syndrom. Springer Verlag, Berlin1989

Clauss, V., I. Mecky (Hrsg.): Kursbuch Pflege. Gustav Fischer, Stuttgart 1997

Delbrück, H.: Zielorientierte Rehabilitation beim Magenkarzinom. Prävention und Rehabiltitation 04 (2002) 139

Demmer, H., F. Bindzius: Gesundheitsförderung in der Arbeitswelt. Prävention 02 (1996) 55

Deutsches Grünes Kreuz e.V.: Das Mangel-Vitamin Folsäure. Kinderkrankenschwester 6 (2002) 233

Deutsches Institut für Medizinische Dokumentation und Information: ICF-Funktionsfähigkeit, Behinderung und Gesundheit, Entwurf der deutschsprachigen Übersetzung zu Korrekturzwecken vom 24.09.2002. http://www.dimdi.de/

Dorsch, F.; H, Häcker; K.-H. Stapf (Hrsg.): Dorsch Psychologisches Wörterbuch, 11. Aufl. Hans Huber, Bern 1992

Eikmann, Th., C. Herr: Sinn und Grenzen der Prävention. Umweltmedizin in Forschung und Praxis 5 (2001) 241

Hirsch A.M.: Psychologie für Altenpfleger, Bd. 1. MMV Medizin, 1996

Hoehl, M. u. P. Kullick (Hrsg.): Kinderkrankenpflege und Gesundheitsförderung, 2. Aufl. Thieme, Stuttgart 2002

Juchli, L.: Pflege, Praxis und Theorie der Gesundheits- und Krankenpflege, 7. Aufl. Thieme, Stuttgart 1994

Kellnhauser, E. u. a. (Hrsg.): Thiemes Pflege. Thieme, Stuttgart 2000

Kickbusch, I.: 10 Jahre nach Ottawa. Prävention 02 (1996) 35

Kristel, K.H. : Gesund Pflegen. Urban & Schwarzenberg, München 1998

Küpper, C.: Jodmangel in der Schwangerschaft und Stillzeit vorbeugen. Untätigkeit birgt gesundheitliche Risiken für Mutter und Kind. Kinderkrankenschwester 7 (2001) 303 – 306

Lauber, A. (Hrsg.): Grundlagen beruflicher Pflege. verstehen & pflegen, Bd. 1. Thieme, Stuttgart 2001

Lauber, A., P. Schmalstieg (Hrsg.): Wahrnehmen und Beobachten. verstehen & pflegen, Bd. 2. Thieme, Stuttgart 2001

Lauber, A., P. Schmalstieg (Hrsg.): Pflegerische Interventionen. verstehen & pflegen, Bd. 3. Thieme, Stuttgart 2003

Leppin, A. u. a.: Gesundheitsförderung in der Schule. Prävention 02 (1996) 52

Mehrtens, G., Berufsgenossenschaft für Gesundheitsdienst und Wohlfahrtspflege (Hrsg.): Extrablatt – BGW Informationen für Pflegepersonen im Gesundheitsdienst, Rückengerechtes Arbeiten im Gesundheitsdienst, Hamburg 1/94

Mehrtens, G: Lastenhandhabungsverordnung v. 2.12.1996, BGBI. I S. 1841, http://de.osha.eu.int/legislation/verord/lastenhandhabung.htm

Niehoff, J.-U.: Sozialmedizin systematisch. Uni-Med-Verlag, Lorch 1995

Oerter, R., L. Montada (Hrsg.): Entwicklungspsychologie, 3. Aufl. Psychologische Verlagsunion, Weinheim, 1995

Ottawa-Charta zur Gesundheitsförderung. http://www.sozialnetz-hessen.de/infoline/recht/ottawa.htm

Pelikan, J.-M. u. a.: Gesundheitsförderung im und durch das Krankenhaus. Prävention 02 (1996) 60

Schäffler, A. u. a. (Hrsg.).: Pflege Heute, Lehrbuch und Atlas für Pflegeberufe. Gustav Fischer, Ulm 1998

Soyka, M.: Rückengerechter Patiententransfer in der Kranken- und Altenpflege: ein ergonomisches Training. Huber, Bern 2000

Schwegler, J.S.: Der Mensch – Anatomie und Physiologie, 2. Aufl. Thieme Verlag, Stuttgart 1998

Thieme-Verlag (Hrsg.): Thiemes Innere Medizin. Thieme, Stuttgart 1999

Internet

AWMF-online-Leitlinien:

1. Leitlinie der Deutschen Urologen. Leitlinienregister Nr. 043/036. PSA-Bestimmung in der Prostatakarzinomdiagnostik (Früherkennung des Prostatakarzinoms). In: www.uni-duesseldorf.de/WWW/AWMF/II/index.html
2. Leitlinie der Deutschen Gesellschaft für Verdauungs- und Stoffwechselkrankheiten/Arbeitsgemeinschaft für Gastroenterologische Onkologie. Leitlinienregister Nr. 021/007. Kolorektales Karzinom: Prävention und Frühsgv erkennung in der asymptomatischen Bevölkerung – Vorsorge bei Risikogruppen – Endoskopische Diagnostik und Therapie von Polypen und Karzinomen. In: www.rz.uni-duesseldorf.de/WWW/AWMF/II/index.html

www.gesundeskind.de/gsk/vorbeugen/entw.htm

www.wdr.de/tv/service/gesundheitwww.rk-bedburg-hau.lvr.de

2 Beratung

Annette Lauber

Übersicht

Schlüsselbegriffe

- *Information*
- *Anleitung*
- *Beratung*
- *Beratungsauftrag*
- *Beratungsprozess*
- *Laktation*
- *Milchbildungsreflex*
- *Milchspendereflex*

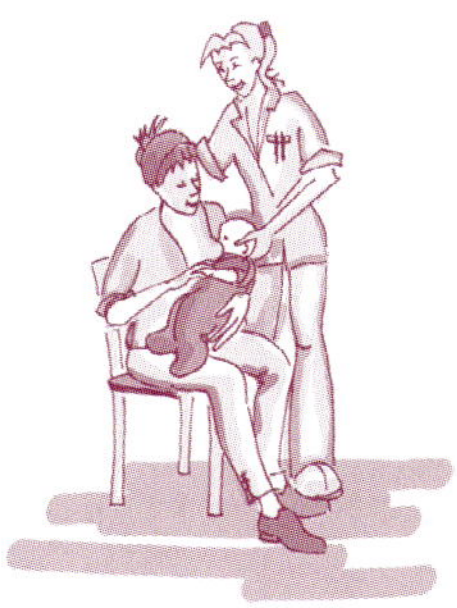

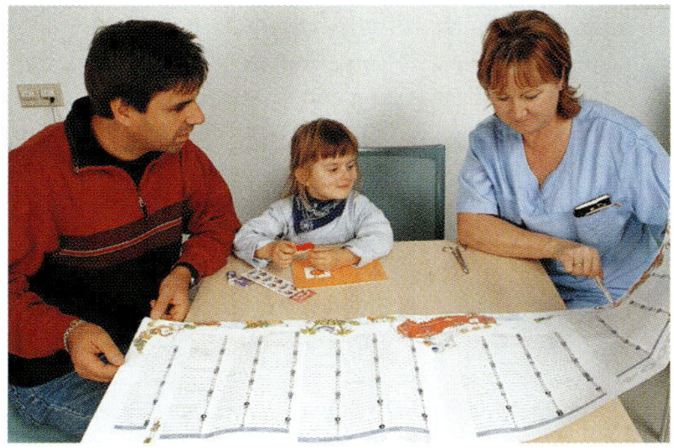

Einleitung

Unter beruflichen Bedingungen werden an eine Beratung eine Reihe spezieller Anforderungen gerichtet: Sie wird zum festen Bestandteil beruflichen Handelns, das prinzipiell strukturiert, methodengeleitet und geplant erfolgen muss. Beraten geht über Tätigkeiten wie Informieren und Anleiten hinaus, da es den ratsuchenden Menschen konsequent in den Mittelpunkt des Handelns stellt.

Im Gesundheits- und Sozialwesen kommt beratenden Tätigkeiten ein hoher Stellenwert zu, da diese in besonderem Maß die Eigenverantwortlichkeit, Unabhängigkeit und Selbstständigkeit des betroffenen Menschen fördern bzw. wieder herstellen und so ein weitestgehend selbstbestimmtes Leben ermöglichen. Gerade unter den z. T. problematischen ökonomischen Bedingungen wird hierin auch ein wesentlicher Beitrag zur zukünftigen Finanzierbarkeit von Gesundheitsleistungen überhaupt gesehen. Die Beratungsziele Unabhängigkeit und Selbstständigkeit werden darüber hinaus insbesondere in den Bereichen Prävention und Rehabilitation deutlich, in denen es vor allem darum geht, Gesundheitsproblemen vorzubeugen bzw. ein gutes Leben mit ggf. bedingter Gesundheit zu ermöglichen.

Im Rahmen der jüngsten Diskussionen über pflegerische Aufgabenbereiche rückt die Tätigkeit „Beraten" immer stärker in den Mittelpunkt. Im ab 2004 gültigen Krankenpflegegesetz wird der Anleitung und Beratung ein größerer Stellenwert eingeräumt. Dabei zeigt ein genauerer Blick auf diesen Aufgaben-

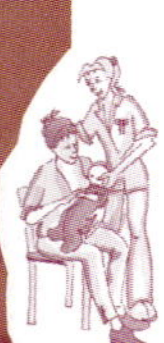

bereich, dass hiermit kein eigentlich neuer Anspruch an pflegerisches Handeln formuliert wird, sondern vielmehr eine dem pflegerischen Handeln immanente Tätigkeit neu bewertet wird.

So erwähnen viele Pflegetheoretikerinnen, z. B. Dorothea Orem, Hildegard Peplau oder Patricia Benner (Bd. 1, Kap. 4), in ihren Ansätzen explizit beratende Tätigkeiten als Bestandteil pflegerischen Handelns. Beruflich ausgeübte Beratung ist jedoch eine komplexe Tätigkeit, deren Umsetzung von der beratenden Person eine Vielzahl von Kompetenzen aus den unterschiedlichen Bereichen verlangt, die vor allem über Übung und Erfahrungslernen im praktischen Anwendungsbezug erworben werden können.

Im folgenden Kapitel werden einige für berufliche Beratungssituationen allgemein gültige Grundsätze und Anforderungen an Berater formuliert. Sie haben folglich auch für Beratungssituationen in der Pflege Gültigkeit und lassen sich auf beratende Tätigkeiten in der pflegerischen Berufausübung übertragen. Exemplarisch wird abschließend eine Beratungssituation aus dem Pflegealltag dargestellt.

2.1 Elemente und Merkmale von Beratung

Beratung kann unterschieden werden in:

- Alltagsberatung und
- berufliche Beratung.

2.1.1 Alltagsberatung

Privater Bereich. Beratungsprozesse sind allen Menschen aus ihrem täglichen Leben vertraut. Häufig werden Lebenspartner oder Freunde um Rat gebeten, wenn es um Entscheidungsprozesse (z. B. die Auswahl eines Geschenks), das Verhalten in einem persönlichen Konflikt oder auch den Kauf technischer Geräte geht. Diese Form der Alltagsberatung im privaten Bereich ist aus dem täglichen Leben von Menschen kaum wegzudenken. Sie besteht im wesentlichen aus hilfreichen Gesprächen und dem Ratgeben von Freunden, hat eine entlastende Funktion für den ratsuchenden Menschen und dient dem Austausch von Erfahrungen, Ratschlägen oder nützlichen Informationen. Auf diese Weise wird der ratsuchende Mensch beim Treffen einer möglichst guten Entscheidung für sein aktuelles Anliegen unterstützt.

Beruflicher Bereich. Auch im beruflichen Bereich spielen Formen der Alltagsberatung eine Rolle, z. B. wenn es um den kollegialen Austausch über Erfahrungen mit speziellen beruflichen Situationen oder den Einsatz von Arbeitstechniken geht.
Alltagsberatung findet:

- situativ,
- ungeplant und
- außerhalb eines institutionellen Rahmens statt.

2.1.2 Berufliche Beratung

Beruflich ausgeübte Beratung geht in wesentlichen Punkten über die Alltagsberatung hinaus. Beruflich ausgeübte Beratung findet:

- zielorientiert,
- methodengeleitet (geplant) und
- in einem institutionellen Rahmen statt.

Ratsuchender Mensch und Berater begegnen sich folglich nicht zufällig, sondern in einem beruflichen Zusammenhang, in welchem der Ratsuchende eine Leistung anfordert und in Anspruch nimmt, die der Berater aufgrund seiner beruflichen Aufgabe und Qualifikation anbietet. Beratung im beruflichen Kontext unterliegt somit nicht der persönlichen Beliebigkeit des einzelnen, sondern verlangt vielmehr ein geplantes Vorgehen, bei dem bestimmte Beratungsziele durch den Einsatz spezieller Methoden erreicht werden sollen.

Beratung lässt sich allgemein definieren als „ein vom Berater nach methodischen Gesichtspunkten gestalteter Problemlösungsprozess, durch den die Eigenbemühungen des Ratsuchenden unterstützt/optimiert bzw. seine Kompetenzen zur Bewältigung der anstehenden Aufgaben/des Problems verbessert werden“ (Dorsch (1982) zitiert in Knelange u. Schieron, 2000).

Merkmale. Aus dieser Definition lassen sich mehrere Merkmale von Beratung ableiten:

- Beratung ist ein wechselseitiger zwischenmenschlicher, d. h. interaktiver Prozess zwischen einem ratsuchenden und einem beratenden Menschen,
- Beratung vollzieht sich als prozesshaftes Geschehen und verlangt vom Berater spezifische methodische Kenntnisse in der Gestaltung des Beratungsprozesses,

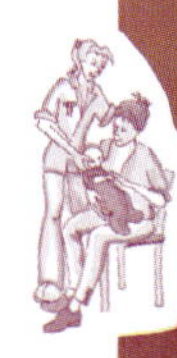

- Beratung unterstützt den ratsuchenden Menschen bei seinen eigenen Bemühungen bzw. im Erwerb von Kompetenzen, um die anstehende Aufgabe bzw. das vorliegende Problem selbst bearbeiten bzw. lösen zu können, kann also vereinfacht als „Hilfe zur Selbsthilfe“ bezeichnet werden und
- Beratung erfolgt prinzipiell ergebnisoffen, d.h. nicht über die Präsentation vorgefertigter Lösungen, sondern vielmehr so, dass der betroffene Mensch bezüglich seines Problems eigene Lösungen finden bzw. Entscheidungen treffen kann.

Beratung zielt folglich darauf ab, einen Menschen in die Lage zu versetzen, seine Probleme, Schwierigkeiten und Entscheidungen selbst zu bearbeiten und zu lösen. Eine erfolgreiche Beratung führt dazu, dass der ratsuchende Mensch nach deren Abschluss anders bzw. besser mit der eingangs formulierten Problemstellung zurecht kommt. Während des Prozesses behält der ratsuchende Mensch folglich seine Unabhängigkeit bzw. Verantwortung oder aber erlangt sie durch die Beratung wieder. Der Berater übernimmt im Beratungsprozess überwiegend eine den ratsuchenden Menschen unterstützende und begleitende Funktion; er hilft dem ratsuchenden Menschen beispielsweise, Klarheit über seine Situation zu gewinnen, so dass dieser eine für ihn passende und gute Entscheidung treffen kann (**Abb. 2.1**).

Dieses Verständnis von Beratung orientiert sich eng an einer Sichtweise vom Menschen, die davon ausgeht, dass ein Mensch selbst seine Schwierigkeiten erklären und bearbeiten sowie Lösungen für seine Probleme finden kann, wie sie u.a. in der Humanistischen Psychologie grundgelegt wird (Bd. 1, S. 308).

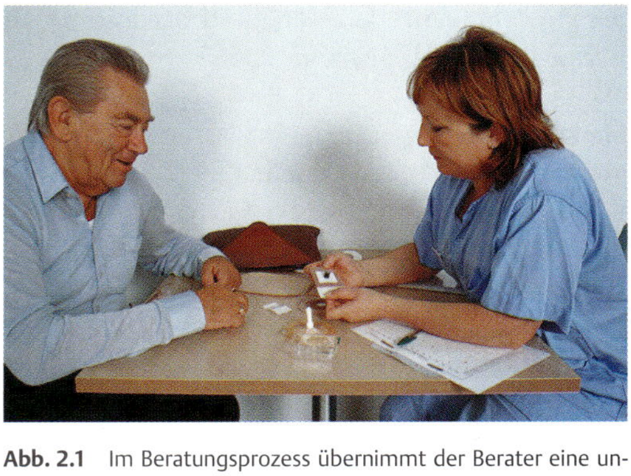

Abb. 2.1 Im Beratungsprozess übernimmt der Berater eine unterstützende Funktion. Er hilft dem ratsuchenden Menschen, bezüglich seines Problems eine eigene Entscheidung zu treffen

2.1.3 Abgrenzung zu Information und Therapie

An dieser Stelle wird nicht nur der Unterschied zwischen Alltagsberatung und beruflich ausgeübter Beratung deutlich. Beratung geht den oben genannten Merkmalen zufolge einerseits über die Information und Anleitung eines Menschen hinaus und versteht sich andererseits auch nicht als Therapie.

Information und Anleitung

Reine Information und Anleitung ist ausgerichtet auf das Vermitteln von Fakten und Kenntnissen über einen spezifischen Sachverhalt, z.B. über die erforderlichen pflegerischen Maßnahmen in der präoperativen Phase oder die Durchführung der Versorgung eines Urostomas. Dabei ist die individuelle Bedeutung dieses Sachverhalts für den betroffenen Menschen, z.B. die emotionalen und sozialen Bezüge „Ich habe Angst vor dem operativen Eingriff“ oder „Wird mich mein Partner mit dem veränderten Körper noch akzeptieren?“ zumeist zweitrangig. Das Wissen bzw. die Fähigkeit zur Durchführung bestimmter Tätigkeiten muss jedoch aus Sicht des betroffenen Menschen als unabdingbare Voraussetzung bzw. Basis z.B. für eine anstehende Entscheidung betrachtet werden. Insofern sind Informieren und Anleiten Bestandteile einer Beratung.

Beratung geht jedoch über die Information und Anleitung eines Menschen hinaus: Sie setzt einerseits mehr am individuellen Problem eines Menschen an und unterstützt andererseits die Bewertung bzw. Einordnung der erhaltenen Informationen. Auf diese Weise regt sie eine kritische und reflexive Auseinandersetzung vor dem Hintergrund der individuellen Situation des ratsuchenden Menschen an.

Informieren und Anleiten können folglich einerseits Situationen darstellen, in denen ein Beratungsbedarf offensichtlich wird und die den Beginn eines Beratungsprozesses markieren sowie andererseits Aktivitäten eines Beraters im Rahmen einer Beratung sein. Beratung ist jedoch umfassender als Information und Anleitung, weil sie u.a. die individuelle emotionale und soziale Bedeutung eines Geschehens und die sich hieraus ergebenden Entwicklungsmöglichkeiten für den betroffenen Menschen berücksichtigt.

Psychotherapie

Beratung unterscheidet sich darüber hinaus auch in wesentlichen Punkten von Psychotherapie. Beratung gilt gegenüber der Therapie u.a. als stärker an den Ressourcen eines Klienten orientiert, während psychotherapeutische Verfahren mehr auf dessen Defizite und abweichendes bzw. abnormes Verhalten und dessen Ursachen ausgerichtet sind. Erziehung, Beruf und Bildung sind Themen, die in der Psychotherapie weniger, in der Beratung dagegen stärker thematisiert werden. Darüber hinaus erstreckt sich eine Psychotherapie häufig auch über einen längeren Behandlungszeitraum, da zumeist stärkere Störungen und Beeinträchtigungen des Klienten vorliegen.

Beratung:

- Beratung ist ein interaktiver Prozess zwischen einem ratsuchenden und einem beratenden Menschen.
- Die Gestaltung des Beratungsprozesses verlangt vom Berater spezifische methodische Kenntnisse.
- Im Mittelpunkt des Beratungsprozesses steht das individuelle Problem des ratsuchenden Menschen, der bei der eigenen Lösungssuche unterstützt wird.
- Beruflich ausgeübte Beratung erfolgt in einem institutionellen Rahmen sowie zielorientiert und methodengeleitet und unterscheidet sich damit von Alltagsberatung.
- Beratung geht über Information und Anleitung hinaus, da sie mehr am individuellen Problem des ratsuchenden Menschen ansetzt und ihn in der Einordnung und Bewertung der erhaltenen Information unterstützt.

2.2 Beratung als Prozess

Ziele und Methoden der Beratung, d. h. die Gestaltung des Beratungsprozesses, variieren in Abhängigkeit vom jeweils zugrunde gelegten Beratungskonzept. Vor allem im Bereich der Psychologie, der Sozialarbeit und der Sozialpädagogik, in denen die Beratung seit langer Zeit einen festen Bestandteil beruflichen Handelns markiert, lassen sich unterschiedliche Ansätze herausarbeiten. Der Ursprung der Beratung in diesen Bereichen erklärt auch, warum in der Beratung von „Klient" anstelle von „Patient" gesprochen wird.

Dabei muss die Möglichkeit der Übertragung sozialwissenschaftlicher und psychologischer Beratungsansätze auf die Beratung in der Pflege noch weiter untersucht werden, da bislang keines der gängigen Beratungskonzepte geeignet scheint, die Dimensionen und spezifischen Bedingungen der Beratung in der Pflege zu fassen.

Bei aller Unterschiedlichkeit der einzelnen Beratungskonzepte lassen sich dennoch einige grundlegende Elemente des Beratungsprozesses herausarbeiten, die sich auf die Beratung in der Pflege übertragen lassen und im Folgenden näher beschrieben werden sollen.

Problemlösungsprozess. Der Verlauf eines idealtypischen Beratungsprozesses weist eine große Ähnlichkeit zu den Schritten des Problemlösungsprozesses auf. Ausgehend vom individuellen Beratungsbedarf eines Menschen werden Beratungsziele und die zum Erreichen dieser Ziele als geeignet erscheinenden Interventionen festgelegt. Der Erfolg der Interventionen bzw. das Erreichen der Ziele wird laufend und abschließend evaluiert, d. h. geprüft und bewertet. Beratung findet folglich über einen zeitlich begrenzten Zeitraum statt, dessen Umfang in Abhängigkeit vom jeweiligen Beratungsanliegen steht.

Beziehungsprozess. Beratung darf jedoch nicht auf einen reinen Problemlösungsprozess beschränkt bleiben. Vielmehr spielt für eine gelungene Beratung immer und vor allem die Beziehung zwischen dem Berater und der ratsuchenden Person eine wesentliche Rolle. Sie wird in der Literatur übereinstimmend als wichtiger Hilfsfaktor für die Effizienz von Beratungsprozessen betrachtet. Der Beratungsprozess kann folglich ähnlich wie der Pflegeprozess sowohl als Problemlösungsprozess, der eine strukturierte analytische Betrachtung ermöglicht, als auch als Beziehungsprozess zwischen Berater und ratsuchender Person gesehen werden (Bd. 1, S. 186). Der Beziehungsaufbau bzw. die Qualität der Beziehung gilt als Voraussetzung, um überhaupt einen verstehenden Zugang zum Klienten erlangen zu können (**Abb. 2.2**).

2.2.1 Beratungsauftrag

Entscheidend für den Beginn eines Beratungsprozesses ist die Tatsache, dass ein Beratungsauftrag formuliert wird. Der Beratungsauftrag kann grundsätzlich:

- explizit oder
- implizit erfolgen.

Expliziter Beratungsauftrag. Er liegt dann vor, wenn der ratsuchende Mensch um eine Beratung nachsucht, z. B. wenn es um pflegerische Unterstützungs-

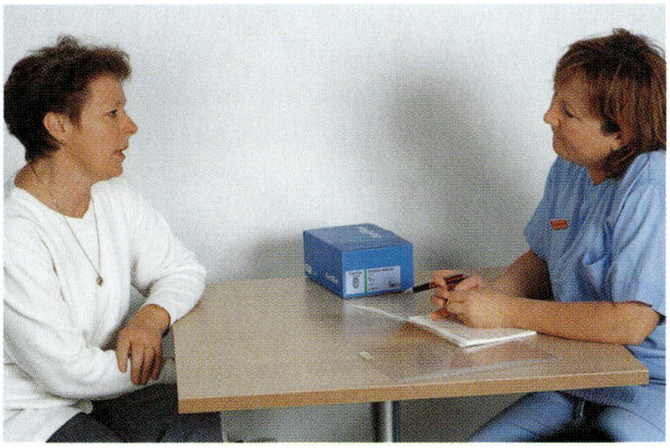

Abb. 2.2 Für eine gelungene Beratung spielt die Beziehung zwischen ratsuchendem Menschen und Berater eine wesentliche Rolle

möglichkeiten bei der Rückkehr in die häusliche Umgebung nach einem Krankenhausaufenthalt geht.

Impliziter Beratungsauftrag. Dieser besteht, wenn einem Menschen Hilfs- und Unterstützungsangebote unterbreitet werden, die ihm nicht bekannt sind und die er ohne die Beratung nicht aktiv in Anspruch nehmen würde.

Beratungsauftrag wahrnehmen

Insbesondere implizite Beratungsaufträge – wie sie in der pflegerischen Berufspraxis häufig vorkommen – verlangen von der beratenden Person, dass der Beratungsauftrag bzw. das bestehende Beratungsbedürfnis der ratsuchenden Person überhaupt wahrgenommen und erkannt wird. Dieses kann sich nicht nur verbal, z. B. durch Äußerung von Unsicherheit in Bezug auf eine bestimmte Vorgehensweise, sondern auch nonverbal äußern, z. B. dann, wenn verbale Äußerungen („Danke, mir geht es gut“) mit nonverbalen Verhaltensweisen (niedergeschlagener Blick, hängende Schultern, leise Stimme) nicht übereinstimmen (Bd. 1, S. 281).

Die Wahrnehmung solcher Inkongruenzen und die Bereitschaft, diese Widersprüche zu ergründen, kann häufig ein Beratungsbedürfnis des betroffenen Menschen offen legen. Diesen Ansatz hat z. B. die amerikanische Pflegewissenschaftlerin Ida Jean Orlando in ihrer Pflegetheorie entfaltet, indem sie darauf hinweist, dass verbales und nonverbales Verhalten des Patienten eine Bitte um Hilfe darstellen können (Bd. 1, S. 118).

Sich auf den Beratungsprozess einlassen

Neben dem Wahrnehmen und Erkennen eines Beratungsauftrags stellt auch die Bereitschaft des Beraters, sich auf den Beratungsprozess einzulassen, eine wesentliche Voraussetzung für den Beginn des Beratungsprozesses dar. Dies erfordert u. a., dass beratende Tätigkeit als Teil der Berufsausübung anerkannt wird. Vielfach spielt hierbei auch die Angst davor, mit einer „schlechten“ Beratung Schaden anrichten zu können oder die Angst vor der eigenen Unsicherheit bzw. davor, dem Problem des ratsuchenden Menschen nicht gewachsen zu sein, eine große Rolle.

Der Beratungsauftrag bzw. die Fähigkeit des Beraters, den Beratungsbedarf des Klienten wahrzunehmen und seine Bereitschaft, sich auf den Beratungsprozess einzulassen, sind grundlegende Voraussetzungen für den Beratungsprozess.

2.2.2 Individueller Ansatz

Im Rahmen eines Beratungsprozesses steht das individuelle Problem eines Klienten im Mittelpunkt. Hierdurch wird zweierlei deutlich:

1. Es geht im Beratungsprozess zum einen darum, ein Problem des Klienten – und nicht etwa eines des Beraters – zu bearbeiten.
2. Es muss um das eigentliche Problem des Klienten gehen, das sich aus seiner individuellen emotionalen und sozialen Situation und damit seiner ganz subjektiven Lebenswelt und Sichtweise ergibt.

Situation erfassen. Für den Berater ist hierbei wichtig, dass er die Situation in ihrer subjektiven Bedeutung für den Klienten erfasst, nachvollzieht und versteht. Letztlich kann ein Beratungsprozess nur dann effektiv sein, wenn Ratsuchender und Berater ein gemeinsames Verständnis und eine gemeinsame Vorstellung über die Dinge haben, die Schwierigkeiten bereiten und das Problem ausmachen, sonst fehlt die Basis für alle weiteren Aktivitäten im Beratungsprozess. Formulierte Ziele und erarbeitete Lösungsstrategien müssen so zwangsläufig ins Leere zielen.

Ziele erarbeiten. Gleiches gilt für das Erarbeiten von Zielen und möglichen Handlungsalternativen bzw. -strategien. Auch sie müssen sich an der individuellen Situation des Klienten, der konkreten Lebenswelt und Lebensgeschichte orientieren und Lebensumstände, Ressourcen jeglicher Art berücksichtigen, um realistisch, praktikabel und effektiv sein zu können. Ein wesentlicher Punkt hierbei ist zudem, dass Probleme, Ziele und Maßnahmen konsequent mit dem Klienten gemeinsam erarbeitet und festgelegt werden. Werden sie „am Klienten vorbei" formuliert, wird er sie kaum bearbeiten und umsetzen wollen.

Beratung basiert auf einem ausgesprochenen Arbeitsvertrag zwischen ratsuchendem Menschen und Berater, dem sog. Kontrakt. Er fungiert als Richtschnur für die gemeinsame Arbeit und stellt sicher, dass der Beratungsprozess als Kooperation und nicht etwa als ein Geschehen, das dem Klienten durch einen Experten angetan wird, betrachtet wird. Damit wird die Eigenaktivität und Verantwortung des Klienten sowohl eingefordert als auch gewährleistet.

Beziehung gestalten. Auch für die Gestaltung der Beziehung zwischen Berater und ratsuchendem Menschen ist dieser individuelle Ansatz entscheidend, denn er ermöglicht einen verstehenden Zugang zum anderen Menschen und ist damit auch Basis für Vertrauen. Beratungsprozesse berühren wesentliche emotionale und psychosoziale Bereiche eines Menschen und sind ohne ein gewisses Maß an Intimität nicht vorstellbar. Die Bereitschaft des Beraters, das Problem des ratsuchenden Menschen aus dessen Perspektive zu betrachten und gemeinsam mit ihm daran zu arbeiten, ist darum nicht nur wesentlich für die Effizienz der Problemlösung, sondern zugleich Basis für den Aufbau einer vertrauensvollen Beziehung.

Eine Reihe von Kommunikationsregeln kann den individuellen Ansatz im Beratungsprozess unterstützen.

2.2.3 Anforderungen an den Berater

Die Komplexität der Beratungssituation (**Abb. 2.3**) stellt an den Berater eine ganze Reihe unterschiedli-

„Optimale Beratung:

1. befasst sich zunächst mit den dringendsten Angelegenheiten;
2. liefert den KlientInnen eine sichere Grundlage durch Bereitstellung einer Umgebung und einer Atmosphäre, die angenehm, ruhig und durchgängig fördernd ist;
3. beinhaltet drei zentrale Dimensionen:
   - die Beratungsbeziehung selbst (zwischen KlientInnen und BeraterInnen),
   - die Beratungsphilosophie bzw. -theorie (die die Veränderungshypothese beinhaltet) und
   - Vorgehensweisen oder Rituale, die für die KlientInnen persönlich und emotional bedeutungsvoll sind;
4. ist auf das einzigartige Individuum orientiert und respektiert die Unterschiedlichkeit von KlientInnen in Bezug auf Geschlecht, Ethnizität, sexuelle Orientierung, Behinderungen, aber auch die biologischen, kulturellen, sozialen, zwischenmenschlichen, geistigen und religiösen Zusammenhänge, in denen die KlientInnen leben;
5. wird von BeraterInnen durchgeführt, die die persönliche Lebenswelt und Deutungswelt der KlientInnen respektieren und verstehen;
6. wird gestaltet durch BeraterInnen, die imstande sind, als Modelle für psychische Gesundheit, Wohlbefinden und Widerstandsfähigkeit zu dienen, gleichzeitig aber eigene Menschlichkeit (auch in Schwächen) zu akzeptieren;
7. wird gefördert durch die Sorge von BeraterInnen für sich selbst und die Offenheit und Fähigkeit, Hilfe von anderen zu suchen und zu akzeptieren;
8. ermutigt die Selbstexploration und den Ausdruck der gesamten Spannbreite von Emotionen der Klientinnen in einem Kontext, der sowohl selbstbezogen als auch sozial verantwortlich ist;
9. arbeitet mit den, statt gegen die Widerstände der KlientInnen;
10. hat das Ziel, den KlientInnen Verfügungsmacht und Kontrolle über sich und ihre Umwelt zu verschaffen, indem Achtung für individuelle Rechte auf Privatheit und Selbstbestimmung gezeigt wird;
11. beinhaltet eine intime, nicht sexuelle Beziehung zwischen den BeraterInnen und den KlientInnen, in dem die Bedürfnisse der KlientInnen vor denen des Beraters rangieren;
12. fördert Zuneigung, Nachsicht und Liebe sowohl bei den KlientInnen als auch bei den BeraterInnen für sich selbst und für andere;
13. anerkennt und respektiert das letztendliche Recht und die Verantwortlichkeit jedes Individuums, seine und ihre eigene Wahl zu treffen, soweit dies menschenmöglich ist;
14. unterstreicht die Erwünschtheit von primärer Prävention gegenüber korrektiver Intervention."

Abb. 2.3 Elemente optimaler Beratung (nach Nestmann, 1997)

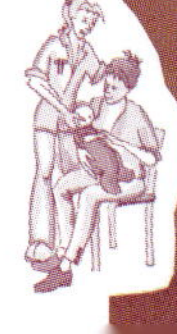

cher Anforderungen. Neben der bereits erwähnten Fähigkeit, den Beratungsbedarf wahrzunehmen und der Bereitschaft, sich auf den Beratungsprozess einzulassen, werden Fähigkeiten gefordert wie:

- kommunikative Kompetenz,
- personale Kompetenz,
- fachliche Kompetenz und
- das Einnehmen einer Haltung, die es dem Klienten ermöglicht, sein Problem selbstständig zu lösen.

Kommunikative Kompetenz

Beratung besteht zu einem wesentlichen Teil aus Interaktion und Kommunikation zwischen Berater und ratsuchendem Menschen. Aus diesem Grund müssen Berater über kommunikative Kompetenzen verfügen. Eine Hilfestellung bei der Analyse und Reflexion von Kommunikation im Rahmen der Beratung kann z. B. das Kommunikationsmodell nach Schulz von Thun geben (Bd. 1, S. 284).

Kommunikative Kompetenz im Rahmen der Beratung umfasst eine ganze Reihe von Fertigkeiten, die wesentlich zum Aufbau und zur Gestaltung der Beziehung zwischen Klient und Berater beitragen. Diese Fertigkeiten können nicht aus einem Lehrbuch gelernt werden, sondern müssen im konkreten Anwendungsbezug – nach Möglichkeit unter Hilfestellung und Anleitung durch eine in der Beratungstätigkeit erfahrene Person – eingeübt und trainiert werden. Eine Auswahl hilfreicher Fertigkeiten zeigt **Abb. 2.4**.

Personale Kompetenz

Auch Persönlichkeitsmerkmale werden als Anforderung an den Berater formuliert. Hierzu gehört u. a., dass der Berater über eine gewisse Sicherheit im Handeln verfügt, d. h. Selbstvertrauen besitzt und sich angstfrei in eine Beratungssituation begeben kann. Wichtig ist auch, dass er fähig ist, eine Atmosphäre des Vertrauens in der Beratungsbeziehung zu schaffen. Nicht zuletzt gehört auch Mut dazu, sich in eine Beratungsbeziehung zu begeben, und Abhängigkeiten des Klienten zuzulassen, auszuhalten und wieder aufzulösen. Dabei muss zudem auf eine angemessene Nähe bzw. Distanz zum Klienten geachtet werden.

Beratung verlangt also neben Fach-, Sozial- und Methodenkompetenz auch eine ganze Reihe personaler Kompetenzen, vor allem die Fähigkeit des Beraters, den Beratungsprozess, aber auch das eigene Handeln im Nachhinein von einer Metaebene aus zu reflektieren. Die gemachten Erfahrungen tragen auf diese Weise zur Weiterentwicklung der Beratungskompetenz und auch der eigenen Persönlichkeit bei. Dabei kann vor allem zu Beginn einer beratenden Tätigkeit die Unterstützung erfahrener Berater eine große Hilfe sein.

Fachliche Kompetenz

Neben dem bereits beschriebenen beratungsbezogenen Grundlagenwissen aus den unterschiedlichen Fachschwerpunkten (z. B. der Psychologie, der Soziologie, der Ethik, des Rechts usw.) verlangt erfolgreiches Beraten vom Berater auch solides und umfassendes Fachwissen aus dem Bereich, in dem er berät. Berater benötigen folglich einerseits die Fähigkeit zur Gestaltung der Beratungsbeziehung und des Beratungsprozesses, andererseits müssen sie auch über Spezialwissen und Erfahrung in ihrem Beratungsbereich verfügen. Dies sind bei der Beratung eines Menschen bezüglich der Inanspruchnahme von Rehabilitationsleistungen z. B. Kenntnisse rechtlicher, finanzieller und gesundheitlicher Aspekte.

Haltung

Beratung erfolgt grundsätzlich so, dass der ratsuchende Mensch bei seinen eigenen Bemühungen bzw. im Erwerb von Kompetenzen unterstützt wird, um die anstehende Aufgabe bzw. das vorliegende Problem selbst bearbeiten bzw. lösen zu können (S. 55 f.). Beratung zielt damit auf weitestgehende Unabhängigkeit des Klienten: Sie hilft dem ratsuchenden Menschen über einen gewissen Zeitraum mit dem Ziel, dass der Klient am Ende des Prozesses wieder selbstständig zurechtkommt.

Beratungsprozesse müssen also so gestaltet sein, dass der Klient entweder seine Unabhängigkeit während des gesamten Prozesses behält oder diese im Verlauf des Beratungsprozesses schrittweise zurückgewinnt. Umgekehrt bedeutet dies für den Berater, dass er sich schrittweise im Beratungsprozess zurücknimmt und konsequent so handelt, dass der ratsuchende Mensch eine eigene Entscheidung bezüglich seines Problems treffen kann.

Diese Beratungsprinzipien setzen einerseits eine Haltung des Beraters voraus, die dem Ratsuchenden grundsätzlich die Fähigkeit zuspricht, dass er seine Probleme selbst lösen kann. Andererseits muss eine Gesprächsatmosphäre gestaltet werden, die von einem Klima der Offenheit und des gegenseitigen Vertrauens geprägt ist.

Fertigkeiten des Beraters im Beratungsprozess (nach Culley 1996)

Fertigkeit	Erläuterung
Präsent sein: verbales und nonverbales Verhalten des Beraters signalisiert dem Klienten Interesse an dem, was er sagt	Präsenz bezieht sich auf: • **Körperhaltung:** sollte offen sein und Bereitschaft zum Zuhören ausdrücken • **Augenkontakt:** sollte dauerhaft und direkt sein, drückt Interesse aus • **Gesichtsausdruck:** sollte ruhig und konzentriert sein • **Sitzposition:** sollte in angemessener Entfernung vom Klienten (ca. 1-2 m) und auf gleicher Höhe sein
Beobachten: verbale und nonverbale Äußerungen des Klienten geben Aufschluss über seine Gefühlslage	• beobachtet werden z.B. Tonfall, Lautstärke, Mimik, Gestik etc., da sie wichtige Hinweise auf seine Gefühlslage geben können, auch dann, wenn sie nicht zueinander passen (Bd.1, S. 281)
Zuhören: bildet die Basis für das Verstehen des subjektiven Erlebens des Klienten	• aktives Zuhören kann durch Orientierung an konkreten Regeln unterstützt werden (Bd.1, S. 309) • Erfahrungen, Verhalten, Gefühle und Gedanken des Klienten können vom Berater in Erfahrung gebracht werden
Reflektieren: ermöglicht dem Berater einerseits zu prüfen, ob er die Perspektive des Klienten verstanden hat, ermutigt den Klienten andererseits zu weiteren Äußerungen	Reflektierende Fertigkeiten umfassen: • **Wiederholen:** einzelne Wörter oder Sätze werden vom Berater wiederholt und helfen, beim eigentlichen Thema zu bleiben • **Paraphrasieren:** Kerninhalte der Klientenaussagen werden vom Berater in seinen eigenen Worten wiedergegeben. Damit signalisiert er, dass er die Bedeutung der Klientenaussage verstanden hat • **Zusammenfassen:** Kernelemente des Beratungsgesprächs werden vom Berater strukturiert zusammengefasst. Damit kann z. B. ein Rückblick auf die Arbeit erfolgen, ein neues Beratungsgespräch eingeleitet und der Beratungsprozess vorangebracht werden
Sondieren: bezeichnet eine mehr direktive Aktivität des Beraters, der hierdurch Elemente thematisieren kann, die er für wesentlich hält. Aus diesem Grund sollten sondierende Fertigkeiten sparsam eingesetzt werden	Sondierende Fertigkeiten umfassen: • **Fragen:** Fragen sollten vom Berater direkt, knapp, klar und immer mit der Begründung, warum gefragt wird, gestellt werden, damit sie nicht wie ein Verhör wirken • **Feststellungen treffen:** helfen dem Berater, Informationen zu bekommen und können dem Klienten helfen, spezieller und konkreter zu werden
Konkretisieren: hilft dem Klienten, konkret über seine Gefühle und Erfahrungen zu sprechen, da nur so das eigentliche Problem ermittelt werden kann	• die Ermutigung durch den Berater, konkret zu werden, ermöglicht dem Klienten explizites und zielgerichtetes Denken, das die notwendige Voraussetzung für Handlungen und Veränderungen darstellt

Abb. 2.4 Zum Aufbau und zur Gestaltung einer Beziehung zwischen Klient und Berater muss der Berater über kommunikative Kompetenzen verfügen

Grundhaltung des Therapeuten

Hierbei kann die von dem amerikanischen Psychologen Carl Rogers im Rahmen der Gesprächspsychotherapie formulierte Grundhaltung des Therapeuten eine Hilfestellung für die Haltung des Beraters im Beratungsprozess darstellen. Sie umfasst im Wesentlichen 3 Elemente (Bd. 1, S. 308):

- Echtheit,
- Akzeptanz und
- einfühlsames Verstehen (Empathie).

Echtheit. Echtheit verlangt das Interesse an einer wirklichen Begegnung mit dem anderen Menschen und die Bereitschaft, sich auch mit seinen eigenen Gefühlen auseinander zu setzen.

Akzeptanz. Akzeptanz bezieht sich auf die Forderung, dem anderen das Gefühl zu vermitteln, dass ihm wertfrei begegnet wird. Dies zeigt sich u. a. darin, dass eine bedingungslose positive Wertschätzung und emotionale Wärme vermittelt wird.

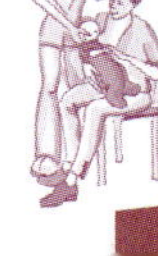

Einfühlsames Verstehen. Einfühlsames Verstehen, häufig auch als Empathie bezeichnet, ist das Bemühen, sich in die Situation des anderen Menschen einzufühlen und hineinzuversetzen. Dies geschieht in erster Linie über aktives Zuhören, für das eine Reihe konkreter Regeln zum Umsetzen formuliert werden kann (Bd. 1, S. 309).

Die hier skizzierte Haltung trägt in Kombination mit den formulierten Hinweisen zur Gesprächsgestaltung entscheidend dazu bei, in Beratungssituationen eine Atmosphäre der Offenheit und des Vertrauens zu schaffen, die den Klienten ermutigt, offen über seine Anliegen zu sprechen und hilft, das individuelle Problem des Klienten mit seiner subjektiven Bedeutung zu verstehen (S. 58).

Beratungsprozess:

- Der Beratungsprozess basiert auf einem impliziten oder expliziten Beratungsauftrag und weist strukturell große Nähe zu den Schritten des Problemlösungsprozesses auf.
- Wesentlich für eine effiziente Beratung ist die Gestaltung der Beratungsbeziehung, die vom Berater vielfältige kommunikative Fähigkeiten verlangt.
- Die Haltung des Beraters im Beratungsprozess lässt sich mit den Basisvariablen Echtheit, Akzeptanz und Einfühlsames Verstehen nach Carl Rogers charakterisieren, die das Verstehen der Situation des Klienten aus dessen subjektiver Sicht ermöglichen.
- Neben der Beratungsbeziehung ist das Fachwissen des Beraters wesentlich für die Beratungsqualität.

2.3 Beratung in der Pflege

Die bislang beschriebenen Merkmale von Beratung und Hinweise zur Gestaltung des Beratungsprozesses sowie die genannten Anforderungen an Berater beziehen sich im Wesentlichen auf die Gestaltung der Beratungsbeziehung, d. h. auf das „Wie“ der Beratungssituation, und lassen sich prinzipiell auf Beratungssituationen in den unterschiedlichen Berufsfeldern übertragen.

Inhaltlich bzw. thematisch, d. h. in der Konkretisierung des Problembereichs, um den es geht, wird die Beratungssituation jedoch jeweils neu ausgestaltet. So unterscheiden sich Beratungssituationen zum Thema „Schwangerschaftsabbruch“ von solchen mit dem Schwerpunkt „Schuldnerberatung“ in der Gestaltung der Beratungsbeziehung, d. h. in der Interaktion zwischen Berater und Klient kaum voneinander – wohl aber in Bezug auf den thematischen Schwerpunkt.

Allgemeine Kompetenzen. Entsprechend haben die beschriebenen Beratungselemente für Beratungssituationen in der pflegerischen Berufsausübung Gültigkeit: Auch die Beratung in der Pflege gestaltet sich als interaktiver Prozess zwischen Berater (Pflegeperson) und Klient (pflegebedürftiger Mensch), verfolgt einen individuellen Ansatz, erfolgt ergebnisoffen und zielt darauf ab, den ratsuchenden Menschen beim Treffen einer eigenen Entscheidung zu unterstützen. Damit sind die bisher genannten Kompetenzen des Beraters im Beratungsprozess auch wichtig für beratend tätige Pflegepersonen.

Fachliche Kompetenzen. Darüber hinaus benötigen sie jedoch auch ein solides Wissen in Bezug auf den in der Beratung thematisierten Bereich der Pflege, um kompetent beraten zu können. Wendet sich ein pflegebedürftiger Mensch z. B. an seine pflegerische Bezugsperson, um ein für ihn „passendes“ Versorgungssystem für sein Colostoma zu finden, so kann dieser Beratungsprozess nur dann effektiv verlaufen, wenn die Pflegeperson einerseits die Beratungsbeziehung gut gestaltet, andererseits auch pflegefachlich in Bezug auf Versorgungsmöglichkeiten von Colostomien über spezielles Wissen verfügt und dieses Wissen stetig, z. B. über den Besuch von Fortbildungsangeboten, aktualisiert und weiterentwickelt.

Entscheidend für die Beratungsqualität in der Pflege ist neben Kenntnissen über die Gestaltung der Beratungsbeziehung auch pflegerisches Fachwissen der Pflegeperson über den Bereich, in dem beraten wird. Hierzu gehört auch, dass die Pflegeperson eigene Grenzen akzeptiert und andere Spezialisten hinzuzieht, wenn ihre eigenen Möglichkeiten erschöpft sind.

2.3.1 Beratung in speziellen Bereichen

Der enge Zusammenhang zwischen effizienter Beratung und fachlichem Expertentum wird z. B. daran deutlich, dass sich Pflegepersonen für bestimmte Beratungsbereiche weiterbilden können, z. B. im Bereich der Stomatherapie, der Ernährungs-, Still- und Diabetesberatung oder im Bereich der Wundversorgung. Mittlerweile gibt es in einigen Einrichtungen auch Spezialisten für die Pflegeüberleitung, d. h. die Sicherstellung der Kontinuität der pflegerischen Versorgung bei dem Wechsel eines pflegebedürftigen Menschen von einer Institution in eine andere, z. B. bei der Entlassung aus dem Krankenhaus in die häusliche Umgebung oder dem Einzug in eine stationäre Einrichtung der Altenhilfe.

2.3.2 Beratung im Pflegeprozess

Beratung pflegebedürftiger Menschen findet jedoch nicht ausschließlich in den genannten „Spezialbereichen" statt, sondern spielt – in unterschiedlicher Ausprägung – in jedem Pflegeprozess eine wichtige Rolle.

Häufig begegnen Pflegepersonen pflegebedürftigen Menschen in einer Problem- oder Krisensituation, z. B. wenn diese mit der Diagnose einer chronischen Erkrankung konfrontiert werden oder sich mit der Tatsache auseinandersetzen müssen, dass sie künftig nicht ohne pflegerische Unterstützung in ihrem häuslichen Umfeld zurecht kommen etc. Alle diese Situationen sind letztlich für den betroffenen Menschen existentiell bedeutsam, d. h. sie bringen wesentliche Veränderungen in der Gestaltung des täglichen Lebens, der sozialen Kontakte usw. mit sich. Für den pflegebedürftigen Menschen ergeben sich hierdurch viele Unsicherheiten und Fragen, bei denen Pflegepersonen unterstützend zur Seite stehen können. In diesem Zusammenhang kann ein beratender Zugang der Pflegeperson zum pflegebedürftigen Menschen hilfreich sein, indem in gemeinsamen Gesprächen Unsicherheiten und Schwierigkeiten thematisiert und Handlungsalternativen und -perspektiven ausgelotet werden.

So könnten z. B. bei einem Menschen mit chronischer Erkrankung Ressourcen in Form von Bezugspersonen oder Selbsthilfegruppen, bei einer erforderlichen pflegerischen Versorgung verschiedene Versorgungsmodelle, z. B. durch einen ambulanten Pflegedienst oder Tages- bzw. Nachtpflegeangebote thematisiert werden. Der pflegebedürftige Mensch kann in diesen Beratungsgesprächen einerseits seine emotionale Befindlichkeit, Ängste, Unsicherheiten, Sorgen in Bezug auf die neue Situation zur Sprache bringen, andererseits erhält er Informationen über konkrete Unterstützungsmöglichkeiten und kann so für seine individuelle Situation eine Perspektive entwickeln.

2.3.3 Beratung von Bezugspersonen

Beratung in der Pflege bezieht sich darüber hinaus jedoch häufig nicht nur auf den pflegebedürftigen Menschen selbst. Auch Bezugspersonen des pflegebedürftigen Menschen, wie z. B. Ehe- und Lebenspartner oder – im Falle von Kindern – die Eltern können Klienten im pflegerischen Beratungsprozess sein. Dies ist z. B. der Fall, wenn Eltern ein chronisch erkranktes oder behindertes Kind pflegen oder Angehörige einen pflegebedürftigen Menschen im häuslichen Umfeld selbst versorgen möchten. Vielfach können solche Situationen nur mit allen Beteiligten gemeinsam bearbeitet und zu einer tragbaren Lösung gebracht werden.

Beratung ist immanenter Bestandteil umfassenden und am pflegebedürftigen Menschen orientierten pflegerischen Handelns.

Beratung in der Pflege:

- Allgemeine Grundsätze zur Gestaltung des Beratungsprozesses und Kompetenzen des Beraters lassen sich auf die Beratung in der Pflege übertragen.
- Sowohl Kompetenz in der Gestaltung der Beratungsbeziehung als auch pflegerisches Fachwissen sind für die Qualität der Beratung in der Pflege unerlässlich.
- Beratung in der Pflege bezieht sich nicht nur auf den pflegebedürftigen Menschen selbst, sondern kann in Abhängigkeit von der jeweils vorliegenden Situation auch Angehörige, Eltern und andere Bezugspersonen einschließen.

2.4 Beratung in der Pflege am Beispiel der Familie Neu

Martina Gießen-Scheidel

Im Folgenden wird exemplarisch eine Beratungssituation aus dem pflegerischen Berufsalltag beschrieben, die die eingangs genannten Merkmale und Anforderungen an den Beratungsprozess verdeutlicht. Es handelt sich um eine Fallstudie aus dem Bereich der Beratung von Eltern mit einem frühgeborenen Kind. Im Anschluss an die einzelnen Beratungsge-

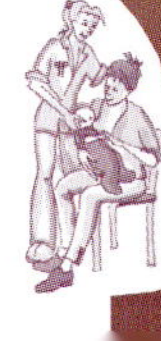

spräche werden die für diese Beratungssituation erforderlichen pflegefachlichen Wissensinhalte zur Muttermilchernährung, -gewinnung und -verabreichung dargestellt.

2.4.1 Situationsbeschreibung

Frau Neu war in der 28. Schwangerschaftswoche schwanger, als plötzlich Wehen mit starken Schmerzen und ein vorzeitiger Blasensprung auftraten. Aufgrund der unaufhaltsamen Wehen musste ihr Baby sofort durch einen Kaiserschnitt entbunden werden.

Diese unerwartete Situation konfrontierte beide Elternteile mit den Gefühlen der Angst und Sorge um ihre Tochter Anna. Alle Informationen über den Gesundheitszustand ihres Babys erhielt Frau Neu am ersten Tag durch ihren Mann, da sie aufgrund des Kaiserschnittes noch nicht in Lage war, Anna zu besuchen.

Am zweiten Tag kann Frau Neu endlich ihre Tochter besuchen, wobei sie im Rollstuhl sitzend von ihrem Mann zur Intensivstation gebracht wird. Frau Neu erschrickt beim Anblick ihrer Tochter und traut sich nicht, Anna zu berühren. Ihr Mann spricht ihr Mut zu, ihre Tochter gemeinsam anzufassen und zu streicheln.

Dieser erste Mutter-Kind-Kontakt löst in Frau Neu die ersten Anspannungen und beruhigt sie langsam. Damit die Familie für sich alleine sein kann, verlässt die für Anna zuständige Pflegeperson, Frau Heidrun Schmal, den Raum. Nach ca. einer halben Stunde betritt sie wieder das Zimmer und fragt nach, ob sie die Überwachungskabel erklären soll. Frau Neu nimmt diesen Vorschlag gerne an und verfolgt aufmerksam die Ausführungen der Pflegeperson.

Zusätzlich erläutert Frau Schmal die Ernährung von Anna, die einerseits durch eine Infusionslösung über einen zentral-venösen Katheter, andererseits mittels einer industriell hergestellten Frühgeborenennahrung über eine orale Magensonde zugeführt wird. Frau Neu ist insbesondere bei den Informationen zur Ernährung ihrer Tochter sichtlich aufgewühlt. Nach einer kurzen Pause spricht die Pflegeperson Frau Neu darauf an. Frau Neu bestätigt zögernd diese Beobachtung und berichtet, dass sie nicht glaube, Anna mit Muttermilch ernähren bzw. stillen zu können, da diese ja bereits mit künstlicher Nahrung ernährt werde. Außerdem habe sie noch keine richtige Milchproduktion, die wahrscheinlich sowieso nicht normal funktionieren werde.

Frau Schmal gibt zu verstehen, dass sie die Sorgen und Gedanken von Frau Neu nachvollziehen kann. Sie erläutert Frau Neu, dass ihre Tochter im Moment zwar mit industriell hergestellter Milch ernährt werde, aber trotzdem die Möglichkeit bestehe, dass Anna Muttermilch erhalten könne. Sie macht den Eltern ein Beratungsangebot über die Ernährungsmöglichkeiten von Anna. Frau Neu ist erleichtert und möchte das Gespräch gemeinsam mit ihrem Mann am nächsten Nachmittag führen.

Beratungsbedürfnis wahrnehmen und analysieren:

Frau Schmal hat aus den verbalen Äußerungen und den nonverbalen Verhaltensweisen den Schluss gezogen, dass bei den Neus ein Beratungsbedürfnis besteht (impliziter Beratungsauftrag). Aus diesem Grund bietet sie ihnen ein Beratungsgespräch an, dem die Eltern zustimmen (Beratungsvertrag).

Frau Schmal gibt durch ihr Verhalten zudem zu erkennen, dass sie die Rolle der Beraterin annimmt. Sie zeigt ihr Einverständnis offen, indem sie sich für Frau und Herrn Neu Zeit nehmen möchte. Bis zum vereinbarten Termin hat sie jetzt Gelegenheit, sich speziell vorzubereiten, indem sie einerseits erforderliche Absprachen in ihrem Pflegeteam vornimmt, damit sie für die Zeit des Gesprächs ungestört ist und andererseits ihr eigenes Wissen in Bezug auf die Muttermilchernährung bei Frühgeborenen aktualisiert (S. 76).

Frau Schmal reflektiert zudem die Situation und kommt dabei zu der Annahme, dass Annas Eltern nicht ausschließlich die Ernährung ihrer Tochter beschäftigt, sondern zusätzliche Faktoren auf die Neus emotional belastend wirken, z. B.:

- Angst und Sorge um die Gesundheit ihrer Tochter,
- Traurigkeit und Schuldgefühle wegen der zu frühen Geburt und konkreten körperlichen Beschwerden der Mutter,
- Schmerzen und eingeschränkte Beweglichkeit der Mutter aufgrund des Kaiserschnittes,
- Bedenken der Mutter, dass sie ihr Baby aus körperlichen Ursachen, wie z. B. verminderte bzw. unzureichende Laktation, nicht stillen oder ernähren kann.

Im ersten Beratungsgespräch möchte Frau Schmal den Eltern deswegen Gelegenheit geben, über ihre Gefühle und ihre Befindlichkeit zu sprechen. Aus diesem Grund hält sie es für wichtig, zunächst ein Vertrauensverhältnis zwischen ihr und der Familie Neu aufzubauen.

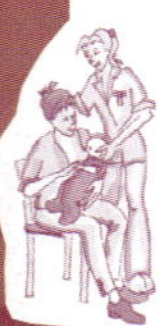

2.4.2 Erstes Beratungsgespräch

Das Beratungsgespräch findet in einem Elternzimmer in der Nähe der neonatologischen Intensivstation statt. Frau Schmal begrüßt das Ehepaar Neu freundlich und bittet sie, Platz zu nehmen. Sie eröffnet das Gespräch und teilt den Eltern mit, dass es ihrer Tochter gut gehe. Außerdem fragt sie Frau Neu nach ihrem Befinden. Frau Neu schildert die vergangenen Tage als emotional sehr aufwühlend und zeigt ihre Emotionen durch eine stockende Stimme und Tränen in den Augen. Währenddessen schaut Herr Neu unter sich und hält die Hand seiner Frau fest. Frau Schmal signalisiert ihr Mitgefühl und ihre Anteilnahme durch ihre ruhige Art und das aufmerksame Zuhören.

Im weiteren Gesprächsverlauf geben Frau und Herr Neu zu verstehen, dass sie sich sehr unsicher in Bezug auf die Ernährung von Anna fühlen. Dieses Problem scheint beide Eltern aktuell am meisten zu belasten. In ihren eigenen Worten beschreibt Frau Schmal die Unsicherheiten der Eltern in Bezug auf Annas Ernährung, um sicher zu gehen, dass sie die Neus richtig verstanden hat.

Daraufhin erläutert sie, dass es grundsätzlich zwei Möglichkeiten der Nahrungszufuhr gibt – mit industriell hergestellter Milch (Bd. 3, S. 182) oder mit Muttermilch – und beschreibt Vor- und Nachteile beider Varianten. Frau Schmal unterstützt ihre Erläuterungen zusätzlich mit einer Informationsbroschüre für Eltern.

Die Eltern empfinden die Erklärungen und Informationen über die verschiedenen Milcharten als sehr hilfreich, bringen jedoch zum Ausdruck, dass sie noch nicht genau wüssten, wie Anna ihre Nahrung aufnehmen könne. Gemeinsam wird beschlossen, dass die Neus sich zunächst die Broschüre intensiv durchlesen und weitere Fragen notieren sollen. Diese und die Verabreichungsarten sollen in einem weiteren Beratungsgespräch am nächsten Tag besprochen werden.

Reflexion des Gesprächs:

Frau Schmal hat während dieses ersten Gesprächs zunächst versucht, ein Vertrauensverhältnis zwischen ihr und den Neus aufzubauen, indem sie Raum ließ für Emotionen und aufmerksam zuhörte. Dabei hat sie den Eltern vor allem signalisiert, dass deren Unsicherheit eine normale Reaktion auf die Situation der Frühgeburt darstellt und konnte so die positive Selbsthaltung der Eltern erhalten. Während des Gesprächs konnte das aktuell im Vordergrund stehende Problem, nämlich Annas Ernährung, ermittelt werden.

Die diesbezüglichen komplexen Informationen hat Frau Schmal mit Anschauungsmaterial unterstützt, das den Neus auch in der Zeit nach dem Gespräch zur Verfügung steht und so von beiden Eltern vertieft studiert werden kann. Am Ende des Gesprächs wurde gemeinsam eine konkrete Vorgehensweise vereinbart, die Frau und Herrn Neu einerseits fordert, sich aktiv in den Beratungsprozess einzubringen, andererseits sicherstellt, dass die Beratung sich an ihren Bedürfnissen orientiert.

Frau Schmal hat zudem konkrete Informationen darüber, welche pflegefachlichen Fragen, u.a. Muttermilchgewinnung (S. 68), Sondierung und Stillen (S. 71), im nächsten Gespräch auf sie zukommen und kann sich entsprechend darauf vorbereiten.

2.4.3 Zweites Beratungsgespräch

Das zweite Beratungsgespräch findet am nächsten Vormittag statt.

Frau Neu gibt auf Nachfrage der Pflegeperson an, dass es ihr schon deutlich besser gehe, ihr allerdings der Milcheinschuss starke Schmerzen bereite. Frau Schmal erläutert Frau Neu, dass es häufig vorkomme, dass am dritten Tag nach der Entbindung der Milcheinschuss eintritt und dieser oft mit Schmerzen verbunden sei, die durch schmerzlindernde Interventionen (z.B. Quarkumschläge) jedoch erträglicher würden.

In diesem Zusammenhang beschreibt Herr Neu die ungewohnte Situation, in der er sich recht hilflos vorkommt. Frau Schmal hört aufmerksam zu und bestätigt dem Elternpaar, dass es in den ersten Tagen nach der Geburt eines Kindes nicht nur den Frauen, sondern auch den Partnern schwer fallen kann, sich in die neue Situation einzufinden.

Die Neus teilen Frau Schmal zudem mit, dass sie sich aufgrund der Informationen vom Vortag entschlossen hätten, die Ernährung von Anna mit Muttermilch zu unterstützen. Aus diesen Gründen würden sie die Vorgehensweisen zur Muttermilchgewinnung erlernen wollen. Frau Schmal akzeptiert den Wunsch der Eltern und ist bereit, sie beim Erlernen der nötigen Handgriffe, die etwas Übung erforderten, aber auch im häuslichen Umfeld gut durchführbar seien, zu unterstützen.

Der Transport der gewonnen Muttermilch sowohl innerhalb der Klinik als auch von der elterlichen Wohnung zur Klinik, könnte sehr gut von Herrn Neu übernommen werden. Der Vorschlag der Pflegeperson, das Erlernen des praktischen Vorgehens zur Muttermilchgewinnung und die Handlungsweisen zum Transport der Muttermilch auf den Nachmittag zu verlegen, wird von Frau und Herrn Neu bereitwillig angenommen.

Reflexion des Gesprächs:

Auch in diesem Beratungsgespräch hat Frau Schmal den Neus zu Beginn erst einmal Gelegenheit gegeben, Gefühle und Schwierigkeiten direkt zu äußern. Frau Schmal konnte ihr Fachwissen einfühlsam in den Dialog einfließen lassen, ohne das Elternpaar zu überfordern. Das Paraphrasieren der von den Neus geschilderten Aspekte verdeutlichte zudem, dass sie aufmerksam zugehört und die Situation der Neus verstanden hat.

Beide Elemente trugen entscheidend zur Unterstützung des Vertrauensverhältnisses bei. Auf diese Weise war es in der Beratungssituation auch möglich, sich dem vordergründigen Problem zuzuwenden. Frau Schmal konnte diesbezüglich Ressourcen, z. B. die mögliche Unterstützung durch Herrn Neu beim Transport der Muttermilch aufzeigen. Für Herrn Neu hat dies im Rahmen seiner emotionalen Situation auch eine entlastende Funktion, da er so aktiv in die Betreuung seiner Tochter und Ehefrau einbezogen wird und der von ihm als belastend empfundenen Situation nicht mehr völlig hilflos gegenübersteht.

Auch dieses Beratungsgespräch endet mit einer gemeinsam getroffenen und konkreten Vereinbarung darüber, wie weiter verfahren werden soll.

2.4.4 Drittes Beratungsgespräch

Im dritten Beratungsgespräch am Nachmittag erläutert Frau Schmal zunächst die theoretischen Grundlagen zur Einhaltung der Hygiene beim Abpumpen der Muttermilch. Sie betont zudem, dass beim Transport der Muttermilch die Kühlkette nicht unterbrochen werden darf und dass notwendige Utensilien (z.B. Kühltasche und sterile Flaschen) vom Krankenhaus zur Verfügung gestellt würden. Während ihrer Erläuterungen bittet Frau Schmal die Eltern, bei Unklarheiten direkt nachzufragen.

Im Anschluss an die grundlegenden Informationen demonstriert sie die Maßnahmen zur Muttermilchgewinnung mit einer elektrischen Milchpumpe, woraufhin Frau Neu Gelegenheit bekommt, die Handlungsschritte unter Anleitung von Frau Schmal einzuüben (S. 68). Nach der Anleitung wird die Muttermilch direkt zur Station gebracht.

Frau Schmal, Frau und Herr Neu sind während des gesamten Gesprächs ganz bei der Sache und machen zum Ende deutlich, dass die Gespräche für sie insgesamt sehr hilfreich waren, was vor allem durch die angenehme Atmosphäre unterstützt wurde.

Reflexion des Gesprächs:

Das dritte Beratungsgespräch zwischen den Neus und Frau Schmal war schwerpunktmäßig auf den Bereich Anleitung, speziell auf die Anleitung zur Muttermilchgewinnung ausgerichtet.

Frau Schmal hat dabei darauf geachtet, dass Herr und Frau Neu ausreichend Gelegenheit hatten, Rückfragen zu stellen. Die erste Handhabung der elektrischen Milchpumpe konnte Frau Neu dann unter Anleitung von Frau Schmal durchführen. Wichtig für Annas Eltern war außerdem der Hinweis, dass sie sich – sollten Schwierigkeiten bei der Durchführung der Muttermilchgewinnung auftreten – jederzeit mit Frau Schmal in Verbindung setzen können.

2.5 Muttermilchernährung

Die Muttermilch bietet für das Früh- und Neugeborene wie auch für den Säugling die bestmögliche Nährstoffzusammensetzung bezüglich der:

- Kohlenhydrate,
- Proteine,
- Lipide (Fettsäuren),
- Vitamine und
- Mineralstoffe.

Kohlenhydrate. Sie bestehen ausschließlich aus Laktose und Oligosacchariden, die für die Entwicklung der Bakterienflora des Darmes verantwortlich sind. Der süßliche aromatische Geruch, die hellgelbe Farbe und die weiche Konsistenz des Stuhles von Säuglingen, die ausschließlich mit Muttermilch ernährt werden, sind hierfür typisch.

Proteine. Die Proteinzusammensetzung richtet sich nach dem Bedarf und der Organfunktionen des Säuglings und verändert sich dementsprechend. Die Muttermilch von Müttern frühgeborener Kinder hat z. B. eine höhere Nährstoffkonzentration als die nach ca. einem Monat gebildete reife Frauenmilch.

Lipide. Sie machen ca. 45 – 50% der Gesamtenergie der Muttermilch aus, so dass der Energiebedarf des Kindes selbst bei einer geringeren Zufuhr abgedeckt wird. Wichtige essentielle Fettsäuren, wie z. B. Linolensäuren, Cholesterin und Carnitin, die für die weitere Entwicklung der Nervenbahnen wichtig sind, sind ebenfalls in hoher Menge in der Muttermilch enthalten. Trotz des hohen Prozentanteils an Fetten wird die Fettverdauung durch die in der Muttermilch enthaltende Lipase unterstützt und gleicht die noch unzureichende Gallensäure- und Lipaseproduktion des kindlichen Organismus aus.

Vitamine. Vitamine sind ebenfalls in ausreichender Menge enthalten. Die fettlöslichen Vitamine D und K müssen aufgrund ihres geringen Anteils substituiert, d. h. zusätzlich zugeführt werden. Die Zufuhr des Vitamin D wird mit der täglichen Gabe der „D-Fluorette" zur Karies- und Rachitisprophylaxe erreicht (Bd. 3, S. 452). Das körpereigene Vitamin K ist für die Blutgerinnung lebensnotwendig. Da dessen Produktion erst nach der Bildung der Darmflora beginnt und eine zu geringe orale Zufuhr durch Muttermilch besteht, erhält jedes Früh- und Neugeborene die sog. Konakion-Prophylaxe kurz nach der Geburt. Die Konakion-Prophylaxe kann oral oder subkutan in den ersten Lebensstunden verabreicht werden, z. B. bei der ersten Untersuchung des Babys. Die orale Applikation erfolgt mit zwei Tropfen entsprechend 2 mg Vitamin K. Subkutan werden 1 mg bei Neugeborenen und 0,5 mg bei Frühgeborenen verabreicht.

Mineralstoffe. Die Mineralstoffe der Muttermilch sind für gesunde Neugeborene und Säuglinge in den ersten Lebensmonaten ausreichend. Allerdings müssen für Frühgeborene, aufgrund des verstärkten Knochenwachstums und der unzureichenden Nierenfunktion, zusätzlich Mineralstoffe substituiert werden, insbesondere Natrium, Calcium, Phosphor, Eisen, Zink und Proteine. Hierzu wird die Muttermilch mit speziellen sog. Supplementnährstoffen (z. B. FM 85) angereichert. Diese Supplementanreicherung wird nach ärztlicher Anordnung der Flasche mit erwärmter Muttermilch zugeführt und dann dem Baby eingegeben (Bd. 3, S. 185).

Weitere Vorteile der Muttermilch sind:

- optimale Trinktemperatur beim Stillen,
- verkürzte Magen-Darm-Passage,
- gute Resorption und Absorption der Nährstoffe,
- gute Verträglichkeit,
- geringe Keimzahl,
- hoher Gehalt an Immunglobulinen.

2.5.1 Infektionsschutz

Immunglobuline. Durch die hohe Anzahl von Immunglobulinen in der Muttermilch wird der Säugling vor Infektionen geschützt, was auch als Leihimmunität bezeichnet wird. Zwar wird das Immunsystem des Kindes schon im Mutterleib mit Antikörpern der Mutter unterstützt, die nach der Geburt eine Infektion verhindern sollen, diese reichen jedoch nicht bis zur Entwicklung des körpereigenen kindlichen Immunsystems aus. Die Bildung der spezifischen Antiköper durch die Mutter findet aufgrund der in der Umgebung des Kindes und der Mutter befindlichen Keime statt. Durch die Aufnahme von Keimen oder Antigenen über die Mund-Nasen-Öffnung der Mutter (z. B. Lunge und Magen-Darm-Trakt) kommt es in der mütterlichen Darmschleimhaut zur Bildung von Immungloblinen. Die Immunglobuline oder Antikörper werden dann über den Blutweg zur Brust transportiert und vom Kind über die Muttermilch aufgenommen.

Montgomery-Drüsen. Eine weitere Besonderheit zur Unterstützung des Immunsystems des Kindes liegt in den sog. Montgomery-Drüsen, die sich im Warzenhof der mütterlichen Brust befinden. Einerseits sondern sie ein antibakterielles Sekret zum Schutz der Brustwarze ab und anderseits wird durch den Kontakt mit den kindlichen Antigenen eine spezifische Antikörperbildung seitens der Mutter hervorgerufen. Die Immunglobuline der Muttermilch haben die Eigenschaft, die Keime schon im Magen oder im Darm des Kindes zu vernichten, ohne dass diese in das kindliche Blutsystem gelangen können.

2.5.2 Muttermilcharten

Die Zusammensetzung der Muttermilch ist von folgenden Aspekten abhängig:

- Stadium der Stillzeit,
- Dauer des Stillvorganges und
- Ernährung der Mutter.

Folgende Milcharten werden unterschieden:

- Vormilch (Kolostrum),
- transitorische Milch (Übergangsmilch) und
- reife Frauenmilch.

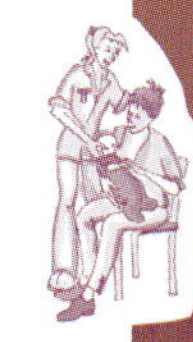

Vormilch

Als erste Muttermilchart ist die Vormilch (Kolostrum) zu nennen, die bis zum 5. Entbindungstag gebildet wird. Das Kolostrum ist eiweiß- und mineralstoffreich, fett- und kohlenhydratarm und dementsprechend verhältnismäßig energiearm. In der Vormilch sind die meisten Immunglobuline (z. B. IgA, IgG, IgM) enthalten. Das im Kolostrum enthaltende IgA kleidet die Darmwand aus und schützt so den kindlichen Organismus vor dem Eindringen unverdauter Proteine und vor möglichen Allergien. Das Kolostrum ist an der gelblichen Farbe und der zähflüssigen Konsistenz zu erkennen. Die Menge ist gering, reicht jedoch in den ersten Lebenstagen aus und schont gleichzeitig den Magen-Darm-Trakt des Kindes. Die gute Verträglichkeit des Kolostrums fördert die Verdauung und die Ausscheidung des Mekoniums und verhindert so eine Rückresorption von Bilirubin und die sich hieraus entwickelnde Gelbsucht, den sog. Neugeborenenikterus des Babys.

Transitorische Milch

Die Veränderung der Vormilch zur Übergangsmilch wird als transitorische Milch bezeichnet und wird mit dem frühen und häufigen Anlegen des Kindes an die Brust hervorgerufen. Die Bildung der Übergangsmilch beginnt zum Ende der ersten Woche nach der Entbindung. Die Konsistenz der Übergangsmilch wird geringer, ihre Farbe geht ins weißliche über.

Reife Frauenmilch

Die reife Frauenmilch wird ab der 2. Woche nach der Entbindung gebildet. Sie ist flüssig, hat eine weißbläuliche Farbe und weist einen hohen Gehalt an Kohlenhydraten und Fetten sowie einen geringen Gehalt an Proteinen und Mineralstoffen auf. Sie ist sehr wasser- und energiereich, wodurch dem erhöhten Energiebedarf des Säuglings Rechnung getragen wird. Insgesamt erhöht sich die Milchmenge, die dem Bedarf und dem Entwicklungszustand des Magen-Darm-Traktes des Kindes entspricht.

Eine weitere Muttermilchart ist die von Frauen, die ein Frühgeborenes geboren haben. Die Frühgeborenenmilch unterscheidet sich von reifer Frauenmilch in der qualitativen Zusammensetzung, z. B. durch einen höheren Gehalt an Proteinen, Immunglobulinen und Elektrolyten. Sie wird bis zur 4.–6. Woche nach der Geburt gebildet und passt sich dann der reifen Frauenmilch an.

2.5.3 Muttermilchgewinnung

Die Muttermilchgewinnung ermöglicht auch bei räumlicher Trennung von Mutter und Kind eine optimale Ernährung des Kindes (**Abb. 2.5**). Um die Muttermilch so keimfrei wie möglich zu erhalten, müssen hygienische wie auch organisatorische Gesichtspunkte berücksichtigt werden.

Abpumpen

Das Abpumpen wird folgendermaßen durchgeführt:

- In der Klinik erhalten die Mütter sterile Pumpensets und sterile Auffanggefäße. Wird die Muttermilchgewinnung im häuslichen Umfeld vorgenommen, sollten die Mütter die sterilen Auffanggefäße bis zum Gebrauch im Kühlschrank lagern.
- Vor jeder Muttermilchgewinnung müssen die Hände mit warmem fließendem Wasser und Seife gewaschen und anschließend desinfiziert werden.
- Die Brust sollte ebenfalls vorher mit fließendem warmem Wasser oder sterilem Wasser und Tupfer gereinigt werden.
- Die Brust sollte dann an der Luft trocknen oder mit einem Einmalpapierhandtuch getrocknet werden.
- Die Frau sollte eine bequeme Sitzposition einnehmen und darauf achten, dass ihre Kleidung die gereinigte Brust nicht mehr berührt.
- Die ersten Muttermilchtropfen sollten aufgrund der möglichen Verkeimung verworfen werden. Die Gewinnung dieser Tropfen kann durch Ausstreichen der Brust und das Auffangen in einem Tupfer geschehen.
- Im Anschluss wird eine nochmalige hygienische Händedesinfektion vorgenommen und die Brust nochmals mit sterilem Wasser und Tupfer gereinigt.

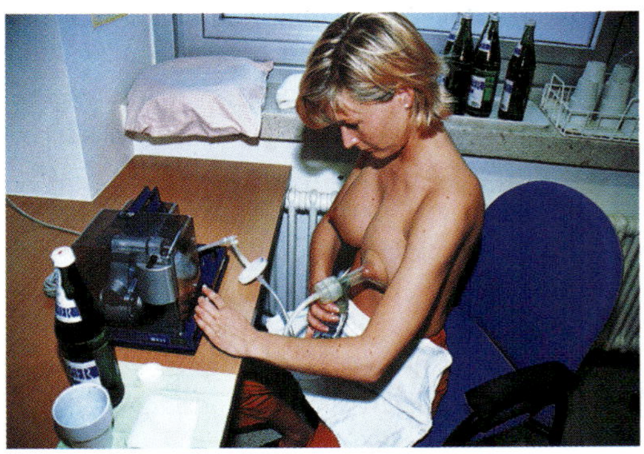

Abb. 2.5 Frau beim Abpumpen ihrer Muttermilch

- Der Brusttrichter wird nun so aufgesetzt, dass sich die Mamille in der Trichtermitte befindet. Die Muttermilch wird zunächst mit der geringsten Pumpkraft abgepumpt, die dann langsam gesteigert werden kann.
- Zu Beginn sollte die Pumpzeit nicht länger als 4 Minuten betragen. Das Abpumpen sollte ca. alle 2 bis 3 Stunden erfolgen.
- Im Laufe der Stillzeit kann die Frau pro Abpumpvorgang und Brust die Abpumpzeit auf 15 bis 20 Minuten erhöhen, die jedoch nicht überschritten werden sollte. Für die Laktation ist die Häufigkeit – und nicht die Dauer – des Abpumpens bestimmend.
- Das sterile Auffanggefäß mit der gewonnenen Muttermilch wird mit einem sterilen Deckel verschlossen, mit dem Namen des Kindes, dem Datum und der Uhrzeit des Abpumpens versehen. Im häuslichen Bereich können die Auffanggefäße und das Abpumpzubehör ausgekocht werden.

Aufbewahren und Transportieren

Wird die Milch nicht sofort verwendet, wird sie umgehend bei +4° bis +6 °C im Kühlschrank, vorzugsweise an der Hinterwand, gelagert und innerhalb von 48 Stunden verwendet. Ist innerhalb dieser Zeit ein Verbrauch der Muttermilch nicht möglich, sollte sie nach dem Abpumpen sofort bei –20° bis –25 °C eingefroren werden. Auf diese Weise ist sie bis zu 6 Monate haltbar. Das Auftauen der gefrorenen Milch sollte in jedem Fall im Kühlschrank erfolgen.

Beim Transport der Muttermilch (z. B. von Zuhause zur Klinik) muss die Kühlkette unbedingt eingehalten werden, um das Verderben der Milch zu verhindern. Bevorzugt sollte hier eine Kühlbox mit Kühlelementen zum Einsatz kommen.

Hygiene

Beim Entnehmen oder Befüllen des Auffanggefäßes mit Muttermilch muss auf eine strenge Hygiene geachtet werden:

- Händedesinfektion vor jeder Entnahme und Befüllung,
- desinfizierte Arbeitsfläche,
- sterile Entnahme mittels Spritzen,
- beim Öffnen, Schließen oder Befüllen des Auffanggefäßes darf die Innenseite oder der Verschluss nicht mit den Händen berührt werden.

Vor dem Entnehmen der Muttermilch aus dem Auffanggefäß, sollte diese leicht geschüttelt werden, da sich insbesondere bei der reifen Frauenmilch an der Oberfläche Ablagerungen (z. B. Fettablagerungen) bilden können. Die Durchmischung der Muttermilch ermöglicht eine gleichmäßige Verteilung der Nährstoffe.

2.5.4 Laktation

Die Produktion und Sekretion von Muttermilch wird als ▸ *Laktation* bezeichnet. Sie wird durch die Hormone Prolaktin und Oxytocin und durch mechanische Reize (z. B. Saugen an der Brust) gesteuert.

Prolaktin

Prolaktin stimuliert die Milchdrüsen zur Produktion von Muttermilch. Nach der Geburt wird vermehrt Prolaktin ausgeschüttet und etwa am 3. Tag nach der Entbindung kommt es zum sog. Milcheinschuss. Die Prolaktinausschüttung wird zu Beginn eines Stillvorganges verstärkt und erreicht ihren Höhepunkt ca. 15 bis 20 Minuten nach dem Anlegen des Babys an die Brust. Dieser Vorgang wird auch als ▸ *Milchbildungsreflex* bezeichnet (**Abb. 2.6**). 2 bis 3 Stunden nach dem Stillen ist der Prolaktinspiegel wieder im sog. Basisbereich. Der Prolaktinspiegel im Blut ist abhängig von der Stilldauer und unterliegt im Tagesverlauf dementsprechenden Schwankungen.

Oxytocin

Die Produktion von Oxytocin wird durch das Saugen an der Brust provoziert und löst an der glatten Muskulatur (z. B. Uterusmuskulatur) Kontraktionen aus. Oxytocin wirkt auch auf die glatte Muskulatur der Brust und führt dort zum Zusammenziehen der Milchbläschen, die auch als Alveolen bezeichnet werden. Auf diese Weise wird Muttermilch aus den Alveolargängen in die Milchgänge gepresst. Dieser Vorgang wird auch als ▸ *Milchspendereflex* bezeichnet (**Abb. 2.6**). Die Kontraktionen empfinden Mütter unterschiedlich stark – von Kribbeln bis hin zu starken Schmerzen. Sie treten in unterschiedlichen Intervallen und unterschiedlicher Dauer während eines Stillvorganges auf.

Oxytocin wird mit dem Antidiuretischen Hormon (ADH) ausgeschüttet, welches für das Durstgefühl der Frauen während des Stillens verantwortlich ist. Trinkt eine stillende Frau aber zuviel, also über ihre normalen Verhältnisse hinaus, wird weniger ADH

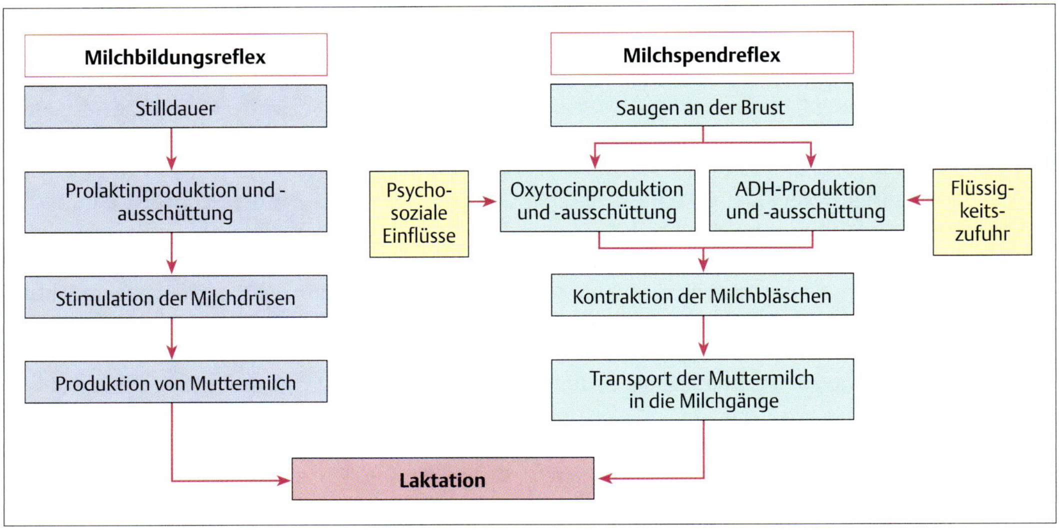

Abb. 2.6 Milchbildungs- und Milchspendereflex

und somit auch weniger Oxytocin ausgeschüttet, was zur Folge hat, dass auch weniger Milch produziert und sezerniert wird.

Der Milchspendereflex ist zusätzlich durch die Merkmale der Interaktion zwischen Mutter und Kind und der psychischen Verfassung der stillenden Frau abhängig. Sobald die Mutter ihr Kind hört, sieht, spürt oder den Geruch wahrnimmt kann schon der Milchspendereflex ausgelöst werden.

Der Milchfluss ist nicht von der Saugkraft des Kindes, sondern von der hormonellen Steuerung, der Interaktion zwischen Mutter und Kind sowie der physischen und psychischen Verfassung der Mutter abhängig.

Brustmassage

Zur Unterstützung der Laktation und der Entleerung der Brust können Brustmassagen sehr hilfreich sein. Generell darf das Brustgewebe nicht ausgedrückt werden und es dürfen keine Schmerzen während der Massagen entstehen. Außerdem bedarf es einer gewissen Übung und Anleitung der Frau. Eine mögliche Massagemethode während des Still- oder Abpumpvorganges können stillende Frauen folgendermaßen durchführen:

- Die Frau legt ihre gestreckten Zeige- und Mittelfinger sanft am Brustansatz auf die zu behandelnde Brust.
- In kleinen kreisförmigen Bewegungen und mit leichtem Druck massiert die Frau ihre Brust punktuell.
- Spiralförmig arbeitet sich die Frau dann bis zur Areola mammae vor.
- An der Areola mammae angelangt, beginnt sie von vorne, ca. 1 cm vom ursprünglichen Ausgangsort des Brustansatzes entfernt.
- Nach dieser Massage kann sie abschließend mit der Hand nacheinander von allen Seiten – jeweils vom Brustansatz bis zur Areola mammae – ihre Brust vorsichtig ausstreichen.
- Bei der Massage oder beim Ausstreichen kann die Frau ihre Brust von unten stützen.
- Der Hautkontakt bei der Massage oder beim Ausstreichen der Brust sollte nicht unterbrochen werden.

Ernährung während der Stillzeit

Die Ernährung der Frau in der Stillzeit kann sich partiell auf die Menge und die Zusammensetzung der Muttermilch auswirken, was allerdings noch nicht wissenschaftlich belegt wurde. Stillende Mütter sollte auf ihre Beobachtungen und Erfahrungen vertrauen, und gegebenenfalls stark blähende oder säurehaltige Nahrungsmittel in geringerem Maße zu sich nehmen. Generell sollte sich eine stillende Frau ausgewogen und abwechslungsreich ernähren.

Auf Nikotin, Alkohol und andere Noxen sollten stillende Frauen nach Möglichkeit vollständig verzichten. Wegen der eisenresorbierenden Eigenschaft von Kaffee oder Schwarztee sollten diese Getränke ebenfalls nur in geringem Maße zugeführt werden. Bestimmte Getränke, z. B. Tees bestehend aus Pfefferminz, Salbei und Hibiskus oder auch sauer zubereitete Nahrungsmittel, können sich bei hoher Zufuhr negativ auf die Milchproduktion auswirken.

Bei einem Verdacht oder vorhandenen Zeichen auf eine Allergie des Kindes, z. B. Rötungen der Haut, Blähungen oder häufiges Wundsein des Babys, sollte auch der Verzehr von Kuhmilchprodukten oder exotischen Früchten eingeschränkt werden.

Bestimmte Teesorten, bestehend aus Anis, Fenchel oder anderen Kräutern, können zur Unterstützung der Milchbildung eingesetzt werden.

Trinkmenge. Da der Milchspendereflex auch von der Trinkmenge abhängt, sollte eine stillende Frau nicht über ihr normales Durstgefühl hinaus trinken. Eine Aussage wie: „Trinken Sie auch genug?", kann eine stillende Frau verunsichern und sie nötigen, mehr Flüssigkeit als nötig zu sich zu nehmen und so indirekt ihre Milchproduktion bzw. -sekretion zu verringern (S. 69).

Nahrungsmenge. Stillende Frauen werden wahrscheinlich während der Stillzeit langsam (bis 1 kg pro Monat) an Gewicht verlieren und sollten deshalb auf eine zusätzliche Diät zur Gewichtsreduktion verzichten, da hierbei die Gefahr der einseitigen Ernährung und Anhäufung von sauren Abbauprodukten in der Muttermilch wie z. B. Ketonkörpern besteht. Ein Essen über die Maßen, das sog. „Essen für Zwei", sollte ebenfalls unterbleiben, da zwar für die Laktation Energie verbraucht, aber gleichzeitig für andere Stoffwechselvorgänge aufgrund der hormonellen Umstellung weniger Energie umgesetzt wird.

Muttermilchernährung:

- Muttermilch weist gegenüber industriell hergestellter Säuglingsnahrung zahlreiche Vorteile auf, sie ist u. a. leicht verdaulich, reich an Immunglobulinen und gut verträglich.
- Unterschieden werden 3 Arten von Muttermilch: Kolostrum, transitorische Milch und reife Frauenmilch.
- Bei der Muttermilchgewinnung ist die Beachtung von Hygieneregeln und die Sicherstellung einer ununterbrochenen Kühlkette von Bedeutung.
- Die Laktation wird wesentlich beeinflusst durch die Hormone Oxytocin und Prolaktin sowie den mechanischen Reiz durch das Saugen des Kindes an der Brust.

2.5.5 Stillen

Das Stillen, also die Ernährung des Babys an der Brust der Mutter, wird von nationalen und internationalen Institutionen, wie z. B. der Nationalen Stillkommission am Robert Koch Institut oder der La Leche Liga Deutschland e. V., unterstützt und gefördert. Eine herausragende Position übernehmen die Weltgesundheitsorganisation (WHO) und das Kinderhilfswerk der Vereinten Nationen (UNICEF) zur Stillförderung.

Initiative Stillfreundliches Krankenhaus

Diese internationalen Kommissionen haben seit 1991 das Programm „Baby-Friendly Hospital Initiative" (BFHI) entwickelt, um die steigende Säuglingssterblichkeitsrate und Erkrankungen von Säuglingen, vor allem in den sog. Entwicklungsländern, durch die Unterstützung des Stillens in Krankenhäusern zu reduzieren. Seit 1992 wird die WHO und UNICEF Initiative „Stillfreundliches Krankenhaus" in Deutschland umgesetzt. Krankenhäuser, die die zehn Richtlinien der BFHI erfüllen, werden als „Stillfreundliches Krankenhaus" bezeichnet. Sie erhalten eine WHO/UNICEF-Plakette und sind an dem Bild der „Stillenden Frau" von Picasso zu erkennen.

Richtlinien. Folgende Richtlinien sollten von den „Stillfreundlichen Krankenhäusern" erfüllt werden:

- Es bestehen einheitliche Stillrichtlinien. Das Personal (Hebammen, Pflegepersonen und Ärzte) werden regelmäßig geschult.
- Die Schwangeren werden vor der Geburt ihres Kindes über das Stillen informiert und beraten.
- Die Mütter werden einheitlich von Hebammen, Pflegepersonen und Ärzten informiert.
- Das Baby wird gleich nach der Geburt angelegt.
- Die Mutter und das Kind werden nicht voneinander getrennt.
- Es besteht eine einheitliche Anleitung beim Anlegen und eine Unterstützung bei der Laktation der Mutter.
- Das Stillen wird nach Bedarf des Babys (ad libidum) gefördert.
- Das Baby erhält keine zusätzliche Säuglingsnahrung, wenn keine gesundheitlichen Gründe (z. B. bei Frühgeborenen) vorliegen.

- Es besteht keine Werbung für industrielle Säuglingsfertignahrungen.
- Um Saugverwirrungen zu vermeiden, werden keine Schnuller oder Gummisauger eingesetzt.
- Beim Verlassen erhalten die Mütter Anschriften von Stillberaterinnen und -gruppen in ihrer Umgebung.

Stillbeauftragte. Zur Unterstützung, Beratung und Hilfe der stillenden Frauen, des Babys und der betreuenden Personen in und außerhalb der Klinik sollten Stillbeauftragte (Stillberaterinnen) einbezogen werden. Stillbeauftragte werden nach dem International Board of Lactation Consultant Examiners (IBLCE) ausgebildet. Durch die interdisziplinäre Betreuung können Stillberaterinnen, Pflegende, Hebammen und Ärzte gemeinsam die Familie in ihren Bedürfnissen unterstützen.
Das Stillen hat gegenüber der Ernährung des Kindes mit Säuglingsfertignahrung den Vorrang, trotzdem sollten die Frauen, die sich noch nicht sicher sind, ob sie stillen möchten, nicht bevormundet werden. Sie sollten eine adäquate Beratung erhalten und ausführlich informiert werden. Frauen, die sich aus verschiedenen Gründen gegen das Stillen entscheiden oder nicht stillen können, sollten in ihrer Entscheidung akzeptiert und respektiert werden.

Hygiene

Entscheidet sich die Frau für das Stillen, sollten die für die Klinik bestehenden Hygienestandards miteinander besprochen werden (Bd. 3, Kap. 6). Dabei sollten folgende Kriterien berücksichtigt werden:

- Waschen der Hände vor jedem Stillen,
- sorgfältiges Desinfizieren der Hände,
- je nach Standard der Klinik Reinigen der Mamille und Areola mammae mit sterilem Wasser,
- nach dem Stillen Muttermilchreste wegen der pflegenden Wirkung auf der Mamille trocknen lassen.

Weitere Informationen über das hygienische Verhalten – auch im häuslichen Umfeld – können hilfreich sein:

- Empfehlung einer täglichen Dusche,
- Verwenden separater Handtücher für das Händeabtrocknen und das Trocknen der Brust.

Während der Stillzeit können sich Probleme seitens der Mutter (z. B. ein Milchstau) oder seitens des Kindes (z. B. die Entwicklung eines Ikterus) einstellen. **Tab. 2.1** zeigt Hilfestellungen bei möglichen Stillschwierigkeiten.

Stillpositionen

Für einen ungehinderten Stillvorgang ist die Körperhaltung des Kindes und der Mutter von Bedeutung. Das Baby sollte in verschiedenen Körperpositionen gestillt werden, da hierbei der Kieferdruck des Kindes verändert werden kann.

Umgebungsgestaltung. Zur Vermeidung von Wärmeverlusten beim Kind, insbesondere bei Frühgeborenen, und auch zur Achtung der Intimsphäre der Frau sollte während des Stillens das Kind, vor allem der Kopf, sanft zugedeckt und eine ruhige bewahrende Umgebung geschaffen werden.

Grundlegende Aspekte. Folgende grundlegende Aspekte zu Stillpositionen sollten berücksichtigt werden:

- Der Bauch des Kindes sollte den Bauch der Mutter berühren.
- Das Ohr, die Schulter und die Hüften des Kindes sollten sich in einer Geraden befinden.
- Der Kopf des Kindes sollte in physiologischer Stellung sein, d. h. er ist leicht gebeugt, fällt aber nicht nach vorne oder nach hinten.
- Das Baby wird zur Brust geführt und nicht umgekehrt.

Körperhaltung der Mutter. Die Mutter kann ihr Baby nach Belieben und nach ihrem körperlichen Befinden im Liegen oder im Sitzen stillen. Dabei sollte die stillende Frau eine für sie bequeme und entspannende Körperhaltung einnehmen können, d. h. dass:

- sie in einer sitzenden Position ihre Füße bequem abstellen kann (z. B. mittels Fußbänkchen) oder im Liegen eine bequeme Haltung einnehmen kann (z. B. durch ein kleines Kissen zwischen den angewinkelten Knien),
- ihr Rücken abgestützt wird, z. B. durch eine höhere Rückenlehne des Stuhles oder Unterstützung im Liegen mittels einer zusammengerollten Decke im Rücken,
- sie ihre Arme bequem ablegen kann (z. B. durch Unterstützung mittels eines zusammengerollten Handtuches oder Kissens),
- sie ihr Baby sicher und bequem lagern kann (z. B. mit einem sog. Corpomedkissen),

Tab. 2.1 Hilfestellungen bei Stillschwierigkeiten (nach Hoehl u. Kullick, 1998)

Ursachen	*Beobachtungsmerkmale*	*Pflegemaßnahmen*
Neugeborenes		
Icterus neonatorum	▪ Gelbfärbung der Haut ▪ Trinkunlust ▪ Schläfrigkeit	▪ das Neugeborene sollte mind. 8-mal in 24 Std. angelegt werden (das im Mekonium befindliche Bilirubin wird durch die verstärkte Darmperistaltik schneller ausgeschieden und nicht rückresorbiert)
Muttermilchikterus	▪ Zunahme der Gelbfärbung ▪ Bilirubinwerte steigen bis zum 10. Tag an	▪ evtl. kurze Stillunterbrechung ▪ abgepumpte Milch kann nach Erhitzen auf 50 °C und Abkühlen auf Trinktemperatur verwendet werden
Mutter		
Hypo- und Agalaktie	▪ geringe oder keine Milchbildung	▪ für eine ruhige und spannungsfreie Umgebung sorgen ▪ fachlich korrekt Anleiten
fehlerhafte Anleitung seelische Ursachen	▪ Niedergeschlagenheit ▪ Minderwertigkeitskomplexe	▪ Geduld und Verständnis aufbringen ▪ die Mutter ermutigen und Selbstbewusstsein aufbauen ▪ Kind ausreichend lange anlegen ▪ die Brust ein- bis zweimal wechseln, wenn das Kind nicht mehr richtig trinkt ▪ Brust ausstreichen und abpumpen, wenn das Kind nicht genügend saugt
Flach- und Hohlwarzen	▪ Flachwarzen treten durch Druck hervor ▪ Hohlwarzen verändern sich nicht durch Druck	▪ während der Schwangerschaft: Tragen eines Brustschildes, um die Brustwarze hervor zu heben ▪ Kind korrekt Anlegen, damit die Warze gedehnt wird ▪ keine Gummisauger verwenden, die zur Saugverwirrung führen können
wunde Brustwarzen Rhagaden	▪ offene, entzündete Hautstellen ▪ kleine Einrisse im Bereich von Brustwarze und Warzenvorhof	▪ Haut nur mit Wasser reinigen, zart mit sterilen Kompressen abtupfen ▪ nach dem Stillen, den letzten Tropfen Muttermilch auf der Warze trocknen lassen ▪ luftdurchlässige Stilleinlagen verwenden ▪ Warze durch Warzenschutzschild trocken halten und ein Zusammendrücken durch die Kleidung vermeiden ▪ Kind an der betroffenen Brust anlegen, um Milchstau zu vermeiden ▪ Stillhütchen nur in Ausnahmefällen benutzen, Gefahr der Saugverwirrung
Soorinfektion im Bereich der Brust	▪ wunde Hautstellen ▪ brennende Schmerzen beim Stillen	▪ Mutter und Kind mit Antimykotikum nach ärztlicher Anordnung behandeln ▪ Stillhütchen können u. U. verwendet werden
Milchstau (durch ungenügende Entleerung eines einzelnen oder mehrerer Milchgänge)	▪ sichtbare und tastbare Knoten ▪ einzelne Brustbezirke sind gerötet, gespannt und überwärmt ▪ evtl. tritt leichtes Fieber auf ▪ nach 1 – 2 Tagen sind die Erscheinungen abgeklungen	▪ Ursache muss gefunden und abgestellt werden (z. B. zu seltenes Anlegen, kein Leertrinken der Brust, zu enger Büstenhalter, Störung des Milchspendereflexes durch Stress und Überlastung) ▪ das Kind alle 2 – 3 Stunden anlegen ▪ vor dem Stillen Brust gut durchwärmen ▪ nach dem Stillen kühlende Quarkwickel anlegen (lindern durch Durchblutungsminderung) ▪ Brust so lange massieren und ausstreichen, bis die Knoten verschwunden sind
nichtinfektiöse Mastitis	▪ schmerzhafte rote Bezirke auf der Brust ▪ grippeähnliche Erscheinungen mit Fieber	▪ Maßnahmen wie bei Milchstau ▪ Wöchnerin gut beobachten

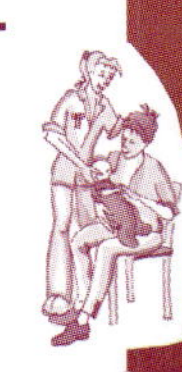

- sie ungehindert ihr Getränk während des Stillens erreichen kann.

Drei der wichtigsten Stillpositionen sind:
- Wiegehaltung,
- Rückenhaltung und
- liegende Haltung.

Wiegehaltung

In der Wiegehaltung bzw. im sog. Wiegegriff sitzt die Mutter in einer aufgerichteten Position. Das Baby liegt mit dem Kopf in der Ellenbeuge und der Rücken des Kindes wird durch den unterstützenden Unterarm seiner Mutter gehalten, so dass sich die Nase des Kindes in der Höhe der Mamille befindet. Die mütterliche Hand hält das Gesäß oder den Oberschenkel des Babys fest. Der unten liegende Arm des Kindes hängt bequem herunter oder kann leicht nach vorne gebracht werden, ohne diesen einzuengen. Das Baby kann so mit der oben liegenden Hand die Brust der Mutter berühren, was gleichzeitig eine Stimulation der Laktation bewirkt (**Abb. 2.7 a**).

Rückenhaltung

Die Mutter sitzt während der Rückenhaltung bzw. beim sog. Rückengriff in einer aufrechten oder etwas nach vorne geneigten Sitzposition. Das Baby wird mit der Hüfte an die Hüfte der Mutter gelegt und mit dem mütterlichen Unterarm am Rücken und mit der Hand am Kopf so gestützt, dass sich die Nase wiederum in Höhe der Mamille befindet; zusätzlich kann ein Kissen untergelagert werden.

Beide Arme und Hände des Kindes sind nach vorne gerichtet, die Mutter kann sich leicht nach vorne beugen und die Brust dem Baby anbieten. Anschließend sollten Mutter und Baby eine bequeme Position einnehmen, so dass der Stillvorgang nicht gestört wird. In dieser Haltung können z.B. auch Zwillinge gleichzeitig oder Frühgeborene liegend in der sog. „Football-Haltung" gestillt werden (**Abb. 2.7 b**).

Liegende Haltung

Möchte die Frau ihr Baby im Liegen stillen, so wird das Kind seitlich mit dem Bauch zum mütterlichen Bauch und der Kopf so gelagert, dass sich die Nase in Höhe der Mamille befindet. Der unten liegende Arm des Babys wird leicht nach vorne gebracht, um ein Abdrücken des Armes zu vermeiden. Um ein „Wegbewegen" des Kindes von der Brust zu verhindern, kann mittels einer Rolle (z.B. aus einem Handtuch oder einem kleinen Kissen) das Baby im Rücken und am Kopf unterstützt werden (**Abb. 2.7 c**).

Beim Stillen hat das Baby keine Schwierigkeiten, durch die Nase zu atmen. Wird die Nase des Babys trotzdem von der Brust bedeckt, sollte die Position von Schulter, Bauch, Hüfte und Kopf des Kindes überprüft und korrigiert werden.

Stillvorgang

C-Griff. Nach der Einnahme der Stillposition führt die Frau ihre freie Hand ca. 3 bis 4 cm von der Mamille entfernt unter die Brust und stützt sie, von der Seite kommend, mit Zeige-, Mittel- und Ringfinger von unten und dem Daumen von oben. Diese Haltung der Finger wird auch als „C-Griff" bezeichnet (**Abb. 2.8 a – c**).

U-Griff. Eine andere Möglichkeit bietet der sog. „U-Griff", bei dem die Frau den „C-Griff" um 90° nach unten dreht und unterhalb der Mamille die Brust unterstützt.

Ein Zusammendrücken der Brust, z.B. durch Zeigefinger und Mittelfinger, der sog. „Zangengriff", muss unterbleiben, da hierdurch das Brustgewebe geschädigt und die Milchproduktion und -abgabe stark beeinträchtigt wird.

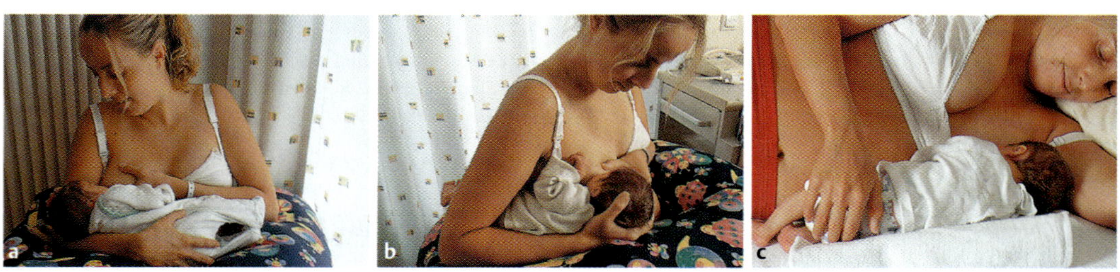

Abb. 2.7 Verschiedene Stillpositionen
a Wiegehaltung **b** Rückenhaltung **c** Liegende Haltung

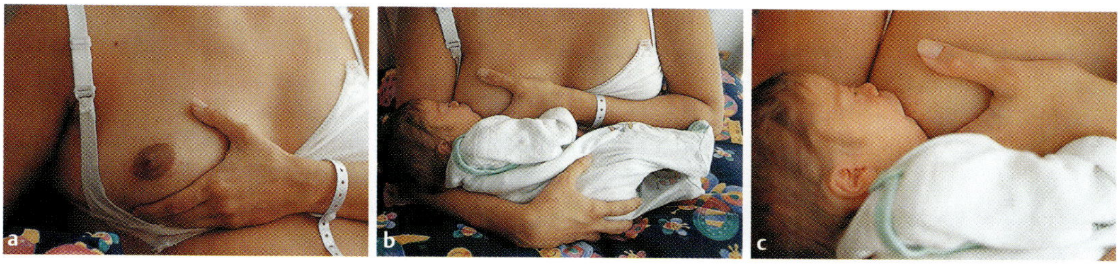

Abb. 2.8 Heranführen des Babys an die Brust und Darstellung des „C-Griffs"

Führen zur Brust. Öffnet das Baby ausreichend weit genug den Mund, so führt die Mutter das auf dem Unterarm liegende Baby zur Brust. Der Kopf des Kindes sollte so unterstützt werden, dass seine Bewegungsfreiheit nicht eingeschränkt wird.

Das Umfassen des Kopfes sollte unterbleiben, weil dadurch ein Überstrecken des Kopfes, der sog. Opisthotonus, provoziert wird und sich das Kind von der Brust wegbewegt.

Erfassen der Brust. Das Öffnen des Mundes kann die Mutter reflektorisch, also durch den Suchreflex, hervorrufen, indem sie mit der Brustwarze den Mund des Kindes berührt. Das Baby sollte den Mund soweit öffnen, dass die Lippen die gesamte Mamille und so viel wie möglich vom Warzenhof umfassen und ansaugen können, um einerseits über die rhythmischen Bewegungen der Zunge die Milchspende auszulösen, andererseits die Mamille der Mutter vor dem möglichen Druck der Zahnleisten zu schützen. Da sich die Nase des Babys in der Höhe der Mamille befindet, kann die Mamille in das obere Drittel des Mundes gesaugt werden und die Zunge unterhalb der Mamille und Areola mammae verbleiben.

Saugen. Das Saugen des Kindes erfolgt schrittweise:

- Das Brustgewebe wird von der unteren Zahnleiste und der Zunge an den Gaumen gepresst.
- Die Mamille wird nun bis zum Übergang von weichen zum harten Gaumen gesogen, wo sich auch der sog. Saugreflexpunkt befindet, und mit der hinteren Zunge am Gaumen gehalten.
- Die Bewegungen der vorderen Zunge und der unteren Zahnleiste ermöglichen nun, das die Milch aus den Milchgängen über die Mamille in den Mund gelangt und durch die Führung und Form der Zunge in den Rachenraum gelangt.
- Der Schluckreflex des Kindes wird dann durch die Milchansammlung im Rachen ausgelöst.

Lippenverschluss. Der luftdichte Verschluss des Mundes ist für den notwendigen Sog des Saugens verantwortlich und wird durch die Lippen, die Zahnleisten und die Zunge ermöglicht, die sich sehr eng an das Brustgewebe anschmiegen. Bei gestillten Kindern sind oft an der oberen Lippenmitte kleine weißliche Gewebestrukturen sichtbar, die diesen Verschluss unterstützen. Dieses Gewebe darf nicht entfernt werden und bildet sich von selbst wieder zurück.

Lösen von der Brust. Nach dem Stillen kann die Mutter den vom Kind während des Saugens entstandenen Sog durch einen sanften Druck mit dem kleinen Finger im kindlichen Mundwinkel aufheben und das Baby von der Brust vorsichtig lösen.

Stillhilfen

Mögliche Probleme beim Saugen an der Brust können bei Babys auftreten, die gestillt und zusätzlich über Flasche und Sauger mit Muttermilch oder Säuglingsfertignahrung ernährt werden (Bd. 3, Kap. 6). Da sich diese beiden Saugvorgänge unterscheiden, können Babys das Saugen an der Brust verweigern. Da beim Saugen an der Flasche kein Lippenschluss notwendig ist, kann der für das Saugen an der Brust erforderliche Lippenverschluss ausbleiben und so letztendlich kein Saugreflex beim Kind ausgelöst werden.

Bevor das Baby mit der Flasche und dem Sauger seine Nahrung erhält, sollte versucht werden, eine Art des Saugens und Schluckens, die dem Saugen an der Brust ähnelt, zu ermöglichen. So kann das Trinken ohne Sauger, insbesondere bei Frühgeborenen, z. B. aus dem Becher, mit dem Löffel, durch Einträufeln der Nahrung mittels Spritze oder Pipette oder mittels eines sog. Brusternährungssets unterstützt werden (Bd. 3, S. 185). Um eine Aspiration zu vermeiden, müssen die Babys bei diesen Formen des Eingebens der Nahrung generell in eine aufrechte Position gebracht werden.

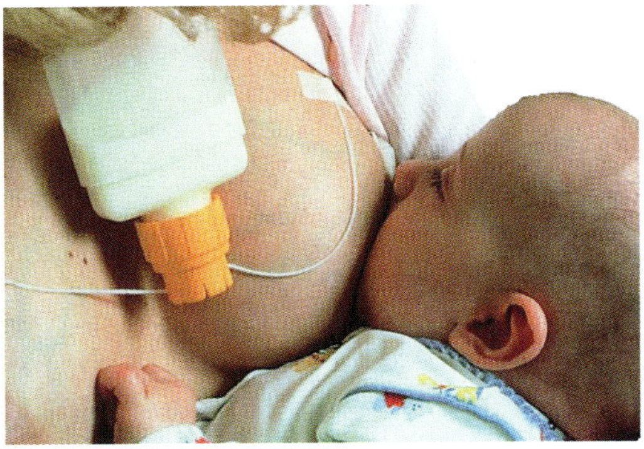

Abb. 2.9 Brusternährungsset (Firma Medela Medizintechnik)

Brusternährungsset. Dieses Set bietet für Babys, welche noch keine ausreichende Kraft zum Saugen haben (z. B. herzkranke Neugeborene) oder für Mütter, deren Muttermilchproduktion noch nicht ausreichend ist, eine Alternative zur Ernährung mit der Flasche und Sauger. Es ermöglicht gleichzeitig das Saugen an der Brust und eine zusätzliche Zufuhr von Muttermilch bzw. Säuglingsfertignahrung aus einer Flasche mit zuführenden Schläuchen, die bis zur Mamille reichen (**Abb. 2.9**). Die aufzubringende Saugkraft lässt sich individuell an der Flasche und durch unterschiedliche Durchmessergrößen der Schläuche variieren.

Brustwarzenformer. Auch durch die unterschiedlichen Formen der Brust bzw. der Mamille kann das Stillen erschwert sein. Für den Saugvorgang ist die Aufrichtung (Erektion) der Mamille von Vorteil, da das Baby diese besser mit dem Mund umfassen und anschließend ansaugen kann. Dieser Brustwarzenerektionsreflex kann durch Berührungen oder Kälte, z. B. mit einem in Wasser getränkten Tupfer reflektorisch ausgelöst werden. Zur Unterstützung der Frauen mit sog. Sonderformen der Mamille, wie Flachwarzen, Schlupfwarzen oder Hohlwarzen können Brustwarzenformer eingesetzt werden.

2.2.6 Stillen beim Frühgeborenen

Die größten Probleme, die eine Förderung des Stillens eines Frühgeborenen erschweren, ist die räumliche Trennung von Mutter und Kind und die verminderte Koordination des Such-Saug-Schluck-Reflexes. Im Vordergrund steht die Beratung und Information der Mutter bzgl. der Vorteile der Muttermilchernährung, der Muttermilchgewinnung und der Förderung der Milchproduktion (Bd. 3, S. 186). Die psycho-soziale Betreuung der Eltern spielt bei der Vorbereitung und Förderung des Stillens eine wesentliche Rolle.

Känguru-Methode. Hilfreich kann hierbei die Anwendung der Känguru-Methode sein (Bd. 3, S. 135):

- Das Frühgeborene hat direkten Kontakt zur Haut und Brust der Mutter.
- Die Mutter kann dem Bedürfnis des Saugens oder Nuckelns ihres Babys direkt nachkommen und fördert die Entwicklung der Stillreflexe.
- Die olfaktorische Stimulation durch die Muttermilch löst den Suchreflex beim Frühgeborenen aus.
- Die Laktation wird durch die Berührung des Kindes unterstützt.

Frühgeborene werden bei den ersten Stillversuchen nicht gleich richtig saugen und Muttermilch aufnehmen können, da die Stillreflexe sich erst zwischen der 32. und 34. Schwangerschaftswoche vollständig entwickeln. Zusätzlich kann das Größenverhältnis von Mamille und Mund des Frühgeborenen so ungünstig sein, dass erst einmal nur das Nuckeln an der Brust möglich ist. Des weiteren muss ein Frühgeborenes seine Atmung, das Schlucken und das Saugen an der Brust erst noch erlernen und koordinieren. Die anfänglichen Stillversuche sind wahrscheinlich von kurzer Dauer, da sich das Baby zwischendurch erholen muss. Die Stilldauer und die Stillfrequenz bestimmt das Frühgeborene.

Überwachung. Das Frühgeborene wird über den Zeitraum des Stillens kontinuierlich klinisch und apparativ überwacht. Zeigt es Zeichen einer Erschöpfung (z. B. vermehrte Herzfrequenzabfälle, Blässe, Tachypnoe, Apnoe), muss der Stillversuch abgebrochen werden. Diese Informationen sollten der Mutter weitergegeben werden, um ihr mögliche Enttäuschungen über das nicht direkte Gelingen des Stillens zu nehmen.

Voraussetzungen. Die grundlegenden Voraussetzungen für das Stillen gelten auch für das Stillen von Frühgeborenen (S. 71). Das Frühgeborene liegt z. B. auf dem rechten Unterarm der Mutter und das Köpfchen in der Hand der Mutter. Mit der linken Hand stützt die Mutter dann ihre Brust mit dem sog. „C-Griff" und dreht dann ihr Kind zur Brust.

Position. Die aufrechte, „sitzende" Position ist für Neugeborene (z. B. mit Lippen-Kiefer-Gaumen-Spalte) zur Vermeidung einer Aspiration sehr wichtig. Dabei sitzt das Baby auf dem Oberschenkel der Mutter, wird mit einer Hand oder mittels Lagerungskissen stabilisiert.

Dancer-Handgriff. Zur Unterstützung des Saugen kann die Mutter den sog. „Dancer-Handgriff" anwenden. Dabei unterstützt die Mutter gleichzeitig das Kinn des Kindes und die Brust. Die Mutter führt ihre Hand im „U-Griff" unter ihre Brust und legt ihren Zeigefinger, nachdem sich das Kind an der Brust befindet, unter das Kinn des Kindes. Mit dem Daumen auf der anderen Seite, kann sie das Kinn an der Brust halten, eventuell leicht massieren und stabilisieren.

Stillen:

- Das Stillen des Säuglings kann grundsätzlich in der Wiege- oder Rückenhaltung sowie in liegender Haltung erfolgen.
- Stillhilfen, wie z. B. Brusternährungssets, kommen bei Kindern, die den Lippenschluss nicht vollständig ausführen können bzw. deren Saugkraft noch nicht voll entwickelt ist, zum Einsatz.
- Mütter mit Sonderformen der Brustwarzen können unterstützend Brustwarzenformer einsetzen.
- Bei Frühgeborenen kann die Koordination des Such-Saug-Schluck-Reflexes und das Stillen durch die Känguru-Methode angebahnt werden.

Fazit: Der Begriff „Beratung" kennzeichnet ein interaktives und prozesshaftes Geschehen zwischen einem ratsuchenden und einem beratenden Menschen. Beratung verfolgt das Ziel, den ratsuchenden Menschen, der auch als Klient bezeichnet wird, bei der Bearbeitung einer Situation bzw. der Lösung eines Problems zu unterstützen. Dabei muss der Beratungsprozess so gestaltet sein, dass er die Eigenbemühungen des Klienten unterstützt bzw. seine Fähigkeiten zur Bearbeitung des Problems ausbaut.

Die Gestaltung des Beratungsprozesses verlangt vom Berater spezifische methodische Kenntnisse. Beruflich ausgeübte Beratungstätigkeit verlangt vom Berater neben Kenntnissen über die Gestaltung des Beratungsprozesses auch vielfältige Fähigkeiten im Bereich der Interaktion und Kommunikation. Grundlegend ist hierbei die Haltung des Beraters, die gekennzeichnet sein sollte durch Echtheit des eigenen Verhaltens, Akzeptanz und Wertschätzung des ratsuchenden Menschen sowie das Bemühen, die Situation des Klienten aus seiner subjektiven Perspektive zu betrachten. Für die Beratungsqualität sind darüber hinaus Fachwissen im Beratungsbereich und kommunikative Fähigkeiten entscheidend, die dazu beitragen, das individuelle Problem des ratsuchenden Menschen zu ergründen und Handlungsalternativen zu entwickeln, die seine individuelle Lebenswelt konsequent berücksichtigen.

Im Rahmen der pflegerischen Berufsausübung stellen beratende Tätigkeiten eine wesentliche Aufgabe von Pflegepersonen dar. Dabei lassen sich die vornehmlich im Zusammenhang mit anderen Berufsgruppen formulierten grundsätzlichen Anforderungen an die Gestaltung des Beratungsprozesses und der Beratungsbeziehung auf die Beratung in der Pflege übertragen. Auch Pflegepersonen benötigen für die Durchführung von Beratung sowohl grundlegende Kenntnisse in der Gestaltung des Beratungsprozesses als auch pflegerisches Fachwissen in ihrem Beratungsbereich.

Aufgrund der fortschreitenden Spezialisierung von Wissen in einzelnen Bereichen haben sich auch in der Pflege Spezialisten für einzelne Beratungsbereiche (z. B. in der Wund- oder Stomaversorgung) herausgebildet. Zudem sind beratende Elemente jedoch wesentlicher Bestandteil jedes Pflegeprozesses. Sie erfüllen über die konsequente Orientierung an der individuellen Situation des pflegebedürftigen Menschen und dem Einbezug emotionaler, psychischer und sozialer Aspekte in besonderem Maße zu einer umfassenden und patientenorientierten Pflege und damit einer hohen Pflegequalität bei.

Backs, S., R. Lenz: Kommunikation und Pflege. Eine Untersuchung von Aufnahmegesprächen in der Pflegepraxis. Ullstein Medical, Wiesbaden 1998

Brearley, G., P. Birchley: Beratung und Gesprächsführung bei Krankheit und Behinderung. Ullstein Mosby, Berlin/Wiesbaden 1995

Brieskorn-Zinke, M.: Gesundheitsförderung in der Pflege. Ein Lehr- und Lernbuch zur Gesundheit. Kohlhammer, Stuttgart 1996

Culley, S.: Beratung als Prozess. Lehrbuch kommunikativer Fertigkeiten. Beltz Verlag, Weinheim und Basel 1996

Klug-Redman, B.: Patientenschulung und -beratung. Ullstein Mosby, Berlin/Wiesbaden 1996

Knelange, C., M. Schieron: Beratung in der Pflege – als Aufgabe erkannt und professionell ausgeübt? Darstellung zweier qualitativer Studien aus stationären Bereichen der psychiatrischen und somatischen Krankenpflege. Pflege & Gesellschaft 5 (2000) 4 – 11

Koch-Straube, U.: Beratung in der Pflege. Verlag Hans Huber, Bern 2001

Koch-Straube, U.: Beratung in der Pflege – eine Skizze. Pflege & Gesellschaft 5 (2000) 1 – 3

Lauber, A. (Hrsg.): Grundlagen beruflicher Pflege. verstehen & pflegen, Bd. 1. Thieme, Stuttgart 2001

Nestmann, F. (Hrsg.): Beratung. Bausteine für eine interdisziplinäre Wissenschaft und Praxis. Forum für Verhaltenstherapie und psychosoziale Praxis. Bd. 37. Dgtv-Verlag, Tübingen 1997

Olbrich, C.: Patientenberatung. Ein neues Aufgabenfeld in der Pflege. Pflege aktuell Heft 6 (1995) 428 – 430

Olbrich, C.: Beratung. Eine neue Herausforderung in den Pflegeberufen. Pflegezeitschrift Heft 5 (1995) 295 – 296

Piazza, S. di: Beratung in der Kinderkrankenpflege. Pflege 14 (2001) 5 – 11

Renneke, S.: Information, Schulung und Beratung von Patienten und Angehörigen. Eine kommentierte Bibliographie deutschsprachiger Literatur für Pflegende. Kuratorium Deutsche Altershilfe, Köln 2000

Zegelin-Abt, A., Michael, J. Huneke: Grundzüge einer systematischen Patientenberatung. PR-Internet 1 (1999) 11 – 18

Ergänzende Literatur

Bachmair, S.: Beraten will gelernt sein. 2. Aufl. Beltz, Weinheim 1999

Bundesverband „Das frühgeborene Kind" e.V. (Hrsg.): Das frühgeborene Kind. 2 (1996) 23

Biesalski, H.K. u.a. (Hrsg.): Ernährungsmedizin. 2. Aufl. Thieme, Stuttgart 1999

Friedrich, Ch.: Stillpositionen. Informationsblatt Nr. 70 D. La Leche Liga Deutschland e.V., München 1994

Friedrich, Ch.: Einige Antworten auf Fragen rund um die Zusatzqualifikation IBCLC. Kinderkrankenschwester 2 (2001) 66

Henz, C.: Ganzheitliche Wochenpflege in einer Universitätsklinik. Kinderkrankenschwester 2 (2001) 59

Hoehl, M., P. Kullick (Hrsg.): Kinderkrankenpflege und Gesundheitsförderung. Thieme, Stuttgart 1998

Holtermann, B.: Ernährung Früh- und Mangelgeborener mit Muttermilch (MM) bzw. Spenderinnenmilch (SM). Kinderkrankenschwester 8 (1998) 327

Kroth, C.: Stillen und Stillberatung. Ullstein Medical, Wiesbaden 1998

Lauber, A., P. Schmalstieg (Hrsg.): Pflegerische Interventionen. verstehen & pflegen, Bd. 3. Thieme, Stuttgart 2003

Medela AG-Sonderausgabe: Lasst uns etwas Zeit. Druck-AG, Feldbach 1996

Merenstein, G., S. Gardner: Handbook of Neonatal Intensive Care. Forth Edition, Mosby-Year Book Inc., St. Louis (USA) 1998

Newman, J.: Immunschutz durch Muttermilch. Spektrum der Wissenschaft 2 (1996) 76

Rost, B., A. Otten: Ernährung im Kindesalter. Wissenschaftliche Verlagsgesellschaft, Stuttgart 1998

Stillfreundliches Krankenhaus: WHO/UNICEF Initiative „Stillfreundliches Krankenhaus". Internet: http://www.stillen.at/stillkh.htm zuletzt gesichtet am: 09.05.2002

Wiesinger-Eidenberger, G., M. Merl, L. Hohenauer: Infektionsquelle Muttermilch? Kinderkrankenschwester 1 (1998) 34

Wir Eltern-Sonderausgabe: Stillen. Vogt-Schild/Habegger Medien AG, Zürich 1999

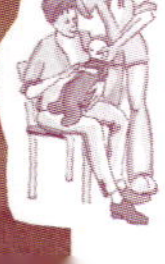

3 Kinästhetik

Eva Eißing

Übersicht

Schlüsselbegriffe

- *Interaktion*
- *Massen*
- *Bewegungselemente*
- *Parallele Bewegungen*
- *Spiralige Bewegungen*
- *Dreidimensionale Bewegungen*
- *Grundpositionen*
- *Zug*
- *Druck*

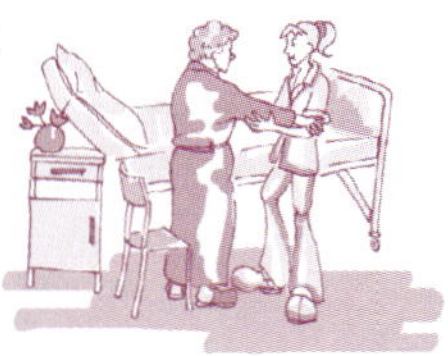

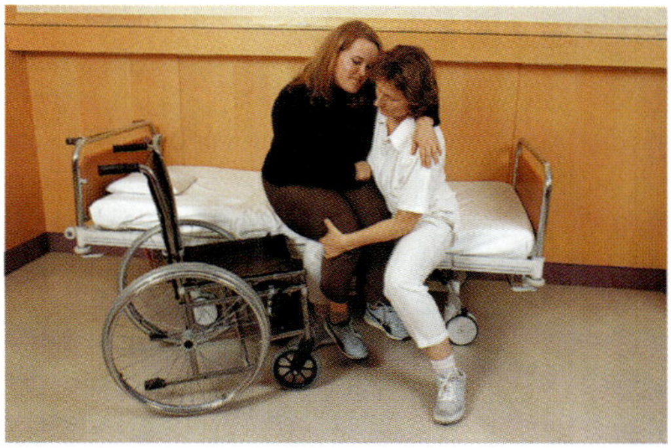

Einleitung

Der Begriff „Kinästhetik" wird gebildet aus den beiden griechischen Begriffen „kinesis" und „aisthesis". „Kinesis" heißt übersetzt Bewegung, „aisthesis" Empfindung. Kinästhetik bedeutet demzufolge die Lehre von der Bewegungsempfindung.

Der Begriff „Kinästhetik in der Pflege" geht auf die Amerikaner *Frank Hatch* und *Lenny Maiett*a zurück. Frank Hatch ist Doktor der Philosophie und hat in Verhaltenskybernetik promoviert, Lenny Maietta ist ebenfalls Doktor der Philosophie und hat in klinischer Psychologie promoviert. Basierend auf Erkenntnissen der Verhaltenskybernetik, der humanistischen Psychologie und bestimmten Formen des modernen Tanzes entwickelten sie ein kreatives Handlungskonzept für Pflegende.

Verhaltenskybernetik. Der Forschungsschwerpunkt der Verhaltenskybernetik liegt in der Wechselwirkung zwischen Bewegung durch Wahrnehmung, Lernen und Interaktion sowie deren Kontrollen. Dabei gilt der Mensch als ein sich selbst kontrollierendes und entwickelndes Rückkopplungssystem. Bezeichnet wird dies auch als Feedback-Kontrollsystem. Die motorisch-sensorischen Systeme sind miteinander gekoppelt. Das bedeutet, dass eine Veränderung des einen Systems nachfolgend andere verändert. Das Ziel ist hierbei eine Anpassung und Stabilisierung des Gesamtorganismus (Bd. 2, S. 6).

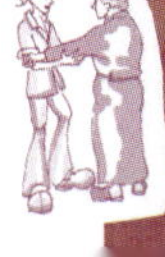

Eine falsche Oberkörperhoch-Lagerung kann die Atembewegungen des Brustkorbs behindern. Als Folge davon vermindert sich die Belüftung der Lunge. Die Minderbelüftung wirkt sich auf das gesamte Atemsystem aus und führt zu einem gestörten Kohlendioxid- und Sauerstoffaustausch. Kohlendioxidanstieg und Sauerstoffmangel erregen das Atemzentrum. Zur Wiederherstellung des Gleichgewichts reagiert das Atemzentrum darauf mit der Mobilisation der Ressourcen. Dem betroffenen Menschen wird es möglich, seine Lage so zu verändern, dass er wieder tief durchatmen kann.

In den Grundsätzen der Kinästhetik stehen Bewegungsaktivitäten, deren Erfahrungen am eigenen Körper und die Körperarbeit im Vordergrund. Nach Hatch und Maietta werden Berührung und Bewegung besonders dafür genutzt, die Bewegungsfähigkeiten des Menschen sowie sein Bewusstsein dafür zu erweitern.

In dem folgenden Kapitel werden die grundlegenden Konzepte der Kinästhetik vorgestellt, die Prinzipien der Anwendung erläutert und mit praktischen Anwendungsbeispielen vertieft. Das Infant-Handling beschreibt die Umsetzung der Kinästhetik in der Kinderkrankenpflege. Abschließend wird die Bedeutung für die Pflege herausgearbeitet.

3.1 Grundlegende Konzepte der Kinästhetik

Als Grundvoraussetzung zum Verständnis des kinästhetischen Modells setzen Hatch und Maietta die menschliche Bewegung in Beziehung zu den Funktionen des täglichen Lebens.

Die menschlichen Bewegungsmuster werden hierbei in einzelne Teile aufgegliedert, analysiert und aus verschiedenen Perspektiven betrachtet. Beim kinästhetischen Modell sind sechs Konzepte entstanden, die das komplexe Bewegungsgeschehen transparenter gestalten und neue Ansatzmöglichkeiten pflegerischer Interventionen schaffen:

1. Interaktion,
2. funktionelle Anatomie,
3. menschliche Bewegung,
4. menschliche Funktion,
5. Anstrengung als Kommunikationsmuster,
6. Gestaltung der Umgebung.

3.1.1 Interaktion

▸ *Interaktion* ist die wechselseitige Kommunikation zwischen zwei oder mehreren Menschen. Als Kommunikationsmittel werden Sprache, Gestik, Mimik, Körperhaltung, Bewegungen und Verhalten bewusst oder unbewusst eingesetzt. Für die Aufnahme von Informationen (Wahrnehmung) sind die Sinnesorgane verantwortlich.

Die Interaktionen dienen der Informationsaufnahme, deren Verarbeitung und der entsprechenden Anpassung. Die Reaktionen stellen ihrerseits Informationen für den Kommunikationspartner dar, mit denen er in gleicher Weise verfährt. Insofern ist Interaktion ein Prozess, in dem Menschen im sozialen Austausch miteinander leben und sich gegenseitig beeinflussen. Die Interaktion kann unterschiedlich ablaufen:

- **einseitig**, wenn nur einer der Beteiligten agiert (z. B. während eines Vortrages),
- **zweiseitig**, wenn ein Informationsaustausch zwischen zwei oder mehreren Gesprächsteilnehmern stattfindet.

Die Interaktionsfähigkeit eines Menschen ist von verschiedenen Faktoren abhängig. Zu den Faktoren gehören:

- Informationsangebote,
- intakte Sinnesorgane und
- Bewegungsvermögen.

Auch die Fähigkeit, wichtige Informationen von unwichtigen zu unterscheiden, beeinflusst den Kommunikationsprozess. Kommunikation wird außerdem durch die Fähigkeit des zielgerichteten Handelns beeinflusst.

Pflegebedürftige Menschen sind häufig in ihren Interaktionsmöglichkeiten eingeschränkt. Aufgabe der Pflegekraft ist in diesem Fall eine Verringerung der Einschränkungen und bei Bedarf die Suche nach alternativen Kontaktmöglichkeiten. Pflegerisches Handeln orientiert sich hierbei an vorhandenen Fähigkeiten und aktiviert und fördert diese unter Einbeziehung des Betroffenen.

Bewegungsinteraktion

Die Sinnesorgane ermöglichen einem Menschen, mit seiner Umwelt Kontakt aufzunehmen (Bd. 2, S. 4).

Der kinästhetische Sinn oder das kinästhetische System verfügt über kein spezielles Organ. Es handelt sich um eine komplexe Vernetzung innerer und äußerer Reize, die von Rezeptoren in Muskeln, Sehnen und Gelenken, dem Gleichgewichtsorgan und dem Auge aufgenommen und gemeinsam verarbeitet werden.

Körperliche Bewegungen können mit dem Auge gesehen werden. Wenn die Bewegungen Geräusche verursachen, können sie auch gehört werden. Am intensivsten nimmt der Mensch Bewegung durch direktes Berühren wahr. Direkte Berührung bringt zwei Menschen so nah zueinander, dass sie gleichzeitig die eigene Bewegung und die des Berührten spüren. Unmittelbar folgt eine wechselseitige Rückmeldung, denn bei Impulsen über Berührungen werden Bewegungsanpassungen wesentlich schneller vorgenommen als durch sprachliche Anweisungen. Beide Personen müssen allerdings in diesem Fall die Fähigkeit besitzen, das individuelle Bewegungsverhalten der anderen Person wahrzunehmen.

Bewegungselemente

Bewegungsinteraktionen lassen sich differenzieren durch die ▸ *Bewegungselemente*:

- Raum,
- Kraftaufwand und
- Zeit.

Durch die Differenzierung wird eine gezielte Wahrnehmung und Anpassung an die Fähigkeiten des bewegungseingeschränkten Menschen möglich. Dadurch wird eine höhere Effizienz bei der Unterstützung erreicht. Eine Synchronisation der Bewegung zwischen Pflegeperson und pflegebedürftigem Menschen ermöglicht eine gleichzeitige Bewegung. Passt sich die Pflegeperson z. B. während der Mobilisation der Geschwindigkeit der hilfsbedürftigen Person an, gibt sie sich und ihr die Möglichkeit der gleichzeitigen Bewegung.

Interaktionen ermöglichen eine Informationsaufnahme, ihre Verarbeitung und eine entsprechende Anpassung. Bewegungsinteraktionen können durch die Bewegungselemente Raum, Kraftaufwand und Zeit differenziert werden, ermöglichen die gezielte Wahrnehmung und Anpassung und eine höhere Effizienz bei der Unterstützung bewegungseingeschränkter Menschen.

Raum. Jede Bewegung beansprucht einen Raum, in dem sie stattfinden kann. Der Begriff „Raum" bedeutet dreierlei:

- Ort der Interaktion,
- zu überwindende Entfernungen und
- Eigenschaften der Umgebung.

Die Pflegende achtet darauf, ob der Betroffene die Bewegungsanweisung verstanden hat und ob er mit seinen Bewegungsfähigkeiten in der Lage ist, die Anweisung umzusetzen. Bewegungseingeschränkte Menschen entwickeln häufig Angst vor mobilisierenden Maßnahmen und reagieren mit Gegenbewegungen. Die Pflegeperson kann durch körperlichen Kontakt zur hilfsbedürftigen Person einen ungestörten oder gehemmten Bewegungsfluss ermitteln und dann durch aktive Bewegungsinformationen lenkend eingreifen. Die pflegerische Handlung wird zusätzlich durch verbale Informationen unterstützt.

Kraftaufwand. Letztlich können Bewegungen nur durch den Einsatz von Kraftanstrengung durchgeführt werden. Diese ist gekennzeichnet durch:

- Quantität (wie viel Kraft muss aufgewendet werden?),
- Qualität (welche Kraft wird angewendet, ziehen oder drücken?),
- Richtung (wohin wirkt die Kraft?) und
- Ort (worauf wird die aufgewendete Kraft gelenkt?).

Zeit. Bewegungsabläufe werden i. d. R. so organisiert, dass sie sich unter Einbeziehung der Bewegungselemente der jeweiligen Funktion automatisch anpassen. Bewegungsstörungen, die aufgrund von Lähmungen oder Schmerzen hervorgerufen werden, behindern den normalen Bewegungsablauf. Hier ist es sinnvoll, den gestörten Bewegungsablauf möglichst vorher zu analysieren und Bewegungen gemeinsam neu zu planen. Dabei reicht es oft aus, eines der Bewegungselemente zu verändern. Eine Änderung der zeitlichen Dimension kann z. B. vorhandene Ressourcen mobilisieren. Dadurch kann eine befriedigende Bewegungslösung erreicht werden.

Die verschiedenen Interaktionsformen dienen dem gezielten Wahrnehmen und Einschätzen von Bewegungsabläufen. Je genauer die Anpassung an die räumlichen, kraftdynamischen und zeitlichen Aspekte der Bewegungsinteraktionen erfolgt,desto harmonischer sind die Interaktionsformen. Die Durchführung zweckmäßiger aufeinander abgestimmter Bewegungsabläufe helfen dem Betroffenen, sich selber zu kontrollieren, seine Ressourcen zu nutzen, seine Bewegungsfunktionen zu verbessern oder neue Bewegungsfähigkeiten zu erlernen.

Auf diese Weise wird seine Selbstständigkeit und seine gesamte gesundheitliche Entwicklung gefördert. Zudem können Ängste vor Schmerzen, die oft zu eingeschränkten Bewegungsabläufen führen, leichter überwunden werden und langsam eine Bewegung von einer Schonbewegung wegtrainiert werden. Dadurch wird das Selbstvertrauen in die eigenen Bewegungsfähigkeiten gestärkt.

Kinästhetik und Interaktion:

- Interaktion ist eine wechselseitige Kommunikation und findet verbal und nonverbal statt.
- Interaktion kann einseitig (= Frontalvortrag) oder zweiseitig (= Austausch zwischen ein und mehr Personen) stattfinden.
- Die Interaktionsfähigkeit ist abhängig von den Informationsangeboten, den intakten Sinnesorganen und dem Bewegungsvermögen.
- Eine Differenzierung der Bewegung ist über die Bewegungselemente Raum, Kraftanstrengung und Zeit möglich.
- Die Bewegungselemente Raum, Kraftaufwand und Zeit, ermöglichen eine gezielte Wahrnehmung und Anpassung. Dadurch können Ressourcen genutzt werden, Bewegungsfunktionen verbessert und neue Bewegungsfähigkeiten erlernt werden.
- Ziel ist eine Förderung der Selbstkontrolle, der Eigenständigkeit und des Selbstvertrauens des pflegebedürftigen Menschen.

3.1.2 Funktionelle Anatomie

Um die Bewegungsfähigkeiten einschätzen und ihre Funktionen wirkungsvoll unterstützen zu können, ist es erforderlich, sich mit der Anatomie und Physiologie des Menschen auseinander zu setzen. Der menschliche Körper wird in der Kinästhetik unterteilt in:

- Massen und
- Zwischenräume.

Massen

Die ▸ *Massen* werden aus Knochen und Muskeln gebildet. Die Knochen sind die festen Teile. Sie haben die Aufgabe, das Körpergewicht zu tragen und an die Unterstützungsfläche z. B. an andere Massen oder den Boden abzugeben.

Die Bewegungsabläufe organisieren sich unter ökonomischen Gesichtspunkten. Dadurch wird eine optimale Verteilung und Abgabe des Körpergewichtes an Unterstützungsflächen erreicht (S. 123). Außerdem kann das Gesamtkörpergewicht getragen werden. Dagegen führt eine Fehlbelastung der Muskeln, z. B. bei Pflegepersonen durch Heben und Tragen, zu einer Einschränkung der Muskelfunktionen. Als Folge davon werden die Knochen nicht richtig bewegt. Schmerzhafte Muskelverspannungen und Muskelverhärtungen sind die Folge einer solchen Überanstrengung.
Insgesamt gibt es sieben Massen (**Abb. 3.1**):

- Kopf,
- Brustkorb,
- Becken,
- zwei Arme und
- zwei Beine.

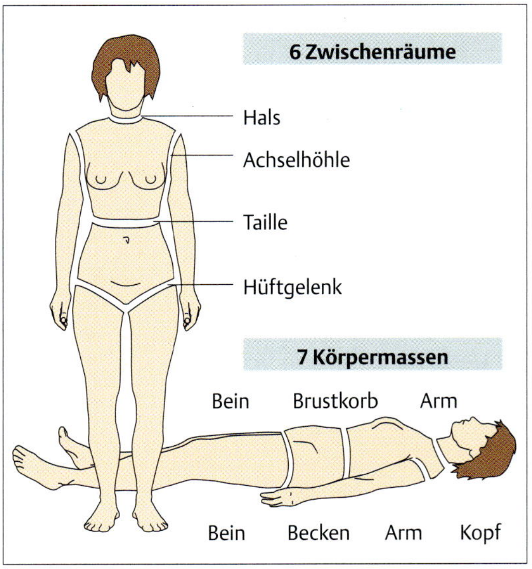

Abb. 3.1 In der Kinästhetik wird der menschliche Körper in sieben Körpermassen und sechs Zwischenräume eingeteilt.

Zwischenräume

Die Aufgabe der ▸ *Zwischenräume* besteht darin, das Gewicht der starren Massen an die nächste Masse beziehungsweise Unterstützungsfläche weiterzuleiten.

Zwischen den Massen befinden sich sechs ▸ *Zwischenräume*:

- im Halsbereich,
- an den Schultergelenken,
- in der Taille und
- an den Hüftgelenken.

Zusammenspiel von Massen und Zwischenräumen

Es ist sinnvoll die Massen nicht gleichzeitig, sondern nacheinander zu bewegen. Geschieht dies im Gleichgewicht mit den anderen Massen, erscheint das Gewicht schwerelos.

Die Pflegeperson braucht nur noch die Massen mit ihren Händen zu unterstützen und einzeln von einer Stelle zur anderen bewegen. Auf diese Weise entfällt das klassische „Heben" und „Tragen". Blockieren Muskelverspannungen, Lagerungshilfsmittel oder helfende Hände die Zwischenräume, wird die Bewegungs- und Anpassungsfähigkeit des Menschen verringert oder ganz aufgehoben. In diesem Fall verlagert sich das Gewicht wieder auf die bewegende Person.

Orientierung

Neben den Bewegungsfunktionen im Zusammenspiel der Massen und Zwischenräume spielt die Orientierung eine große Rolle. Wir differenzieren bei der funktionalen Anatomie die:

- Orientierung im Raum und
- Orientierung im Körper.

Orientierung im Raum

Der Raum bleibt immer gleich. Die Begriffe „oben", „unten", „rechts" und „links" sind klar definiert. Beim menschlichen Körper gleichen sich die Begriffe nur, solange der Körper sich aufrecht sitzend oder stehend in dem Raum befindet. Wird die sitzende oder stehende Position in eine liegende verändert, tritt eine Änderung der Wahrnehmung ein. Die Wahrnehmungen für „oben" und „unten" ändern sich nicht. Allerdings wird die Beziehung zum Raum unterschiedlich wahrgenommen.

Der menschlichen Körper empfindet „oben" und „unten" als eine Linie, die parallel zur Schwerkraft verläuft. Der höchste Punkt ist die obere Schädelwölbung am Kopf, der unterste die Spitze der längsten Zehe.

Orientierung im Körper

Bei der Wahrnehmung des Körpers befindet sich die Mitte auf der Hälfte zwischen dem obersten und tiefsten Punkt auf der Höhe von Schambein und Hüftgelenken. Die Wirbelsäule teilt den Körper in rechts und links. Die Vorderseite des Körpers wird als vorne, die Hinterseite als hinten wahrgenommen. Dies dient nicht nur der Orientierung. Zwei wichtige Aufgaben werden damit erfüllt:

- Auf der Vorderseite befinden sich vorwiegend Beugemuskeln, mit denen Funktionen ausgeführt werden können.
- Die Rückseite besteht hauptsächlich aus Streckmuskulatur. Sie wird benötigt, um den Körper und seine Massen in einer stabilen Position zu halten.

Das Gewicht der Massen wird über die Rückseite durch den Körper zur Unterstützungsfläche geleitet. Die Begriffe „oben", „unten", „vorne", „hinten", „rechts" und „links" ändern sich nicht für denjenigen, der sich in einer liegenden Position befindet. „Oben" bleibt für die wahrnehmende Person immer kopfwärts.

Zu Missverständen kann es dann kommen, wenn zwei Menschen miteinander kommunizieren, die sich in verschiedenen Positionen befinden:

- Die Pflegende steht aufrecht und weist den bettlägerigen Menschen an, seinen Körper nach oben zu bewegen.
- Der Begriff „oben" bedeutet für den bettlägerigen Menschen kopfwärts, für die Pflegende die Richtung zur Zimmerdecke.

Die Kenntnisse über die funktionelle Anatomie helfen Pflegenden, Bewegungsabläufe bewusst zu analysieren. Durch die funktionalen Bewegungsabläufe werden Kräfte gespart. Die Unterscheidung zwischen Orientierung im Raum und Orientierung im Körper ermöglicht Pflegekräften, bewegungseingeschränkte Menschen klar und eindeutig zu bewegen und anzuleiten, ohne die Menschen zusätzlich zu verwirren.

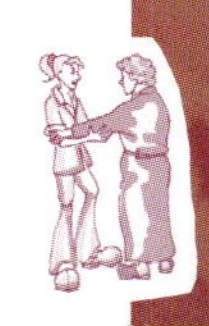

3.1.3 Menschliche Bewegung

Bewegungsbereiche

Der Bewegungsspielraum der Massen und Zwischenräume ist unterschiedlich. Das kinästhetische Modell unterscheidet zwischen zwei Bereichen:

- **stabil:** Die Massen sind aufgrund ihrer tragenden Funktion stabil. Somit sind Bewegungen nur begrenzt möglich
- **instabil:** Die Zwischenräume ermöglichen Bewegungen in verschiedenen Richtungen und sind instabil.

Manche Bewegungsabläufe (z. B. Aufstehen, **Abb. 3.2**) benötigen bei ihrer Durchführung beide Funktionen. Sie sind so aufeinander abgestimmt, dass gleichzeitig (stabile) Haltungs- und (instabile) Transportbewegungen möglich sind.

Bewegungsformen

Entsprechend der Bewegungsfunktionen können verschiedene Bewegungen durchgeführt werden:

- parallele,
- spiralige (d. h. drehend) oder
- dreidimensionale.

Parallel. Die ▸ *parallelen Bewegungen* sind zweidimensional z. B. nach vorne und hinten oder nach oben und unten. Sie werden vorwiegend für Haltungsbewegungen beansprucht und erfordern Kraft.

Spiralig. Für Transportbewegungen sind ▸ *spiralige Bewegungen* effektiver. Dabei werden die Gewichte der Massen nacheinander in aufsteigenden oder absteigenden Zirkelbewegungen verlagert und weitergeleitet. Die spiraligen Bewegungen erfordern wenig Krafteinsatz und sind daher besonders für bewegungseingeschränkte oder schwache Menschen geeignet (s. **Abb. 3.2**).

Dreidimensional. Die ▸ *dreidimensionalen Bewegungen* sind durch eine aufeinander abgestimmte Verknüpfung von Transport- und Haltungsbewegungen möglich.

3.1.4 Menschliche Funktion

Unter kinästhetischen Gesichtspunkten ist eine menschliche Funktion das Ergebnis von zielgerichteten Haltungs- und Transportbewegungen des menschlichen Körpers.

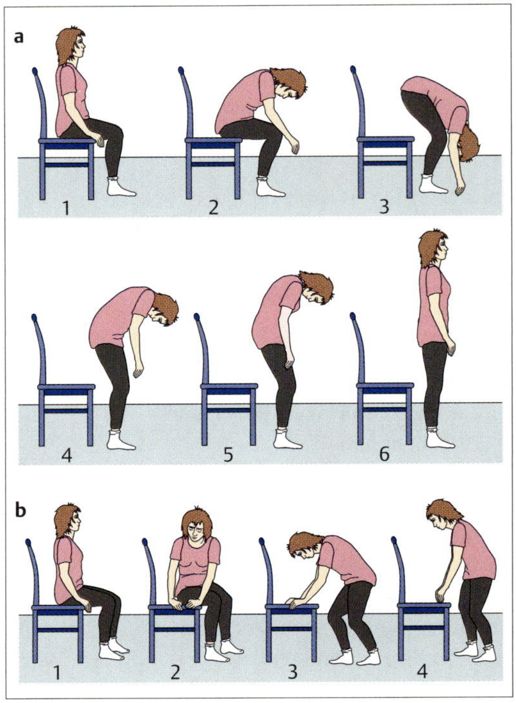

Abb. 3.2 Der Bewegungsablauf zwischen
a parallelen Bewegungen und
b spiraligen Bewegungen wird am Beispiel „Aufstehen vom Stuhl" deutlich

Es ist unvermeidbar, dass der Körper sich in irgendeiner Position befindet und das Gewicht seiner Massen auf einer Unterstützungsfläche ruht. Im gesunden Zustand bereitet es keine Schwierigkeiten zu liegen, zu sitzen oder zu stehen und jeweils diese Positionen bei Bedarf zu ändern. Im Krankheitsfall können manche Haltungs- oder Lageänderungen nicht mehr oder nur mit Schmerzen durchgeführt werden.

Grundpositionen. Insgesamt gibt es sieben ▸ *Grundpositionen* (**Abb. 3.3**):

1. Rückenlage,
2. Bauchlage mit Ellenbogenstütz,
3. Sitzen,
4. Knien auf allen Vieren (Vierfüßlerstand),
5. Einbein-Kniestand,
6. Einbeinstand und
7. Zweibeinstand.

Spiralige Bewegungen können wie bei einem Zickzackmuster aufeinanderfolgen, wodurch von einer zur nächsten Grundposition gelangt werden kann.

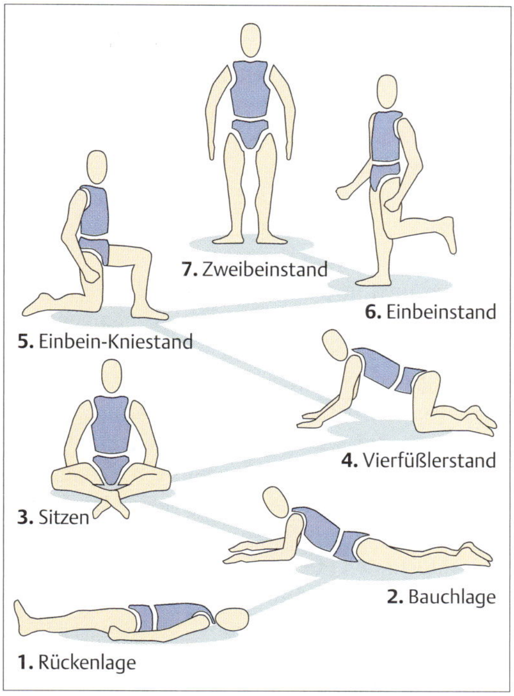

Abb. 3.3 Die sieben Grundpositionen (nach Hatch/Maietta).

Stapeln der Massen. Durch Stapelung der Massen wird Gewichtsverlagerung in drei Dimensionen möglich. Die Muskeln einer Körperseite werden angespannt, so dass sie Massen tragen können. Die andere, nicht angespannte Körperseite ist entlastet und kann dadurch leicht bewegt werden. Auf diese Weise kann das Gewicht verschoben werden:

- vom Rücken auf den Bauch,
- vom Brustkorb auf das Becken,
- vom Becken auf die Knie und
- von den Knien auf die Füße.

Die Rückenlage ist die erste Position und die einfachste. Alle sieben Massen werden gleichmäßig auf die Auflagefläche (Bett oder Boden) verteilt und gestützt. Beim Aufrichten wird das Gewicht auf die jeweils tiefer liegenden Massen verlagert. Gleichzeitig verringert sich die Unterstützungsfläche für das Gewicht der Massen von Position zu Position. Dadurch werden die Grundpositionen von der ersten bis zur siebten immer instabiler. Werden die Grundpositionen in absteigender, also von Position sieben bis zur Position eins, durchgeführt, gelangt man leicht und ohne Anstrengung vom Stand in die Liegeposition.

Bewegungseingeschränkte Menschen können einige Grundpositionen und die Bewegungen dazwischen nutzen, um ihre Fähigkeiten zu erweitern.

Die Grundpositionen unterstützen je nach Bedarf die Haltungs- oder die Fortbewegung:

- **Haltungsbewegung:** Die Sitzposition, der Einbein-Kniestand und der Zweibeinstand sind stabil, weil das Gewicht auf den zentralen Massen des Körpers getragen wird. Sie unterstützen die Haltung.
- **Fortbewegung:** Die Bauchlage, der Vierfüßlerstand und der Einbeinstand sind instabil, da das Gewicht in diesen Positionen durch die Extremitäten getragen wird. Sie sind eher für die Fortbewegung geeignet. Das Gewicht kann von der Extremität der einen Körperseite auf die Extremität der anderen Körperseite verschoben werden. Die freie Körperseite kann sich bewegen.

Das Prinzip der Gewichtsverlagerung in Kombination mit Spiralbewegungen kann in unterschiedlichen Mobilisationssituationen angewendet werden, z. B. beim Höherrutschen im Bett oder beim Transfer vom Bett in den Stuhl.

Funktionelle Anatomie, menschliche Bewegung und Funktion:

- Der Körper besteht aus sieben Massen: Kopf, Brustkorb, Becken, je zwei Armen und Beinen.
- Zwischen den Massen befinden sich sechs Zwischenräume: im Halsbereich, an den Schultergelenken, in der Taille und an den Hüftgelenken.
- Die Orientierung wird in der funktionellen Anatomie differenziert in Orientierung im Raum und im Körper.
- Der Bewegungsspielraum wird in stabile (= Massen) und instabile (= Zwischenräume) Bereiche eingeteilt.
- Durchgeführt werden können parallele, spiralige und dreidimensionale Bewegungen. Die parallelen Bewegungen erfordern Kraft und werden für Haltungsbewegungen benötigt. Die spiraligen Bewegungen erfordern wenig Kraft und werden für Transportbewegungen benötigt (Verlagerung von Gewicht und Masse).
- Das Ergebnis der menschlichen Funktion sind zielgerichtete Haltungs- und Transportbewegungen, um Positionen zu verändern. Insgesamt gibt es sieben Grundpositionen: Rückenlage, Bauchla-

ge mit Ellbogenstütz, Sitzen, Vierfüßlerstand, Einbein-Kniestand, Einbeinstand und Zweibeinstand.
- Die Haltung wird unterstützt durch Sitzposition, Einbein-Kniestand und Zweibeinstand.
- Die Fortbewegung wird unterstützt durch Bauchlage, Vierfüßlerstand und Einbeinstand. Hier erfolgt eine Kombination zwischen spiraliger Bewegung und Gewichtsverlagerung.

3.1.5 Anstrengung als Kommunikationsmuster

Im berührungsgelenkten Kontakt mit anderen Menschen werden gemeinsame Bewegungen durch die Anstrengungsformen ▸ *Zug* oder ▸ *Druck* ausgeführt.

Anwendung. Die Anwendung von Zug und Druck bedeutet: Jeder Teilnehmer drückt bestimmte Körperteile des anderen von sich weg oder zieht sie zu sich heran. Eine Bewegung entsteht immer dann, wenn die eine Person der Spannung des Ziehens oder dem Druck der anderen Person nachgibt. Beim Aufstehen zieht z. B. eine Pflegeperson die hilfsbedürftige Person aus einer Sitzposition zu sich heran oder hoch, indem sie den Oberkörper und die Arme unterstützt. Beim Hinsetzen dagegen drückt sie seine Schultern und den Brustkorb in Richtung Sitz- und Rückenfläche.
Auch innerhalb unseres Körpers stehen die einzelnen Massen in ziehenden und drückenden Wechselspielen zueinander, um Bewegungen ausführen zu können:
- Der Kopf sitzt (Druck) auf der Wirbelsäule,
- der Brustkorb hängt (Zug) mit Hilfe seiner Rippen seitlich an der Wirbelsäule,
- die Arme hängen seitlich vom Brustkorb,
- das Becken ist gegen die Wirbelsäule verstrebt,
- die Beine sind gegen das Becken verstrebt.

Obwohl mit allen Massen beide Anstrengungsformen möglich sind, sind ziehende Bewegungen besonders effektiv mit den hängenden Körperteilen, drückende Bewegungen dagegen mit den verstrebten. Meist wird eine Kombination beider Aktionen benutzt: Um z. B. einen Menschen aus der Liegeposition im Bett aufzusetzen wird am Brustkorb gezogen und gleichzeitiges gegen das Becken gedrückt.

Zwischen Pflegeperson und bewegungseingeschränktem Menschen soll die Gewichtsverteilung im Gleichgewicht sein. Durch sorgfältige Wahrnehmung und Anpassung der eigenen Bewegungen in Relation der zu spürenden Anstrengung der mitbewegenden Person können Einschränkungen überwunden und neue Fähigkeiten erlernt werden.

3.1.6 Gestaltung der Umgebung

Menschen bewegen sich i. d. R. in ihrer Umgebung und passen sich ihr an. Aktivitäten und Transferleistungen werden dadurch mit der geringsten Anstrengung durchgeführt.

Bewegungseingeschränkte Menschen können sich oftmals nicht mehr ihrer Umgebung anpassen und werden passiv. Menschen, die ihre Beine nur noch mit Schmerzen und Mühe anheben können, vermeiden z. B. das Baden in der Badewanne, obwohl sie gerne baden würden. Pflegepersonen helfen oft pflegebedürftigen Menschen beim Transfer aus dem Bett, indem sie die Menschen heben und tragen. Dadurch erfolgt eine Fehlbelastung von Muskeln und Knochen bei den Pflegepersonen und der pflegebedürftige Mensch wird zudem nicht aktiv in den Bewegungsprozess einbezogen.

Umgebung anpassen. Beim kinästhetischen Modell soll die Umgebung so gestaltet werden, dass wenig Anstrengung seitens des betroffenen Menschen erforderlich ist. Dadurch kann der Betroffene leichter an der Bewegung teilnehmen. Die Pflegeperson braucht die Bewegungen nur noch zu unterstützen. Das bedeutet, dass z. B. vor dem Aufstehen ein zu hohes Bett niedriger gestellt wird oder die Fußauflagenflächen erhöht werden. Auch das Badezimmer, das Schlafzimmer, das Auto eines Rollstuhlfahrers soll so verändert werden, dass die gewünschten Aktivitäten und Transferleistungen mit der geringsten Anstrengung durchgeführt werden können.

Vorgehensweise festlegen. Die Vorgehensweise wird hierzu vorher gemeinsam schrittweise durchdacht und festgelegt. Außerdem ist vorher die Unterstützung durch Hilfsmittel zu klären. Hilfsmittel sollen für den Betroffenen oder die Pflegeperson leicht zu handhaben sein. Auf diese Art werden nicht nur Bewegungen erleichtert, auch das Verletzungsrisiko für die Pflegeperson wird verringert.

Zwischenräume frei lassen. Beim liegenden Menschen ist es wichtig, alle Massen zu unterstützen und die Zwischenräume frei zu lassen. Werden Zwischenräume z. B. durch Kissen oder Halten unterstützt, werden sie fixiert und in diesen Bereichen unbeweglich. Den gleichen Effekt lösen weiche Matratzen aus. Wenn der Mensch tief in die Matratze sinkt, werden die Zwischenräume fixiert. Das ist einer der Gründe, warum der Einsatz von superweichen Matratzen kontrovers diskutiert wird. Einerseits tragen die superweichen Matratzen aufgrund der Auflagenvergrößerung zur Dekubitusprophylaxe bei, andererseits verhindern sie Restmobilitäten bei einem bettlägerigen Menschen.

3.2 Prinzipien der Anwendung

Es werden unterschieden:
- grundlegende Anwendungsprinzipien,
- allgemeine Anwendungsprinzipien und
- spezielle Anwendungsprinzipien.

3.2.1 Allgemeine Anwendungsprinzipien

Allgemeine Anwendungsprinzipien sind übergeordnet und werden bei jeder Bewegungsinteraktion mit einbezogen. Zu den allgemeinen Prinzipien gehören:
- nicht bewegen, sondern unterstützen,
- individuelle Bewegungsfähigkeiten wahrnehmen,
- eigene Bewegungen an die der hilfsbedürftigen Person anpassen,
- Berührung als Interaktionsform nützen.

Unterstützen. Die Pflegenden bewegen nicht, sondern unterstützen die Bewegungen des bewegungseingeschränkten Menschen. Dadurch helfen sie den Betroffenen, ihre Bewegungen zu organisieren und deren Selbstkontrolle zu unterstützen.

Individuelle Bewegungsfähigkeiten. Bewegungsabläufe sind individuell und auch bei ein und demselben Menschen zu unterschiedlichen Zeitpunkten nicht gleich. Die Mobilisationsmöglichkeiten sind z. B. bei Rheumakranken morgens durch die schmerzhafte „Morgensteifigkeit" der Gelenke erheblich erschwert. Am Nachmittag dagegen sind sie leichter. Das bedeutet, dass kinästhetisches Handeln nicht unreflektiert angewendet werden darf. Im Vordergrund steht das Wahrnehmen individueller Bewegungsfähigkeiten sowie das gemeinsame Erarbeiten bestimmter Bewegungselemente. Es entscheidet immer der Zustand des Betroffenen, in welchem Umfang Bewegungen und Transfers durchgeführt werden können.

Anpassen. Wenn von zwei Teilnehmern einer der beiden in seiner Bewegungsfähigkeit eingeschränkt ist, passt sich der „stärkere" dem „schwächeren" an, damit fließende Bewegungen möglich werden. Das bedeutet, dass sich die unterstützende Person den Bewegungen der hilfsbedürftigen Person anpasst.

Berühren. Bei der Kinästhetik ist das Berühren die wichtigste Interaktionsform. Beim Berühren werden von den Beteiligten gleichzeitig Informationen ausgetauscht, die zudem eindeutig und klar sind und sofort Einfluss auf das Handeln des anderen nimmt. Verbale Ansprache sichert die Verständlichkeit.

3.2.2 Spezielle Anwendungsprinzipien

Folgende spezielle Handlungsanweisungen fassen die Grundsätze der kinästhetischen Konzepte zusammen:
- Gestalten der Umgebung,
- präzise Absprache,
- Körperhaltung der Pflegeperson,
- Synchronisieren der gemeinsamen Bewegungen und
- Bewegen der Massen.

Gestalten der Umgebung

Die Umgebung wird so gestaltet, dass wenig Anstrengung nötig ist. Dadurch kann der Betroffene an der Bewegung leichter teilnehmen.

Ist z. B. das Bett für den bewegungsbeeinträchtigten Menschen zu hoch, wird entweder das Bett erniedrigt oder die Fußauflage erhöht, damit der Boden unter den Füßen spürbar wird.

Beim Transfer vom Bett in den Stuhl oder Rollstuhl werden vorher die dazu erforderlichen Bewegungen schrittweise überdacht. Wichtig sind ferner Überlegungen wie der Stuhl positioniert wird, damit der Transfer ungehindert durchgeführt werden kann. Auch die räumliche Umgebung (Badezimmer, Schlafzimmer) soll so verändert werden, dass die gewünschten Aktivitäten, z. B. Transfer in die Badewanne leichter und mit geringer Anstrengung ablaufen kann. Hilfsmittel, z. B. in der Wand befestigte Haltegriffe, können dabei eine wertvolle Hilfe darstellen.

Präzise Absprache

Zwischen den beteiligten Personen wird vor Beginn der kinästhetischen Maßnahme eine präzise Absprache getroffen, um einen reibungslosen Ablauf zu ermöglichen.

Um Missverständnisse während der Durchführung zu vermeiden, muss eine klare Absprache über wie, wohin, was, wann und womit passieren soll erfolgen. Die Pflegeperson muss sich davon überzeugen, dass der pflegebedürftige Mensch die geplante Pflegehandlung verstanden hat.

Körperhaltung der Pflegeperson

Die Körperhaltung der Pflegeperson soll eine Synchronisation der Bewegungen ermöglichen. Rückenschonende Prinzipien sind dabei zu beachten.

Die Pflegeperson steht häufig frontal zum Bett vor dem Pflegebedürftigen. Eine möglichst breite Schrittstellung vergrößert ihre eigene Unterstützungsfläche und ermöglicht parallele Bewegungen der Beteiligten am Bett. Beugungen im Knie- und Hüftgelenk gestatten Vorwärts- und Rückwärtsschritte. Dadurch werden unterstützende Bewegungen durch eigene Gewichtsverlagerung möglich.

Synchronisieren der gemeinsamen Bewegungen

Synchronisation von Bewegungen bedeutet, die Pflegeperson passt sich den zeitlichen, räumlichen und kraftdynamischen Aspekten der zu unterstützenden Menschen interaktiv an.

Beim gemeinsamen Bewegen werden permanent Bewegungsinformationen gespürt und ausgetauscht. Dabei werden gleichzeitig sowohl Bewegungsfähigkeiten als auch Einschränkungen der zu unterstützenden Person erfasst. Die Pflegeperson spürt den Muskeltonus und kann Widerstände des bewegungseingeschränkten Menschen spüren. Sie hilft dem Menschen, seine eigene Schwerkraft neu zu organisieren. Dabei bewegt sie sich vom Gewichtswiderstand weg (= hängende Beziehung) oder darauf zu (= verstrebte Beziehung). Auf diese Art werden Bewegungen synchronisiert.

Bewegen der Massen

Bewegungen werden durch das Bewegen der Massen unterstützt. Wenn die Zwischenräume blockiert sind, können die angrenzende Massen nicht bewegt werden. Deshalb muss die helfende Person immer die Massen greifen und sie über die Zwischenräume bewegen oder besser noch bewegen lassen.

Stapeln der Massen

Je nach Bewegungsintention soll schrittweise immer erst die oberste Masse bewegt werden, dann die darunter liegende. Dabei ist darauf zu achten, dass das Gewicht der Massen direkt auf eine unterstützende Auflagefläche abgegeben wird wie z. B. der Kopf an den Brustkorb, der Brustkorb an das Becken usw. Als Unterstützungsflächen bieten sich die einzelnen Massen, aber auch die Bettoberfläche oder der Boden an. Hilft man einem Menschen, der auf dem Boden sitzt, beim Aufstehen durch Hochziehen in Richtung Zimmerdecke, werden dabei die Massen Brust mitsamt der Arme und dem Kopf von der Auflagefläche Becken weggezogen. Dabei verlagert sich das Körpergewicht der hilfsbedürftigen Person auf das Becken bzw. den Rücken der helfenden Person und belastet diese. Es gilt, das Körpergewicht der hilfsbedürftigen Person in Richtung seines Beckens und seiner Füße zu verschieben.

Bewegen in Spiralen

Bewegen in Spiralen bedeutet stapeln der Massen in drei Dimensionen. Sie können rund aber auch in Zickzackform verlaufen. Es sind dabei immer Muskeln einer Körperseite angespannt, die die Massen tragen. Die andere, nicht angespannte Körperseite kann sich dadurch leicht bewegen, da dort kein Gewicht lastet. Auf diese Art und Weise können Gewichte verschoben werden. Die Abgabe des Gewichts erfolgt dabei z. B.:

- vom Rücken auf den Bauch,
- vom Brustkorb auf das Becken,
- vom Becken auf die Knie und
- von den Knien auf die Füße.

Spiralige Bewegungen eignen sich besonders gut beim Aufstehen von einer sitzenden Position oder beim Transfer ins Bett (**Abb. 3.3**).

Anstrengungsformen, Umgebungsgestaltung, Anwendungsprinzipien:

- Berührungen zwischen zwei Menschen werden durch die Anwendung von Zug und Druck gelenkt. Sie erfolgt durch wegdrücken oder heranziehen der Massen.
- Ziehende Bewegungen sind effektiv mit hängenden Körperteilen, drückende Bewegungen mit verstrebten.
- Hängende Körperteile sind z. B. Brustkorb und Arme, verstrebte Körperteile sind Wirbelsäule und Beine.
- Bewegungseingeschränkte Menschen benötigen eine Umgebungsgestaltung, die es ihnen ermöglicht, Bewegungen ohne große Anstrengung auszuführen. Dabei können Hilfsmittel (z. B. Rollstuhl, Strickleiter, Haltegriffe, Fußbank) unterstützen.
- Pflegende stellen sich auf die Bewegungsfähigkeit des Menschen ein und planen zusammen mit dem Betroffenen gezielte unterstützende Maßnahmen zur Verbesserung der Beweglichkeit. Dadurch kann der Mensch seine Ressourcen nutzen, seine Bewegungen organisieren und selbst kontrollieren.
- Spezielle Handlungsanweisungen werden eingebunden. Dazu zählen: Die Gestaltung der Umgebung, präzise Absprache, die Körperhaltung der Pflegekraft, Synchronisation der Bewegungen sowie das Bewegen der Massen.

3.3 Praktische Anwendungsbeispiele

Unter Einbeziehung der allgemeinen und speziellen Anwendungsprinzipien sind im Folgenden häufig vorkommende Mobilisationsformen aufgeführt und schrittweise erklärt.

3.3.1 Aus der Rückenlage in die Seitenlage

Der bewegungseingeschränkte Mensch wird durch aufeinander folgende Dreh-Beuge-Bewegungen einzelner Körperteile aus der Rückenlage in die Seitenlage gebracht (**Abb. 3.4**).

Die Pflegende kann die Bewegungsrichtung variieren, indem sie den Betroffenen von sich wegrollt. Dabei kann die Reihenfolge der zu bewegenden Körperteile von der beschriebenen nach Bedarf verändert werden. Es können z. B. erst die Arme, dann die Beine bewegt werden. Falls es aus medizinischer

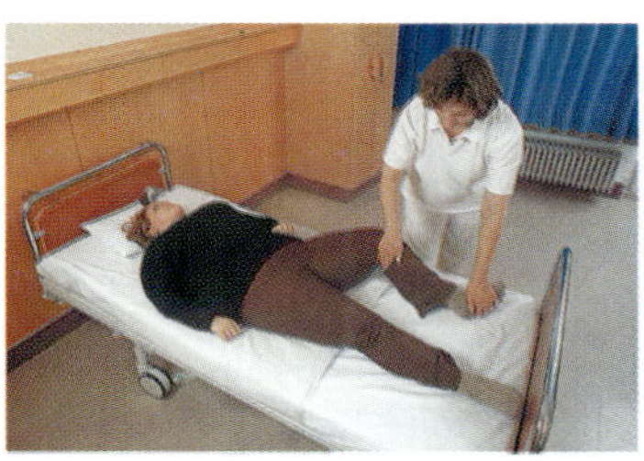

a

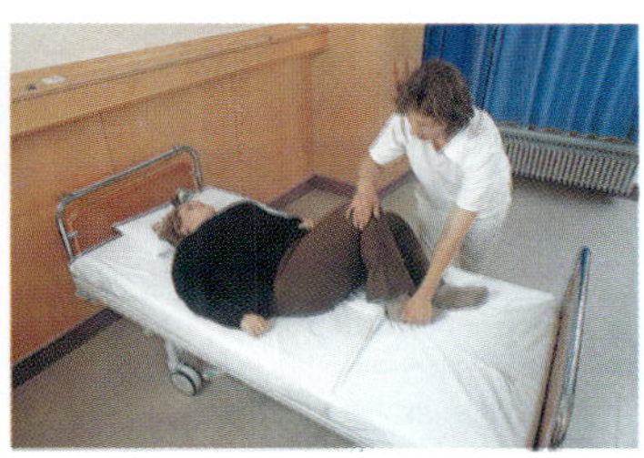

b

Nacheinander werden die Beine der Pflegebedürftigen in Richtung Seitenlage gedreht und gebeugt.

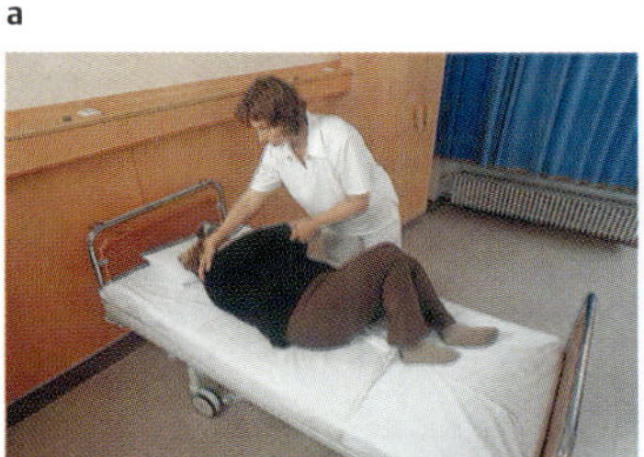

c Die Arme der Betroffenen werden ebenfalls in Bewegungsrichtung gelegt.

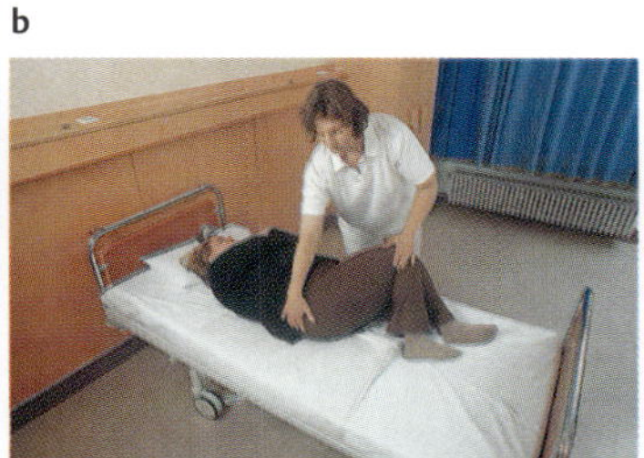

d Nacheinander wird erst das Becken ...

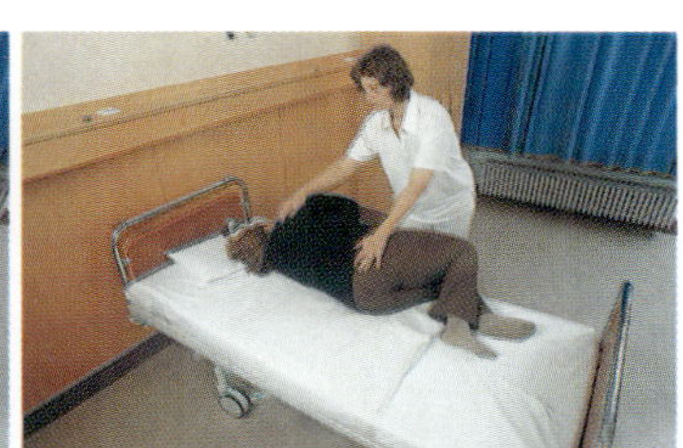

e ... und dann der Brustkorb zur Seite bewegt. Die einzelnen Körperteile werden so lange weiterbewegt, bis die gewünschte Lagerungsposition erreicht ist.

Abb. 3.4 a – e Patienten aus der Rückenlage in die Seitenlage bewegen.

Sicht erforderlich ist, können mehrere Körperteile gleichzeitig bewegt werden. Das gleichzeitige Bewegen von Brustkorb und Becken verhindert z. B. eine Drehung der Wirbelsäule. Bei schwergewichtigen Menschen erleichtert eine vorherige Dreh-Streck-Position des Kopfes in Lagerungsrichtung die weitere Vorgehensweise.

3.3.2 Aus der Seitenlage zum Sitzen auf der Bettkante

Das Aufsetzen auf die Bettkante aus der Seitenlage wird ebenfalls durch Dreh-Beuge-Bewegungen durchgeführt (**Abb. 3.5**).

Es ist darauf zu achten, dass die Oberschenkel in voller Länge von der Bettoberfläche gestützt bleiben. Befindet sich der bewegungseingeschränkte Mensch in seiner Sitzposition mit seinem Becken zu weit vorne an der Bettkante, besteht die Gefahr, dass er aus dem Bett herausrutscht. Für die sichere und leichte Durchführung ist ein fließender Gewichtstransfer vom Oberkörper auf das Becken des Betroffenen von Bedeutung.

3.3.3 Umsetzen

Die folgende Beschreibung des Umsetzens kann von jedem Sitzplatz aus zu einem anderen durchgeführt werden:

- von der Bettkante in den Stuhl (Rollstuhl) und umgekehrt,
- vom Stuhl in den Rollstuhl und umgekehrt.

Dabei wird die Bewegung durch Zug und Druck auf verschiedene Körperteile des Pflegebedürftigen aktiv unterstützt und gehalten. Wichtig ist hierbei, dass die helfende Person das hängende Fließgleichgewicht aufrechterhält, indem sie selbst an dem Körper der hilfsbedürftigen Person hängt. Die Pflegeperson soll sich möglichst koordiniert bewegen, damit die zu unterstützende Person klare Bewegungsinformationen erhält.

Vom Sitzen zum Stehen

Die prinzipiellen Bewegungen durch Gewichtsverlagerung und Synchronisation der Bewegung können i. d. R. für alle Umsetzmöglichkeiten im Sitzen angewandt werden, z. B. auch im Bett (**Abb. 3.6**).

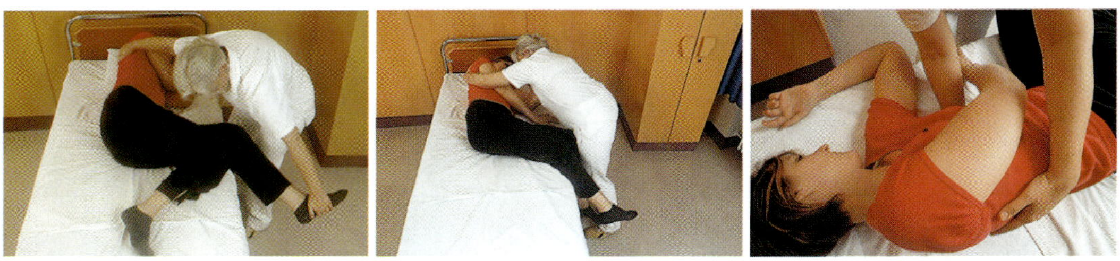

a Die Beine werden nacheinander aus dem Bett bewegt, das untere zuerst.

b Die Pflegebedürftige befindet sich in einer gebeugten Seitenlage, ihre Beine hängen aus dem Bett heraus. Die Pflegeperson hält aus Sicherheitsgründen mit ihrer Hand Körperkontakt.

c Der Brustkorb der Liegenden wird in Richtung Rückenlage gerollt und die rechte Hand unter dem Brustkorb platziert. Die Betroffene wird gebeten, den rechten Arm um den Brustkorb der Pflegeperson zu legen.

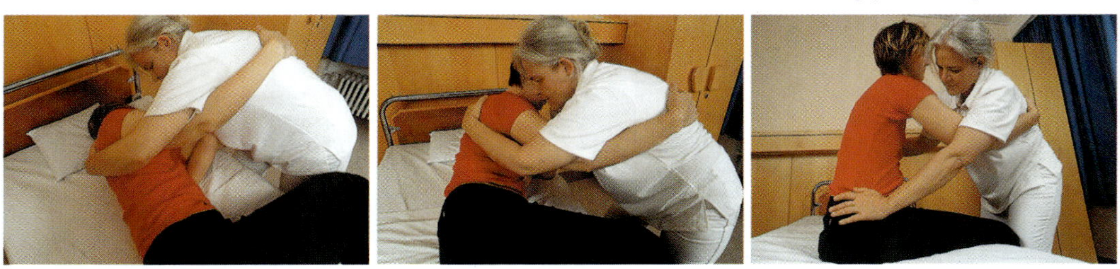

d Die linke Hand rollt (bewegt) den Brustkorb der Pflegebedürftigen nach vorne. Mit dieser Dreh-Beuge-Bewegung wird das Gewicht im Körper nach unten verlagert.

e Während des Aufrichtens stützt der linke Arm der Liegenden in Bewegungsrichtung.

f Die Hände der Pflegeperson gleiten am Körper der Pflegebedürftigen in Richtung Becken und sichern die Sitzposition.

Abb. 3.5 a – f Bewegen aus der Seitenlage in die Sitzposition im Bett

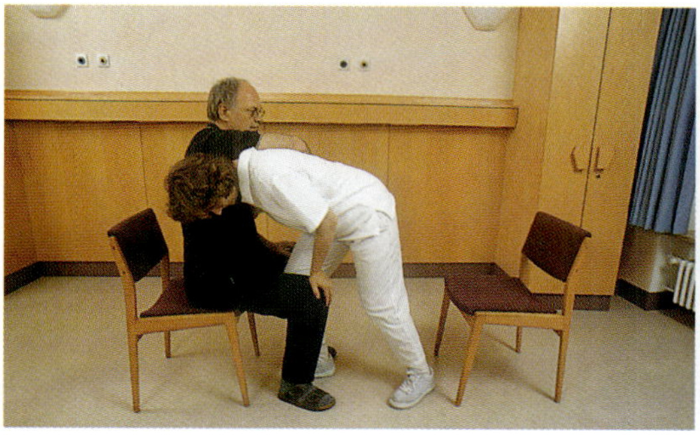

a Die Pflegende nimmt die breite Schrittstellung ein. Sie dreht und beugt ihren Körper und legt ihren rechten Arm auf den rückwärtigen linken Brustkorb des Pflegebedürftigen. Die linke Hand befindet sich hierbei auf dem rechten Knie des Unterstützten.

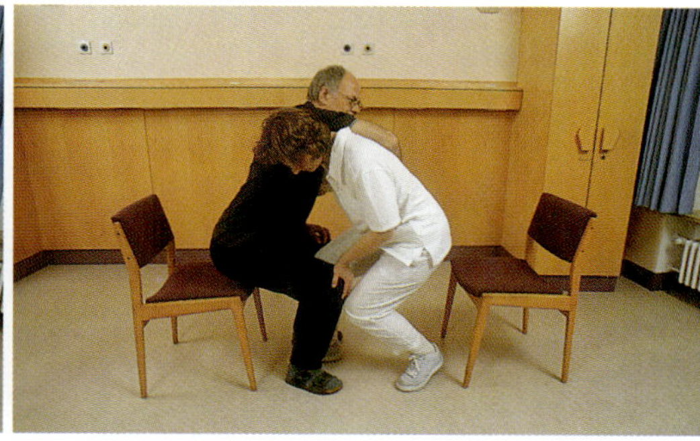

b Durch Zug am Brustkorb (höchster Punkt) und Druck am Knie (tiefster Punkt) bei gleichzeitiger Gewichtsverlagerung nach hinten unten richten sich Pflegeperson und Patient auf.

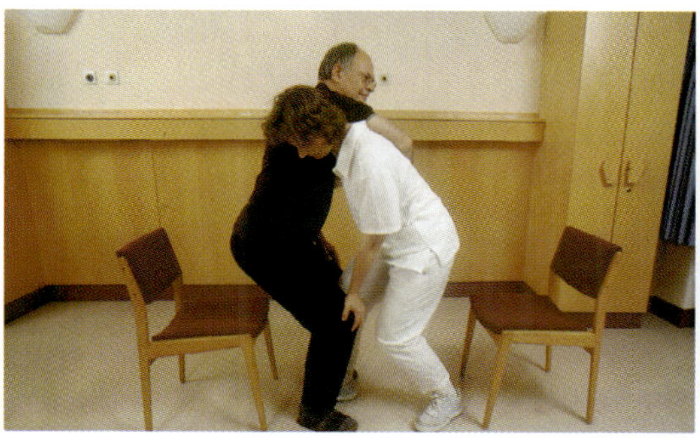

c Sobald sich das Becken des Patienten von der Sitzfläche abhebt, befindet sich die Pflegeperson in einer hängenden Beziehung im Gleichgewicht mit dem Patienten.

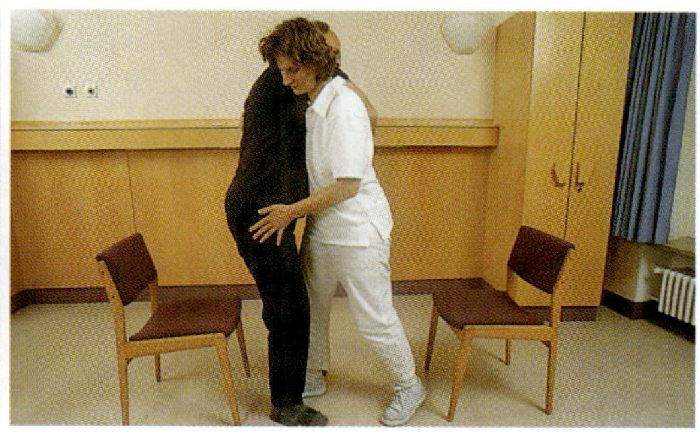

d Die Pflegende bewegt sich weiter in Richtung Stehen und bewegt den Patienten mit. Dabei wird die Spannung über Zug und Druck aufrechterhalten.

Abb. 3.6 a – e Bewegen vom Sitzen auf dem Stuhl zum Stehen

Mögliche Fehler. Es wird häufig der Fehler gemacht, dass das Körpergewicht der zu unterstützenden Person nicht genügend auf eine Körperseite verlagert wird, oder dass die Schritte, die der Hilfsbedürftige macht zu groß ausgeführt werden. Wichtig ist, dass die Pflegeperson die Bewegungsmöglichkeiten durch ungenügendes Mitbewegen nicht blockiert. In diesen Fällen werden die Bewegungen für beide Beteiligten schwer.

Im Sitzen bewegen

Ein vorwärts und rückwärts bewegen auf dem Stuhl wird i. d. R. für Umsetzaktivitäten benötigt (**Abb. 3.7**). Der Bewegungsablauf ist derselbe wie beim Sitzen im Bett. Grundsätzlich hält die Pflegeperson gleichzeitig Handkontakt an beiden Körperseiten.

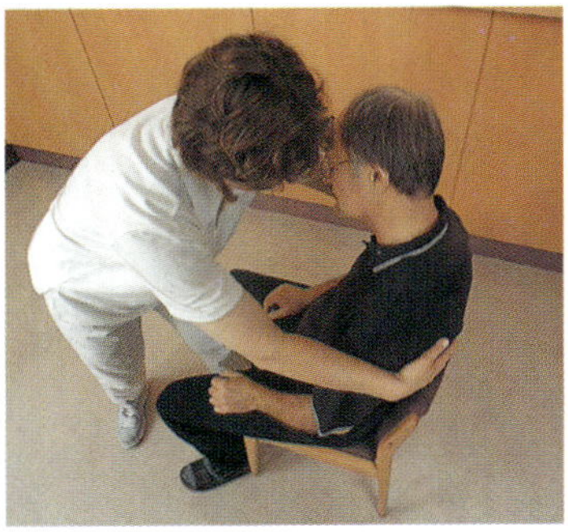

a Die Pflegeperson nimmt eine breite Schrittstellung ein. Mit dem linken Arm hält sie das Gleichgewicht des Patienten und …

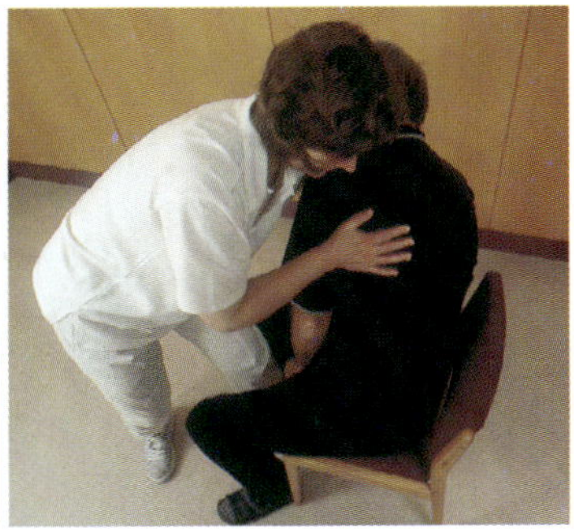

b … drückt mit der rechten Hand gegen den Brustkorb, um das Körpergewicht zu verlagern.

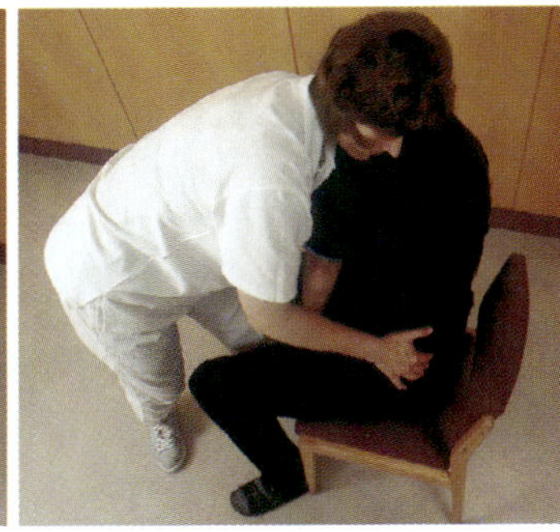

c Die entsprechende Körperseite wird einen Schritt Richtung Stuhlkante bewegt, indem die Pflegende mit der rechten Hand am Becken des Patienten zieht.

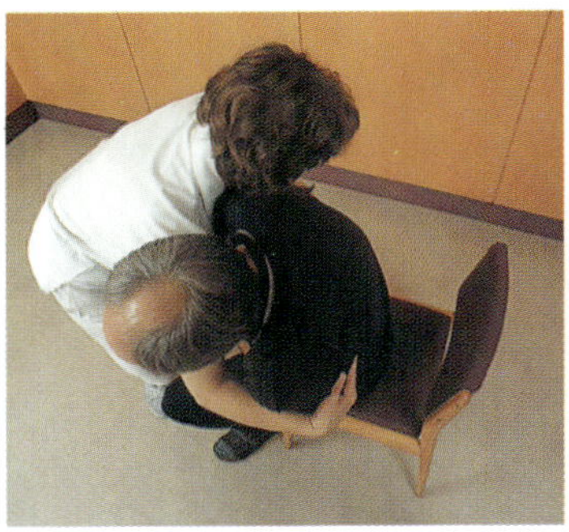

d Der Bewegungsablauf wird gegengleich wiederholt.

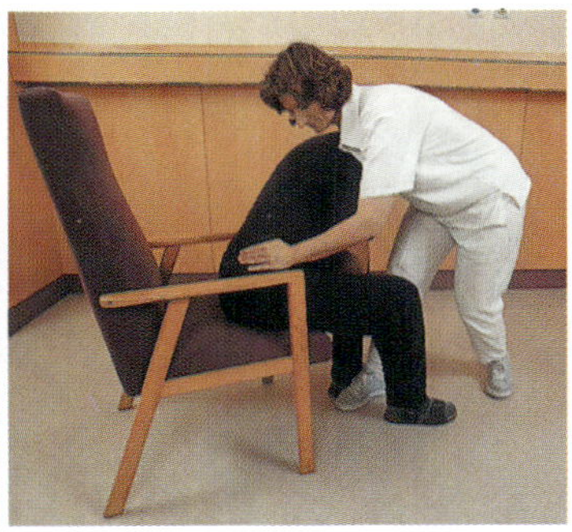

e Der Patient wird rückwärts in Richtung Stuhllehne bewegt, indem die Pflegende gegen den Darmbeinhöcker der zu bewegenden Körperhälfte drückt.

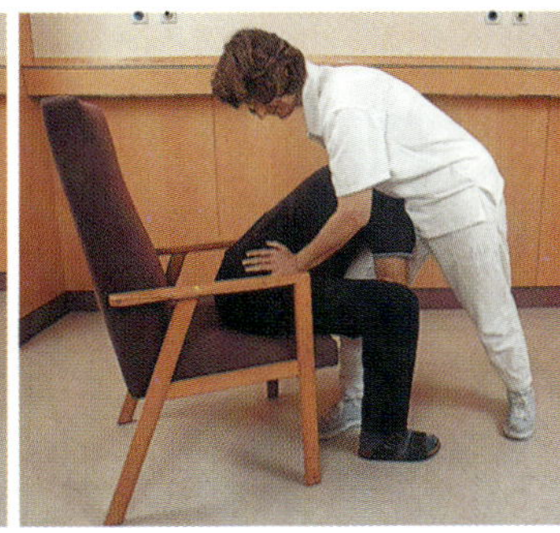

f Grundsätzlich gilt: Eine Hand der Pflegeperson stützt bei der Bewegung auf einer Seite den Brustkorb des Patienten und hat gleichzeitig Handkontakt mit der anderen Körperseite.

Abb. 3.7 a – f Pflegebedürftigen auf dem Stuhl vor- oder rückwärts bewegen

3.4 Bedeutung für die Pflege

Kinästhetik in der Pflege ist entwickelt worden zum kräftesparenden und rückenschonenden Umgang mit bewegungsbehinderten Menschen. Es ist ein Handlungskonzept, das sowohl den zu pflegenden Menschen als auch den Pflegepersonen zugute kommt.

Traditioneller Transfer. Die traditionellen Transfermöglichkeiten beschränken sich mehr oder weniger auf das Heben und Tragen hilfsbedürftiger Menschen. Als Hilfsmittel werden allenfalls Tragetücher oder spezielle Lifter verwendet. Aber der Einsatz von Hilfsmitteln allein hilft nicht, Kraft und Anstrengung zu vermeiden. Pflegende sind sich häufig über die Grenzen ihrer „Tragfähigkeit" nicht bewusst und riskieren dabei Verletzungen oder Schmerzen.

Funktionsbeeinträchtigungen. Körperliche Funktionen stellen ein selbstverständliches Instrument für die Bewältigung alltäglicher Aktivitäten dar, die automatisch ablaufen. Erst bei Funktionsbeeinträchtigung, die oft mit Schmerzen oder Krankheit verbunden ist, rückt der betroffene Körperteil in unser Bewusstsein. Für „tragende" Pflegepersonen kann diese Erfahrung nicht nur persönliche sondern auch berufliche Konsequenzen haben, z. B. durch eine Berufsunfähigkeit aufgrund eines irreversiblen Bandscheibenschadens.

Erst durch die systematische Integration der kinästhetischen Konzepte in den Beziehungs- und Pflegeprozess, kann Gesundheitsentwicklung beginnen.

Ambulante Pflege. Das Tätigkeitsfeld der Pflegenden hat sich besonders in den letzten zwei Jahrzehnten gewandelt. Immer mehr Pflegebedürftige werden in ihrem eigenen Wohnbereich versorgt. Dadurch steigt der Bedarf an ambulanten Pflegepersonen. Mitarbeiter der ambulanten Pflegedienste pflegen in ihren Einsatzorten meistens allein, ohne die Möglichkeit der schnellen Hilfe von Kollegen. Sie werden zudem mit den pflegenden Angehörigen konfrontiert, die durch ihren „Rund um die Uhr" Einsatz häufig restlos überfordert sind und mit körperlichen und psychischen Erschöpfungszuständen reagieren.

Anleitung Angehöriger. Eine gezielte Anleitung kräftesparender Bewegungsmöglichkeiten entsprechend dem kinästhetischen Modell durch die Pflegepersonen hilft Angehörigen, Kraft zu sammeln, die eigene Hilflosigkeit zu überwinden und Selbstvertrauen zu gewinnen.

Entsprechend dem kinästhetischen Konzepten bewegen Pflegende den bewegungsbehinderte Menschen nicht mehr durch den Einsatz eigener Kraft, sondern greifen nur noch helfend in seinen Bewegungsablauf ein.

Das kinästhetische Modell ist aber nicht nur im Rahmen der Mobilisation anwendbar, sondern soll bei der Unterstützung sämtlicher Lebensaktivitäten wie z.B. bei der Körperpflege, beim An- und Auskleiden oder beim Ausscheiden mit einbezogen werden.

Die Umsetzung des kinästhetischen Modells bringt folgende Vorteile:

- Das Lagern und Mobilisieren Pflegebedürftiger wird leichter.
- Pflegepersonen und Angehörige sparen Kraft, arbeiten rückenschonend und reduzieren deutlich Rückenschmerzen und Langzeitschäden.
- Sie können sich mehr auf die Wahrnehmung der Bewegungen und Reaktionen konzentrieren.
- Bewegungen werden effektiver ausgeführt und die Beziehung intensiviert.
- Der Hilfsbedürftige steht als Mensch und Persönlichkeit wieder im Vordergrund und wird nicht als Objekt bewegt.
- Es entstehen zwischenmenschliche Beziehungen, die Vertrauen schaffen.

3.4.1 Anforderungen an Pflegepersonen

Das Wissen und Erkennen der kinästhetischen Prinzipien sowie die Umsetzung in den pflegerischen Berufsalltag muss systematisch erlernt werden. Bienstein und die Kinästhetiktrainerin Schmidt-Bernhard sind wesentlich daran beteiligt gewesen, das kinästhetische Modell in der Schweiz und der Bundesrepublik Deutschland Anfang der neunziger Jahre zu verbreiten.

Grundkurse. In den inzwischen zahlreich angebotenen Kinästhetik-Grundkursen können Pflegepersonen, aber auch Angehörige, grundlegende Kenntnisse der eigenen Bewegungsergonomie und der von bewegungseingeschränkten Menschen studieren. Die Wahrnehmung der Bewegungseinschränkung, die Einschätzung des Ausmaßes und das Ausprobieren alternativer Bewegungen erfordert allerdings viel Übung, bis Sicherheit erlangt wird. Sinnvoll ist deswegen das Einbinden eines Kinästhetik-Grundkurses am Anfang der Pflegeausbildung, damit sich falsche Hilfestellungen und Handlings beim Bewegen von bewegungseingeschränkten Menschen erst gar nicht im Gehirn einer Pflegeperson „einprogrammieren" können.

Bücher. Es gibt inzwischen einige Bücher über das Thema „Kinästhetik in der Pflege". Aber nur durch Erfahrungen am eigenen Körper und Reflexion des Erlebten kann auch die Theorie der kinästhetischen Konzepte in die Praxis umgesetzt werden. Sicher angewandte Kinästhetik in der Pflege stellt einen wesentlichen Beitrag für professionelles Handeln mit positiver Auswirkung auf die Berufszufriedenheit der Pflegepersonen dar.

3.5 Infant-Handling

Uta Follmann

In der Erwachsenen- bzw. Altenpflege dient die Aneignung kinästhetischer Prinzipien vor allem dem Ziel, die Bewegung des Menschen zu einem Lernprozess zu gestalten, der dem Betroffen hilft, sich besser wahrzunehmen und vorhandene Bewegungsfähigkeiten zu nutzen. Beim Infant-Handling-Konzept handelt es sich vorrangig um die Gestaltung gesundheits- und entwicklungsfördernder Interaktionen. Das Konzept basiert auf der Promotionsarbeit von Maietta (1986) und hat das Ziel, die Kompetenzen von Eltern, Bezugspersonen und Pflegenden im Umgang mit Frühgeborenen, Säuglingen und Kindern zu erweitern. Sie werden befähigt, mit gesunden, kranken sowie behinderten Kindern in Interaktion zu treten, diese zu reflektieren und gezielt zu nutzen.

Infant-Handling bewirkt die Entstehung von fördernden Lern- und Entwicklungsbedingungen nach der Geburt, die den vorgeburtlichen annähernd entsprechen. Ziel ist es, dass die Bezugsperson mit dem Kind über die Berührung Kontakt aufnimmt, auf seine Bewegungen eingeht und es in diesen unterstützt. Dabei handelt es sich um ein Konzept zur Bewegungsanalyse, zur Verbesserung der Bewegungsmöglichkeiten und der Körperwahrnehmung.

Der Begriff „Analyse" weist darauf hin, dass es sich bei dem Konzept nicht um ein Rezept oder eine starre Richtlinie handelt, sondern vielmehr um ein Ausprobieren und aufeinander eingehen.

Forschungsarbeiten von Professor Blechschmidt belegen, dass die Zeugung und Entwicklung eines Embryos von Anfang an Bewegung ist. Durch Druck und Zug gestalten aktive und passive Kräfte in Relation zu Zeit und Geschwindigkeit den Embryo/Menschen mit seinen Fähigkeiten. Störungen dieser „Bewegungen" führen zu Fehlbildungen der Gestalt und zur Beeinträchtigung der Fähigkeiten des Kindes.

Maietta hat ihrem Konzept grundlegende Ergebnisse der interdisziplinären Säuglingsforschung zugrunde gelegt. Dabei hat sie hauptsächlich wissenschaftliche Arbeiten analysiert, die Eltern-Kind Interaktionen als Entwicklungsfaktor untersuchten. Diese Untersuchungen beziehen sich überwiegend auf Interaktionen, die durch visuelle, auditive und taktile Sinnesempfindungen entstehen. Maietta hat diese um die Bedeutung des taktil-kinästhetischen Austausches ergänzt.

Bewegung ist demnach basale Kommunikation zwischen Säuglingen und ihren Bezugspersonen.

3.5.1 Grundlegende Konzepte des Infant-Handlings

Die einzelnen Konzepte des Infant-Handlings entsprechen den Konzepten der Kinästhetik wie sie auf S. 80 beschrieben sind.

Säuglinge und Erwachsene treten mit Hilfe ihrer Sinne in Kontakt. Intrauterin hat das Kind gelernt, sich zu bewegen und seine Position zu verändern. Es kann, entsprechend seiner Entwicklung, tasten, drücken, schmecken, hören, den Bewegungen der Mutter nachgehen und auf diese Weise mit ihr kommunizieren. Der Fetus kann aktiv verschiedene Positionen einnehmen. Um z. B. zur Ruhe zu kommen, stößt er sich mit Armen und Beinen von der Uteruswand ab und dreht sich. Die fetalen Wachstumsbewegungen sind überwiegend spiralig.

Zum Zeitpunkt der Geburt haben sich die Berührungs- und Bewegungssysteme des Babys weitgehend entwickelt und sind bereits sehr differenziert. Das Kind muss jedoch noch lernen, seine Erfahrungen zu interpretieren. Eigene Kraftanstrengungen sowie die der Bezugspersonen müssen in ihrer Qualität und Auswirkung extrauterin erkannt und verstanden werden. Bewegung besteht aus den Elementen Raum, Kraft und Zeit (S. 81). In der Interaktion mit Neugeborenen müssen die Bewegungen langsam durchgeführt werden, da diese nach der intrauterinen Schwerelosigkeit noch nicht wissen, wie man sich in der Schwerkraft bewegt. Langsame Bewegungen erfordern weniger Kraftanstrengung und entsprechen daher der Knochenstruktur des Säuglings. Erwachsene sollen sich bewusst an das Zusammenspiel der Elemente des Kindes anpassen, um mit dem Kind zu interagieren.

Interaktion

Drei Formen der Interaktion sind im Infant Handling zu erkennen:

- gleichzeitige, gemeinsame Interaktion,
- serielle oder schrittweise Interaktion und
- einseitige Interaktion.

Sie alle sind für die kindliche Entwicklung und die Erwachsenen-Kind-Beziehung von Bedeutung und können die Basis zur Entwicklung einer ausgeprägten Grundlage von Bewegungs-, Lern- und Kommunikationsfähigkeiten darstellen.

Gleichzeitige, gemeinsame Interaktion

Während der Schwangerschaft organisiert das ungeborene Kind seine Bewegungen in Abhängigkeit von der Bewegung der Mutter. Nach der Geburt ist die Hauptfähigkeit des Kindes, mit sich und anderen durch gleichzeitige und gemeinsame, taktil gelenkte Bewegungsprozesse in Interaktion zu treten. Die Bewegung der Bezugspersonen kann als Ressource zur mühelosen Bewegung des Kindes während gemeinsamer Aktivitäten dienen. Eine gleichzeitige und gemeinsame Interaktion erfolgt z. B. beim:

- Stillen,
- Füttern,
- Beruhigen,
- Hinlegen usw.

Je größer die Fähigkeiten des Babys werden, dem Erwachsenen gleichzeitig und gemeinsam zu folgen, desto breiter wird seine Basis für komplexere Interaktionsformen. Die Bewegung des Interaktionsteilnehmers dient dem jeweils anderen als Feedback-Kontrolle, die Informationen und Rückkopplungen sind unmittelbar, ohne wahrnehmbare Zeitverzögerung.

Schrittweise Interaktion

Das Kind wird zunehmend zu schrittweisen (seriellen) Interaktionen fähig. Das Kompetenzniveau ist dabei abhängig von der Qualität und Ausdehnung der kindlichen Erfahrungen mit gleichzeitigen und gemeinsamen Interaktionen. Serielle Interaktionen entsprechen einem Dialog: Information und Rückkopplung sind zeitverzögert. Generell können schrittweise Interaktionen mit allen sensorischen Modalitäten ausgeführt werden, meistens handelt es sich jedoch um Symbole wie Worte und Gestik, die erlernt werden müssen. Die Interaktionspartner müssen in der Lage sein, trotz zeitlicher Zwischenräume einander zu folgen und den Austausch individuell zu interpretieren. Ein Beispiel ist das Lachen eines Kindes als Reaktion auf ein vertrautes Gesicht. Das Lachen des Kindes löst dann wiederum eine Reaktion beim Erwachsenen aus.

Einseitige Interaktionen

Einseitige Interaktionen (Transaktionen) erfordern komplexe Fähigkeiten, über die Babys und Kleinkinder noch nicht verfügen. Die Information geht nur in eine Richtung, Rückmeldungen werden nicht beachtet oder sind nicht möglich. Einseitige Interaktionen sind z. B.:

- Das Kind ist in der Lage, sich nach Aufforderung durch eine Bezugsperson selbstständig auszuziehen.
- Das Kind kann alleine essen.
- Das Kind weiß, wie ein Gegenstand oder ein Spielzeug gebraucht wird.

Nach einer klaren Aufgabenstellung ist die permanente Gegenwart der impulsgebenden Person nicht notwendig. Komplexere einseitige Interaktionen sind bei größeren Kindern:

- Lesen,
- Schreiben oder
- Erledigen komplexerer Aufgabenstellungen.

Objektmanipulation

Alle Interaktionsformen müssen erlernt werden. Erwachsene bieten Babys häufig visuelle, auditive und auch taktile Reize an. Oft gehen die Erwachsenen jedoch davon aus, dass der Säugling nicht zu einer Bewegungsinteraktion in der Lage ist. Dadurch erfolgt die Stimulation bei Babys und bei behinderten Kindern nur über vestibuläre Reize. Die Kinder werden geschaukelt oder ihre Position wird abrupt verändert. Häufig werden sie mit dem Kopf zuerst „fliegend" auf die Unterlage oder ins Bett gelegt. Die Interaktionen werden dadurch zu einseitigen Interaktionen, ohne dass das Kind die Möglichkeit der aktiven Beteiligung bekommt. Es erfolgt dadurch eine sogenannte Objektmanipulation. Die so behandelten Kinder reagieren häufig schreckhaft und zeigen den Moro-Reflex (Umklammerungsreflex) oder reagieren mit einem erhöhten Muskeltonus.

Durch unreflektiertes „Handling" der Bezugspersonen erhält das Kind überwiegend vestibuläre Reize. Es erlernt dadurch nicht die Kontrolle seiner Bewegungen, sondern Abwehrspannung.

Funktionelle Anatomie

Körperliche Faktoren spielen bei den Interaktionen ebenfalls eine Rolle. In Bezug auf Körperteile (Massen) und Bewegungsräume (Zwischenräume) ist der erwachsene Körper und der des Kindes von der Struktur gleich (**Abb. 3.8 a – c**).

Massen sind Kontaktzonen, Zwischenräume sind keine Kontaktzonen.

Beim Kind gibt es jedoch deutliche Unterschiede im Vergleich zum Erwachsenen, die für gemeinsame Bewegungsinteraktionen von Bedeutung sind. Dies sind im einzelnen:

- Größe und Proportionen,
- Gewicht und Gewichtsverteilung im Körper,

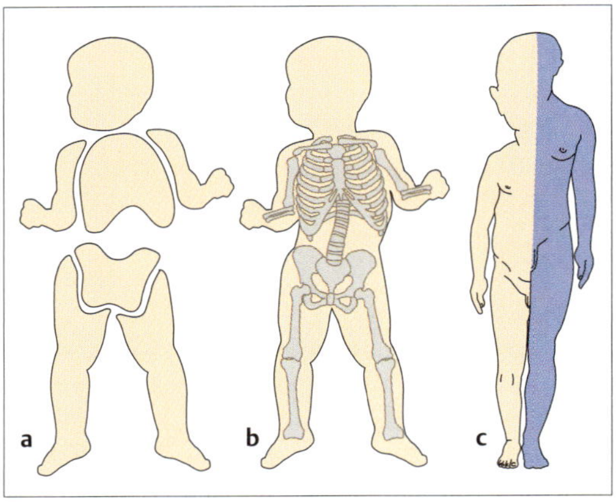

Abb. 3.8 Die Einteilung des kindlichen Körpers nach den Grundprinzipien der Kinästhetik (nach Assmann)
a Darstellung der kindlichen Massen und Zwischenräume
b Verteilung der kindlichen Skelettmuskulatur
c Darstellung der unterschiedlichen Proportionen bei einer erwachsenen Person und einem Kind

- Reifegrad der Knochen und
- die Fähigkeit zur selbstständigen Bewegungskontrolle.

Erwachsene haben in der Praxis oft die Tendenz, Zwischenräume zu blockieren, um dadurch die Körperteile des Kindes zusammenzuhalten. Der oft zu beobachtende Griff unter beide Achselhöhlen bei der Aufnahme eines Kindes blockiert dieses in der Eigenbewegung. Dieser Griff lässt kein spiraliges Bewegungsmuster zu, das Kind wird parallel bewegt. Parallele Bewegungen erfordern jedoch eine höhere Fähigkeit an Bewegungskontrolle und zudem mehr Kraft. Kleinkinder bewegen sich demzufolge vor allem spiralig, Erwachsene bewegen sich dagegen überwiegend parallel.

Orientierung geben

Der Säugling ist darauf angewiesen, dass der Erwachsene die Lageveränderung im Raum für das Kind übernimmt. Dabei kommt es nicht selten dazu, dass das Kind rücklings oder bäuchlings mit dem Kopf zuerst in sein Bett gelegt wird. Diese Lageveränderung setzt einen starken vestibulären Reiz, den das Kind nicht verarbeiten kann und oft mit einer Moro-Reaktion beantwortet (S. 95). Um dem Kind eine Orientierung zu geben ist es wichtig:

- es am Becken und Brustkorb zu unterstützen,
- zuerst mit den Füßen und
- dann mit dem Becken im Bett abzusetzen.

Die Kinder spüren so ihre Gewichtsverlagerung und behalten die Kontrolle über ihre Bewegung.

Hilfsmittel

Häufig werden auf der Station und im häuslichen Bereich Hilfsmittel benutzt wie z. B.:

- Kinderwippen,
- Autositze oder
- Laufhilfen.

In Kinderwippen und Autositzen befinden sich die Kinder in einer erzwungenen parallelen Schräglage, die kaum Bewegungsspielraum zulässt. Nicht selten wird der Autositz zum Alltagssitz umfunktioniert. Dabei können sich die Säuglinge zwar visuell an ihrer Umwelt beteiligen, jedoch nicht das Rollen von Seite zu Seite sowie das Überrollen einüben.

In diesem Zusammenhang ist auch die Laufhilfe, das sogenannte Gehfrei zu erwähnen. Die Kinder können sich zwar aus eigener Kraft von einem Ort zum anderen bewegen, die Bewegung entspricht jedoch einer in diesem Alter noch unphysiologischen Parallelbewegung. Neben der erhöhten Unfallgefahr durch Sturz führen solche Laufhilfen häufig zu Fehlhaltungen und Störungen des Bewegungsablaufes.

Der Einsatz von Hilfsmitteln muss reflektiert und zeitlich begrenzt geschehen, damit das Kind ausreichende Möglichkeiten hat, die selbst initiierten Bewegungen seines Körpers zu erfahren.

Grundpositionen

Schon im Mutterleib nimmt das Kind die wesentlichen Grundpositionen ein, die es später braucht (S. 84).

Bei der Arbeit mit kleinen Kindern können die Grundpositionen dazu dienen, den Positionswechsel des Kindes als Fortbewegung zu bewirken. Auch ältere, mehrfachbehinderte Kinder können über die sieben Positionen mit Unterstützung der Bezugsperson aktiv dazu beitragen, in den Stand zu kommen.

Anstrengung als Kommunikationsform

Grundsätzlich gibt es nur zwei Arten von Anstrengung: Zug und Druck. Über die Spannung in den Körpern der Interaktionspartner lassen sich gegenseitige Bewegungssignale wie:

- Bewegungsrichtung,
- Umfang der Bewegung,

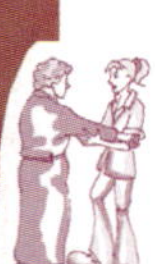

- Geschwindigkeit und
- Kraftaufwand ohne wahrnehmbare zeitliche Verzögerung erfahren.

Ein Säugling erlernt die für die Bewegung benötigte Kraftanstrengung über den Kontakt mit der Bezugsperson. Wenn die Bezugsperson über genügend Bewegungssensibilität verfügt, kann sie durch wirksame Bewegungsinformationen das Kind im Lernprozess der selbstständigen Bewegungskontrolle unterstützen.

Gestalten der Umgebung

Der Mensch ist beeinflusst von seiner Umgebung und beeinflusst diese auch selbst. Definiert wird die Umgebung als das, was der Mensch um sich herum wahrnehmen kann.

Die Umgebung des Ungeborenen entspricht seinem sich entwickelnden Körper und fördert seine Bewegung. Nach der Geburt verändert sich diese Situation für das Kind dramatisch. Es ist zunächst vollkommen abhängig von der Hilfe seiner Bezugspersonen, da es die zu kalte Umgebungstemperatur, das grelle Licht oder die zu raue Kleidung noch nicht selbst verändern kann.

Es gilt folgender Grundsatz: Nicht der Mensch wird seiner Umgebung angepasst, sondern die Umgebung wird so verändert, dass Bewegungs- und Handlungsmuster entstehen können. Der Mensch kann dadurch seine Ressourcen nutzen.

Unterstützende Lagerungen

Unter Einsatz von Stoffwindeln, Handtüchern oder Lagerungskissen kann das Kind entsprechend seiner Bedürfnisse gelagert werden. Es kann durch die Unterstützung seiner Massen in seiner Bewegung gefördert werden und durch Unterlagerung der Zwischenräume stabilisiert werden.

Nestlagerung. Sie sorgt z. B. für taktilen Kontakt, verhindert eine Reizüberflutung, unterstützt die Bewegung des Kindes und schafft Begrenzungen.

Thoraxrolle. Eine Thoraxrolle unter dem Brustkorb des ateminsuffizienten Kindes kann zur Stabilisierung der Lungenfunktion und damit zur Anpassung an postnatale Umweltfaktoren beitragen. Dabei ist eine Überstreckung des Kindes zu vermeiden, da es durch die entstehende Muskelanspannung zu einer behinderten Atmung kommt.

Infant-Handling:

- Beim Infant-Handling werden fördernde Lern- und Entwicklungsbedingungen geschaffen, die an die vorgeburtlichen Wahrnehmungen anknüpfen.
- Es gibt drei Formen der Interaktion: gleichzeitige, gemeinsame Interaktionen (Bewegungen des Kindes werden in Abhängigkeit der Bewegungen der Bezugsperson organisiert), schrittweise (serielle) Interaktionen (es findet ein Dialog zwischen den Interaktionen statt, auf einen Impuls folgt eine zeitverzögerte Reaktion, die eine erneute Reaktion auslöst) und einseitige Interaktionen (auf eine klare Aufforderung folgt eine Handlung, z. B. eigenständiges An- und Ausziehen).
- Deutliche Unterschiede im Vergleich zum Erwachsenen, die für gemeinsame Bewegungsinteraktionen von Bedeutung sind, sind beim Kind: Größe und Proportionen, Gewicht und Gewichtsverteilung im Körper, Reifegrad der Knochen und die Fähigkeit zur selbstständigen Bewegungskontrolle.
- Der Umgang mit Hilfsmitteln muss bewusst und zeitlich begrenzt erfolgen. Ziel ist es, Bewegung anzuregen und nicht zu blockieren.
- Schon im Mutterleib nimmt das Kind Grundpositionen ein, die Grundlage für die Bewegungsentwicklung nach der Geburt sind.
- Ein Säugling erlernt die für die Bewegung benötigte Kraftanstrengung über den Kontakt mit der Bezugsperson. Durch wirksame Bewegungsinformationen kann das Kind im Lernprozess der selbstständigen Bewegungskontrolle unterstützt werden.

3.5.2 Anforderungen an Pflegepersonen

Pflegende und Bezugspersonen können in Kinästhetikkursen lernen, ihren eigenen Körper als flexible Umgebung für das Kind zu nutzen. Dabei hilft ihnen ihr Tastsinn und der kinästhetische Sinn, Informationen über den Spannungszustand des kindlichen Körpers zu erfahren und entsprechend zu reagieren. Für Erwachsene ist es hilfreich, verschiedene Lagerungen und Bewegungsmuster auszuprobieren und die Wirkung auf den eigenen Körper zu erfahren. Die Erkenntnisse dienen als Hilfe, kindliche Fähigkeiten bei der Pflege zu nutzen, zu fördern und zu aktivieren. In den Grundkursen zum Infant-Handling wird ermöglicht, sich mit der vorgeburtlichen Wahrnehmung auseinander zu setzen und Schritt für Schritt die Entwicklung eines physiologischen Bewegungsmusters zu üben.

Fazit: „Kinästhetik in der Pflege" ist ein Handlungskonzept für alle Pflegenden, das kräftesparend die Bewältigung vieler pflegerischer Alltagssituationen selbst bei schwerst pflegebedürftigen Menschen ermöglicht. Das kinästhetische Modell beinhaltet sechs Konzepte, die das komplexe Bewegungsverhalten analysieren und transparent gestalten. Es bezieht darüber hinaus die sensomotorischen Aspekte des Kommunikationsgeschehens mit ein, die jeder pflegerischen Interaktion zugrunde liegen. Diese Aspekte dienen besonders dem gezielten Wahrnehmen und Einschätzen von Bewegungsabläufen. Anatomische und physiologische Kenntnisse bilden die Voraussetzung, um Bewegungsfähigkeiten beurteilen und ihre Funktionen wirkungsvoll unterstützen zu können.
Das kinästhetische Konzept beschreibt ferner den Bewegungsablauf unterstützender Interventionsmöglichkeiten. Die Durchführung zweckmäßiger, aufeinander abgestimmter Bewegungsabläufe helfen dem pflegebedürftigen Menschen bei der Selbstkontrolle, Nutzung seiner Ressourcen, Verbesserung seiner Bewegungsfunktionen und dem Erlernen neuer Bewegungsfähigkeiten. Auf diese Weise wird seine Selbstständigkeit gefördert und demzufolge seine gesamte gesundheitliche Entwicklung.
Mit Hilfe des Infant-Handlings können Interaktionen gesundheits- und entwicklungsfördernd gestaltet werden, es kommt zu einer effektiven Kommunikation zwischen Erwachsenen und Kindern auf der Grundlage von Berührung und Bewegung, die sich positiv auf die Erwachsenen-Kind-Beziehung auswirkt.
Die Umsetzung kinästhetischer Prinzipien im Pflegealltag kommt nicht nur den pflegebedürftigen Menschen, sondern auch gleichermaßen den Pflegenden zugute. Durch die gezielte Anwendung kräftesparender und rückenschonender Bewegungs- und Unterstützungsmöglichkeiten wird die eigene Gesunderhaltung gefördert. Außerdem trägt die Auseinandersetzung mit Bewegungswahrnehmung, Bewegungsverhalten und sensomotorischer Kommunikation zur Entwicklung körperlicher und kommunikativer Wahrnehmungsfähigkeiten bei.

Arnold, W. u. a. (Hrsg.): Lexikon der Psychologie, 2. Bd. Herder Verlag, Freiburg 1997
Assmann, Ch.: Pflegeleitfaden – Alternative und komplementäre Methoden, Urban & Schwarzenberg, München 1996
Citron, I.: Kinästhetisch handeln in der Pflege, Thieme, Stuttgart 1998
Citron, I.: Kinästhetik – kommunikatives Bewegungslernen, 2. Aufl. Thieme, Stuttgart (in Vorbereitung)
Hatch, F., L. Maietta: Kinästhetik – Gesundheitsentwicklung und Menschliche Funktionen, Ullstein Medical, Wiesbaden 1999
Hatch, F. u. a.: Kinästhetik – Interaktion durch Berührung und Bewegung in der Krankenpflege. Deutscher Berufsverband für Pflegeberufe, Eschborn 1992
Hatch, F., L. Maietta: Grundkurs – Kinästhetik in der Krankenpflege, 2. Aufl. Druckkollektiv GmbH, Giessen 1991
Köther, I., E. Gnamm (Hrsg.): Altenpflege in Ausbildung und Praxis, 4. Aufl. Thieme, Stuttgart 2000
Zimbardo, P.G.: Psychologie, 6. Aufl. Springer, Berlin 1995

Ergänzende Literatur

Hartz, S.: Kinästhetik – Infant-Handling. Kinderkrankenschwester 11 (1993) 385
Hoehl, M., P. Kullik (Hrsg.): Kinderkrankenpflege und Gesundheitsförderung. Thieme-Verlag, Stuttgart 1998
Holoch, E. u. a. (Hrsg.): Lehrbuch Kinderkrankenpflege. Eicanos im Verlag Hans Huber, Bern 1999
Jäckle, K.: Kinästhetik – Eine neue Pflegemethode für Neu- und Frühgeborene. Kinderkrankenschwester 11 (1998) 463
Kammerer, T.: Betreuung von Frühgeborenen. Intensiv – Fachzeitschrift für Intensivpflege und Anästhesie 2 (2000) 42
Otte, M.: Die Bedeutung von Kinästhetik-Infant-Handling in der Kinderkrankenpflege. Kinderkrankenschwester 9 (1997) 371
Stening, W.: Die Känguruh-Methode. Haut-zu-Haut-Kontakt bei frühgeborenen Kindern. Kinderkrankenschwester 8 (1997) 308
Wegmann, H.: Die professionelle Pflege des kranken Kindes. Urban & Schwarzenberg, München 1997
Zimmer, R.: Handbuch der Sinneswahrnehmung. Grundlagen einer ganzheitlichen Erziehung, 5. Aufl. Herder Verlag, Freiburg 2002

4 Basale Stimulation

Eva Eißing

Übersicht

Schlüsselbegriffe

- *Wahrnehmung*
- *Somatische Stimulation*
- *Vibratorische Stimulation*
- *Vestibuläre Stimulation*
- *Orale Stimulation*
- *Gustatorische Stimulation*
- *Olfaktorische (nasale) Stimulation*
- *Auditive Stimulation*
- *Taktil-haptische Stimulation*
- *Visuelle Stimulation*
- *Habituation*
- *Reizdeprivation*

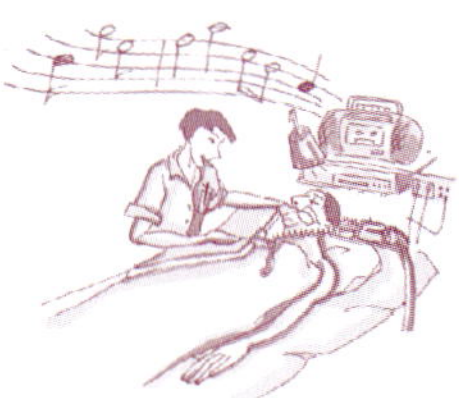

Einleitung

Basale Stimulation bedeutet die Anregung der besonders früh entwickelten (basalen) Wahrnehmungssysteme mit gleichzeitiger Förderung der Reaktionsfähigkeit. Die Basale Stimulation besteht nicht aus einer einzelnen Maßnahme, sondern stellt ein umfassendes Konzept dar.

Die Umsetzung des Konzeptes der Basalen Stimulation verlangt von Pflegenden eine Abwendung von der Defizitorientierung hin zur Ressourcenorientierung.

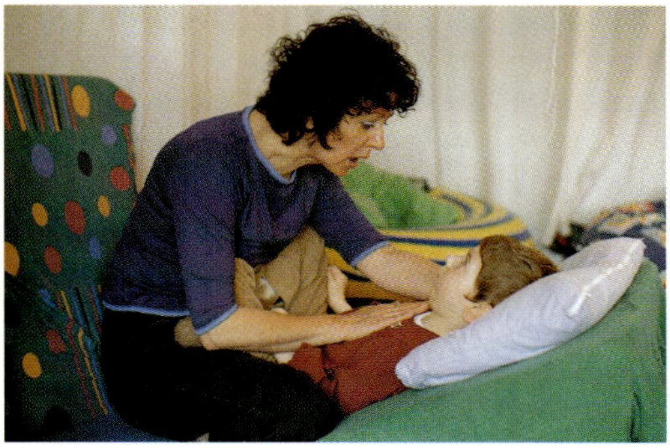

Die Wahrnehmungsfähigkeit des Patienten wird im Dialog mit der Pflegeperson entwickelt und die pflegerischen Tätigkeiten darauf abgestimmt.

Prof. Dr. Andreas Fröhlich (Professor für Sonderpädagogik, Heilpädagogischer Psychologe) entwickelte in den siebziger Jahren das Konzept der Basalen Stimulation. Basis hierzu bildete die Arbeit mit geistig und mehrfachbehinderten Kindern. Christel Bienstein, Krankenschwester, Diplom-Pädagogin und Institutsleitung des Instituts Pflegewissenschaften an der Universität Witten Herdecke, griff die Idee auf und hat Anteile dieses Konzeptes in pflegerische Bereiche übertragen.

Der Begriff „Basale Stimulation" ist als eingetragenes Warenzeichen durch Herrn Professor Fröhlich geschützt worden.

4.1 Konzept der Basalen Stimulation

Das Konzept der Basalen Stimulation zielt darauf ab:

- die Wahrnehmung zu fördern und
- die Reaktionsfähigkeit zu steigern.

Fröhlich definiert Wahrnehmung als sinngebende Verarbeitung von inneren und äußeren Reizen mit Hilfe von Erfahrung und Lernen. Die Sinne können jederzeit erregt werden. Angebotene Reize sollen die Kontaktaufnahme erleichtern und Reaktionsmöglichkeiten hervorlocken.

Zielgruppe. Die Anwendung des Konzeptes eignet sich bei allen Menschen, deren Wahrnehmungs-, Reaktions- beziehungsweise Kommunikationsfähigkeiten beeinträchtigt sind. Da viele Erkrankungen mit Einschränkungen der ▸ *Wahrnehmungsfähigkeit* einhergehen, ist das Konzept außer bei geistig behinderten Menschen auch bei gelähmten, desorientierten, komatösen und apallischen Menschen anwendbar. Frühgeborene und Kinder sprechen ebenfalls auf basalstimulierende Maßnahmen an (S. 114).

4.1.1 Grundannahmen der Basalen Stimulation

Die basalstimulierenden Maßnahmen werden auf der Basis der folgenden Grundannahmen entwickelt:

- Die Entwicklung des Wahrnehmungssystems verläuft stufenförmig – die sensorische Basis bleibt im Gedächtnis gespeichert.
- Der Mensch ist in seinem funktionellen Wirken ganzheitlich zu sehen.
- Der Mensch organisiert seine Entwicklungsmöglichkeiten selbst.
- Die neuronale Verknüpfung im Gehirn ist abhängig von dem Ausmaß der Stimulation durch die Umwelt.
- Die Sinne können voraussetzungslos erregt werden.
- Der Mensch ist gefährdet durch Gewöhnung (Habituation) und Unterstimulation (Reizdeprivation, S. 382).
- Bewusstlosigkeit bedeutet nicht Wahrnehmungslosigkeit.
- Wahrnehmung kann nur zurückgewonnen werden durch Förderung der Reaktionsfähigkeit.

Stufenförmige Entwicklung der Wahrnehmung

Die Entwicklung des Wahrnehmungssystems verläuft stufenförmig und beginnt bereits während der Embryonalzeit im Mutterleib.

Sensorische Basis. Bis zur zwölften Schwangerschaftswoche bildet sich die sensorische Basis. Hierzu gehört die *vibratorische*, die *vestibuläre* und die *somatische* Wahrnehmung. Alle anderen Wahrnehmungen entwickeln sich später, zuletzt die visuelle Wahrnehmung. **Abb. 4.1** zeigt die stufenförmig aufeinanderfolgende Entwicklung der Sinne.

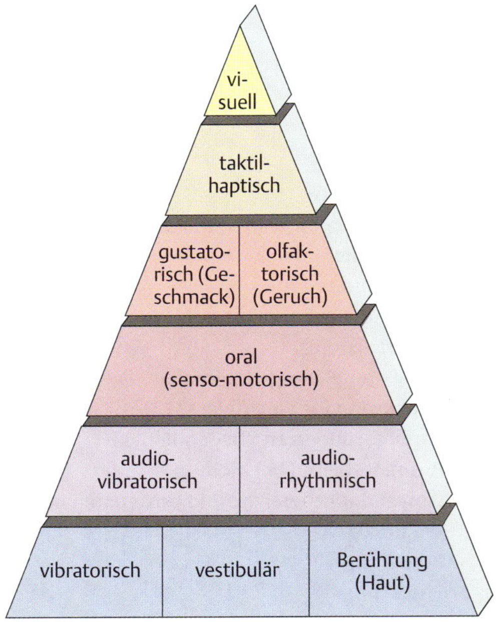

Abb. 4.1 Entwicklungsstufen der Wahrnehmung (nach Bienstein/Fröhlich)

Nach der Geburt überlagern neue (Wahrnehmungs-) Erfahrungen, insbesondere Sehen, Riechen, Schmecken und Hören, schrittweise die fetale Basiswahrnehmung. Da die sensorische Basis aber im sensorischen Gedächtnis gespeichert ist, verliert sie nie ihre emotionale Bedeutung (Bd. 2, S. 6).

Ganzheitlichkeit des Menschen

Der Mensch ist in seinem funktionellen Wirken ganzheitlich zu sehen. Das bedeutet, dass die verschiedenen Entwicklungsbereiche wechselseitig aufeinander einwirken und sich beeinflussen. Entwicklungsbereiche sind:

- Wahrnehmung,
- Sozialerfahrung,
- Emotion,
- Körpererfahrung,
- Bewegung,
- Kognition und
- Kommunikation.

Es ist nicht möglich, einen der Bereiche isoliert zu erleben, da immer mehrere gleichzeitig wirken. Obwohl die Ganzheitlichkeit des Menschen nicht wirk-

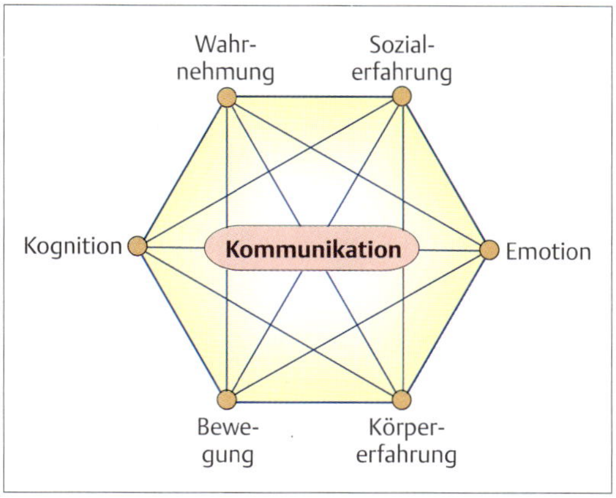

Abb. 4.2 Ganzheitliches Erleben von Persönlichkeits- und Entwicklungsbereichen. Alle Entwicklungsbereiche sind gleich wichtig und unterliegen keiner hierarchischen Rangfolge

lich darstellbar ist, hat Fröhlich ein Schema entwickelt, in welchem die einzelnen Wirkgrößen in Beziehung zueinander abgebildet sind.

In **Abb. 4.2** steht die Kommunikation im Zentrum. Je nach Situation des wahrnehmungsgestörten Menschen können ebenso die Bereiche Bewegung oder Wahrnehmung den Mittelpunkt bilden. Alle Entwicklungsbereiche sind gleich wichtig und unterliegen keiner hierarchischen Rangfolge.

„Ganzheitlichkeit" nach Fröhlich bedeutet eine Trennung von der isolierten Sichtweise einiger menschlicher Teilbereiche zugunsten einer umfassenderen Wahrnehmung.

Organisation der Entwicklungsmöglichkeiten

Der Mensch, ob gesund oder krank, organisiert seine Entwicklungsmöglichkeiten selbst. Das bedeutet, der Betroffene setzt seine eigenen Ressourcen ein, um sich weiter zu entwickeln oder zu befähigen. Er benötigt dazu Anregung und Unterstützung durch andere Menschen.

Neuronale Verknüpfung

Die Größe des Gehirns ist für die Wahrnehmungsfähigkeit unbedeutend. Nur die Anzahl an neuronalen Verknüpfungen in den einzelnen Gehirnanteilen bestimmt über seine Leistungsfähigkeit.

Das Ausmaß der neuronalen Verknüpfungen ist abhängig von genetischen Faktoren, der Stoffwechsellage und sensorischen Stimulationen durch die Umwelt. Die einzelnen Sinneserregungen werden in den speziellen Hirnanteilen verarbeitet und mit anderen verknüpft. So entsteht aus vielen zusammengesetzten Einzelwahrnehmungen eine Gesamtempfindung, die als Erfahrung in mehreren Gehirnanteilen abgespeichert wird.

Selbst bei geschlossenen Augen fällt es z. B. nicht schwer, sich aufgrund des Duftes eine Rose oder Zitrone „bildhaft" vorzustellen. Bei von Geburt an blinden Menschen funktioniert dies nicht.

Gefährdung des Menschen durch Gewöhnung (Habituation)

Störung des Körperbildes. Die Grundlage jeder Wahrnehmung ist Bewegung. Ein Bewegungsmangel führt zur Störung des Körperbildes bei dem Betroffenen. Eine unveränderte Reizsituation, z. B. ausgelöst durch Bettlägerigkeit, führt zur Gewöhnung (Habituation).

Die Vorstellung des eigenen Körperbildes ist wichtig, damit sich der Mensch seiner eigenen Körperformen bewusst wird. Sein Körperbild gibt ihm Auskunft darüber, wo sein Körper beginnt, wo er aufhört und wo seine Grenzen verlaufen. Lange Liegezeiten bei bewegungseingeschränkten, bettlägerigen Menschen führen zur Abnahme sensorischer Reize. Dies wird auch als ▸ *Habituation* bezeichnet. Das Gehirn erhält nur noch wenige oder gar keine Informationen über die körperliche Beschaffenheit aus der Peripherie und kann das „Körperbild" nicht mehr konstruieren. Der Körper wird nur noch als Masse oder gar nicht mehr gespürt. Gleichzeitig nimmt das Gefühl für den Lage- und Gleichgewichtssinn ab. Bei der Mobilisation von Menschen nach langdauernder Bettlägerigkeit ist dies zu berücksichtigen. Ein gestörtes Körpergefühl führt ferner zu einer Abnahme von motorischen Reaktionen, das heißt die Bewegungseinschränkung verstärkt sich.

Gleichbleibende Irritation. Habituation kann z. B. auch bei fortwährend gleichbleibender Irritation entstehen. Ein beständiger Geräuschpegel, Gerüche, kein Geschmack oder andere die Wahrnehmung beeinflussende Irritationen tragen dazu bei, dass der Mensch diese Irritationen nicht mehr wahrnimmt. Beispiele dafür sind:

- Monitor- oder Beatmungsgeräusche und „verbrauchte" Luft im Krankenzimmer. Diese werden kaum noch oder gar nicht mehr bewusst wahrgenommen.

- Eine liegende Magensonde reduziert den Geschmacks- und Geruchssinn. Bei bettlägerigen Menschen kann das Starren auf ein Bild an der Wand einen ähnlichen Effekt bewirken.

Intellektuelle Veränderungen. Auch Desorientierungen, nachlassende intellektuelle Fähigkeiten, Kommunikationsstörungen und schwindendes Interesse am Umweltgeschehen können eine Folge der Habituation sein. Betroffene Menschen greifen am Wasserglas vorbei oder können es nicht zum Mund führen. In einigen Fällen werden Geräusche oder Objekte fehlinterpretiert (Bd. 2, S. 27).

Gefährdung des Menschen durch Unterstimulation (Reizdeprivation)

Bei einer ▸ *Reizdeprivation* (Unterstimulierung) empfängt der Mensch wenig oder gar keine Wahrnehmungsreize von außen. Wissenschaftliche Untersuchungen belegen, dass durch eine reizarme Umgebung im Laufe der Zeit Trugwahrnehmungen und Halluzinationen entstehen. Die betroffenen Menschen sehen dann z. B. Bilder, geometrische Figuren, oder kleine Tierchen, die nicht real vorhanden sind. Ebenfalls können Umdeutungen von Gegenständen eine Folge von Reizentzug sein. Diese Reaktionen stellen eine Art Selbstreizung des Gehirns dar. Der Zustand der Selbstreizung wird als Reizdeprivation bezeichnet.

Bettlägerigkeit. Zu ähnlichen Situationen kann es auch bei bettlägerigen Menschen kommen:

- Wenn die Menschen auf dem Rücken liegen, starren sie gegen die meist weiß gestrichene Decke oder Wand.
- Wenn sie auf der Seite liegen, endet ihr Blick entweder in Höhe der Heizung oder des Nachbarbettes.
- Oft wird der Blick auf befestigte Bettgitter, Urin- oder Sekretbeutel gerichtet.

Diese Eindrücke bieten dem Gehirn zu wenig Stimulation. Das Gehirn beginnt, sich selber Reize zu schaffen. Das Gehirn produziert eigene Impulse, die sich z. B. als schwarze, bewegende Pünktchen darstellen. Die betroffenen Menschen verwechseln diese Eindrücke leicht mit Insekten. Pflegepersonen und ärztliches Personal halten Betroffene dann (vor-) schnell für desorientiert oder psychotisch (Bd. 2, S. 27).

Auch fieber- oder schmerzhafte Erkrankungen, Austrocknung (Exsikkose), Schädel-Hirn-Trauma und Einnahme von Schmerz-, Schlaf- und Beruhigungsmitteln wirken sich negativ auf die Wahrnehmung aus und verstärken ggf. eine Reizdeprivation.

Bewegung ist die Grundlage jeder Wahrnehmung. Unveränderte Reizsituationen führen zur Gewöhnung. Eine Unterstimulation (Reizdeprivation) führt zur Selbstreizung des Gehirns. Das Gehirn reagiert darauf mit Trugwahrnehmungen und Halluzinationen.

Bewusstlosigkeit bedeutet nicht Wahrnehmungslosigkeit

Mit der Bewusstlosigkeit eines Menschen ist verbunden, dass die betreuenden Personen meist keine Reaktionen der Betroffenen erkennen können. Für die Betreuenden steht im Vordergrund, dass sie den Bewusstlosen nicht erreichen können und weniger, dass der Bewusstlose sie nicht erreichen kann.

Aus den fehlenden Reaktionen eines komatösen Menschen kann jedoch nicht abgeleitet werden, wie er seine Umwelt erlebt und was er empfindet. Immer wieder berichten Menschen, die aus ihrem Koma erwacht sind, dass sie die piepsenden Geräusche vom Monitor, Stimmen, Berührungen und ähnliches, wenn auch verschwommen oder wie aus weiter Ferne, wahrgenommen haben.

Negativstimulierungen. Ein bewusstloser Mensch ist nicht gleichzusetzen mit einem wahrnehmungslosen Menschen. Diese Tatsache ist bei Negativstimulierungen besonders zu berücksichtigen. Zu den Negativstimulierungen gehören z. B. Schmerzreize in Form von Kneifen. Diese Schmerzreize werden oft innerhalb der neurologischen Untersuchung bei stark bewusstseinseingeschränkten Menschen eingesetzt, um festzustellen, ob und welche Reaktionen auf den Schmerzreiz folgen. Der Betroffene fühlt den zugefügten Schmerz, kann sich aber nicht dagegen wehren. Ob der Schmerz ihn dazu ermutigt, wacher zu werden, ist fraglich. Weitere Beispiele für Negativstimulierungen sind:

- das Öffnen des Mundes zur Mundpflege durch Druck erzwingen,
- rasche Mobilisation,
- grelles Licht,
- unangenehme Gerüche sowie
- mit Druck eingeleitete Aufwachversuche.

Fördern der Reaktionsfähigkeit

Ein wahrnehmungsgestörter Mensch kann nicht reagieren, wenn seine Reaktionsfähigkeit nicht gefördert wird.

In der Praxis warten Pflegepersonen oft auf die ersten Reaktionen des Patienten, um dann intensiver auf seine Wahrnehmung einzugehen. Doch der Betroffene reagiert nicht immer aus sich heraus. Er benötigt hierzu Unterstützung durch Stimulation. Je früher mit der Förderung der Reaktionsfähigkeit begonnen wird, desto größer ist die Chance, die Wahrnehmung zurückzugewinnen. Wird die Reaktionsfähigkeit nicht gefördert, bleibt der Mensch in seinem Stadium stehen oder verschlechtert sich sogar.

Das Konzept der Basalen Stimulation basiert auf folgenden Grundannahmen:

- Die Entwicklung des Wahrnehmungssystems verläuft stufenförmig. Die sensorische Basis ist bereits in der 12. Schwangerschaftswoche entwickelt und bleibt im Gedächtnis gespeichert.
- Der Mensch ist in seinem funktionellen Wirken ganzheitlich zu sehen.
- Der gesunde und der kranke Mensch organisiert seine Ressourcen und Entwicklungsmöglichkeiten selbst.
- Die Anzahl der neuronalen Verknüpfungen im Gehirn bestimmt über seine Leistungsfähigkeit. Sie ist u. a. abhängig vom Ausmaß der Stimulation.
- Die Sinne können voraussetzungslos erregt werden.
- Die Gewöhnung (Habituation) entsteht durch eine unveränderte Reizsituation, ausgelöst z. B. durch Bewegungsmangel, gleichbleibende Geräuschkulisse, Desorientierung, nachlassende intellektuelle Fähigkeiten.
- Eine ständige Unterstimulation des Gehirns durch zu wenig Reize führt zur Eigenstimulation des Gehirns (Reizdeprivation), wodurch Trugwahrnehmungen und Halluzinationen entstehen können.
- Bewusstlosigkeit darf nicht gleichgesetzt werden mit Wahrnehmungslosigkeit. Negativstimulierungen müssen vermieden werden.
- Ein wahrnehmungsgestörter Mensch kann nicht reagieren, wenn seine Wahrnehmungsfähigkeit nicht gefördert wird.

4.2 Anwendungsbereiche und Umsetzung in die Praxis

Die basalstimulierende Anwendung muss nicht unbedingt durch Pflegepersonen erfolgen. In vielen Fällen ist das Einbeziehen von Angehörigen und/oder Freunden effektiver. Die Aufgabe der Pflegenden konzentriert sich in diesen Fällen auf Beratung, Anleitung und Steuerung spezieller Maßnahmen.

Entsprechend dem Stufenmodell orientiert sich die Basale Stimulation hauptsächlich an der sensorischen Basis (s. **Abb. 4.1**). Stimulierende Maßnahmen haben aber auch in den anderen Wahrnehmungsbereichen Erfolge erzielt.

Folgendes ist bei der Planung einer Basalen Stimulation zu beachten:

- Es muss ein Überblick darüber gewonnen werden, welche Wahrnehmungsfähigkeiten möglich sind.
- Zur genauen Einschätzung wird hierzu eine umfangreiche biographische Anamnese erstellt.
- Der aktuelle Zustand des pflegebedürftigen Menschen wird erhoben und in Bezug zur Biographie gesetzt.
- Angehörige werden interviewt bezüglich der Vorlieben und Abneigungen des Betroffenen.
- Mit dem Betroffenen werden die verschiedenen Möglichkeiten so gut wie möglich besprochen.
- Dieser Dialogaufbau bedarf besonderer Sorgfalt und einer guten Beobachtung. Das gilt insbesondere dann, wenn noch nicht klar ist, wie der Betroffene auf bestimmte basalstimulierende Maßnahmen reagiert.
- Vorteilhaft ist es, Kontaktpersonen zu beschränken bzw. eine Bezugsperson festzulegen.

Erfolgsfaktoren. Der Wiedererkennungseffekt von Stimme und Berührung sowie der zeitliche Ablauf und die Regelmäßigkeit bei der Durchführung schaffen Orientierung, Vertrauen und die erforderliche Kommunikationsbasis. Eine kontinuierlich pflegende Bezugsperson kann darüber hinaus Veränderungen früher wahrnehmen und Entwicklungen präziser beurteilen. Der Erfolg der Basalen Stimulation wird beeinflusst durch:

- eine ruhige und störungsfreie Atmosphäre und
- die persönliche Einstellung der Pflegeperson.

Persönliche Einstellung. Eine Pflegeperson sollte sich mit der Basalen Stimulation im Rahmen einer Weiterbildung auseinandersetzen können und hier auch die Möglichkeit erhalten, verschiedene Anregungen auszuprobieren. Viele Pflegende haben z.B. noch nie mit einem komatösen Menschen im gleichem Rhythmus geatmet. Bei wahrnehmungsbeeinträchtigen Menschen wurden auch gute Stimulationserfolge beobachtet, wenn ihnen etwas sehr Liebes ins Bewusstsein zurückgeholt wurde. Das kann bei einem Hundebesitzer bedeuten, dass eine benutzte Hundedecke als Stimulans eingesetzt und auf das Kopfkissen gelegt wird. Nur eine Pflegeperson, die den Hintergrund versteht, kann bewusst solche Angebote entwickeln.

Eine gezielte Basale Stimulation kann nur sinnvoll wirken, wenn sie in den täglichen Pflegeablauf integriert wird. Zur effektiven Überprüfung müssen alle Maßnahmen hinsichtlich Uhrzeit, Dauer, Ablauf, Reaktionen und zu beobachtenden Veränderungen systematisch und kontinuierlich dokumentiert werden. Alle basalstimulierenden Maßnahmen stellen Angebote dar, die der Betroffene auch ablehnen kann.

4.2.1 Basalstimulierende Maßnahmen

Gezielte basalstimulierende Maßnahmen werden nach den verschiedenen Wahrnehmungsbereichen eingeteilt in:

- somatische Stimulation,
- vibratorische Stimulation,
- vestibuläre Stimulation,
- orale Stimulation,
- gustatorische Stimulation,
- olfaktorische Stimulation,
- auditive Stimulation,
- taktil/haptische Stimulation und
- visuelle Stimulation.

Somatische Stimulation

Die Haut ist das größte Sinnesorgan und grenzt den menschlichen Körper von seiner Umwelt ab. Die Sinneswahrnehmung über die Haut wird auch als *somatoviszeraler* oder kurz als *somatischer* Sinn bezeichnet. Der somatische Sinn entwickelt sich als erstes (S. 100). Das Ziel der ▸ *somatischen Stimulation* ist, dass der Betroffene Informationen über seinen Körper erhält.

Somatische Stimulation erfolgt z.B. über:

- Berührung,
- Ganzkörperwaschung,
- Lagerung,
- Kleidung,
- Umarmung und
- Atemstimulierende Einreibung.

Berührung

Berührungen der Haut sind für die meisten Menschen ein intensives Erlebnis. Für ein neugeborenes Kind stellen sie sogar die einzigen Kontakt- und Kommunikationsmöglichkeiten dar. Durch Haut- und Körperkontakt mit der Mutter entwickelt das Kind Gefühle wie Geborgensein, Angenommensein, Zuneigung und Wohlbefinden (Bd. 3, S. 41).

Initialberührung. Das Berühren und somit die somatische Stimulation von pflegebedürftigen Menschen gehört zum Berufsalltag von Pflegenden. Für wahrnehmungsgestörte Menschen ist es wichtig, dass die Berührung eindeutig und immer gleich ist. Das heißt, der Berührende sollte nicht ständig wechseln und nach Möglichkeit einem gleichbleibenden Ritual folgen. Besonders bei bewusstlosen Menschen soll der Beginn einer pflegerischen Handlung immer mit einer gleichen Berührung eingeleitet werden. Dies wird auch als Initialberührung bezeichnet. Berührungen am Körperstamm (z.B. an der Schulter) werden im allgemeinen angenehmer empfunden als an den Armen. Eine gleichzeitige verbale Ansprache unterstützt die Begrüßungszeremonie sowie die Eindeutigkeit der Berührung.

Selbstberührung. Diese vermitteln dem wahrnehmungsgestörten Menschen Informationen über seinen eigenen Körper. Das kann besonders wichtig sein, wenn Fremdkörper wie z.B. Verbände, Sonden und Drainagen, den Körper reizen. Viele Menschen manipulieren mit ihren Händen an den störenden Gegenständen herum oder ziehen daran. Die Pflegende hilft dem wahrnehmungsgestörten Menschen, indem sie ihm ermöglicht, fremde Objekte an seinem Körper mit seinen Händen zu berühren. Dadurch werden Orientierung und Sicherheitsgefühl gefördert.

Ganzkörperwaschung

Eine umfassende somatische Stimulation kann bei der Ganzkörperwäsche erzielt werden. Die Haut ist besonders empfänglich für mechanische Reize. Bereits das Bewegen eines Haares löst Empfindungen aus. Diese Reaktion kann während der Ganzkörperwaschung genutzt werden.

Haarwuchsrichtung. Bei der basalen Stimulation ist es wichtig, die Wuchsrichtung der Haare zu beachten (**Abb. 4.3**). Werden die Haare gegen die Wuchsrichtung bewegt, reizen sie die Hautrezeptoren intensiver als beim Streichen über die Haut mit der Wuchsrichtung. Entsprechend ist die Wirkung auf den Organismus (**Abb. 4.4**):

- *beruhigend:* Streichungen in Wuchsrichtung,
- *belebend:* Streichungen gegen die Wuchsrichtung.

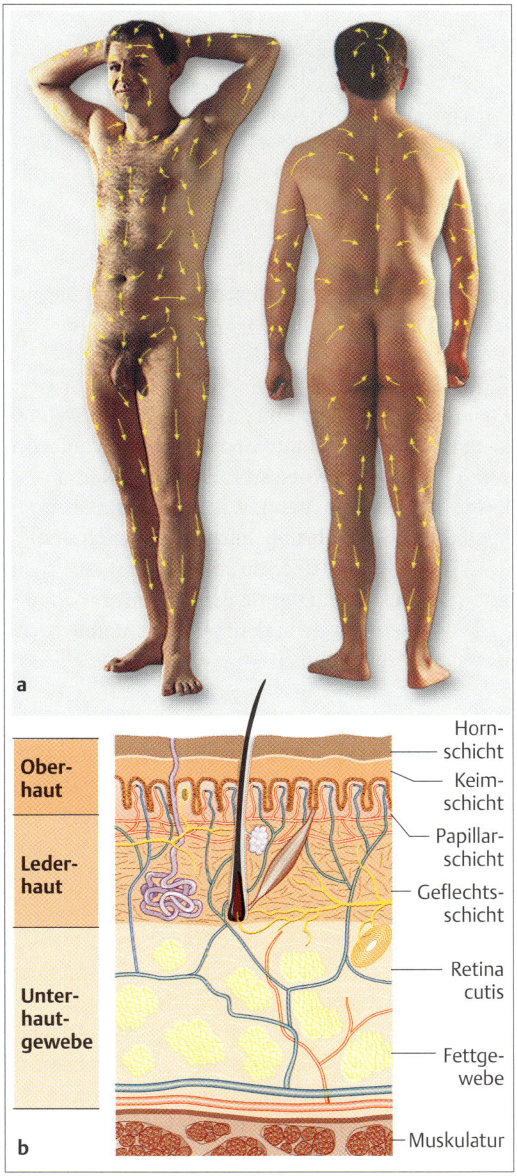

Abb. 4.3 Haarwuchsrichtung. Werden die Haare gegen die Wuchsrichtung bewegt, reizen sie die Hautrezeptoren intensiver als beim Streichen über die Haut mit der Wuchsrichtung

Wassertemperatur und Zusätze. Die Wirkungen werden durch Wassertemperatur und Badezusätze verstärkt (S. 187):

- *beruhigend:* warmes Wasser (37° bis 40 °C), Lavendelzusatz,
- *belebend:* kühles Wasser (etwa 27 °C), Zitronenzusatz.

Intensive Stimulation. Der Einsatz eines rauen Waschhandschuhs fördert den stimulierenden Effekt. Alternativ dazu kann auch ein Frotteesocken benutzt werden. Dieser passt sich der Hand besser an und rutscht nicht so leicht wieder herunter. Allerdings fördert der direkte Hautkontakt eher den Beziehungsaufbau.

Flächenhafte Berührung. Die Ganzkörperwäsche erfolgt, falls möglich, mit beiden Händen gleichzeitig. Je großflächiger der Körper berührt wird, desto mehr Informationen erhält der Betroffene über seine Körperform. Aus dem gleichen Grund ist es sinnvoll, Beine und Arme beim Waschen ganz zu umfassen und die Körperform während der Waschbewegung nachzumodellieren.

Bobath-Methode. Die basalstimulierende Bobath-Ganzkörperwäsche wird bei Menschen mit einer Halbseitenlähmung durchgeführt. Die Waschrichtung erfolgt von der nichtgelähmten zur gelähmten Seite. Der Betroffene soll zunächst seine weniger betroffene Körperseite spüren und dieses Gefühl auf seine betroffene Seite „mitnehmen". Mit der basalstimulierenden Bobath-Ganzkörperwäsche wird die Wahrnehmungsfähigkeit der gelähmten Körperhälfte gefördert (**Abb. 4.4**).

Im Rahmen der Ganzkörperwäsche und den damit verbundenen Berührungen, Bewegungen, Geruchs- und Höreindrücken gestaltet es sich mitunter schwierig, Reaktionen auf einzelne Maßnahmen genauer zu beurteilen. Deswegen sollen Bewegungsaktivitäten des Betroffenen, Gebrauch von Waschwasserzusätzen, Hautpflege-

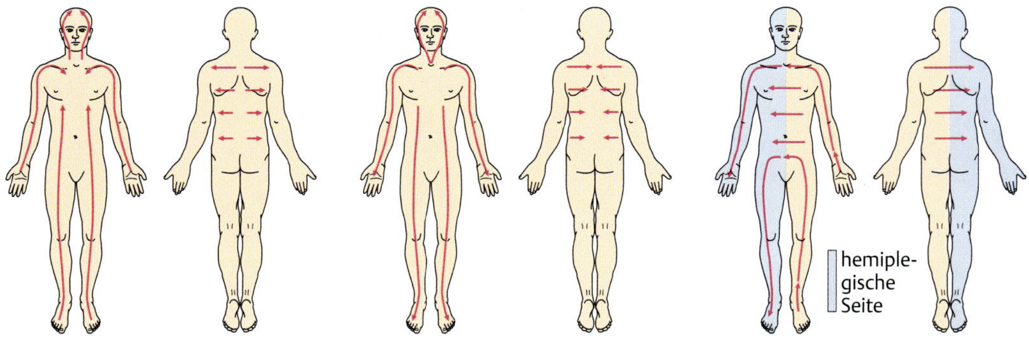

a Waschrichtung bei der belebenden Körperwaschung

b Waschrichtung bei der beruhigenden Körperwaschung

c Waschrichtung bei der basalstimulierenden Bobath-Waschung

Abb. 4.4 Je nach gewünschter Wirkung können unterschiedliche Waschungen durchgeführt werden

mittel usw. vor Beginn genau abgewogen werden. Zu viele parallel laufende Wahrnehmungsangebote können mitunter zu Überstimulationen führen. Dadurch kann die Orientierung verschlechtert werden.

Lagerung

Menschen, die aufgrund ihrer Erkrankung langfristig im Bett liegen müssen, sollen so gelagert werden, dass sie ihren Körper spüren und sich gegebenenfalls bewegen können.

Eine weiche Lagerung vermindert die Reizung der Druckrezeptoren in der Haut. Die Folge ist eine reduzierte Druckwahrnehmung der aufliegenden Körperbezirke. Die reduzierte Druckwahrnehmung verhindert, dass der Körper Druckentlastung durch Ausgleichsbewegungen herstellt. Der bettlägerige Mensch bleibt i. d. R. so liegen wie er gelagert wurde. Wenn keine Reize gesetzt werden, verändert sich das Gespür für den eigenen Körper bis zum Verlust jeglichen Körpergefühls.

Aus diesem Grund erfolgt z. B. die Druckentlastung bei der Dekubitusprophylaxe immer mit einer Kombination aus weicher und harter Unterlage. Dazu findet ein systematischer Lagewechsel statt. Auf diese Art und Weise kann einem Dekubitus vorgebeugt und die Wahrnehmung des eigenen Körpers verbessert werden.

Aus Sicht der Basalen Stimulation ist es sinnvoll, dem Körper spürbare Begrenzungen zu geben. Lagerungshilfsmittel, z. B. Kissen oder Sandsäcke, sind so zu platzieren, dass sie dem Körper Spürinformationen geben: wo fange ich an, wo höre ich auf.

Kleidung

Kleidung soll passend und groß genug sein. Dadurch kann sie auf der Haut hin- und herrutschen und wird somit fühlbar. Um einen stimulierenden Reiz auszulösen, eignen sich beim wahrnehmungsgestörten Menschen Materialien, die nicht allzu weich sind.

Kleidung in der richtigen Größe schafft Begrenzungen und unterstützt dadurch das Körpergefühl.

Umarmung

Eine besonders umfassende somatische Stimulation stellt die Umarmung dar. Auf diese Art können gleichzeitig Berührungen, Temperatur, Druck, Geruch und bei Ansprache auditiv-vibratorische Reize den Organismus erreichen.

Ganzheitlicher Effekt. Mit einer Umarmung wird die gesamte sensorische Basis stimuliert. Dieser ganzheitliche Effekt kann mit keiner anderen Maßnahme in dieser Komplexität erreicht werden. Den Angehörigen eines schwerkranken Menschen oder einem Kind kann empfohlen werden, dass sie sich zu ihrem nahestehenden Menschen ins Bett legen.

Atemstimulierende Einreibung

Eine beruhigende Wirkung kann mit der atemstimulierenden Einreibung (ASE) erzielt werden (Bd. 3, S. 63).

Vibratorische Stimulation

Durch die ▸ *vibratorische Stimulation* werden Knochen und Gelenke spürbar und das Gefühl für den eigenen Körper gefördert.

Die vibratorische Erfahrung zählt zu den Urerfahrungen, die jeder Mensch im Mutterleib erfährt. Viele vibratorischen Reize sind audio-rhythmisch und werden als Doppelreize wahrgenommen. Dazu gehören z. B. die Herzschläge der Mutter, Darm-und Atemgeräusche und Melodien von außen durch die Bauchwand.

Bei längerer Bettlägerigkeit empfängt das Gehirn nur noch geringe oder gar keine Bewegungsimpulse mehr aus der Peripherie. Dieser Umstand wirkt sich negativ auf das Körpergefühl und die Bewegungsfähigkeiten aus. Vibratorische Reize werden demnach besonders während langer Liegezeiten und vor der Durchführung von Mobilisationen notwendig.

Durchführung. Für die vibratorische Stimulation eignen sich alle vibrierenden Gegenstände wie z. B.:

- Thorax-Vibrax,
- kosmetische Massagegeräte,
- Rasierapparat und
- elektrische Zahnbürste.

Die vibrierenden Gegenstände werden an Knochenvorsprüngen oder Röhrenknochen angesetzt. Das Vibrieren im Bereich der Ferse begünstigt z. B. das Stehen. Durch Kontakt eines Vibrax-Gerätes mit der Matratze werden vibrierende Impulse auf die gesamte Auflagefläche des Körpers übertragen.

Entspannung. Vibrationen wirken auch entspannend auf den Muskeltonus sowie beruhigend auf die Psyche. Ein gutes Beispiel stellt das Autofahren dar. Viele Beifahrer schlafen im Laufe längerer Autofahrten ein. Im Krankenhaus kann der gleiche Effekt mit einem fahrenden Krankenbett oder einem Rollstuhl erzeugt und gezielt zur Entspannung oder Beruhigung eingesetzt werden.

Vestibuläre Stimulation

Die ▸ *vestibuläre Stimulation* zielt darauf ab, den Lage- und Gleichgewichtssinn zu fördern. Durch regelmäßiges Bewegen aller Gelenke sowie Lagern und regelmäßiges Umlagern von bettlägerigen Menschen wird das sensorische Informationsdefizit reduziert.

Der Gleichgewichts- oder Lagesinn verarbeitet Informationen aus dem Gleichgewichtsorgan, dem Sehzentrum und den Rezeptoren in Muskeln und Gelenken. So entsteht eine ziemlich genaue Lageempfindung. Dies ist Voraussetzung, um den Muskeltonus regulierende Anpassungsvorgänge bei Körperhaltung und Gleichgewicht zu ermöglichen. Bei bettlägerigen Menschen ist dieser Informationsfluss gestört, was sich negativ auf die Lageorientierung auswirkt.

Förderung des Lage- und Gleichgewichtssinn

Lagerung. Beim Lagern der betroffenen Menschen ist nicht nur die Seitenlagerung sondern auch die Bein- oder Kopftieflagerung zur Stimulation des vestibulären Systems von enormer Bedeutung (falls keine Kontraindikationen bestehen). Die Mobilisation in den Sessel oder Rollstuhl stellt die beste Gleichgewichtsstimulation dar. Bei der Nahrungsaufnahme (auch über die Magensonde) ist auf eine Oberkörperhochlagerung zu achten. Diese fördert nicht nur das Gleichgewichtsempfinden, sondern vermindert gleichzeitig die Gefahr der Aspiration.

Lageveränderungen ankündigen. Zur Vermeidung einer vestibulären Überstimulation in Form von Schwindel, sollen besonders bei Menschen mit langen Liegezeiten Lageveränderungen „angekündigt" werden. Eine Umlagerung oder das Aufrichten des Betroffenen kann z. B. durch vorheriges Bewegen des Kopfes mit den Händen eingeleitet werden. Die Bewegungen dürfen anfangs nur langsam und schrittweise erfolgen, da eine rasche Vorgehensweise eher negative Wirkungen erzeugt. Besonders beruhigend wirken Umarmungen mit Schaukelbewegungen.

Somatische, vibratorische und vestibuläre Stimulation:

- Die somatische Stimulation hat das Ziel, dem Betroffenen Informationen über seinen Körper zu geben, was über Berührungen und Begrenzungen erreicht wird. Somatische Stimulation erfährt der Körper über: Berührung, Ganzkörperwaschung, Lagerung, Kleidung, Umarmung, Atemstimulierende Einreibung.
- Durch vibratorische Stimulation wird das Körpergefühl gefördert. Knochen und Gelenke werden spürbar, die Muskulatur wird entspannt und die Psyche des Menschen beruhigt.

- Die vestibuläre Stimulation fördert den Lage- und Gleichgewichtssinn. Eine Reduzierung des sensorischen Defizits wird durch regelmäßige Lageveränderung und Bewegen aller Gelenke erreicht.

Orale Stimulation

Das Ziel der ▸ *oralen Stimulation* ist die Verbesserung der Kau- und Schluckbewegungen. Sie kann mit der Mundpflege kombiniert werden. Da für die Mundpflege angenehm schmeckende Lösungen verwendet werden, kann oft auch der Geschmackssinn angeregt werden.

Mundmotorik

Der Mund ist ein sehr empfindlicher Bereich des menschlichen Körpers. Es befinden sich dort ca. einhundertmal mehr Sinneszellen als im Rückenbereich (Bienstein/Fröhlich, 1997). Säuglinge und Kleinkinder erkunden z.B. Spielsachen mit dem Mund. Viele Erlebnisse werden mit dem Mund assoziiert, sei es ein gutes Essen oder ein sinnlicher Kuss. Um sprechen und schlucken zu können, muss die Sprech- und Mundmotorik intakt sein.

Beeinträchtigungen. Das Gefühl für die Mund- und Sprechmotorik kann aus verschiedenen Gründen herabgesetzt oder aufgehoben sein:
- Lähmungen, wie z.B. die Fazialisparese können die Mundmotorik beeinträchtigen.
- Bei beatmeten Menschen kann der Tubus Mundbewegungen und Sprechen behindern.
- Bei liegender Nasensonde ist der Schluckvorgang gestört.

Mundpflege

Der Mund gehört zur intimen Zone eines Menschen. Aus diesem Grund ist es erforderlich, dass alle Manipulationen vorsichtig und sensibel vorbereitet und durchgeführt werden.

Pflegende benutzen für die Mundpflege standardmäßig Tupfer, Klemme und klinikspezifische Mundlösungen. Sie erleben nicht selten, dass Betroffene den Mund nicht öffnen wollen oder die Zähne zusammenbeißen und auf diese Art ihre Ablehnung zeigen. Das kann sowohl an der Art der Durchführung, an den benutzten Gegenständen oder am unangenehmen Geschmack der verwendeten Lösungen liegen. Auf diese Art und Weise erfolgen Negativstimulierungen, die es zu vermeiden gilt.

Vorbereitung. Vor Beginn der Stimulation wird der Betroffene in Oberkörperhoch- oder Seitenlagerung gebracht. Wenn der pflegebedürftige Mensch diese Positionen nicht einnehmen kann, bietet sich als Alternative die Beintieflagerung in schiefer Ebene an. Vor der Durchführung der oralen Stimulation erfolgt eine Inspektion der Mundschleimhaut. Wichtig ist es, dass hierbei geschmackliche Vorlieben und Abneigungen des zu pflegenden Menschen bekannt sind und beachtet werden.

Durchführung. Die orale Stimulation wird mit einem behandschuhten Finger oder mit Klemme und Tupfer durchgeführt. Die Stimulation mit dem behandschuhten Finger ist weniger aggressiv als mit Klemme und Tupfer. Sie beinhaltet aber auch die Gefahr, gebissen zu werden. Diese Gefahr wird durch einen Gummikeil verhindert. Bei der Durchführung der oralen Stimulation in Verbindung mit der Mundpflege muss Folgendes beachtet werden:
- Die orale Stimulation wird durch Streichbewegungen der Kiefermuskulatur von der Wange in Richtung Mund eingeleitet.
- Behutsames Streichen der Lippen lässt wahrnehmungseingeschränkte Menschen „verstehen", dass es sich um den Mund handelt und was auf sie zukommt.
- Die Vorgehensweise ist langsam und eindeutig. Zwischendurch werden Pausen eingelegt.
- Durch gezieltes Beobachten und Erfragen kann auf Reaktionen reagiert und nach und nach weiter vorgegangen werden.
- Mit dem Finger oder wahlweise mit einem Tupfer werden vorsichtig die Wangentaschen ausgewischt.
- Das Zahnfleisch des Ober- und Unterkiefers wird mit kreisenden Bewegungen von hinten nach vorne massiert.
- Zungenbeläge werden am besten durch Bürsten entfernt.

Toleriert der betroffene Mensch oralstimulierende Maßnahmen nicht und reagiert er mit Widerstand, muss die Maßnahme abgebrochen werden. Die Toleranz kann durch die Verwendung von angenehmen Geschmacksstoffen erhöht werden. Ein Grund für die Ablehnung einer Stimulation kann eine schmerzhafte Mundschleimhautentzündung sein. In diesem Fall ist auch besondere Vorsicht bei der Auswahl von Geschmacksstoffen geboten.

Nahrungsaufnahme

Bei einem Menschen mit Schluckstörung besteht eine hohe Aspirationsgefahr. Deshalb ist auf die Konsistenz der angebotenen Nahrungsmittel zu achten.

Flüssigkeiten können angedickt werden. Feste Nahrungsmittel, wie z. B. ein Apfel- oder Gurkenstückchen, können in einer ausgebreiteten Mullgaze eingewickelt werden. Der Betroffene kann das Essensstück schmecken und es mit der Zunge abtasten. Dadurch werden Mundmotorik und Geschmack gleichzeitig stimuliert.

Gustatorische Stimulation

Die ▸ *gustatorische Stimulation* bezieht sich auf den Geschmackssinn. Die Geschmacksempfindungen begrenzen sich beim Menschen auf die vier Geschmacksqualitäten süß, sauer, bitter und salzig. Viele Geschmacksreize der Nahrung bewirken eine Mischempfindung.

Beeinträchtigungen. Die Geschmacksensibilität wird beeinträchtigt bei:

- liegender Magensonde,
- parenteraler Ernährung,
- Nahrungskarenz,
- Zungenbelägen, Borkenbildung und
- Entzündungen der Mundschleimhaut.

Im Rahmen der Mundpflege ist es aus diesen Gründen wichtig, Borken und Beläge zu entfernen. Bei Entzündungen der Mundschleimhaut sind saure Produkte als Stimulanzien zu vermeiden.

Individueller Geschmack. Mit der gustatorischen Stimulation wird der Geschmacksinn des pflegebedürftigen Menschen stimuliert. Wichtig ist es zu wissen, welche geschmacklichen Vorlieben der betroffene Mensch hat und welche Geschmäcke er ablehnt. Wenn der betroffene Mensch hierzu keine Auskunft geben kann, müssen diese Informationen bei den Angehörigen vorab eingeholt werden.

Vorbereitung. Vor Beginn der Stimulation werden alle notwendigen Utensilien bereitgestellt. Zur Stimulation eignen sich Säfte, Tees, Obst, Gemüse beziehungsweise alle „Lieblingsnahrungsmittel", auch Chips oder Schokolade.

Durchführung. Bei der Durchführung der gustatorischen Stimulation muss Folgendes beachtet werden:

- Über den Zeigefinger wird ein Fingerling gestülpt und die Nahrungsmittel mit dem Finger auf die Zunge gegeben und dort verstrichen.
- Alternativ kann ein Tupfer als Applikationshilfe verwendet werden.
- Auf die Konzistenz der Nahrungsmittel ist zu achten.
- Wichtig ist es, sorgfältig vorzugehen und den Menschen dabei gut zu beobachten, insbesondere auf kleinste spürbare Reaktionen.
- Zeigt der pflegebedürftige Mensch Widerwillen, Ekel oder reagiert mit Aggressionen, muss die gustatorische Stimulation abgebrochen werden, denn Negativstimulationen sind zu vermeiden.

Olfaktorische (nasale) Stimulation

Der Geruchssinn ist an die Einatmung der Atemluft durch die Nase gebunden. Durch die ▸ *olfaktorische Stimulation* können Erinnerungen geweckt und Emotionen ausgelöst werden. Die enge Verknüpfung des Riechnervs mit den Nervenkernen des limbischen Systems erklärt die emotionale Bedeutung des Geruchs (Bd. 2, S. 11). Das Neugeborene erkennt die Mutter z. B. bereits nach der Geburt an ihrem Duft.

Krankenhausgerüche. Sie werden oft mit dem Geruch der Desinfektionsmittel wahrgenommen und beschrieben. Dadurch werden sie i. d. R. mit Krankheit und Leiden in Verbindung gebracht und verursachen Unwohlsein.

Heimatgerüche. Sie werden mit angenehmen Erinnerungen verknüpft. Bei der Pflege von bewusstseinsgestörten Menschen haben Gerüche aus der heimatlichen Wohnung einen hohen Wiedererkennungswert. Sie lösen in der Regel Vertrauen aus.

Durchführung. Die olfaktorische Stimulation wird bei komatösen oder stark desorientierten Menschen mit Heimatgerüchen oder Gerüchen von Angehörigen durchgeführt. Auch Tiergerüche, fördern die Erinnerungs- und Orientierungsfähigkeit. „Heimatgerüche" haften an:

- getragenen Wäschestücken,
- Kopfkissen und Decken,
- eigenen Wasch- und Pflegeutensilien (Seife, Parfum, Rasierwasser),

- Hundedecken,
- Pferdehalftern usw.

Bei der olfaktorischen Stimulation sind Negativstimulierungen zu vermeiden. Vorsicht ist daher bei der Anwendung von Aromastoffen und Essensgerüchen geboten.

Orale, gustatorische und olfaktorische Stimulation:

- Die orale Stimulation regt die Sinne im Mundbereich an und hat zum Ziel, die Kau- und Schluckbewegung zu verbessern. Sie kann im Rahmen der Mundpflege durchgeführt werden. Sie kann mit der gustatorischen Stimulation kombiniert werden, indem angenehm schmeckende Lösungen verwendet werden, die den Vorlieben des betroffenen Menschen entsprechen.
- Mit der gustatorischen Stimulation wird der Geschmackssinn angeregt. Zur Stimulation eignen sich Säfte, Tees, Obst, Gemüse, bzw. alle „Lieblingsnahrungsmittel" des Betroffenen, so auch Chips und Schokolade.
- Durch die olfaktorische (nasale) Stimulation können Erinnerungen und Wiedererkennungen bewirkt sowie Emotionen ausgelöst werden. Positive Erinnerungen lösen „liebgewonnene Gerüche" aus. „Heimatgerüche" vermitteln z. B. Kleidungsstücke von zuhause, eigene Pflegeutensilien, Tierdecken, Naturgegenstände.

Auditive Stimulation

Die ▸ *auditive Stimulation* zielt darauf ab, den Hörsinn zu stimulieren, seine Differenzierungsfähigkeit zu fördern sowie Kontaktaufbau zu ermöglichen.

Doppelreize. Die Hörwahrnehmung des ungeborenen Kindes wird stark beeinflusst durch die Bauchdecke der Mutter, die Gebärmutter und das Fruchtwasser. Die Frequenzen erreichen das Ohr über den ganzen Körper, statt über Luftschwingungen. Da auf diesem Weg Vibrationen mitschwingen, werden sie als Doppelreize wahrgenommen. Beispiele für Doppelreize sind:

- der Herzschlag der Mutter,
- ihre Darm- und Atemgeräusche und
- Melodien von außen.

Sobald das Kind geboren ist, erreichen Geräusche über Luftschwingungen das Ohr. Innerhalb weniger Minuten nach der Geburt, stellt sich das Neugeborene auf die veränderte (Hör-) Situation ein. Es treffen Schallwellen auf das Hörorgan, deren Schwingungen auf den ganzen Körper wirken. Auditive Reize sind immer mit vibratorischen kombiniert.

Wahrnehmungsbeeinträchtigte Menschen werden im Klinikbetrieb, besonders auf der Intensivstation, mit vielen unbekannten und beängstigenden Geräuschen konfrontiert. Da der Hörsinn nicht aktiv verschlossen werden kann, sind sie diesen Geräuschen schutzlos ausgeliefert.

Pflegepersonen sollen bewusst mit Geräuschen umgehen und die Geräuschkulisse so ruhig wie möglich gestalten, um Menschen mit einer Wahrnehmungsbeeinträchtigung vor Überstimulation oder Habituation zu schützen. Auch unerwartete, laute Ansprache oder das gleichzeitige Sprechen zweier Personen kann überstimulierend wirken.

Durchführung. Als auditiv stimulierende Maßnahmen eignen sich Geräuschangebote mit hohem Wiedererkennungswert. Eine direkte Anrede des pflegebedürftigen Menschen fördert zudem die Orientierung und den Kontaktaufbau. Auditiv stimulierende Geräuschangebote sind z. B.:

- Ansprache von Angehörigen,
- Lieblingsmusik,
- Urlaubsgeräusche (Meeresrauschen oder Wind),
- Hundegebell,
- Motorengeräusche und
- andere bekannte Hausgeräusche.

Bevor diese allerdings direkt über einen Walkman angeboten werden, sollen sie im Raum ausprobiert und zeitlich begrenzt werden. Eine intensive auditiv-vibratorische Stimulation wird durch die Kombination von Ansprache und Körperkontakt erreicht.

Taktil-haptische Stimulation

▸ *Taktil-haptische* Stimulation zielt darauf ab, tastende Spürinformationen der Haut zu differenzieren und zu erkennen bzw. zu interpretieren. In der Haut befindliche Mechanorezeptoren reagieren u. a. auf Druckveränderungen und Vibrationen der Haut. So kann der Mensch sich einen Teil der Umwelt ertasten. Die bewusste Zuordnung kann aber erst in Verbindung mit Erfahrung und Interpretation erfolgen.

Ein blinder Mensch kann z. B. Dinge, die ihm unbekannt sind, nicht durch alleiniges Ertasten verschiedenen Kategorien zuordnen. Wenn er das erste Mal eine Schnabeltasse in die Hand nimmt, würde er diese niemals durch alleiniges Ertasten der Kategorie „Trinkgefäße" zuordnen. Die Einstufung der Schnabeltasse als Trinkgefäß setzt in diesem Fall Trinkerfahrung voraus.

Wenn das Erinnerungsvermögen stimuliert werden soll reicht es auch nicht aus, nur einen Teil eines Gegenstandes zu ertasten. In vielen Fällen sind z. B. Griffe von Gegenständen oder andere einzelne Teile unspezifisch. Damit sie erkannt werden können, sind komplexere Tastvorgänge notwendig, z. B. das Bewegen des Gegenstandes auf der Haut und/oder Faustschluss. Diese sensorischen Informationen werden mit denen, die sich bereits durch Vorerfahrungen im Gedächtnis befinden, verglichen. Ein im Dunklen ertasteter Lichtschalter kann deshalb auch als solcher erkannt und bedient werden.

Durchführung. Zur Durchführung der taktil-haptischen Stimulation eignen sich bekannte Alltagsgegenstände wie:

- Haar- und Zahnbürste,
- Wasserglas,
- Handtuch sowie
- persönliche und liebgewonnene Gegenstände (z. B. Teddy, Schmuckstück).

Für die Auswahl der Gegenstände zur taktil-haptischen Stimulation ist es wichtig, die Vorlieben des Menschen zu kennen. Hat der Betroffene gerne Hand- oder Bastelarbeiten durchgeführt, können als Tastobjekte auch Wolle, Stoffe, Holz oder Werkzeuge angeboten werden. Die zu tastenden Gegenstände werden nach Möglichkeit ganz in die Hand genommen, umfasst oder auf der Haut bewegt.

Fremdkörper. Störende und auch schmerzende Sonden, Drainagen und Verbände, die sich am oder im Körper des betroffenen Menschen befinden, lösen Unsicherheit aus. Das Ertasten vorhandener Fremdkörper im und am eigenen Körper verbessert die Orientierung und das Verstehen.

Pflegealltag. Taktil-haptische Angebote können sehr gut in den Pflegealltag integriert werden. Sie werden sinnvoll auf die einzelnen Maßnahmen abgestimmt. Der Beginn der Ganzkörperwaschung wird z. B. eindeutiger, wenn die Hände des Wahrnehmungsgestörten vorher in das Waschwasser eingetaucht werden.

Beim Trinkvorgang bietet es sich an, mit den Händen das Wasserglas zu umfassen. Da viele der betroffenen Menschen nicht selber greifen können, müssen die Hände geführt werden.

Visuelle Stimulation

Die ▸ *visuelle Stimulation* hat zum Ziel, Orientierung zu schaffen, die Sicherheit durch eigene Kontrollmöglichkeiten zu erhöhen sowie Reizdeprivation zu mindern.

Die Entwicklung der Sehfähigkeit tritt verglichen mit den anderen Sinnesfähigkeiten spät ein. Nach der Geburt können Säuglinge schon hell und dunkel voneinander unterscheiden. Alle Gegenstände werden zu diesem Zeitpunkt als Umrisse wahrgenommen. Das Kennenlernen und Begreifen von Objekten geschieht zu diesem Zeitpunkt durch die Verknüpfung von Betasten mit den Händen und dem Mund. Nach und nach entwickelt sich das visuelle System und Formen, Farben und Personen können mit den Augen differenziert werden.

Sehen können nimmt eine bedeutende Stellung bei der Erfassung des Umweltgeschehens und der Kontaktaufnahme ein. Es ermöglicht dem Menschen, Gefahren frühzeitig zu erkennen. Der Verlust des Sehvermögens greift gravierend in seinen alltäglichen Aktionsradius ein.

Es wird vermutet, dass Menschen, die lange Zeit bewusstlos waren, nach dem Erwachen die visuellen Entwicklungsschritte ähnlich wie nach der Geburt durchlaufen. Das bedeutet, die ersten Seheindrücke beschränken sich auf Hell- und Dunkelwahrnehmung sowie Erkennen grober Umrisse. Die visuelle Stimulation bei den betroffenen Menschen sollte zu diesem Zeitpunkt mit farblosen Objekten (z. B. Schwarz-Weiß-Fotografien) und mit großen Formen beginnen. Zur Verhinderung einer visuellen Überstimulation oder Angstauslösung ist darauf zu achten, dass medizinische Geräte und Infusionen aus dem Blickfeld des bettlägerigen

Menschen entfernt werden. Es empfiehlt sich, die oftmals grelle Deckenbeleuchtung durch gedämpftes Licht einer Nachttischlampe zu ersetzen.

Durchführung. Ein visueller Reizentzug entsteht durch eine reizarme Gestaltung von Krankenzimmern in den Kliniken. Bettlägerige Menschen sind gezwungen, in Rückenlage gegen eine weiße Decke zu starren. Aber auch die Wanddekoration in den Krankenzimmern ist häufig spärlich ausgestattet, so dass es nicht selten zur Reizdeprivation mit all ihren Folgen kommt (S. 102). Um einem visuellen Reizentzug entgegenzuwirken ist es sinnvoll, im Krankenzimmer bewusst Anreize zur Stimulation anzubringen. Hierzu eignen sich z. B.:

- Mobiles,
- persönliche Bilder im nahen Blickfeld,
- bunte und gemusterte Bettwäsche,
- farbige Tapeten sowie
- ein bunter Stoffbezug über dem Bettgitter.

Die Eigenaktivität wird angeregt, wenn der Betroffene seinen Kopf in Richtung des platzierten Gegenstandes bewegen muss. Wichtig ist zudem, dass bei Menschen mit einer Sehschwäche darauf geachtet wird, dass sie ihre Brille oder ihre Kontaktlinsen während des Tages tragen. Für Menschen, die das Bett verlassen können, können zusätzliche visuelle Stimulationen durch Raumwechsel erfolgen, z. B. bei einem Besuch des Aufenthaltsraumes oder spazieren fahren mit dem Rollstuhl in der Klinikumgebung.

Auditive, taktil-haptische und visuelle Stimulation:

- Die auditive Stimulation stimuliert den Hörsinn, fördert seine Differenzierungsfähigkeit und ermöglicht einen Kontaktaufbau. Zur Stimulation eignen sich Geräuschangebote mit hohem Wiedererkennungswert wie Ansprache von Angehörigen, Lieblingsmusik, Urlaubsgeräusche und andere bekannte Hausgeräusche.
- Bei der taktil-haptischen Stimulation wird der Tast- und Fühlsinn angeregt, wodurch eine Wahrnehmung der Umwelt in Verbindung mit Erfahrung und Interpretation möglich wird. Zur Stimulation eignen sich bekannte Alltagsgegenstände sowie lieb gewonnene Gegenstände.
- Ziel der visuellen Stimulation ist es, dem Menschen Sicherheit und Orientierung zu vermitteln und die Reizdeprivation zu vermindern. Bewusste visuelle Reize können gesetzt werden, indem der Blick des Menschen auf Mobiles, persönliche Bilder, bunte Wäsche oder bunte Gegenstände gerichtet wird. Hilfreich ist auch das regelmäßige Umlagern und wenn möglich ein „Raumwechsel" durch spazieren fahren oder gehen.

4.3 Bedeutung für die Pflege

Das Konzept der Basalen Stimulation hat sich mittlerweile in vielen pflegerischen Bereichen etablieren können. Basalstimulierende Maßnahmen ermöglichen selbst bei bewusstlosen Menschen Kommunikation und fördern den Beziehungsaufbau.

Pflegepersonen erfahren durch die Anwendung der Basalen Stimulation, dass Bewusstlosigkeit nicht gleich Wahrnehmungsunfähigkeit bedeutet. Diese Erkenntnis öffnet viele neue Perspektiven in der Begegnung mit Schwerkranken. Sie führt weg von der Einstellung „der merkt ja doch nichts" oder „da ist doch nichts mehr". Diese Perspektiven beinhalten mehr als Grundpflege, therapeutische und lebenserhaltende Maßnahmen, denn der Mensch wird als Persönlichkeit ganzheitlich wahrgenommen und behandelt. Dadurch wird der Entstehung von sozialen Defiziten entgegengewirkt.
Basalstimulierende Elemente wecken Neugier und werfen bei der Durchführung von Pflegemaßnahmen Fragen auf:

- Was kann ich tun, um den bewusstlosen oder wahrnehmungsgestörten Menschen zu erreichen?
- Worauf reagiert er?
- Wie reagiert er?

Betroffene Menschen werden nicht nur passiv versorgt, sondern gleichwertig und aktiv in den Prozess zum Gesundwerden eingebunden. Es stehen nicht ihre Defizite im Vordergrund, sondern ihre positiven Entwicklungsmöglichkeiten. Neben der Beachtung der traditionellen Pflege, greift die Basale Stimulation ganzheitlich in den Problem- und Beziehungsprozess ein.

Durch die Anregung der Kommunikations- und Reaktionsfähigkeiten fordert sie vom Betroffenen die aktive Teilnahme am Pflege- und Therapiegeschehen. Die Pflegeperson überlässt dem kranken Menschen die Entscheidung, inwieweit er bereit ist, stimulierende Angebote anzunehmen oder abzulehnen. Das Ziel ist hierbei, eine partnerschaftliche Beziehung innerhalb der Pflege zu entwickeln. Eine auf Partnerschaft ausgerichtete Pflege ermöglicht beidseitige Interaktion und gleicht damit soziale Defizite aus. Das führt i.d.R. zu einer höheren Berufszufriedenheit.

4.3.1 Anforderungen an Pflegende

An die Pflegenden stellt dieses Vorgehen hohe Anforderungen. Neue Fertigkeiten und Fähigkeiten müssen geweckt und gestärkt werden.

Fähigkeiten. Zur Sensibilisierung der eigenen Wahrnehmung bedarf es folgender Fähigkeiten:

- Empathie,
- Sensibilität,
- Erfahrung und
- Selbstkenntnis.

Dies kann nur erreicht werden, wenn die Pflegenden bereit sind, sich mit sich selbst auseinander zu setzen und sich selbst besser kennen zu lernen. Dann wird es möglich, professionelle Nähe zuzulassen und angemessene Abgrenzungsmöglichkeiten zu entwickeln.

Schulungen. Damit diese Forderung nicht zu mehr Druck oder sogar zu Überforderung führt, können Schulungen helfen, die eigene Wahrnehmung besser kennen zu lernen. Wichtig ist hierbei auch, sich mit den gemachten Erfahrungen innerhalb einer Gruppe auseinander zu setzen. Dadurch werden die persönliche Weiterentwicklung und das Selbstwertgefühl gefördert. Die Pflegeperson wird ermutigt, diese Erfahrungen in die Praxis umzusetzen.

Bienstein und Fröhlich haben in den letzten Jahren viele Trainer ausgebildet, die dazu autorisiert sind, Pflegende in das Konzept der Basalen Stimulation einzuführen. Spezielle Kursangebote können bei den Berufsverbänden erfragt oder den einschlägigen Fachzeitschriften für Pflegeberufe entnommen werden.

Prinzipiell ist zu bedenken, dass das Konzept der Basalen Stimulation keine erlernbare Technik ist. Es ist eher als ein Entwurf zu sehen, der die Grundlagen vermittelt, die zur individuellen Ausgestaltung notwendig sind. Alle Beteiligten sollen sensibilisiert werden und voneinander lernen.

4.4 Besonderheiten bei Kindern

Uta Follmann

Die Basale Stimulation ist ein Beispiel für ein übergreifendes Konzept und kann ohne grundlegende Veränderung in die Versorgung kranker Kinder übertragen werden. Ursprünglich wurde das Konzept im pädagogischen Bereich für mehrfachbehinderte Kinder entwickelt (S.99). In der Kinderkrankenpflege haben die Prinzipien der Basalen Stimulation eine besondere Bedeutung in der Versorgung von zu früh geborenen Kindern.

Neuronale Unreife. Durch den Fortschritt in Medizin und Pflege können heute auch sehr früh geborene Kinder überleben. Untersuchungen haben jedoch gezeigt, dass bei Frühgeborenen mit einem Gestationsalter von weniger als 32 Wochen oft Spätfolgen auftreten. Hierzu zählen Lernbehinderungen, Verhaltensauffälligkeiten und Störungen der Bewegung. Die beobachteten Kinder wiesen lediglich eine Unreife auf, zusätzliche Komplikationen, wie z.B. eine Hirnblutung oder bronchopulmonale Dysplasie, lagen nicht vor. Die Ergebnisse lassen vermuten, dass das fetale Nervensystem noch nicht auf ein Leben außerhalb des Uterus vorbereitet ist.

Sensorische Disstimulation. Die intrauterinen Grunderfahrungen sind wesentliche Voraussetzung für eine spätere postnatale Entwicklung. Frühgeborenen Kindern fehlen diese wichtigen intrauterinen Erfahrungen, zudem sind sie auf einer Intensivstation verstärkt unbekannten Reizen ausgesetzt. Die Kinder sind nicht in der Lage, diese unphysiologischen Reize wie Schmerz-, Lärm- und Lichtreize zu verarbeiten. Sie leiden an einer sensorischen Disstimulation.

Reduzierte Bewegungs- und Aktionspotentiale. Im Vergleich zu gesunden Neugeborenen haben Frühgeborene und kranke Neugeborene reduzierte Bewegungs- und Aktionspotentiale. Diese Tatsache verhindert eine aktive Kontaktaufnahme mit ihren Bezugspersonen.

Die Umsetzung des Konzeptes der Basalen Stimulation hat zum Ziel:

- eine aktive Kontaktaufnahme des Frühgeborenen zu fördern,
- die Entwicklung des Frühgeborenen individuell zu fördern,
- die Entwicklung des Körpergefühls zu fördern,
- die Entwicklung des Ichs durch primäre Körpererfahrungen zu unterstützen,
- das Frühgeborene vor Überreizung zu schützen,
- den Aufbau einer intakten Kind - Elterbeziehung sowie die Beziehung zwischen Kind und Pflegenden zu unterstützen,
- den Eltern in Krisensituationen zu helfen,
- alle Bezugspersonen für die Bedürfnisse des Kindes zu sensibilisieren und
- notwendige pflegerische und medizinische Maßnahmen so zu koordinieren, dass das Kind ausreichende Ruhephasen hat.

4.4.1 Anwendungsbereiche und Umsetzung in die Praxis

Basalstimulierende Maßnahmen können von Pflegepersonen und von Eltern durchgeführt werden. Stimulierende Maßnahmen können den zu früh abgebrochenen intensiven Kontakt zwischen Mutter und Kind wiederherstellen und zur Basis einer intensiven Beziehung werden. Dabei ist stets auch der Vater in die Interaktion mit dem Kind einzubeziehen.

Somatische Stimulation

Über die Haut ist eine vorsprachliche Kommunikation und damit Kontaktaufnahme des Kindes mit den Bezugspersonen möglich.

Eindeutige Berührungen

Ungeborene Kinder haben im Mutterleib direkten Kontakt mit ihrer Umgebung und haben dadurch eindeutige Erfahrungen mit Berührungen machen können. Während der pflegerischen Maßnahmen werden sie jedoch meistens punktuell und mit Unterbrechungen berührt. Diese ständigen flüchtigen Kontaktaufnahmen irritieren das Kind, da die erhaltenen Informationen nicht eindeutig und klar sind. Ein solcher Zustand kann mit Gesprächspartnern verglichen werden, bei dem sich einer immer wieder verabschiedet und dann doch weiter redet. Dies verunsichert und macht den Gesprächspartner unruhig.

Durch eindeutige Berührungen, die ohne Unterbrechung durchgeführt werden, erhält das Kind klare Auskünfte über seinen Körper. Die Hände der Bezugsperson sollen dabei warm und trocken sein, um eine Disstimulation zu vermeiden.

Initialberührung

Es ist selbstverständlich, dass Menschen sich bei Begegnungen begrüßen und verabschieden. Ein Begrüßungs- und Verabschiedungsritual im Sinne einer Initialberührung hilft auch den Kleinsten, sich zu orientieren. Eine gute Möglichkeit der Begrüßung ist die Kontaktaufnahme mit dem Kind über seine Fußsohlen. Die Beine und Füße gewähren dem Kind einen großen Bewegungsspielraum, den es auch schon im Uterus wahrnehmen konnte. Das Frühgeborene kann über Druck seiner Fußsohle gegen die Hand der Pflegeperson sowie mit Bewegung „antworten". Erfahrungen haben gezeigt, dass so begrüßte Kinder ruhiger sind und harmonischere Bewegungsabläufe haben. Bei Kindern, die aufgrund einer Hypertonie bei Berührung und leichtem Druck eine Spastik entwickeln, ist diese Methode kontraindiziert. Die Begrüßung kann auch durch Halten von Kopf und Fußsohlen erfolgen. Das Baby bleibt in seiner entspannten Haltung (**Abb. 4.5**).

Kontakt halten

Nach der Begrüßung wird der Kontakt zum Kind nach Möglichkeit nicht mehr unterbrochen. Eine Hand bleibt immer am Körper des Kindes. Eine gute Vorbereitung der pflegerischen Interventionen vermeidet unnötige Unterbrechungen. Wenn eine Unterbrechung der pflegerischen Zuwendung erforderlich wird, erhält das Kind z. B. eine Stoffrolle oder ein

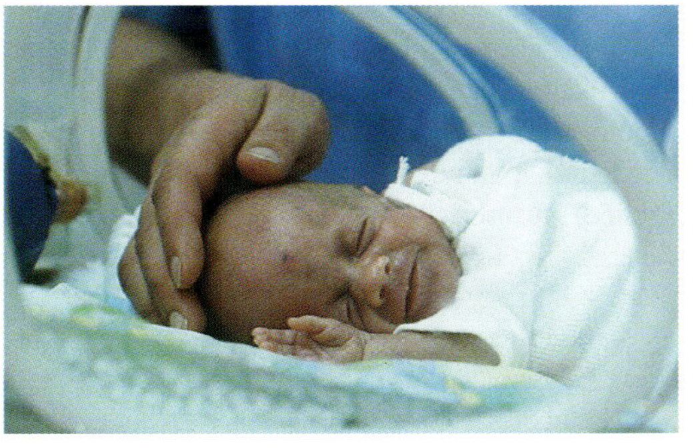

Abb. 4.5 Eine initiale Berührung hilft, Kontakt zu knüpfen und eine Beziehung aufzubauen

Kuscheltier als Ersatz der Hand an seinen Körper gelegt. Für sich immer wiederholende Pflegemaßnahmen sind Rituale wichtig. Es ist auch wichtig, dass Pflegende und Eltern während der Durchführung ruhig mit dem Kind sprechen.

Ganzkörperwaschung

Bei der Ganzkörperwaschung kann das gesamte Körperschema des Kindes entwickelt werden. Das Kind wird sich der einzelnen Teile seines Körpers und deren Zusammenhänge bewusst.

Die Waschung beginnt am Rumpf, er wird als Mittelpunkt des Körpers herausmodelliert. Um den Rücken zu waschen, soll das Kind auf einer sicheren Unterlage gedreht werden ohne den Rücken von der Unterlage abzuheben. Dabei kann eine angedeutete initiale Drehbewegung dem Kind das Vorhaben ankündigen. Durch den Druck und die Drehung erhält das Kind zusätzliche Informationen über seinen Körper. Anschließend werden die Extremitäten von proximal nach distal gewaschen. Dann folgt das Waschen der Genitalien. Zum Schluss wird aufgrund der hohen Sensibilität das Gesicht gewaschen.

Im pflegerischen Alltag wurde beobachtet, dass das Kind erschrickt, wenn das Gesicht als erstes gewaschen wird. Während der Ganzkörperwaschung soll eine Hand immer am Kind bleiben, die Führung des Waschlappens soll flächig, umfassend, langsam und intensiv sein.

Lagerung

Im Uterus hat das Kind eindeutige Grenzerfahrungen gemacht. Das Fehlen einer Begrenzung verunsichert das Kind und löst Schreckreaktionen aus. Nestlagerungen geben dem Körper des Kindes Spürinformationen und Begrenzung (Bd. 3, S. 136). Beim Baden kann diese Wahrnehmung durch den Einsatz des Badeeimers (Tummy Tub) gefördert werden.

Kleidung

Zur besseren Beobachtung werden die meisten Kinder im Inkubator ausschließlich mit Windeln bekleidet. Eine Mütze lässt das Kind die Begrenzung seines Kopfes spüren und schützt es vor Auskühlung. Zudecken mit einem T- Shirt oder einem Tuch mit dem Geruch der Eltern kann dem Kind Geborgenheit durch Begrenzung vermitteln und gleichzeitig seine Geruchswahrnehmung fördern.

Umarmen

Neugeborene Kinder werden von ihren Eltern spontan umarmt. Bei frühgeborenen Kindern, die verkabelt im Inkubator liegen, ist dieser intensive Kontakt gestört. Der Beziehungsaufbau zwischen Eltern und Kind ist damit stark eingeschränkt. Eine gezielte Möglichkeit, dieses Defizit auszugleichen, ist die Anwendung der Känguru-Methode (Bd. 3, S. 43).

Vibratorische Stimulation

Der Fetus spürt schon während der Schwangerschaft Schwingungen unterschiedlicher Qualität. Bewegungen der Mutter und Schaukelbewegungen im Fruchtwasser sowie Schallwellen vermitteln dem Ungeborenen vibratorische Sinneseindrücke, die postnatal als Kommunikationsmittel genutzt werden können.

Wenn keine erhöhte Hirnblutungsgefahr besteht, kann eine elektrische Zahnbürste oder die manuelle Vibration das Kind stimulieren. Schwingungen erfahren Kinder durch die Atembewegungen der Eltern beim Kängurun. Schwingungen erleben die Kinder auch bei der Lagerung auf einem Wasserkissen.

Kinder mit einer erhöhten Hirnblutungsgefahr dürfen weder mit Hilfsmitteln (elektrische Zahnbürste) noch manuell vibratorisch stimuliert werden.

Vestibuläre Stimulation

Bei der vestibulären Stimulation ist darauf zu achten, dass Bewegungen langsam und nicht ruckartig erfolgen, um das Kind nicht zu disstimulieren. Angeregt wird das vestibuläre System z. B.:

- beim Kängurun,
- durch sanftes Wiegen in den Armen der Mutter,
- beim Baden,
- beim vorsichtigen Umlagern,
- bei der Anwendung des Tragetuchs und
- bei Schaukelbewegungen in der Hängematte (**Abb. 4.6**).

Orale und gustatorische Stimulation

Die Mundregion des Feten ist schon in der frühen Schwangerschaft sehr reizempfindlich. Ultraschallbilder belegen, dass das Kind schon im 4. Monat am Daumen lutscht und Fruchtwasser schluckt. Das bedeutet, dass schon bei extrem kleinen Frühgeborenen der Saug- und Schluckreflex und der Geschmackssinn ausgebildet sind. Die Kleinen sind

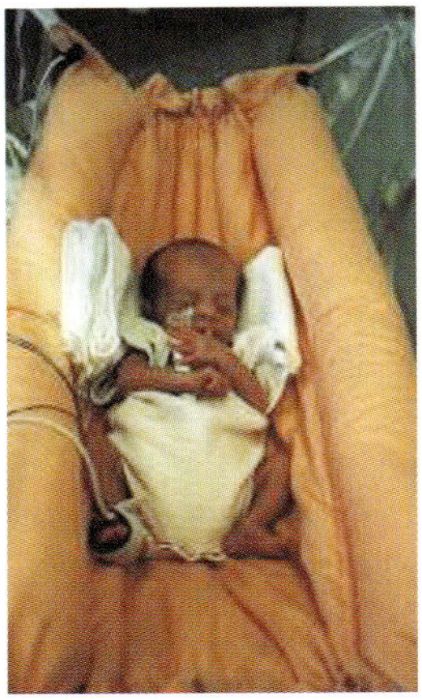

Abb. 4.6 Schaukeln in der Hängematte ruft beim Kind Sinnerfahrungen wach, die es schon im Mutterleib erlebt hat und stimuliert den Gleichgewichtssinn

häufig noch nicht in der Lage, ihre benötigte Nahrungsmenge selbst zu saugen. Sie werden dann sondiert. Eine fehlende orale Stimulation führt schnell zum Funktionsverlust des Saugreflexes.

Negative Erfahrungen. Eine Verweigerung der oralen Aufnahme von Nahrung ist oft auch auf Erfahrungen mit negativen oralen Stimulationen zurück zu führen. Negative Erfahrungen entstehen durch Absaugen, die Intubation oder das oft gewaltsame Einbringen von Sonden oder schlecht schmeckenden Substanzen in den Mund.

Positive Erfahrungen. Da den Kindern die negativen Wahrnehmungen oft nicht erspart werden können, müssen diese konsequent durch positive Erfahrungen kompensiert werden. Dazu gehören:

- frühzeitige Stillversuche,
- Auspinseln des Mundes mit in Muttermilch oder Tee getränkten Watteträgern oder Tupfern,
- tröpfchenweises Eingeben von Muttermilch,
- Führen der Hände des Kindes an den Mund,
- nichtnahrungsbezogenes (nonnutritives) Saugen beim Sondieren oder bei Unruhe an einem Beruhigungssauger und
- Lippenpflege mit wohlschmeckenden Substanzen.

Bei der Pflege von kranken Kindern entstehen durch die erforderlichen Pflegemaßnahmen oft negative Erfahrungen im Mundbereich. Eine Kompensation von positiven Erfahrungen hilft, die negativen Erfahrungen umzulenken.

Olfaktorische Stimulation

Geschmack und Riechen stehen in engem Zusammenhang, da Schmecken und Riechen fast immer gleichzeitig stattfinden. Möglichkeiten einer positiven Stimulation sind:

- Vorlegen einer Stilleinlage oder eines mit Muttermilch getränkten Watteträgers,
- Bedecken des Kindes mit einem Kleidungsstück der Eltern und
- Kängurun.

Auditive Stimulation

Die auditiven Wahrnehmungen beim ungeborenen Kind sind auf der S. 110 beschrieben. Das frühgeborene Kind ist nach der Geburt auf der Intensivstation einer Geräuschüberflutung ausgesetzt, der es sich nicht entziehen und die es nicht zuordnen kann. Dies sind z. B. alarmgebende Monitore, Beatmungsgeräte, das Öffnen und Schließen der Inkubatorklappen.

Reduktion von Stressfaktoren. Zur Reduzierung dieser Stressfaktoren kann das Pflegepersonal bewusst beitragen:

- Inkubatorenklappen leise öffnen und schließen,
- Telefonlautstärke und Alarme so leise wie möglich einstellen,
- auf Alarme schnell reagieren,
- auf angepasste Lautstärke beim Unterhalten am Inkubator achten und
- benötigte Materialien vorsichtig auf der Unterlage ablegen, um laute Geräusche zu verhindern.

Auditive Stimulation. Eine für das Kind entwicklungsfördernde auditive Stimulation ist z. B.:

- das ruhige Ansprechen des Kindes,
- der Einsatz einer Spieluhr oder
- eines Walkmans mit den Stimmen oder dem Herzschlag der Eltern bzw. einer bekannten Melodie.

Der Inkubator stellt einen Resonanzkörper dar. Deshalb sollen die oben genannten Medien entweder außerhalb eingesetzt bzw. leise gestellt oder in ein Tuch eingewickelt werden. Außerdem ist darauf zu achten, dass die Spieluhr oder der Walkman nicht immer bei schmerzhaften oder unangenehmen Interventionen eingesetzt wird, da ihr Einsatz sonst mit Schmerz assoziiert wird.

Taktil-haptische Stimulation

Taktile Reize vermitteln dem Kind zahlreiche Informationen über seine Umwelt. Besonders empfindsame Hautareale sind im Gesicht, an Händen und Füßen und am Rumpf. Viele Erfahrungen kann das Kind über die hochsensiblen Fingerspitzen machen, es kann greifen und dadurch begreifen. Häufige Blutentnahmen aus der Fingerbeere zur Blutzuckerbestimmung oder Blutgasanalyse stellen eine starke Disstimulation für das Kind dar und sollten deshalb kritisch angeordnet werden. Bei der Pflege sind sanfte streichelnde Berührungen stimulierend. Das kann in Verbindung mit der Körperpflege sowie dem Eincremen erfolgen. Wichtige taktil-haptische Stimulationen können vermittelt werden über:

- verschiedene Unterlagen wie z. B. Frottetücher, Felle, Baumwollunterlagen,
- Eincremen oder Streicheln des Körpers,
- geeignete Gegenstände in der Hand des Kindes und
- Berührungen des Körpers mit Gegenständen wie z. B. einer weichen Bürste.

Eine wissenschaftliche Untersuchung ergab, dass bei Frühgeborenen ein enger Zusammenhang zwischen Gewichtszunahme und positiven Berührungsinteraktionen besteht. Kinder, die drei mal täglich ausgiebig am Rücken, dem Nacken und den Armen gestreichelt wurden, nahmen im Vergleich zur Kontrollgruppe eineinhalb mal so schnell zu.

Visuelle Stimulation

Die Ausreifung des Sehsinns ist nach der Geburt noch lange nicht abgeschlossen, bei Frühgeborenen sind die visuellen Wahrnehmungsfähigkeiten stark eingeschränkt. Das Kind kann zunächst lediglich eine Differenzierung zwischen dunkel und hell vornehmen. Da intrauterin eine gedämpfte Helligkeit herrscht, wird eine dunkle Umgebung vom Kind als angenehm empfunden. Auf der Intensivstation sind die Kinder nicht selten einer kontinuierlichen Lichteinwirkung ausgesetzt. Für die Frühgeborenen stellt die helle Umgebung einen zusätzlichen Stressfaktor dar. Untersuchungen belegen, dass diese Lichteinwirkungen für eine Schädigung der Netzhaut verantwortlich sind.

Reduktion von Stressfaktoren. Im pflegerischen Alltag sollen deshalb Lichteinwirkungen reduziert werden. Folgende Möglichkeiten bieten sich an:

- den Inkubator mit einem Tuch abdunkeln,
- bei pflegerischen, diagnostischen oder therapeutischen Maßnahmen mit punktuellen Lichtquellen arbeiten,
- zyklische Hell- und Dunkelphasen zur Herstellung eines physiologischen Tag- und Nachtrhythmus nutzen,
- direkte Lichteinstrahlung in das Gesicht vermeiden,
- ein Tuch über die Augen des Kindes legen und
- rasche Bewegungen in Richtung des Kindes vermeiden.

Visuelle Stimulation. Positive visuelle Stimuli sind:

- Blickkontakt mit Eltern oder Pflegenden,
- eindeutige Hell- und Dunkelkonturen im Gesichtsfeld des Kindes bis zur Reifung des Sehsinns,
- bei sicheren Befestigungen gelb–rote Farbobjekte anbieten, da diese Farben von Kindern bevorzugt werden.

Besonderheiten bei Kindern:

- Die somatische Stimulation beim Kind erfolgt durch Berührungen und Begrenzungen. Bewusst eingesetzt werden z. B. Initialberührungen zur Begrüßung, Kängurun, Begrenzungen durch Nestlagerung, Bedecken von Kopf und Körper.
- Vibratorische Sinneseindrücke können vermittelt werden über die Stimulation mit einer elektrischen Zahnbürste (nicht bei erhöhter Hirnblutungsgefahr) oder die manuelle Vibration. Schwingungen erfahren Kinder durch die Atembewegungen der Eltern beim Kängurun oder bei der Lagerung auf einem Wasserkissen.
- Das vestibuläre System wird angeregt durch Kängurun, sanftes Wiegen, beim Baden, beim vorsichtigen Umlagern, bei der Anwendung des Tragetuchs, bei Schaukelbewegungen in der Hängematte.
- Positive orale Stimulation erfährt das Frühgeborene durch frühzeitige Stillversuche, das Auspinseln des Mundes mit in Muttermilch oder Tee getränkten Watteträgern, tröpfchenweises Eingeben von Muttermilch, Führen der Hände des Kindes an den Mund, nichtnahrungsbezogenes (nonnutritives) Saugen beim Sondieren oder bei Unruhe an einem Beruhigungssauger, Lippenpflege mit wohlschmeckenden Substanzen.

- Orale Stimulation erfolgt durch Vorlegen einer Stilleinlage oder eines mit Muttermilch getränkten Watteträgers, Bedecken des Kindes mit einem Kleidungsstück der Eltern, Kängurun.
- Eine für das Kind entwicklungsfördernde auditive Stimulation ist z. B. das ruhige Ansprechen des Kindes, der Einsatz einer Spieluhr oder eines Walkmans mit den Stimmen oder dem Herzschlag der Eltern bzw. einer bekannten Melodie.
- Wichtige taktil-haptische Stimulationen können erfolgen über verschiedene Unterlagen wie z. B. Frottetücher, Felle, Baumwollunterlagen, Eincremen oder Streicheln des Körpers, geeignete Gegenstände in der Hand des Kindes, Berührungen des Körpers mit Gegenständen wie z. B. einer weichen Bürste.
- Positive visuelle Stimuli sind Blickkontakte mit Eltern oder Pflegenden, eindeutige Hell- und Dunkelkonturen im Gesichtsfeld des Kindes bis zur Reifung des Sehsinns, Anbieten von gelb–roten Farbobjekten, da diese Farben von Kindern bevorzugt werden.

Fazit: Basale Stimulation ist ein Konzept, das ursprünglich für geistig- und mehrfachbehinderte Kinder entwickelt worden ist. Durch die Anregung der Wahrnehmungssysteme werden die Kommunikations- und Reaktionsfähigkeiten gefördert. Bienstein hat in Zusammenarbeit mit Fröhlich Anteile des Konzeptes auf pflegerische Bereiche übertragen. Sie haben ihre Ergebnisse unter dem Titel „Basale Stimulation in der Pflege“ im Jahr 1991 veröffentlicht. Seitdem haben viele Pflegepersonen daran mitgewirkt, das Konzept in ihren Pflegealltag zu integrieren und weiter auszubauen.

Der konzeptionelle Grundgedanke basiert darauf, dass sich der Mensch in seinem funktionellen Wirken ganzheitlich entwickelt, erlebt und verhält. Er organisiert seine Entwicklungsmöglichkeiten selbst und ist dabei in vielen Fällen auf Anregung und Unterstützung durch andere Menschen angewiesen.

Basale Stimulation eignet sich für alle Menschen, die in ihrer Wahrnehmung und Reaktionsfähigkeit sowie Kommunikation eingeschränkt sind. Das Konzept orientiert sich hauptsächlich an der sensorischen Basis. Basalstimulierende Maßnahmen sind aber auch in allen anderen Wahrnehmungsbereichen bei vielen Menschen mit Wahrnehmungsstörungen verschiedener Ursachen erfolgreich angewendet worden (z. B. Menschen mit Hemiplegie, Demenz, Desorientiertheit, Schädel-Hirn-Trauma, oder Somnolenz). Bei Frühgeborenen erleichtern basalstimulierende Maßnahmen den Übergang in das Leben und die Anpassung an das Leben außerhalb des Uterus.

Mit der Umsetzung des Konzeptes der Basalen Stimulation haben Pflegende für sich ein eigenes Aufgabengebiet erschlossen und damit einen wichtigen berufspolitischen Beitrag erzielt.

Assmann, Ch.: Basale Stimulation in der Früh- und Neugeborenenpflege. Kinderkrankenschwester 1 (1999) 4

Assmann, Ch.: Pflegeleitfaden – Alternative und komplementäre Methoden. Urban & Schwarzenberg, München 1996

Beckmann, M.: Die Pflege von Schlaganfallbetroffenen. Schlütersche Verlag, Hannover 2000

Bienstein, C., A. Fröhlich: Basale Stimulation in der Pflege – pflegerische Möglichkeiten zur Förderung von wahrnehmungsbeeinträchtigten Menschen, 10. Aufl. Verlag selbstbestimmtes Leben, Düsseldorf 1997

Bienstein, C., A. Fröhlich: Bewusstlos – Eine Herausforderung für Angehörige, Pflegende und Ärzte. Verlag selbstbestimmtes Leben, Düsseldorf 1994

Bischoff-Wanner, C. G. u. a. (Hrsg.): Pflege der Haut – Basale Stimulation. Thieme, Stuttgart 1996

Dick, A. u. a.: Prävention von Entwicklungsstörungen bei Frühgeborenen. Pflaum Verlag, München 1999

Fröhlich, A. u. a.: Fördern, Pflegen, Begleiten. Verlag Selbstbestimmtes Leben, Düsseldorf 1997

Fröhlich, A. (Hrsg): Wahrnehmungsstörungen und Wahrnehmungsförderung, 8. Aufl. Universitätsverlag C. Winter Heidelberg GmbH – Edition Schindele, Heidelberg 1994

Hoehl, M., P. Kullick (Hrsg.): Kinderkrankenpflege und Gesundheitsförderung. Thieme, Stuttgart 1998

Holoch, E. u. a. (Hrsg.): Lehrbuch Kinderkrankenpflege. Huber, Bern 1999

Kammerer, T.: Betreuung von Frühgeborenen, Intensiv-Fachzeitschrift für Intensivpflege und Anästhesie 2 (2001) 42

Kellnhauser, E. u. a. (Hrsg): Thiemes Pflege, 9. Aufl. Thieme, Stuttgart 2000

Köther, I., E. Gnamm (Hrsg.): Altenpflege in Ausbildung und Praxis, 4. Aufl. Thieme, Stuttgart 2000

Nydahl, P. G. Bartoszek (Hrsg.): Basale Stimulation – neue Wege in der Intensivpflege. Ullstein Mosby, Berlin/Wiesbaden 1997

Stening, W.: Känguruh-Methode. Haut-zuHaut-Kontakt bei frühgeborenen Kindern. Kinderkrankenschwester 8 (1997) 308

Wegmann, H.: Die professionelle Pflege des kranken Kindes. Urban & Schwarzenberg, München 1997

Zimmer, K.: Das Leben vor dem Leben. Kösel-Verlag, München 1992

Zimmer, R.: Handbuch der Sinneswahrnehmung, 5. Aufl. Herder Verlag, Freiburg 1995

5 Bobath-Konzept

Eva Eißing

Übersicht

Schlüsselbegriffe

- *Bewegungsplanung*
- *Unterstützungsfläche*
- *Schlüsselpunkte*
- *Postural-Sets*
- *Reziproke Innervation*
- *Neuroplastizität*
- *Fazilitation*
- *Tonusregulierung*
- *Pusher-Syndrom*
- *Neglect-Syndrom*
- *Anosognosie*
- *Apraxie*
- *Bobath-Handling*

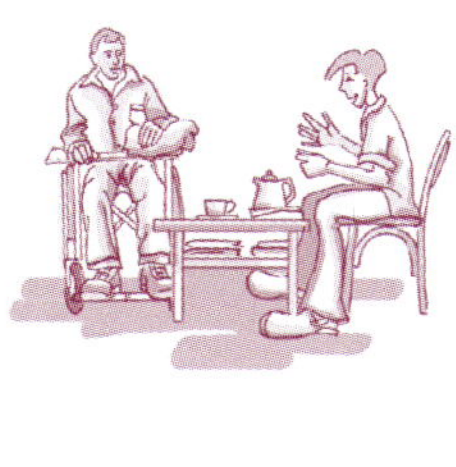

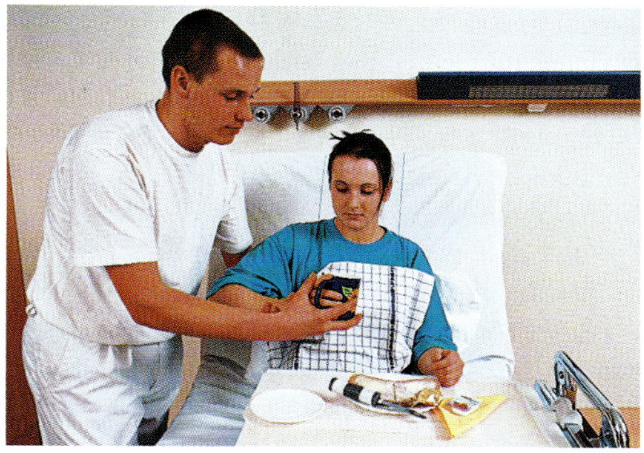

Einleitung

Das Bobath-Konzept ist ein Pflege- und Therapiekonzept für Menschen mit spastischen Lähmungen aufgrund von Erkrankungen des zentralen Nervensystems (z. B. Sauerstoffunterversorgung, Schädel-Hirn-Trauma, Hirnblutung und Apoplexie). Es wurde in den 40er Jahren von der Physiotherapeutin Berta Bobath entwickelt. Ihr Mann, der Neurologe Dr. Karl Bobath, lieferte die neurophysiologischen Grundlagen.

Die Grundzüge des Bobath-Konzeptes hat Berta Bobath zufällig entdeckt, nachdem sie auf Anordnung eines Arztes eine schwedische Vibrationsmassage bei einem Mann mit spastischer Armlähmung durchführen sollte. Da sie diese Massagetechnik nicht kannte, benutzte sie ihre vorher erworbenen Erfahrungen bei der Behandlung von Kindern mit zerebralen Störungen. Dabei entdeckte sie, dass sowohl der spastische als auch der hypotone Muskeltonus in verschiedenen Ausgangsstellungen und durch ihre therapeutische Behandlung zu beeinflussen war. Aus dieser Entdeckung heraus entwickelte sie ein empirisches, d. h. aus der Erfahrung und Beobachtung erwachsenes Konzept. Es ist international auch als „Neurodevelopment Treatment" (NDT) bekannt.

Der Apoplex mit einer teilweisen oder totalen Hemiplegie ist eine der Hauptursachen für spastische Lähmungen. Das Bobath-Konzept zielt darauf ab, den pathologischen Tonus zu regulieren sowie verlorene Bewegungsfähigkeiten neu zu lernen und somit größtmögliche Unabhängigkeit in sämtlichen Lebensbereichen zu erreichen. Für die Erzielung optimaler Ergebnisse ist eine konsequente und kontinuierliche Anwendung der Prinzipien des Bobath-Konzeptes über 24 Stunden unter Einbezug aller an der Therapie beteiligten Personen einschließlich des Betroffenen und seiner Angehörigen erforderlich.

Das Bobath-Konzept beinhaltet kein einheitliches Handlungsschema, sondern umfasst vielmehr Anwendungsprinzipien und Lernangebote, die den Betroffenen mit seinen individuellen Problemen sowie Ressourcen innerhalb seines Lebensumfeldes berücksichtigten. Mittlerweile gilt es weltweit als das erfolgreichste ganzheitliche Pflege- und Therapiekonzept für Hemiplegiker und andere Hirngeschädigte.

Um nach dem Bobath-Konzept arbeiten zu können, sind gute Kenntnisse über den normalen Bewegungsablauf, den Haltungs-Kontroll-Mechanismus sowie über Gleichgewichtsreaktionen notwendig. Das folgende Kapitel beschreibt die dazu notwendigen neurophysiologischen Grundlagen des normalen Bewegungsablaufs und des spastischen Musters, Anwendungsprinzipien des Bobath-Konzeptes und ausgesuchte Beispiele aus dem Pflegealltag. Auf die Darstellung der Krankheitsbilder, die mit spastischen Lähmungen einhergehen, wird bewusst verzichtet. Sie sind der entsprechenden Fachliteratur zu entnehmen.

5.1 Physiologische Grundlagen der Bewegung

Motorisches System. Der Bewegungsapparat besteht aus Knochen, Gelenken und den dazu gehörigen Muskeln, Sehnen und Bändern. Bewegungen kommen zustande, indem sich Muskeln verkürzen und die Knochen in den Gelenken gegeneinander bewegt werden. Die Muskeltätigkeit wird gesteuert durch das Zentrale Nervensystem (ZNS) im Zusammenspiel mit dem Peripheren Nervensystem (PNS). Der Bewegungsapparat und die neuronale Steuerung bilden das Motorische System. Es ist zum Zeitpunkt der Geburt unvollständig ausgebildet und entwickelt sich erst im Laufe der ersten Lebensjahre.

5.1.1 Entwicklung der Bewegungsfähigkeit

Neuronale Verknüpfung. Während der embryonalen Entwicklung bilden sich ca. 10^{12} Millionen Nervenzellen (Neuronen) aus, die sich nach und nach durch Aussprossung der Nervenzellfortsätze (Axone und Dendriten) miteinander verbinden. An ihren Endigungen befinden sich sogenannte Umschaltstellen (Synapsen), die Überträgerstoffe (Neurotransmitter) ausschütten und so Informationen erregender und hemmender Natur übermitteln. Während zuerst noch ein genetisches Programm dafür verantwortlich ist, welche Zellen sich untereinander verbinden, beeinflusst nach der Geburt die stark veränderte Umwelt des Kindes die Verknüpfungsvielfalt. Unmengen von Stimuli (z. B. Licht- und Hörwellen) stürmen auf die Wahrnehmungskanäle ein und der Bedarf an immer vielseitigeren Funktionen (z. B. Bewegungen) und an neuronalen Verknüpfungen wächst.

Individuelles Netzwerk. Die Bewegungsfähigkeiten eines neugeborenen Kindes sind in erster Linie reflexgesteuert, d. h. sie rufen im Wesentlichen unwillkürliche Reflexbewegungen und -haltungen hervor. Nach und nach werden die vorhandenen angeborenen motorischen Systeme regelrecht mit zusätzlichen leistungsfähigeren Steuerungssystemen „überbaut" und gleichzeitig einzelne motorische Zentren für spezielle Aufgaben stärker ausgebildet (z. B. Zentrum für motorische Sprache oder Zentrum für Fingermotorik). Bis zum Erwachsenenalter baut sich ein Mensch ein individuelles Netzwerk mit einer unvorstellbaren Zahl an Schaltstellen mit Parallel- und Querverbindungen auf. Dieses Netzwerk wird vor allem durch die ausgeübten Funktionen geprägt (z. B. Beruf, Hobby, Musikinstrument spielen, Sport usw.): Es bildet sich der individuelle Bewegungsausdruck, an dem eine Person häufig erkennbar ist.

5.1.2 Bewegungsablauf

Das Zustandekommen sinnvoller und koordinierter Körperbewegungen beim gesunden Menschen ist ein komplexer Vorgang, an deren Planung und Ausführung mehr als die Hälfte aller Strukturen des ZNS indirekt, mehr als ein Viertel direkt beteiligt sind.

Das Zentrale Nervensystem geht dabei stufenweise vor:

1. Entscheiden, eine bestimmte Bewegung auszuführen,
2. Planen eines Bewegungsentwurfes,
3. Ausführen einer Bewegung,
4. Kontrollieren und Korrigieren der Bewegung,
5. Integrieren von Haltungs-Kontroll-Mechanismen,

6. Abspeichern von Bewegungsprogrammen im ZNS.

Entscheiden, eine Bewegung auszuführen

Zunächst fasst der Mensch den Entschluss, eine bestimmte Bewegung auszuführen. Nach der Entscheidung wird gedanklich ein Modell der beabsichtigten Bewegung entworfen und auf das Gelingen bzw. deren Funktion überprüft. Eine Pflegeperson, die einen bewegungseingeschränkten Menschen beim Laufen unterstützen möchte, wird z.B. vorher die dazu benötigten Handlungsschritte gedanklich vorwegnehmen und einschätzen, ob sie überhaupt die Kraft aufbringen kann, um den Betroffenen und sich selbst sicher bewegen zu können.

Die Vorstellung über den beabsichtigten Bewegungsplan ist um so realistischer, je häufiger vorher ähnliche oder gleiche Erfahrungen damit verknüpft werden können.

Prämotorische Hirnrinde. Das Zentrum für die gedankliche Vorwegnahme des beabsichtigten Bewegungsablaufs befindet sich im oberen Stirnlappen (prämotorische Hirnrinde).

Planen eines Bewegungsentwurfs

In dieser Phase plant das Gehirn den möglichen Bewegungsablauf unter Auswahl der beteiligten Muskelgruppen. Die Impulse vom Stirnlappen erreichen die benachbarte vordere zentrale Hirnwindung (gyrus praecentralis), auch motorische Rinde oder motorischer Homunkulus genannt. An der ▸ *Bewegungsplanung* sind im wesentlichen 2 neuronale Schaltkreise beteiligt:

- Basalganglienschleife (**Abb. 5.1**) und
- Kleinhirnschleife (**Abb. 5.2**).

Basalganglienschleife. Die Basalganglienschleife entwirft ein Bewegungsprogramm, indem sie unwillkürliche Mitbewegungen koordiniert und die Kraftentfaltung jeder Muskelkontraktion festlegt. Sie sind der willentlichen Kontrolle entzogen, können aber trainiert werden.

Kleinhirnschleife. Das Kleinhirn dagegen stimmt ganze Muskelgruppen aufeinander ab und koordiniert die groben Bewegungsanweisungen des Großhirns. Die Bewegungen werden flüssiger und eleganter. Außerdem greift es steuernd und korrigierend in

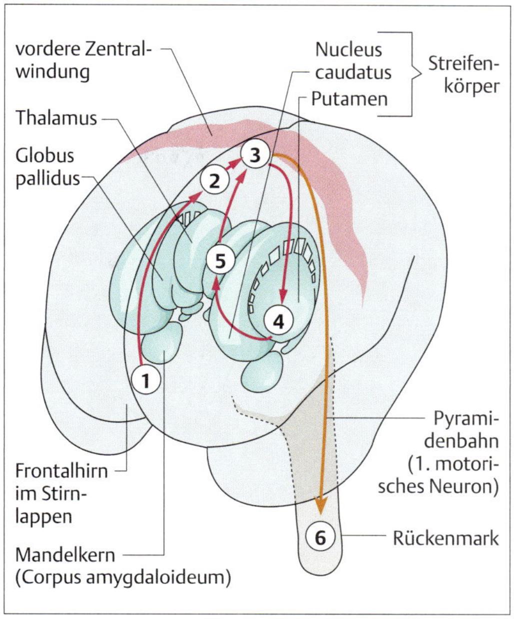

Abb. 5.1 Nachdem der Entschluss zu Bewegung im Frontalhirn (1) gefasst ist, gelangen die Impulse in die prämotorische Hirnrinde im oberen Stirnlappen (2), danach in die primär motorische Hirnrinde in der vorderen motorischen Zentralwindung (3). Von dort aus durchlaufen die Impulse zunächst eine Reihe tiefer gelegener Kerngebiete des Hirnstamms, die Basalganglien (4), den Thalamus (5) und wieder zurück zur primär motorischen Hirnrinde (3). Erst danach erfolgt der Befehl zur Bewegungsausführung an das Rückenmark (6) über das 1. motorische Neuron (nach: Schwegler, 2002)

die stützmotorischen Anteile der Körperhaltung ein. Das Kleinhirn entwirft ebenfalls ein Modell der beabsichtigten Bewegung und sendet es zurück an das Großhirn.

Insgesamt wird eine Art Soll-Bewegungsentwurf geplant; eine „Kopie" der endgültigen Fassung erhält das Kleinhirn: Sie dient als Vergleichs- und Korrekturinstrument.

Ausführen der Bewegung

Nachdem der Bewegungsplan mit Hilfe der Basalganglienschleife und der Kleinhirnschleife entworfen ist, ergeht der Befehl zur Bewegungsausführung von der motorischen Hirnrinde über das erste motorische Neuron als Pyramidenbahn an das Rückenmark und von dort nach Umschaltung auf das zweite motorische Neuron an die entsprechenden Muskelgruppen, wo sie eine Muskelkontraktion auslösen (**Abb. 5.3**).

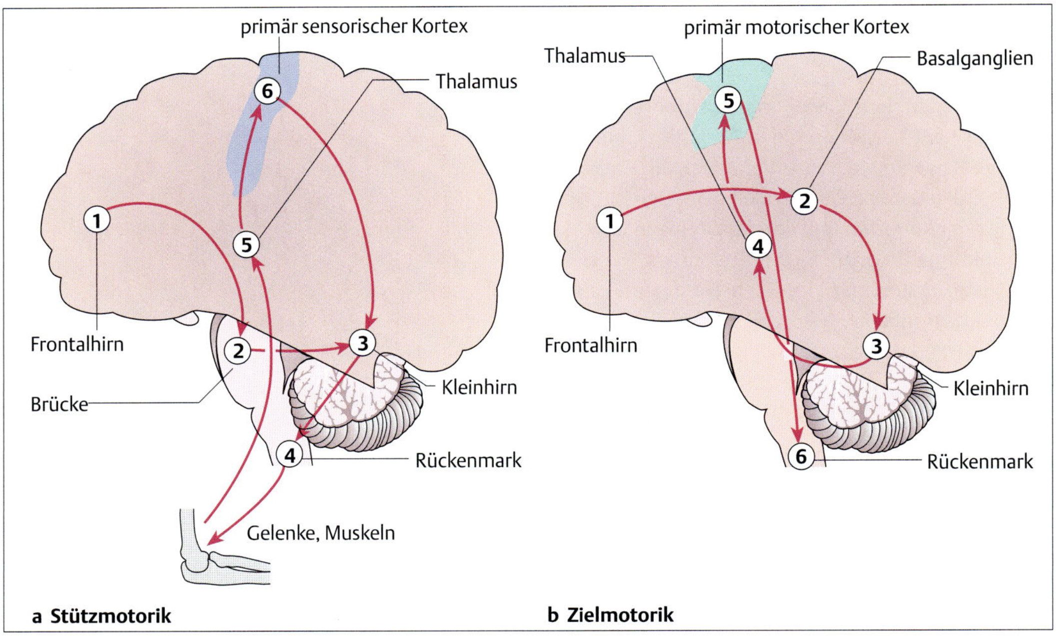

Abb. 5.2 Parallel zur Basalganglienschleife erreichen Signale aus dem Frontalhirn (1) über die Brücke (2) das Kleinhirn (3). Dieses sendet Signale zur Stütz- und Ausgleichsmotorik über nicht zur Pyramidenbahn gehörende (extrapyramidalmotorische) Bahnen ins Rückenmark (4). Die Stellung der Gelenke und der Spannungszustand der Muskulatur gelangt als propriorezeptives Signal über den Thalamus (5) und die primär sensorische Hirnrinde (6) erneut das Kleinhirn (Schwegler, 2002)

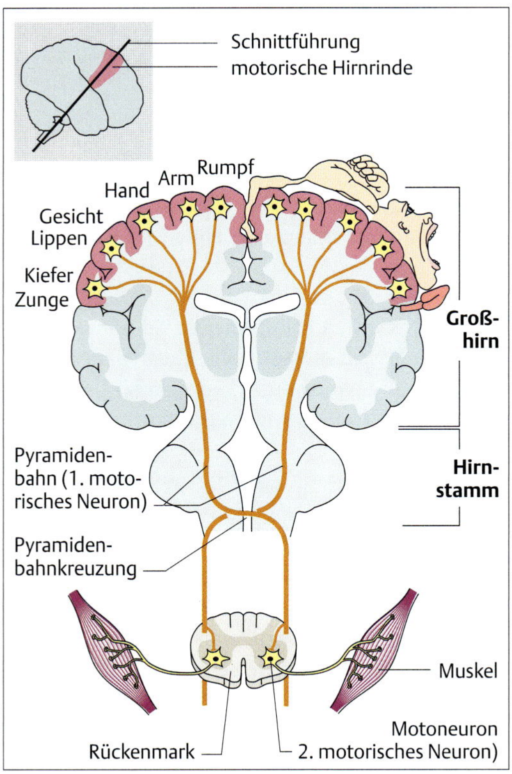

In Höhe des verlängerten Marks (medulla oblongata) wechseln 80 – 90% aller Fasern der Pyramidenbahn die Seite und ziehen als Pyramidenseitenstrang zu ihrem entsprechenden Rückenmarkssegment. Die restlichen Fasern ziehen als Pyramidenvorderstrangbahn und kreuzen erst in Höhe ihres entsprechenden Rückenmarkssegments.

Nervenimpulse aus der linken Gehirnhälfte innervieren folglich die rechte Körperseite und umgekehrt.

Kontrollieren und Korrigieren der Bewegungen

Jede Bewegung unterliegt fein abgestimmten Kontrollmechanismen. Sie sind notwendig:

- um einen rechtzeitigen Bewegungsstopp einzuleiten, falls die Bewegung über das Ziel hinauszuschießen droht,
- um unerwünschte Bewegungen zu hemmen,

◀ **Abb. 5.3** Der Befehl zur Bewegungsausführung geht von der motorischen Hirnrinde über die Pyramidenbahnen (1. motorisches Neuron) an das Rückenmark und erreicht nach Umschaltung auf das Motoneuron (2. motorisches Neuron) den entsprechenden Muskel. Die Pyramidenbahnen kreuzen in Höhe des verlängerten Marks und auf Segmentebene auf die gegenüberliegende Seite

- zur Kraftanpassung zum Zeitpunkt der Bewegungsausführung und
- zur Einleitung gegenläufiger Bewegungen anderer Körperteile, damit der Körper nicht das Gleichgewicht verliert.

Ist- und Soll-Zustand. Das Kleinhirn erhält zahlreiche Informationen von den Rezeptoren der Muskeln, Sehnen, Gelenke und der Haut sowie aus dem Gleichgewichtsorgan und aus der Sehrinde (Bd. 2, S. 8). Es vergleicht die tatsächliche Bewegung (Ist-Zustand) mit dem vorher geplanten Bewegungsentwurf (Soll-Zustand), und greift bei Abweichungen durch neue Impulsgebung korrigierend ein.

Sensomotorik. Das Wechselspiel zwischen motorischem Impuls (Output), Feedback (Input) und Hemmung (Inhibition) verläuft so oft, bis das gewünschte Bewegungsziel erreicht ist. Da es keine von der Sensorik losgelöste Motorik gibt, wird in diesem Zusammenhang der Begriff Sensomotorik verwendet.

Integrieren von Haltungs-Kontroll-Mechanismen

Posturaler Tonus. Der Haltungs-Kontroll-Mechanismus besteht aus einer Vielzahl fein aufeinander abgestimmter Haltungsreaktionen. Sie befähigen den Menschen dazu, sich gegen die Schwerkraft zu bewegen, ohne das Gleichgewicht zu verlieren. Entscheidendes Merkmal ist der Muskeltonus. Er muss einerseits stark genug sein, um den Körper gegen die Schwerkraft zu stabilisieren, andererseits gering genug, um selektive (ausgewählte) Bewegungen nicht zu behindern. Die dazu benötigte Muskelaktivität wird auch als „posturaler Tonus" bezeichnet.

Haltungs-Kontroll-Mechanismus. Das aufrechte Sitzen, Stehen und Gehen erfordert z. B. hochentwickelte Balancereaktionen von Rumpf und Beinen, während die oberen Extremitäten von ihrer Stützfunktion befreit sind. Sie können statt dessen gezielte Funktionen ausführen (z. B. greifen oder schreiben). Die entsprechenden Haltungsanpassungen reichen von kleinsten, nicht sichtbaren Tonusveränderungen bis hin zu ausgeprägten Bewegungen des ganzen Körpers mit unbegrenzten Kombinationsmöglichkeiten. Die Haltung des Körpers passt sich dabei automatisch den Bewegungen an. Demzufolge sind Haltungstonus und Bewegung untrennbar miteinander verbunden. Diese Fähigkeit wird als normaler „Haltungs-Kontroll-Mechanismus", „Haltungs-Reflex-Mechanismus" oder auch „normaler posturaler Kontrollmechanismus" bezeichnet.

Abhängige Komponenten. Die Haltungsreaktionen sind in die (gelernten) Bewegungsprogramme integriert und u. a. von folgenden Komponenten abhängig:

- Unterstützungsfläche und Schwerkraft,
- Schlüsselpunkte,
- Postural-Sets und
- Reziproke Innervation.

Unterstützungsfläche und Schwerkraft

Damit sich der Mensch gegen die Schwerkraft in der Umwelt bewegen kann, benötigt er stets eine ▸ *Unterstützungsfläche*, ganz gleich ob er liegt, sitzt, steht oder sich fortbewegt. Die Unterstützungsfläche (USF) bezeichnet die Fläche, die sich unterhalb des Körpers befindet. Sie ist abzugrenzen von der Fläche, die der Körper tatsächlich berührt; sie wird unterstützende Fläche (uF) genannt (**Abb. 5.4**). Grundsätzlich gilt, je größer die Unterstützungsfläche und unterstützende Fläche, desto niedriger ist der Haltungstonus und umgekehrt.

Die Unterstützungsfläche bestimmt demnach die Quantität des Haltungstonus.

Gegenkraft. Aufgrund physikalischer Gesetze muss zur Erhaltung des Gleichgewichts der einwirkenden Schwerkraft eine gleichgroße Gegenkraft des Körpers (Körpergewicht) entgegengesetzt werden. Je größer die Unterstützungsfläche (z. B. in der Liegeposition), desto größer ist die Verteilung der Kraft-

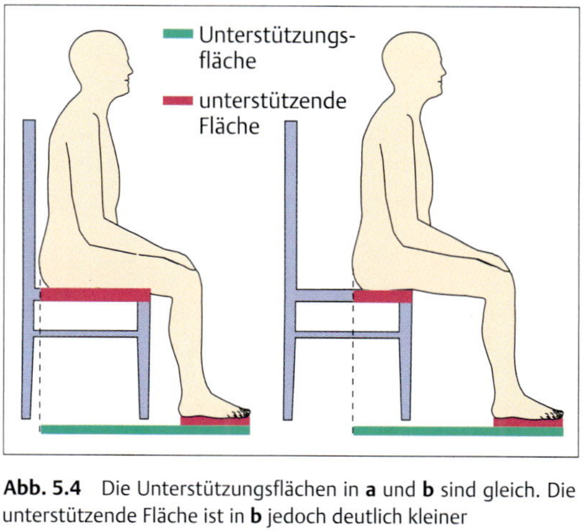

Abb. 5.4 Die Unterstützungsflächen in **a** und **b** sind gleich. Die unterstützende Fläche ist in **b** jedoch deutlich kleiner

übertragung auf den Körper und desto weniger Gegenleistung muss der Körper erbringen. Beim Wechsel vom Sitzen (USF ca. 8000 cm^2) in den Stand (USF ca. 500 cm^2) muss z. B. eine etwa 35-mal höhere Gegenkraft aufgebaut werden, die größtenteils durch Tonuserhöhung geschieht.

Spastische Tonuserhöhung. Für Menschen mit spastischer Tonuserhöhung ist deshalb die USF schrittweise zu verkleinern, z. B. sollte bei der Bewegung vom Sitz in den Stand zuerst die USF im Sitz durch Vorrutschen an die Bettkante verkleinert werden. Dadurch werden Anpassungsvorgänge erleichtert und besser erlernt.

Schlüsselpunkte

▸ *Schlüsselpunkte* sind Kontrollpunkte in Körperteilen, die eine große Anzahl von Rezeptoren besitzen. Sie liefern dem ZNS, insbesondere dem vestibulären System, Informationen und ermöglichen so Kontrolle für die Lage im Raum.

Dadurch wird eine motorische Antwort leichter und effektiver und Bewegungen werden angebahnt. Das bedeutet, durch Stimulation der Schlüsselpunkte (z. B. bei der Lagerung) können normale aber auch abnormale Bewegungen eingeleitet werden.

Der zentrale Schlüsselpunkt befindet sich in der Körpermitte zwischen dem Schwertfortsatz des Brustbeins (Processus xyphoideus) und dem 7. u. 8. Brustwirbel. Der Schlüsselpunkt des Beckens bildet den Schwerpunkt des gesamten Körpers. Weitere Schlüsselpunkte befinden sich im Schultergürtel, in den Händen, den Füßen sowie im Kopf.

Postural-Sets

▸ *Postural-Sets* (Postura = lat. Haltung, Stellung, Lage; Set = engl. Satz zusammengehörender gleichartiger Dinge) beschreiben Grundstellungen bzw. Haltungsmuster in verschiedenen Alltagsbewegungen (z. B. Rückenlage, Sitzen, Stand, Laufen usw.).

Der Körper kann alle Grade von Haltungsmustern mit einer Vielzahl von Bewegungseinstellungen kreieren. Ähnlich wie bei Serienbildern von Bewegungen entspricht jedes einzelne Bild einem posturalen Set. Sie sind abhängig von der Stellung der Schlüsselpunkte in Bezug zur Unterstützungsfläche: Die Schlüsselpunkte liefern die notwenigen Informationen über den Unterstützungsbedarf des Körpers, wodurch Haltungsreaktionen bereits vor Bewegungsbeginn aktiviert werden. Die folgende Bewegungsausführung ist somit eingeleitet und läuft leichter, was auch als „anbahnen" oder „fazilitieren" bezeichnet wird. Für Menschen mit pathologischen Bewegungsmustern bedeutet dies, dass sie immer in möglichst normalen Haltungsmustern bewegt werden müssen, um das Rehabilitationsergebnis zu optimieren (S. 127).

Reziproke Innervation

▸ *Reziproke Innervation* (reziprok = gegensinnig, entgegengesetzt) bedeutet Kontrolle und ausgewogene Abstimmung – im Sinne von Anregung und Hemmung – der beteiligten Muskelgruppen während einer Bewegung (Agonisten, Antagonisten und Synergisten).

Die kontrollierte Bewegungsabstimmung schafft optimale Bedingungen für die Bewegungsmechanik und Muskelkraft. Dadurch werden Haltungsanpassungen harmonisch. Für Menschen mit spastischem Bewegungsmuster bedeutet dies, dass erst die Spastik gehemmt sein muss, bevor eine selektive Bewegung gebahnt werden kann.

Zentren. Die für die Haltung und Bewegung verantwortlichen Zentren erstrecken sich über die verschiedenen Abschnitte des ZNS und reichen von der Hirnrinde bis zum Rückenmark. Die motorischen Zentren unterliegen einer hierarchischen Ordnung, die sich aus der fortschreitenden entwicklungsgeschichtlichen Bewegungsanpassung an komplexe Aufgaben ergibt.

Abspeichern von Bewegungsprogrammen im ZNS

Das Gehirn ist bestrebt, bei seiner Organisation von Bewegungen ökonomisch vorzugehen. Es erreicht dies im wesentlichen durch angeborene Bewegungsprogramme (z. B. Atmungsbewegungen), die im Laufe des Lebens durch zahlreiche erlernte Programme ergänzt werden.

Willkürbewegungen. Willkürbewegungen laufen bei entsprechenden Wiederholungen zunehmend automatisiert ab. Beim erstmaligen Schreiben auf einer Schreibmaschine werden z. B. die Buchstaben eines Wortes auf der Tastatur noch einzeln „gesucht", während nach vielen Wiederholungen nur noch ein

Bewegungsimpuls genügt und ganze Wörter gleichmäßig und schnell getippt werden können, da sie als Bewegungsprogramm „abgespeichert" sind. So sind z.B. auch die Grundeinstellungen für das Gehen abgespeichert, wobei der Gehuntergrund nicht berücksichtigt wird. Weil das Gehen auf einer Wiese ähnlich ist wie auf einer asphaltierten Straße, greift das motorische System auf dieses Bewegungsprogramm zurück. Erst wenn aktuelle Bedingungen Anpassungen erfordern, z.B. hügeliger oder glatter Gehuntergrund, setzt die bewusste Bewegungsimpulsgebung und Kontrolle wieder ein.

Bilateralität. Jede Bewegung, auch die einseitige, wird immer von beiden Gehirnhälften (Hemisphären) gleichzeitig geplant und programmiert. Ein einseitiger Ausfall unterbricht den Kommunikationsfluss und wirkt sich demzufolge störend auf den Bewegungsablauf der gegenüberliegenden Seite aus (Verlust der Bilateralität).

Menschen mit spastischen Lähmungen haben im Laufe ihres Lebens zahlreiche Bewegungsmuster gelernt und abgespeichert, worauf sie u.U. in der Rehabilitation zurückgreifen können (S. 137).

Physiologischer Bewegungsablauf:

- Das motorische System, bestehend aus Bewegungsapparat und neuronaler Steuerung durch ZNS und PNS, entwickelt sich durch Ausbildung neuronaler Verknüpfungen infolge Stimulation.
- Sinnvolle und koordinierte Bewegungen erfordern eine komplexe stufenweise Vorgehensweise des ZNS.
- Das Kleinhirn vergleicht die ausgeführte mit der geplanten Bewegung und korrigiert bei Abweichungen durch neue Impulsgebung.
- Haltungs-Kontroll-Mechanismen befähigen den Menschen dazu, sich gegen die Schwerkraft zu bewegen ohne das Gleichgewicht zu verlieren.
- Angeborene Bewegungsprogramme werden im Laufe des Lebens durch zahlreiche erlernte Programme ergänzt.

5.1.3 Pathologischer Bewegungsablauf bei spastischer Lähmung

Bei der spastischen Lähmung handelt es sich um eine zentralmotorische Lähmung. Infolge einer Schädigung des 1. Motoneurons (der Pyramidenbahnen) im Gehirn bzw. Rückenmark können Bewegungsimpulse der motorischen Hirnrinde nicht mehr weitergeleitet werden. Gleichzeitig kommt es zu einer Störung des in die motorische Impulsgebung integrierten Haltungs-Kontroll-Mechanismus, sodass der Muskeltonus nicht mehr kontrolliert werden kann.

Schlaffe und spastische Lähmung. Folglich können alle gelernten Bewegungsabläufe bzw. gespeicherten Bewegungsprogramme des Betroffenen gestört oder ausgefallen sein. Nach einem anfänglichen Schockstadium mit schlaffer Lähmung (auch als pseudoschlaffe Lähmung bezeichnet) entwickelt sich eine spastische Lähmung mit deutlichem Hypertonus der Muskulatur, der sich als zunehmender Widerstand gegen passive Bewegungen äußert (Bd. 2, S. 400). Dabei sind besonders diejenigen Muskeln von Spastizität betroffen, die gegen die Schwerkraft arbeiten (z.B. die Streckmuskeln der Beine und die Beugemuskeln der Arme). Oftmals findet sich eine Kombination aus Spastik und Schlaffheit.

Hemiplegie. Bei Läsionen im Gehirn (z.B. Hirntumor oder Apoplex) kommt es zu Lähmungserscheinungen auf der gegenüberliegenden Körperseite (kontralaterale Hemiplegie). Eine vollständige Halbseitenlähmung ohne Eigenaktivität heißt Hemiplegie.

Hemiparese. Ist noch Restbeweglichkeit vorhanden wird dies als Hemiparese bezeichnet.

Funktionseinschränkungen. Das Hauptproblem des betroffenen Menschen liegt darin, nervöse Bewegungsimpulse zu seinen Muskeln zu lenken, abzustimmen und zu kontrollieren. Die abgespeicherten Bewegungsprogramme können nicht mehr „abgerufen" werden; willkürliche Bewegungen werden mit fehlender hemmender Kontrolle anstatt mit feinen, selektiven Bewegungen ausgeführt. Das erfordert Kraft und Anstrengung, was wiederum den Haltungstonus erhöht und den Zugriff auf abgespeicherte Bewegungsprogramme weiter erschwert: Ein Teufelskreis entsteht. Die Funktionseinschränkung nimmt darüber hinaus Einfluss auf Gleichgewichtsreaktionen und die Wahrnehmung des Körperschemas (Bd. 2, S. 130 u. 399).

Die spastische Lähmung ist nicht auf einzelne, isolierte Muskeln beschränkt, sondern bezieht sich auf ganze Muskelgruppen. Der Betroffene ist in einem Muster abnormer Koordination fixiert, das er nicht oder nur mit großer Anstrengung ändern kann.

Beidseitige Störung. Da das Gehirn Bewegungsabläufe beidseitig plant, bei zentralmotorischen Lähmungen der Informationsaustausch zwischen den Gehirnhälften jedoch gestört ist, sind somit auch immer beide Körperhälften betroffen. Eine Läsion im linken Großhirnbereich mit einer Hemiplegie der rechten Körperhälfte beeinflusst deshalb immer auch den Bewegungsablauf der linken Körperhälfte. In diesem Fall ist die rechte (gelähmte) Körperhälfte als die „betroffene Seite" zu bezeichnen, die linke als die „weniger betroffene Seite". Je nach Ausmaß des Krankheitsgeschehens können Einschränkungen in allen Lebensbereichen oder sogar völlige Hilflosigkeit die Folge sein.

Haltungsmerkmale. Das spastische Muster weist typische Haltungsmerkmale auf (**Tab. 5.1**). Es handelt sich dabei um die am häufigsten auftretende Form mit Beugespasmus der oberen und Streckspasmus der unteren Extremität. Es sind jedoch Varianten möglich, z. B. Streckspasmus der oberen und Beugespasmus der unteren Extremität.

Falsche Lagerung, psychische Anspannung (z. B. Angst, das Gleichgewicht zu verlieren und zu fallen), Anstrengung (insbesondere bei einseitigem Kraftaufwand), schnelle Bewegungen und Schmerzen können die Spastik verstärken bzw. auslösen.

Tab. 5.1 Typisches spastisches Muster der betroffenen Seite bei Hemiplegie

Körperteil	*Stellung*
Obere Extremität im spastischen Beugemuster	
Kopf	• Neigung zur betroffenen Seite (Lateralflexion) • Drehung zur weniger betroffenen Seite (Rotation) • gestreckt (Extension)
Rumpf	• Verkürzung der betroffenen Seite • Neigung zur betroffenen Seite • insgesamt fällt die plegische Seite zurück
Schulterblatt / Schultergelenk	• rückwärts zur Wirbelsäule gezogen (Retraktion) • nach unten gezogen (Depression)
Arm	• Oberarm an den Körper herangezogen (Adduktion) • Oberarm nach innen gedreht (Innenrotation) • Ellenbogen gebeugt (Flexion) • Unterarm zur Kleinfingerseite gedreht (Pronation)
Hand	• Handgelenk gebeugt (Flexion) • Hand zur Kleinfingerseite abgeknickt (Ulnarabduktion) • Finger gebeugt (Flexion) • Daumen zusätzlich zur Handinnenfläche gezogen (Adduktion)
Untere Extremität im spastischen Streckmuster	
Becken	• Drehung nach rückwärts (Retraktion) • hochgezogen (Elevation)
Bein	• Oberschenkel an den Körper herangezogen (Adduktion) • Oberschenkel nach innen gedreht (Innenrotation) • Oberschenkel gestreckt (Extension) • Kniegelenk gestreckt (Extension)
Fuß	• Fußspitze nach unten gestreckt (Plantarflektion) • Fuß insgesamt nach innen gedreht (Inversion, Supination) • Zehen gebeugt (Flexion) und zur Fußsohle hingezogen (Adduktion)

5.2 Bobath-Konzept

Das Bobath-Konzept geht davon aus, dass der pathologische, spastische Bewegungsablauf positiv im Sinne von Kontrolle und Funktion zu beeinflussen ist. Anders als Kompensationstrainings der betroffenen Seite strebt das Bobath-Konzept das Wiedererlernen verlorener Bewegungsfähigkeiten mit Schwerpunkt auf normalen Alltagsbewegungen an.

5.2.1 Grundannahmen des Bobath-Konzeptes

Die Bobath-Behandlung stützt sich im Wesentlichen auf 2 Grundannahmen:

1. Das Gehirn bleibt das ganze Leben lang lernfähig und kann sich reorganisieren (Plastizität des Gehirns),
2. Spastizität ist kein feststehendes, konstantes Phänomen, sondern wird von der Stellung und der Bewegung des Körpers beeinflusst.

Plastizität des Gehirns

Während noch vor einigen Jahren angenommen wurde, dass nach einer Gehirnnervenschädigung keinerlei Regeneration möglich ist, widerlegen Erkenntnisse neuerer Forschungen diese Annahme. Das menschliche Gehirn verfügt über ungenutzte Kapazitätsreserven und ist lebenslang in der Lage, sich veränderten Anforderungen anzupassen (S. 120). Es ist dabei wesentlich abhängig von Stimulation.

Bildung neuer neuronaler Verbindungen

Nach einer ZNS-Läsion, die mit Zerstörung von Nervenzellen einhergeht, können intakte Nervenzellen Dendriten und Axone (Fortsätze) aussprossen lassen und neue Verbindungen mit anderen Nervenzellen eingehen. Das Gehirn beginnt sich zu reorganisieren. Die neuen Verbindungen können zwar das ursprüngliche Bewegungsmuster nicht wiederherstellen, jedoch können sie durch ein entsprechendes Angebot an Stimulation in ihrem Reorganisationsergebnis wesentlich beeinflusst werden.

Das Gehirn stellt also je nach Anforderungen bzw. Stimulation weitere neuronale Verknüpfungen zwischen den Hirnnervenzellen her. Diese „Lernfähigkeit" wird als Plastizität bzw. ▸ *Neuroplastizität* des Gehirns bezeichnet und bleibt ein Leben lang erhalten. Zwar geht diese Lernfähigkeit im Alter zurück, dies aber vor allem, weil der Erwachsene seine in der Ausbildungszeit benutzten Lernstrategien allmählich vergisst und sich im Laufe der Zeit andere Lerntechniken aneignet.

Bedeutung für den Menschen

Für einen Menschen mit einer Hirnläsion und spastischer Lähmung bedeutet Neuroplastizität und Reorganisationsfähigkeit des Gehirns:

- Durch Bewegungsstimulationen wird das intakte Hirngewebe angeregt, „beschädigte" Bewegungsfunktionen zu übernehmen und in die vorhandenen Bewegungsprogramme zu integrieren.
- Sowohl zweckmäßige als auch unzweckmäßige Bewegungen bzw. Bewegungsmuster können „gelernt" werden, d. h.:
  - falsches Handling führt zu entsprechend plastischen Veränderungen mit unzweckmäßigen Bewegungsfunktionen,
  - Training möglichst „normaler" Bewegungsabläufe führt zu entsprechend plastischen Veränderungen mit Verbesserung benötigter Bewegungsfunktionen.
- Sowohl zweckmäßige als auch unzweckmäßige Bewegungen bzw. Bewegungsmuster können „verlernt" werden.

Akutphase. In akuten Krankheitssituationen mit Hirnfunktionsausfällen (z. B. nach einem Schlaganfall) befindet sich das Gehirn in einer Art Alarmsituation, in der es gezwungen ist, möglichst schnell die fehlenden Funktionen so gut wie möglich wiederherzustellen. Das ZNS reagiert in diesem Zustand mit einer maximalen Reorganisationsfähigkeit, d. h. in dieser Akutphase „lernt" das Gehirn am schnellsten.

Diese Kenntnis verlangt von allen an der Therapie Beteiligten die Behandlung nach dem Bobath-Konzept von Anfang an, um das individuelle Rehabilitationspotential – Lernen möglichst „normaler" Bewegungsfähigkeiten – optimal auszuschöpfen.

Beeinflussbarkeit der Spastizität

Jeder Zustand der Körpermuskulatur – sowohl in einer Grundstellung als auch während einer Bewegung – beeinflusst über das propriozeptive System (Input) die motorischen Erregungs- und Hemmungsvorgänge im ZNS (Output). Rezeptoren der Muskeln, Sehnen und Gelenke, insbesondere die Schlüsselpunkte (S. 124), melden jede Lage und Stellung des Körpers dem Gehirn, worauf es eine motorische Antwort in Form von Erregung und Hemmung auslöst.

Beeinflussung des motorischen Outputs über positiven sensorischen Input

Wie beschrieben wird der motorische Output über das propriorezeptive System gesteuert. Diese Tatsache nutzt das Bobath-Konzept, indem es den motorischen Output von der Sensorik (Input) aus beeinflusst: Je nach Reizzufluss der Propriozeptoren ändert sich der Haltungstonus. Dieser wiederum ist von der Stellung und Bewegung des Körpers abhängig. Die Stellungen und Bewegungen des Körpers können entsprechend gewählt werden, sodass die motorische Antwort dem gewünschten Effekt entspricht: Zunächst wird der spastische Tonus gehemmt, anschließend werden diejenigen Muskelgruppen erregt, die zur Ausführung der gewünschten Funktion (z. B. Aufstehen) benötigt werden.

Befindet sich der Körper in einer möglichst normalen Ausgangsstellung, unter Einbeziehung beider Körperseiten, ist auch der sensorische Input entsprechend. Eine „normale“ Bewegung ist gebahnt und kann eingeleitet werden. Da die „Weichen“ für die Bewegung gestellt sind, kann der Betroffene eher die pathologischen Muster umgehen. Bei entsprechenden Wiederholungen kann dank der Reorganisationsfähigkeit des Gehirns dieser Bewegungsablauf in das zukünftige Bewegungsprogramm integriert werden.

Für die Pflege von Menschen mit spastischer Lähmung bedeutet dies, dass sie bei der Lagerung und Mobilisation sowie bei Alltagsbewegungen (z.B. bei der Körperpflege) Einfluss auf den spastisch erhöhten Muskeltonus im Sinne von Spastizitätshemmung nehmen können. Da der sensorische Input auch in der pseudoschlaffen Lähmungsphase einer Hemiplegie funktioniert, ist bereits in dieser Phase eine tonusregulierende Handhabung (Handling) anzuwenden.

5.2.2 Ziele des Bobath-Konzeptes

Hauptaufgabe der Bobath-Behandlung ist es, den Muskeltonus der betroffenen Seite – in Koordination mit der weniger betroffenen Seite – so zu verbessern, dass alltägliche Bewegungsfunktionen willentlich und unabhängig möglich sind. Der Schwerpunkt der Behandlung basiert darauf, über die aktive Arbeit des Betroffenen zusammen mit dem Therapeuten, die Kontrolle über die Spastizität zu erreichen. Der Betroffene entwickelt über Bewegungserfahrung hemmende Kontrolle über seine abnormen Bewegungsaktivitäten und lernt neue zweckmäßige Bewegungsmuster.

Die Behandlung ist systematisch auf die Vorbereitung des funktionellen Einsatzes der betroffenen Seite gerichtet. Dadurch gelingt es in vielen Fällen, die Arm- und Handfunktionen sowie Gang- und Gleichgewicht zu verbessern und in günstigen Fällen sogar Defizite gänzlich zu beheben.

Ziele des Bobath-Konzeptes:

- Normalisieren des Muskeltonus,
- Fördern von Haltung und Gleichgewicht,
- Wiedererlernen normaler Bewegungsfähigkeiten der im Alltag geforderten Situationen,
- Verbessern der Körperwahrnehmung,
- Erreichen der Unabhängigkeit.

Diese Ziele können nur bei entsprechender Motivation und Kooperation des Betroffenen erreicht werden. Zu berücksichtigen sind ferner die Art und der Umfang der Hirnschädigung, der allgemeine Krankheitszustand, die individuelle Krankheitsverarbeitung und die Persönlichkeit des Betroffenen.

Damit der spastisch gelähmte Mensch nicht demotiviert wird, ist darauf zu achten, dass die Ziele nicht zu hoch gesteckt und der aktuellen Situation angepasst sind. Wichtigster Motivationsförderer ist der persönliche Erfolg.

5.2.3 Behandlungsprinzipien

Aus den o.g. Grundannahmen sowie Zielen der Bobath-Behandlung können folgende Behandlungsprinzipien abgeleitet werden:

1. Bewegungsfunktionen einschätzen und beobachten,
2. Bobath-Behandlung so früh wie möglich beginnen,
3. Behandlung über 24 Stunden durchführen,
4. mit allen an der Therapie Beteiligten zusammen arbeiten,
5. Körperwahrnehmung fördern,
6. Haltungs-Kontroll-Mechanismus fördern und normale Bewegungen im Alltag anbahnen,
7. Betroffenen motivieren und anleiten.

Bewegungsfunktionen einschätzen und beobachten

Bei der Bobath-Behandlung handelt es sich um ein Konzept, dessen Übungen nicht isoliert anzuwenden sind. Sie bestehen aus einer Abfolge aufeinander aufbauender Aktivitäten, die zum Ziel haben, bestimmte Funktionen wiederzuerlangen. Vor Beginn der Behandlung ist deshalb die Einschätzung der funktionalen Bewegungsfähigkeiten unerlässlich, um einen individuellen Behandlungsplan erstellen zu können. Die Einschätzung umfasst:

- alle Fähigkeiten des Betroffenen mit oder ohne Gebrauch der betroffenen Seite,
- die gezeigten abnormen Bewegungskoordinationen und Haltungsmuster und
- welche Kompensationen durch die weniger betroffene Seite durchgeführt werden.

Die gezielte Einschätzung von Bewegungsausmaß, Muskelkraft, Bewegungs- und Haltungsmustern, Auswirkungen sensorischer Defizite auf motorische Leistung geschieht anhand spezieller Testverfahren, die meist von eigens dafür ausgebildeten Physiotherapeuten durchgeführt werden. Die Aufgabe der Pflegenden besteht hauptsächlich im Informationsaustausch über Befund und Beobachtungsergebnisse, die Bewegungsfähigkeiten und praktische Vorgehensweisen.

Bobath-Behandlung so früh wie möglich beginnen

Die Forderung nach frühestmöglichem Beginn der Bobath-Behandlung ergibt sich aus der Reorganisationsfähigkeit des Gehirns insbesondere in der Akutphase (S. 127). Folgende Maßnahmen können bereits frühzeitig durchgeführt werden:

- tonusregulierende Lagerungen,
- Mobilisation,
- Handling,
- Förderung der Wahrnehmung bei der Körperwäsche und
- Förderung der Wahrnehmung durch entsprechende Raumgestaltung.

Voraussetzung. Voraussetzung für die Behandlung ist immer die ärztliche Diagnose und Anordnung sowie die fachspezifische Befunderhebung. Die Sicherung der Vitalfunktionen, vor allem bei schwer mehrfachbehinderten Menschen (z.B. nach einem Schädel-Hirn-Trauma), steht immer im Vordergrund. Eine sorgfältige Krankenbeobachtung vor, während und nach mobilisierenden Maßnahmen sowie ständiger Informationsaustausch insbesondere zwischen dem ärztlichen Personal und den Physiotherapeuten ist deswegen unerlässlich. Grundsätzlich sind für eine optimale Behandlung u. a. zentrale Wachheit, Motivation und Aufmerksamkeit von Bedeutung.

Behandlung über 24 Stunden durchführen

Das „Wiedererlernen" zweckmäßiger Bewegungen (das Reorganisationsergebnis des Gehirns) ist abhängig vom Angebot möglichst normaler Bewegungs-Stimulationen. Sie stimulieren das ZNS, auf ungenutzte Kapazitätsreserven zurückzugreifen und entsprechend zweckmäßige neuronale Verknüpfungen herzustellen. Je intensiver das Training, desto besser ist das Reorganisationsergebnis und damit der Rehabilitationserfolg.

Da sich auch ein abnormes Haltungs- und Bewegungsmuster in den Reorganisationsmechanismus einschleichen kann, ist es notwendig, die Übungsaktivitäten über den ganzen Tag zu verteilen und das Bobath-Handling in den Pflegealltag zu integrieren.

Mit allen an der Therapie Beteiligten zusammen arbeiten

Die Effizienz des Bobath-Konzeptes setzt eine konsequente Umsetzung aller an der Therapie beteiligten Personen unter Einbezug der jeweiligen fachspezifischen Schwerpunkte voraus. Hierzu gehören vor allem:

- **Ärzte:** Medizinische Diagnose und Therapie,
- **Physiotherapeuten:** Optimierung der Haltungskontrolle und des Gleichgewichts sowie Hilfestellung zum Finden eigener Bewegungsstrategien in Alltagssituationen,
- **Ergotherapeuten:** Hilfestellung zur Vorbereitung von Reizen in allen Sinnesbereichen, insbesondere das Einübung von Funktionen in Alltagssituationen,
- **Pflegende:** tonusregulierendes Handling bei der Lagerung und Mobilisation sowie Unterstützen der Ergo- und Physiotherapie beim Handling in Alltagssituationen.

Die berufsübergreifenden Arbeitsprinzipien verlangen Kooperation und Informationsaustausch über Beobachtung der Bewegungsfähigkeiten des Betroffenen und die Pflege- und Behandlungsziele. Je intensiver die Zusammenarbeit stattfindet, desto größer ist der Rehabilitationserfolg.

Betroffener und Angehörige. Besonders wichtig ist aber auch der Einbezug des Betroffenen und seiner Angehörigen. Das Bestreben geht dahin, dem Betroffenen angemessene Verantwortung für seine Erkrankung zu übertragen. Dabei müssen Eigenaktivitäten aufgegriffen und verstärkt sowie der Rehabilitationsprozess durch gezieltes Anleiten unterstützt werden. Angehörige übernehmen hier eine wichtige Rolle: Sie haben einerseits erheblichen Einfluss auf die Motivation des Betroffenen, andererseits können sie helfen, Ziele zu formulieren, die der individuellen häuslichen und alltäglichen Situation des Betroffenen entsprechen.

Körperwahrnehmung fördern

Menschen mit zentralen Lähmungen haben häufig auch eine gestörte Körperwahrnehmung, die sich nicht nur auf den betroffenen Körperteil bezieht, sondern auf den gesamten Körper.

Körperschema. Der Begriff „Körperschema“ umfasst die allgemein räumliche Vorstellung des eigenen Körpers, die sich aus Informationen vom Körper selbst und aus der Umwelt zusammensetzt (Bd. 2, S. 399). Es befähigt den gesunden Menschen, seinen Körper als Ganzes zu erleben, d. h. er nimmt sowohl seine Körpergrenzen als auch seine Lage im Raum wahr.

Jede Funktionseinschränkung des Körpers beeinflusst auch das Körperschema. Ein Mensch mit einer spastischen Halbseitenlähmung z. B. empfindet u. U. seine betroffene Seite nicht mehr als zu seinem Körper gehörig. Somit ist nicht nur die Bewegungsfähigkeit aufgehoben, sondern darüber hinaus auch die Orientierung in seinem Körper. Dieser Zustand erschwert zusätzlich das motorische Lernen.

Zur Verbesserung der Körperwahrnehmung und Förderung von motorischem Lernen eignen sich insbesondere taktile, propriozeptive und vestibuläre Reize im Sinne von Berührungen, Berührtwerden, Bewegen und Bewegtwerden. Aber auch optische, akustische sowie Reize im Geruchs- und Geschmacksbereich unterstützen den motorischen Lernprozess.

Im Pflegealltag ergeben sich – z. B. auch durch das Konzept der Basalen Stimulation – zahlreiche Übungsmöglichkeiten beim Lagern, bei der Mobilisation, während der Ganzkörperpflege und bei der Unterstützung sämtlicher Lebensaktivitäten (S. 131).

Haltungs-Kontroll-Mechanismus fördern und normale Bewegungen im Alltag anbahnen

Um normale Haltungsreaktionen zu erreichen, muss der spastische Tonus herab- und der schlaffe Tonus heraufgesetzt werden. Es ist nicht möglich, einem abnormen Bewegungsmuster ein normales zu überlagern. Vielmehr muss erst das abnorme Bewegungsmuster unterdrückt werden, ehe das normale gebahnt werden kann. Fachleute sprechen hier von Shunting (Trennung) und ▸ *Fazilitation* (Bahnung, Fazilität = engl. Leichtigkeit).

Individuell abstimmen. Pflegepersonen können ▸ *Tonusregulierung* durch Bobath-Lagerung und beim Bobath-Handling während der Mobilisation und bei Alltagsbewegungen erreichen. Da psychische Faktoren (z. B. Angst, Resignation und Schmerz) die Haltungs- und Kontrollmechanismen beeinflussen, sind neben angemessener Information und Motivation individuelle Abstimmungen mit dem Betroffenen von ganz besonderer Bedeutung.

Tempo anpassen. Der Betroffene braucht für diesen motorischen Lernprozess genügend Zeit: Das Tempo der Bewegungen muss sich an den Bewegungsfähigkeiten des Betroffenen orientieren. Deshalb sollte ein langsames und schrittweises Vorgehen ohne Anstrengung erfolgen. Schnelle und heftige Bewegungen müssen vermieden werden. Aber auch die Pflegeperson, die anfangs die Führung der betroffenen Seite übernimmt, braucht Zeit, um die Eigenbewegungen des Betroffenen zu spüren und die betroffene Seite in einen physiologischen, beidseitigen Bewegungsablauf hineinzuführen.

Überanstrengung vermeiden. Zu berücksichtigen ist auch der Faktor Anstrengung. Die Schwierigkeit besteht darin, aufbauende Übungsmöglichkeiten zu gestalten, z. B. durch langsam steigernde Schwierigkeitsgrade, und gleichzeitig Überforderung bzw. Überanstrengung frühzeitig zu erkennen und zu vermeiden.

Betroffenen motivieren und anleiten

Damit der spastisch gelähmte Mensch lernt, seinen Muskeltonus zu regulieren, ist seine aktive Mitarbeit gefordert. Ziel der Bobath-Behandlung ist es, gemeinsam mit dem Bobath-Therapeuten Bewegungsstrategien zu entwickeln und zu üben, wobei der Betroffene mehr und mehr die Kontrolle übernimmt und sich somit seiner Unabhängigkeit nähert. Pflegende greifen auf Ressourcen des Betroffenen zurück und leisten entsprechend aktivierende Hilfe zur Selbsthilfe. Die Erfolge – auch wenn sie anfangs kaum sichtbar sind, wirken auf den Betroffenen motivationsfördernd.

Bobath-Konzept:

- Die zentralmotorische Lähmung führt zur Unterbrechung der Weiterleitung der Bewegungsimpulse der motorischen Hirnrinde und zur Störung des Haltungs-Kontroll-Mechanismus. Folge ist die fehlende Kontrolle des Muskeltonus.
- Das Bobath-Konzept nutzt neben der Fähigkeit des Gehirns zur Reorganisation auch die Möglichkeit der Beeinflussung der Spastizität über die Stellung und Bewegung des Körpers.

- Ziel der Bobath-Behandlung ist es, den Muskeltonus der betroffenen Seite so zu verbessern, dass alltägliche Bewegungsfunktionen willentlich und unabhängig möglich sind.

5.3 Praktische Umsetzung im pflegerischen Handeln

Zentrale spastische Lähmungen beim erwachsenen Menschen treten am häufigsten nach einem Schlaganfall mit Hemiplegie auf. Der frühzeitige Beginn mit dem Training normaler Bewegungsabläufe ist wegen der Reorganisationsfähigkeit des Gehirns besonders wichtig. Während der akuten Krankheitsphase befindet sich der Betroffene hauptsächlich in der Klinik mit Schwerpunkt auf medizintherapeutischen und pflegerischen Interventionen. Spezielle Physio- und Ergotherapie werden zwar auch frühzeitig eingeleitet, häufig jedoch nur einmal pro Tag.

Da Pflegende die meiste Zeit beim Betroffenen verbringen, übernehmen sie im Bobath-Konzept wichtige Aufgaben. Aber auch bei Betroffenen, deren akutes Erkrankungsereignis schon Monate oder Jahre zurückliegt, und die vorher keine Bobath-Behandlung erfahren haben, können oftmals noch erhebliche Verbesserungen der Bewegungsfähigkeiten erreicht werden.

Wie andere Konzepte, wird auch das Bobath-Konzept ständig erweitert, was Auswirkungen auf Maßnahmen bei der praktischen Umsetzung nach sich zieht. Die folgenden Lagerungs- und Mobilisationsbeschreibungen sind demzufolge lediglich richtungsweisend zu sehen und erfordern fachspezifische sowie individuelle Abstimmung mit den Reaktionen des zu behandelnden Menschen. Die Grundlagen dazu müssen vorher in Fortbildungskursen gelernt und praktisch geübt werden. Im Folgenden werden einige methodische Lernangebote vorgestellt, mit denen Pflegende zum Erreichen der Bobath-Ziele beitragen können:

- Tonusregulierende Lagerungen,
- Prophylaxen im Rahmen von Lagerung und Mobilisation,
- Mobilisation und Handling,
- Unterstützen beim Selbsthilfetraining und
- Fördern der Wahrnehmung durch Raumgestaltung.

5.3.1 Tonusregulierende Lagerungen

Mit der tonusregulierenden Lagerung soll:

- ein pathologischer Muskeltonus verhindert,
- die Körperwahrnehmung gefördert und
- physiologische Bewegungen angebahnt werden.

Selbst in der akuten Phase eines zerebralen Geschehens mit zunächst pseudoschlaffer Lähmung einer Körperseite verhindert bzw. begrenzt eine tonusregulierende Lagerung die Entstehung eines spastischen Musters. Zudem beugt sie der Entstehung von Schulterschmerz und Komplikationen (z. B. Kontrakturen) vor. Letztendlich bedeutet Tonusregulation auch, dass der Betroffene angehalten ist, selbst seinen pathologischen Muskeltonus zu kontrollieren.

Prinzipien

Folgende Prinzipien sind bei der tonusregulierenden Lagerung nach dem Bobath-Konzept zu beachten:

- Eher hart statt zu weich lagern, um die Körperwahrnehmung zu fördern. Der Dekubitusgefahr ist durch regelmäßigen Lagerungswechsel entgegenzuwirken, erfordert jedoch sorgfältige individuelle Einschätzung und Abwägung.
- Körperliche Spürinformationen anbieten (z. B. Benutzen fester und gut modellierbarer Lagerungshilfsmittel), um dem Körper (und damit dem Gehirn) durch die vergrößerte Kontakt- und Auflagefläche mehr und eindeutige Spürinformationen zu geben und die körperliche Unterstützungsfläche zu vergrößern, sodass weniger Haltungstonus vom Körper geleistet werden muss (die Bewegungsfreiheit und die Sicht dürfen dabei nicht eingeschränkt werden!).
- Alle 2 – 3 Stunden Lagerungswechsel vornehmen, da gleichförmige Reize über einen längeren Zeitraum das ZNS nicht mehr stimulieren.
- Bei schweren Wahrnehmungsstörungen und Störungen der Tiefensensibilität besteht häufig die Angst, aus dem Bett zu fallen. Hier ist auf eine besonders sensible Vorgehensweise beim Lagern zu achten, da Angst die Spastizität erhöhen kann.
- Die betroffene Seite ist wegen der Wahrnehmungsförderung möglichst aktiv durch den Betroffenen mit einzubeziehen.
- Seitenlagerungen erfolgen nach dem Muster der Standbeinphase beim Gehen; neben der tonusregulierenden Wirkung erfolgt dadurch eine dauerhafte Stimulierung, die das spätere Gehen erleichtert.

- Grundsätzlich sollte bei Schmerzen umgelagert werden, da Schmerz abnormen Haltungstonus im Sinne von Spastizität auslösen kann.
- Die Lagerung muss den Bedürfnissen und dem Wohlbefinden des spastisch gelähmten Menschen angepasst und bequem sein. In der Praxis müssen u. U. Kompromisse eingegangen werden: Es nützt nichts, wenn der Betroffene zwar korrekt gelagert ist, er jedoch unbequem liegt und versucht, sich nach kurzer Zeit selbst umzulagern, wodurch er dann im spastischen Muster liegt.
- Die Vorgehensweise bei der Lagerung muss vorsichtig und sensibel sein. Ein schneller und abrupter Lagewechsel schafft negativen Input, der nicht durch eine im Ergebnis korrekte Lagerung ausgeglichen werden kann.
- Der Betroffene muss in die Lagerung so einbezogen werden, sodass er möglichst schnell lernt, sich selbst zu lagern.
- Patientenaufrichter oder Strickleitern dürfen nicht benutzt werden, da der Betroffene hiermit versucht, sich einseitig mit seiner weniger betroffenen Seite selbst umzulagern. Die betroffene Seite reagiert mit einem abnormen Haltungsmuster und drückt dagegen. Das erfordert sehr viel Anstrengung und fördert die Spastik.
- Bettkisten oder andere Lagerungshilfsmittel zur Spitzfußprophylaxe lösen über einen kontinuierlichen Druck auf die Zehenballen spastische Haltungsmuster aus und werden deshalb nicht eingesetzt.

Lagerungsarten

Die einzelnen Lagerungsarten einschließlich des Sitzens unterliegen einer Hierarchie, deren Wertigkeit sich nach Förderung der Wahrnehmung und Sensibilität, Tonusregulation sowie Bewegungsanbahnung richtet. Das Sitzen am Tisch im Stuhl erfüllt am ehesten die Kriterien, während die Rückenlage im Bett eher die Bildung des spastischen Musters fördert. Die folgenden Lagerungs- und Sitzmöglichkeiten sind entsprechend ihrer Wertigkeit (1 = am besten, 7 = am schlechtesten) aufgeführt:

1. Sitzen am Tisch im Stuhl,
2. Sitzen am Tisch im Rollstuhl,
3. Lagerung auf der betroffenen Seite,
4. Lagerung auf der weniger betroffenen Seite,
5. Bauchlagerung,
6. Sitzen im Bett,
7. Lagerung auf dem Rücken.

Sitzen am Tisch im Stuhl

Das Sitzen am Tisch auf einem Stuhl hat den effektivsten therapeutischen Wert, da durch diese Körperstellung:

- das spastische Muster gehemmt,
- der muskuläre Tonus reguliert und
- die Wahrnehmung des Umfeldes erheblich erweitert ist.

Deshalb ist die Mobilisation und das Sitzen im Stuhl so früh wie möglich und mehrmals täglich (z. B. bei den Mahlzeiten) zu ermöglichen. Allerdings ist bei Ermüdungsanzeichen der Rücktransfer ins Bett angezeigt.

Vorgehensweise. Folgendes ist zu beachten (**Abb. 5.5**):

- Der Stuhl sollte eine waagerechte, gerade Sitzfläche, eine senkrechte Rückenlehne und Armlehnen besitzen.
- Die Tiefe der Sitzfläche und die Sitzhöhe müssen der Größe des Betroffenen angepasst sein, d. h. bei zu kurzen Oberschenkeln ist die Sitzfläche mit entsprechend harten Lagerungshilfsmitteln zu verkürzen.
- Das Gesäß des Betroffenen sollte möglichst weit hinten auf der Sitzfläche in Nähe der Rückenlehne platziert sein, weil dadurch die Unterstützungs-

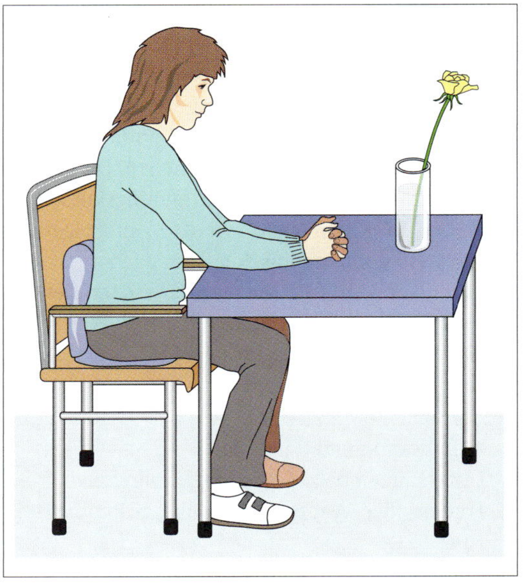

Abb. 5.5 Sitzen am Tisch im Stuhl

fläche vergrößert und weniger Haltungsarbeit notwendig ist (s. **Abb. 5.4**).
- Die Füße sind ca. hüftbreit parallel auf dem Boden aufgestellt. Erreichen die Füße den Fußboden nicht, ist durch eine Fußbank bzw. eine entsprechend stabile Unterlage für Ausgleich zu sorgen.
- Der Oberkörper ist aufgerichtet, die Hüftbeugung 90°. Es ist auf eine symmetrische Kopf-, Hals- und Rumpfhaltung zu achten.
- Die Arme, besonders der betroffene, liegen gerade auf dem Tisch im Sichtfeld des Betroffenen. Dadurch wird das „ziehende" Gewicht aufgehoben, das eine Symmetrie im Rumpf und Schultergürtel verhindert.
- Zur Unterstützung des Gleichgewichts ist anfangs ein stützendes Kissen zwischen der betroffenen Seite und der Armlehne sinnvoll.

Sitzen am Tisch im Rollstuhl

Das Sitzen am Tisch im Rollstuhl wird prinzipiell genau so durchgeführt wie das Sitzen im Stuhl. Der Nachteil ist jedoch, dass die Füße häufig auf den Fußstützen des Rollstuhls platziert sind und sie auf diese Weise keine gleichmäßige Belastung erfahren. Es ist deshalb darauf zu achten, dass die Füße außerhalb des Transportes auf dem Boden stehen. Die Sitz- und Rückflächen eines Rollstuhls sind häufig flexibel und begünstigen dadurch eine schlechte Sitzhaltung, sodass der Betroffene nicht selten mit seinem Gesäß nach vorne regelrecht in ein spastisches Muster rutscht.

Besondere Aufmerksamkeit gilt auch dem betroffenen Arm, der leicht herunterhängen und eingeklemmt werden kann. Ist ein Unterfahren des Rollstuhls an einem normalen Tisch nicht möglich, ist für die Lagerung des Armes ein spezieller Rollstuhltisch am Rollstuhl anzubringen.

Lagerung auf der betroffenen Seite

Die Lagerung auf der betroffenen Seite erfolgt in 90°-Seitenlage, wobei der Oberkörper und das Becken gegeneinander leicht rotiert sind. Sie bewirkt eine deutliche Tonusregulierung und fördert die körperliche Wahrnehmung der gelähmten Seite durch Stimulation der Druckrezeptoren. Außerdem liegt der betroffene Arm im Gesichtsfeld des Betroffenen, sodass er gezwungen ist, diese Seite wahrzunehmen. Der weniger betroffene Arm ist frei beweglich für Aktivitäten. Die Lagerung auf der betroffenen Seite stellt daher die therapeutisch günstigste Lagerung dar.

Ungünstig ist die Lagerung bei einer starken Anschwellung von Hand und Arm. Auch tolerieren viele Betroffene häufig diese Lagerung nicht oder nur kurzzeitig. Eine bessere Akzeptanz kann meist durch Bemühen um Bequemlichkeit bei der Lagerung und gute Information erreicht werden.

Vorgehensweise. Folgendes ist zu beachten (**Abb. 5.6**):
- Das Bett ist flachgestellt.
- Der Betroffene befindet sich in Rückenlage.
- Der Betroffene rutscht selbst oder mit Hilfe möglichst weit parallel zur Bettkante seiner weniger betroffenen Seite, damit genügend Platz für die Lagerung des betroffenen Arms bleibt.
- Ist noch ein wenig Eigenaktivität vorhanden, greift die Pflegeperson mit beiden Händen großflächig über die Schulter bis unter die Schulterblätter. Durch Gewichtsverlagerung nach hinten bewegt sie den Oberkörper des Betroffenen nach vorne seitwärts.
- Anschließend erfolgt eine Seitwärtsbewegung über die Anhebung des Beckens (S. 139). Bei hoher Passivität kann auf kinästhetische Prinzipien zurückgegriffen werden (S. 79).
- Der betroffene Arm wird entweder ausgelagert oder am Bauch durch den Betroffenen festgehalten, damit die Schulter beim Drehen nicht verletzt wird bzw. die betroffene Hand nicht abknickt.
- Danach wird das betroffene Bein aufgestellt. Dabei leitet die Pflegeperson durch Griff auf den Fußrücken und an das Kniegelenk die Bewegung

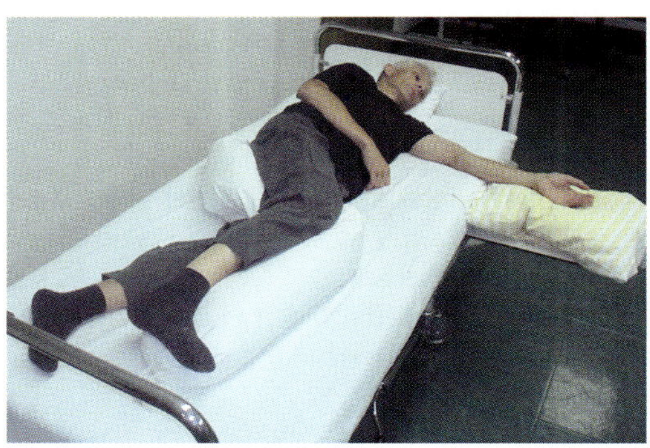

Abb. 5.6 Lagerung auf der betroffenen Seite. Es sind soviel Lagerungshilfsmittel zu benutzen, dass rückwärts kein Haltetonus vom Betroffenen mehr aufgebaut werden muss (hier erreicht durch eine Lagerungsrolle, die bis zum Rücken reicht). Das weniger betroffene Bein muss zwecks Niveauausgleich zum höherliegenden Hüftgelenk hochgelagert sein

des betroffenen Beins ein und stabilisiert es durch Druck auf das Knie. Es ist auf Mittelstellung zu achten (S. 139).

- Das Drehen des Betroffenen in die 90°-Seitenlage wird über die Beine eingeleitet, weil dadurch der hintere Rumpf, insbesondere das Schulterblatt, bereits entlastet ist. Liegt der Betroffene zu weit vorne an der Bettkante, muss ihn die Pflegeperson nochmals nach hinten an die Bettkante ziehen.
- Der Kopf wird durch ein Kissen unterlagert, der Hals bleibt frei. Dadurch wird die Schulter von Gewicht entlastet. Atmung und Sicht müssen frei bleiben.
- Die Schulter sollte nicht nach vorne gezogen werden, da durch diese Maßnahme die Schultermuskulatur überdehnt wird, was eine Funktionsstörung zur Folge haben kann. Es ist statt dessen darauf zu achten, dass das Schulterblatt ohne Kissenunterlagerung belastungs- und schmerzfrei liegt und die Schulter eine Linie bildet.
- Der betroffene Arm ist nach außen rotiert möglichst körpernah zu lagern in abwechselnder Beuge- und Streckhaltung; die betroffene Hand ist dabei in Funktionsstellung; der weniger betroffene Arm liegt in natürlicher Stellung.
- Die betroffene Hüfte ist leicht nach vorne gezogen, das betroffene Bein ist in der Hüfte gestreckt und im Kniegelenk leicht gebeugt.
- Das weniger betroffene Bein ist im Hüft- und Kniegelenk gebeugt und wird durch ein Kissen oder eine Decke wegen des Niveauausgleichs zum höherliegenden Hüftgelenk hochgelagert. Die Höhe richtet sich nach der Bequemlichkeit des Betroffenen. Menschen mit Rückenproblemen bevorzugen eine hohe Unterlagerung.
- Die Füße nehmen eine natürliche Stellung ein.
- Kissen im Rücken verhindern ein Zurückrollen und erhöhen die Unterstützungsfläche.
- Bettgitter an der Rückseite des Betroffenen begrenzen ein Verrutschen der Lagerungskissen und dienen der Sicherheit.
- Ist eine Oberkörperhochlagerung indiziert, ist das ganze Bett in Schrägstellung zu bringen.

Insgesamt ist der Betroffene so gelagert, als befinde er sich mit dem betroffenen Bein in der Standbeinphase, mit dem weniger betroffenen Bein in der Spielbeinphase beim Gehen. Der Oberkörper ist dabei leicht gebeugt und gegen das Becken rotiert. Insgesamt wird hierdurch Tonusregulation erreicht und auf das spätere Gehen vorbereitet.

Lagerung auf der weniger betroffenen Seite

Die korrekte Lagerung auf der weniger betroffenen Seite fördert die Körperwahrnehmung der entsprechenden Körperseite und des Bauchbereichs sowie die Tonusregulation. Ist der betroffene Arm bzw. die Hand geschwollen, ist in dieser Position eine Hochlagerung zwecks Abflussförderung gut möglich. Nachteilig wirken sich jedoch die ungünstigere Lagerungsmöglichkeit der betroffenen Schulter aus sowie die Aktivitätsminderung der weniger betroffenen Seite, die durch diese Lagerung blockiert ist.

Vorgehensweise. Die Lagerung auf der weniger betroffenen Seite ist eine bauchorientierte Lagerung ausgehend von einer 90°-Lagerung (**Abb. 5.7**):

- Der Betroffene wird in ähnlicher Weise wie vorher beschrieben in die 90°-Seitenlage auf die weniger betroffene Seite gebracht.
- Beim Drehen hält der Betroffene seinen gelähmten Arm am Bauch fest oder er wird durch die Pflegeperson unterstützt.
- Er ist anschließend in Schulterhöhe außenrotiert auf ein großes Kissen zu lagern, das bis zur Achselhöhle reicht, weil dadurch die notwendige Unterstützungsfläche gewährleistet ist.
- Der Ellenbogen ist leicht gebeugt, die Hand in Funktionsstellung. Die aufliegende Schulter ist nach vorne gezogen.
- Den weniger betroffenen Arm legt sich der Betroffene nach Wunsch entweder vor den Brust- oder Bauchraum oder unter den Kopf.

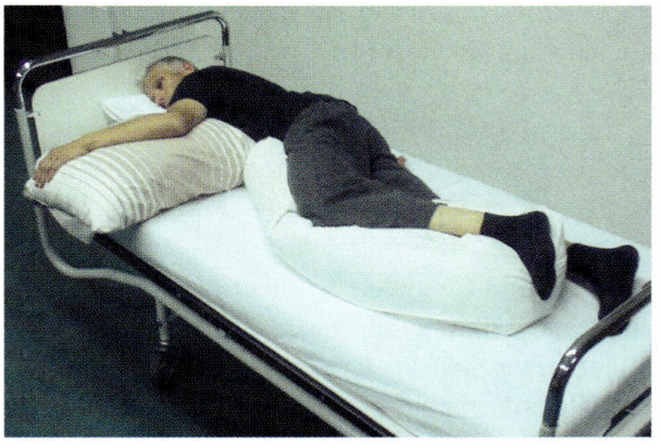

Abb. 5.7 Lagerung auf der weniger betroffenen Seite. Die bauchorientierte Lagerung erfordert Abstützung im Bauchbereich (hier durch eine Lagerungsrolle) und die Hochlagerung des betroffenen Arms. Es ist auf freie Sicht und Atmung zu achten

- Das betroffene Bein befindet sich in einer ca. 80–90°-Hüftbeugung hochgelagert auf einem Kissen bzw. einer Decke, das Kniegelenk ist ebenfalls gebeugt. Das weniger betroffene Bein liegt bequem gestreckt, das Becken ist leicht nach hinten gezogen.
- Das Becken wird ein wenig über die 90°-Stellung bis maximal 120° bauchwärts gedreht und der Oberkörper durch ein längliches Kissen vor dem Bauch bis unter den Oberschenkel stabilisiert.
- Zur Sicherheit ist rückwärts vom Betroffenen ein Bettgitter anzubringen.

Insgesamt ist der Betroffene so gelagert, als befinde er sich mit dem weniger betroffenen Bein in der Standbeinphase und mit dem betroffenen Bein in der Spielbeinphase beim Gehen.

Bauchlagerung

Da viele Menschen auf dem Bauch schlafen, sollte zumindest die 135°-Lagerung auf der weniger betroffenen Seite ebenfalls in Betracht kommen.

Vorgehensweise. Folgendes ist zu beachten:

- Lagerung erfolgt ebenfalls in Schrittstellung.
- Der weniger betroffene Arm liegt nach oben ausgestreckt, der betroffene gebeugt (dadurch wird eine Innenrotation verhindert) und körpernah auf einem Kissen platziert, das bis in die Achselhöhle reicht.
- Der Kopf ist seitlich gedreht und schaut zum nach oben ausgestreckten Arm.
- Als Unterstützungsflächen können Kissen dienen, die vor dem Bauch bis unter die Oberschenkel des betroffenen Beines platziert werden.

Sitzen im Bett

Das Sitzen im Bett im sogenannten „Langsitz“ ist für die Tonusregulation ungünstig, insbesondere die halbhohe Oberkörperhochlagerung, da der Betroffene häufig in Richtung Fußende und betroffene Seite rutscht. Die Folge ist eine Muskeltonuserhöhung. Das Sitzen im Bett ist deshalb nur kurzfristig und nach enger Indikationsstellung durchzuführen (z.B. bei der Essenseinnahme). Vorzuziehen ist statt dessen die Mobilisation und das Sitzen außerhalb des Bettes.

Vorgehensweise. Kann das Sitzen im Bett nicht umgangen werden, ist Folgendes zu beachten:

- Der Betroffene rutscht selbst oder mit Hilfe bei flachgestelltem Bett und in Rückenlage möglichst weit bis ans Kopfende des Bettes (Bd. 3, S. 213).
- Die Beine sind leicht gespreizt.
- Der Betroffene wird in Oberkörperhochlagerung mit einer Hüftbeugung von ca. 90° gebracht; die aufrechte Haltung verbessert die Lungenbelüftung.
- Das Körpergewicht ist gleichmäßig auf beide Gesäßhälften bzw. die Sitzbeinhöcker verteilt; der Lendenwirbelbereich durch ein Kissen unterstützt.
- Kopf und Brustwirbelsäule bleiben frei. Das Schlucken ist ohne Anstrengung möglich.
- Der betroffene Arm liegt gerade und außenrotiert möglichst im Sichtfeld des Betroffenen entweder auf einem Kissen oder auf dem Ausziehtisch des Nachttisches.
- Fällt der Betroffene in Richtung gelähmte Seite, ist ggf. die betroffene Seite mittels Lagerungshilfsmitteln sowie durch ein seitliches Bettgitter zu stützen.

Lagerung auf dem Rücken

Die Lagerung auf dem Rücken ist sehr ungünstig, weil sie durch eine entsprechend negative Stimulationswirkung auf sämtliche Bewegungsanbahnungen die Entstehung spastischer Muster fördert. Hauptursache ist, dass in der Rückenlage die Schwerkraft das Becken und den Schultergürtel rückwärts nach unten zieht. Dadurch verlagert sich der zentrale Schlüsselpunkt nach ventral, wodurch ein Streckspasmus ausgelöst wird.

Durch diese Hohlkreuzbildung verkleinert sich außerdem die Unterstützungsfläche der Matratze, was dazu führt, dass ein großer Haltetonus aufgebaut wird. Kann nicht auf die Rückenlage verzichtet werden bietet sich die A-Lagerung an (Bd. 3, Kap. 4).

Vorgehensweise. Folgendes ist zu beachten:

- Bett ist flachgestellt, keine Rumpfbeugung.
- Insgesamt ist auf eine symmetrische, gerade Körperhaltung von Kopf bis Fuß zu achten.
- Kopf und Hals werden gerade in Mittelstellung auf ein kleines Kissen gelagert, um Überstreckung zu vermeiden.
- Zwei längliche, gut modellierbare Lagerungskissen werden A-förmig unter dem Rücken- und Schulterbereich platziert, wobei die A-Spitze kopfwärts zeigt. Dabei sind die Schultern so zu

unterstützen, dass die Brustwirbelsäule rückwärts auf die Matratze sinken kann. Dadurch sinkt auch der zentrale Schlüsselpunkt – und damit die Strecktendenz – wieder nach dorsal.

- Der betroffene Arm kann entweder in 30°-, 90°- oder 180°-Stellung in Außenrotation gelagert werden. Um die Spannung der Bizepsmuskulatur zu reduzieren, kann ein unter den Unterarm gelegtes kleines Kissen verwendet werden. Zur Kontrolle kann die Bizepssehne weich in der Ellenbeuge getastet werden.
- Eine retrahierte, d. h. rückwärts gekippte Hüfte ist durch geeignete Lagerungshilfsmittel zu korrigieren.
- Eine Außenrotation des betroffenen Beines ist durch eine Handtuchrolle o. ä. seitlich vom Becken bis zum Trochanter auszugleichen.
- Beine sollen nicht routinemäßig unterlagert werden, da dies Kontrakturen der Hüftbeuger begünstigt. Bestehen allerdings Kontrakturen in diesem Bereich, müssen die Beine großflächig unterlagert werden, und zwar soweit, wie sie die Unterstützungsfläche annehmen. Ansonsten müsste der Körper ständig (spastizitätsfördernde) Haltearbeit leisten.

5.3.2 Prophylaxen im Rahmen von Lagerung und Mobilisation

Im Rahmen von Lagerung und Mobilisation müssen verschiedene Regeln bei der Durchführung folgender Prophylaxen beachtet werden:

- Kontrakturenprophylaxe,
- Prophylaxe der schmerzhaften Schulter,
- Dekubitusprophylaxe und
- Pneumonieprophylaxe.

Kontrakturenprophylaxe

Spastische Lähmungen begünstigen die Bildung von Kontrakturen (S. 303). Einige übliche Maßnahmen zur Verhinderung von Kontrakturen lösen spastische Haltungsmuster aus und dürfen deshalb bei Menschen mit zentralen Hirnschädigungen nicht angewendet werden. Bei der Durchführung der Prophylaxen folgender Kontrakturen sind verschiedene Dinge zu beachten:

- Spitzfuß,
- Hand- und Fingerbeugekontrakturen,
- Brustmuskel (M. pectoralis) – Kontraktur,
- Hüft- und Kniegelenkbeugekontrakturen.

Spitzfuß. Großflächiger Druck auf die Fußsohlen, sowohl beim Sitzen im Stuhl (am besten), aber auch in der liegenden Position, wirkt tonusregulierend und der Entstehung eines Spitzfußes entgegen. Im Liegen wird der Betroffene dazu angehalten, seine Füße aufzustellen und sein Becken anzuheben (S. 139). Entscheidend ist, dass die Füße großflächig belastet werden. Auch beim Lagern auf die Seite sind die Beine aufzustellen. Auf gar keinen Fall dürfen Bettkisten oder andere Lagerungshilfsmittel zur Spitzfußprophylaxe verwendet werden, da hier nur ein Teilbereich der Fußsohle (die Zehenballen) Druck erfährt und sich dadurch der ganze Fuß spastisch in den Zehenstand bewegt (ähnlich wie beim Gehen im gesunden Zustand). In der Rückenlage ist der Bettdeckenauflagedruck durch einen Bettbogen zu mindern.

Hand- und Fingerbeugekontrakturen. Reize in den Handinnenflächen lösen bei vielen Menschen mit spastischen Lähmungen den Handgreifreflex aus, d. h. ihnen dürfen keine Gegenstände (z. B. Binden oder Rollen) in die Hand gegeben werden. Da aber durch massive Hand- und Fingerkontrakturen bis zum Faustschluss schwerwiegende Hautmazerationen und Mykosen entstehen, muss – in Zusammenarbeit mit den Physiotherapeuten – nach individuellen Lösungen gesucht werden, z. B. durch das Einlegen von Binden in intermittierenden Abständen.

Brustmuskel-Kontraktur. Bedingt durch die spastische Innenrotation und Beugung des betroffenen Armes verkürzt sich der M. pectoralis. Lagerung des Armes in Außenrotation, in Körpernähe sowie wechselnde Streck- und Beugehaltungen wirken der Brustmuskelkontraktur entgegen.

Hüft- und Kniegelenkbeugekontrakturen. Durch regelmäßigen Seitenlagewechsel in Schrittstellung sind jeweils Hüft- und Kniegelenke beider Seiten abwechselnd gestreckt und gebeugt. Damit ist bereits eine sinnvolle Prophylaxe zur Verhinderung von Beugekontrakturen in diesen Bereichen eingeleitet. In der Rückenlage ist auf möglichst flache Lagerung zu achten. Hochlagerung der Beine und damit Beugung der Hüfte und Kniegelenke ist zu vermeiden.

Prophylaxe der schmerzhaften Schulter

Eine schmerzhafte Schulter entsteht hauptsächlich durch die Funktionsbehinderung des schlaffen und fehlbelasteten Schultergelenks der betroffenen Seite sowie durch Traumatisierungen mit Ödembildung bei falschen Bewegungen und spastischem Tonus der Schultergürtelmuskulatur. Die Schmerzen reichen von leichtem ziehenden Schmerz bei bestimmten Bewegungen bis zu starken und anhaltenden Schmerzen selbst im Ruhezustand. Sie führen u. U. zu erheblichen Einschränkungen der weiteren Rehabilitation.

Maßnahmen

Folgende Maßnahmen wirken der Entstehung einer schmerzhaften Schulter entgegen:

- Jeglichen Zug an betroffenem Arm und Schulter bei Bewegungen, aber auch im Sitzen und Liegen, vermeiden.
- Bewegen des betroffenen Armes durch Greifen in Höhe des Ellenbogengelenks oder am Oberarm. Wird statt dessen der Arm über die Hand bewegt, besteht die Gefahr, dass dadurch der Oberarmkopf aus der Gelenkpfanne gezogen wird (der betroffene gelähmte Arm kann sich nicht „wehren").
- Belastung der betroffenen Schulter beim Lagern (s. o.) und bei der Mobilisation (s. u.) so niedrig wie möglich halten.
- Bei Schmerzäußerung des Betroffenen während Bewegungen, diese sofort ändern bis Schmerzfreiheit erreicht ist.
- Den Betroffenen dazu anleiten, den betroffenen Arm beim Anheben durch den weniger betroffenen Arm in Höhe des Ellenbogens zu unterstützen.

Dekubitusprophylaxe

Einige Ziele der Bobath-Lagerung wirken der Dekubitusprophylaxe entgegen, insbesondere der Verzicht auf Weichlagerung und die 90° Seitenlagerung. Regelmäßiger Lagerungswechsel und frühzeitige Mobilisation nehmen deshalb einen Schwerpunkt zur Verhinderung eines Dekubitalgeschwürs ein. In einigen Situationen, z. B. bei vitaler Bedrohung oder bei bereits bestehendem Dekubitus, ist individuelle Abwägung zwischen Lagerungsart und Maßnahmen zur Dekubitusprophylaxe notwendig (S. 258).

Fersendekubitusprophylaxe. Bei der Fersendekubitusprophylaxe ist der Fersendruck zu mindern, indem das betroffene Beine großflächig durch geeignete Lagerungsmaterialien (z. B. eine gefaltete Decke) unterlagert wird. Damit wird die Unterstützungsfläche vergrößert und infolgedessen die Haltearbeit der Muskulatur herabgesetzt. Jedoch sollte lediglich soweit unterlagert werden, dass die Ferse nur einige Millimeter frei liegt, damit keine zu starke Hüftbeugung mit entsprechender Kontrakturgefahr und Spastik entsteht. Im Handel sind auch Spezialmatratzen erhältlich, die den Auflagedruck im Fersenbereich mindern.

Pneumonieprophylaxe

Die Verhinderung einer Pneumonie kann durch regelmäßige Seitenlagerung erreicht werden. Der jeweils frei liegende Lungenflügel wird dabei gut belüftet. Bei vermehrter Sekretbildung ist Abfluss im Sinne einer Drainagelagerung möglich. Insgesamt erleichtert eine entspannte Thoraxmuskulatur die Atmung (S. 229). Bei Atemnot bzw. Atemwegserkrankungen sind individuelle Maßnahmen und Lagerungen angezeigt.

Tonusregulierung und Prophylaxen:

- Tonusregulierende Lagerungen verhindern einen pathologischen Muskeltonus, fördern die Körperwahrnehmung und bahnen physiologische Bewegungen an. Das Sitzen am Tisch im Stuhl ist dabei die effektivste, die Rückenlage im Bett die ungünstigste Position.
- Bei der Durchführung der Kontrakturen-, Dekubitus- und Pneumonieprophylaxe müssen spezielle Regeln beachtet werden, um das Auslösen spastischer Haltungsmuster zu verhindern.
- Jeglicher Zug am Arm und Belastungen der Schulter der betroffenen Seite sind zu vermeiden, da sie zur sog. „schmerzhaften Schulter" führen können.

5.3.3 Mobilisation und Handling

„Handling" ist jede therapeutische Handhabung des Betroffenen bei Bewegungen, also bei der Mobilisation, beim Lagern, beim Auf- und Umsetzen sowie bei sämtlichen Alltagsaktivitäten. Das Bobath-Handling zielt darauf ab, dem ZNS richtige, d. h. zweckmäßige, sensorische Inputs zu liefern und die Anbahnung normaler und beidseitiger Bewegungen zu ermöglichen.

Mobilisation und Handling sind in jeder Phase der Rehabilitation möglich. Das Ausmaß richtet sich nach dem Zustand des Betroffenen und nach seiner Fähigkeit, seinen Muskeltonus selbst (aktiv) zu regulieren. Man unterscheidet zwei Formen:

- **passives Handling:** der Betroffene ist (noch) nicht in der Lage, Bewegungsaktivitäten zu unterstützen,
- **aktives Handling:** eine sich schrittweise aufbauende Mitarbeit ist möglich.

Zeitpunkt und Dauer. Es gibt verschiedene Mobilisationsmaßnahmen, die bereits am ersten Tag durchgeführt werden können, und andere, die erst in späteren Tagen bzw. Wochen möglich sind (z. B. das Gehen). Der Zeitpunkt und die Dauer sind individuell verschieden. So kann z. B. ein zu frühes Aufstehen oder zu langes Sitzen im Stuhl zu Komplikationen (z. B. Traumatisierungen) oder zur Überforderung des Patienten mit Frustationen und letztendlich zu spastischen Reaktionsmustern führen. Eine sorgfältige Krankenbeobachtung bezüglich der Belastungsgrenzen ist deshalb angezeigt und zu dokumentieren.

Im Allgemeinen werden Maßnahmen der Mobilisation und des Handlings wegen der gezielten Wahrnehmungsförderung bevorzugt von der betroffenen Seite her ausgeführt. Es gibt jedoch Gründe, von diesem Prinzip abzuweichen, z. B. wenn die Sicherheit nicht gewährleistet ist wie beim ▸ *Pusher-Syndrom* sowie beim ▸ *Neclect-Syndrom*.

Pusher-Syndrom

Das Pusher-Syndrom (to push (engl.) = stoßen, schieben, drücken) ist dadurch gekennzeichnet, dass sich die Betroffenen mit ihrer weniger betroffenen Seite in Richtung ihrer gelähmten Seite drücken. Die Ursache liegt darin, dass sie die Körpermittellinie um ca. 7 Grad verschoben wahrnehmen, d. h. sie empfinden ihre aufrechte Körperhaltung als schief. Bei dem Versuch, ihre subjektiv erlebte Mittellinie wieder zu erreichen, drücken (pushen) sie sich zur betroffenen Seite.

Diese Schwerpunktverlagerung hindert die weniger betroffene Seite – der Begriff trifft hier ganz besonders zu – an der für die Mobilisation notwendige Übernahme von Körpergewicht. Daraus resultiert eine hohe Sturzgefahr. Anzutreffen ist dieses Phänomen häufig nach Läsion in der nichtdominanten Hirnhälfte – meist die rechte Hirnhälfte – mit linksseitiger Lähmung. Mobilisationsmaßnahmen müssen in diesem Fall immer mit den Physiotherapeuten abgesprochen werden.

Neglect-Syndrom

Es ist dadurch gekennzeichnet, dass sensorische Reize auf der betroffenen Seite nicht verarbeitet werden können, ohne dass neuronale Ausfälle bestehen. Auch die Wahrnehmung von Außenreizen ist gestört. Beim visuellen Neglect „sehen" Betroffene Hindernisse nicht oder lassen wesentliche Teile beim Schreiben oder Zeichnen weg. Beim akustischen Neglect können Hörreize z. B. räumlich nicht zugeordnet werden. Ein somato-sensorischer Neglect verhindert die Wahrnehmung der betroffenen Körperhälfte. Der Betroffene fühlt ganze Körperteile als nicht zu seinem Körper gehörend.

Ein Neglect-Syndrom birgt viele Verletzungsgefahren, z. B. Einklemmung des betroffenen Arms am Rollstuhl oder Verbrühungen durch zu heißes Wasser. Erschwerend kommt hinzu, dass Betroffene keine Krankheitseinsicht aufbringen können, was auch als ▸ *Anosognosie* bezeichnet wird. Sie können die Krankheitsfolgen sowohl auf der verbalen als auch auf der Verhaltensebene nicht einschätzen und überschätzen sich z. B. selbst, glauben, alleine aus dem Stuhl aufstehen zu können und erzählen glaubhaft, was sie alles können. Insgesamt ist mit einer erschwerten Rehabilitation zu rechnen, da Wahrnehmungs- und Erkenntnisdefizite sowie Leistungsüberschätzung das Lernen von Bewegungsabläufen zusätzlich erschweren.

Bei allen Aktivitäten ist der Betroffene in die Handlung mit einzubeziehen. Sämtliche Unterstützungen sollen nur soviel Hilfe wie notwendig umfassen. Das bedeutet, der Betroffene ist bei Bewegungen soweit zu unterstützen, dass er sie so normal wie möglich ausführen und lernen kann.

Anleiten. Jedes Handling bedarf einer verständlichen Anleitung. Versucht nämlich der Betroffene zu viel und zu schnell Bewegungsaktivitäten selbstständig zu übernehmen, wird er unweigerlich versuchen, mit der weniger betroffenen Seite Bewegungsunfähigkeiten der betroffenen Seite zu kompensieren. Damit würde er das Gegenteil erreichen: die Spastizität nimmt zu mit allen negativen Folgen für die Rehabilitation.

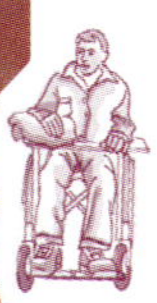

Informieren. Im Rahmen der Information ist darauf zu achten, dass sie weniger verbal als nonverbal erfolgt. Betroffene benötigen für die Regulierung des Muskeltonus und Erkennen neuer Bewegungsbahnen viel Konzentration. Handelt der Betroffene nicht danach, wozu ihn die Pflegerperson aufgefordert hat, ist es möglich, dass er die Aufforderung verbal nicht verstanden hat. Insbesondere bei Menschen mit Pusher- und Neglect-Syndrom ist eine körpernahe, nonverbale und kleinschrittige Vorgehensweise angebracht.

Allgemeine Maßnahmen. Bei allen mobilisierenden Maßnahmen gelten neben den speziellen auch allgemeine Prinzipien (inkl. vor- und nachbereitender Maßnahmen), die bei Menschen mit spastischen Lähmungen zu beachten sind (Bd. 3, Kap. 7.2). Zu ergänzen ist, dass im Rahmen der Kreislaufkontrolle das Blutdruckmessen möglichst nicht am betroffenen Arm erfolgt, da die Messungen unzuverlässig sind: Bei schlaffer Lähmung sind sie tendenziell niedriger, bei spastischer Lähmung dagegen höher. Außerdem kann es bei der gestörten Muskelmechanik in der schlaffen Lähmungsphase durch zu starkes Aufpumpen der Manschette leicht zu Gewebetraumatisierung kommen.

Nachfolgend werden im Pflegealltag häufige Mobilisationsmaßnahmen bei Menschen mit spastischen Lähmungen beschrieben. In Bezug auf die Stimulation der Schlüsselpunkte wird an dieser Stelle auf weiterführende Literatur verwiesen.

Mobilisationsmaßnahmen

Häufig durchgeführte Mobilisationsmaßnahmen sind:

- Bilaterale Armführung,
- Anheben des Beckens,
- Aufsetzen auf die Bettkante,
- Transfer von der Bettkante in den Stuhl bzw. Rollstuhl und
- Unterstützen beim Gehen.

Bilaterale Armführung

Bei der bilateralen, d. h. beidseitigen Armführung wird der betroffene Arm in Kombination mit dem weniger betroffenen in einen logischen Bewegungsablauf hineinbewegt. Anfangs ist häufig Unterstützung notwendig, d. h. die Pflegeperson führt den betroffenen Arm annähernd so, wie der Betroffene ihn als Gesunder bewegen würde.

Gemeinsame Gestaltung. Der Schwerpunkt liegt in der gemeinsamen Gestaltung von Bewegungsabläufen, in der die Pflegeperson ihre (unterstützende) Aktivität an den Betroffenen schrittweise „abgibt". Durch präzise Bewegungsaufträge kann der Betroffene nach und nach einzelne Handlungsschritte unter Einbeziehung des betroffenen Arms übernehmen lernen. Dazu gehört auch, dass der Betroffene lernt, seinen betroffenen Arm/die betroffene Hand mit der weniger betroffenen Hand bei Transfers und bei Alltagsaktivitäten zu schützen.

Die früher übliche bilaterale Armführung mit Händefalten ist generell nicht mehr anzuwenden, da diese Bewegungen zu unphysiologischen Bewegungsabläufen führen, z. B. kommt es beim Aufstehen zur Beugung statt zur Streckung. Außerdem kann es zu Subluxationen der Fingergrundgelenke kommen.

Anheben des Beckens

Beim Anheben des Beckens wird die betroffene Seite aktiv in den Bewegungsablauf integriert und bietet somit günstige motorische Lernsituationen. In dieser Position ist das Unterschieben einer Bettschüssel oder auch das Hochziehen einer Unterhose möglich und stellt zudem beim bettlägerigen spastisch gelähmten Menschen eine der wirkungsvollsten Maßnahmen der Spitzfußprophylaxe dar. Auch das (aktive) Bewegen an den Bettrand ist auf diese Weise möglich.

Durchführung. Folgendes ist zu beachten:

- Die Beine werden nacheinander aufgestellt, das weniger betroffene durch den Betroffenen. Hierbei umfasst die Pflegeperson mit der einen Hand gabelförmig den Fußrücken und mit der anderen Hand rückseitig und großflächig in das Kniegelenk. Es ist darauf zu achten, dass der Außenrand des Fußes leicht hochgezogen wird.
- Der Fuß wird dann mit schleifender Ferse über die Matratze möglichst nahe in Richtung Gesäß geführt, während sich das Bein beugt (je nach Unterstützungsbedarf mit oder ohne Hilfe).
- Die Stellung wird dann gehalten, indem die Pflegeperson das betroffene Bein in Höhe knienahes Drittel vom Oberschenkel zwischen ihrem Arm und seitlichem Brustkorb fixiert. Dabei lehnt sie sich auf das Bein und übt dabei Druck auf den Fuß aus, sodass er nicht wegrutschen kann, während

die „freigewordene“ Hand am weniger betroffenen Becken greift.

- Mit Schwerpunktverlagerung des Oberkörpers nach rückwärts, entsteht Zug in Richtung Fußende, wodurch sich automatisch das Becken hebt (**Abb. 5.8**).
- Ist weitere Unterstützung notwendig, fasst sie mit der anderen Hand unter das Gesäß der betroffenen Körperseite und unterstützt auf diese Weise das gleichseitige Anheben des Beckens. Dabei wird der Betroffene angehalten, seine weniger betroffene Seite aktiv anzuheben.
- Das Becken darf nicht zu hoch angehoben werden, weil dadurch möglicherweise zu viel Kraftaufwand und Anstrengung aufgewendet werden muss. Es reicht, das Becken soweit anzuheben, dass mit einer Rotationsbewegung des Beckens das Gesäß zur Seite bewegt werden kann. Durch die Rotationsbewegung wird gleichzeitig der Bildung von Spastizität vorgebeugt.

Seitliche Bewegung. Soll sich der Betroffene seitlich bewegen, wird das Becken wie oben beschrieben angehoben und seitlich abgesetzt. Der Betroffene hält seinen betroffenen Arm am Ellbogen fest. Die Pflegeperson greift von vorne über die Schulter großflächig und beidseits unter seine Schulterblätter. Während der Betroffene den Kopf hebt und die Pflegeperson ihren Schwerpunkt nach rückwärts verlagert, folgt der Oberkörper des hilfsbedürftigen Menschen ihren Bewegungen. Er kann dann in die gewünschte seitliche Richtung bewegt werden. Die Bewegungsabläufe sind so oft zu wiederholen, bis das erwünschte Lagerungsergebnis erreicht ist.

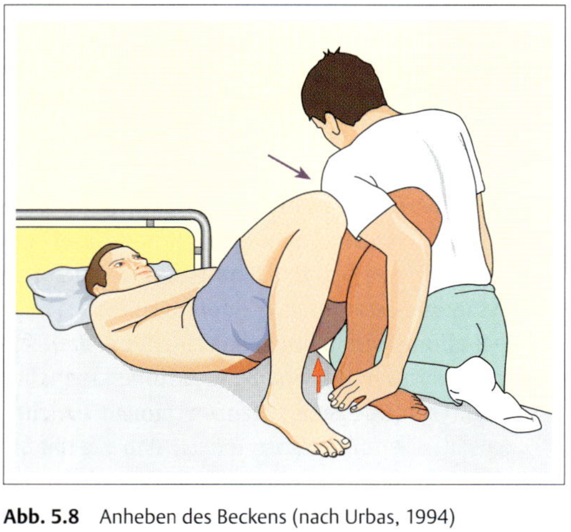

Abb. 5.8 Anheben des Beckens (nach Urbas, 1994)

Aufsetzen auf die Bettkante

Folgendes ist zu beachten:

- Zunächst erfolgt Lagerung auf die betroffene Seite, und zwar soweit, dass die Knie in der Seitenlage nur wenige Zentimeter über die Bettkante herausragen.
- Das Bett ist so niedrig wie möglich zu stellen, damit der Betroffene von Anfang an Bodenkontakt hat.
- Danach werden die Beine über die Bettkante aus dem Bett bewegt und über die Bettkante hängen gelassen.
- Der Oberkörper wird unterstützend aufgerichtet, indem die Pflegeperson von beiden Seiten flächig bis unter die Schulterblätter greift. Zu vermeiden ist ein Durchgreifen unter die Achselhöhlen, da diese Bewegung zu Schäden des betroffenen Schultergelenks führen kann.
- Mit einer halbkreisförmigen, spiraligen Bewegung und etwas Schwung kann der Betroffene in die sitzende Position auf die Bettkante bewegt werden, ggf. mit zusätzlicher Unterstützung am unteren Thoraxrand (**Abb. 5.9**, S. 90).
- Es ist auf eine gerade Haltung und großflächigen Bodenkontakt mit festem Schuhwerk zu achten. Die Hände befinden sich beidseits auf der Matratze.

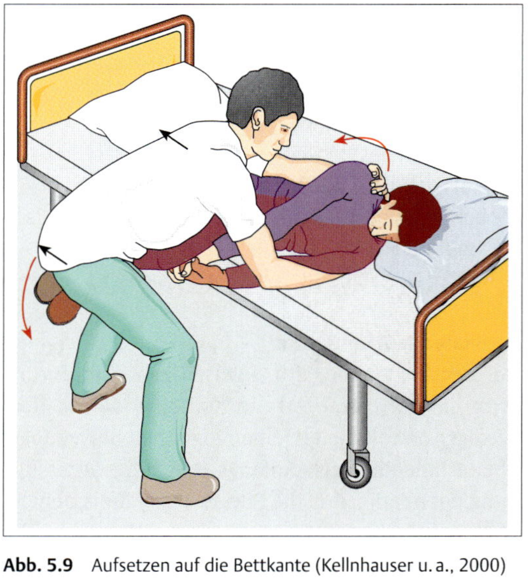

Abb. 5.9 Aufsetzen auf die Bettkante (Kellnhauser u. a., 2000)

Kann der Betroffene bereits aktiv mithelfen, ist auch ein seitliches Untergreifen des Schulterblattes möglich, wobei der betroffene Arm mit gehalten wird. Er setzt seine weniger betroffene Seite aktiv ein, und hält sich an der Schulter der Pflegenden fest.

Das Bewegen vom Sitzen an der Bettkante in die Seitenlage geschieht prinzipiell in der rückwärtigen Reihenfolge. Eine Hand greift am untenliegenden Schulterblatt und rotiert den Oberkörper während der Bewegung, damit der Betroffene beim seitlichen Hinlegen nicht direkt auf dem betroffenen Schultergelenk aufkommt.

Transfer von der Bettkante in den Stuhl bzw. Rollstuhl

Beim Transfer ist darauf zu achten, dass der Betroffene feste Schuhe trägt und mit beiden Füßen großflächig Bodenkontakt hat. Der bereitgestellte Stuhl/Rollstuhl steht auf der betroffenen Seite. Ein Rollstuhl erfordert entsprechende Vorbereitung, z. B. Herunterlassen der Seitenlehne und Wegklappen der Fußstützen sowie Feststellen der Bremsen.

Durchführung. Folgendes ist zu beachten:

- Die Pflegeperson steht vor dem Betroffenen, stabilisiert seine Knie zwischen ihren und umfasst beiderseits seinen Brustkorb oder seine Hüften.
- Indem sie ihr Gewicht nach hinten verlagert, verlagert sich der Oberkörper des Betroffenen nach vorne und hebt das Gesäß an (**Abb. 5.10**).
- Danach drehen sich beide in Richtung Stuhl. Es ist wichtig, dass das „Drehbein", auf dem das Hauptgewicht lastet, stabilisiert ist, sei es das betroffene oder das weniger betroffene.
- Indem die Pflegeperson ihr Gewicht wieder langsam nach vorne verlagert, sinkt der Betroffene in den Stuhl.

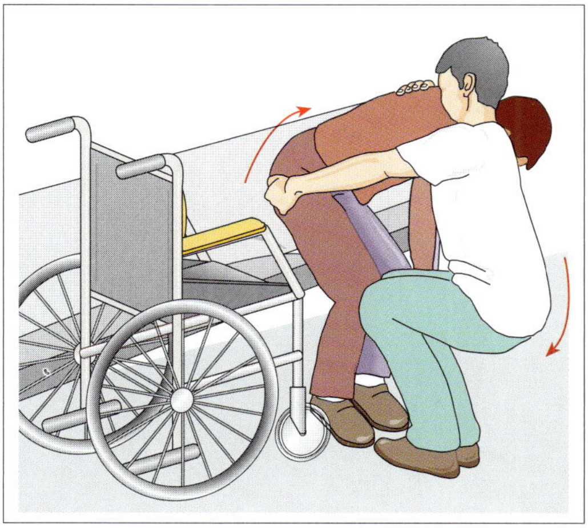

Abb. 5.10 Transfer von der Bettkante in den Stuhl/Rollstuhl (Kellnhauser u. a., 2000)

> Es ist darauf zu achten, dass diese Vierteldrehung eher ein Schwenken ist und die Pflegende das Körpergewicht des Betroffenen bewegt und nicht hebt.

Aktive Mithilfe. Verfügt der Betroffene (wieder) über Hüft- und Kniekontrolle, kann er aktiv mithelfen und über den Stand in den Stuhl mobilisiert werden. In diesem Fall reicht es aus, dass die Pflegeperson nur das betroffene Bein fixiert und der betroffene Arm vom Betroffenen selbst gehalten wird. Alternativ hält er sich mit der weniger betroffenen Hand an der Schulter der Pflegeperson fest. Erleichternd für die Bewegungseinleitung ist es, den Oberkörper in Vorlage zu bringen. Die Pflegeperson beobachtet die Patientenaktivität und stimmt den Unterstützungsbedarf darauf ab.

Transfer über weniger betroffene Seite. Es gibt Gründe, die eine Vorgehensweise über die weniger betroffene Seite notwendig machen, z. B. wenn die Lähmung so ausgeprägt ist, dass das betroffene Bein das Körpergewicht (noch) nicht ausreichend tragen kann oder die weniger betroffene Seite noch nicht ausreichend Körpergewicht übernimmt (z. B. beim Pushersyndrom, S. 138). Auch bei einer hohen Verletzungsgefahr eines instabilen Fußgelenks oder bei einem bestehendem Spitzfuß kann der betroffene Fuß keinen für die Stabilisierung notwendigen Bodenkontakt aufnehmen.

Unterstützen beim Gehen

Beim Gehen steht die Pflegeperson auf der betroffenen Seite. Sie stützt den hilfsbedürftigen Menschen mit beiden Händen flächig am Brustkorb, seine Arme hängen seitlich herunter. Der Betroffene verlagert nun das Gewicht auf das betroffene Bein und stellt das weniger betroffene voran. Nimmt die betroffene Seite noch zu wenig Gewicht auf, kann die Pflegeperson durch Druck auf die Beckenschaufel nach vorne unten Hilfestellung geben. Danach erfolgt Gewichtsverlagerung auf das weniger betroffene Bein, das betroffene Bein wird nach vorne bewegt. Um dabei das Gleichgewicht zu halten bzw. zu erlernen, ist anfangs mit kleinen Schritten zu beginnen, z. B. mit einer Länge, die einer halben Fußsohle entspricht.

Gehen mit dem Betroffenen ist erst dann sinnvoll, wenn genügend Kontrolle über Beinbelastung besteht. Der Unterstützungsbedarf ist individuell unterschiedlich und sollte unter Absprache mit der Physiotherapie erfolgen. Auf gar keinen Fall darf unter die Achselhöhlen gegriffen werden und das betroffene Bein beim Gehen ungesichert mitgeschleift werden.

5.3.4 Unterstützen beim Selbsthilfetraining

Um die Rehabilitationsziele zu erreichen, bieten sich Bewegungsübungen der im normalen Alltag des Betroffenen immer wiederkehrenden Tätigkeiten an. Das hat folgende Vorteile:

1. Es handelt sich meist um vertraute Bewegungserfahrungen aus der Zeit vor der Erkrankung, auf die der Betroffene u. U. zurückgreifen kann.
2. Es müssen nicht grundsätzlich neue, für den Betroffenen abstrakte, Bewegungsabläufe erlernt werden,
3. Es ist von einer hohen Motivation auszugehen, da das Selbsthilfetraining auf Unabhängigkeit im Lebensalltag abzielt.
4. Durch das Einbeziehen von regelmäßig wiederkehrenden Alltagstätigkeiten wird der Lernprozess intensiviert.

Beobachten und Unterstützen. Es ist darauf zu achten, dass der Betroffene physiologische Bewegungsabläufe ohne Kompensation erlernt. Die Pflegeperson beobachtet beim Betroffenen folgende Aspekte und greift ggf. unterstützend ein:

- Handlungsabläufe,
- Muskeltonus,
- Belastbarkeit,
- Aufmerksamkeit und
- Konzentration.

Grundsätzlich erfordert eine aktivierende Pflege kompetentes Fachwissen sowie Absprachen mit Bobath-Therapeuten. Das gilt insbesondere dann, wenn pathologische Bewegungsmuster während des Selbsthilfetrainings auftreten und sich Unterstützungsweise bzw. -umfang ändert.

Geeignete Alltagstätigkeiten. Folgende Alltagstätigkeiten bieten sich als Lernmöglichkeiten im Rahmen der Selbstpflege an:

- Bobath-Körperwäsche,
- An- und Auskleiden,
- Essen und Trinken.

Für Alltagsaktivitäten im Sitzen bildet die Fähigkeit, einen entsprechenden Haltungstonus aufbauen zu können, eine notwendige Voraussetzung. Ist der Betroffene dazu noch nicht in der Lage, ist für zusätzliche Unterstützungsfläche zur Sitzfläche zu sorgen, z. B. seitliches Abstützen durch Kissen im Stuhl oder durch Körperkontakt.

Bobath-Körperwäsche

Die Bobath-Körperwäsche zielt darauf ab, die Wahrnehmung der betroffenen Seite zu fördern. Die Waschrichtung erfolgt hierbei von der weniger betroffenen zur betroffenen Seite (**Abb. 5.11**).

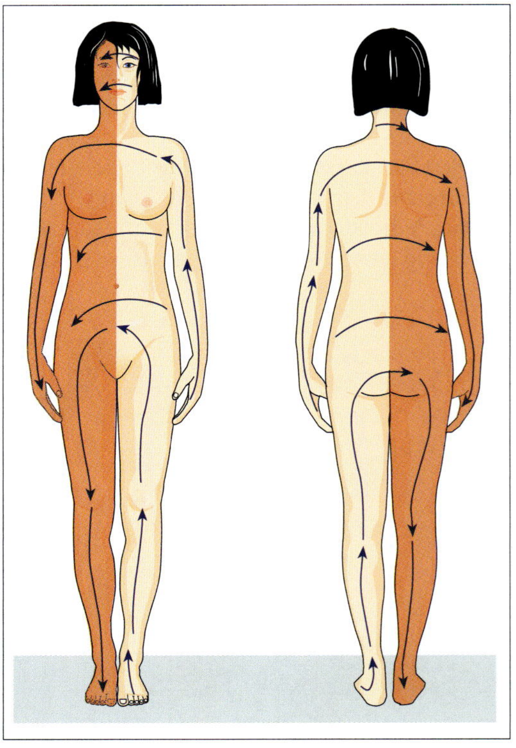

Abb. 5.11 Wahrnehmungsfördernde Waschung nach Bobath: Die Waschrichtung erfolgt von der weniger betroffenen Seite zur betroffenen Seite mit Betonung der Mittellinie (Kellnhauser u. a., 2000)

Bei der Durchführung ist darauf zu achten, dass die betroffene Hand mit einbezogen wird und der Betroffene soviel wie möglich selbst übernimmt. Andernfalls führt die Pflegeperson die betroffene Hand.

Durchführung. Folgendes ist zu beachten:

- Das Benutzen eines rauen Waschlappens oder alternativ eines Frotteesockens stimuliert die Wahrnehmungsfähigkeit (S. 105).
- Die Pflegeperson führt die betroffene Hand von der weniger betroffenen Seite zur betroffenen Seite und betont dabei die Mittellinie durch leichten Druck.
- Der Betroffene wird angehalten, seine Aufmerksamkeit auf die Körperwahrnehmung zu richten: *Bis wohin spüre ich meinen Körper? Was spüre ich?* Sinn ist es, diese Spürinformationen auf die betroffene Seite „mitzunehmen", um die verlorene Empfindung wieder „zu finden".
- Erst nach Überschreiten der Körpermitte ist der Wechsel des Waschlappens/Frotteesockens auf die weniger betroffene Hand durchzuführen.

Ort. Die Körperpflege sollte so bald wie möglich im Badezimmer am Waschbecken auf einem Stuhl oder bei bereits ausreichender Gleichgewichts- und Rumpfstabilität auch auf einem stabilen Hocker sitzend durchgeführt werden. Verfügt der Betroffene noch über zu wenig Standfähigkeit, ist die Intimpflege im Bett durchzuführen (möglichst durch den Betroffenen selbst). Es bietet sich hierzu die Rücken-A-Lagerung mit aufgestellten Beinen an.

Wassertemperatur. Die Wassertemperatur kontrolliert der Betroffene mit der weniger betroffenen Hand. Der betroffene Arm darf wegen der Verbrühungsgefahr nicht mit heißem Wasser in Berührung kommen. Bei schmerzhafter Schulter ist der betroffene Arm körpernah zu halten.

Unterstützung. Die Pflegeperson greift unterstützend ein, indem sie z. B. die Waschutensilien anreicht, Tuben (ggf. unter Führung) öffnet, den Intimbereich wäscht usw.

Mundpflege. Diese führt der Betroffene nach Möglichkeit selbstständig durch. Eine bestehende Beißspastik kann durch spezielle Massage gelöst werden (Bd. 3, S. 331).

An- und Auskleiden

Beim Anziehen wird immer zuerst die betroffene, dann die weniger betroffene Seite angezogen. Beim Ausziehen ist in umgekehrter Reihenfolge vorzugehen, d. h. immer zuerst die weniger betroffene Seite, danach die betroffene Seite. Die weniger betroffene Seite ist eher in der Lage, sich in einer beengenden Kleidersituation flexibel zu bewegen.

Durchführung. Folgendes ist zu beachten:

- Vor Beginn des Ankleidens ist die Kleiderauswahl festzulegen, wobei die Wünsche des kranken Menschen zu berücksichtigen sind. Bequeme und weite Kleidung ist von Vorteil.
- Das Üben des Umgangs mit speziellen Hilfsmitteln, z. B. Knöpfhilfen oder Strumpfhosenanzieher, kann je nach Rehabilitationsphase eine sinnvolle Ergänzung auf dem Weg zur Selbstständigkeit sein.
- Bei bestehenden Wahrnehmungsstörungen, die die Planungsfähigkeit der Handlungsabläufe betrifft (▸ *Apraxie*), kann sich für den Betroffenen das Anziehen schwierig gestalten, da er die Reihenfolge erst wieder neu „lernen" muss. In diesem Fall ist auch auf die Reihenfolge der anzuziehenden Kleidungsstücke beim vorherigen Zurechtlegen zu achten (z. B. erst die Unterhose dann die Jogginghose). Durch regelmäßige Übungen nach immer gleich ablaufenden Muster – auch im täglichen Ablauf – verbessert sich die Orientierung.
- Die Schuhe sollen fest, bequem und möglichst ohne Absatz sein. Erleichternd sind Klettverschlüsse zum Verschließen. Die Technik des Einhänderschnürsenkelknotens ermöglicht jedoch das Tragen bereits vorhandener Schnürschuhe.
- Der Betroffene sitzt nach Möglichkeit auf einem festen Stuhl, die anzuziehende Kleidung befindet sich in seiner Reichweite.
- Die Pflegeperson agiert i. d. R. von der betroffenen Seite.
- In jedem Fall ist zu beachten, dass der betroffene Arm gesichert ist und nicht unter Zug geraten und luxieren kann oder Traumatisierungen durch Einklemmungen entstehen. Deshalb sollte sich der betroffene Arm immer im Gesichtsfeld des Betroffenen befinden. Der Betroffene sollte lernen, seine betroffene Seite aktiv mit einzubeziehen.

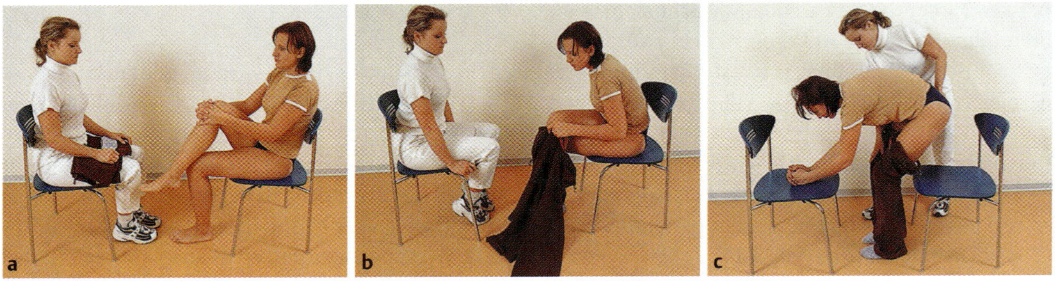

Abb. 5.12 a – c Anziehen einer Hose

Anziehen eines Hemdes bzw. eines Pullovers

Die Durchführung umfasst Folgendes:

- Der Betroffene beginnt damit, dass er den betroffenen Arm durch den Ärmel eines Unterhemdes oder in den Ärmel eines Pullovers gleiten lässt und mit dem weniger betroffenen Arm den Ärmel bis zur Schulter hochzieht.
- Danach streift er den Halsausschnitt über den Kopf und schlüpft mit dem weniger betroffenen Arm durch den anderen Ärmel.
- Am Ende wird das Hemd bzw. der Pullover auf korrekten Sitz geprüft und insbesondere im betroffenen Achselbereich zurechtgerückt.
- Der Verschluss eines Büstenhalters ist alleine nicht möglich, es sei denn er ist mit einem Gummiband am Verschluss zusammengenäht.

Anziehen einer Hose

Die Durchführung umfasst Folgendes:

- Das betroffene Bein wird unter Führung über das weniger betroffene Bein geschlagen und das entsprechende Hosenbein bis über das Knie hochgestreift (**Abb. 5.12 a-b**).
- Nachdem das betroffene Bein wieder auf dem Boden steht kann das weniger betroffene Bein direkt in das andere Hosenbein schlüpfen.
- Um die Hose hochzuziehen, ist beim Hinstellen auf ausreichende Stabilität der betroffenen Hüfte zu achten sowie jegliche Rutschgefahr (z. B. durch Socken) zu vermeiden (**Abb. 5.12 c**).

Socken und Schuhe sind demzufolge erst zuletzt in analoger Vorgehensweise anziehen. Bei noch unzureichendem Standvermögen ist das Anziehen der Unterhose und Hose im Bett vorzuziehen. Die Pflegeperson kann Unterstützung geben, indem sie den betroffenen Arm führt, z. B. beim Anziehen des betroffenen Beines.

Essen und Trinken

Der Betroffene soll so normal wie möglich seine Mahlzeiten einnehmen. Ist anfangs Hilfe notwendig, unterstützt die Pflegeperson die betroffene Hand durch führen und halten. Eine weitere Möglichkeit besteht im Benutzen von Einhändergeschirr und -besteck, das auf dem Markt in breiter Produktpalette angeboten wird (Bd. 3, S. 151). So gibt es z. B. Frühstücksbretter, die mit einem Metalldorn ausgestattet sind, der z. B. Wurst oder Käse festhalten kann. Ein Kranz aus Metallstiften verhindert Verrutschen einer Brotscheibe oder eines Brötchens. Auf der Unterseite sorgen Saugnäpfe für die notwendige Fixierung bei einhändiger Benutzung (**Abb. 5.13**). Antirutsch-Unterlagen verhindern das Verrutschen eines darauf gestellten Tellers und viele Küchenhelfer, wie Reiben, Kartoffelschäler usw. sind auch für die einhändige Benutzung erhältlich.

Schluckstörungen. Bei bestehenden Schluckstörungen sind spezielle Pflegeinterventionen erforderlich (Bd. 3, S. 153). In schweren Fällen kommt das Konzept des Fazio-oralen Traktes (F.O.T.T.™) zur Anwendung.

5.3.5 Fördern der Wahrnehmung durch Raumgestaltung

Bei zentralen Lähmungen, insbesondere der Hemiplegie mit Neclect-Symptomatik (S. 138), ist es güns-

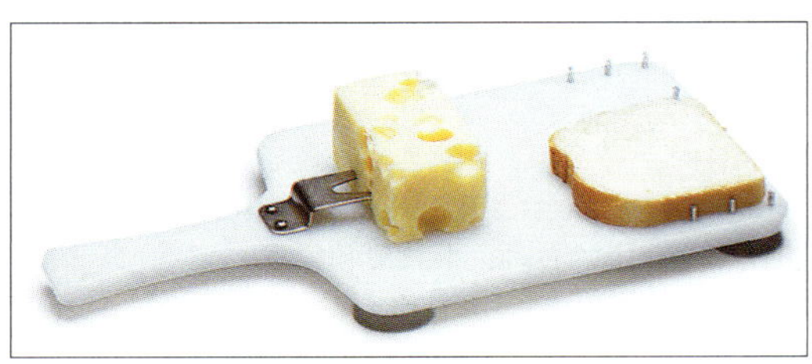

Abb. 5.13 Einhänderfrühstücksbrett (Firma Thomashilfen)

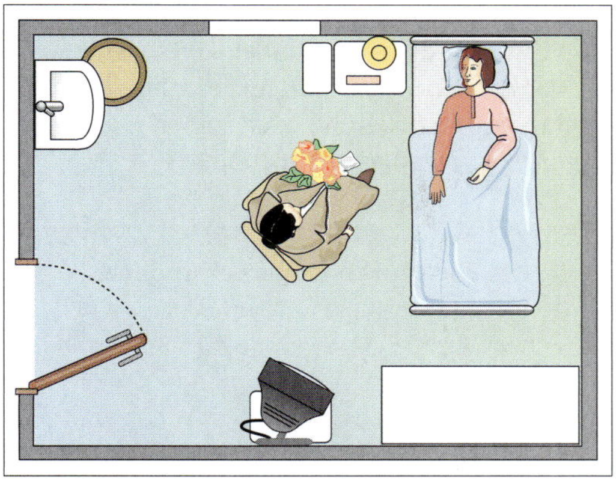

Abb. 5.14 Wahrnehmungsfördernde Raumgestaltung nach Bobath. Die Einrichtungsgegenstände sollen so platziert sein, dass der Betroffene visuelle und akustische Reize über seine betroffene Seite wahrnimmt (Kellnhauser u. a., 2000)

tig, die Wahrnehmungsförderung durch visuelle und akustische Stimulationen zu ergänzen (**Abb. 5.14**).

Bett. Es ist im Raum so zu stellen, dass die betroffene Seite zum Geschehen hin liegt, d. h. zur Tür.

Einrichtungs- und Gebrauchsgegenstände. Gegenstände, z. B. Nachttisch, Fernseher, Besucherstuhl usw. sind auf der betroffenen Seite zu platzieren. Bei Reizgebung aus der Umgebung ist der Betroffene so gezwungen, seine Aufmerksamkeit in diese Richtung zu lenken, wodurch die bewusste Wahrnehmung und Einbeziehung der betroffenen Seite unterstützt wird. Aus Sicherheitsgründen muss jedoch die Klingel auf der weniger betroffenen Seite angebracht werden.

Orientierungshilfen. Auch ein gut lesbarer Kalender und eine große Uhr unterstützen die Orientierung und damit die Wahrnehmung. Dabei ist zu beachten, dass die rechte Hirnhälfte räumliche Zusammenhänge wahrnimmt, die linke Details. Ein Mensch mit einer zentralen Lähmung der linken Seite kann den räumlichen Zusammenhang der Zeiger deshalb nicht erkennen, weswegen hier eine Digitaluhr angebracht ist.

Mobilisation und Selbsthilfetraining:

- Bei allen Maßnahmen der Mobilisation und des Handlings muss der Betroffene durch Information und Anleitung aktiv einbezogen werden, damit er seine Bewegungen so normal wie möglich auszuführen lernt.
- Lernmöglichkeiten im Rahmen der Selbstpflege bieten bevorzugt Alltagsaktivitäten wie Körperwäsche, An- und Auskleiden, Essen und Trinken usw.
- Möglichkeiten der Wahrnehmungsförderung bietet u. a. die Raumgestaltung, bei der die Einrichtungs- und Gebrauchsgegenstände konsequent auf der betroffenen Seite zu platzieren sind.

Bobath-Fortbildungskurse

Korrektes Handling nach dem Bobath-Prinzip setzt spezielle Kenntnisse voraus, die in nationalen und internationalen Bobath-Fortbildungskursen erworben werden können. Die Organisation „Bobath-Initiative für Kranken- und Altenpflege e. V." bietet 8- bzw. 10-tägige Bobath-Pflegekurse an. Es handelt sich um anerkannte Bobath-Pflegekurse, bei denen ein Instruktor die Kursinhalte unter Einbeziehung Betroffener vermittelt. Informationen sind zudem über Berufsverbände und Fachzeitschriften sowie folgende Kontaktanschrift zu beziehen:

- BIKA e. V. (Bobath-Initiative für Kranken- und Altenpflege e. V.)
  Vorstand und Kontakt:
  Gabriele Jacob, Wikingerstraße 28
  76307 Karlsbad-Langensteinbach
  www.bika.de

5.4 Handling nach Bobath bei Kindern

Uta Follmann

Die Prinzipien des Bobath-Konzeptes lassen sich auf Kinder mit angeborenen oder erworbenen Verletzungen und Erkrankungen des ZNS übertragen. Darüber hinaus gibt es bei der Versorgung von Neugeborenen und Säuglingen Handgriffe des täglichen Lebens (Handling), die das Ziel verfolgen, sowohl gesunde Kinder in ihren physiologischen Bewegungsmustern zu unterstützen als auch retardierte Kinder bzw. bei Kindern mit herauf- oder herabgesetztem Muskeltonus (Hyper- oder Hypotonie) die physiologische Bewegungsfähigkeit anzubahnen und pathologische Bewegungsmuster zu unterdrücken.

Kinder mit infantilen Zerebralparesen haben häufig Wahrnehmungsstörungen. Diese sind einerseits hirnorganisch bedingt, andererseits resultieren sie aus krankheitsbedingten Erfahrungsdefiziten. Die Kinder können ihren Körper, ihre Lage im Raum sowie ihre Umgebung nicht so wahrnehmen wie gesunde Kinder. Die Umsetzung des Handlings im Alltag verhindert bzw. reduziert Wahrnehmungsdefizite.

Die speziellen Handgriffe werden beim Tragen, Lagern, Hochheben, Ankleiden und Wickeln, Drehen, Baden, Füttern, Spielen, Messen der Temperatur und bei der Übergabe des Kindes von einem zum anderen Partner angewendet.

5.4.1 Entwicklung der Bewegungsfähigkeit

Das Kind ist nach der Geburt unmittelbar den Gesetzen der Schwerkraft ausgesetzt. Die Bewegungsentwicklung ist dabei gekennzeichnet durch die Aufrichtung gegen die Schwerkraft. Die Bewegungen des Neugeborenen sind unkoordiniert und noch nicht zielgerichtet. Innerhalb der ersten Lebensjahre lernt das Kind aufgrund seiner genetisch angelegten, gezielten motorischen Aktivitäten sowie über die Rückmeldung aus seiner Umwelt zunehmend, seine Bewegung zu koordinieren und gezielt einzusetzen. Dabei wird die Feinmotorik immer differenzierter.

Reflexe. Das Neugeborene ist mit physiologischen Reflexen ausgestattet, die:

- durch Bewegung Sinneserfahrungen zulassen (z. B. Trinken durch Schluckreflex),
- die Lage des Körpers im Raum überwachen und die Stellung der Körperteile zueinander bestimmen,
- die Tonusverteilung regulieren (z. B. Schreitphänomen, Hand- und Fußgreifreflex, Moro- oder Umklammerungsreflex) und
- schützen (z. B. Nies- und Hustenreflex).

Während die Schutzreflexe normalerweise ein Leben lang auslösbar sind, werden die Neugeborenenreflexe innerhalb einer gewissen Zeitspanne gehemmt.

Das Kind erwirbt über Lernprozesse mit seinen angeborenen Fähigkeiten in alltagsbezogenen Situationen fortwährend komplexere Fähigkeiten und Fertigkeiten. Reflektorische Bewegungsabläufe würden auf die Vielfalt der möglichen Bewegungsabläufe hemmend wirken. Bei Störungen der Normalentwicklung aufgrund unterschiedlicher Ursachen können einzelne Reflexe persistieren. Physiologische Bewegungsmuster werden schwieriger bis unmöglich umsetzbar.

5.4.2 Grundlagen des Bobath-Handlings

Die Prinzipien des ▸ *Bobath-Handlings* werden von der Geburt an bis etwa zum 6. Lebensmonat durchgeführt, bei Retardierung oder pathologischen Bewegungsmustern auch darüber hinaus.

Ziele des Bobath-Handlings bei Kindern:

- Förderung der motorischen Entwicklung,
- Entwicklung der Eigenwahrnehmung für Haltung und Bewegung,
- Förderung der Kopfkontrolle,
- Tonusregulation,
- Abbau der Neugeborenenreflexe,
- sichere Handhabung des Kindes durch Bezugspersonen sowie
- Hilfestellung bei der Entwicklung des eigenen Körperbildes.

Das Handling unterstützt krankengymnastische Behandlungen, ist jedoch selbst nicht als solche einzustufen, sondern vielmehr als ein entwicklungsförderndes Konzept für den Alltag zu betrachten

Schlüsselpunkte. Während des Handlings wird über die Schlüsselpunkte (S. 124) die Bewegung eingeleitet. Diese Ansatzpunkte sind: Schulter, Sternum, Becken und Beine. Über die Berührungsreize an Schlüsselpunkten werden mit spezifischen Fixationen bestimmte und erwünschte Reaktionen beim Säugling ausgelöst. Dabei bleiben die Hände der Pflegeperson rumpfnah bzw. am Rumpf des Kindes, die Extremitäten werden nicht blockiert. Über das Greifen mit der ganzen Hand erfährt das Kind Sicherheit.

Drehungen. Aufnehmen und Ablegen sowie An- und Auskleiden werden durch langsame Drehungen über die Seite durchgeführt. Durch die Langsamkeit kann das Kind der Bewegung folgen, die Drehung hemmt und verhindert eine Überstreckung des Kopfes und Rumpfes, woraus eine bessere Kopfkontrolle resultiert. Durch schnelles Handling kann demgegenüber eine Heraufsetzung des Muskeltonus induziert werden. Um die Entstehung einer Lieblingsseite zu verhindern, müssen die Seiten, über die gedreht wird, abwechseln.

Eine Berührung der Rückenstrecker bewirkt eine Freisetzung tonischer Reflexe. Deshalb ist bei allen Griffen des Handlings darauf zu achten, dass diese nicht innerviert werden.

Abrundung. Beim Handling gilt generell, dass der Körper des Kindes immer abgerundet und nicht gestreckt ist. Persistierende tonische Haltungsmuster werden dadurch verhindert bzw. reduziert.

5.4.3 Praktische Umsetzung

Die Umsetzung des Handlings sollte Inhalt von Säuglingspflegekursen für Eltern und Standard auf jeder Neugeborenenstation bzw. Säuglingsstation sein. Bei Kindern mit pathologischen Bewegungsmustern ist die Zusammenarbeit von Pflegenden mit Physiotherapeuten, Ergotherapeuten und Neuropädiatern unter Einbeziehung der Eltern zur Entwicklungsförderung von großer Bedeutung.

Anwendungsbeispiele. Das Handling nach Bobath wird in alltägliche Handlungen integriert. Zu den Handlings gehören:

- Drehen auf der Unterlage,
- Aufnehmen,
- Ablegen auf der Schulter,
- Tragen,
- Wickeln und Messen der Körpertemperatur,
- An- und Auskleiden.

Drehen auf der Unterlage

Das Drehen auf der Unterlage nach Bobath hat folgende Vorteile:

- Das langsame Drehen des Säuglings auf der Unterlage hilft dem Kind, die Bewegung nachzuvollziehen.
- Durch Drehungen wird das Anziehen erleichtert und das Kind kann in eine Spiel- oder Schlafposition gebracht werden.
- Durch die Drehung wird die aktive Kopfkontrolle des Kindes gefördert: das „Kopfstützen" fällt weg, das Kind muss den Kopf aktiv anheben und die Muskulatur anspannen.

Die Unterlage muss bei der Drehung fest sein, wie z. B. der Wickeltisch oder das Bett.

Beim Neugeborenen empfiehlt sich die Drehung über proximale Schlüsselpunkte (Becken, Schulter), ab dem 3. Monat kann das gesunde Kind über distale Schlüsselpunkte (Beine) gedreht werden, um die Eigenaktivität der Bewegung zu fördern.

Drehen von der Rückenlage in die Bauchlage

Drehen über die Hüfte. Beim Drehen von der Rückenlage in die Bauchlage umfasst eine Hand die Hüfte des Kindes, während die zweite zwischen den Beinen des Kindes durchgreift (**Abb. 5.15**). Über die Hüfte wird das Kind langsam auf den Bauch gedreht. Die Arme werden zur Abstützung nach vorne gebracht.

Drehen über die Schulter. Eine weitere Möglichkeit ist die Drehung aus der Rückenlage über die Schulter des Kindes. Dabei wird der Arm des Kindes, über den das Kind gedreht werden soll, an den Körper angelegt und das Kind durch Umfassen der gegenüberliegenden Schulter gedreht. Die zweite Hand der Bezugsperson kann dabei die Drehung durch leichten Druck auf das Sternum des Kindes in die gewünschte Richtung unterstützen.

Bei Kindern mit einer Überstreckung des Kopfes (Opisthotonus) und des Rumpfes ist die Methode der Drehung über die Schulter vorzuziehen, da eine Beugehaltung des Körpers besser unterstützt werden kann.

Aufnehmen

In Rückenlage wird der Säugling durch die Bezugsperson unter den Achseln und den Schultern umfasst, ohne die Arme dabei zu fixieren, und über die Seite hochgenommen bzw. über einen Unterarm gedreht (**Abb. 5.16**). Das Kind wird in gleicher Weise zurückgelegt, indem die Schultern und die Achsel des Kindes umgriffen werden und es mit Kontakt zur Unterlage langsam drehend abgelegt wird. Der Kopf bleibt in Beugehaltung. Aus der Bauchlage wird das Kind zunächst in Seitenlage gebracht und dann – wie oben beschrieben – aufgenommen.

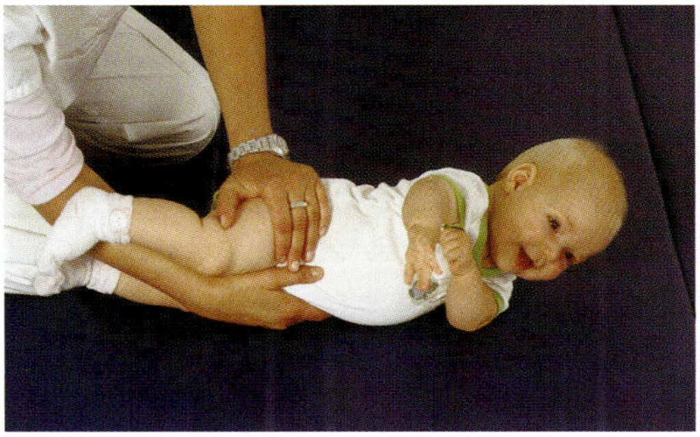

Abb. 5.15 Drehen von der Rückenlage in die Bauchlage (Hoehl u. Kullick, 2002)

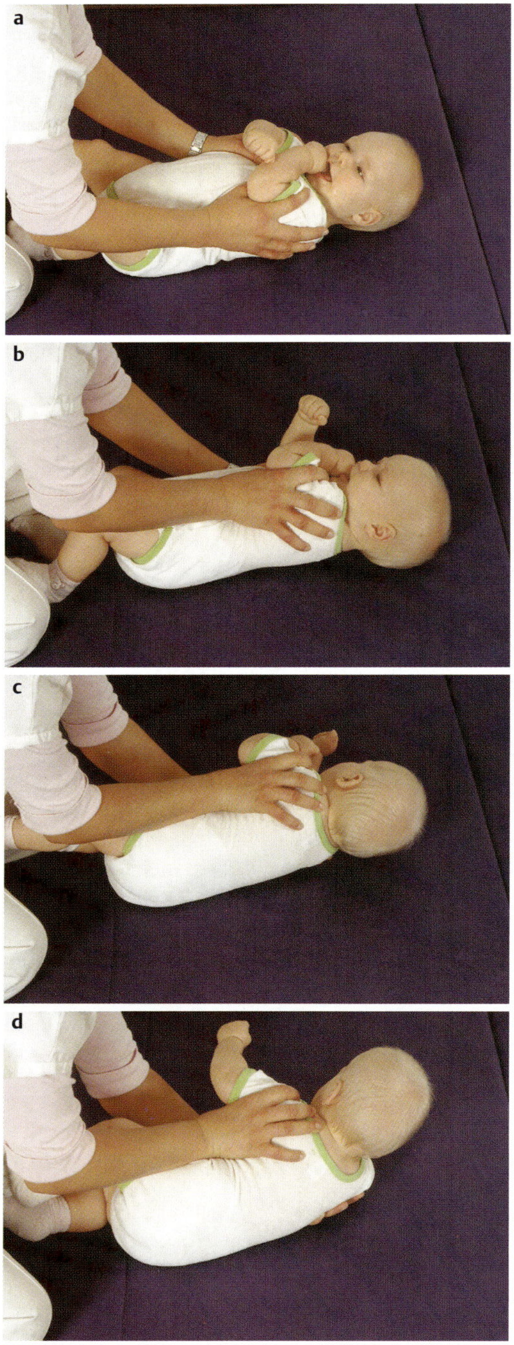

Abb. 5.16 a–d Aufnehmen eines Säuglings (Hoehl u. Kullick, 2002)

Ablegen auf der Schulter

Das Kind wird beim Ablegen auf der Schulter der Bezugsperson unter beiden Armen bzw. Achseln gegriffen, zur Seite gedreht, von der Unterlage abgehoben und in einem großen Bogen über die Schulter abgelegt. Beim Zurückdrehen ist darauf zu achten, dass das Kind erst in Seitenlage auf der Unterlage abgelegt wird, bevor es in die Rückenlage gedreht wird.

Tragen

Das Tragen eines Säuglings kann auf verschiedene Weise geschehen:

- Tragen vor dem Bauch im Tragsitz,
- Tragen vor dem Bauch in Bauchlage und
- Tragen auf der Hüfte.

Tragsitz. Beim Tragen vor dem Bauch der Bezugsperson wird das Kind von der Aufhebeposition mit seinem Rücken zur Pflegenden gedreht. Das Kind sitzt seitlich angelehnt im Arm, der Arm der Bezugsperson unterstützt dabei den Rumpf des Kindes, die Hand umfasst den gegenüberliegenden Oberschenkel. Es kommt zu einem aufgebrochenen Muster, d. h. eine Hüfte ist gestreckt (Standbein), die andere gebeugt (Spielbein). Die Hände des Kindes sind in dieser Position vor dem Körper, es kann greifen, festhalten oder etwas in den Mund stecken. Durch den stabilisierten Rumpf erfährt das Kind viel Sicherheit und Körperkontakt. Der Blick in den Raum fördert die visuelle Wahrnehmung (**Abb. 5.17**).

Bauchlage. Die Hand der Pflegenden greift zwischen den Beinen des Kindes durch an den Bauch, die andere unterstützt das Kind quer zum Brustkorb und umgreift die Achselhöhle des fernen Arms (**Abb. 5.18**). Je nach Größe des Kindes kann bei dieser Tragweise auch ein Arm der Bezugsperson zum Hantieren frei werden. Dabei wird das Kind über die Seite mit dem Sicherheitsgriff aufgenommen und in Bauchlage auf den Unterarm der Bezugsperson gerollt. Das körperferne Schultergelenk wird mit abgespreiztem Daumen flächig umfasst.

Hüftsitz. Kinder, die sitzen können und über Rotationen von Becken und Schulter verfügen, können seitlich auf dem Beckenkamm der Bezugsperson getragen werden. Die Arme des Kindes sind dabei nach vorne gerichtet. Die Bezugsperson umfasst den Rücken des Kindes und umgreift den vorne liegenden Oberschenkel (**Abb. 5.19**).

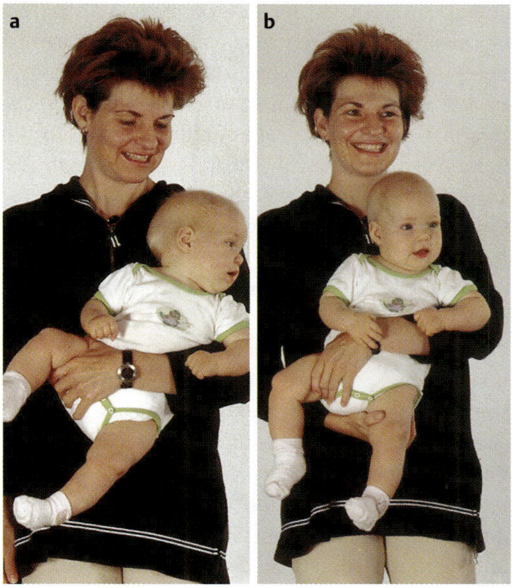

Abb. 5.17 Tragen eines Säuglings vor dem Bauch (Hoehl u, Kullick, 2002)
a seitlicher Tragsitz
b angelehnter Sitz

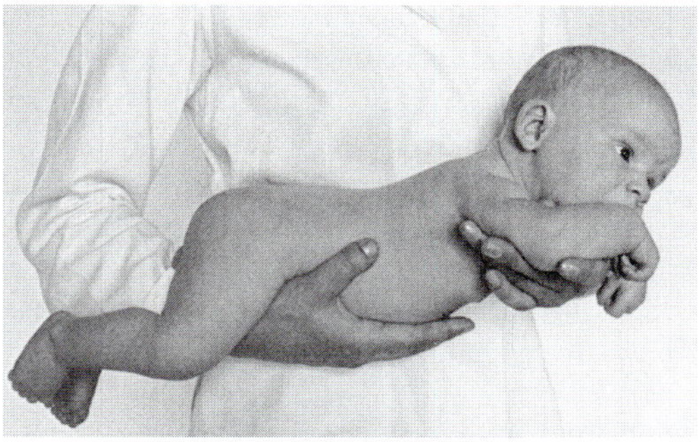

Abb. 5.18 Tragen eines Säuglings in Bauchlage (Fleming, 1996)

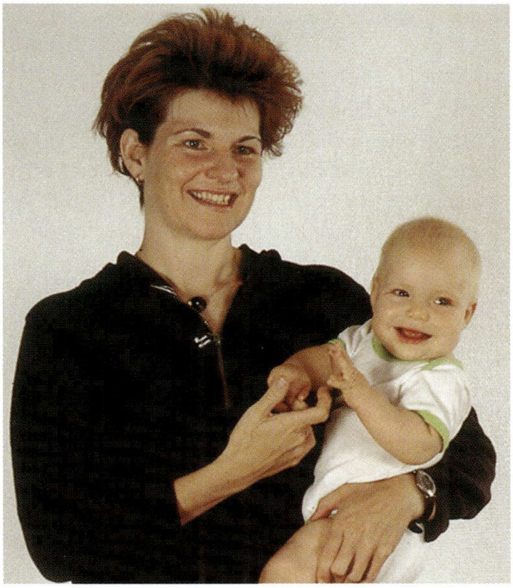

Abb. 5.19 Tragen eines Säuglings auf der Hüfte (Hoehl u. Kullick, 2002)

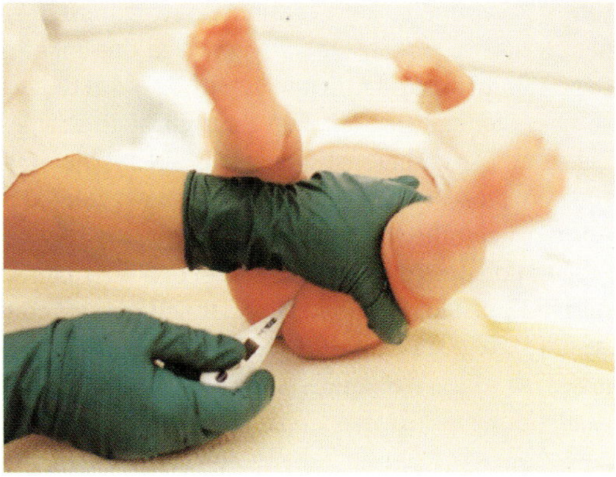

Abb. 5.20 Griff bei der rektalen Temperaturmessung (Hoehl u. Kullick, 2002)

Wickeln und Messen der Körpertemperatur

Der Wickelgriff kann in drei Varianten durchgeführt werden:

1. Unter einem Bein durchgreifen und flächig den gegenüberliegenden Oberschenkel bzw. die Leiste des Kindes umfassen, um das Bein in einer physiologischen Beugeabspreizhaltung zu fixieren. Der gleiche Griff wird beim Messen der Körpertemperatur angewendet. Dabei kann der Blickkontakt mit dem Kind aufrecht erhalten werden (**Abb. 5.20**).
2. Unter einem Bein durchfassen und das andere Bein am Sprunggelenk umgreifen.
3. Das Bein der gegenüberliegenden Seite umgreifen und das Kind zur Seite drehen. Dadurch wird die Wirbelsäule entlastet und das Kind kann aktiv mit dem Oberkörper mitarbeiten.

An- und Auskleiden

Durch Drehung auf der Unterlage kann der Säugling an- und ausgekleidet werden. Dabei soll beim Kind bis ins Säuglingsalter auf eine gebeugte Körperhaltung geachtet werden. Solange das Kind noch auf den Oberschenkel der Bezugsperson passt, kann es dort an- und ausgezogen werden. Um die Ärmel anzuziehen, greift die Hand der Bezugsperson z. B. durch ein

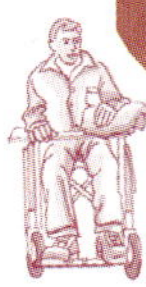

Armloch, umgreift das Handgelenk des Kindes und zieht den Ärmel vorsichtig hoch. Mit dem anderen Ärmel und den Hosen wird entsprechend verfahren (Bd. 3, S. 345).

Es ist darauf zu achten, dass an der Kleidung und nicht an den Extremitäten des Kindes gezogen wird. Beim Anziehen eines Pullovers ist der Kopf immer in Beugehaltung zu bringen, um eine opisthotone Haltung zu verhindern.

Inkubator. Die Umsetzung des Handlings im Inkubator und in engen Säuglingsbetten kann nicht immer wie beschrieben durchgeführt werden. Hier können Handgriffe ggf. individuell abgewandelt werden.

Handling nach Bobath bei Kindern:

- Das Handling nach Bobath wird sowohl bei Kindern mit angeborenen oder erworbenen Verletzungen und Erkrankungen des ZNS als auch bei gesunden Neugeborenen und Säuglingen eingesetzt.
- Bei retardierten Kindern bzw. Kindern mit einem Hyper- bzw. Hypotonus sollen pathologische Bewegungsmuster unterdrückt und physiologische Bewegungsmuster angebahnt werden.
- Das Handling nach Bobath wird in alltägliche Handlungen wie z. B. Ankleiden, Wickeln, Drehen, Baden usw. integriert.

Fazit: Das Bobath-Konzept ist ein Pflege- und Therapiekonzept für Menschen mit spastischen Lähmungen aufgrund von Erkrankungen des zentralen Nervensystems. Es zielt darauf ab, den pathologischen spastischen Muskeltonus zu regulieren und verlorene Bewegungsfähigkeiten neu zu lernen. Dabei stützt sich die Bobath-Behandlung im wesentlichen darauf, dass das Gehirn – dank seiner Fähigkeit zur Neuroplastizität – lebenslang „lernfähig" ist sowie das spastische Haltungsmuster von der Stellung und Bewegung des Körpers beeinflussbar ist.

Das Bobath-Konzept entstand in den 40er Jahren durch das Ehepaar Bobath und ist seitdem ständig weiterentwickelt worden. Es beinhaltet kein einheitliches Handlungsschema, sondern umfasst vielmehr Anwendungsprinzipien und Lernangebote, die den Betroffenen mit seinen individuellen Problemen und Ressourcen innerhalb seines Lebensumfeldes berücksichtigt.

Für das Erreichen der Ziele des Bobath-Konzeptes ist sowohl eine konsequente Umsetzung der berufsübergreifenden Handlungsprinzipien über 24 Stunden als auch die Kooperation und der kontinuierliche Informationsaustausch aller an der Therapie beteiligten Personen einschließlich des Betroffenen und seiner Angehörigen wesentlich. Je intensiver die Zusammenarbeit, desto höher ist der Rehabilitationserfolg.

Das korrekte Handling nach dem Bobath-Konzept setzt spezielle Kenntnisse voraus, insbesondere über den normalen Bewegungsablauf, den Haltungs- und Kontrollmechanismus, Gleichgewichtsreaktionen sowie den pathologischen Bewegungsablauf bei spastischer Lähmung. Sie können in Bobath-Fortbildungskursen erworben werden.

Die Umsetzung des Bobath-Konzeptes verlangt neben guten Fachkenntnissen auch sehr viel Einfühlungsvermögen und Geduld bei der praktischen Umsetzung. Der damit verbundene Zeitaufwand ist bei der Planung des Pflegebedarfs von vorneherein zu berücksichtigen.

Das Handling nach Bobath bei Kindern ist ein wichtiges Konzept zur Förderung des Körperbildes und der Bewegungsfähigkeit des Kindes. Es wird bei Kindern mit angeborenen und erworbenen Verletzungen und Erkrankungen des ZNS, aber auch bei gesunden Neugeborenen und Säuglingen eingesetzt.

Beckmann, M.: Die Pflege von Schlaganfallbetroffenen. Schlütersche Verlag, Hannover 2000

Birbaumer, N., R. F. Schmidt: Biologische Psychologie, 2. Aufl. Springer, Berlin 1991

Bobath, B.: Die Hemiplegie Erwachsener: Befundaufnahme, Beurteilung und Behandlung, 6. Aufl. Thieme, Stuttgart 1998

Brand-Hörstig, B.: Das Kinderkrankenpflegebuch. Enke-Verlag, Stuttgart 1999

Davies, P. M.: Hemiplegie: Anleitung zu umfassender Behandlung von Patienten mit Hemiplegie – Basierend auf dem Konzept von K. und B. Bobath, 9. Nachdruck. Springer, Berlin 1996

Duden „Fremdwörterlexikon", Bd. 5. Bibliographisches Institut, Mannheim 1982

Fleming, I.: Normale Entwicklung des Säuglings. Thieme, Stuttgart 1996

Frey, I. u. a.: Krankenpflegehilfe – Alle Fächer für Ausbildung und Praxis, 11. Aufl. Thieme, Stuttgart 2002

Gjelsvik, B. B. E.: Form und Funktion – Neurologie, Bobath-Konzept, Physiotherapie. Thieme, Stuttgart 2002

Hasemann, W: Kursskript Bobathkonzept. Freiburg, Januar 2000 (www.bobath.net/germ/bobathkonzept.htm, www.bobath.net/germ/literatur/blutdruck.htm)

Hoehl, M., P. Kullick (Hrsg.): Kinderkrankenpflege und Gesundheitsförderung, 2. Aufl. Thieme, Stuttgart 2002

Hüter-Becker, A. u.a. (Hrsg.): Physiotherapie. Pädiatrie Bd. 2. Thieme, Stuttgart 1999

Kellnhauser, E. u. a. (Hrsg.): Thiemes Pflege, Thieme, Stuttgart 2000

Köther, I., E.Gnamm (Hrsg.): Altenpflege in Ausbildung und Praxis, 4. Aufl. Thieme, Stuttgart 2000

Lauber, A., P. Schmalstieg (Hrsg.): Verstehen & Pflegen 1, Wahrnehmen und Beobachten. Thieme, Stuttgart 2001

Lauber, A., P. Schmalstieg (Hrsg): Verstehen & Pflegen 3, Pflegerische Interventionen. Thieme, Stuttgart 2003

Masuhr, K.F., M.Neumann: Neurologie, 4. Aufl. Hippokrates Verlag, Stuttgart 1998

Menche, N. u. a. (Hrsg.): Pflege Heute, Lehrbuch und Atlas für Pflegeberufe, 2. Aufl. Urban & Fischer, München 2001

Paeth Rohlfs, B.: Erfahrungen mit dem Bobath-Konzept: Grundlagen, Behandlung, Fallbeispiele, Thieme, Stuttgart 1999

Schwegler, J.S.: Der Mensch – Anatomie und Physiologie, 2. Aufl. Thieme, Stuttgart 1998

Seel, M.: Die Pflege des Menschen, Brigitte Kunz Verlag, Hagen 1998

Speckmann, E.-J., W.Wittkowski: Bau und Funktionen des menschlichen Körpers, praxisorientierte Anatomie und Physiologie, Urban & Schwarzenberg, München 1998

Steding-Albrecht, U. (Hrsg.): Das Bobath-Konzept im Alltag des Kindes. Thieme, Stuttgart 2003

Urbas, L.: Die Pflege des Hemiplegiepatienten nach dem Bobath-Konzept: Einführung in die therapeutische Pflege. Thieme, Stuttgart 1994

Internet

www.bobathpflege.de

www.Bika.de

www.bobath.net/germ/bobathkonzept.htm

6 Realitätsorientierungstraining (ROT)

Ralf Ruff

Übersicht

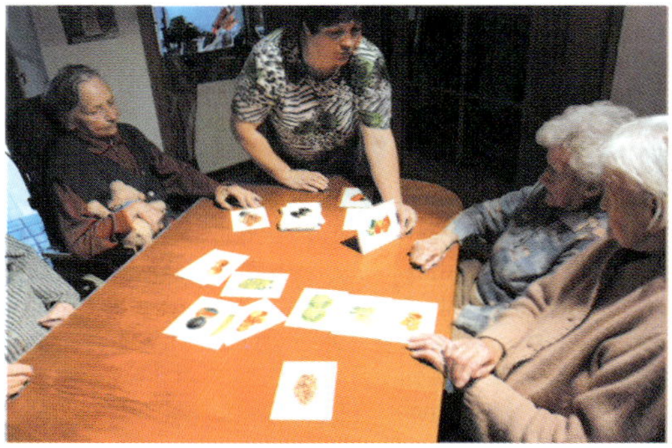

Schlüsselbegriffe

- ▸ *Realitätsorientierungstraining*
- ▸ *24-Stunden-ROT*
- ▸ *Strukturierte Gruppensitzungen*

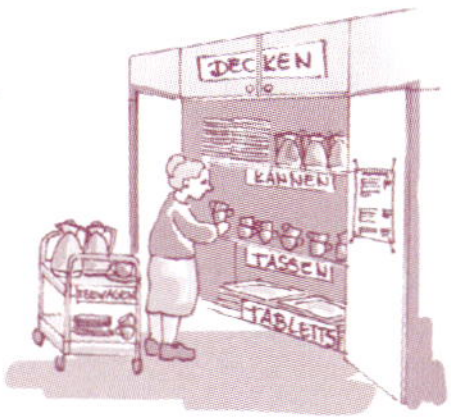

Einleitung

Zur Zeit leben in Deutschland circa 1,4 Millionen Menschen, die unter Demenz leiden. Aufgrund der sich abzeichnenden Entwicklung der Altersstruktur innerhalb unserer Gesellschaft wird die Zahl der an Demenz erkrankten Menschen zunehmen. Im Bereich der stationären Einrichtungen liegt die Zahl derer, die an einer chronisch degenerativen Hirnerkrankung leiden schon heute bei 50 bis 60 Prozent. Die zukünftige Entwicklung bringt weitreichende Veränderungen für den Pflegealltag mit sich. Die Pflege und Betreuung von dementiell erkrankten Menschen wird immer mehr zu einer Hauptaufgabe für all diejenigen, die ältere Menschen in ihrem Leben begleiten. Dies gilt besonders für Pflegende, die professionell mit diesen Menschen umgehen.

Demenzerkrankungen führen zu einer Reihe von Problemen. Neben dem Rückgang der geistigen Leistungs- und Orientierungsfähigkeit ist häufig eine Tendenz zum sozialen Rückzug zu beobachten. Das Realitätsorientierungstraining bietet Möglichkeiten, diese Prozesse abzuschwächen bzw. ihnen entgegen zu wirken.

6.1 Entwicklung, Grundlagen und Ziele des ROT

Das ▸ *Realitätsorientierungstraining* (ROT) ist eine Therapieform zur Rehabilitation von verwirrten, desorientierten und an Gedächtnisstörungen leidenden Menschen mit dem Ziel, die Orientierungsfähigkeit, das Selbstbewusstsein und die Selbstständigkeit zu verbessern.

6.1.1 Entwicklung des ROT

Bereits 1958 entwickelte der amerikanische Arzt Dr. J. Folsom in Ansätzen das Realitätsorientierungstraining. 1965 verfeinerte er das ROT und bezog Familienangehörige und Pflegende in das Konzept mit ein. ROT wurde ursprünglich für Menschen mit Orientierungsschwierigkeiten, Verwirrtheit und Gedächtnisverlusten konzipiert, unabhängig von Entstehungsursachen und Lebensalter. Konkret bedeutet dies, dass ROT bei dementiellen Alterserkrankungen ebenso wie bei jüngeren Menschen mit Schädel-Hirnverletzungen, bei Personen mit Lernschwierigkeiten und auch bei chronisch psychisch Kranken angewendet wurde.

Zielgruppen. Seit den 70er Jahren wird ROT fast ausschließlich bei Dementen angewandt. Besonders geeignet ist ROT für Menschen, die unter einer beginnenden Demenz und/oder an Wahnvorstellungen

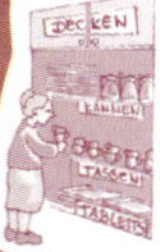

leiden. Eine weitere Zielgruppe sind ältere Menschen, die neu in eine stationäre Einrichtung aufgenommen werden bzw. eingezogen sind, da dies häufig zu Überforderung, Verunsicherung und Orientierungsschwierigkeiten führt.

6.1.2 Grundlagen des ROT

ROT stützt sich auf Erkenntnisse der kognitiven Psychologie und auf verschiedene psychotherapeutische Ansätze wie die Gesprächspsychotherapie und die Verhaltenstherapie.

Definition der Demenz. Unter Demenz wird im ROT eine fortschreitende Verschlechterung der intellektuellen Funktionen verstanden. Zu verwirrtem Verhalten kann es demnach kommen, wenn keine Informationen über die äußere Realität mehr zu dem Betroffenen gelangen, und es ihm an Reizen fehlt, um sich mit seiner Außenwelt auseinander zusetzen. Der dann stattfindende Rückzug in die Verwirrtheit soll durch eine ständige Stimulierung und Orientierung verhindert bzw. rückgängig gemacht werden. Unerwünschtes Verhalten wird nicht verstärkt, erwünschtes Verhalten wird verstärkt.

Positive Beeinflussung durch Wiederholung. Grundlage des ROT ist die Annahme, dass sich einige Demenzsymptome durch permanentes Wiederholen und „Überlernen" positiv beeinflussen lassen. Diese Annahme hatte zur Folge, dass in den 70er und 80er Jahren bei der Anwendung des ROT nicht darauf geachtet wurde, ob der betroffene Mensch überhaupt die Realitätshinweise verarbeiten bzw. verstehen kann.

Einbinden von Realitätshinweisen. Heute wird ROT nicht mehr streng dogmatisch angewendet, d.h. nicht jede Kommunikation mit einem Betroffenen wird zwanghaft mit einem Realitätshinweis verknüpft. ROT, so wie es heute verstanden wird, bindet Realitätshinweise auf eine natürliche Art in den Lebensalltag der betroffenen alten Menschen ein. Praktisch bedeutet dies, dass die Betroffenen nicht mehr unter allen Umständen und um jeden Preis mit der Realität konfrontiert werden, um sie nicht zu überfordern, bloß zu stellen oder ihre aktuellen Bedürfnisse zu übergehen.

6.1.3 Ziele des ROT

Ein wesentlicher Aspekt des ROT ist die Anpassung der Umgebung, die auf den älteren Menschen realitätsorientierend wirken soll. In Verbindung mit einer Tagesstrukturierung schafft ROT ein orientierendes Milieu, das die Betroffenen ein in allen Lebensbereichen weitestgehend selbstständiges Leben ermöglichen soll.

Wichtigstes Ziel des ROT ist die Verbesserung der räumlichen, zeitlichen, personellen und situativen Orientierung sowie der allgemeinen Gedächtnisleistung. Daneben soll die Erhaltung der persönlichen Identität und ein verstärktes emotionales Wohlbefinden der Betroffenen erreicht werden.

Weitere Ziele des ROT sind die Unterstützung der Betroffenen zur Kommunikation und zum Aufbau von sozialen Kontakten. Dadurch soll die soziale Kompetenz und die Selbstständigkeit gefördert werden. Für die Pflegepersonen soll durch die Umsetzung des ROT die Arbeitszufriedenheit wachsen.

Ziele des ROT

Allgemeine Ziele sind:

- Orientierungsfähigkeit zu verbessern,
- Autonomie zu erhöhen,
- „Unangepasstes" Verhalten zu verringern,
- Tag und Umwelt zu strukturieren und
- Lebensqualität zu erhöhen.

Kognitive Ziele sind:

- allgemeine Gedächtnisleistung zu erhöhen,
- weiteren Abbau zu verhindern und
- Ressourcen frei zu setzen.

Emotionale und persönliche Ziele sind:

- Identität und Selbstwert zu erhalten und
- emotionales Wohlbefinden zu verbessern.

Soziale Ziele sind:

- Isolation zu verhindern,
- zur Kommunikation zu ermutigen,
- in die Gesellschaft zu integrieren und
- Angst zu vermindern.

Auf die Pflegenden bezogene Ziele sind:

- Arbeitszufriedenheit zu verbessern,
- Sicherheit im Verhalten zu erlangen und
- alle Pflegenden zu motivieren und einzubeziehen.

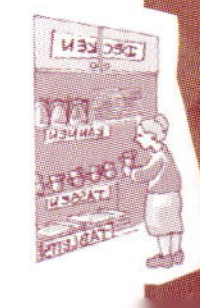

6.2 Elemente des ROT

Das Realitäts-Orientierungs-Training besteht im Kern aus drei Elementen:

1. Einstellungs-Training des Personals,
2. 24-Stunden-ROT und
3. strukturierende Maßnahmen (Tagesstruktur, Gruppensitzungen).

Die Einteilung verdeutlicht, dass ROT einen milieutherapeutischen Ansatz darstellt, der auf der einen Seite ein schützendes und auf der anderen Seite ein aktivierendes Milieu zu schaffen versucht. Im Folgenden werden die einzelnen Komponenten näher erläutert.

6.2.1 Einstellungs-Training

Bevor ROT angewendet bzw. umgesetzt wird, müssen die beteiligten Pflegepersonen sorgfältig vorbereitet werden, um eine entsprechende Motivation zu erreichen. Dabei werden den Pflegenden die Grundgedanken und Prinzipien des Konzeptes vorgestellt. Ihnen soll bewusst werden, dass durch gezielte orientierende Reize eine Verbesserung der zeitlichen, räumlichen, personellen und situativen Orientierung möglich ist.

Dies setzt die Bereitschaft und das Interesse der Pflegenden zur Auseinandersetzung mit der Biographie des zu Pflegenden voraus. Erkenntnisse aus der Biographiearbeit können genutzt werden, um dem Einzelnen individuelle Orientierungshilfen zu geben.

Um überhöhten Erwartungen vorzubeugen, sollen die Pflegenden für die Grenzen des ROT sensibilisiert werden. Eine vollständige Orientierung ist z.B. bei Morbus Alzheimer nicht mehr möglich, da bestimmte Abbauprozesse nicht umkehrbar sind. ROT soll als Hilfe für die betroffenen Menschen verstanden werden, die es ihnen ermöglicht, sich leichter in Ihrem Alltag zurecht finden. Durch praktische Übungen, Demonstrationen und Diskussionen über die Integration des ROT in den täglichen Ablauf soll eine direkte Umsetzung in die Praxis ermöglicht werden.

Die innere Einstellung und Haltung der Pflegepersonen gegenüber den zu Pflegenden, dem Realitätsorientierungstraining und die Bereitschaft zur Biographiearbeit trägt entscheidend zum Erfolg des ROT bei.

6.2.2 24-Stunden-ROT

Unter dem ▸ *24-Stunden-ROT* wird ein kontinuierlicher Prozess verstanden, in dem die Pflegepersonen während aller Interaktionen verbale Realitätsinformationen geben.

Schwerpunkte. Es soll dabei kein zusätzlicher Pflegeaufwand entstehen, da das 24-ROT in den Pflegeablauf integriert ist. Die Schwerpunkte des 24-ROT sind:

- orientierungsfördernde Kommunikation,
- orientierungsfördernde Umgebungsgestaltung sowie
- sinnvolle Tagesstrukturierung.

Das ROT ist in den Pflegealltag und somit in alle Pflegehandlungen integriert und findet nicht isoliert und lösgelöst von Alltagssituationen der Betroffenen statt.

Orientierungsfördernde Kommunikation

Ausgangspunkt für die Kommunikation mit den Betroffenen sind natürlich anfallende Gespräche. Diese geben die Möglichkeit, den Betroffenen Informationen über Zeit, Ort und Personen zu geben. Handlungen und Vorgänge werden erklärt, kommentiert und gegebenenfalls wiederholt. Auf Fragen der Betroffenen wird nach Möglichkeit genau und richtig geantwortet.

Nonverbal kommunizieren. Berührungen (z.B. am Arm oder der Hand) werden eingesetzt, um die Betroffenen zu beruhigen bzw. um ihre Aufmerksamkeit zu erlangen oder das Interesse auf den Inhalt der Unterhaltung zu lenken. Weitere Elemente der nonverbalen Kommunikation, wie die Aufnahme von Blickkontakt und der Einsatz von Mimik und Gestik, dienen dazu, dem Betroffenen Interesse und Aufmerksamkeit zu signalisieren.

Realitätsbewusstsein unterstützen. Die Sprache der Pflegenden ist durch kurze und klare Sätze gekennzeichnet. Der Verwirrte wird immer wieder ermutigt, sich mit seiner aktuellen Realität auseinander zu setzen. Durch namentliche Anrede, das Aufmerksammachen auf Jahreszeit, Wochentag, Uhrzeit, Wetter usw. wird er in seinem Realitätsbewusstsein unterstützt. Vergangenes kann benutzt werden, um ein Gespräch in Gang zu bringen und einen Bezug zur Realität herzustellen.

Alle Sinne anregen. Die übrigen Sinne sollten ebenfalls angeregt werden, um eine einseitige Reizbetonung zu vermeiden. Ein Gespräch über die Jahreszeit Herbst kann mit dem Anfassen von herbstlich gefärbten Blättern verbunden werden. Die Betroffenen werden ermutigt, Dinge zu ertasten, zu riechen oder zu schmecken. So wird ein Ausgleich geschaffen, wenn einer der Sinne eingeschränkt ist.

Erfolgserlebnisse vermitteln. Fragen sollten so formuliert werden, dass es dem Betroffenen möglich ist, eine Antwort zu geben, um ihm Erfolgserlebnisse zu vermitteln. Orientiertes Verhalten bzw. Äußerungen werden z. B. durch Aufmerksamkeit positiv verstärkt.

Mit Desorientiertheit sensibel umgehen. Desorientiertes Verhalten bzw. Äußerungen werden vorsichtig korrigiert, wenn es um für den Betroffenen weniger wichtige Aspekte geht. Handelt es sich allerdings um für den Betroffenen sensible Bereiche sollte eine direkte Konfrontation vermieden werden. Diese könnten bei ihm Ängste und Unsicherheit auslösen. In solchen Situationen empfiehlt es sich, den Betroffenen entweder abzulenken, oder auf seine Gefühlslage einzugehen (s. Kap. 7), die hinter seinen Äußerungen stecken könnte.

Hilfsmittel anwenden. Kommunikationshemmende Defizite wie Störungen der Seh- und Hörfähigkeit sollten im Rahmen des 24-Stunden-ROT durch entsprechende Hilfsmittel korrigiert werden.

Die beschriebenen Prinzipien sollten alle Personen berücksichtigen, die mit dem Betroffenen in Kontakt treten. Dies sind neben den Pflegenden und anderen Mitarbeitern besonders seine Angehörigen und Freunde.

Orientierungsförderndes Gespräch

Folgendes Beispiel (Mohr, 1990) verdeutlicht, wie Realitätsinformationen auf natürliche Art eingeflochten werden können. Morgens, beim ersten Betreten des Zimmers:

„Guten Morgen, Frau M. Wie haben Sie geschlafen? Sicher war es schön warm unter ihrer Decke. Denn draußen ist es eiskalt. Für Februar ist es einfach zu kalt. Es ist schön, es in dieser Jahreszeit warm und kuschelig zu haben. Meine Hände sind von draußen immer noch kalt. Fühlen sie einmal. Ach, was haben sie herrlich warme Hände."

Geeignete Situationen. Grundsätzlich bieten sich alle im Pflegealltag vorkommenden Situationen für eine orientierende Kommunikation an. So können z. B. alle Mahlzeiten mit dem Hinweis auf die Tages- bzw. Uhrzeit verbunden werden. Gibt es ein für die Jahreszeit typisches Gericht oder Getränk zum Essen ist ein weiterer Ansatzpunkt gegeben.

Wichtig ist, dass die orientierenden Hinweise nicht isoliert gegeben werden, sondern mit Dingen verbunden werden, die für den Betroffenen eine besondere Bedeutung haben. Dadurch werden Verknüpfungen geschaffen, die das Behalten der orientierenden Information erleichtern.

Orientierungsfördernde Umgebungsgestaltung

Die Umgebung der Betroffenen ist so überschaubar, wohnlich und anregend zu gestalten wie möglich. Dabei ist darauf zu achten, dass die räumliche, zeitliche, personelle und situative Orientierung unterstützt und verbessert wird.

Räumliche Orientierung unterstützen

Die räumliche Orientierung kann unterstützt werden durch:

- Hinweisschilder, Symbole oder Pläne,
- die Zimmereinrichtung und
- Farbgestaltung.

Hinweisschilder. Um die räumliche Orientierung der Betroffenen zu erleichtern, ist es notwendig, die Gemeinschaftsräume, Zimmer, Toiletten mit Hinweisen, Schildern, Farben, Zeichen bzw. Symbolen zu kennzeichnen. So kann das Zimmer der Betroffen mit einem Namensschild gekennzeichnet werden (**Abb. 6.1**). Reicht dies nicht aus, kann die Zimmertür mit einem Symbol oder Bild markiert werden, zu dem die betroffene Person einen biographischen Bezug hat. Dies kann z. B. das Bild des Hundes sein, den der Betroffene früher hatte. Wenn möglich, kann der demente ältere Mensch das Symbol z. B. im Rahmen einer Bastelstunde auch selbst anfertigen, um einen stärkeren Bezug zu der Orientierungshilfe herzustellen.

Auch das Finden des Sitzplatzes im Speisesaal kann verbessert werden, in dem an dem Platz des Betroffenen ein Namensschild oder ein für ihn erkennbares Symbol, Bild oder Zeichen steht. Um die Orientierung innerhalb und außerhalb einer Einrichtung

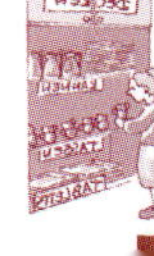

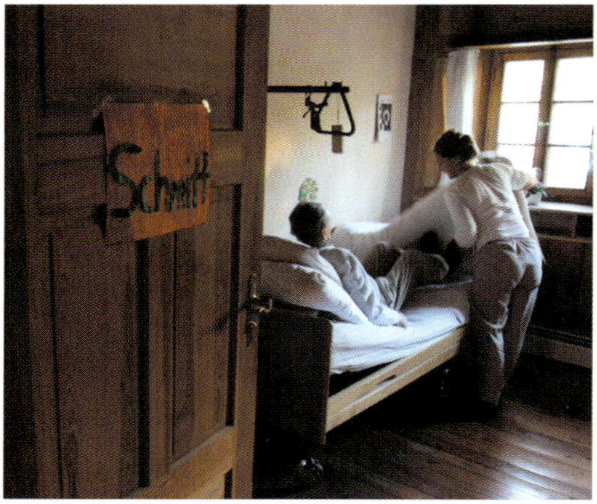

Abb. 6.1 Selbst hergestelltes Orientierungsschild

zu verbessern, können auch entsprechende Pläne aufgehängt werden.

Zimmereinrichtung. Das Zimmer des Betroffenen sollte nach Möglichkeit mit eigenen, persönlichen Möbeln und Gegenständen nach seinem Geschmack mit ihm zusammen eingerichtet werden. Deshalb ist es unbedingt notwendig, schon vor dem Einzug in eine stationäre Einrichtung der Altenhilfe mit den Angehörigen oder ggf. mit dem Betreuer des Betroffenen Kontakt aufzunehmen, um abzuklären, welche für den alten Menschen wichtigen Erinnerungsstücke mitgebracht werden. Das Zimmer sollte übersichtlich und wohnlich eingerichtet sein. Für die Nacht sollte ein Nachtlicht vorhanden sein, um den Gang zur Toilette zu ermöglichen. Manche ältere Menschen verkennen in der Nacht ihre Umgebung, ein permanentes gedämpftes Licht kann hier Abhilfe schaffen.

Farbgestaltung. Tür, Boden und Decke sollten in unterschiedlichen Farbschattierungen gestrichen werden, um räumliche Grenzen zu betonen, da diese von Dementen oft nicht deutlich wahrgenommen werden. Eine unterschiedliche Farbgestaltung der verschiedenen Etagen einer Einrichtung, kann die Orientierung ebenso verbessern, wie das farbliche Abgrenzen z. B. des Speisesaals von den übrigen Räumen.

Unterstützen der zeitlichen Orientierung

Die zeitliche Orientierung kann unterstützt werden durch:

- Uhren,
- Kalender,
- Orientierungstafeln sowie
- jahreszeitlichen Zimmer- und Tischschmuck.

Alle Hinweise sind so zu gestalten, dass sie für die Betroffenen lesbar bzw. erkennbar sind.

Jahreszeitlich dekorieren. Eine Dekoration für die verschiedenen Jahreszeiten in einem Alten- und Pflegeheim, die nicht nur zum Anschauen, sondern auch zum Anfassen einlädt zeigt **Abb. 6.2**. Durch sie können Erinnerungen geweckt und die Sinne angeregt werden.

Verschiedene Sinne ansprechen. Nach Möglichkeit sollten immer verschiedene Sinne zur Verbesserung der Orientierung angesprochen werden. So kann z. B. das Erkennen der Zeit für den Mittagstisch durch eine große Uhr und durch das Schlagen der Uhr unterstützt werden.

Auf Orientierungshilfen hinweisen. Die Betroffenen müssen immer wieder auf die Orientierungshilfen hingewiesen werden. Besonders wichtig ist dies, wenn z. B. Fragen nach Uhr- oder Jahreszeit gestellt werden, da in solchen Situationen ein direkter Zusammenhang zwischen einem Bedürfnis des Betroffenen und einer entsprechenden Orientierungshilfe hergestellt werden kann.

Verschiedene Medien nutzen. Weitere Möglichkeiten, die zeitliche Orientierung zu fördern, ist das Bereitstellen und Nutzen von Zeitschriften, Zeitungen, Radio, Fernseher u. a., um Interessen zu wecken und Anregungen zu bieten. Der Einsatz von Radio oder Fernseher hat nur einen Sinn, wenn er gezielt vorgenommen wird (z. B. zu den 20.00 Uhr Nachrichten). Eine Dauerberieslung setzt keine Akzente und führt zur Gewöhnung, ohne wirklich die zeitliche Orientierung zu verbessern. Die Tageszeitung sollte immer aktuell sein, um zeitliche Verwechslungen zu vermeiden. Kann der Betroffene nicht mehr lesen, sollten die Pflegenden, unter Umständen auch einer Kleingruppe, aus der Zeitung vorlesen.

Gewohnheiten finden. Über die Biographiearbeit ist es möglich, Gewohnheiten oder Aktivitäten zu finden, die für den Betroffenen mit einem bestimmten Wochentag in Verbindung stehen. So ist es für viele christlich orientierte Menschen üblich, freitags Fisch zu essen und sonntags in die Kirche zu gehen. Nach

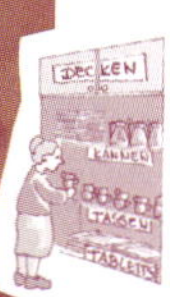

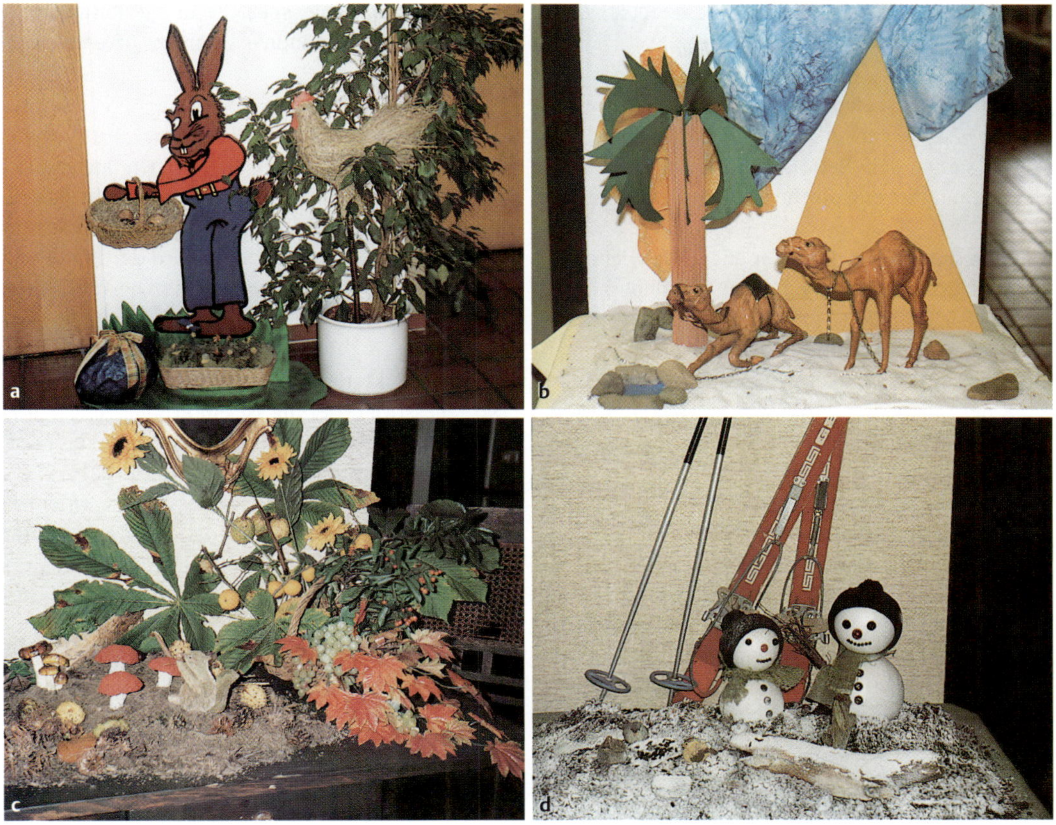

Abb. 6.2 Dekoration der verschiedenen Jahreszeiten in einem Alten- und Pflegeheim (aus: Köther u. Gnamm, 2000)

Möglichkeit sollten diese Gewohnheiten beibehalten werden, da sie einen Beitrag zur Verbesserung der zeitlichen Orientierung leisten können.

Personelle Orientierung unterstützen

Manche ältere Menschen mit Demenz wissen nicht mehr, wer sie sind oder was sie in ihrem Leben getan haben. Sie haben die Orientierung zur eigenen Person verloren. Oft erkennen sie weder die Pflegenden noch ihre eigenen Angehörigen. Ziel der Pflegenden muss es sein, den Betroffenen zu unterstützen, seine eigene Identität und Persönlichkeit wieder zu finden.

Gewohnheiten herausfinden. Dies gelingt nur, wenn die Pflegenden bereit sind, sich auf die Biographie des älteren Menschen einzulassen. Ein wichtiger Beitrag dazu ist das Gespräch und die Zusammenarbeit mit den Angehörigen des Betroffenen. Nur so können Pflegende erfahren, welche Gewohnheiten, Vorlieben oder ähnliches dem alten Menschen wichtig waren und ihn als eigene Persönlichkeit ausgemacht haben, um diese weiterhin beizubehalten. So macht es keinen Sinn, eine ältere Dame jeden Tag festlich zu kleiden, wenn es für sie wichtig war, im Alltag immer eine Kittelschürze zu tragen.

Personelle Veränderungen vermeiden. Eine moderne Frisur kann die persönliche Orientierung nicht unterstützen, da sich der Betroffene unter Umständen im Spiegel nicht mehr erkennen kann. Einem Bartträger den Bart abzunehmen nur weil dies pflegeleichter ist, kann ebenfalls zu einer Verschlechterung der personellen Orientierung führen.

Fotos betrachten. Erinnerungen an die eigene Person können mit dem Betrachten von Fotos bzw. Fotoalben geweckt werden, in dem sich die Pflegenden beim Betrachten der Fotografien mit ihm über sein früheres Leben unterhalten. Besonders wichtig ist die persönliche Ansprache mit dem vollständigen

Namen des Betroffenen, um seine Identität und Würde zu erhalten.

Persönliche Dinge übergeben. Persönliche Dinge wie Post aber auch persönliche Kleidung aus der Wäscherei sollten dem Betroffenen persönlich übergeben und mit ihm entsprechend einsortiert werden.

Namensschild tragen. Damit er Pflegende wieder erkennt, kann das Tragen von Namensschildern und/ oder das sich Vorstellen hilfreich sein. Unter Umständen kann es auch helfen, wenn die Pflegenden immer dasselbe Parfum oder Rasierwasser zu benutzen, um über den Geruchssinn Erinnerungen zu wecken, wenn z. B. der Sehsinn des Betroffenen eingeschränkt ist.

Situative Orientierung unterstützen

Der Umzug in ein Heim oder die stationäre Aufnahme in ein Krankenhaus kann bei älteren Menschen oder bei Menschen mit psychiatrischen Erkrankungen zu einer situativen Desorientiertheit führen. Die Betroffenen wissen nicht mehr, wo sie sich befinden bzw. warum sie sich an diesem Ort aufhalten. Sie zeigen Verhaltensweisen, die an alten Gewohnheiten anknüpfen, die aber nicht in ihre momentanen Gegebenheiten passen (z. B. urinieren in einen Blumentopf). Ihr Leben spielt sich überwiegend im Altgedächtnis ab.

Ziel ist es nun, den Betroffenen in seine neue Umgebung zu integrieren. Hierbei helfen tagesstrukturierende Maßnahmen, die den Betroffenen Unruhe und Ängste nehmen und ihnen dafür Ruhe und Sicherheit geben. Sinnvolle Beschäftigungen, die sich an der Biographie des Betroffenen orientieren helfen, die situative Orientierung zu verbessern.

24-Stunden-ROT:

- 24-Stunden-ROT zielt auf die Verbesserung der räumlichen, zeitlichen, personellen und situativen Orientierung desorientierter Menschen.
- Die Kommunikation mit dem betroffenen Menschen sollte möglichst viele Realitätsinformationen enthalten, z. B. namentliche Anrede, Informationen über Wochentag, Uhrzeit, Wetter usw.
- Die Gestaltung des unmittelbaren Lebensbereichs des betroffenen Menschen wird an seiner individuellen Biographie ausgerichtet.
- Schilder, Symbole, spezielle Farbgestaltung, persönliche Gegenstände usw. unterstützen die Orientierung.

6.2.3 Strukturierende Maßnahmen

Eine der Biographie der Betroffenen angepasste, sinnvolle Tagesstruktur und regelmäßig stattfindende Gruppensitzungen fördern die Auseinandersetzung mit der Realität. Dadurch wird der Erhalt und der Ausbau kognitiver Fähigkeiten bei dementen Menschen gefördert.

Tagesstrukturierung

Die Tagesstrukturierung ist ein grundlegendes Element bei der Pflege und Betreuung von in ihrer Orientierung gestörten Menschen (Bd. 3, S. 141). Ein strukturierter Tagesablauf verbessert die Orientierung und verleiht den Betroffenen Sicherheit in ihrer Umgebung. Dadurch können Ängste abgebaut werden, was auch zu einer Verminderung der psychomotorischen Unruhe führen kann.

Da eine feste Tagesstruktur auch das Miteinander beinhaltet, werden Kommunikation und der Aufbau von Beziehungen gefördert. Der Alltag der betroffenen Personen wird durch immer wiederkehrende Zeiten, Routinen und Rituale klar strukturiert. Dies gilt nicht nur für das Aufstehen, zu Bett gehen und die Mahlzeiten. Auch für Beschäftigung und die dazugehörigen Ruhezeiten ist eine feste Struktur sinnvoll. Ein wichtiges Element zur Tagesstrukturierung sind die ▸ *strukturierenden Gruppensitzungen.*

Strukturierende Gruppensitzungen (Classroom-ROT)

Als Ergänzung zum 24-Stunden-ROT sollten möglichst täglich Gruppensitzungen stattfinden. Nach Noll und Haag (1992) müssen folgende Hinweise bei der Arbeit in ROT-Gruppen beachtet werden:

- kurze Aufmerksamkeits- und Gedächtnisspanne berücksichtigen,
- so früh wie möglich mit der Gruppenarbeit beginnen,
- alle fünf Sinne anregen,
- das Altgedächtnis als Brücke zur Realität benutzen,
- persönliche Identität in der Gruppe fördern,
- Informationssysteme (Tafeln) nutzen.

Eine Gruppensitzung sollte eine Dauer von 30 – 45 Minuten nicht überschreiten. Eine so genannte Reali-

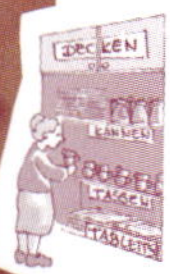

täts-Orientierungs-Tafel dient als Hilfsmittel für die Gruppensitzungen (**Abb. 6.3**). Auf dieser Tafel sind alle wesentlichen Informationen über den Ort, Zeit und ggf. Verlauf bzw. Inhalt der Gruppensitzung notiert.

Persönliche Orientierung. Um diese zu verbessern stellen sich die Teilnehmer gegenseitig vor, betrachten gemeinsam Fotos oder unterhalten sich über frühere und heutige Lebensbereiche.

Zeitliche Orientierung. Sie wird durch die Orientierungstafel und das Besprechen des Tagesablaufs gefördert.

Jahreszeitliche Orientierung. Sie kann durch das Betrachten von Bildern, das Ertasten von Gegenständen, das Riechen von Düften oder das Schmecken jahreszeitüblicher Speisen unterstützt werden.

Räumliche Orientierung. Sie kann z. B. durch Spaziergänge innerhalb und außerhalb der Einrichtung verbessert werden.

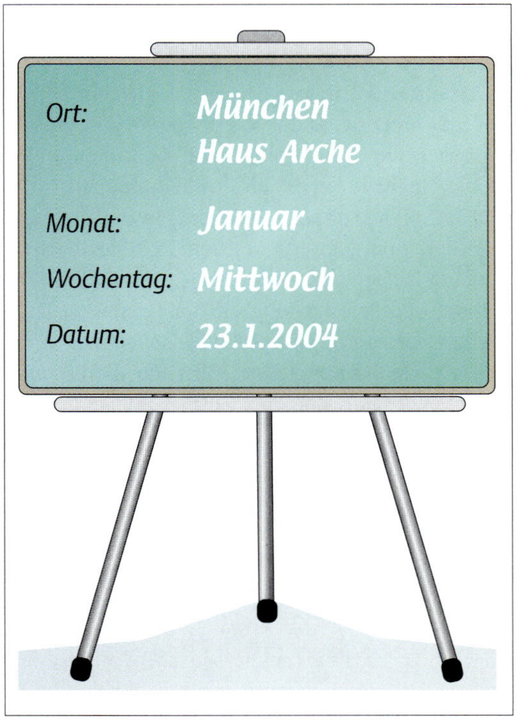

Abb. 6.3 ROT-Tafel

ROT-Gruppensitzungen dienen der sozialen Integration der betroffenen Menschen, führen zu einer Stärkung der Identität und des Selbstbewusstseins und fördern die Selbstständigkeit in verschiedenen Lebensbereichen.

Gruppeneinteilung. Die Betroffenen werden entsprechend ihrem Verwirrtheitsgrad (stark, mittelgradig, leicht) auf die verschiedenen Gruppen aufgeteilt. Unterschieden werden:

- Basisgruppen,
- Standardgruppen und
- Fortgeschrittenengruppen.

Die wichtigsten Merkmale der ROT-Gruppen fasst **Tab. 6.1** zusammen. Die Gruppensitzungen werden möglichst täglich, immer zur selben Zeit, am selben Ort und in derselben Zusammensetzung durchgeführt. Eine Gruppe setzt sich aus drei bis sechs Personen und einem Gruppenleiter zusammen. Die Gruppe sollte möglichst homogen sein, um Über- bzw. Unterforderungen zu vermeiden.

Basisgruppen

Basisgruppen setzen sich aus Betroffenen zusammen, bei denen ein deutlicher intellektueller Abbau zu beobachten ist. Im Mittelpunkt der Sitzungen stehen aktuelle Informationen und Materialien, die zur Orientierung der Teilnehmer z. B. hinsichtlich der Namen der Gruppenmitglieder, des Tages, der Jahreszeit und des Wetters dienen.

Standardgruppen

Standardgruppen sind für Betroffene geeignet, die nur mäßig desorientiert sind und noch viel Interesse an ihrer Umwelt zeigen. Im Mittelpunkt des Gruppengeschehens steht weniger die Vermittlung orientierender Informationen, sondern vielmehr die Kommunikation untereinander und kleinere Aktivitäten miteinander.

Fortgeschrittenengruppen

In den Fortgeschrittenengruppen sind Betroffene mit leichten kognitiven Einschränkungen. In diesen Gruppen können verschiedene Aktivitäten unternommen werden, die sich möglichst an den früheren Alltagsgewohnheiten der Betroffenen orientieren. So kann die Gruppe z. B. gemeinsam kleinere Mahlzeiten wie Salate vorbereiten oder gemeinsam Plätzchen backen. Auch gärtnerische Tätigkeiten, wie das

Tab. 6.1 Wichtigste Merkmale der ROT-Gruppen

Basisgruppe	*Standardgruppe*	*Fortgeschrittenengruppe*
Teilnehmer		
2–3	2–3	>3
Häufigkeit und Dauer		
▪ täglich ▪ 30 Minuten	▪ täglich ▪ 30–60 Minuten	▪ nicht täglich ▪ 60 Minuten
Hauptziel		
▪ zeitliche, örtliche und personelle Orientierung verbessern	▪ soziales Interesse und Bewusstsein fördern	▪ vorhandene Leistungsfähigkeit erhalten
Schwerpunkte		
▪ grundlegende Informationen über Ort, Zeit und die eigene Person vermitteln	▪ zu Beginn der Stunde Basisinformationen geben ▪ danach Aktivitäten, Diskussionen oder Gesprächsrunden durchführen ▪ alle Sinne stimulieren	▪ gemeinsame Aktivitäten wie Einkaufen, Kochen, Backen, Ausflüge durchführen
Rolle des Leiters		
▪ sehr aktiv und direktiv ▪ präsentiert Informationen und hält die Aufmerksamkeit aufrecht	▪ plant und sammelt Material ▪ leitet das Gespräch bzw. die Diskussion	▪ ermutigt ▪ berät und ▪ assistiert der Gruppe

Bepflanzen von Blumenkästen können Pragrammbestandteil einer Fortgeschrittenengruppe sein. Die kognitiven Fähigkeiten können durch Spiele wie Memory oder Quartett, Rechnen oder Diskussionen über Zeitungsartikel angeregt und verbessert werden.

Der Gruppenleiter hat nur noch beratende bzw. assistierende Funktion. Die Teilnehmer bestimmen im wesentlichen Inhalt und Verlauf der Gruppensitzung. Dadurch soll die vorhandene kognitive Leistungsfähigkeit und die relative Unabhängigkeit der Teilnehmer erhalten werden.

Fazit: Das ROT dient der Rehabilitation von Menschen, die an einer chronisch degenerativen Hirnerkrankung leiden. Ziel des ROT ist es, die Orientierung, die Selbstständigkeit und das Selbstbewusstsein der Betroffenen zu verbessern. Um dies zu erreichen, ist eine orientierungsunterstützende Kommunikation notwendig, die den Betroffenen in ihrem Alltag Hilfen zur zeitlichen, räumlichen, personellen und situativen Orientierung gibt. Gleichzeitig ist die Umgebung der dementen Menschen so zu gestalten, dass sie sich durch Symbole, Bilder, Farben u. a. besser orientieren können.

Da ältere Menschen häufig unter einem Verlust des Seh- und Hörsinnes leiden, ist es wichtig, die Verbesserung der Orientierung durch die Anregung aller Sinneskanäle zu erreichen. In Kleingruppen sollen die Betroffenen ihren Möglichkeiten entsprechend gefördert und gefordert werden. Dabei soll an bekannten Dingen angeknüpft werden, um die Orientierung und Selbstständigkeit der Gruppenteilnehmer zu verbessern. Grundsätzlich sollen nach Möglichkeit alle orientierenden Hilfen für die Betroffenen in den Alltag integriert werden, und an der Biographie der Betroffenen anknüpfen, um besser im Gedächtnis zu bleiben.

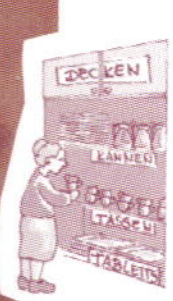

Domdey, C.: Der dementiell erkrankte Mensch in der Familie – Anregungen zum verstehenden Umgang und Aspekte der Betreuung. KDA, Köln 1996

Dühring, A., L. Habermann-Horstmeier: Das Altenpflegelehrbuch, 2. Aufl. Schattauer, Stuttgart 2000

Gutensohn, S. u. a.: Arbeitshilfen für den Umgang mit psychisch veränderten alten Menschen, 2. Aufl. Brigitte Kunz, Hagen 2000

Gehrs, Michael: Leitlinien zum Umgang mit desorientierten Patienten. Die Schwester/Der Pfleger 9 (2001) 722

Haag, Gunther, J.C. Brengelmann (Hrsg): Alte Menschen – Ansätze psychosozialer Hilfen. Gerhard Röttger Verlag, München 1991

Köther, I., E. Gnamm (Hrsg.): Altenpflege in Ausbildung und Praxis, 4. Aufl. Thieme, Stuttgart 2000

Marciejewski, B. u. a.: Qualitätshandbuch Leben mit Demenz. KDA, Köln 2001

Müller, D.: Interventionen für verwirrte, ältere Menschen in Institutionen. KDA, Köln 1994

Müller, D.: Konzept zur Betreuung demenzkranker Menschen. KDA, Köln 1999

Schaller, A.: Umgang mit chronisch verwirrten Menschen. Brigitte Kunz, Hagen 1999

Scharfenberg, T.: Milieutherapie gibt Schutz und Orientierung. Betreuungskonzept für Demenzkranke. Forum Sozialstation, Oktober 1997

Seel, M.: Die Pflege des Menschen im Alter. Brigitte Kunz, Hagen 1997

Stuhlmann, W: Das Realitäts-Orientierungs-Training (ROT). Alzheimer Schriften Heft 1 (1994) 50

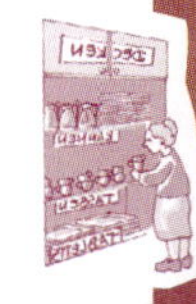

7 Validation

Ralf Ruff

Übersicht

Schlüsselbegriffe

- *Validation*
- *Verwirrtheitsstadien*
- *Validationstechniken*
- *Einzel-Validation*
- *Validations-Gruppen*
- *Spezielle Validierende Pflege*
- *Integrative Validation*
- *Mäeutisches Pflegekonzept*
- *Erlebnisorientierte Pflege*

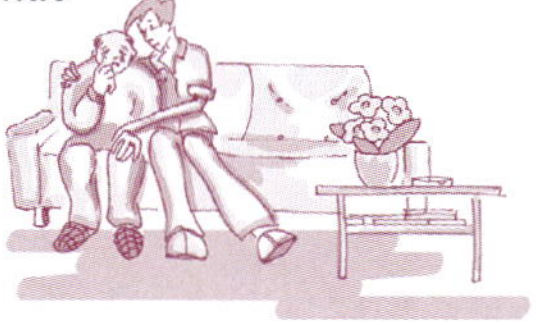

Einleitung

Seit Mitte des 20. Jahrhunderts steigt die Lebenserwartung stetig an, während die Zahl der Geburten rückläufig ist. Der Anteil älterer Menschen hat sich erhöht und wird weiterhin anwachsen. Dies hat die Zunahme von an Demenz Erkrankten zur Folge, zur Zeit sind dies ca. 800.000 Menschen. Nach allgemeinen Schätzungen muss davon ausgegangen werden, dass bis in das Jahr 2040 mit einer Zunahme um etwa

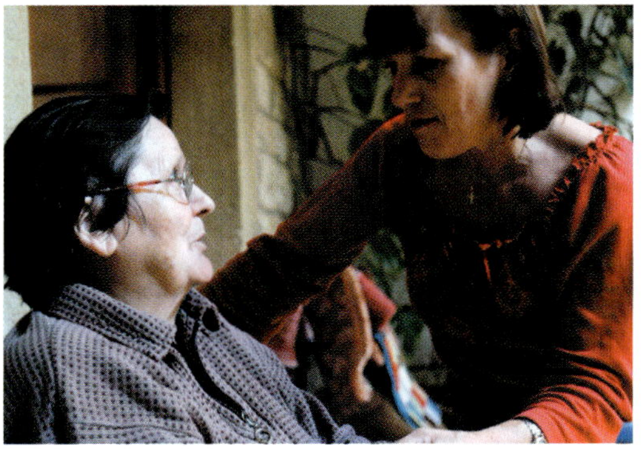

50% zu rechnen ist. Da demenzielle Erkrankungen bisher nicht kausal zu therapieren sind, müssen andere Therapie- bzw. Rehabilitationsansätze gewählt werden, um den Betroffenen gerecht zu werden.

Neben kognitiven Ansätzen, wie z. B. dem Realitätsorientierungstraining (S. 152), werden dabei auf die Gefühle der betroffenen Menschen ausgerichtete Konzepte wie die Validation mit großem Erfolg eingesetzt.

7.1 Ziele der Validation

Der Begriff ▸ *Validation* leitet sich aus dem Lateinischen ab und bedeutet soviel wie „Begleitung". Im englischen Sprachraum versteht man darunter „Wertschätzung". Im Zusammenhang mit an Demenz erkrankten Menschen ist darunter ein wertschätzender Umgang gemeint, der durch Verständnis und Akzeptanz die Lebensqualität der Betroffenen verbessern hilft.

Ziel der Validation ist es, über die Gefühlswelt der betroffenen alten Menschen und unter Berücksichtigung biografischer Faktoren einen Zugang zu ihrer Erlebniswelt zu erhalten. Dabei geht es auch darum, alte Konflikte zu verstehen und zu lösen.

Validation ist ein wertschätzender Umgang mit desorientierten Menschen, der die Gefühle und die Lebenswelt der Betroffenen akzeptiert und annimmt.

Ziele der Validation

Kognitives Ziel ist:
- Ressourcen frei zu setzen.

Körperliches Ziel ist:
- Wohlbefinden zu verbessern.

Emotionale und personelle Ziele sind:
- alte Konflikte zu lösen,
- frühere Emotionen wiederzubeleben,
- Wertschätzung zu vermitteln,
- Identität und Selbstwertgefühl zu stärken,
- Würde zu bewahren,
- Stress zu reduzieren und
- Wohlbefinden zu verbessern.

Soziale Ziele sind:
- Rückzug zu verhindern und
- eine gemeinsame Kommunikationsebene zu finden.

Auf die Pflegenden bezogene Ziele sind:
- Verhaltensunsicherheiten abzubauen,
- Stress zu reduzieren,
- Arbeitszufriedenheit zu verbessern und
- individuelles Arbeiten zu fördern.

Verschiedene Ausrichtungen. Im Laufe der letzten Jahre haben sich verschiedene Ausrichtungen der Validations-Methode entwickelt:
- Validation nach Naomi Feil,
- integrative Validation nach Nicole Richard,
- spezielle validierende Pflege nach Brigitte Scharb und
- mäeutisches Pflegekonzept nach Cora van der Kooij.

7.2 Validation nach Naomi Feil

Ende der 60er und zu Beginn der 70er Jahre entwickelte die amerikanische Sozialarbeiterin Naomi Feil den biographiebezogenen therapeutischen Ansatz der Validation. Sie stützte sich dabei auf Erfahrungen während ihrer praktischen Tätigkeit in einem Altenheim, die zeigten, dass kognitive Methoden im Umgang mit desorientierten hochbetagten Menschen nicht immer die erwünschten Ziele erreichten.

Ansatz. Feil geht davon aus, dass es einen ursächlichen Zusammenhang zwischen ungelösten Konflikten und Problemen des Lebens und dem Auftreten einer Desorientiertheit gibt. Die Validation bietet die Möglichkeit, den Grund für die Desorientierung zu verstehen und den Rückzug der Betroffenen in die Vergangenheit zu verhindern.

Zielgruppe. Hierzu zählen alte Menschen ab 80 Jahren, die keine psychiatrischen Erkrankungen aus jüngeren Jahren haben, sowie alte Menschen mit unbefriedigten psychosozialen Grundbedürfnissen bzw. unbewältigten Krisen aus ihrer Vergangenheit. Da Validation die präsenile Alzheimer-Krankheit nicht verbessert, verzögert oder heilt, gehören Personen mit diesem Krankheitsbild nicht zur Zielgruppe der Validation.

Verwirrtheitsstadien. Feil unterscheidet vier ▸ *Verwirrtheitsstadien*:
Stadium 1: Mangelhafte, unglückliche Orientierung,
Stadium 2: Zeitverwirrtheit,
Stadium 3: Sich wiederholende Bewegungen und
Stadium 4: Vegetieren und Vor-sich-hin-Dämmern.

In jeder dieser vier Stufen können für die Bereiche Orientierung, Körper, Emotionen, Selbstpflege, Kommunikation, Gedächtnis/Intellekt und Humor unterschiedliche Symptome beobachtet werden (**Tab. 7.1**).

Grundprinzipien. Das Konzept von Naomi Feil stützt sich auf Grundprinzipien der behavioristischen, analytischen und humanistischen Psychologie (**Tab. 7.2**). Legt man die Prinzipien dieser Theorien als Erklärung für eine Desorientiertheit alter Menschen zu Grunde, dann ist diese nicht nur auf organische Veränderungen des Gehirns zurückzuführen, sondern auf den unbewussten Rückzug in die Vergangenheit. Entsprechend der in **Tab. 7.1** aufgeführten Stadien der Desorientiertheit gibt es unterschiedliche Techniken, mit denen Pflegende und Angehörige auf die zu Betreuenden zugehen können. Grundlage der validierenden Techniken ist das Wissen um die Biographie des verwirrten alten Menschen und seine unverarbeiteten Konflikte bzw. Situationen.

7.2.1 Techniken der Validation nach Feil

Naomi Feil entwickelte verschiedene ▸ *Validationstechniken*, die je nach Stadium der Desorientiertheit des betroffen alten Menschen angewendet werden. Die Grundlage für die Anwendung der validierenden Techniken bildet das Wissen um die Biografie und die unverarbeiteten Situationen des Betroffenen.

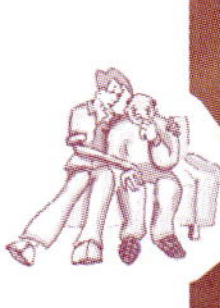

Tab. 7.1 Symptome der verschiedenen Verwirrtheitsstadien (nach Babins, Feil und Jones) und anzuwendende Validations-Techniken

Mangelhafte Orientierung (leichte Verwirrtheit)	*Zeitverwirrtheit*	*Sich wiederholende Bewegungen (monotone Bewegungen)*	*Vegetieren*
Orientierung			
▪ Betroffene sind zeitlich orientiert ▪ sie klammern sich an aktuelle Realität ▪ sie merken Verwirrtheit und sind geängstigt	▪ Zeitgefühl schwindet ▪ Betroffene vergessen Namen, Daten und Orte ▪ sie haben Wortfindungsstörungen ▪ sie fantasieren	▪ Betroffene schotten sich gegen Stimulationen der Außenwelt ab ▪ sie leben nach eigener Zeit	▪ Betroffene ziehen sich völlig von der Außenwelt zurück ▪ sie erkennen auch nahe Angehörige nicht ▪ sie haben kein Zeitgefühl
Körper: Muskeln/Bewegung			
▪ straffe, angespannte Muskeln ▪ Betroffene sind kontinent ▪ sie zeigen gerichtete Bewegungen	▪ eingesunkene Körperhaltung ▪ Betroffene sind inkontinent (ist bewusst) ▪ sie zeigen langsame Bewegungen	▪ Betroffene zeigen sich wiederholende Bewegungen, Wiegen ▪ sie sind inkontinent (ist nicht bewusst) ▪ sie sind ruhelos	▪ Betroffene bewegen sich äußerst langsam ▪ sie liegen oder sitzen starr in einer Position
Körper: Stimme			
▪ harsch, anklagend, jammernd	▪ leise ▪ Betroffene singen und lachen viel	▪ langsam, gleichbleibend, weinerlich	▪ Betroffene sprechen nicht
Körper: Augen			
▪ gerichteter starrer Blick	▪ klarer, aber ungerichteter Blick ▪ niedergeschlagene Augen	▪ meist geschlossene Augen	▪ unfokussierter Blick oder geschlossene Augen
Emotionen			
▪ Betroffene drücken Gefühle nicht aus ▪ sie verleugnen sie	▪ vergangene Erinnerungen und Gefühle ersetzen aktuelle	▪ Betroffene stimulieren sich selbst, um innere Konflikte auszudrücken	▪ schwierig festzustellen
Selbstpflege			
▪ Betroffene können sich basal selbst versorgen	▪ Betroffene verlegen Dinge ▪ sie kreieren eigene Verhaltensregeln	▪ nicht möglich	▪ nicht möglich
Kommunikation			
▪ Betroffene reagieren negativ auf andere Desorientierte ▪ sie reagieren positiv auf wiedererkannte Personen	▪ Betroffene reagieren auf freundliche Ansprache und Berührung ▪ sie lächeln, wenn man grüßt	▪ Betroffene wiederholen monoton Sätze oder Laute ▪ Bedürfnis zu sprechen schwindet ▪ sie hören nicht zu	▪ kaum vorhanden
Gedächtnis/Intellekt/Normen			
▪ Betroffene können lesen und schreiben ▪ sie halten Regeln ein ▪ sie berücksichtigen soziale Normen	▪ Betroffene erinnern sich an Ereignisse mit emotionalem Gehalt ▪ soziale Spielregeln verlieren ihre Bedeutung	▪ Betroffene haben keine Motivation zum Lesen oder Schreiben	▪ schwer einzuschätzen

Fortsetzung ▶

Tab. 7.1 (Fortsetzung)

Mangelhafte Orientierung (leichte Verwirrtheit)	*Zeitverwirrtheit*	*Sich wiederholende Bewegungen (monotone Bewegungen)*	*Vegetieren*
Humor			
▪ Humor ist ansatzweise erhalten	▪ Humor geht verloren	▪ Betroffene lachen teilweise unmotiviert	▪ schwer einzuschätzen
Validationstechniken			
▪ 1 – 7	▪ 1 – 5 ▪ 8 – 17	▪ 1 – 5 ▪ 8 – 16	▪ 1 ▪ 8 – 10 ▪ 14 – 16
Anwendungsdauer			
▪ 5 – 15 Min.	▪ 2 – 10 Min.	▪ 1 – 10 Min.	▪ 1 – 10 Min.
Anwendungshäufigkeit			
▪ mindestens dreimal in der Woche bei einem Aufenthalt in einem Altenpflegeheim ▪ mindestens dreimal täglich bei einem Aufenthalt in einem Akutkrankenhaus			

Tab. 7.2 Prinzipien der Validation und ihre Herkunft

Prinzip	*Autor*
Akzeptieren Sie Ihren Patienten, ohne ihn zu beurteilen.	C. Rogers
Der Therapeut kann weder Einsicht verschaffen noch Verhalten verändern, wenn der Patient nicht dazu bereit ist, sich zu ändern oder nicht die kognitive Fähigkeit zur Einsicht besitzt.	S. Freud
Verstehen Sie Ihren Patienten als einzigartiges Individuum.	A. Maslow
Gefühle, die ausgedrückt und dann von einem vertrauten Zuhörer bestätigt und validiert wurden, werden schwächer, ignorierte oder geleugnete Gefühle stärker. Aus einer nicht beachteten Katze wird ein Tiger.	C. G. Jung
Jedes Lebensstadium hat eine spezifische Aufgabe, die wir zu einem bestimmten Zeitpunkt unseres Lebens lösen müssen. Wir müssen danach streben, diese Aufgabe zu erfüllen und dann zur nächsten zu schreiten. Eine übergangene Aufgabe meldet sich zu einem späteren Zeitpunkt wieder.	E. Erikson
Die Menschen streben nach Gleichgewicht.	S. Zuckerman
Wenn das Kurzzeitgedächtnis versagt, stellen sehr alte Menschen durch frühe Erinnerungen das Gleichgewicht wieder her. Versagt der Gesichtssinn, sehen sie mit dem inneren Auge; versagt der Gehörsinn, so hören sie Klänge aus der Vergangenheit.	W. Penfield
Frühe, gefestigte Erinnerungen überleben bis ins hohe Alter.	F. G. Schettler, G. S. Boyd
Das Gehirn ist nicht der einzige Verhaltenregulator im hohen Lebensalter. Verhalten beruht auf einer Kombination von körperlichen, sozialen und intrapsychischen Veränderungen, die im Laufe des Lebens stattfinden.	A. Verwoerdt
Autopsien haben ergeben, dass sehr viele Menschen trotz ernster Beeinträchtigungen des Gehirns relativ orientiert bleiben.	C. Wells
Es gibt immer einen Grund für das Verhalten von desorientierten, sehr alten Menschen. Jeder Mensch ist wertvoll – wie desorientiert er auch sein mag.	N. Feil

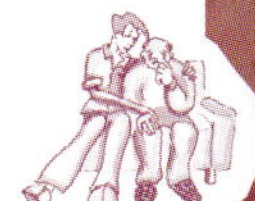

Biografische Daten sammeln. Für den Anwender der Validation bedeutet dies, zunächst Informationen über die zu validierende Person zu sammeln. Dies kann durch Beobachtung, einen mündlichen Bericht oder über das Befragen von Angehörigen geschehen. Folgenden Daten sollten erhoben werden:

- Stadium der Desorientiertheit,
- unvollendete Lebensaufgaben,
- unterdrückte Emotionen,
- unerfüllte, grundlegende menschliche Bedürfnisse,
- frühere Beziehungen (Familie, Freunde),
- Beruf, Hobbys, unerfüllte Ambitionen,
- Bedeutung der Religion,
- Verhalten in Krisensituationen,
- Verhalten gegenüber den Verlusten des hohen Alters,
- medizinische Anamnese.

Daten vergleichen. Die erhaltenen Daten bzw. Informationen werden mit den Merkmalen der Stadien der Desorientiertheit verglichen, um so das Stadium der betroffenen Person zu ermitteln (**Abb. 7.1**).

Techniken auswählen. Dementsprechend können die individuell sinnvollen Validations-Techniken ausgewählt werden. Da sich die Stadien der Desorientiertheit ändern können bzw. auch von der Tagesform des Betroffenen abhängig sind, ist es notwendig, vor jeder Anwendung der Validations-Techniken die betreffenden älteren Menschen zu beobachten.

Die Anwendungszeit der Validation ist abhängig von der Konzentrationsfähigkeit des verwirrten Menschen, seinem Aufenthaltsort und der Zeit des Anwenders (s. **Tab. 7.1**). Folgende Validations-Techniken haben sich nach Feil bewährt:

1. Sein Zentrum finden,
2. „W"-Fragen stellen,
3. Aussagen wiederholen,
4. Bevorzugtes Sinnesorgan erkennen und einsetzen,
5. Polarität einsetzen,
6. Das Gegenteil ansprechen,
7. Erinnerungen aktivieren,
8. Körperkontakt herstellen,
9. Blickkontakt halten,
10. Stimme einsetzen,
11. Emotionen beobachten,
12. Gesichtsausdruck, Körper, Atem und Stimme anpassen,
13. Emotionen und Gefühle aussprechen,
14. Mehrdeutige Pronomen verwenden,
15. Zusammenhänge suchen,
16. Musik einsetzen und
17. Spiegeln.

Sein Zentrum finden

Pflegepersonen bzw. Angehörige müssen sich der Kränkung durch den Betroffenen bewusst werden, aber diese zurückstellen und sich auf die Erfahrenswelt des Betroffenen einstimmen. Die eigenen Gefühle sollten daher zurückgestellt werden und später im Team oder in einer Selbsthilfegruppe geäußert werden.

„W-Fragen" stellen

Das Stellen von „W-Fragen" (wer, was, wo, wann, wie) gibt dem Betroffenen die Möglichkeit, sich auszudrücken. Die Frage nach dem „warum" sollte nicht gestellt werden, da es den älteren Menschen nicht möglich ist, darauf eine rationale Antwort zu geben. Sie würden sich in dieser Situation überfordert fühlen und die Situation als Angriff auf ihr Selbstbewusstsein erleben. Befindet sich der Betroffene im ersten Stadium der Desorientiertheit, sollen die Gefühle nur dann validiert werden, wenn er diese selbst ausdrückt.

Aussagen wiederholen

Wichtige Aussagen des älteren Menschen werden an einer veränderten Stimmhöhe erkannt. Der Validationsanwender wiederholt diese Aussagen mit den Worten des Betroffenen.

Bevorzugtes Sinnesorgan erkennen und einsetzen

Die Voraussetzung für eine gelungene Validation ist es, den bevorzugten Sinneskanal (visuell, auditiv, kinästhetisch) des betroffenen Menschen zu erkennen. Entsprechend muss der Validationsanwender sein eigenes Verhalten abstimmen. Nur wenn sich beide auf der gleichen Sinnesebene begegnen, ist ein gegenseitiges Verständnis möglich (**Tab. 7.3**).

Polarität einsetzen

Darunter versteht man, dass der Validationsanwender nach dem Extremen fragt. Er fragt z. B., ob alles gestohlen wird, wenn der Betroffene äußert, dass man ihm sein Geld stehle.

Checkliste
zur Bestimmung des Grades der Desorientiertheit (nach Feil)

Körperliche und emotionale Charakteristika	Einstufung der Klientin/des Klienten anhand dreier Besuche zu unterschiedlichen Tageszeiten		
	1. am 23.01.2004 um 17:30 Uhr	2. am 24.01.2004 um 8:45 Uhr	3. am 27.01.2004 um 13:15 Uhr
Stadium I			
• Blickkontakt/Blick zielgerichtet			
• Muskeln gespannt			
• präzise Körperbewegungen			
• kann gehen			
• Sprache leicht verständlich – verwendet korrekte Worte			
• zeigt Interesse an Umwelt			
• widersetzt sich Veränderungen			
• weiß Tageszeit/Jahreszeit			
• leugnet Gefühle (Einsamkeit, Angst, Eifersucht u.ä.)			
• leugnet Verlust von Seh-, Hör-, Bewegungsvermögen			
• kontinent			
• beschuldigt andere, sie zu bestehlen, vergiften zu wollen u.ä.			
• fühlt sich in Gesellschaft von verwirrten Menschen deplaziert			
• möchte ihre persönlichen Habseligkeiten immer in Reichweite haben (Handtasche, Stock, Hut u.ä.)			
• geringfügige Einbußen des Kurzzeitgedächtnisses			
• fühlt sich durch eigene Desorientiertheit bedroht – konfabuliert			
• soziale Kontrolle – hält Regeln ein			
• legt Wert auf körperliche Distanz			
• kann überwiegend für sich selbst sorgen			
• möchte Status/Prestige			
Stadium II			
• Blick klar, zielgerichtet			
• schlaffe Muskulatur, keine zielgerichtete Bewegung,			
• oft richtungssuchend, schlurfende Schritte			
• Stimmlage meist leise – spricht langsam			
• Handbewegungen passen zu Emotionen, oft suchend, fragend			
• Schultern vorgezogen, Kopf fällt nach vorne			
• Verlust des Kurzzeitgedächtnisses – gutes Langzeitgedächtnis			
• teilweise inkontinent			
• durch Verlust von Hör-, Seh- und logischem Denkvermögen verschwimmt Realität der Gegenwart			
• drückt Gefühle aus. Kann sich an Fakten erinnern (z. Teil)			
• kann nicht in Zusammenhängen denken			
• zieht sich in die Vergangenheit zurück (z. B. Suche nach der Mutter, nach dem früheren Zuhause)			
• kreiert eigene Wortkombinationen und Lautfolgen (Schlüsselworte)			
• beginnender Ich-Identitätsverlust			
• Verlust der sozialen Kontrolle – hält Regeln nicht ein			
• weiß Tageszeit/Jahreszeit nicht			
• beschwert sich oft, kein Essen zu bekommen			
• besitzt Intuition – fühlt Aufrichtigkeit/Unaufrichtigkeit			
• reagiert auf Berührung und Blickkontakt mit Streßreduktion und gesteigerter Aktivität			
• verliert die geistige Fähigkeit zu lesen und zu schreiben			
• eingeschränkte Konzentrationsfähigkeit			

Abb. 7.1 Zur Bestimmung des Grades der Desorientiertheit kann eine Checkliste dienen, die an drei Tagen zu unterschiedlichen Zeiten ausgefüllt wird.

Fortsetzung ▶

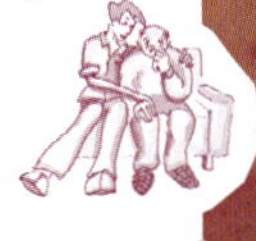

Checkliste zur Bestimmung des Grades der Desorientiertheit (S. 2)

Körperliche und emotionale Charakteristika	**Einstufung** der Klientin/des Klienten anhand dreier Besuche zu unterschiedlichen Tageszeiten		
	1. am 23.01.2004 um 17:30 Uhr	**2.** am 24.01.2004 um 8:45 Uhr	**3.** am 27.01.2004 um 13:15 Uhr
Stadium III			
• vollführt ständig eine Bewegung (rastloses Auf- und Abgehen, Klopfen, Wischen, Schmatzen u.ä.)			
• spricht in unverständlichen Silben (summt oder stammelt)			
• vollständig inkontinent			
• starrt vor sich hin oder sitzt mit geschlossenen Augen			
• vollständiger Ich-Identitätsverlust			
• reagiert auf Berührung oder Blickkontakt erst nach längerer Stimulanz			
• kein Bedürfnis zu sprechen			
• totaler Verlust der Ich-Identität			
• keine soziale Kontrolle			
• kann sich nur auf eine Person/einen Gegenstand konzentrieren			
• vergißt Personen und Gegenstände der Gegenwart, erinnert sich gut an Personen und Gegenstände aus der Vergangenheit			
Stadium IV			
• Augen geschlossen, ausdrucksloses Gesicht			
• nahezu kein Muskeltonus – kaum Bewegungen			
• reagiert nicht auf Berührung, Stimme oder Blickkontakt			
• vollständig inkontinent			
• keine Erinnerung an Personen oder Gegenstände der Gegenwart oder Vergangenheit			
• schlaffe Sitzhaltung, oft embryonale Liegehaltung			

Auswertung der Einstufung

- ☐ Klient/in befindet sich vorwiegend in Stadium I
- ☐ Klient/in befindet sich vorwiegend in Stadium II
- ☐ Klient/in befindet sich vorwiegend in Stadium III
- ☐ Klient/in befindet sich vorwiegend in Stadium IV
- ☐ Klient/in schwankt zwischen Stadium _____ und _____

Datum: ______________________________

Unterschrift: ______________________________

Abb. 7.1 (Fortsetzung)

Tab. 7.3 Körperliche und sprachliche Hinweise auf bevorzugte Sinneskanäle

visuell	*auditiv*	*kinästhetisch*
Augen		
▪ nach oben rechts gerichtet	▪ geradeaus gerichtet	▪ nach unten gerichtet
Atmung		
▪ nicht sehr tief im oberen Brustkorb	▪ gleichmäßig in der Mitte des Brustkorbs	▪ voll im Unterbauch
Gesichtsfarbe		
▪ leicht gerötet	▪ etwas stärker gerötet	▪ tiefer gerötet
Sprachtempo und Tonhöhe		
▪ schnell mit hoher nasaler oder gespannter Stimme	▪ langsam in mittlerer Tonhöhe und deutlicher Aussprache	▪ langsam mit längeren Pausen und tiefer
Signalwörter (Auswahl)		
▪ sehen ▪ zeigen ▪ starren ▪ dunkel ▪ hell ▪ trüb ▪ wolkig ▪ Bild ▪ Überblick	▪ hören ▪ sagen ▪ sprechen ▪ schrill ▪ laut ▪ zischend ▪ dröhnend ▪ Musik ▪ Krach	▪ fühlen ▪ werfen ▪ stechen ▪ warm ▪ hart ▪ scharf ▪ Schock ▪ Spannung ▪ Balance

Das Gegenteil ansprechen

Bei dieser Technik fragt der Validationsanwender nach dem Gegenteil einer Behauptung eines desorientierten Menschen. Behauptet dieser z. B., man würde sein Essen vergiften, fragt der Anwender nach Zeiten, in denen dies nicht vorkommt.

Erinnerungen aktivieren

Durch Fragen wie: „War das schon immer so?" oder „Hatten Sie das Problem noch nie?" werden frühere Erinnerungen geweckt, die dabei helfen können, aktuelle Krisen zu bewältigen, da sie frühere Bewältigungsmechanismen erinnern helfen.

Körperkontakt herstellen

Das Stadium der sich wiederholenden Bewegungen ist gekennzeichnet durch monotone Bewegungen der älteren Menschen, die den Verlust der Sprache ersetzen. Daher ist die Berührung des Betroffenen durch den Validationsanwender von besonderer Bedeutung, um eine Beziehung zu ihm aufzubauen. Dabei wird an Erfahrungen angeknüpft, die der Betroffene als Kind gemacht hat, als er von einer von ihm geliebten Person berührt wurde. Diese emotionalen Erinnerungen sind in den oberen Gehirnregionen für immer gespeichert.

Günstige Berührungen. Folgende Berührungen haben sich als besonders günstig erwiesen:
- leichte kreisförmige Bewegungen mit der Handfläche auf der oberen Wange (Gefühl, von der Mutter umhegt zu sein),
- kreisförmige Bewegungen mit den Fingerkuppen mit mittlerem Druck auf den Hinterkopf (Gefühl, vom Vater umhegt zu sein),
- streichende Bewegungen mit dem Handrücken entlang der Wange, mit dem kleinen Finger unter dem Ohrläppchen oder mit beiden Händen den Kiefer entlang (Gefühl des Ehepartners bzw. des Geliebten),
- kleine, kreisförmige Bewegungen mit gekrümmten Fingern auf dem Nacken mit beiden Händen (Gefühl des Vater- oder Mutterseins; Gefühl des Berühren eines Kindes),
- reibende, kräftige Bewegung mit der ganzen Hand auf der Schulter und den Schulterblättern (Gefühl, ein Bruder bzw. eine Schwester zu sein).

Blickkontakt halten

Aufgrund einer Verminderung des Seh- und Hörvermögens im hohen Lebensalter ist es notwendig, sehr nahe an den älteren Menschen heranzutreten, um einen Kontakt herstellen zu können (**Abb. 7.2**). Günstig ist es, wenn sich die Pflegenden frontal nähern, um

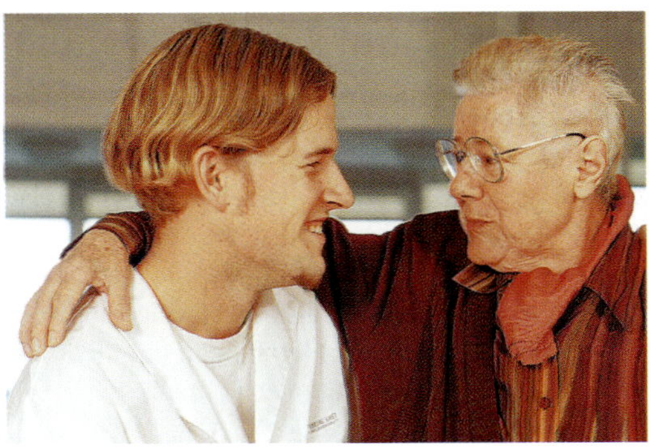

Abb. 7.2 Augen- und Körperkontakt unterstützen die Validationsanwendung

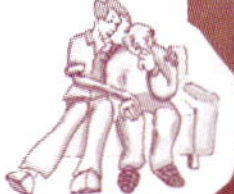

ein Erschrecken des Betroffenen zu vermeiden. Direkter, längerer Blickkontakt erleichtert die Kontaktaufnahme.

Stimme einsetzen

Das Sprechen sollte mit einer klaren, tiefen, warmen und liebevollen Stimme geschehen, um von den zeitverwirrten Menschen wahrgenommen zu werden. Dies ist um so wichtiger, wenn der Betroffene unter Einschränkungen des Hörvermögens leidet, da dann hohe Töne nicht wahrgenommen werden. Die Stimme kann Erinnerungen an vertraute Personen auslösen. Beim Sprechen sollte Augen- und Körperkontakt bestehen. Durch diese Reize wird er ermuntert, zu antworten.

Emotionen beobachten

Der Validationsanwender muss während der Kommunikation die Emotionen und die dazu gehörigen körperlichen Ausdrucksformen des älteren Menschen genau beobachten.

Gesichtsausdruck, Körper, Atem und Stimme anpassen

Entsprechend den beobachteten Emotionen sollte der Validationsanwender seine eigene Mimik, die Körperhaltung, den Atem und die Stimme den Gefühlen des Betroffenen anpassen. Dies gelingt am besten, wenn sich der Validationsanwender an Momente seines Lebens erinnert, in denen er genauso gefühlt hat. Wichtig ist es, auf die Emotionen des Betroffenen mit Gefühlen zu reagieren.

Emotionen mit Gefühlen aussprechen

Äußert z. B. eine ältere Frau, dass ihre Mutter sie brauche, nimmt der Validationsanwender die Emotion auf, stellt fest, dass sie besorgt ist und fragt nach, ob ihre Mutter alleine sei.

Mehrdeutige Pronomen verwenden

Ist der Betroffene nicht mehr fähig, eindeutige Bezeichnungen für Personen oder Dinge zu äußern, sollten Pflegende allgemeine Fürwörter wie „er", „sie", „es", „etwas", oder „jemand" verwenden. Es ist nicht immer notwendig, die Bedeutung einzelner Wörter der Betroffenen zu verstehen, um die Kommunikation aufrecht erhalten zu können.

Zusammenhänge suchen

Wenn möglich, sollte ein Zusammenhang zwischen dem Verhalten des Verwirrten und möglichen Bedürfnissen hergestellt werden. So kann auf das ängstliche Herausblicken aus dem Fenster und dem Blick auf die Uhr eines ehemaligen Bauern und seiner Äußerung, er müsse jetzt nach Hause, mit der Frage: „Müssen Sie jetzt die Kühe melken?", reagiert werden.

Musik einsetzen

Der Einsatz von Musik bzw. bekannten Liedern stellt eine weitere Möglichkeit dar, Betroffenen validierend zu begegnen. Die Lieder und Melodien sind meist gut im Gedächtnis gespeichert und der Betroffene wird sofort mit einstimmen, wenn sie gesungen oder gespielt werden.

Spiegeln

Das Nachahmen, d. h. das Spiegeln von Körperbewegungen und Atmen ist eine weitere Möglichkeit der Validation. Die Pflegenden müssen ohne Befangenheit, Beurteilung oder Herablassung auf die Bewegungen und die Klänge des Verwirrten achten und entsprechend nachahmen. Dadurch können sie die Ursachen für das Verhalten der Betroffenen begreifen, um dann ihr Verhalten mit den Bedürfnissen des Menschen nach Liebe, Identität oder Gefühlsäußerungen in Bezug zu setzen.

Anwenden der Techniken in den verschiedenen Stadien

Stadium 1. Im Stadium eins werden fast ausschließlich verbale Techniken angewendet, da leicht verwirrte Menschen ihre Gefühle nach außen hin leugnen. Die Gefühle werden dann validiert, wenn der Betroffene sie auch ausdrückt.

Stadium 2. Dagegen werden in Stadium zwei sowohl verbale als auch nonverbale Techniken eingesetzt. In diesem Stadium kommt es zu einem Rückzug des Betroffenen, er kann seine Verluste nicht mehr leugnen. Körperkontakt ist in diesem Stadium wichtig, um durch äußere Anregungen Nervenzellen zu aktivieren.

Stadium 3. Im dritten Stadium werden die verbalen Techniken nur noch angewandt, wenn der betroffene alte Mensch noch zur verbalen Kommunikation fähig ist. Ist dies nicht der Fall, gewinnen Berührungen durch den Validationsanwender an Bedeutung. Zusätzlich empfiehlt Feil den Einsatz von Musik in Verbindung mit dem Singen bekannter Volkslieder und das Aufsagen vertrauter Gedichte oder Gebete.

Stadium 4. Auch im vierten Stadium, dem völligen Rückzug, stehen Berührungen und der Einsatz von Musik neben dem Versuch, Blickkontakt aufzunehmen, im Vordergrund. Letzteres gelingt allerdings nur sehr schwer. Die validierende Anwendung sollte jeweils dann beendet werden, wenn sich die Zeichen von Angst sichtbar lösen. Neben der beschriebenen individuellen ▸ *Einzel-Validation* schlägt Naomi Feil die Einrichtung von Validations-Gruppen vor.

7.2.2 Validation in Gruppen

Validation in Gruppen ist besonders für desorientierte Menschen der Stufen zwei und drei geeignet. Menschen, die sich in Stadium 1 (mangelhafte Orientierung) befinden, fällt es schwer, ihre Gefühle zu äußern. Oft gestehen sie sich den Verlust ihres Kurzzeitgedächtnisses nicht ein. Innerhalb einer ▸ *Validations-Gruppe* würde dies zu Störungen führen, da die Betroffenen unter Umständen öfter weinen oder andere Gruppenteilnehmer für ihre Fehler verantwortlich machen.

In einer Gruppe werden Erinnerungen an frühere Rollen in der Familie oder im Freundeskreis geweckt. Es entsteht ein Gefühl der Geborgenheit. Die Teilnehmer treten miteinander in Kontakt und beginnen zu kommunizieren, berühren sich (z. B. beim Tanzen) oder hören sich gegenseitig zu.

Wie bei der Einzel-Validation ist es auch bei der Validation in Gruppen zunächst notwendig, neben der Biographie der teilnehmenden desorientierten Menschen auch das Stadium der Desorientiertheit zu kennen.

Auswahl der Teilnehmer

In einem zweiten Schritt werden Überlegungen zur Auswahl der Gruppenteilnehmer angestellt. In den Überlegungen spielen folgende Fragen eine wichtige Rolle:

- In welchem Stadium der Desorientiertheit befindet sich der Betroffene meistens?
- Welche Ziele sollen erreicht werden (Verbesserung des Blickkontaktes, Verbesserung des Sprachvermögens usw.)?
- Welche soziale Rolle könnte der Teilnehmer innerhalb der Gruppe einnehmen?:
  - Begrüßer, Vorsitzender, Leiter, der die Gruppensitzung eröffnet bzw. beendet,
  - Vorsänger, Vorleser,
  - Gastgeber, der z. B. Getränke reicht,
  - emotionaler Leiter, der den Menschen im zweiten Stadium der Desorientiertheit beisteht, wenn sie weinen.
- Welche Themen bzw. welche unbewältigten Konflikte könnten die einzelnen Teilnehmer interessieren?
- Welche Musik löst Reaktionen aus?
- Welche Möglichkeiten bestehen bei den Teilnehmern in Bezug auf eine Beziehung mit anderen Teilnehmern?
- Wer sollte neben wem sitzen?

Phasen der Validation in Gruppen

Die Validation in Gruppen sollte mindest einmal in der Woche stattfinden und pro Sitzung 20 bis 60 Minuten dauern. Die Gruppe sollte auf fünf bis sechs Personen begrenzt werden. Der Verlauf einer Validations-Gruppe ist gekennzeichnet durch ritualisierte Abläufe.

Es können drei Phasen unterschieden werden:

- Einleitung (5 – 15 Minuten),
- Hauptteil (8 – 30 Minuten),
- Schluss (10 – 15 Minuten).

Einleitung

Zu Beginn werden alle Teilnehmer vom Gruppenleiter mit ihrem Namen begrüßt. Dazu sollte er zu jedem Teilnehmer gehen, ihn berühren und Blickkontakt aufnehmen. Auch die Aufgaben der Teilnehmer werden genannt, um sie an ihre soziale Rolle in der Gruppe zu erinnern. Jedes Gruppenmitglied sollte an seinem gewohnten Platz sitzen, um Unsicherheiten zu vermeiden. Die Sprache des Gruppenleiters sollte durch eine fürsorgliche, energische, klare und tiefe Stimme gekennzeichnet sein und von allen verstanden werden. Entsprechend ihren zugeteilten Rollen bittet der Gruppenleiter z. B. den „Begrüßer", die Teilnehmer zu begrüßen. Der „Vorsänger" wird gebeten, ein Eröffnungslied zu singen.

Hauptteil

In dieser Phase wird zunächst gemeinsam mit den Teilnehmern das Thema der Gruppenstunde gefunden, indem der Gruppenleiter Alternativen anbietet. Themen einer Gruppe können Liebe, Angst, Tod, Einsamkeit, Heimat, Familienbeziehungen, Enttäu-

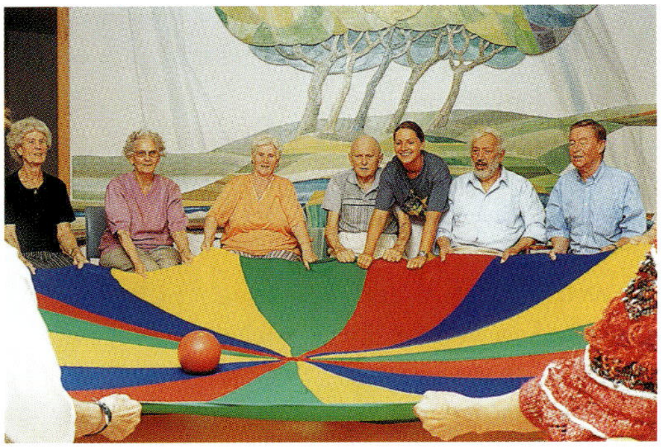

Abb. 7.3 Validationsgruppen fördern die Orientierung und vermitteln Geborgenheit bei gemeinsamen Aktivitäten

schungen, Probleme, Konflikte der Teilnehmer oder ähnliches sein. Der Gruppenleiter sollte offene Fragen stellen, um eine Überforderung der desorientierten Menschen zu vermeiden. Spiele, Singen, Musik, Bewegung und Tanz sind weitere Elemente für das Gelingen von Validations-Gruppen (**Abb. 7.3**). Wichtig für den Gruppenleiter ist es, die Gefühle der Teilnehmer zu validieren. Am Ende dieser Phase fasst der Gruppenleiter den Verlauf der Sitzung zusammen, indem er die Aktionen der einzelnen Mitglieder nach Möglichkeit durch Lob positiv verstärkt.

Schluss

Am Ende jeder Gruppensitzung steht ein gemeinsamer Abschluss, um das Zusammengehörigkeitsgefühl zu verstärken. Der „Vorsänger" kann ein Abschlussleid singen, der „Begrüßer" schließt das Treffen. Die „Gastgeberin" kann Getränke, Obst oder andere Erfrischungen reichen. Der Gruppenleiter sollte jeden Teilnehmer einzeln verabschieden und ihn auf die nächste Gruppenstunde hinweisen.

Nach einer Gruppen-Validation sollte sich der Anwender Notizen über den Verlauf der Gruppe machen, um Fortschritte bei den einzelnen Teilnehmern bzw. der Gruppe festzuhalten. Zwischen der Gruppen-Validation sollte regelmäßig die individuelle Validation stattfinden.

7.3 Spezielle validierende Pflege (SvP) nach Brigitte Scharb

Ansatz und Zielgruppe. Brigitte Scharb, österreichische Krankenschwester und Gerontopädagogin, stützt die ▸ *spezielle validierende Pflege* auf die Validationsprinzipien von Naomi Feil sowie deren theoretische Grundannahmen und richtet sich an die gleiche Zielgruppe. Scharb geht wie Feil davon aus, dass bei vielen älteren Menschen ein hirnorganisches Psychosyndrom (HOPS) oder eine Demenz vom Alzheimer Typ diagnostiziert wird, obwohl hinter ihrem Verhalten ursächlich ein Rückzug aufgrund unbewältigter Konflikte steht. Wird in diesen Fällen die SvP angewandt, zeigt sich am Befinden des Betroffenen, ob die Wahl der Methode sinnvoll war.

Ziele. Ziele der SvP sind unter anderem:

- individuelle Förderung, Pflege und Begleitung hochbetagter Menschen,
- Reduktion von chemischen und physikalischen Maßnahmen,
- Verbesserung des Gehvermögens und
- weitgehende Befriedigung der psychosozialen Grundbedürfnisse des hochbetagten Menschen.

7.3.1 Grundprinzipien

SvP versteht sich als ein ganzheitlicher Ansatz mit dem Ziel, die Ressourcen der Betroffenen zu erhalten und zu stärken. Nicht die Defizite, sondern die Kompetenzen der betroffenen älteren Menschen stehen im Vordergrund und sollen erhalten bzw. erweitert werden.

Pflegeprozess als Grundlage

Grundlage der SvP ist der Pflegeprozess, der sich an folgenden sechs Kriterien orientiert:

1. Ausgangsverhalten und Lebensgeschichte erheben,
2. Stadium der Desorientiertheit bestimmen,
3. Plan für eine validierende Pflege erstellen,
4. Validierende Pflegemaßnahmen durchführen,
5. Verlaufsdokumentation erstellen,
6. Evaluation der Maßnahmen durchführen.

Bedürfnismodell erstellen. Innerhalb der SvP ist das validierende Gespräch ein wichtiges Element. Wichtiger ist aber die systematische Erstellung eines Bedürfnismodells durch Ermittlung von Bedürfnissen und Gewohnheiten des älteren Menschen mit Hilfe von validierenden Techniken. Die gründliche Anamnese und die Bestimmung des Stadiums der Desorientiertheit bilden die Grundlagen für die Planung einer individuell, d.h. auf die Bedürfnisse des Einzelnen abgestimmten, validierenden Pflege.

Gefühle und Gewohnheiten ermitteln. Das validierende Gespräch dient unter anderem dazu, die Bedürfnisse, Gefühle und Gewohnheiten der betroffenen alten Menschen zu ermitteln. Dabei sollen neben physischen auch psychosoziale Bedürfnisse wie Geborgenheit, Sicherheit, Status, Prestige, produktiv zu sein und gebraucht zu werden oder Gefühle auszudrücken, erkannt und entsprechend erfüllt werden, um desorientierten älteren Menschen das Gefühl von Wohlbefinden oder Geborgenheit zu geben.

Muster verwenden. Brigitte Scharb hat für ihr Modell der speziellen validierenden Pflege Muster für die Pflegedokumentation entwickelt. Sie dienen dazu, das Ausgangsverhalten und die Biographie eines desorientierten Menschen festzuhalten, das Stadium der Desorientiertheit mit Hilfe einer Checkliste zu bestimmen (s. **Abb. 7.1**) sowie einen Plan für die validierende Pflege aufzustellen und einen Bericht über ein validierendes Gespräch anzufertigen.

Validation nach Feil und spezielle validierende Pflege:

- Validation bezeichnet einen wertschätzenden Umgang mit desorientierten Menschen mit dem Ziel, über die Gefühlswelt der betroffenen Menschen einen Zugang zu ihrer Erlebniswelt zu erhalten.
- Biographiebezogene Validation nach Feil orientiert sich an vier Verwirrtheitsstadien, in denen jeweils unterschiedliche Validationstechniken zum Einsatz kommen.
- Basis der Einzel- und Gruppenvalidation ist das Wissen um die individuelle Biographie des Betroffenen, die in Form einer Anamnese erhoben wird.
- Validation in Gruppen unterstützt die Erinnerung der betroffenen Menschen an frühere soziale Kontakte und wird insbesondere in den Verwirrtheitsstadien zwei und drei angewendet.
- Die spezielle validierende Pflege nach Scharb basiert auf den Grundannahmen und Prinzipien der Validation nach Feil, orientiert sich am Pflegeprozess und stellt entsprechende Dokumentationsmöglichkeiten zur Verfügung.

7.4 Integrative Validation (IVA) nach Nicole Richard

Die ▸ *integrative Validation* ist wie die Validation nach Feil sowohl eine verbale als auch eine nonverbale Form der Kommunikation, die sich auf den Bereich der Beziehungsebene konzentriert.

Ansatz. Die Gefühle des älteren Menschen werden als „echt" angenommen. Dabei spielt es keine Rolle, ob sich die Gefühle auf seine objektive oder subjektive Realität beziehen. Im Gegensatz zur Validation nach Feil geht die IVA davon aus, dass Desorientiertheit und damit der Rückzug in vergangene Lebensabschnitte die Folge der Abnahme des Kurzzeitgedächtnisses und der damit verbundenen Verschlechterung der Orientierungsfähigkeit in der Gegenwart ist. Demzufolge hat die IVA nicht das Ziel, ungelöste Probleme zu bewältigen.

Im Vordergrund steht die Orientierung an den aktuellen Gefühlen der betroffenen Menschen. IVA wendet sich an alle Menschen, bei denen Desorientiertheit beobachtet werden kann. Im Gegensatz zur Validation nach Feil verzichtet die integrative Validation nach Richard auf die oben beschriebenen Fragetechniken. Extreme und Polarisationen werden nicht benannt. Das Gespräch bzw. der Kontakt mit einem verwirrten älteren Menschen wird nicht auf der inhaltlichen, sondern vielmehr auf der Gefühlsebene des betroffenen Menschen angebahnt. Die IVA vermeidet die Interpretation von verbalen und nonverbalen Äußerungen des dementen Menschen. Damit versteht sich die IVA als eine gefühlsorientierte Kommunikationsform und nicht als eine Therapieform.

7.4.1 Grundprinzipien

Beim Kontakt mit desorientierten Menschen konzentriert sich die IVA darauf, die Gefühle des Betroffenen wahrzunehmen, sie wertzuschätzen und als gültig stehen zu lassen.

Gefühle verstärken. Die geäußerten Gefühle sollten von den Anwendern verbal wiederholt werden. Nonverbal ausgedrückte Gefühle des Desorientierten sollten verbalisiert werden. Emotionen der Betroffenen können z. B. in Form von Sprichwörtern, Liedern oder Volksweisen, die dem Dementen bekannt sind, ausgedrückt werden. Der Betroffene bestimmt die Geschwindigkeit und die Richtung der Gesprächsinhalte. Er wird nicht gedrängt. Die Gefühle sollen „fließen", die dazugehörigen vergangenen Lebensereignisse werden in dieser Situation nicht erfragt, um Vertrauen zu schaffen. Die Anwender unterstützen den Betroffenen durch ihre Körperhaltung und Stimme. Konkret bedeutet dies, dass sich die Pflegenden auf den persönlichen Bewegungs- und Sprechrhythmus des Desorientierten einlassen. Dadurch entsteht eine vertrauensvolle Atmosphäre, die es dem älteren Menschen ermöglicht, sich zu öffnen und aus seiner Biographie zu erzählen. Durch das Spiegeln werden Äußerungen des Betroffenen verstärkt.

Biografische Daten sammeln. Ein weiteres Element der IVA stellt die Biografiearbeit dar. Dabei sind besonders die Daten von Interesse, die 60, 70 oder noch mehr Jahre zurückliegen. Dies können z. B. die Kosenamen der Großeltern oder Eltern, die Geschwisterkonstellation, der Tagesablauf, die Alltags- und Sonntagskleidung, die Schul- und Ausbildungszeit oder Anekdoten bzw. Familiengeschichten sein. Durch die Biographiearbeit erhalten Pflegende einen Zugang zu der früheren Erlebniswelt der heute dementen Menschen.

Die erhaltenen Informationen müssen in die Pflegedokumentation aufgenommen werden. Während eines validierenden Gesprächs können diese biographischen Episoden einfließen und erleichtern so dem Dementen seinen Erinnerungsprozess, das Gespräch bleibt leichter in Gang. Oft erhält man auf diese Weise weitere biographische Hinweise von dem Betroffenen selbst.

Zeitgeistwörter ermitteln. Im Rahmen der Biographiearbeit ist es von Bedeutung, welche Begriffe in der Kinder-, Jugend- und frühen Erwachsenenzeit „in" waren. Diese sogenannten „Zeitgeistwörter" geben Aufschluss darüber, welche Regeln und Normen bzw. Ideale in diesen Zeiten besondere Bedeutung hatten. Die dadurch erhaltenen Kenntnisse werden in den Gesprächen eingesetzt. Die Sprache der Pflegenden sollte durch kurze, klare, einfache und direkte Sätze gekennzeichnet sein, um dem dementen Menschen das Verständnis zu erleichtern.

Rituelle Abläufe beachten. Rituelle Abläufe werden beachtet und in den Tagesablauf integriert, um den dementen älteren Menschen Sicherheit zu vermitteln.

Im Team arbeiten. Die integrative Validation wendet Teamarbeit an, um die Kenntnisse, Erfahrungen und Beobachtungen aller Mitarbeiter für die betroffenen dementen Menschen zu nutzen. Nur so ist es möglich, die Biographie, Rituale und Bewegungsmuster der Desorientierten in Erfahrung zu bringen.

Bei der Anwendung der IVA werden zunächst die Gefühle, die hinter einem bestimmten Verhalten stecken, erspürt, akzeptiert und dann verbal bzw. nonverbal verstärkt, nicht aber interpretiert.

Die Methode der IVA kann in Verbindung mit einem Realitätsorientierungstraining, einem Gedächtnistraining oder ähnlichem in den ersten Stadien einer Demenzerkrankung angewendet werden.

7.4.2 Phasen eines validierenden Gesprächs

Ein validierendes Gespräch im Rahmen der IVA verläuft in vier Phasen:

Phase 1: Die Pflegenden müssen nach dem Gefühl (z. B. Wut, Schmerz, Trauer, Angst, Ohnmacht, Resignation, Pflichtgefühl, Sorgen) fragen, das hinter dem verwirrten Verhalten bzw. den verwirrten Äußerungsformen liegt.

Phase 2: Das hinter dem verwirrten Verhalten liegende Gefühl wird validiert. Dies bedeutet, das Gefühl zuzulassen, zu akzeptieren, anzunehmen und wertzuschätzen.

Phase 3: Die Gefühle des dementen Menschen werden von dem Pflegenden bestätigt.

Phase 4: Die verwirrten Gefühls- und Verhaltenäußerungen werden nicht korrigiert, abgeschwächt, weggenommen oder in die „Realität" zurückgeholt.

Die Wahrnehmung der Gefühle des Betroffenen und die Begleitung in seiner momentanen Befindlichkeit führt zu einem Vertrauensverhältnis zwischen dem Dementen und dem Pflegenden.

Prinzipien der validierenden Kommunikation

Für eine erfolgreiche validierende Kommunikation sind folgende Prinzipien zu beachten:

- Demente nicht in eine Realität zurückführen, die sie sich nicht mehr einprägen können.

- Demente nicht mit ihrem verwirrten Verhalten konfrontieren.
- Äußerungen Dementer nicht interpretieren oder bewerten.
- Gesprächsinhalte des Dementen nicht in den Vordergrund stellen.
- Gefühle Dementer begleiten und nicht abschwächen oder leugnen.
- Wünsche des Dementen akzeptieren und nicht darüber hinweg gehen.
- Biographische Daten im Gespräch einsetzen.
- Rituale Dementer beachten und in den Tagesablauf integrieren.

Feedback-Arbeit. Validierende Gespräche sollten im Pflegeteam nachbesprochen werden. In diesem Zusammenhang haben sich Feedback-Bögen bewährt, mit deren Hilfe förderliche und hemmende Faktoren des Gesprächs notiert werden können. Darüber hinaus kann auf dem Bogen festgehalten werden, was bei zukünftigen Gesprächen und Kontakten beachtet bzw. mit einbezogen werden soll. Regelmäßige Feedback-Arbeit ermöglicht es, die individuelle Entwicklung des Dementen und des Pflegenden besser zu beobachten und stellt eine Grundlage zur Dokumentation der IVA dar.

7.5 Mäeutisches Pflegekonzept nach Cora van der Kooij

Der Begriff Mäeutik stammt aus dem Griechischen und bedeutet ursprünglich „Hebammenkunst". Der griechische Philosoph Sokrates verwendete den Begriff im Sinne einer Gesprächstechnik, die dazu dient, Gefühle der Gesprächspartner zu entdecken.

Ansatz. In den 90iger Jahren wurde am niederländischen Institut für Mäeutische Entwicklung in der Pflegepraxis (Instituut voor Maieutische Ontwikkeling in de Zorgpraktij = IMOZ) das ▸ *Mäeutische Pflegekonzept* oder die ▸ *Erlebnisorientierte Pflege* entwickelt. Darunter wird die Methode des gefühlsmäßigen Wissens verstanden. Dies bedeutet, dass Pflegende sich ihres intuitiven Wissens und ihrer Erfahrungen bewusst werden. Das Konzept beinhaltet keine neuen Methoden, sondern unterstützt Pflegende bei der Kombination und Anwendung verschiedener Methoden und Herangehensweisen wie z. B. Realitätsorientierungstraining, Validation, basale Stimulation oder Aktivierung der Sinne.

Die Validation wird als Technik aufgefasst, um Gefühle der zu Pflegenden zu benennen, zu respektieren und zu bestätigen. Die Bedeutung der Biographiearbeit und der Empathie im Rahmen der Validation erfordert von den Pflegenden immer wieder neue Wege für die Begleitung desorientierter alter Menschen. Dabei stehen das Erleben der zu Pflegenden und das der Pflegenden in Wechselwirkung zueinander.

Erlebensphasen. Anders als bei Feil gibt es keine Einteilung der Desorientierung in vier Stadien, sondern eine Differenzierung in vier „Erlebensphasen":
Phase 1: Bedrohtes Ich,
Phase 2: Verwirrtes Ich,
Phase 3: Verborgenes Ich,
Phase 4: Versunkenes Ich.

Die Unterscheidung dieser vier Phasen ermöglicht es den Pflegenden, sich in den zu Pflegenden hineinzuversetzen. Dies erleichtert das Eingehen auf die Bedürfnisse Dementer nach Respekt, Nähe, Sicherheit und Akzeptanz.

7.5.1 Grundprinzipien

Erlebnisorientierte Pflege unterscheidet sich von der Validation nach Feil, indem sie nicht davon ausgeht, dass an Demenz Erkrankte immer all ihre Gefühle äußern. Emotionale Äußerungen können auch auf psychiatrische Krankheitsbilder zurückzuführen sein.

Gegenwart beachten. Ein weiterer Unterschied besteht darin, dass davon ausgegangen wird, dass nicht alle an Demenz Erkrankten Erlebnisse ihrer Vergangenheit verarbeiten, die sie bisher verdrängt haben. Vielmehr bedeutet Demenz und hohes Lebensalter Verlust und Trauer. Diese aktivieren wiederum frühere Verlust- und Trauererlebnisse und geben ihnen eine neue Bedeutung. Die Mäeutik bezeichnet dies als eine „unvollendete Vergangenheit". Das heißt, dass niemand alle Erlebnisse verarbeiten kann. Daher ist es wichtig, dem „Hier und Jetzt" mehr Beachtung zu schenken.

Emotionale Verbindung herstellen. Die erlebnisorientierte Pflege stellt den Kontakt zwischen Pflegenden und zu Pflegenden und dessen Wechselwirkungen in den Mittelpunkt. Im ersten Schritt der Annäherung stellt der Pflegende eine Verbindung auf der emotionalen Ebene her, indem er sich der eigenen Gefühle, die durch die Situation hervorgerufen werden, bewusst wird, und sich in die Erlebniswelt des dementen Menschen einfühlt.

Mäeutik hilft den Pflegenden, sich über ihre eigenen Gefühle Gedanken zu machen und sich über Wechselwirkungen zwischen Gefühlen im Privat- und Berufsleben bewusst zu werden.

Gefühle hinterfragen. Aufgabe der Pflegenden ist es dann zu hinterfragen, welche Gefühle hinter dem Verhalten des zu Pflegenden stecken. Erst wenn die Gefühle des Betroffenen erkannt sind, können diese von den Pflegenden validiert werden. Dabei können nicht nur alle Techniken der Validation, sondern auch die des ROT, der basalen Stimulation, der Sinnesaktivierung usw. genutzt werden. Validation ist demnach nur ein Element der erlebnisorientierten Pflege.

Intuitiv handeln. Wichtig bei der Umsetzung der verschiedenen Methoden ist die Frage, wie es sich für die Pflegenden anfühlt und ob der Betroffene positiv darauf reagiert. Nicht die Einhaltung der Regeln der verschiedenen Ansätze ist wichtig, sondern die Intuition der Pflegenden.

Erlebnisorientierte Pflege ist eine Verknüpfung zwischen Intuition und Denken, der Bereitschaft zu reflektieren und der Bereitschaft zu kommunizieren.

Für das mäeutische Pflegekonzept wurden Beobachtungsbögen, eine Vorgehensweise zur Biographieerstellung, Umgangsempfehlungen, eine Pflegeplanung und eine Bewohnerbesprechung entwickelt.

Integrative Validation und Mäeutisches Pflegekonzept:

- Die integrative Validation nach Nicole Richard versteht sich als gefühlsbetonte Kommunikationsform und stellt die Orientierung an der Gefühlswelt des desorientierten Menschen in den Mittelpunkt pflegerischen Handelns. Über Biographiearbeit und das Spiegeln von Gefühlen des Betroffenen werden Erinnerungsprozesse erleichtert.
- Das mäeutische Pflegekonzept – auch als erlebnisorientierte Pflege bezeichnet – versteht sich als umfassender Ansatz, bei dem verschiedene Techniken, z. B. der Validation, des Rot, der basalen Stimulation usw. zum Einsatz kommen. Ziel ist es, die hinter dem Verhalten eines desorientierten Menschen verborgenen Gefühle zu ermitteln, zuzulassen und wertzuschätzen. Dabei spielen sowohl die Gefühle des desorientierten Menschen als auch der Pflegeperson eine große Rolle.

Fazit: Validation bezeichnet einen wertschätzenden Umgang mit desorientierten Menschen mit dem Ziel, über die Gefühlswelt der Betroffenen einen Zugang zu ihrer Erlebniswelt zu erhalten. Sie wurde von der amerikanischen Sozialarbeiterin Naomi Feil entwickelt und orientiert sich an den Bedürfnissen der Betroffenen, indem sie versucht, die Gefühle, die hinter dem Verhalten bzw. den Äußerungen dementer alter Menschen stecken, zu erkennen, zu akzeptieren und ernst zu nehmen. Je nach Stadium der Verwirrtheit werden unterschiedliche verbale und nonverbale Validationstechniken angewendet. Verwirrtheit im hohen Lebensalter wird auf unbewältigte Konflikte zurück geführt. Brigitte Scharb entwickelte auf diesen Grundlagen die sogenannte Spezielle validierende Pflege, die sie um ein Dokumentationssystem erweitert hat.
Bei der integrierten Validation nach Nicole Richard steht demgegenüber nicht die Aufarbeitung unbewältigter Konflikte, sondern die gefühlsbetonte Kommunikation im Vordergrund. Wie bei allen anderen Validationsansätzen, hat die Biografiearbeit auch bei der speziellen Validation eine besondere Bedeutung. Die aus ihr gewonnen Erkenntnisse werden von den Pflegenden in das validierende Gespräch eingebracht, um ein Vertrauensverhältnis zu den zu Pflegenden aufzubauen.
Das mäeutische Pflegekonzept oder die erlebnisorientierte Pflege nutzt die Validation, um sich der Erlebniswelt dementer alter Menschen zu nähern. Validation wird nicht als die alleinige Methode für den Umgang mit verwirrten Menschen gesehen. Die Mäeutik setzt auf die Intuition der Pflegenden und ermöglicht den Einsatz verschiedener Konzepte, je nachdem, welches der Betroffene in seiner momentanen Situation benötigt.

Clees, J., J. Eierdanz: Bühne frei im Altenheim. Altenpflege 21 (1996) 709

Domdey, C.: Der dementiell erkrankte Mensch in der Familie – Anregungen zum verstehenden Umgang und Aspekte der Betreuung. KDA, Köln 1996

Feil, Naomi: Validation – Ein neuer Weg zum Verständnis alter Menschen, 3. Aufl. Altern und Kultur, Wien 1992

Feil, Naomi: Validation in Anwendung und Beispielen, 3. Aufl. Ernst Reinhardt Verlag, München 2001

Gehrs, M.: Zum Umgang mit desorientierten Patienten. Die Schwester/Der Pfleger 40 (2001) 722

Gutensohn, U. u. a.: Arbeitshilfen für den Umgang mit psychisch veränderten alten Menschen, 2. Aufl. Brigitte Kunz, Hagen 2000

Haag, Gunther, J.C. Brengelmann (Hrsg): Alte Menschen – Ansätze psychosozialer Hilfen. Gerhard Röttger Verlag, München 1991

Jonas, I.: Neue Wege bei der Betreuung von Verwirrten. Pro ALTER 1 (1995) 20

Köther, I., E. Gnamm (Hrsg.): Altenpflege in Ausbildung und Praxis, 4. Aufl. Thieme, Stuttgart 2000

Marciejewski, B. u. a.: Qualitätshandbuch Leben mit Demenz. KDA, Köln 2001

Müller, D.: Interventionen für verwirrte, ältere Menschen in Institutionen. KDA, Köln 1994

Müller, D.: Konzept zur Betreuung demenzkranker Menschen. KDA, Köln 1999

Richard, N.: Validation – Lichtungen im Nebel der Verwirrtheit finden. Altenpflege 19 (1994) 196

Richard, N.: Validierende Gespräche – Wege aus dem Nebel der Verwirrtheit. Altenpflege 19 (1994) 310

Richard, N.: Alter Wein in neuen Schläuchen – Ein neuer Validierender Integrativer Ansatz. Altenpflege 19 (1994) 433

Richard, N.: Annehmen und begleiten. Altenpflege 20 (1995) 244

Richard, N.: Ein wichtiges Instrument im Handwerkskoffer. Altenpflege 21 (1996) 713

Schaller, A.: Umgang mit chronisch verwirrten Menschen. Brigitte Kunz, Hagen 1999

Scharb, B.: Spezielle validierende Pflege. Springer Verlag, Wien 1999

Scharfenberg, T.: Milieutherapie gibt Schutz und Orientierung. Betreuungskonzept für Demenzkranke. Forum Sozialstation 10 (1997) 27

Schindler, U.: Pflege nach Intuition und Sachverstand – Das Altenzentrum St. Josef arbeitet mit dem mäeutischen Pflegekonzept. Heim und Pflege 8 (2000)

Seel, M.: Die Pflege des Menschen im Alter. Brigitte Kunz, Hagen 1997

Van der Kooij, C.: Validation in den Niederlanden, Theorieentwicklung auf der Basis von Praxiserfahrung. Altenpflege 18 (1993) 79

Van der Kooij, C.: Erlebnisorientierte Pflege von Alterverwirrten. Holländisches Institut entwickelt neues „mäeutisches“ Pflegekonzept. Pro ALTER 10 (1997) 29

Van der Kooij, C.: Der Lohn ist ein Lächeln – Mäeutik: Die Methode des gefühlsmäßigen Wissens. Heim und Pflege7 (2000)

8 Komplementäre Konzepte pflegerischen Handelns

Eva Eißing

Übersicht

Schlüsselbegriffe

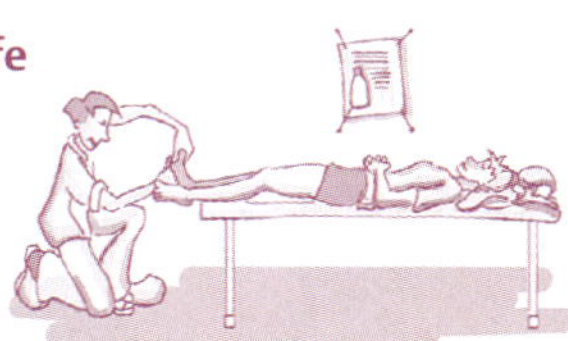

- *Duftstoffe*
- *Ätherische Öle*
- *Aromastoffe*
- *Aromatologie*
- *Druckpunktbehandlung*
- *Druckpunkte*
- *Reflexzonen*

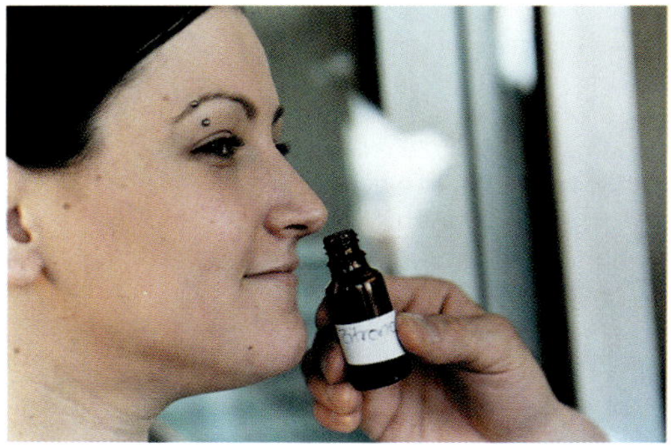

Einleitung

Der wachsende medizinische Fortschritt hat zu entscheidenden Veränderungen im Gesundheitswesen, in der Gesellschaft und im medizinischen sowie pflegerischen Alltag geführt. Spezielle Fachabteilungen, zügige Diagnostik, kurze und effiziente Therapiezeiten, Forderung nach Ökonomisierung und Wirtschaftlichkeit prägen die Strukturen des heutigen modernen Krankenhauses. Neben den verbesserten Heilungsaussichten vieler Erkrankungen ist eine rasante Zunahme chronischer Leiden und pflegeintensiver multimorbider Alterserkrankungen zu verzeichnen.

Die hochtechnisierte Apparatemedizin in der Diagnostik und Therapie verlangt von den Pflegenden häufig intensive Pflege- und Überwachungsaufgaben der körperlichen Funktionen; sie kann oftmals dem vermehrten Bedarf nach zwischenmenschlichem Kontakt und einfühlsamer Zuwendung nicht gerecht werden. Der Apparatemedizin gegenüber stehen präventive, rehabilitative und palliative Behandlungsmethoden einschließlich Beratung und Anleitung betroffener Menschen sowie deren Angehörigen.

Um den sich wandelnden Aufgaben in der Pflege gerecht zu werden, bedarf es neben fachlichen und methodischen (Handlungs-) Kompetenzen, insbesondere sozial-kommunikativer und personeller Kompetenzen. Komplementäre Pflegekonzepte leisten hierzu einen bedeutenden Beitrag. Ohne die traditionelle, auf Gesundwerden gerichtete, Pflege außer acht zu lassen, greifen sie sowohl ergänzend als

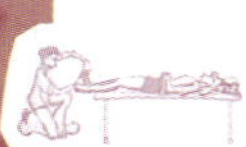

auch integrierend in den auf Partnerschaft ausgerichteten Pflege- und Beziehungsprozess ganzheitlich ein. Komplementäre Pflegekonzepte fördern die Kommunikation sowie die Wahrnehmung der Sinne und der körperlichen Funktionen beim pflegebedürftigen Menschen und pflegender Person gleichermaßen.

Pflegende haben sich mit der Integration komplementärer Pflegekonzepte in den Pflegealltag mittlerweile eine Basis geschaffen, auf der sie ihre beruflichen Kompetenzen in verschiedenen Ebenen zielbewusst, patientenorientiert, reflektierend und selbstbewusst einsetzen können.

Im Folgenden werden mit der Aromatherapie und der Reflexzonentherapie einige grundlegende und komplementäre Pflegekonzepte beschrieben, die sowohl in Krankenhäusern, Altenheimen sowie in der häuslichen Pflege bereits erfolgreich angewendet werden.

Aromatherapie

Zum ersten Mal taucht der Begriff „Aromatherapie" 1928 in einem Buch mit dem gleichnamigen Titel von René-Maurice Gattefossé auf. Der französische Chemiker und Ingenieur untersuchte die Inhaltsstoffe der Pflanzen im Hinblick auf ihren gesundheitlichen Nutzen und entwickelte therapeutische Anwendungsmöglichkeiten. Dr. Jean Valnet, ein französischer Armeechirurg, erweiterte seine Arbeit. Er verwendete z.B. im Zweiten Weltkrieg ätherische Öle als Antisepticum.

Bedingt durch den medizinischen Fortschritt war die Aromatherapie in den Hintergrund getreten und erlebt heute eine Art Renaissance. Vermutlich sind viele Menschen durch die zahlreichen Nebenwirkungen künstlicher Heilmittel der Schulmedizin verschreckt und die Suche nach alternativen Heilmethoden bekommt somit wieder eine größere Bedeutung.

Die Aromatherapie kann inzwischen als alternative Heilmethode auf gesicherte Forschungsergebnisse zurückgreifen. Wirkungen von Gerüchen sind wissenschaftlich belegt, sodass die Aromatherapie nicht mehr als esoterische Spinnerei abgewertet werden kann (Hammelmann, 1999).

8.1 Aromastoffe und deren Wirkungen

▸ *Aromastoffe* sind flüssige, flüchtige und lipophile Stoffgemische in unterschiedlichen chemischen Zusammensetzungen, auch ▸ *ätherische Öle* genannt. Die Aromastoffe werden aus verschiedenen Pflanzenteilen gewonnen, z.B. aus den Blüten, Blättern, Stängeln oder Samen. Aber auch Holz, Fruchtschalen oder Harze enthalten ätherische Öle (**Abb. 8.1**).

8.1.1 Herkunft und Gewinnung von Aromastoffen

In der Natur dienen Aromastoffe den Pflanzen zum Schutz vor Mikroorganismen und thermischen Einflüssen. Die duftenden Anteile des Öls locken Insekten zur Bestäubung an und vertreiben Schädlinge.

Chemische Bestandteile. Jedes einzelne Öl setzt sich aus einer Vielzahl von Inhaltsstoffen zusammen. Die wichtigsten chemischen Bestandteile sind:
- Terpene,
- Ester,
- Aldehyde,
- Phenole und
- Alkohole.

Erst das Zusammenspiel der einzelnen Inhaltsstoffe bestimmt über die Wirksamkeit und gesundheitsfördernden Eigenschaften.

Ölgewinnung

Ätherische Öle können durch verschiedene Verfahren gewonnen werden z.B. durch:
- Wasserdampfdestillation,
- Auspressen oder
- Extraktion.

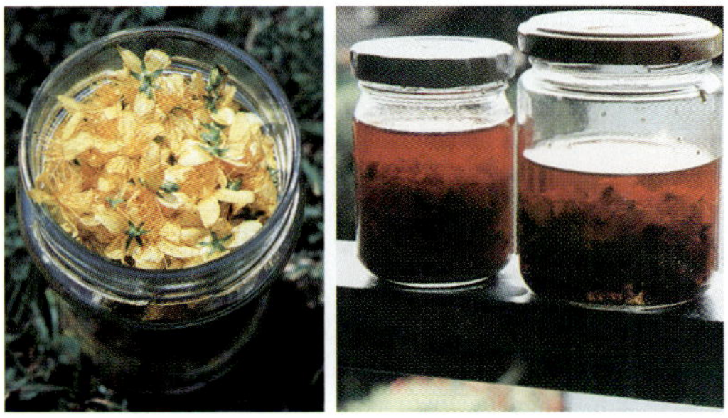

Abb. 8.1 Herstellung eines Aromaöls aus Johanniskraut

Bei der Extraktion werden die Pflanzenteile in spezielle Lösungsmittel eingelegt, die ihnen die Aromastoffe entziehen. Das Ergebnis sämtlicher Verfahren sind hochkonzentrierte Öle mit intensivem Geruch und auch Geschmack. Es sind bisher 150 ätherische Öle extrahiert worden.

Herkunft. Für die Ölgewinnung ist der Pflanzenteil und das Herkunftsgebiet von großer Bedeutung, denn klimatische Bedingungen beeinflussen die Qualität des ätherischen Öls. Zudem nehmen Öle Schadstoffe aus schadstoffbelasteten Pflanzen auf. Aus diesem Grund ist es wichtig, darauf zu achten, dass die Pflanzen nicht aus einer schadstoffbelasteten Region kommen. Prinzipiell setzen Schadstoffe sich in erster Linie in der Schale ab und verbinden sich dort mit den Essenzen.

Produktanforderungen

Ätherische Öle haben ein großes Wirkspektrum. Besondere Anforderungen werden an die Reinheit der verwendeten Produkte gestellt. Dadurch lassen sich die einzelnen Wirkungen den ätherischen Öle verbindlich zuordnen und benennen. Das Reinheitsgebot betrifft die ätherischen Öle sowie die Trägeröle, mit denen sie vermengt werden.

Reinheitsgebot

Für die Aromatherapie gelten bestimmte Anforderungen an die Reinheit. Aromaöle müssen 100% rein ätherische Öle sein. Sie dürfen weder aus naturidentischen noch synthetisch hergestellten Ölen bestehen. Bei den synthetischen Ölen ist die Allergiegefahr deutlich erhöht. Nach Möglichkeit dürfen nur Öle verwendet werden, deren Pflanzen rein und nicht durch Pflanzenschutzmittel verunreinigt worden sind. Am besten eignen sich Öle aus biologisch kontrolliertem Anbau.

Etiketten. Die Etiketten müssen Angaben enthalten über:

- Pflanzennamen,
- Pflanzenteil,
- Ursprungsland,
- Anbauart,
- Art der Gewinnung,
- Zusätze,
- Trägeröle,
- Chargen-Kontrollnummer und
- Haltbarkeitsdatum.

Der Pflanzenteil ist deshalb wichtig, weil die Zusammensetzungen der Duftstoffe unterschiedlich sind. Auch das Ursprungsland ist von besonderer Bedeutung. Es gibt wahrscheinlich Hunderte von Kamille- oder Eukalyptusarten über die ganze Welt verteilt. Durch die unterschiedlichen klimatischen und regional spezifischen Bedingungen variieren die Inhaltsstoffe und die chemische Zusammensetzung, wodurch die Wirkung verschieden ist.

Aufbewahrung

Ätherische Öle zersetzen sich unter Sonnenlichteinwirkung leicht. Sie sollten deshalb an einem kühlen und dunklem Ort aufbewahrt werden sowie in dunklen Flaschen abgefüllt sein. Sauerstoff verflüchtigt und verändert Duftöle. Daher muss der Behälter luftdicht verschlossen sein.

Monografien

Zur genauen Identifikation ätherischer Öle werden diese einzeln in Monografien dargestellt. Die Monografie gibt Auskunft über:

- botanischen Pflanzennamen,
- verwendeten Pflanzenteil,
- Inhaltsstoffe,
- Haupt- und Nebenwirkungen sowie
- Gegenanzeigen.

Bei häufigem Umgang mit ätherischen Ölen empfiehlt es sich, auf Literatur zurückzugreifen, in denen die Monographien der einzelnen Öle beschrieben sind.

8.1.2 Hauptwirkungen von Aromastoffen

Die Gerüche des täglichen Lebens beeinflussen die Empfindung der Menschen in vielerlei Hinsicht. Duftstoffe werden durch den Schleim der Riechschleimhaut gelöst und erregen die in ihr enthaltenen Sinneszellen. Diese leiten die Reize ins Gehirn direkt zum Riechkolben und von dort zum Thalamus, Hypothalamus und den Kerngebieten, unter anderem das Limbische System. Dort lösen Geruchswahrnehmungen außerordentlich komplexe Vorgänge im vegetativen, hormonellen und emotionalen Bereichen aus (Bd. 2, S. 4).

Dufterlebnisse beleben, entspannen oder belasten. Zudem hat uns die Natur den ▸ *Geruchsinn* als Warnorgan mitgegeben. Unangenehme Gerüche warnen vor schädlichen Einflüssen, angenehme und natürliche weisen auf heilsame Wirkung hin. Im menschlichen Umgang miteinander entscheiden nicht selten (Körper-) Gerüche über Sympathie und Antipathie. Die Sexuallockstoffe (Pheromone) beeinflussen z. B. das Sexualverhalten der Menschen und der Tiere. Sie werden über die Talg- und Schweißdrüsen, Urin und Vaginalsekret ausgeschieden.

Der Geruchsinn ist der höchstentwickelte menschliche Sinn und in der Lage, bis zu 10.000 verschiedene Stoffe und Stoffgemische in minimalen Spuren zu unterscheiden und im Gedächtnis zu speichern. Bis heute gibt es noch kein Messverfahren, das Geruchseindrücke in objektiv physikalische oder chemische Daten umsetzen kann.

Allgemeine Wirkungen. Allgemein besitzen ätherische Öle, neben speziell therapeutischen Wirkungen, die Fähigkeit, eine Atmosphäre der Entspannung und allgemeinen Wohlbefindens zu schaffen. Sie stimulieren die geistige Wahrnehmung. Das Abwehrsystem wird gestärkt und die Gesundheit gefördert. Da fast alle ▸ *Aromaöle* eine keimtötende Wirkung besitzen, kann dieser Effekt bei der Raumbeduftung und bei Hauterkrankungen genutzt werden.

Entspannende Wirkung. Zu den entspannend und beruhigend wirkenden Ölen gehören:
- Lavendelöl,
- Salbeiöl,
- Melisseöl und
- Zitronenöl.

Ätherische Öle mit entspannender Wirkung werden eingesetzt bei:
- Stress,
- Nervosität,
- Muskelverspannungen und
- Schlaflosigkeit.

Sekrolytische Wirkung. Bei Erkältungs- und Atemwegserkrankungen werden die Beschwerden häufig durch Inhalationen oder Einreibungen entsprechender Öle gelindert. Ätherische Öle mit auswurfförderndem Effekt dürfen allerdings nur in geringen Mengen verwendet werden, da bei zu hoher Dosierung der auswurffördernde Effekt stark verringert wird. Wegen ihrer sekretolytischen Wirkung auf die Atemwege eignen sich:
- Eukalyptusöl,
- Latschenkieferöl,
- Pfefferminzöl und
- Thymianöl.

Schmerzlindernde Wirkung. Einige Duftöle wirken schmerzlindernd. Bekannt hierfür sind:
- Nelkenöl,
- Mentholöl und
- Kamillenöl.

Stimmungsaufhellende Wirkung. Bei depressiven Verstimmungen finden Öle mit stimmungsausgleichender Wirkung Anwendung. Hierzu gehören:
- Orangenöl und
- Zitronenöl.

Mischen von Ölen. Ätherische Öle finden meist als reine Duftsubstanz Einsatz. Jedoch ist es auch möglich, Gemische zu verwenden. Beim Mischen von ätherischen Öle ist besonders auf die Verträglichkeit der verschiedenen Öle zu achten.

Nebenwirkungen

Ätherische Öle werden in einer sehr niedrigen Konzentration angewendet, deshalb sind toxische Reaktionen nicht zu erwarten. Sehr selten treten Nebenwirkungen z. B. aufgrund von Überdosierungen oder falscher Anwendung auf. Einige Menschen reagieren mit Haut- und Schleimhautreizungen.

Hautreizung. Zu den hautreizenden Ölen gehören:
- Oregano,
- Zimt,
- Nelkenblatt und
- Thymian.

Photosensibilisierung. Einige Öle können in Kombination mit Sonnen- oder UV-Licht eine photosensibilisierende Wirkung zur Folge haben. Die Haut reagiert in diesen Fällen mit Rötungen oder Bläschenbildung. Zu den photosensibilisierenden Ölen gehören:
- Bergamotte,
- Zitrone,
- Orange und
- Lavendel.

Abortgefahr. In der Schwangerschaft können einige Öle die Abortgefahr erhöhen. Nicht angewendet werden sollen:
- Pfefferminz,
- Ysop,

- Kampfer,
- Basilikum,
- Muskatellersalbei,
- Wacholder,
- Majoran und
- Salbei.

Krämpfe. Neurotoxische und krampfauslösende Reaktionen können ketonhaltige Öle auslösen, da diese die Blut-Hirn-Schranke überwinden. Vorsicht ist geboten bei:

- Kampfer,
- Salbei und
- Pfefferminz.

Entscheidend hierfür ist die Menge sowie die Art der Anwendung.

Leberschäden. Leberschädigungen können durch phenolhaltige Öle verursacht werden. Daran ist zu denken, wenn hohe Dosen über eine lange Zeit verwendet werden. Am größten ist die Gefahr bei der oralen Aufnahme. Hier ist eine andere Anwendungsart zu empfehlen. Zu den phenolhaltigen Ölen gehören z. B.:

- Oregano,
- Thymian und
- Nelkenblatt.

Atemstörungen. Auch Atemstörungen können in seltenen Fällen auftreten. Zu bedenken ist dies bei der Wahl der Anwendungsart. Inhalationen mit mentholhaltigen Ölen können bronchospastische Reaktionen auslösen. Inhalationen mit Aromaessenzen sind bei obstruktiven Lungenerkrankungen deshalb kontraindiziert. Als Alternative bieten sich Einreibungen an.

Allergien. Manche Menschen reagieren auf bestimmte Öle mit Kopfschmerzen oder mit einer Allergie. Prinzipiell kann jedes ätherische Öl Allergien auslösen. Dieser Aspekt muss bei der Wahl und dem Einsatz von ätherischen Ölen überprüft werden.

Psychische Nebenwirkungen. Nicht zu unterschätzen ist die psychische Nebenwirkung ätherischer Öle. Was bei den einen Menschen angenehme Gefühle auslöst, löst bei anderen Unwohlsein oder Ekel aus. Dies ist besonders bei der Raumbeduftung von Mehrbettzimmern zu beachten.

Aromastoffe und deren Wirkungen:

- Nach dem Reinheitsgebot müssen Aromaöle zu 100% rein ätherische Öle sein.
- Pflichtangaben auf Etiketten sind: Pflanzenname, Pflanzenteil, Ursprungslang, Anbauart, Art der Gewinnung, Zusätze, Trägeröle, Haltbarkeitsdatum und Chargennummer.
- Aromaöle werden an einem kühlen und dunklen Ort in dunklen luftdicht verschlossenen Gefäßen gelagert.
- Ätherische Öle wirken entspannend und lösen Wohlbefinden aus. Sie stimulieren die geistige Wahrnehmung, erhöhen die Immunabwehr und helfen, Erkrankungen zu bekämpfen.
- Ätherische Öle finden u. a. anderem Einsatz bei Erkrankungen der Atmwege, des Magen-Darm-Traktes, des Muskel- und Bewegungsapparates.
- Nebenwirkungen können auftreten in Form von: Haut- und Schleimhautreizungen, Photosensibilisierung, Schwangerschaftsbeschwerden (Abort), Krämpfen, Leberschädigungen, Kopfschmerzen und Allergien.

8.2 Anwendungsarten

Aromatische Öle werden über die Haut, die Lunge und den Magen-Darm-Trakt aufgenommen. Ihre Anwendung erfolgt somit:

- perkutan,
- inhalativ oder
- peroral.

8.2.1 Perkutane Anwendung

Perkutane Anwendungen sind:

- Einreibungen und Massagen,
- Bäder und Waschungen,
- Wickel und Auflagen.

Einreibungen und Massagen

Untersuchungen konnten nachweisen, dass ätherische Öle aufgrund ihrer hohen Diffusionsfähigkeit über die Haut aufgenommen werden und von dort in das umliegende Gewebe, in die benachbarten Organe und über die Blutkapillaren in den Blutkreislauf gelangen. Die Durchlässigkeit der Haut für Duftöle variiert an verschiedenen Körperstellen.

Gut durchlässige Körperstellen. Hierzu gehören:
- Stirn,
- Kopfhaut,
- Achsel,
- Handinnenseite,
- Fußsohle und
- Schleimhaut.

Weniger gut durchlässige Körperstellen. Dies sind:
- Gesäß,
- Bauch,
- Bein,
- Brust und
- Rücken.

Trägeröle
Zur äußeren Anwendung werden ätherische Öle in Salben oder in geeignete Trägeröle gemischt. Die Dosierung soll eine 2%ige Konzentration nicht übersteigen. Als Trägeröle eignen sich Pflanzenöle, da sie aufgrund ihrer ungesättigten Fettsäuren gute hautpflegende Eigenschaften besitzen. Dadurch dringen sie tief in die Haut ein, aktivieren die Hautfunktionen, unterstützen die Regeneration und hinterlassen keinen Fettfilm. Geeignete Pflanzenöle (Trägeröle) sind hierfür:
- Jojobaöl,
- Mandelöl,
- Traubenkernöl,
- Sonnenblumenöl oder
- Johanniskrautöl.

Oliven- und Weizenkeimöl haben ebenfalls hervorragende hautpflegende Eigenschaften. Diese werden allerdings wegen ihres starken Eigengeruchs nicht von allen Menschen toleriert.

Ätherische Öle verdampfen, sobald sie durch die Hauttemperatur erwärmt werden. Das bedeutet: Auf die Haut aufgetragene Aromastoffe entfalten ihre Wirkung nicht nur auf der Haut, sondern gleichzeitig auch durch Inhalation.

Bei einer Entspannungsmassage mit Aromaölen ist Folgendes zu beachten:
- Eine ungestörte, entspannte Atmosphäre im Raum hilft zu entspannen.
- Eine leise, beruhigende oder meditative Musik intensiviert die entspannende Wirkung.
- Die Hände des Massierenden und des Massierten sollen angenehm warm sein. Dadurch wird die Aufnahme der Aromaöle verstärkt.
- Bei der Auswahl des Duftöls ist besonders auf die Wirkung, die individuelle Geruchsprobe und Verträglichkeit und die Art der Anwendung zu achten.
- Der zu massierende Mensch nimmt eine bequeme Position im Sitzen oder Liegen ein.
- Der Massierende nimmt eine entspannte Haltung ein. Er soll sich dabei selbst wohl fühlen.
- Die Dauer der Aroma-Massage beträgt mindestens zwanzig Minuten. Die Massagezeit richtet sich unter anderem danach, welche Körperteile massiert werden.
- Die Massage selbst besteht aus großflächigen, kreisförmigen Streichbewegungen.
- Leichte Knetungen oder Rollungen von Muskelgruppen normalisieren den Muskeltonus und wirken entspannend.
- Nach der Massage empfiehlt sich eine Ruhepause von mindestens 30 Minuten.

Therapeutische Massage. Eine Entspannungsmassage oder Aromamassage ist nicht zu verwechseln mit einer therapeutischen Massage im Zusammenhang mit Erkrankungen des Bewegungsapparates. In diesen Fällen kann eine falsche Massagetechnik eine gegenteilige Wirkung erzielen und Verspannung und Schmerzen verstärken.

Therapeutische Massagen dürfen nur von fachlich ausgebildeten Personen durchgeführt werden. Bei auftretendem Unwohlsein oder Schmerzen soll die Massagetechnik verändert oder die Maßnahme abgebrochen werden.

Bäder und Waschungen
Durch den Zusatz von Aromastoffen in Bäder oder das Waschwasser wird die Wirkung des eingesetzten Aromaöls mit den hydro- und thermotherapeutischen Effekten kombiniert.

Emulgatoren. Ätherische Öle sind nicht wasserlöslich und müssen vorher mit einem Emulgator vermischt werden. Dazu eignen sich:
- Sahne,
- Vollmilch,
- Honig oder
- Lezithin.

Tenside. In Tensiden dagegen lösen sich die Duftöle. Dementsprechend können Duftöle unparfümierten Duschgels oder flüssigen Seifen zugemischt werden.

Vollbad oder Teilbad. Für ein Vollbad reichen 5 bis 12 Tropfen ätherisches Öl aus, für Teilbäder entsprechend weniger. Durch die Wärme des Wasser verdampfen die ätherischen Öle und werden eingeatmet. Dadurch wird die Wirkung intensiver. Bäder kommen je nach Indikation als Vollbad oder Teilbad zur Anwendung. Nach einem Vollbad soll eine Ruhezeit von mindestens einer halben Stunde, besser einer Stunde eingeplant werden.

Wickel und Auflagen

Bei Wickeln und Auflagen werden mehrere Wirkkomponenten miteinander verknüpft. Die verwendeten ätherischen Öle werden tropfenweise der Wickel- bzw. Auflagenlösung beigemengt. Auch eine Verbindung mit Quark oder Heilerde ist möglich. Es reichen ein bis zwei Tropfen pro Wickel oder Auflage (Bd. 3, S. 393).

Kalte Wickel/Auflagen. Als kalte Wickel und Auflagen wirken ätherische Öle:

- abschwellend,
- wärmeentziehend und
- erfrischend.

Kalte Wickel/Auflagen werden häufig bei akuten Beschwerden eingesetzt z. B. bei:

- Fieber,
- Prellungen und
- Schwellungen.

Warme Wickel/Auflagen. Warme Wickel und Auflagen werden bevorzugt bei chronischen Erkrankungen angewendet. Sie wirken:

- entspannend und
- entzündungshemmend.

8.2.2 Inhalative Anwendung

Inhalative Anwendungen erfolgen über:

- Inhalation und
- Raumbeduftung.

Inhalation

Bei der Inhalation werden die ätherischen Öle gezielt durch Verdampfung mittels Inhaliergeräten (**Abb. 8.2**) oder Verdunsten beim Kopfdampfbad eingeatmet. Auch hier gelangen die ätherischen Öle über die Alveolen in den Blutkreislauf.

Inhalationen werden bevorzugt bei Erkrankungen der Luftwege durchgeführt. Eine minimale Dosierung von ca. ein bis vier Tropfen Öl auf ein Liter heißem Wasser reichen aus.

Bei der Durchführung ist zu beachten, dass durch Verdampfungen Verbrennungen entstehen können. Wahrnehmungsbeeinträchtigte und desorientierte Menschen sowie Kinder dürfen während der Anwendung nicht alleine gelassen werden.

Raumbeduftung

Eine weitere Möglichkeit ist die Verdunstung von ätherischen Ölen im Raum mittels Duftlampen, Mikrozerstäuber oder Duftkissen und Duftschalen.

Duftlampe. Eine Duftlampe besteht aus einer Wasserschale und einer Heizquelle. Die Heizquelle ist oftmals ein Teelicht. Durch die Heizquelle erhitzt sich das Wasser und die in ihm enthaltenen ätherischen Öle verdampfen. In der Duftlampe reichen 5 – 10 Tropfen Duftöl aus, um den Raum zu beduften.

Mikrozerstäuber. Die elektrisch betriebenen Mikrozerstäuber pumpen die ätherischen Öle in einen Vernebler, der sie als kleinste Duftpartikel in den Raum schleudert. Die Dosierung richtet sich nach der Raumgröße.

Duftkissen und Schalen. Auch durch das Füllen eines Duftkissens aus Baumwolle oder das Aufstellen von Schalen mit Pflanzenteilen mit und ohne Wasser werden Duftstoffe in die Umgebung freigesetzt. Je nach Distanz zur eigenen Nase und dem verwende-

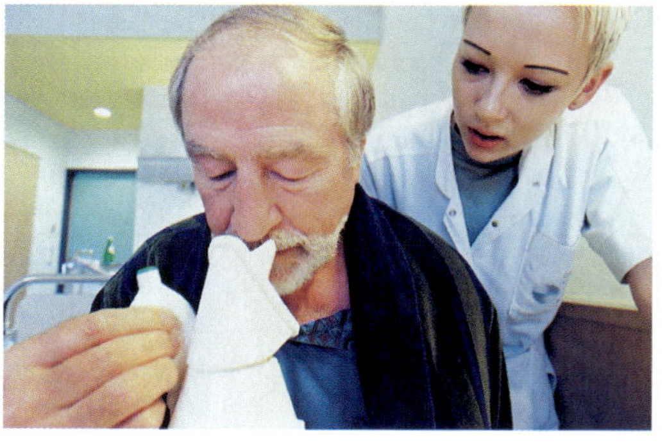

Abb. 8.2 Ätherische Öle in Wasser gelöst eignen sich zur Inhalation bei Atemwegsinfektionen

ten Behältnis entfaltet der diskret ausströmende Duft seine spezifische Wirkung. Bei Duftkissen besteht keine Verbrennungsgefahr. Deshalb sollen Duftkissen bei dementen Menschen und Kindern den Duftlampen vorgezogen werden. Auch auf Reisen sind Duftkissen häufig angenehme und nützliche Begleiter. Im Kleiderschrank platziert sorgen sie für einen guten Geruch oder halten Insekten fern. Der Zedernholzduft z. B. wehrt Motten ab.

8.2.3 Perorale Anwendung

Perorale Anwendungen sind:

- orale Aufnahme und
- Mundspülungen.

Orale Aufnahme

Ätherische Öle werden im gesamten Magen-Darm-Trakt einschließlich der Mundschleimhaut aufgenommen. Sie gelangen über den Pfortaderkreislauf in die Leber und unterliegen dort einem spezifischen Stoffwechsel.

Die Ölmoleküle werden mit körpereigenen Substanzen verknüpft. Das bedeutet, dass sich ihre speziellen Öleigenschaften und Wirkungen verändern oder verlieren. Sehr beliebt ist die orale Aufnahme von Pflanzenwirkstoffen in Teeform. Es gibt viele Rezepte und Variationsmöglichkeiten.

Die innere Anwendung ätherischer Öle ist nur bei ganz speziellen Beschwerden ratsam und sollte nicht ohne ärztliche Anordnung erfolgen.

Mundspülungen

Einige ätherische Öle eignen sich aufgrund ihrer keimtötenden Wirkung gut zur Desinfektion des Rachenraums. Eine desinfizierende Wirkung entfalten z. B.:

- Salbei,
- Anis und
- Pfefferminz.

Ein bis zwei Tropfen Öl auf ein Wasserglas reichen zur Mundspülung aus. Da sie über die Mundschleimhaut in den Blutkreislauf gelangen, ist auch hier auf die genaue Dosierung zu achten. Bei der Anwendung im Mundbereich sind außerdem die geschmacklichen Vorlieben zu berücksichtigen.

Anwendungsarten von Aromaölen:

- Aromatische Öle werden über die Haut, die Lunge und den Magen-Darm-Trakt aufgenommen. Ihre Anwendung erfolgt somit: Perkutan, inhalativ oder peroral.
- Perkutane Anwendungen sind: Einreibungen und Massagen, Bäder und Waschungen, Wickel und Auflagen.
- Inhalative Anwendungen sind: Raumbeduftung über Aromalampe, Vernebler, Verwendung von Duftkissen oder Schalen und Inhalation durch gezielte Verdampfung mittels Inhaliergeräten oder durch Verdunsten beim Kopfdampfbad.
- Perorale Anwendungen sind: Orale Aufnahme ätherischer Öle z. B. in Form von Tees und die orale Aufnahme über Mundspülungen.

8.3 Allgemeine Prinzipien der Anwendung

Aufgrund der Nebenwirkungen und Reaktionen soll die Aromatherapie immer individuell angewendet werden.

Mit dem zu behandelnden Menschen wird eine klare Absprache über die Auswahl des Öls und die Art der Anwendung getroffen. Um dem ganzheitlichen Ansatz in der Pflege gerecht zu werden, ist auch eine Absprache unter den verschiedenen mitbehandelnden Berufsgruppen (z. B. Physiotherapeuten und Arzt) zu empfehlen.

Im Einzelnen sind folgende Prinzipien zu beachten:

- Personen, die mit der Aromatherapie in der Praxis arbeiten, müssen über Grundkenntnisse verfügen.
- Ätherische Öle werden i. d. R. verdünnt angewendet.
- Ätherische Öle können je nach Dosierung und Art der Anwendung im Blut nachgewiesen werden. Deshalb sollen sie wie ein Medikament behandelt und genau dosiert werden.
- Der natürliche Anteil ätherischer Öle in der Pflanze liegt bei ca. 1 – 2 %. Durch die einzelnen Extraktionsverfahren entsteht ein reines Öl in 100 %iger Form. Es ist ratsam, das Öl in seiner natürlichen Konzentration zu verwenden.
- Die individuellen Reaktionen oder Vorlieben müssen bei der Dosierung berücksichtigt werden.

- Medizinische Indikationen erfordern eine individuelle Dosierung und setzen eine ärztliche Anordnung voraus. Kinder unter zehn Jahren erhalten grundsätzlich die halbe Dosierung.
- Vor der Anwendung wird eine Duftprobe des ätherischen Öls vorgenommen.
- Anwender müssen auf Qualitätsmerkmale des zu verwendenden ätherischen Öls achten (S. 180).
- Vor Gebrauch muss das Haltbarkeitsdatum überprüft werden. Bei Überschreitung kann die Essenz zerfallen und dabei toxische Substanzen bilden.
- Vor der Erstanwendung empfiehlt sich ein Allergietest: Ein Tropfen Öl wird auf die Ellenbeuge aufgetragen, markiert und 15 Min. abgewartet. Danach wird das Resultat beurteilt und dokumentiert.
- Bei Menschen mit einer Allergieneigung, muss die individuelle Toleranz vorsichtig ermittelt werden. Die Wartezeit erhöht sich in diesem Fall auf 24 Std. (in einzelnen Fällen noch länger), bevor die Beurteilung sicher erfolgen kann.
- Ätherische Öle sollen nur über einen begrenzten Zeitraum angewendet werden. Daueranwendungen können negative Auswirkungen haben.

Sicherheit. Bei Säuglingen und Kleinkindern dürfen nur Öle verwendet werden, die ausschließlich für Säuglinge und Kleinkinder geeignet sind. Ätherische Öle müssen deshalb außerhalb der Reichweite von Kindern aufbewahrt werden. Zur weiteren Sicherheit sind die Flaschen mit einem kindersicheren Verschluss auszustatten. Ätherische Öle dürfen niemals ins offene Feuer oder unverdünnt auf die Steine eines Saunaofens gegeben werden.

8.3.1 Anwendung in Gesundheitseinrichtungen

Die Anwendung von ätherischen Ölen zur Aromatisierung der Raumluft setzt das Einverständnis all derer voraus, die sich in dem Raum aufhalten. Deshalb gilt, dass bei der Anwendung in einem Mehrbettzimmer alle Beteiligten in die Auswahl des Duftes einbezogen werden und mitentscheiden.

Handschuhe. Beim Kontakt mit ätherischen Ölen soll die Pflegeperson Handschuhe tragen. Diese verhindern die Aufnahme des Öls über die Haut in den Organismus. Das ist besonders wichtig, wenn die Pflegeperson zu Allergien neigt. Handschuhe schützen auch davor, dass die nachfolgend zu betreuenden Menschen mit dem ätherischen Öl in Berührung kommen. Das ist besonders wichtig bei Pflegemaßnahmen, die Schleimhäute und Augen betreffen.

Allergiker, Asthmatiker, Schwangere, Epileptiker und Kinder müssen im Umgang mit Aromaölen besonders vorsichtig sein. Eine gewissenhafte Information über Wirkungen und Nebenwirkungen der Öle vor der Anwendung ist hier besonders wichtig. Während der Aromaanwendung ist auf körperliche und psychische Reaktionen zu achten. Diese werden gegebenenfalls dokumentiert.

8.4 Praktische Anwendungsbeispiele

Aromatherapie wird häufig in Kombination mit anderen physikalischen Anwendungen durchgeführt z. B. in Kombination mit:

- Thermoanwendungen,
- Hydrotherapie,
- Massagen,
- Wickel- und Auflagen und
- in Verbindung mit Peloiden (zur Unterstützung der Wirkung).

Basale Stimulation. Auch bei basaler Stimulation können ätherische Öle die Wahrnehmungsförderung wahrnehmungsgestörter Menschen unterstützen. Die Anwendungsmöglichkeiten sind vielfältig und in vielen Situationen des Pflegealltags integrierbar.

In der nachfolgenden **Tab. 8.1** sind die am häufigsten eingesetzten Duftöle einschließlich ihrer Wirkungen, Anwendungsgebiete und Gegenanzeigen aufgeführt. Die Wirkungen und Anwendungen beziehen sich auf den äußeren Bereich. Die orale Aufnahme, deren Wirkung und Anwendung ist hier nicht aufgeführt.

8.5 Bedeutung für die Pflege

Seit den 80er Jahren breitet sich das Wissen über die Aromatherapie im deutschsprachigen Raum aus. Für den Beruf „AromatherapeutIn" ist keine Heilerlaubnis erforderlich. Daher dürfen Pflegende als „AromatherapeutInnen" in Kliniken arbeiten und können eigene Praxen eröffnen. Nur in Frankreich gibt es hier eine Ausnahmeregelung, die Pflegenden untersagt, als Aromatherapeuten tätig zu sein.

Tab. 8.1 Wirkung ätherischer Öle bei der äußeren Anwendung, Anwendungsmöglichkeiten und Gegenanzeigen

Wirkung	*Anwendungsart und Indikation*	*Gegenanzeigen/Nebenwirkungen*
Eukalyptus (Eucalyptus radiata)		
• abhustenfördernd • kühlend und fiebersenkend • durchblutungsfördernd	• Inhalation, Raumbeduftung und Einreibungen bei Erkältungskrankheiten der Atemwege • Wadenwickel und Waschungen bei Fieber • Teil und Vollbäder, Massagen und lokale Einreibungen bei Müdigkeit und Mattigkeit	• zu hohe Dosierungen sind giftig • bei Unwohlsein und Übelkeit muss Behandlung abgebrochen werden • vereinzelt treten allergische Reaktionen auf
Kamille (Matricaria recutita)		
• hautzellenregenerierend • desinfizierend • entzündungshemmend • krampflösend	• lokale Auflagen, Waschungen, Teil- und Vollbäder bei Hauterkrankungen, schlecht heilenden Wunden (z. B. Ulcus cruris), Sonnenbrand, Juckreiz, Allergien und Hautreizungen • Inhalation bei Nasennebenhöhlenentzündung und Erkältungskrankheiten der oberen Luftwege • warme Bauchwickel bei krampfartigen Menstruationsbeschwerden und Magen-Darm-Krämpfen	• nicht bekannt
Melisse (Mellissa officinalis)		
• beruhigend • angstlösend • antiviral • entzündungshemmend	• lokale Einreibung an der Schläfe bei Kopfschmerzen • Massagen, Bäder und Raumbeduftung bei Schlafstörungen, nervösen Magen-Darm-Beschwerden • lokale Einreibung bei Herpes labialis	• nicht bekannt
Orange (Citrus sinensis)		
• beruhigend • stimmungshebend • erfrischend	• Massagen, Bäder und Raumbeduftung bei Depressionen • Wadenwickel bei Fieber (gut anzuwenden bei Kindern, da Duft angenehm ist)	• Allergiegefahr (vor Anwendung testen) • photosensibler Effekt möglich (gleichzeitige Sonneneinwirkung meiden)
Pfefferminz (Mentha piperita)		
• entspannend • konzentrationsfördernd • gedächtnisfördernd • kühlend • erfrischend • schmerzstillend • krampflösend (besonders im Magen-Darm-Bereich)	• Raumbeduftung und Waschungen bei Konzentrationsstörungen, Müdigkeit und geistiger Erschöpfung • Wadenwickel bei Fieber • lokale Anwendung, Raumbeduftung und Bad bei Hitzegefühlen und hohen Temperaturen im Sommer • Mundspülungen bei Mundgeruch • lokale Einreibungen (z. B. Schläfen) und Auflagen bei Verspannungen, Muskelschmerzen, Rheuma und Kopfschmerzen • feucht-warme Bauchwickel oder Auflagen bei Verdauungsbeschwerden und Magen-Darm-Krämpfen	• es kann ein starkes Kältegefühl auftreten (Vorsicht bei Waschungen und Bädern) • keine Anwendung bei Säuglingen und Kleinkindern (es können Hautreizungen auftreten)
Lavendel (Lavendula angustifolia)		
• antiseptisch • hautzellenregenerierend • krampflösend • schmerzstillend • beruhigend	• lokale Auflagen und Einreibungen bei Sonnenbrand, Verbrennungen, Insektenstichen und Hautproblemen (z. B. Akne) • Massagen und Bäder bei Muskelschmerzen, Verspannungen, Kopfschmerzen und Migräne • Entspannungsmassage und Raumbeduftung bei Nervosität, Unruhe, Stress und Schlafstörungen	• photosensibler Effekt möglich (gleichzeitige Sonneneinwirkung meiden)

Fortsetzung ▶

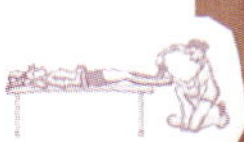

Tab. 8.1 (Fortsetzung)

Wirkung	*Anwendungsart und Indikation*	*Gegenanzeigen/Nebenwirkungen*
Rosmarin (Rosmarinus officinalis)		
▪ anregend für Herz und Nebennieren und dadurch Förderung der Adrenalinausschüttung mit Blutdrucksteigerung ▪ durchblutungsfördernd ▪ entspannend ▪ konzentrationsfördernd ▪ gedächtnisfördernd ▪ antriebssteigernd	▪ Bäder und Teilbäder bei Hypotonie, Ermüdung, Erschöpfung (besonders morgens als Muntermacher) ▪ Einreibung von Muskeln und Gelenken betroffener Körperregionen oder Wickel bei Rheuma, Muskel- und Gelenkschmerzen ▪ Raumbeduftung, Bäder und Teilmassagen bei Antriebslosigkeit und Erschöpfung	▪ keine Anwendung während der Schwangerschaft und bei Erkrankungen wie Epilepsie und Hypertonie ▪ keine Anwendung bei Säuglingen und Kleinkindern ▪ keine Anwendung bei Menschen mit empfindlicher Haut
Salbei (Salvia officinalis)		
▪ durchblutungsfördernd ▪ desinfizierend ▪ reinigend ▪ desodorierend	▪ Bäder, lokale Auflagen oder Einreibungen bei Hauterkrankungen wie Ekzeme, Akne, Entzündungen, Verbrennungen, Sonnenbrand und Schweißbildung mit Körpergeruch ▪ Mundspülungen bei Entzündungen im Mund- Rachenraum (z. B. Aphthen, Angina) sowie Mundgeruch	▪ nicht länger als 3 Wochen anwenden ▪ zu hohe Dosierungen sind giftig ▪ keine Anwendung während der Schwangerschaft, Stillzeit und bei Epilepsie
Teebaum (Melaleuca alterniflora)		
▪ antibakteriell ▪ antimykotisch ▪ antiviral	▪ lokale Einreibungen und Auflagen bei Infektionen der Haut durch Bakterien, Pilze und Viren, Akne, Wunden, Sonnenbrand, juckende Hautbeschwerden sowie Herpes labialis ▪ Mundspülung bei Entzündungen der Mundschleimhaut ▪ Vaginalspülung bei Scheidenpilzbefall	▪ nicht bekannt
Zitrone (Citrus limon)		
▪ stimmungsaufhellend ▪ beruhigend ▪ erfrischend ▪ desinfizierend	▪ Raumbeduftung und Massage bei Depressionen ▪ Raumbeduftung zur Desinfektion und zur Steigerung des Wohlbefindens durch erfrischenden Duft ▪ Wadenwickel und Waschung bei Fieber (gut anzuwenden bei Kindern, da Duft angenehm ist)	▪ Allergiegefahr (vor Anwendung testen) ▪ photosensibler Effekt möglich (gleichzeitige Sonneneinwirkung meiden)

Der Umgang mit ätherischen Ölen setzt umfangreiche Kenntnisse über Wirkungen, Nebenwirkungen, Anwendungsmöglichkeiten und Kontraindikationen voraus. Für die Ableitung der Heilwirkung ist ferner das Wissen über die Hauptbestandteile und chemischen Eigenschaften der ätherischen Öle notwendig. Dazu bedarf es einer weiteren Professionalisierung. Krankenpflegende haben keine Heilerlaubnis im Sinne der Gesetzgebung, allerdings besteht auch kein Verbot.

Die Aromatherapie kann in vielen Bereichen der aktivierenden Pflege Anwendung finden. Sie verfolgt den ganzheitlichen Ansatz und ist häufig der reinen Symptombeseitigung überlegen. Ätherische Öle sind für viele Alltagsbeschwerden schnell und einfach einsetzbar und helfen, die vielen Schmerz- und Beruhigungsmedikamente zu reduzieren. Sie motivieren zu mehr Eigenverantwortlichkeit und fördern die Selbstpflege und Gesundheitsvorsorge. Das trifft gleichermaßen auf Pflegende und pflegebedürftige Menschen zu. Pflegenden ist zu empfehlen, die Wirkungen ätherischer Öle erst bei sich selbst auszuprobieren. Die eigenen Erfahrungen und unterschiedlichen Wahrnehmungen helfen, verschiedene Reaktionen bei anderen Menschen einzuordnen und zu verstehen.

In der Kranken-, Kinderkranken- und Altenpflege bedarf es einer Absprache zwischen dem ärztlichen und pflegerischen Personal im Hinblick auf die Anwendung ätherischer Öle. Physiotherapeutische Maßnahmen wie z. B. Inhalationen oder Wickel und Auflagen müssen ärztlich angeordnet werden.

In vielen Kliniken werden Pflegemaßnahmen über Pflegestandards vereinheitlicht. Die Verwendung von ätherischen Ölen für die Durchführung von Pflegemaßnahmen wird dadurch in den Entscheidungsbereich der Pflegenden gelegt. Allerdings befinden sich Pflegende an dieser Stelle in einer unklaren „Grauzone" zwischen dem eigenverantwortlichem und dem ärztlichen Bereich, denn „es gibt keinen arztfreien Raum" in den Kliniken. Diese Diskrepanz ist bis heute gesetzlich nicht geregelt.

8.5.1 Anforderungen an Pflegende

Die Pflegenden selber können sich durch den Besuch seriöser und professioneller Fortbildungen oder spezieller Schulen weiterqualifizieren. Schulungs- und Ausbildungsmöglichkeiten gibt es mit unterschiedlicher Qualität. Im deutschsprachigen Raum sind gegen Ende der achtziger Jahre zwei Vereine gegründet worden mit dem Ziel der Förderung, des Schutzes und der Verbreitung der Aromatherapie und Aromapflege. Der Verein „VEROMA" hat seinen Sitz in der Schweiz, „Forum Essenzia e.V." in Deutschland.

8.6 Besonderheiten bei Kindern

Uta Follmann

In der Kinderkrankenpflege findet die Aromatherapie nur bedingt Einsatz. Je kleiner das Kind, desto vorsichtiger muss mit der Aromatherapie umgegangen werden. Je größer das Kind, desto eher kann das eine oder andere ätherische Öl eingesetzt werden. Da Kinder schon auf kleinste Mengen reagieren, muss hier auf eine genaue Dosierung geachtet werden (**Tab. 8.2**).

Säuglinge reagieren besonders empfindlich auf ätherische Öle. Bei Säuglingen werden ätherische Öle nur minimal dosiert eingesetzt.

Prinzipien der Anwendung:

- Der Einsatz von ätherischen Ölen in Gesundheitseinrichtungen bedarf einer klaren Absprache mit dem pflegebedürftigen Menschen und den betreuenden Berufsgruppen.
- Pflegenden ist es erlaubt, Aromatherapie zu betreiben. Im Klinikbereich muss eine Absprache mit dem behandelnden Arzt erfolgen.
- Der Umgang mit ätherischen Ölen setzt umfangreiche Kenntnisse über Wirkungen, Nebenwirkungen, Anwendungsmöglichkeiten und Kontraindikationen voraus.
- Bei Kindern muss besonders genau auf eine genaue Dosierung geachtet werden.

Reflexzonentherapie

Eva Eißing

Ein Reflex ist die unwillkürliche Antwort eines Organs, eines Muskels oder einer Drüse, die durch einen Reiz ausgelöst wird. Dabei handelt es sich um die Übertragung eines Signals, das von einer bestimmten Körperstelle ausgeht, über Nervenbahnen weitergeleitet wird und an einer anderen Stelle eine Reaktion auslöst.

Tab. 8.2 Dosierung bei Kindern (aus: Winter u. Kraus, 1994)

Anwendung	*Säuglinge*	*Kleinkinder*	*Schulkinder*
Einreibung/Massage	1 Tropfen auf 10 ml Trägeröl	2 Tropfen auf 10 ml Trägeröl	3 Tropfen auf 10 ml Trägeröl
Bäder	2 Tropfen auf eine Babybadewanne	4 Tropfen auf eine kleine Badewanne	6 Tropfen auf eine Badewanne
Inhalation	1 Tropfen auf eine Schüssel mit heißem Wasser	2 Tropfen auf eine Schüssel mit heißem Wasser	3 Tropfen auf eine Schüssel mit heißem Wasser
Duftlampe	1 Tropfen auf eine gefüllte Schale mit Wasser	2 Tropfen auf eine gefüllte Schale mit Wasser	3 Tropfen auf eine gefüllte Schale mit Wasser

Der Begriff „Reflex" im Zusammenhang mit der Reflexzonentherapie hat mit dem Nervensystem keine direkte Beziehung. Er ist in diesem Zusammenhang z.B. nicht mit dem Kniesehnenreflex vergleichbar, bei dem ein Klopfen auf die Kniesehne die Kontraktion des vierköpfigen Oberschenkelmuskels bewirkt. Obwohl es bereits möglich geworden ist, durch Messungen des Hautwiderstandes ▸ *Reflexzonen* aufzuzeigen, gibt es bis heute keinen wissenschaftlichen Beweis ihrer Existenz. Das mag daran liegen, dass Energiefelder und deren Bahnen nur im lebenden Körper existent sind; sie sind logischerweise durch Untersuchungen am toten Körper nicht auffindbar.

Die Reflexzonentherapie ist eine spezielle ▸ *Druckpunktbehandlung* des menschlichen Körpers. Hierbei werden durch Massage oder gezieltes Berühren eines Punktes auf der Haut bzw. einer genau umschriebenen Zone Reaktionen in entsprechenden Organen oder Organsystemen ausgelöst.

Weitere Therapieformen. Neben der Hand- und Fußreflexzonenbehandlung gibt es noch ältere und weitaus bekanntere Therapieformen. Zu ihnen gehören die Akupunktur und die Akupressur (Shiatsu). Da es bisher keine eindeutigen wissenschaftlichen Beweise für die tatsächliche Wirkungskraft der Reflexzonentherapien gibt, erkennt die Schulmedizin diese (noch) nicht an.

8.7 Entwicklung der Reflexzonentherapie („Zone-Therapy")

Begründer der Zonentherapie ist der amerikanische HNO-Arzt Dr. William Fitzgerald (1872–1942), der sich hierbei auf Kenntnisse der nordamerikanischen Indianer über die ▸ *Druckpunkte* am Fuß und deren reflektorischen Zusammenhänge im Organismus stützte. Er überprüfte und systematisierte diese und gab der Behandlungsmethode den Namen „Zone Therapy". Zusammen mit Dr. Edwin Bowers publizierte er 1917 die Erkenntnisse über die „Zone-Therapy" in einem Buch mit dem gleichnamigen Titel. Sein Wissen wurde von da an in speziellen Kursangeboten innerhalb von Mediziner- und Therapeutenkreisen verbreitet.

8.7.1 Entwicklung der Fußreflexzonentherapie

Die amerikanische Masseurin *Eunice Ingham* entwickelte die Reflexzonentherapie weiter. Ihr Therapieprogramm entsprach den Richtlinien von Fitzgerald. Allerdings konzentrierte sich ihr Anwendungsbereich hauptsächlich auf die Füße. Im Rahmen ihrer intensiven Arbeit modifizierte sie die Techniken und entwickelt eine eigene Behandlungsart: die „Ingham-Methode der Druckmassage". Ingham hat ihre Erfahrungen unter anderem in dem Buch „Geschichten, die die Füße erzählen können" beschrieben und 1938 veröffentlicht.

In Deutschland hat sich die Krankenschwester und Masseurin Hanne Marquardt intensiv und kritisch mit dieser Behandlungsform auseinander gesetzt. Während sie versuchte, die Wirksamkeit der Reflexzonentherapie zu widerlegen, entdeckte sie, dass sich durch die Behandlungsart an den Füßen spezifische Fernwirkungen im ganzen Organismus auslösen lassen. Sie ergänzte daraufhin ihre therapeutische Tätigkeit um diese Behandlungsmethode und entschloss sich gegen Ende der sechziger Jahre, die Fußreflexzonentherapie zu professionalisieren. Seit dieser Zeit verbreitet sie ihr Wissen in entsprechender Fachliteratur und über Kursangebote.

8.7.2 Entwicklung der Körperzonen

Fitzgerald ging davon aus, dass zwischen den beiden Polen Kopf und Füßen jeweils zehn voneinander getrennte Energieströme fließen, davon fünf auf jeder Körperseite (**Abb. 8.3**). Die Längsströme, die zu den Fingern und Füßen ziehen, bilden jeweils fünf Zonen.

Jede Zone durchläuft verschiedene Organe und Gewebestrukturen. Entsprechend ihrer Reizleitung ist es auch aus der Ferne möglich, auf sie einzuwirken. Die Handinnenflächen und Fußsohlen beinhalten besonders viele Reflexzonen. Diese stehen in einer direkten Beziehung zu anderen Körperteilen und Organsystemen. Durch präzise Stimulans definierter Körperzonen können Stoffwechselvorgänge sowie nervale und hormonelle Organfunktionen angeregt oder gehemmt werden.

8.8 Reflexzonentherapie am Fuß

Die zehn Körperzonen verlaufen vertikal vom Kopf bis zu den Finger- und Zehenspitzen (**Abb. 8.3**). Sie teilen den Körper in senkrecht gleichmäßig angeordnete Felder.

Horizontalzonen. Neben diesen zehn Längszonen hat Hanne Marquardt im Laufe ihrer therapeutischen Tätigkeit diesem Raster drei Horizontalzonen hinzugefügt. Diese befinden sich im Bereich von besonderen anatomischen Körperregionen: Oberer Schultergürtelbereich, unterer Rippenrand und Beckenbodenbereich (**Abb. 8.3**).

Hauptgruppen. Aufgrund der Horizontalebenen lassen sich alle Organe drei Hauptgruppen zuordnen:

1. Kopf- und Halsorgane oberhalb des Schultergürtels,
2. Brustraum- und Oberbauchorgane,
3. Bauch- und Beckenorgane.

Projektion. Das so entstehende Horizontal-Vertikal-Raster wird in einer verkleinerten Perspektive auf die

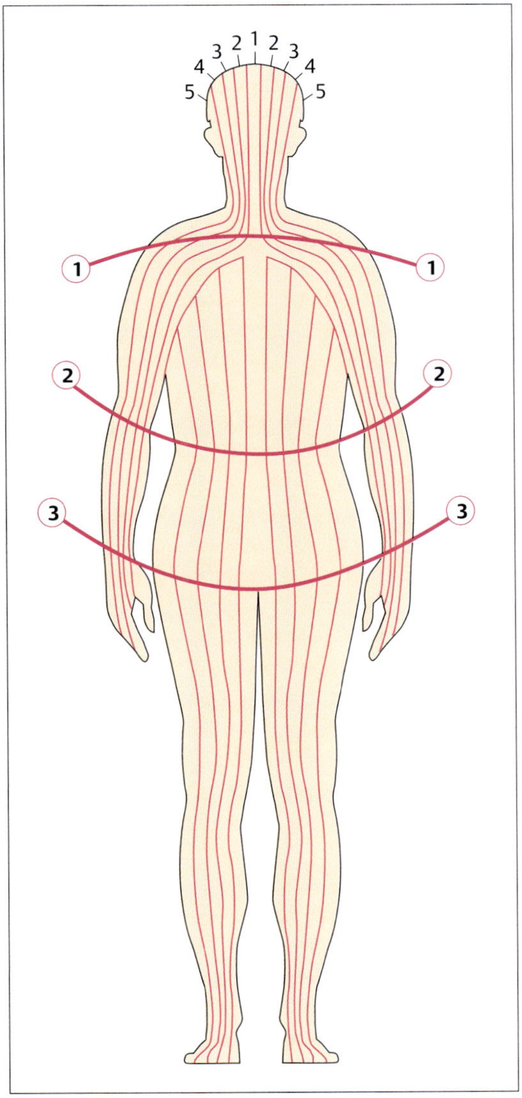

Abb. 8.3 Die Körperzonen zeigen zehn getrennte Energieströme zwischen den beiden Polen Kopf und Fuß. Neben den Längszonen sind drei Horizontalebenen eingefügt (nach Fitzgerald/Marquardt)

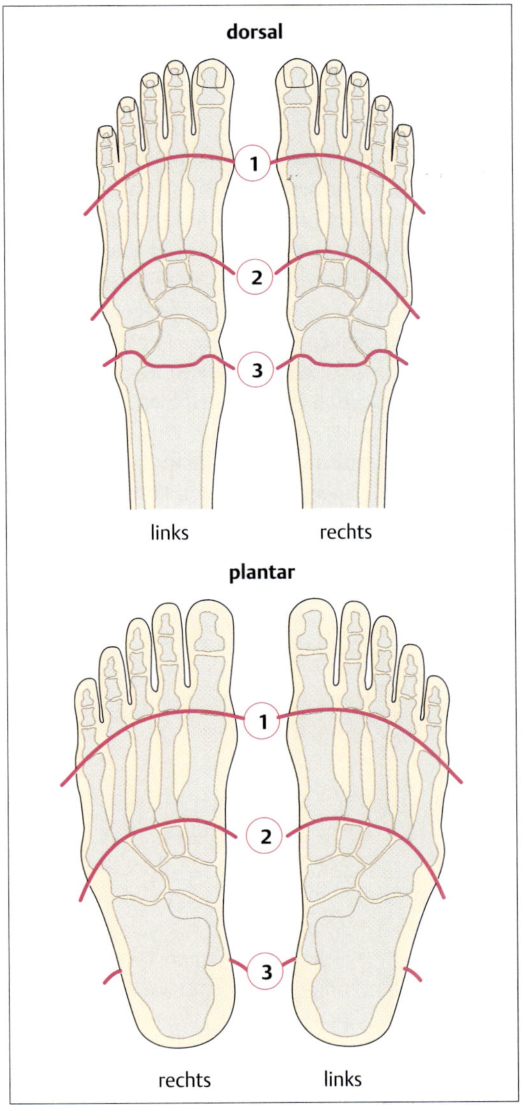

Abb. 8.4 Die Darstellung zeigt den Verlauf der drei Horizontalebenen am Fuß (nach Marquardt)

Füße projiziert (**Abb. 8.4**). Die Organe des Körpers befinden sich entsprechend der Reflexzonen da am Fuß, wo im Körper die gleiche Körperzone durch das Organ führt. Um die Organe in ihren Reflexzonen am Fuß grob zu finden, eignet sich das Phänomen der „Formenähnlichkeit". Die Betrachtung eines aufrecht gestellten Fußes entspricht dem Bild eines sitzenden Menschen (**Abb. 8.5**).

Diese Darstellung stellt lediglich eine grobe Übersicht dar. Für therapeutische Zwecke sind differenziertere Illustrationen erforderlich, die der entsprechenden Fachliteratur zu entnehmen sind.

Zuordnung. Grundsätzlich sind die Organe der rechten Körperhälfte im rechten Fuß zu finden, die Organe der linken Körperhälfte im linken Fuß. Einseitig angelegte Organe sind entsprechend ihrer Lage im Körper auf dem jeweiligen Fuß der Körperhälfte präsentiert. Die in der Körpermitte gelegenen Organe finden sich an den Fußinnenseiten beider Füße wieder. Die Vorderseite des Körpers ist dem Fußrücken zugeordnet, der Rücken den Fußsohlen.

Reflexzonen-Kreuzung. Hanne Marquardt und ihre Kursteilnehmer haben beobachten können, dass bei manchen Menschen die Reflexzonen gekreuzt sind. Das bedeutet, die Organe der rechten Körperhälfte sind auf dem linken Fuß präsentiert, die linksliegenden Organe auf dem rechten Fuß. Bis heute konnte dieses Phänomen noch in kein Schema oder eine Regel eingeordnet werden. Es beinhaltet lediglich die Konsequenz, vor Beginn einer Behandlung die Zonenzugehörigkeit zu überprüfen. Dies geschieht, indem bei der nächsten Sitzung die Reaktion des Behandelten erfragt wird.

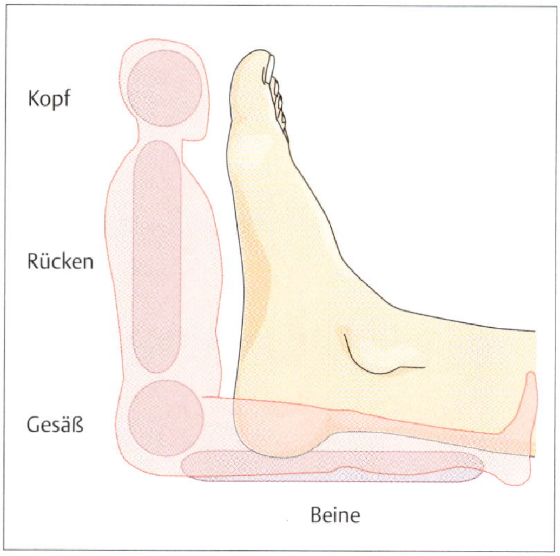

Abb. 8.5 Die Darstellung des Fußes zeigt, dass eine Ähnlichkeit zwischen dem sitzenden Menschen und der Form des Fußes besteht (nach Marquardt)

8.8.1 Indikationen und Kontraindikationen

Die Fußreflexzonenmassage gilt als eine sehr effiziente Therapieform bei der Behandlung unterschiedlicher Erkrankungen. Anwendung findet sie als Einzeltherapie sowie zur Ergänzung anderer Therapieformen. Das Wohlbefinden und die Selbstheilungskräfte des Erkrankten werden dadurch gestützt. Die Massage kann in jedem Lebensalter durchgeführt werden.

Die Füße haben die Aufgabe, den Menschen in aufrechter Position zu tragen. Dabei wird der Untergrund abgetastet und reflektorisch in zugehörige Körpergebiete geleitet. Eine natürliche Reflexzonenmassage ist demnach Barfußgehen. Durch die Entwicklung der Schuhe wurde diese natürliche Massage verdrängt.

Allgemein kann mit der Reflexzonentherapie in einem umschriebenen Bereich Folgendes erzielt werden:

- Tonuserhöhung (Aktivierung oder Tonisierung) oder
- Tonusabsenkung (Sedierung oder Beruhigung).

Da es für diese Behandlungsform bestimmte Anwendungseinschränkungen und Kontraindikationen gibt, wird vor dem Behandlungsbeginn eine ausführliche Anamnese erhoben. Zusätzlich muss individuell abgeklärt werden, ob es aus medizinischer Sicht Einwände gegenüber einer Fußreflexzonenmassage gibt.

Indikationen

Die Fußreflexzonenmassage wird den alternativen Heilmethoden zugeordnet. Bei einer Anwendung im Krankenhaus ist die Fußreflexzonenmassage als Ergänzung zur traditionellen, medizinischen Therapie zu verstehen. Indikationen für die Fußreflexzonenmassage sind:

- Beschwerden im Bereich des Muskel- und Bewegungsapparates (z.B. Muskelverspannungen, Spastik),
- Verdauungsprobleme (z.B. Obstipation, Meteorismus, Gastritis),

- Erkrankungen der Atemwege (z.B. Bronchitis mit starker Verschleimung),
- Menstruationsstörungen,
- Kopfschmerzen verschiedener Art und Genese,
- psychische Anspannung,
- Schlaflosigkeit und
- depressive Verstimmungen.

Sterbende. Bei sterbenden Menschen, die unruhig, ängstlich und verspannt sind, können sedierende Streichbewegungen Linderung bieten und dadurch den betroffenen Menschen in seinem Ablösungsprozess unterstützen. Durch das zwischenmenschliche Berühren der Füße wird eine ganz besondere körperliche Nähe geschaffen, die das Gefühl des „Nicht-Allein-Seins" verringert oder aufhebt.

Kontraindikationen

Kontraindikationen für die Fußreflexzonentherapie sind folgende Erkrankungen:

- akute Entzündungen im Venen- und/oder Lymphsystem (Gefahr der Ausbreitung des Entzündungsherds zu (lebensbedrohlicher) Sepsis, Erhöhung der Emboliegefahr),
- fieberhafte Erkrankungen (Abklärung mit behandelndem Arzt erforderlich),
- Aneurysmen (Ausweitungen arterieller Blutgefäße) und Gangränbildung an den unteren Extremitäten (Abklärung mit behandelndem Arzt erforderlich),
- Hirntumore (Steigerung der Hirndurchblutung mit Wachstumsbeschleunigung als möglicher Folge),
- Erkrankungen, die das Immunsystem in hohem Maß beanspruchen oder herabsetzen (Reflexzonentherapie kann nicht wirken, Abwarten bis Akutphase abgeklungen), gilt insbesondere bei:
  - Bluterkrankungen,
  - Autoimmunerkrankungen,
  - Erkrankungen des rheumatischen Formenkreises,
  - nach Organtransplantationen sowie
  - bei aidserkrankten Menschen.

Besondere Situationen

Psychische Erkrankungen. Bei Psychosen und endogenen Depressionen ist hinsichtlich der Wahrnehmungs- und Befindungsstörungen mit unerwarteten Reaktionen zu rechnen. Zudem können Psychopharmaka gewünschte Reaktionen einer Reflexzonentherapie blockieren. Nach Absprache mit dem Arzt eignet sich die Fußreflexzonenmassage in diesen Fällen dennoch gut als Zusatztherapie zur Linderung von Begleiterscheinungen, wie z.B. Obstipation und Kreislaufbeschwerden.

Veränderungen am Fuß. Bei einer vermehrten Hornhautbildung oder Warzen ist für die Fußreflexzonenmassage primär die Lokalisation entscheidend und nicht die Veränderung selbst. Möglicherweise gibt diese Veränderung Auskunft über Störungen in der jeweiligen Zone oder Art des getragenen Schuhwerks. Ekzemausbreitung oder Pilzbefall im Fußbereich stellen keine absolute Kontraindikation dar. Soweit es hygienisch vertretbar ist wird vom gesunden zum kranken Gewebe gearbeitet, wobei der betroffene Bereich ausgespart bleibt. Bei schmerzhaften Fußerkrankungen sollte auf eine Druckpunktmassage verzichtet werden bis die Schmerzen deutlich nachgelassen haben, bzw. die Ursache behoben ist.

Schwangerschaft. Bei einer Schwangerschaft ist wegen des Einflusses auf die Wehentätigkeit eine Reflexzonentherapie nur mit Vorsicht durchzuführen.

Abneigung. Eine allgemeine Kontraindikation zur Anwendung einer Reflexzonentherapie besteht, wenn der zu Behandelnde sich unsicher fühlt oder Bedenken hat. Auch Angst oder Ekel vor bestimmten Erkrankungen verhindern eine erfolgreiche Reflexzonenmassage, weil sich der Therapeut in diesen Fällen nicht ausreichend auf den kranken Menschen einlassen kann.

Reflexzonentherapie:

- Die Reflexzonentherapie teilt den Körper in ein Vertikal-Horizontal-Raster: Zehn Körperzonen verlaufen vertikal vom Kopf bis zu den Finger- und Zehenspitzen, eine Horizontalzone verläuft im oberen Schultergürtelbereich, eine am unteren Rippenrand und eine im Beckenbodenbereich.
- Das Raster wird verkleinert auf den Fuß projiziert. Die Organe des Körpers befinden sich am Fuß entsprechend der Reflexzonen da, wo im Körper die gleiche Körperzone durch das Organ führt.
- Die Fußreflexzonentherapie gehört zu den alternativen Heilmethoden und wird als Ergänzung zu schulmedizinischen Methoden eingesetzt. An-

wendung findet sie bei der Behandlung unterschiedlicher Erkrankungen. Sie unterstützt Wohlbefinden und Selbstheilungskräfte.
- Eine ausführliche Anamnese ermöglicht abzuwägen, ob eine Fußreflexzonentherapie sinnvoll ist. Insbesondere ist auf den Ausschluss von Kontraindikationen zu achten.

8.9 Allgemeine Prinzipien der Anwendung

Die Behandlungsmethode betrachtet den menschlichen Organismus als komplexe Einheit aus Körper, Geist und Seele und berücksichtigt ferner die individuelle Sozialisation des Menschen, den Lebenswandel sowie Umwelteinflüsse.

Die Erhebung einer ausführlichen Anamnese ist vor der Durchführung einer Fußreflexzonenbehandlung erforderlich. Hierbei werden die Indikationen und Kontraindikationen abgeklärt. Besteht bereits eine Anamnese, muss vor jeder weiteren Behandlung die Wirksamkeit der letzten Reflexzonentherapie sowie die aktuelle Befindlichkeit erfragt werden. Da die Reflexzonentherapie Reaktionen im Bereich des vegetativen Nervensystems, z. B. Hautrötungen, Übelkeit sowie Puls- und Blutdruckveränderungen auslösen kann, dürfen nur speziell geschulte Kräfte die Reflexzonentherapie anwenden.

Vorbereitung, Durchführung, spezielle Druck- und Massagetechniken, Nachsorge und mögliche Reaktionen werden im Folgenden besprochen.

8.9.1 Vorbereitung

Behandlungsraum

Der Behandlungsraum soll:
- warm,
- hell und
- gut belüftet sein.

Der Raum soll ausreichend Platz für eine gut gepolsterte Massageliege und einen Hocker aufweisen. Zudem soll für eine ruhige Atmosphäre gesorgt werden. Störfaktoren können folgendermaßen ausgeschaltet werden:
- Falls kein spezieller Behandlungsraum vorhanden ist, kann alternativ dazu der Untersuchungsraum mit einer Liege genutzt werden.
- Falls die Behandlung in einem Mehrbettzimmer stattfindet, verhindert ein Schild an der Tür mit der Aufschrift „Bitte nicht stören", dass andere Menschen eintreten.
- Bei bettlägerigen Menschen ist darauf zu achten, dass sie für die Dauer der Behandlung vor Blicken der Bettnachbarn und einer störenden Geräuschkulisse so weit wie möglich geschützt werden.

Zu behandelnder Mensch

Lagerung. Der zu behandelnde Mensch liegt in einer leichten Oberkörperhochlagerung auf der Massageliege und wird gegebenenfalls durch Kissen, Knie- oder Nackenrolle unterstützt. Die Liegeposition eines kranken Menschen richtet sich nach seiner Erkrankung und Befindlichkeit. Die massierende Person stimmt ihre Sitzposition darauf ab.

Kleidung. Durch Öffnen einengender Kleidung, z. B. Gürtelschnalle oder Krawatte, kann sich der Körper besser entspannen und der Atem ungehinderter fließen. Dadurch erhöht sich die Schmerztoleranzgrenze, die für die Druckpunktbehandlung von Bedeutung sein kann (S. 195). Eine Wolldecke schützt vor Wärmeverlust und vermittelt zudem eine kuschelige, emotionale Wärme.

Verwenden von Ölen. Die Verwendung von Massageölen vor der Massage ist abzulehnen, da dadurch die Spürfähigkeit der Therapeutenhände deutlich vermindert wird. Zum Abschluss der Behandlung jedoch unterstützen Salben oder Öle mit ätherischen Zusätzen die manuell verbesserte Hautdurchblutung.

Therapeut

Sitzhaltung. Der Therapeut nimmt eine bequeme Sitzhaltung ein, so dass er die Füße des zu behandelnden Menschen von allen Seiten möglichst bequem und mühelos in einem Abstand von zirka dreißig bis fünfzig Zentimetern erreichen kann.

Abstand. Der räumliche Abstand gibt den notwendigen Freiraum für die Behandlung und schafft symbolisch betrachtet Abgrenzung. Durch die leichte Oberkörperhochlagerung des zu behandelnden Menschen kann er die Mimik beobachten, Reaktionen ablesen und seine Vorgehensweise darauf abstimmen.

Kräfte- und Energiehaushalt. Platz und Umgebung des Therapeuten unterstützen die Durchführung der Massage. Da es durch eine Reflexzonenbehandlung zu einem wechselseitigen Energieaustausch kommt, sind eine ruhige und frei fließende Atmung sowie ein ausgewogener Umgang mit dem eigenen Kräfte- und Energiehaushalt des Therapeuten von Bedeutung.

8.9.2 Durchführung

Bevor der Therapeut mit dem eigentlichen Grundgriff der Fußreflexzonenmassage beginnt, inspiziert er den Fuß. Im Verlauf der Therapie kommen verschiedene Grifftechniken zur Anwendung. Der Verlauf und die Dauer einer Anwendung sind individuell verschieden.

Inspektion des Fußes

Die erste Fußreflexzonenmassage beginnt mit einer Inspektion des Fußes. Beurteilt wird:

- Stellung und Form der Zehen,
- Längs- und Quergewölbe des Fußes,
- Hauttemperatur,
- Gewebetonus sowie
- Haut- und Nagelzustand.

Damit es zu keinem falschen Ergebnis kommt, müssen beide Füße gleichzeitig überprüft werden.

Grifftechniken

Die Massage der Reflexzonen erfolgt durch gezielte Griff- und Bewegungstechniken. Der Ablauf ist strukturiert und erfordert neben speziellen Grundkenntnissen Einfühlungsvermögen und manuelle Geschicklichkeit.

Phasen. Jeder Griff gliedert sich zwei Phasen:

- *aktive Phase:* Daumen/Finger tastet in einer kurvig angesetzten Bewegung in die Gewebetiefe des Fußes vor und nimmt dabei an Kraft und Intensität zu.
- *passive Phase:* führt auf dem gleichen Weg zur Hautoberfläche zurück.

Schmerzgrenze. Es wird grundsätzlich bis zu einer gut erträglichen Schmerzgrenze gearbeitet, da erst durch die Schmerzüberwindung der Fehltonus des Gewebes normalisiert wird (Marquardt, 1992). In extremen Fällen können selbst leichte Berührungen einer Reflexzone starke Schmerzreize auslösen. Die Intensität der Massage richtet sich nach der individuellen Schmerzverträglichkeit. Das Bewegungsmuster wird in millimeterweiten Abständen wiederholt. Die Dauer eines Griffes kann unterschiedlich lange sein. Sie reicht von sekunden- bis minutenlanger Druckeinwirkung. Je nach Bedarf werden angewendet:

- Grundgriffe und
- Ausgleichsgriffe.

Grundgriffe

Zu den Grundgriffen zählen:

- Grundgriff zur Einleitung,
- Sedierungs-Griff (Verweil-Griff) und
- Streichen.

Grundgriff zur Einleitung. Beide Hände des Therapeuten umfassen zunächst locker einen Fuß, wobei eine Hand stützt, die andere Hand arbeitet. Bei der therapierenden Hand bieten die Finger Widerstand für den Daumen und umgekehrt.

Sedierungs-Griff. Er besteht aus einem kräftigen, zirka ein bis zwei Minuten dauernden verweilenden Daumen- oder Fingerdruck im schmerzhaften Fußgewebe. Er wird angewendet zur Therapie von akuten Krankheitszuständen (z. B. Koliken, Zahnschmerzen oder Lumbago). In vielen Fällen löst sich dadurch die akute Schmerzspitze und verschafft Linderung.

Streichen. Ein überlappendes Streichen mit der ganzen Hand oder den Fingerkuppen wirkt beruhigend und eignet sich gut zur „Eröffnung" und zum „Beenden" einer Massage, kann aber auch zwischendurch zur Entspannung beitragen.

> Die Tonusregulierung im Fußgewebe ist entscheidend für die Dauer und Intensität der Therapiegriffe sowie deren Wiederholungen.

Ausgleichsgriffe

Ausgleichsgriffe werden bei Verspannung oder vegetativen Reaktionen während einer Behandlung eingesetzt. Sie bewirken eine rasche Stabilisierung und können – wie auch das o. g. „Streichen" – zum „Eröffnen" oder „Beenden" einer Reflexzonentherapie eingesetzt werden. Bei den Ausgleichsgriffen steht die allgemein entspannende, beruhigende und stabilisierende Wirkung im Vordergrund. Sie können deshalb auch unabhängig von einer Reflexzonentherapie z. B. bei der Ganzkörperpflege oder vor einer Mobilisation durchgeführt werden. Zu den Ausgleichsgriffen zählen:

- Fersen-Dehn-Griff,
- „Energiekäppchen",
- Atemausgleichsgriff,
- Handflächen-Fußsohlen-Griff und
- Yin-Yang-Griff.

Fersen-Dehn-Griff. Durch den Fersen-Dehn-Griff wird Entspannung ausgelöst und die Atmung reguliert (**Abb. 8.6**). Beide Handteller werden unter beide Fersen gelegt. Während der betroffene Mensch einatmet, zieht der Therapeut leicht die Fersen zu sich. Der Dehnungsreiz pflanzt sich durch den Körper entlang der Wirbelsäule bis in den Kopf fort und wird sofort spürbar. Die Ausatmung geschieht ohne Dehnung. Bei beschleunigter Atmung kann die Dehnung über zwei bis drei Atemzüge ausgeweitet werden. Der Therapeut selbst achtet darauf, dass er seinen persönlichen Atemrhythmus beibehält, um die eigenen Kräfte zu erhalten, aber auch Irritationen des betroffenen Menschen zu vermeiden.

„Energiekäppchen". Die Füße des zu behandelnden Menschen sind außenrotiert. Beide Handtellerzentren werden in konkaver Form auf die beiden Großzehengrundgelenke gelegt. Diese Form der Berührung löst meist Wohlbefinden und innere Ruhe aus.

Atemausgleichsgriff. Der Atemausgleichsgriff wirkt ausgleichend und beruhigend auf die Atmung. Beidhändig werden die außenrotierten Füße an der medialen Seite umfasst. Die Daumen sind dabei angewinkelt und befinden sich an den Fußsohlen in der Mitte des proximalen Quergewölbes. Die Füße werden während der Einatmung in Dorsalflexion gebeugt. Sie gleiten während der Ausatmung wieder in die Ausgangsstellung zurück (**Abb. 8.7**). Der Therapeut bewegt dabei seinen Oberkörper durch Vor- und Rückwärtsschwingen. Auf diese Art wird das Gewicht des Rumpfes kräftesparend auf die Arme und Hände und dadurch auf die Fußbewegungen des zu behandelnden Menschen übertragen. Auch der Atemausgleichsgriff kann wie beim Fersen-Dehn-Griff bei beschleunigter Atmung über mehrere Atemzüge ausgedehnt werden.

Handflächen-Fußsohlen-Griff. Beide Handflächen des Therapeuten bewegen sich auf die Fußsohlen des zu behandelnden Menschen zu und werden möglichst großflächig und ohne Druck berührt (**Abb. 8.8**). Sind die Handflächen im Verhältnis zur Fußsohle zu klein, sollten die kältesten Stellen der Füße bevorzugt werden. Die Dauer ist individuell verschieden und richtet sich nach dem Zustand des zu behandelnden Menschen. Entscheidend bei dieser Maßnahme sind der Energieaustausch sowie das Spüren von Fläche unter den Füßen.
In der Pflege eignet sich der Griff sehr gut bei bettlägerigen Menschen. Durch lange Liegezeiten verlieren viele Menschen im wahrsten Sinne des Wortes ihren „Boden unter den Füßen" und damit ihre Standfes-

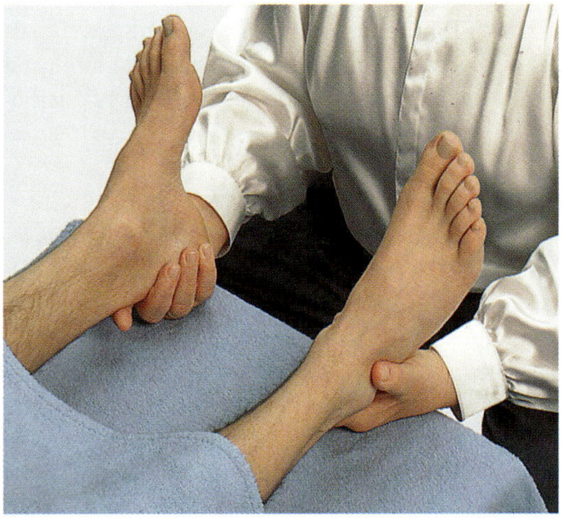

Abb. 8.6 Durch den Fersen-Dehn-Griff wird Entspannung ausgelöst und die Atmung reguliert

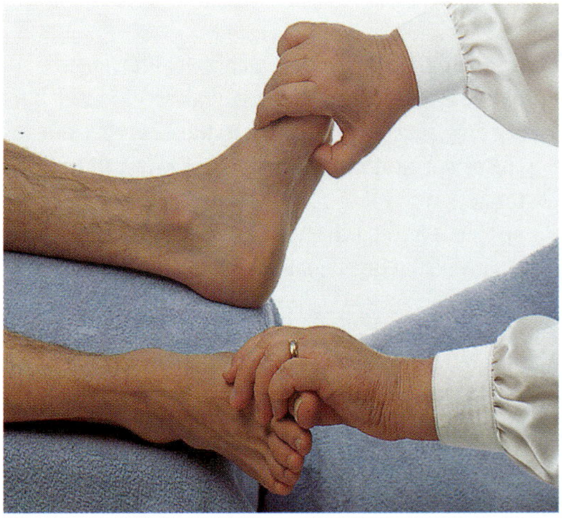

Abb. 8.7 Der Atemausgleichsgriff wirkt ausgleichend und beruhigend auf die Atmung

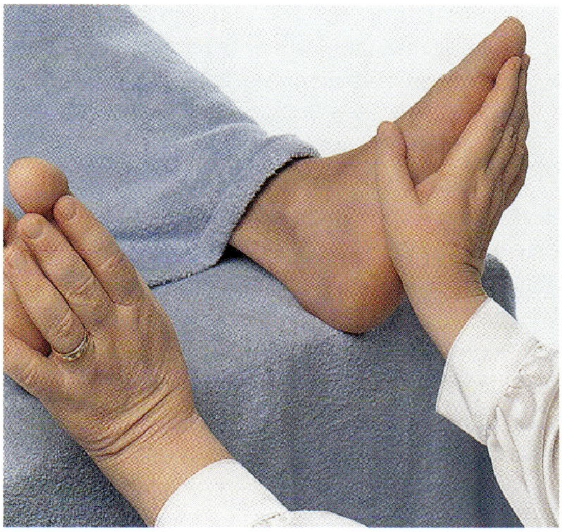

Abb. 8.8 Der Handflächen-Fußsohlen-Griff dient dem Energieaustausch sowie dem Spüren von Fläche unter den Füßen

tigkeit. Mit den Handflächen wird „Boden unter den Füßen" simuliert und die Wahrnehmung verbessert. Dieser Griff eignet sich demnach besonders gut als Vorbereitung für die Mobilisation und das erste Aufstehen. Nicht nur der bettlägerige Mensch gewinnt an Selbstvertrauen und fühlt sich sicherer, auch die Pflegeperson profitiert von seiner Mithilfe.

Yin-Yang-Griff. Der Yin-Yang-Griff hat sich besonders bewährt bei vegetativ instabilen Menschen.

„Yin" und „Yang" sind Begriffe aus der chinesischen Philosophie. Es handelt um das Zusammenwirken von zwei sich ergänzenden und sich gegenseitig bedingenden Polaritäten. „Yin" bedeutet das Weibliche, die Erde, die Empfangende„„Yang" hingegen das Männliche, der Himmel, der Zeugende. „Yin" und „Yang" durchströmen in Form verschieden gepolter Energie den Organismus in einer bestimmten Fließrichtung.

Beim Yin-Yang-Griff werden Streichungen in entsprechender Fließrichtung durchgeführt. Dabei arbeiten beide Hände gleichzeitig. Die eine Hand streicht ruhig und großflächig von der Unterschenkelaußenseite entlang dem Schienbeinrand über den Fußrücken bis über die Zehen hinaus unter Aussparung der Großzehe. Zeitgleich streicht die andere Hand von der Fußsohle in Höhe des proximalen Quergewölbes an der Innenseite von Fuß und Unter-

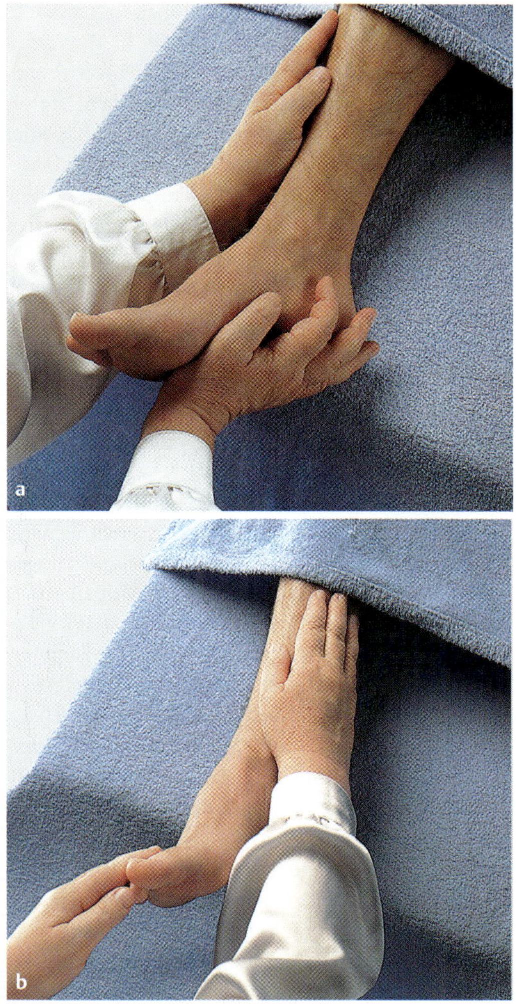

Abb. 8.9 Yin-Yang-Streichungen stabilisieren das vegetative System
a Beginn der Streichung
b Ende der Yin-Yang-Streichung

schenkel in gegengesetzter Richtung. Die nächsten Streichungen wiederholen sich in gleicher Form mehrmals an beiden Füßen und Unterschenkeln (**Abb. 8.9**).

Ablauf einer Fußreflexzonentherapie

Vor der ersten Fußreflexzonenmassage „ertastet" sich der Therapeut eine Übersicht über abnorme Zonen. Er erhebt auf diese Art und Weise einen sogenannten Erstbefund. Die eigentliche therapeutische Behandlung folgt in den folgenden Sitzungen. I. d. R.

dauert eine erste Fußreflexzonenmassage zirka 45 bis 60 Minuten, Folgemassagen 20 bis 30 Minuten.

Die Frequentierung und Anzahl der Folgebehandlungen ist individuell sehr unterschiedlich; sie erfolgt i.d.R. ca. ein- bis dreimal wöchentlich bei einer Gesamtzahl von sechs bis zwölf Sitzungen.

Abschnittsweise werden beide Füße mit dem Grundgriff behandelt. Der Wechsel erfolgt systematisch nach Zonengruppen vom Kopfbereich in Richtung Gesäß. Die exakte Auffindbarkeit der Zonen und Druckpunkte ist aus verschiedenen Tafeln ersichtlich, die der Fachliteratur zu entnehmen sind. Nach Bedarf des zu behandelnden Menschen folgen dann die übrigen Griffe.

8.9.3 Nachbereitung

Nach einer Reflexzonentherapie benötigt der behandelte Mensch ca. 20 bis 30 Minuten Ruhe. Er wird aufgefordert, darauf zu achten, ob er Veränderungen verspürt und ob besondere Reaktionen des Körpers auftreten. Diese soll er notieren und zur nächsten Behandlung mitbringen. Die schriftliche Fixierung fördert die Eigenverantwortlichkeit und das Interesse an der eigenen Gesundheit sowie das Mitwirken am Gesundungsprozess. Der Therapeut dokumentiert Rückmeldungen, Reaktionen, aufgetretene Besonderheiten sowie den Behandlungsablauf.

Reaktionen auf eine Reflexzonentherapie

Reaktionen auf eine Reflexzonentherapie sind wegen der gewünschten Veränderung normal. Formen und Intensität sind individuell verschieden. Selbst bei demselben Menschen können gleiche Therapiereize in veränderten Lebenssituationen unterschiedliche Wirkungen auslösen.

Veränderte Lebenssituationen. Dazu zählen:

- Klimaveränderungen,
- psychische Belastungen,
- beginnende Erkrankungen oder
- Rekonvaleszenzzeiten.

Bei abnormen Reflexzonen reagiert der behandelnde Mensch mit Schmerzen unterschiedlicher Qualität und Intensität. Sie können zwar auf eine Organbelastung hinweisen, erlauben aber keine Rückschlüsse über Ursache und Art einer Erkrankung. Rückschlüsse zu ziehen, fällt in die Verantwortung eines Arztes.

Grundsätzlich wird unterschieden zwischen:

- Reaktionen während einer Behandlung und
- Reaktionen zwischen den Behandlungsintervallen.

Reaktionen während einer Behandlung

Reaktionen während einer Reflexzonentherapie geben Auskunft über die aktuelle Belastbarkeit des behandelten Menschen. Nicht immer sind sie sofort erkennbar. Hier helfen dem Therapeuten Erfahrungen und eine sensible Beobachtungsfähigkeit, die verschiedenen Formen und Intensitäten der Reaktionen wahrzunehmen und seine Griffe entsprechend zu dosieren.

Äußerungen. Die Äußerungen können verbal oder nonverbal sein und reichen von:

- Seufzen,
- Stöhnen,
- Jammern,
- Lachen bis zu
- Gesten und Gebärden, die Schmerz oder Verspannung signalisieren.

Vegetative Reaktionen. Zudem können vegetative Reaktionen auftreten wie:

- Schweißbildung,
- Kältegefühl,
- Übelkeit,
- Blutdruck- und Pulsveränderungen.

Werden vegetative Reaktionen beobachtet, wird die Reflexzonenmassage durch Streichbewegungen und Ausgleichsgriffe ersetzt. Bei extremen Kreislaufreaktionen ist ein Arzt zu rufen.

Reaktionen zwischen den Behandlungen

Reaktionen zeigen sich häufig zwischen der zweiten und sechsten Behandlung. Reaktionen können auftreten in Form von:

- Schmerzen,
- Entspannung,
- erholsamer Schlaf,
- zunehmende geistige Spannkraft,
- vermehrte Schweißbildung,
- kurzfristige Fieberentwicklung,
- Hautveränderungen,
- veränderte Harnausscheidung und
- veränderte Darmfunktion.

Bei chronischen Erkrankungen ist auch eine vorübergehende Überleitung in eine Akutphase möglich. Bei Hinweisen auf eine chronische, schwere Erkrankung muss sofort eine ärztliche Untersuchung angestrebt werden.

8.10 Eigenbehandlung

Die Fußreflexzonentherapie kann auch als Eigenbehandlung durchgeführt werden. Voraussetzung hierfür ist, dass der sich selbstbehandelnde Mensch ausreichend Kenntnisse über die Durchführung der Massagetechniken, deren Wirkungsweisen und Reaktionen besitzt.

Die Eigenbehandlung hat ihre Grenzen bei Erkrankungen, da Dosierungen und Reaktionen nicht objektiv und exakt genug durchgeführt und bewertet werden können. Ihre Anwendung eignet sich allerdings gut als gesundheitsvorsorgende Maßnahme.

Massagehilfsmittel

Im Handel gibt es bereits zahlreiche Hilfsmittel, die eine manuelle Massage der Fußreflexzonen ersetzen sollen. Angeboten werden z. B.:

- Massageplatten mit Noppen und Hügeln,
- Massagerollen und
- Schuhe mit eingebauten Reflexzonen.

Ihr Einsatz kann zwar genutzt werden, um die Durchblutung und den Lymphabfluss zu fördern, jedoch nicht die „fühlende" Hand mit ihren Fingern und entsprechend differenzierenden Griffen ersetzen. Zur gezielten Fußreflexzonenmassage sind sie deshalb ungeeignet.

Fußreflexzonentherapie:

- Die erste Sitzung einer Fußreflexzonentherapie dauert 45 – 60 Minuten, die Folgesitzungen 20 – 30 Minuten. Sie beginnt mit einer allgemeinen Inspektion der Füße. Der Therapeut erstellt einen individuellen Behandlungsplan und wendet unterschiedliche Grifftechniken an.
- Jeder Griff gliedert sich in eine aktive und passive Phase. Je nach Bedarf werden Grund- oder Ausgleichsgriffe angewendet. Grundgriffe sind: Grundgriff zur Einleitung, Sedierungs- und Verweilgriff und Streichen. Ausgleichsgriffe sind: Fersen-Dehn-Griff, „Energiekäppchen", Atemausgleichsgriff, Handflächen-Fußsohlen-Griff und Yin-Yang Griff.
- Die Nachsorge umfasst eine Ruhezeit von 20 – 30 Minuten in einem warmen Umfeld, Hineinspüren in das Körpergefühl und das Notieren von Veränderungen.
- Reaktionen während und nach der Behandlung sind erwünscht und werden dokumentiert.

8.11 Bedeutung für die Pflege

Die Anwendung der Reflexzonentherapie ist in den letzten Jahren immer beliebter geworden. Sie ist eine ganzheitliche Therapiemethode, bei der über Reflexpunkte am Fuß Einfluss auf den Körper und die Körperorgane genommen wird.

Die Massage mit Hilfe der Grifftechniken und das Auffinden der Druckpunkte sind durch das Phänomen der „Formenähnlichkeit" sowie Zuhilfenahme von speziellen „Fuß-Landkarten" relativ leicht erlernbar. Da es durch eine Reflexzonentherapie zu negativen Reaktionen im Organismus kommen kann, setzt ihre Anwendung spezielle Kenntnisse voraus, die in Schulen für Reflexzonentherapie erlernt werden können.

Fußreflexzonenmassage kann auch bei Kindern angewendet werden. Allerdings soll die Behandlung hier nur von ausgebildeten Fachkräften durchgeführt werden (**Abb. 8.10**).

8.11.1 Anforderungen an Pflegende

Marquardt hat durch ihren praxisbezogenen Unterricht in ihren Lehrstätten für „Reflexzonentherapie am Fuß" bedeutend zur Akzeptanz in medizinischen und medizinverwandten Fachkreisen beigetragen. Es gibt inzwischen einen internationalen Standard für die Ausbildung in Reflexzonentherapie am Fuß mit einem Umfang von einhundert Stunden. Sie wird als Zusatzausbildung zu einem bereits erlernten medizinisch-therapeutischen Beruf verstanden.

Inzwischen wenden zahlreiche Heilpraktiker, Physiotherapeuten, Pflegende, Ärzte u. a. die Reflexzonentherapie erfolgreich an. Die Therapie lässt sich besonders gut in pflegerische Tätigkeiten bei allen Altersstufen integrieren. Auch die Kombination mit anderen medizinisch-therapeutischen Methoden hat sich in der Praxis vielfältig bewährt.

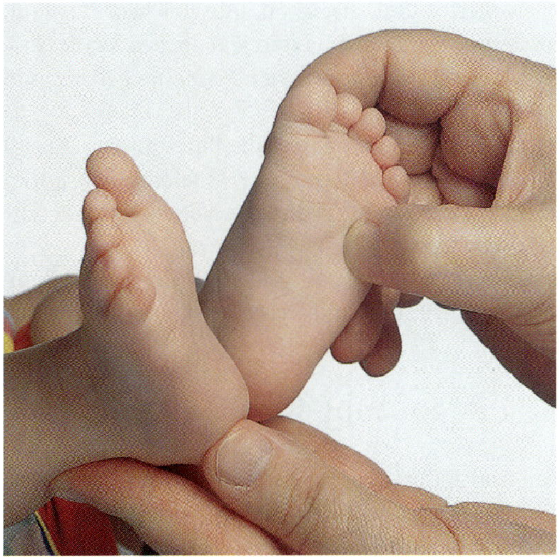

Abb. 8.10 Säuglinge und Kinder akzeptieren die Fußreflexzonenmassage und empfinden diese als angenehm

Die Reflexzonentherapie beinhaltet nicht nur behandelnde, sondern auch diagnostische Möglichkeiten. Diese sind vom gesetzlichen Standpunkt aus gesehen ausschließlich Ärzten und Heilpraktikern vorbehalten. Pflegende dürfen die Reflexzonentherapie nur nach Absprache mit dem Arzt durchführen.

In der Praxis hat sich gezeigt, dass sich immer mehr Ärzte alternativen Therapiemethoden zuwenden. Sie stehen der Fußreflexzonentherapie nicht mehr ganz so ablehnend gegenüber wie vor 20 bis 30 Jahren. Da sie eine relativ kostensparende Therapie darstellt, kann sie als Zusatztherapie bei vielen Erkrankungen und als gesundheitsvorsorgende Maßnahme zur Krankheitsverhütung und zum größeren Wohlbefinden beitragen.

Fazit: Aromatherapie und Reflexzonentherapie halten als sog. komplementäre Heilmethoden immer mehr Einzug in medizinische und pflegerische Behandlungsmethoden.

Bei der Aromatherapie handelt es sich um eine Behandlung mit ätherischen Ölen aus Blüten, Blättern, Stängeln, Pflanzensamen, Holz, Harzen und Fruchtschalen. Der erfolgreiche Einsatz der Duftöle ist an die Erfüllung spezieller Qualitätsmerkmale gebunden. Mit der Aromatherapie können sowohl körperliche und seelische Störungen behoben sowie das Wohlbefinden gesteigert werden. Ihre Anwendung erfolgt inhalativ, perkutan oder durch perorale Aufnahme. Die Behandlung mit Aromastoffen verfolgt den ganzheitlichen Ansatz und kann in vielen Bereichen der aktivierenden Pflege unterstützend eingesetzt werden. Ihr Umgang setzt jedoch umfangreiche Kenntnisse über Wirkungen, Nebenwirkungen, Anwendungsmöglichkeiten und Kontraindikationen voraus.

Die Reflexzonentherapie, auch Zonentherapie genannt, ist eine spezielle Druckpunktbehandlung des Körpers. Sie geht davon aus, dass zwischen den beiden Polen Kopf und Füße bzw. Hände durch den Körper Energieströme fließen. Sie teilen den Körper in zehn Längszonen, die jeweils verschiedene Organe und Gewebestrukturen durchlaufen. Durch präzise Stimulanz spezieller Druckpunkte – sie sind besonders zahlreich an den Füßen und Handinnenflächen vorhanden – kann reflektorisch über die Energieströme auf nervale und hormonelle Organfunktionen Einfluss genommen werden. Spannungen und Blockaden können gelöst, die Selbstheilungskräfte verbessert und bei verschiedenen Erkrankungen der Heilungsprozess positiv beeinflusst werden. Sie wird besonders im physiotherapeutischen Bereich und bei der konservativen Heilbehandlung erfolgreich angewendet. Die Reflexzonentherapie am Fuß lässt sich auch gut in pflegerische Tätigkeiten integrieren.

Beide alternativen Behandlungsformen setzen spezielle Kenntnisse voraus, die in entsprechenden Schulen erlernt werden können. Da der Begriff der Therapie in Deutschland vom gesetzlichen Standpunkt aus Ärzten und Heilpraktikern vorbehalten ist, bedarf sowohl die Anwendung ätherischer Öle in der Kranken-, Kinderkranken- und Altenpflege als auch die Durchführung der Reflexzonentherapie der ärztlichen Zustimmung.

Aromatherapie

Arets, J. u. a.: Professionelle Pflege 2 – Fähigkeiten und Fertigkeiten. Hans Huber, Bern 1999

Aßmann, Chr.: Pflegeleitfaden – Alternative und komplementäre Methoden. Urban & Schwarzenberg, München 1996

Die Bibel, Einheitsübersetzung der Heiligen Schrift – Altes und Neues Testament, herausgegeben im Auftrag der Bischöfe Deutschlands, Österreichs, der Schweiz u. a., Paul Pattloch Verlag, Aschaffenburg 1980

Bienstein, Chr. u. a. (Hrsg.): atmen – Die Kunst der pflegerischen Unterstützung der Atmung. Thieme, Stuttgart 2000

Bradford, N. (Hrsg.): Handbuch der Naturmedizin. Verlag Gesundheit, Berlin 1997

Demleitner, M. u.a.: Pflegende Düfte - Aromatherapie im Krankenhaus. Heilberufe 11 (1999) 18

Evans, M.: Aromatherapie – Für mehr Wohlbefinden und Gesundheit - Die entspannende Wirkung ätherischer Öle. Mosaik Verlag, München 1996

Hammelmann, I.: Gesund und fit durch Aromaöle. VPM Verlagsunion Pabel Moewig KG, Rastatt 1999

Henglein, M.: Die heilende Kraft der Wohlgerüche und Essenzen. Gustav Lübbe, Bergisch Gladbach 1989

Hoehl, M., P.Kullik (Hrsg.): Kinderkrankenpflege und Gesundheitsförderung. Thieme, Stuttgart 1998

Ohloff, G.: Irdische Düfte – Himmlische Lust – Eine Kulturgeschichte der Duftstoffe. Birkhäuser, Basel 1992

Philipp, B.: Aromatherapie – Der sanften Methode sind (fast) keine Grenzen gesetzt. Pflege Zeitschrift 10 (1999) 696

Pschyrembel Klinisches Wörterbuch, 258. Aufl. de Gruyter, Berlin 1998

Pütz, J., (Hrsg.), K.Schnaubelt: Neue Aromatherapie – Gesundheit und Wohlbefinden durch ätherische Öle. Verlagsgesellschaft, Köln 1995

Pütz, J., Ch. Niklas: Betörende Parfums – heilende Düfte. Rezepte zum Genießen und Verführen. Verlagsgesellschaft, Köln 1995

Rettensberger, A.: Entwicklung eines Stationslexikons. Heilberufe 11 (1999) 25

Vogel, T., R. Nussbaumer: Die Duftfibel – das ABC der ätherischen Öle, 2. Aufl. Weltbild, Augsburg 1994

Reflexzonentherapie

Assmann, Ch.: Pflegeleitfaden – Alternative und komplementäre Methoden. Urban & Schwarzenberg, München 1996

Henglein, M.: Die heilende Kraft der Wohlgerüche und Essenzen. Gustav Lübbe, Bergisch Gladbach 1989

Leibold, G.: Fußsohlenmassage. Falken Taschenbuch-Verlag, Niedernhausen 1995

Marquardt, H.: Praktisches Lehrbuch der Reflexzonentherapie am Fuß, 4. Aufl. Hippokrates, Stuttgart 1999

Marquardt, H.: Reflexzonenarbeit am Fuß. Haug, Heidelberg 1992

Muller-David, M.F.: Reflexzonenmassage – Pflege und Entspannung von Füßen, Händen, Hals und Wirbelsäule. Orac-Verlag, Wien 1981

Pütz, J., (Hrsg.), K. Schnaubelt: Neue Aromatherapie – Gesundheit und Wohlbefinden durch ätherische Öle. Verlagsgesellschaft, Köln 1995

Soder-Feichtenschlager, F., M. Weiglhofer: Fußreflexzonenmassage, Humboldt-Taschenbuchverlag Jacobi KG, München 1993

Vogel, T., R. Nussbaumer: Die Duftfibel – das ABC der ätherischen Öle, 2. Aufl. Weltbild, Augsburg 1994

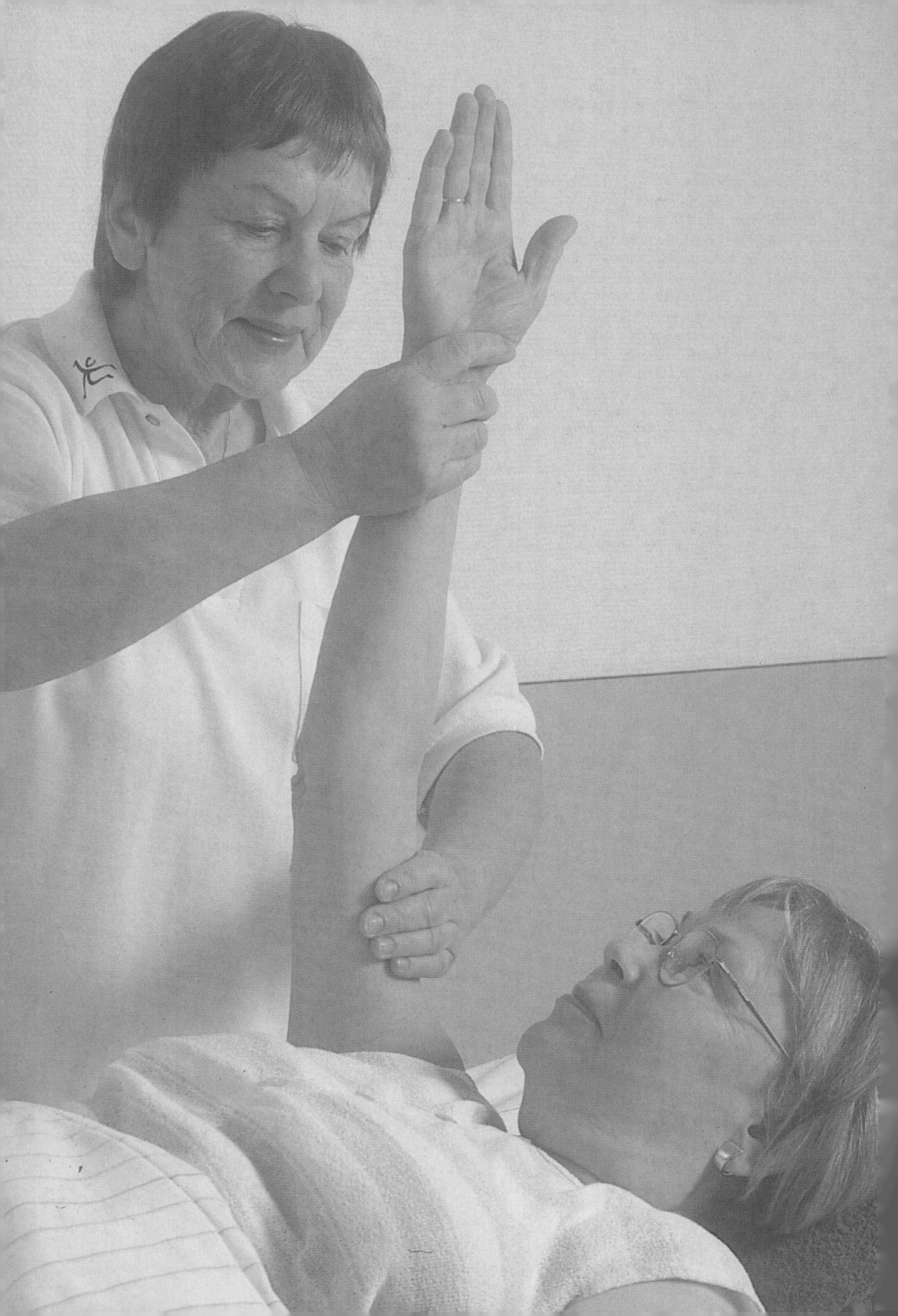

II Primärprävention in der Pflege

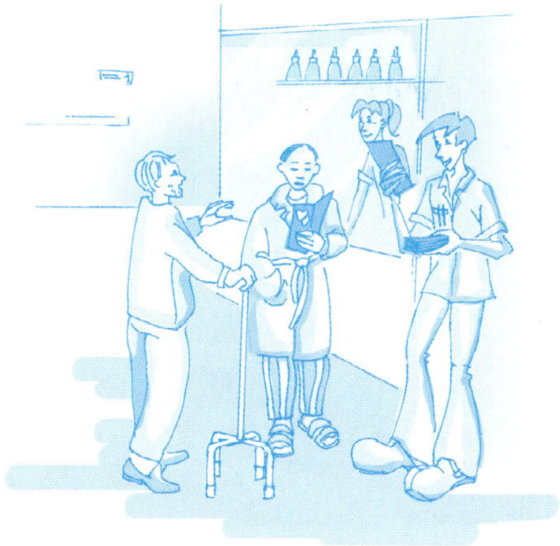

Übersicht

Primärpräventive Aufgaben im Rahmen der pflegerischen Berufsausübung sollen insbesondere einen noch nicht aufgetretenen Schaden vom pflegebedürftigen Menschen abwenden. Zu den pflegerischen Aufgaben in diesem Bereich gehören vor allem die „klassischen" Prophylaxen, die der spezifischen Primärprävention zugerechnet werden. Im Rahmen pflegerischer Prophylaxen ist wesentlich, dass Pflegepersonen ein vorliegendes Gesundheitsrisiko für einen pflegebedürftigen Menschen überhaupt erkennen und dessen Ausmaß einschätzen können. Hier bildet neben der Wahrnehmungs- und Beobachtungsfähigkeit der Pflegepersonen auch die Kenntnis möglicher Risikofaktoren für Gesundheitsbeeinträchtigungen eine wichtige Grundlage. In einigen Bereichen sind Risikoskalen entwickelt worden, die nicht nur Hinweise auf ein bestehendes Risiko, sondern auch über dessen Ausmaß geben können. Die Effizienz der durchzuführenden Prophylaxe hängt darüber hinaus in hohem Maße von der Auswahl einer für den betroffenen Menschen geeigneten prophylaktischen Maßnahme ab. Um die Kontinuität bei der Durchführung der Prophylaxe sicherzustellen und weil viele pflegerische Prophylaxen Nahtstellen zu den Aufgaben anderer an der Gesundheitsversorgung beteiligter Berufsgruppen darstellen, kommt auch der intra- und interdisziplinären Informationsweitergabe ein großer Stellenwert zu.
Nicht zuletzt ist auch der Einbezug des betroffenen Menschen und seiner Bezugspersonen ein wesentlicher Erfolgsfaktor bei primärpräventiven Pflegeinterventionen: Neben der bereits erwähnten Auswahl geeigneter Pflegemaßnahmen, kommt hier der patienten-, kind- und bewohnergerechten Information und Anleitung eine herausragende Bedeutung zu.
Die folgenden Kapitel erläutern im Anschluss an grundlegende Ausführungen zur Infektionsprävention und Krankenhaushygiene wesentliche Bereiche spezifischer Primärprävention in der Pflege.

9 Infektionsprävention und Krankenhaushygiene

Renate Fischer

Übersicht

Schlüsselbegriffe

- *Infektionsprävention*
- *Krankenhaushygiene*
- *primäre Infektionsquelle*
- *sekundäre Infektionsquelle*
- *Infektionsschutzgesetz*
- *Nosokomiale Infektion*
- *Antibiotikaresistenz*

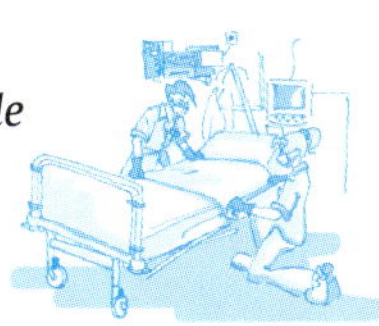

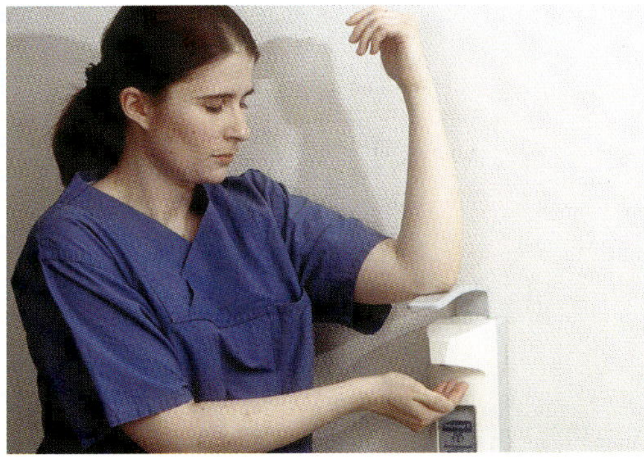

- *MRSA*
- *Quellenisolierung*
- *Schutzisolierung*
- *aktive Immunisierung*
- *passive Immunisierung*
- *Lebendimpfstoff Totimpfstoff*
- *Leihimmunität*
- *Postexpositionsprophylaxe*

Einleitung

Infektionsprävention, also die Verhütung von durch Krankheitserreger hervorgerufenen Erkrankungen, ist sowohl in Kliniken als auch in Altenpflegeeinrichtungen ein an Bedeutung zunehmendes Thema. Einen besonderen Stellenwert hat in diesem Zusammenhang die Vorbeugung nosokomialer, also krankenhauserworbener Infektionen bei kranken und pflegebedürftigen Menschen. Ein sich wandelndes Erregerspektrum in Institutionen, Antibiotikaresistenzen und eine zunehmende Anzahl alter, multimorbider Menschen sind nur einige Gründe hierfür.

Infektionsprävention in der Pflege umfasst jedoch auch den Schutz der Pflegepersonen selbst. Menschen, die in der beruflichen Pflege tätig sind, werden täglich mit einer Vielzahl von Krankheitserregern konfrontiert. Blut, Ausscheidungen, Sekrete usw. sind stets potentiell infektiös und alle Instrumente und Gegenstände, die Kontakt damit haben, sind als mögliche Infektionsquellen zu betrachten.

Die Maßnahmen der Basis- bzw. Standardhygiene wie das Tragen von Dienstkleidung, Schutzhandschuhen, Händehygiene, eine aseptische Arbeitsweise usw. (Bd. 3, S. 23) sind unverzichtbare Grundlagen zur Verhütung von Infektionen bei pflegebedürftigen Menschen und Pflegenden.

Darüber hinaus sind jedoch spezielle Kenntnisse notwendig, um eine Infektionsgefährdung im Zusammenhang mit pflegerischen Tätigkeiten erkennen, einschätzen und geeignete Interventionen ergreifen zu können. Das vorliegende Kapitel erläutert an konkreten Beispielen aus der Praxis wie Infektionen bei pflegebedürftigen Menschen und den Pflegenden selbst vorgebeugt werden können.

9.1 Infektionsprävention in der Pflege

Prophylaxen. In der Pflege umfasst die ▸ *Infektionsprävention* zum einen pflegerische Interventionen, die das Ziel haben, den Organismus der pflegebedürftigen Person zu unterstützen und möglichst rasch physiologische Verhältnisse wiederherzustellen. Mit Interventionen wie der gezielten Mobilisation, atemunterstützenden Maßnahmen, einer ausgewogenen Ernährung, der Vermeidung von Flüssigkeitsmangel usw. kann das Infektionsrisiko von alten und kranken Menschen erheblich gesenkt werden. Diese Aspekte werden unter dem Schwerpunkt „Prophylaxen" ausführlich thematisiert.

Hygiene. Darüber hinaus bedeutet Infektionsprävention aber auch die Ausrichtung pflegerischen Handelns an Prinzipien der Hygiene. Hygiene wird definiert als die Lehre von der Gesunderhaltung des Menschen und seiner Umwelt. Die Hygiene ist ein Fachgebiet der Medizin und umfasst verschiedene Bereiche wie Wasser-, Boden-, Luft-, Umwelt- und Sozialhygiene. Ein weiterer Gegenstandsbereich der Hygiene ist die Psychohygiene als Förderung des physischen, psychischen und sozialen Wohlbefindens von Menschen (S. 14).

9.1.1 Krankenhaushygiene

Die ▸ *Krankenhaushygiene* hat in erster Linie die Aufgabe der Verhütung und Bekämpfung nosokomialer, d. h. im Zusammenhang mit medizinischer Behandlung erworbener, Infektionen – also der Infektionsprävention. Der besondere Stellenwert von Infektionsprävention in stationären Einrichtungen des Gesundheitswesens ergibt sich aus der Kombination dreier grundlegender Problemsituationen, die sowohl auf Kliniken als auch auf Pflegeeinrichtungen zutreffen. So finden sich hier:

- Menschen, die aufgrund ihrer persönlichen Voraussetzungen, ihrer Krankheit oder Therapie in besonderem Maße vor Infektionen geschützt werden müssen. *Beispiele:* sehr junge bzw. sehr alte Menschen, Schwerkranke und frisch operierte Menschen.
- Menschen mit bekannter Kolonialisierung oder Infektion, von denen eine Keimübertragung ausgehen kann und die deshalb eine Gefahr für Mitpatienten, -bewohner und Personal darstellen. *Beispiele:* Menschen mit Tuberkulose oder Hepatitis und Kinder mit bakteriellen oder viralen Infektionskrankheiten.
- Menschen, die kolonisiert oder infiziert sind, ohne klinische Symptome zu haben und gerade deshalb eine Gefahr für andere darstellen. *Beispiele:* Besiedelung mit MRSA oder Infektion mit HIV und Hepatits B oder C.

Die Pflegenden als zahlenmäßig größte Berufsgruppe haben im Hygienemanagement des Krankenhauses oder Altenheims eine tragende Rolle. Deshalb muss professionelles Pflegehandeln hygienisch korrektes Handeln immer mit einschließen. Infektionspräventives Handeln darf sich nicht nur auf spezielle Tätigkeiten (z. B. auf das Legen eines Blasenkatheters oder einen Verbandwechsel) beziehen, sondern muss sich systematisch durch das gesamte pflegerische Handeln ziehen.

Um eine solche Arbeitsweise zu gewährleisten, sind ein umfassendes Verständnis über Infektionswege und die Beherrschung von hygienischen Prinzipien notwendig, die individuell und situationsbezogen angewendet werden können. Darüber hinaus unterliegt hygienisches Pflegehandeln jedoch noch einem weiteren Aspekt, nämlich der Bereitschaft, gewissenhaft den hygienischen Anforderungen entsprechend zu handeln. Dies setzt neben der notwendigen Fachkompetenz in erster Linie Verantwortungsbewusstsein voraus.

Infektionsprävention in der Pflege:

- Der Stellenwert von Infektionsprävention in der Pflege ergibt sich aus der Kombination dreier

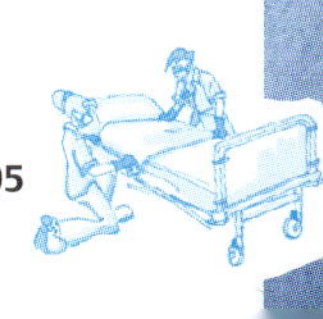

grundlegender Problemsituationen: Menschen, die vor Infektionen besonders geschützt werden müssen, Menschen, die bekannt infektiös sind und Menschen, die kolonisiert oder infiziert sind, ohne Symptome zu haben.
- Hygienebezogenes Handeln darf nicht nur bestimmte Tätigkeiten betreffen, sondern muss sich kontinuierlich durch das gesamte pflegerische Handeln ziehen.

9.2 Übertragung von Infektionen

Kenntnisse über die Übertragungswege von Infektionen sind notwendig, um hygienebezogene Vorschriften nicht nur einzuhalten, sondern diese zu verstehen und situationsgerecht anpassen zu können. Infektionen gehen immer von einer Infektionsquelle aus, werden über einen bestimmten Übertragungsweg weiter verbreitet und gelangen dann über verschiedene Eintrittspforten in den menschlichen Organismus.

Grundsätzlich ist davon auszugehen, dass Krankheitserreger immer durch das Organsystem ausgeschieden werden, durch das sie aufgenommen wurden.

9.2.1 Infektionsquellen, Übertragungswege und Eintrittspforten

Es werden zwei Arten von Infektionsquellen unterschieden:
- primäre Infektionsquellen und
- sekundäre Infektionsquellen.

Primäre Infektionsquellen. Sie bezeichnen den Ort, an dem ein Erreger lebt und sich vermehrt. Für die Pflege relevante Beispiele für ▸ *primäre Infektionsquellen* sind:
- kranke Menschen sowie
- Personen, die Krankheitserreger ausscheiden ohne selbst erkrankt zu sein.

Sekundäre Infektionsquellen. Leblose Gegenstände oder auch Drittpersonen, die als Überträger fungieren, stellen ▸ *sekundäre Infektionsquellen* dar. Dies sind z. B.:
- kontaminierte Türklinken,
- medizinische Geräte,
- Instrumente und Gegenstände im Umfeld eines Kranken oder
- die Hände von Pflegepersonen als „Drittpersonen".

Krankheitserreger können von einer Infektionsquelle auf direktem oder indirektem Weg auf den nächsten Menschen übertragen werden. **Tab. 9.1** stellt mögliche Übertragungswege von Krankheitserregern dar.

Eintrittspforten. Eintrittspforten für Krankheitserreger in den menschlichen Organismus sind:
- Augen und Ohren,
- der Respirationstrakt,
- der Gastrointestinaltrakt,
- der Urogenitaltrakt sowie
- geschädigte Haut und Wunden.

Tab. 9.1 Übertragungswege von Krankheitserregern

	direkte Infektion	*indirekte Infektion*
fäkal-orale Infektion	Schmierinfektion, z. B. Salmonellose	verunreinigte Lebensmittel, z. B. Hepatitis A
Aerogene Infektion	Tröpfcheninfektion, z. B. Lungentuberkulose, hämorrhagische Fiebererkrankungen wie Ebola, Lassa-Fieber	Inhalation von keimhaltigem zerstäubten Wasser oder Aerosol (Duschen, Klimaanlagen), z. B. Legionärskrankheit
Genitale Infektion	Geschlechtsverkehr, z. B. Hepatitis B, C, HIV	kontaminierte Instrumente, z. B. Hepatitis B/C, HIV
Diaplanzentare Infektion	Übertragung während der Schwangerschaft von der Mutter auf das Kind, z. B. Röteln, HIV (selten)	
Perinatale Infektion	Übertragung während der Geburt von der Mutter auf das Kind, z. B. HIV, Gonorrhoe	
Infektion über Vektoren	Übertragung durch Gliederfüßler wie Zecken, Mücken oder Flöhe, z. B. Borelliose, FSME, Malaria, Pest	

Übertragung von Infektionen:

- Primäre Infektionsquellen sind Orte, an denen Krankheitserreger leben und sich vermehren. Sekundäre Infektionsquellen sind i.d.R. kontaminierte Gegenstände oder auch die Hände.
- Eintrittspforten in den menschlichen Körper sind Augen und Ohren, Respirationstrakt, Gastrointestinaltrakt, Urogenitaltrakt und Wunden.

9.3 Gesetzliche Grundlagen

Die gesetzlichen Grundlagen der Hygiene in Krankenhäusern und anderen Einrichtungen des Gesundheitswesens sind in verschiedenen Gesetzen, Vorschriften, Richtlinien und Verordnungen festgehalten. Neben dem ▸ *Infektionsschutzgesetz* sind hier u. a. das Medizinproduktegesetz, welches z. B. im Hinblick auf Instrumentenaufbereitung relevant ist, und die Unfallverhütungsvorschriften zu nennen, die das Ziel haben, Mitarbeiter vor Berufsunfällen und -erkrankungen zu schützen. Auch das Mutterschutzgesetz und die Gefahrenstoffverordnung haben Auswirkungen auf die Krankenhaushygiene.

9.3.1 Infektionsschutzgesetz

Das Gesetz zur Verhütung und Bekämpfung von Infektionskrankheiten beim Menschen (Infektionsschutzgesetz bzw. IfSG) ist am 01.01.2002 in Kraft getreten.

In § 1 wird das Ziel des IfSG definiert, nämlich übertragbaren Krankheiten beim Menschen vorzubeugen, Infektionen frühzeitig zu erkennen und ihre Weiterverbreitung zu verhindern.

Nicht alle Inhalte des IfSG sind speziell für den pflegerischen Bereich relevant. Im folgenden werden die Gesetzesinhalte, die in direktem Zusammenhang mit pflegerischen Erfordernissen stehen, beleuchtet.

Abschnitt 1. Im Abschnitt „Allgemeine Bestimmungen" sind die Zielsetzung des Gesetzes und Definitionen für Begriffe aus der Epidemiologie, z. B. „übertragbare Krankheit", „Kranker", „Ausscheider", „Impfung" oder „nosokomiale Infektion" aufgeführt. So wird ein einheitliches Begriffsverständnis als Grundlage für alle weitere Aspekte zum Thema hergestellt.

Abschnitt 2. Im zweiten Abschnitt „Koordination und Früherkennung" werden die Aufgaben des Robert-Koch-Instituts als epidemiologisches Zentrum für Infektionskrankheiten in Deutschland aufgeführt (S. 208). Das Robert-Koch-Institut wird beauftragt, eine Kommission für Krankenhaushygiene und Infektionsprävention einzurichten, deren Aufgabe es ist, Empfehlungen zur Prävention nosokomialer Infektionen sowie weiterer Maßnahmen zur Krankenhaushygiene zu erstellen.

Abschnitt 3. Der dritte Abschnitt beschäftigt sich mit dem „Meldewesen für Infektionserkrankungen". Es wird definiert, welche Erkrankung bzw. welcher Erreger zu melden ist und wer für eine solche Meldung zuständig ist.

Abschnitt 4. Um „Maßnahmen zur Verhütung übertragbarer Krankheiten" geht es in Abschnitt vier. Relevante Inhalte sind Schutzimpfungen (S. 219) sowie behördlich angeordneten Entseuchungen und Entwesungen. Ebenfalls wird an dieser Stelle geregelt, dass Leiter von Kliniken nosokomiale Infektionen und das Auftreten von Krankheitserregern mit speziellen Resistenzen und Multiresistenzen (S. 212) aufzeichnen und bewerten, damit mögliche Ursachen rasch erkannt und geeignete Maßnahmen getroffen werden können.

Abschnitt 5. Abschnitt fünf bezieht sich auf die „Bekämpfung übertragbarer Krankheiten". Hier sind Schutzmaßnahmen aufgeführt, die zur Verhinderung einer Verbreitung übertragbarer Krankheiten zu treffen sind. Ebenfalls zählen dazu Regelungen zur Quarantäne und zum beruflichen Tätigkeitsverbot in bestimmten Situationen. Auch die Erstellung von Hygieneplänen als verbindliches Instrument für die Festlegung konkreter Maßnahmen zur Einhaltung der Infektionshygiene ist im Infektionsschutzgesetz geregelt.

Hygienepläne müssen als verbindliches Instrument für die Festlegung konkreter Maßnahmen zur Einhaltung der Infektionshygiene erstellt werden.

9.3.2 Richtlinie für Krankenhaushygiene und Infektionsprävention des Robert-Koch-Instituts

Das Robert-Koch-Institut ist als zentrale Forschungs- und Referenzeinrichtung des Bundesministeriums für Gesundheit u.a. für die Bereiche Infektionserkrankungen und öffentliche Gesundheit zuständig.

In Abschnitt 2 des Infektionsschutzgesetzes (S. 207) ist festgelegt, dass das Robert-Koch-Institut die aktuellen wissenschaftlichen Informationen über Infektionskrankheiten den Fachkreisen zugänglich machen muss, damit diese zeitnah in der Prävention, Diagnostik und Therapie berücksichtigt werden können. Hierzu gehört die Erstellung von Richtlinien, Empfehlungen, Merkblättern usw. Die Richtlinie für Krankenhaushygiene und Infektionsprävention ist jedoch weder ein Gesetz noch eine Verwaltungsvorschrift. Da in erster Linie die Bundesländer für das Gesundheitswesen zuständig sind, hat sie auch keine direkte rechtliche Bindungswirkung. Sie ist eine Empfehlung nach einem Konsens anerkannter Experten und gibt den jeweils aktuellen Stand der medizinischen Wissenschaft wieder. Sie dient als Grundlage für alle Hygienefragen in Ausbildung und Praxis.

Integrativer Bestandteil der Richtlinie des Robert-Koch-Instituts für Krankenhaushygiene und Infektionsprävention ist auch die Unfallverhütungsvorschrift für den Gesundheitsdienst (UVV Gesundheitsdienst).

In der UVV Gesundheitsdienst werden Regelungen zur persönlichen Hygiene, zum Verhalten bei Infektionsgefährdung und Maßnahmen zur Desinfektion bzw. Sterilisation in Einrichtungen festgelegt, in denen Menschen medizinisch untersucht, behandelt und gepflegt werden.

Infektionsschutzgesetz und RKI-Richtlinie:

- Der Leitgedanke des Infektionsschutzgesetzes ist die Prävention von übertragbaren Krankheiten beim Menschen.
- Im Infektionsschutzgesetz finden sich Aussagen zur Früherkennung von Krankheiten, zum Meldewesen, zur Verhütung und zur Bekämpfung übertragbarer Krankheiten.
- Die Richtlinie des Robert-Koch-Instituts ist die Grundlage für alle Hygienefragen in Ausbildung und Praxis und gibt den jeweils aktuellen Stand der Wissenschaft wieder.

9.4 Nosokomiale Infektionen

In §2 des Infektionsschutzgesetzes sind ▸ *nosokomiale Infektionen* definiert als Infektionen mit lokalen oder systemischen Infektionszeichen als Reaktion auf das Vorhandensein von Erregern oder ihrer Toxine, die im zeitlichen Zusammenhang mit einer stationären oder ambulanten medizinischen Maßnahme stehen.

Begriffsunterscheidung. Der Begriff der Infektion, der immer mit Krankheitszeichen einhergeht, muss unterschieden werden von den Begriffen Kontamination und Kolonisation:

- **Kontamination:** Vorhandensein von Mikroorganismen auf i.d.R. leblosen Gegenständen.
- **Kolonisation**: Anwesenheit von vermehrungsfähigen Erregern auf Haut, Schleimhaut, in offenen Wunden, in Exkreten oder Sekreten.
- **Infektion:** Besiedlung, die einhergeht mit klinischen Symptomen wie den klassischen Entzündungszeichen Rötung, Schwellung, Schmerz, Funktionseinschränkung und lokaler Überwärmung bzw. Fieber.

Nosokomiale Infektionen können durch Bakterien, Viren, Pilze oder Parasiten ausgelöst werden und stellen weltweit eines der größten infektiologischen Probleme dar.

Erreger. Die häufigsten Erreger nosokomialer Infektionen sind:

- Escherichia coli,
- Enterococcus spp.,
- Staphylococcus aureus,
- koagulase negative Staphylococcus spp.,
- Pseudomonas aeruginosa,
- Klebsiella spp. und Candida spp.

Die Abkürzung „spp." nach dem Namen einer Familie oder Gattung bedeutet, dass alle Arten innerhalb dieser Familie bzw. Gattung gemeint sind.

Infektionsarten. Als die häufigsten nosokomialen Infektionsarten haben sich in Deutschland Folgende erwiesen:

- postoperative Wundinfektionen,
- untere Atemwegsinfektionen (Pneumonie),
- Harnwegsinfektionen und
- Sepsis.

Infektionsquellen. Nosokomiale Infektionen können aus zwei Quellen stammen. Sie sind:

- **endogen**, wenn sie von der körpereigenen Standortflora ausgehen (z.B. Hautkeime, die zu einer postoperativen Wundinfektion führen) und
- **exogen**, wenn sie aus der Umwelt des Patienten stammen (z.B. von Mitpatienten, Personal, Instrumenten oder Einrichtungsgegenständen).

Die meisten nosokomialen Infektionen sind endogene Infektionen.

Die Prävention nosokomialer Infektionen ist eine interdisziplinäre Aufgabe. Nicht nur die Pflegenden, sondern alle Berufsgruppen in Einrichtungen des Gesundheitswesens sind gefordert, hygienisch korrektes Handeln stets als integrativen Bestandteil ihrer jeweiligen Tätigkeit anzusehen.

9.4.1 Ursachen nosokomialer Infektionen

Jahrzehntelang wurde davon ausgegangen, mit der antibiotischen Therapie die Probleme von Infektionskrankheiten zu beherrschen; die bewährten Regeln der Anti- und Aseptik wurden vernachlässigt. Gleichzeitig wurde die Indikationsstellung zur Antibiotikaanwendung immer großzügiger gehandhabt. Dies führte zur Entstehung multipler ▸ *Antibiotikaresistenzen*, die eine rasche Eradikation (Vernichtung der Erreger) verhindern und dadurch die Übertragung von Mensch zu Mensch fördern.

Weitere wichtige Ursachen für das Entstehen nosokomialer Infektionen sind neue diagnostische und therapeutische Eingriffsmöglichkeiten und die wachsende Zahl immungeschwächter Menschen. Nicht zuletzt werden nosokomiale Infektionen jedoch auch durch Unkenntnis und Fehlverhalten des medizinischen und pflegerischen Personals bei der Durchführung antiinfektiöser Maßnahmen begünstigt und verursacht.

Prädisposition nososkomialer Infektionen

Prädisposition bezeichnet einen Zustand, der eine bestimmte Erkrankung – in diesem Falle eine nosokomiale Infektion – begünstigt.

Bei der Prädisposition nosokomialer Infektionen wird unterschieden zwischen:

- Patientenfaktoren und
- äußeren (expositionellen) Einflussfaktoren.

Patientenfaktoren

Unbeeinflussbare Faktoren. Zu den Patientenfaktoren gehören zunächst unbeeinflussbare Faktoren wie das Alter und das Geschlecht. Sowohl sehr junge als auch sehr alte Menschen haben ein besonders hohes Risiko, an nosokomialen Infektionen zu erkranken. Frauen haben aufgrund anatomischer Gegebenheiten ein höheres Risiko für die Entwicklung von Harnwegsinfektionen als Männer.

Krankheitsbedingte Faktoren. Zu diesen unbeeinflussbaren Faktoren kommen weitere prädisponierende Umstände wie eine krankheitsbedingte Immunsuppression, Adipositas, Diabetes mellitus, Krebs und Bewusstlosigkeit hinzu.

Expositionelle Faktoren

Zu den expositionellen Faktoren zählen:

- Zytostatikatherapie,
- immunsuppressive Therapie,
- Antibiotikatherapie,
- zentrale Gefäßkatheter,
- Harndrainagen und
- Beatmung.

Gefäßkatheter, Harndrainagen und Beatmung schaffen einerseits künstliche Eintrittspforten in den Körper und ermöglichen so eine Zugangsmöglichkeit für Mikroorganismen. Andererseits können sie selbst Überlebens- und Vermehrungsmöglichkeiten für Mikroorganismen bieten, die von der körpereigenen Abwehr unbeeinträchtigt bleiben.

9.4.2 Folgen nosokomialer Infektionen

Die Folgen nosokomialer Infektionen sind vielfältig. Neben zusätzlichem Leid und Schmerzen, oft einhergehend mit einem verlängerten Krankenhausaufenthalt, ist auch die Letalität (Sterblichkeitsrate) von betroffenen Menschen erheblich erhöht. Das Risiko, als Folge eines Krankenhausaufenthaltes zu versterben ist bei Menschen, die an einer nosokomialen Pneumonie erkrankt sind, doppelt so hoch wie bei nicht infizierten Personen.

Nosokomiale Infektionen sind auch aus ökonomischer Sicht relevant. Neben zusätzlichen Behandlungskosten entstehen für die betroffene Person indirekt weitere Kosten wie Einkommensausfälle. Aus volkswirtschaftlicher Sichtweise sind ein Ausfall an Einkommenssteuer sowie Aufwendungen im Falle einer Invalidität zu berücksichtigen.

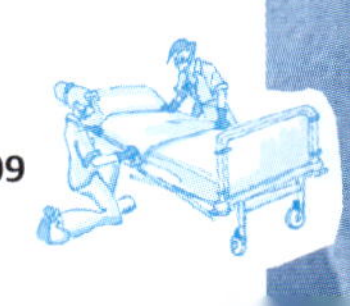

Nicht zuletzt muss auch die Rufschädigung für das betreffende Krankenhaus, Altenheim oder die Praxis bedacht werden, die zu erheblichen finanziellen Einbußen führen kann.

9.5 Prävention nosokomialer Infektionen

Da nosokomiale Infektionen ein bedeutendes Problem darstellen, müssen konsequente Maßnahmen zu ihrer Verhütung getroffen werden. Untersuchungen haben gezeigt, dass es möglich ist, durch systematische Infektionsprävention die Zahl der nosokomialen Infektionen zu reduzieren. Die Prävention nosokomialer Infektionen umfasst neben den Maßnahmen zur Standardhygiene (Bd. 3, S. 23) gezielte Interventionen, die auf die jeweilige Gefährdung abgestimmt sind.

Weltweite Verbreitung haben die Empfehlungen zur Prävention nosokomialer Infektionen des amerikanischen Center for Desease Control and Prevention (CDC) bzw. des Hospital Infection Control Practices Advisory Committee (HIPAC) gefunden, die auch den Empfehlungen des Robert Koch Instituts zugrunde gelegt wurden. Eine solche Empfehlung wird nachfolgend am Beispiel der Prävention der postoperativen, nosokomialen Pneumonie dargestellt.

9.5.1 Prävention der nosokomialen Pneumonie

Als nosokomiale Pneumonie wird eine Pneumonie bezeichnet, die zum Zeitpunkt der stationären Aufnahme weder bereits vorhanden war noch sich in der Inkubationsphase befand.

Nosokomiale Pneumonien gehören zu den häufigsten nosokomialen Infektionen überhaupt und sind häufig mit einem tödlichen Verlauf verbunden. Die meisten nosokomialen Pneumonien werden durch Bakterien verursacht. Um nosokomiale Pneumonien verhüten zu können sind zunächst Kenntnisse über beeinflussbare und nicht beeinflussbare Risikofaktoren dieser Infektion notwendig.

Risikofaktoren für eine nosokomiale Pneumonie

Beeinflussbare Risikofaktoren:

- Rauchen,
- schlechter Ernährungszustand,
- Aspiration,
- maschinelle Beatmung,
- Dauer des Klinikaufenthalts.

Nicht beeinflussbare Risikofaktoren:

- Lebensalter (<1 Jahr, >65 Jahre),
- Vorkrankungen, die zu einer eingeschränkten Immunabwehr führen (z. B. Krebserkrankungen),
- eingeschränktes Bewusstsein,
- Vorerkrankungen des Respirationstraktes (z. B. Asthma bronchiale),
- operative Eingriffe im Bereich des Thorax oder Abdomens,
- Beeinträchtigung der laryngealen Schutzreflexe (z. B. Hustenreflex, Schluckreflex).

Gemeinsames Merkmal dieser Risikofaktoren ist die Einschränkung von körpereigenen Abwehrmechanismen, die es zur Folge hat, dass der Nasen-Rachenraum anstelle der physiologischen Flora eine Besiedlung mit pathogenen Mikroorganismen aufweist.

Aus den bekannten Risikofaktoren ergeben sich konkrete Ansatzpunkte zur Prävention einer nosokomialen Pneumonie. Neben der konsequenten Durchführung der Standard-Hygienemaßnahmen sowie der hygienisch korrekten Aufbereitung von Zubehör sind dies grundsätzlich:

- Fehlbesiedlung im Nasen-Rachenraum vermeiden und
- invasive Maßnahmen vermeiden, welche die körpereigene Abwehr herabsetzen.

Maßnahmen. Zu den konkreten Maßnahmen zur Prävention einer postoperativen Pneumonie gehören Basismaßnahmen sowie:

- Maßnahmen der präoperativen Infektionsprävention,
- Maßnahmen der intraoperativen Infektionsprävention,
- Maßnahmen der postoperativen Infektionsprävention.

Basismaßnahmen

Händedesinfektion. Die wichtigste Maßnahme zur Prävention postoperativer Pneumonien ist die hygienische Händedesinfektion. Sie muss durchgeführt werden:

- vor und nach jedem Kontakt zu Tubus, Tracheostoma und Beatmungszubehör,

- nach jedem Kontakt mit Schleimhäuten, respiratorischem Sekret oder mit Sekret kontaminierten Materialien.

Handschuhe. Bei jedem Kontakt mit Schleimhäuten, Sekret oder mit Sekret kontaminierten Gegenständen müssen keimarme Einmalhandschuhe getragen werden.

Maßnahmen der präoperativen Infektionsprävention

Die präoperativen Maßnahmen dienen dazu, die potentiell beeinflussbaren Risikofaktoren der postoperativen Pneumonie zu reduzieren.

Zunächst einmal sollte die präoperative Vorbereitung möglichst ambulant durchgeführt werden, da das Pneumonierisiko mit der Dauer des Krankenhausaufenthaltes wächst. Zur präoperativen Vorbereitung gehört auch die Behandlung chronischer Atemwegserkrankungen und anderer schwerer Grunderkrankungen. Das Rauchen sollte präoperativ eingestellt werden, ebenso sollte eine Optimierung des Ernährungszustandes erfolgen. Falls es möglich ist, sollten Therapien mit Medikamenten, die das körpereigene Abwehrsystem schwächen, ausgesetzt oder reduziert werden.

Alle Personen mit einer eingeschränkten Lungenfunktion oder anderen Risikofaktoren benötigen präooperativ ein physikalisches Atemtraining, um die Belüftung (Ventilation), die Durchblutung (Perfusion) und den Gasaustausch (Diffusion) in der Lunge zu fördern.

Maßnahmen der intraoperativen Infektionsprävention

Da auch ein herabgesetztes Bewusstsein das Pneumonierisiko erhöht, sollten sedierende Medikamente so dosiert werden, dass der erwünschte angstlösende Effekt ohne Beeinträchtigung des Bewusstseins erreicht wird. Bei der Intubation und Narkoseeinleitung müssen Maßnahmen zur Vermeidung einer Aspiration getroffen werden, ebenso ist die Intubation unter aseptischen Bedingungen durchzuführen.

Absaugen. Bevor der Tubus postoperativ wieder entfernt wird, muss das angesammelte Sekret aus Mund- und Rachenraum abgesaugt werden um eine Aspiration zu vermeiden. Auch intraoperativ wird, falls notwendig, unter aseptischen Bedingungen mit einem sterilen Absaugkatheter sich ansammelndes Trachealsekret abgesaugt.

Schlauchsystem reinigen. Eine Infektion von Patienten über das Narkoseschlauchsystem ist eher unwahrscheinlich. Mit dem Einsatz eines Bakterienfilters zwischen Trachealtubus und Y-Stück kann eine Übertragung von Bakterien aus dem Schlauchsystem jedoch ausgeschlossen werden; ein täglicher Wechsel des Narkoseschlauchsystems reicht in diesem Falle aus. Ohne Bakterienfilter muss das Schlauchsystem zwischen dem Einsatz bei verschiedenen Patienten desinfiziert werden. Ventile und Kohlendioxidadsorber werden einmal pro Woche gereinigt und desinfiziert.

Maßnahmen der postoperativen Infektionsprävention

Wichtige Ansatzpunkte bei der postoperativen Infektionsprävention sind:

- individuelle Risikofaktoren reduzieren,
- Maßnahmen bei postoperativer Inhalationsbehandlung (bzw. Sauerstoffinsufflation) durchführen,
- Maßnahmen bei enteraler Ernährung durchführen sowie
- Stressulkusprophylaxe vermeiden.

Risikofaktoren reduzieren

Die Behandlung von Grunderkrankungen, besonders von Atemwegserkrankungen, und allen Einschränkungen der Lungenfunktion müssen berücksichtigt werden. Hierzu gehört in jedem Fall eine adäquate postoperative Schmerztherapie zur Vermeidung einer schmerzbedingten Einschränkung der Atmung. Schmerzmedikamente ohne sedierende Wirkung sind dazu geeignet, das Aspirationsrisiko niedrig zu halten.

Um eine Förderung der Lungenfunktionen Ventilation, Perfusion und Diffusion zu erreichen, ist es wichtig, operierte Personen zum Abhusten und zum tiefen Atmen anzuhalten. Auch eine frühzeitige Mobilisation verbessert die Funktionen der Lunge. Bei Menschen mit chronischen Atemwegserkrankungen ist eine medikamentöse und physikalische Therapie notwendig. Eine intensive Atemtherapie unter physiotherapeutischer Anleitung ist bei Risikopersonen dazu geeignet, das Pneumonierisiko nachhaltig zu reduzieren.

Maßnahmen bei Inhalationsbehandlung und Sauerstoffinsufflation

Werden postoperativ Sauerstoffbefeuchter oder Vernebler zur endobronchialen Applikation von Medikamenten verwendet, ist darauf zu achten, dass diese nur unter sterilen Bedingungen und mit sterilen Flüssigkeiten befüllt werden. Vor jedem Wechsel zu einer anderen Person müssen alle Anteile eines Verneblers desinfiziert werden.

Sauerstoffbefeuchter, die bei einer Person verbleiben, werden alle 48 Stunden wiederaufbereitet. Diese Maßnahmen sind notwendig, weil bei Kontamination der Systeme stark keimhaltige Aerosole entstehen können. Werden diese vom betreffenden Menschen eingeatmet, steigt das Pneumonierisiko erheblich.

Maßnahmen bei enteraler Ernährung

Alle Faktoren, die den Schluckvorgang behindern und einen Reflux von Mageninhalt fördern, erhöhen die Aspirationsgefahr und damit das Pneumonierisiko. Deshalb sollten Ernährungssonden so rasch wie möglich entfernt werden. Bei liegender Ernährungssonde ist eine Oberkörperhochlagerung von 30–45° – sofern keine Kontraindikation besteht – günstig um einen Reflux zu vermeiden. Vor jeder Nahrungszufuhr muss die korrekte Lage der Ernährungssonde überprüft werden. Die Verabreichung von Sondennahrung sollte entsprechend der Darmtätigkeit erfolgen, um die Gefahr des Erbrechens zu reduzieren.

Stressulkusprophylaxe vermeiden

Häufig werden zur Prävention eines durch den Operationsstress ausgelösten Magengeschwürs (Stressulkus) Medikamente verabreicht, die einen Anstieg des pH-Wertes des Magensafts zur Folge haben. Ein pH-Wert von über 4,0 fördert jedoch das bakterielle Wachstum im Magensaft, der über einen gastropulmonalen Reflux in die Atemwege gelangen kann. Untersuchungen haben ergeben, dass Patienten ohne Stressulkusprophylaxe die niedrigste Pneumonierate aufwiesen. Deshalb sollte, wenn dies vertretbar ist, auf eine Stressulkusprophylaxe verzichtet werden.

9.6 Antibiotikaresistenzen – MRSA

Antibiotikaresistenzen stellen ein zentrales Problem der Krankenhaushygiene dar; besonders ist hier die Kolonisation und Infektion von pflegebedürftigen Menschen mit MRSA zu nennen.

Unter ▸ *Antibiotikaresistenz* wird die Unempfindlichkeit eines Bakteriums gegenüber Antibiotika verstanden. Die Bezeichnung ▸ *MRSA* bedeutet Methicillin-resistenter Staphylococcus aureus und bezieht sich auf das Antibiotikum Methicillin, welches heute nicht mehr im Handel ist.

MRSA sind i.d.R. multiresistent, also unempfindlich gegen Substanzen mehrerer Antibiotikaklassen und werden deshalb als multiresistente Erreger (MRE) bezeichnet. MRSA sind, unabhängig von ihrem Resistenzprofil gegenüber Antibiotika, empfindlich gegenüber allen von der Deutschen Gesellschaft für Hygiene und Mikrobiologie gelisteten Flächen- und Händedesinfektionsmittel.

Verbreitung. MRSA sind weltweit verbreitet. Das Haupterregerreservoir für Staphylococcus aureus ist der Mensch. Etwa 20% der Bevölkerung sind ständig und ca. 60% intermittierend mit S. aureus kolonisiert. Das eigentliche Reservoir des MRSA ist der Nasenvorhof, von wo aus eine Ausbreitung auf andere Körperteile wie Hände, Axilla, Perianalregion usw. möglich ist. Bei Neugeborenen ist auch an eine mögliche Kolonisation des Windelbereichs zu denken.

Eine exogene Übertragung von MRSA von Mensch zu Mensch in Kliniken oder Pflegeeinrichtungen erfolgt am häufigsten über die Hände des Personals. Aber auch an Staubpartikel gebundene MRSA können z.B. nach dem Betten machen in der Raumluft schweben und sowohl von pflegebedürftigen Menschen als auch von Pflegenden inhaliert werden.

Infektionsarten. Staphylococcus aureus ist ein häufiger Erreger von Pneumonien, Wundinfektionen, Sepsis und postoperativen Infektionen von Haut, Weichteilen und Knochen. Bei Neugeborenen können auch Infektionen des Nabelstumpfes verursacht werden. Da sich durch die Antibiotikaresistenz stark eingeschränkte Therapiemöglichkeiten bei Infektionen ergeben, bedeutet eine MRSA-Infektion ein hohes Risiko für den betroffenen Menschen.

Kolonisation. MRSA-Kolonisationen sind inzwischen ein gleichermaßen großes Problem auch in Einrichtungen der stationären Altenpflege. Viele Bewohner leiden an mehreren Krankheiten gleichzeitig, haben Magensonden, Blasenkatheter oder offene Wunden und sind daher besonders prädisponiert für Infektionen. Meistens bringen Heimbewohner MRSA von Klinikaufenthalten mit ins Heim. Viele Einrichtungen der stationären Altenpflege verweigern bereits die Aufnahme mit MRSA besiedelter Menschen, im Gegenzug wird mit ihrer Aufnahme für Einrichtungen geworben. Die Kolonisierung mit MRSA führt somit auch zu einer Stigmatisierung von Menschen mit den entsprechenden Folgen für das soziale Umfeld.

Konsequente Hygieneempfehlungen, besonders Isolierungsmaßnahmen, wie sie für Kliniken gelten und nachfolgend beschrieben sind, lassen sich in Heimen nur bedingt umsetzen. Dennoch sind auch hier intensive Mitarbeiterschulungen und – falls möglich – eine Sanierung kolonisierter Bewohner erforderlich, um einer weiteren Ausbreitung der Erreger vorzubeugen.

9.6.1 Empfehlungen des RKI zum Umgang mit MRSA-kolonisierten Menschen

Zur Kontrolle der MRSA-Situation in Krankenhäusern hat das Robert-Koch-Institut (S. 208) in seinen Richtlinien fünf Grundsätze postuliert:

1. frühzeitige Erkennung und Verifizierung von MRSA-Stämmen,
2. konsequente (Kohorten-) Isolierung MRSA-kolonisierter/-infizierter Patienten,
3. umfassende Information und Schulung des Personals,
4. strikte Einhaltung allgemeiner Hygienemaßnahmen,
5. Eradikation der nasalen MRSA-Besiedlung.

Nachfolgend werden die Empfehlungen des Robert-Koch-Instituts zum Umgang mit MRSA-kolonisierten Menschen in medizinischen Einrichtungen unter Berücksichtigung pflegerelevanter Aspekte zusammengefasst. Die vollständigen Empfehlungen können in der Richtlinie selbst oder auf der Internet-Homepage des RKI (www.rki.de) nachgelesen werden.

Ziel aller aufgeführten Schutzmaßnahmen ist es, die Übertragung des Erregers vom kolonisierten Menschen auf die Pflegeperson und nachfolgend von der Pflegeperson auf einen anderen kranken oder alten Menschen zu verhindern. Für gesunde Kontaktpersonen (und damit auch die Pflegeperson selbst) besteht prinzipiell kein Risiko!

In **Tab. 9.2** werden zunächst die Maßnahmen zum Schutz vor Kontamination zusammengefasst. Weitere Empfehlungen beziehen sich auf:

- Desinfektion und Reinigung,
- Screening bei Patienten,
- Screening beim Personal,
- Beschäftigung von MRSA-kolonisiertem Personal,
- Sanierung von MRSA-Trägern,
- Transporte und Verlegungen innerhalb der Einrichtung,
- Transporte und Verlegungen in andere Einrichtungen und
- Entlassung von MRSA-Patienten.

Desinfektion und Reinigung

Flächendesinfektion. Mindestens einmal täglich werden alle patientennahen Flächen wie Bettgestell, Nachttisch, Türgriffe, Nasszelle usw. desinfiziert (Wischdesinfektion).

Geräte und Instrumente. Stethoskope, Blutdruckmanschetten, Thermometer, Waschschüsseln, Tischwaagen für Säuglinge, Spielzeug usw. sollten beim Patienten verbleiben und müssen nach Gebrauch desinfiziert werden, um eine Re-Kontamination zu vermeiden. Ebenfalls müssen die Kontaktflächen von Geräten wie Ultraschallköpfe, EKG-Elektroden und Kabel nach Gebrauch desinfiziert werden, da ein Überleben von MRSA z. B. auf kontaminierten Stethoskopmembranen von mindestens 18 Stunden nachgewiesen wurde. Handschriftlich geführte Patientenakten sollten nicht mit ins Zimmer genommen werden, um Kontaminationsketten über die Visite zu vermeiden. Alle Instrumente wie z. B. Scheren, Pinzetten, Klemmen usw. werden desinfiziert bzw. in geschlossenen Behältern zu einer zentralen Desinfektion transportiert.

Geschirr. Das Geschirr wird routinemäßig gereinigt oder entsorgt, empfohlen wird die Verwendung von kliniküblichen Reinigungsautomaten.

Wäsche. Die Wäsche von MRSA-Patienten wird im Zimmer oder im Vorraum gesammelt und einem vom RKI bzw. der Deutschen Gesellschaft für Hygiene und Mikrobiologie (DGHM) anerkannten Wäschedesinfektionsverfahren zugeführt. Die Entsor-

Tab. 9.2 Kontaminationsschutz im Umgang mit MRSA-kolonisierten und -infizierten Menschen

Empfehlung	*Begründung*
Allgemeine Hinweise	
▪ das Personal in medizinischen Einrichtungen muss im Hinblick auf die Bedeutung von MRSA und den Umgang mit MRSA-kolonisierten Personen geschult werden ▪ die Einhaltung allgemeiner und spezieller Hygienemaßnahmen ist zu kontrollieren	▪ um die Bedeutung von Schutzmaßnahmen bei MRSA verantwortlich und korrekt umsetzen, sind fachliche Kenntnisse obligat
Unterbringung von MRSA-Patienten	
▪ Personen, die mit MRSA kolonisiert oder infiziert sind, müssen isoliert werden ▪ eine gemeinsame Unterbringung mehrerer MRSA-Patienten ist möglich; diese Vorgehensweise wird als Kohortenisolierung bezeichnet	▪ die Isolierung verhindert die direkte oder indirekte Übertragung von einem Menschen auf einen anderen
Händehygiene	
▪ auch bei Verwendung von Einmalhandschuhen sind die Regeln der Händehygiene strikt einzuhalten	▪ der häufigste Infektionsquelle von MRSA sind die Hände
Schutzkleidung	
▪ beim Betreten des Zimmers sind ein Schutzkittel sowie ein Mund-Nasen-Schutz anzulegen, der vor Verlassen des Zimmers entsorgt wird ▪ der Schutzkittel verbleibt im Zimmer und wird spätestens nach Schichtende in einen Wäschesack entsorgt *Praxistipp: Bei der Pflege mehrerer Patienten in einem Zimmer patientenbezogene Einmalschürzen verwenden, die über dem Schutzkittel getragen werden.*	▪ eine Tröpfcheninfektion auf die Pflegeperson wird verhindert ▪ die Dienstkleidung wird vor Kontamination geschützt
Einmalhandschuhe	
▪ bei Kontakt mit allen potentiell kontaminierten Gegenständen müssen Einmalhandschuhe getragen werden, die vor Verlassen des Zimmers bzw. im Vorraum entsorgt werden	▪ eine Keimverschleppung durch die Hände wird verhindert
Besucher	
▪ Besucher und stationsfremdes Personal müssen in die Schutzmaßnahmen eingewiesen werden	▪ eine Keimverschleppung durch Besucher und andere Pflegepersonen wird verhindert
Transporte	
▪ Transporte und Verlegungen innerhalb der Einrichtung sollten nur bei strenger Indikation durchgeführt werden	▪ eine Keimverschleppung in andere Bereiche (z. B. Funktionsabteilungen) wird verhindert

gung von Wäsche im Plastiksack ist nur bei Durchfeuchtung nötig.

B-Abfall. Potentiell kontaminierte Abfälle müssen als Abfall der Gruppe B entsorgt werden. Dies sind Abfälle, an deren Entsorgung aus infektionspräventiver Sicht innerhalb der Einrichtungen des Gesundheitsdienstetes besondere Anforderungen zu stellen sind. Hierzu gehören alle Abfälle, die mit Blut, Sekreten oder Exkreten behaftet sind. Diese Abfälle müssen in transportfesten, feuchtigkeitsbeständigen und fest verschließbaren Sammelbehältern entsorgt werden und können dann der Hausmüllverbrennung oder -deponie zugeführt werden. Scharfe oder spitze Gegenstände sind in entsprechenden Behältern zu sammeln. Diese Vorgehensweise entspricht dem Umgang mit jeglichem Stations-Abfall.

Eingriffe am Patienten. Um eine Keimverschleppung zu verhindern, sollten notwendige, kleinere Eingriffe im Patientenzimmer durchgeführt werden (s. **Tab. 9.2**). Operative Eingriffe an MRSA-kolonisierten oder infizierten Patienten sind in Operationseinheiten, die für Operationen der Gruppe C geeignet sind, durchzuführen oder sollten zumindest am Ende des Operationsprogramms durchgeführt werden. Die Eingruppierung in Gruppe C bedeutet, dass der Eingriff als „infiziert" einzuordnen ist. Im Gegensatz dazu sagt die Bezeichnung Gruppe A aus, dass es sich um einen aseptischen Eingriff handelt und Gruppe B meint eine potentielle oder tatsächlich vorhandene mikrobielle Besiedlung.

Screening bei Patienten

Ein Screening (routinemäßige Untersuchung) von Patienten wird nicht empfohlen. Abstriche der Nasenvorhöfe, des Rachens, der Perianalregion und von Wunden sollten jedoch durchgeführt werden bei vom RKI definierten Risikogruppen:

- Wiederaufnahmen bei bekannter MRSA-Anamnese,
- Aufnahmen oder Verlegungen aus Einrichtungen mit bekanntem oder vermutlichem gehäuften MRSA-Auftreten oder bei Patienten aus Ländern mit hohem MRSA-Aufkommen (z. B. süd- und osteuropäische Länder, USA, England, Japan). Einrichtungen mit gehäuftem MRSA-Auftreten sind z. B. Rehabilitationskliniken, Pflegeheime oder Dialysezentren, weil dort Menschen aus unterschiedlichen Einrichtungen zusammentreffen.

Screening beim Personal

Bei gehäuftem Nachweis von MRSA (bei mehr als zwei Personen), die in einem räumlichen oder zeitlichen Zusammenhang stehen, sollte eine Typisierung der Erreger durchgeführt werden. Handelt es sich um denselben Erregertyp, sollten Nasenvorhof- und Rachenabstriche bei allen Patienten oder Bewohnern sowie des Personals der betroffenen Behandlungseinheit durchgeführt werden, welche Kontakt zu den MRSA-Patienten hatten.

Damit kann festgestellt bzw. ausgeschlossen werden, ob die Kolonisierung oder Infektion der Patienten von einer bestimmten Person ausgeht, damit diese ggf. saniert werden kann. Diese Mindestvorgabe kann durch institutionelle Regelungen selbstverständlich erweitert und ein Personal-Screening entsprechend engerer Kriterien durchgeführt werden. Die Furcht vor positiven Befunden und den damit einhergehenden Konsequenzen (s. Beschäftigung von MRSA-kolonisiertem Personal) sollten hier nicht unbedingt handlungsleitend sein.

Beschäftigung von MRSA-kolonisiertem Personal

Zu beachten ist bei der Beschäftigung von MRSA besiedeltem Personal, dass das berufliche Tätigkeitsverbot laut § 31 IfSG hier Anwendung findet. MRSA-Träger unter dem Personal sollten demnach bis zur nachgewiesenen Sanierung nicht in der direkten Betreuung von Menschen tätig sein. Erst nach einer Erfolgskontrolle der Sanierungsmaßnahmen ist eine solche Tätigkeit wieder möglich. Kontrollen der Sanierungsbehandlung sind nach 10 Tagen, nach einem Monat und drei Monate nach Therapie-Ende durchzuführen.

Sanierung von MRSA-Trägern

Bei Besiedelung von Menschen mit MRSA sollte die Sanierung ausschließlich mit nachgewiesenermaßen geeigneten antibakteriellen Wirkstoffen vorgenommen werden. Die einzelnen Maßnahmen hierzu sind in **Tab. 9.3** dargestellt.

Transporte und Verlegungen innerhalb der Einrichtung

Transporte und Verlegungen (z. B. in Funktionsabteilungen) sollten auf Fälle mit strenger Indikation beschränkt werden. Die Zieleinrichtung muss vorab informiert werden, um entsprechende Schutzmaßnahmen ergreifen zu können.

Vor dem Transport sollte eine antiseptische Körperpflege durchgeführt werden und der Transport in frischer Körper- und Bettwäsche erfolgen (s. **Tab. 9.2**). Wunden und Läsionen müssen verbunden sein, Personen mit nasopharyngealer Besiedlung müssen einen Mund-Nasenschutz tragen. Auch das Transportpersonal und das Funktionspersonal müssen bei Kontakt zum MRSA-Patienten Schutzkittel und Handschuhe anlegen und hinterher die Hände desinfizieren. Ein Kontakt zu anderen Patienten sollte vermieden werden.

Nach der Behandlung bzw. Untersuchung müssen alle Kontaktflächen desinfiziert werden. Falls möglich, sollten MRSA-Patienten am Ende des Tagesprogramms untersucht bzw. behandelt werden. Nach dem Transport müssen auch die Kontaktflächen der Transportliege desinfiziert werden.

Transporte und Verlegungen in andere Einrichtungen

Die Maßnahmen für Transporte innerhalb der Einrichtungen gelten auch für Transporte in andere Einrichtungen. Darüber hinaus muss:

Tab. 9.3 Sanierung von MRSA-Trägern

Besiedelung	*Maßnahme*
Nase und Nasenvorhöfe	▪ Muprirocin (Turixin)-Nasensalbe 3 × tgl. über mindestens 3 Tage in beide Nasenvorhöfe applizieren ▪ alternativ bei Mupirocin-Resistenz: Bacitracin-Nasensalbe, Octenidin-Nasensalbenkonzentrat, PVP-Jod-Creme
Haut	▪ Ganzkörperwaschung und Haarwäsche mit antiseptisch wirksamen Seifen oder Lösungen (z. B. Skinsan scrub Waschlotion) 1 × tgl. über mind. 3 Tage (Dosierung u. Einwirkzeit beachten!) *Praxistipp: Ein Duschbad ist sicherer, schneller und einfacher durchzuführen als eine Körperpflege im Bett oder am Waschbecken. Haut und Haare nass machen, mit antiseptischer Waschlotion einschamponieren, Einwirkzeit einhalten, mit klarem Wasser abspülen.*
Rachen	▪ Mundspülung mit einem Schleimhautdesinfektionsmittel (z. B. Octenisept) 3 × tgl. über mindestens 3 Tage
Verhinderung von Rekolonialisierung	▪ täglicher Wechsel der Bettwäsche, Bekleidung, Waschlappen, Handtücher nach antiseptischer Körperwäsche für die Dauer der Sanierungsbehandlung ▪ persönliche Gegenstände wie Brille, Hörgeräte, Zahnbürste, Rasierer sind im Zimmer zu belassen, zu desinfizieren oder auszutauschen (Verwendung von Einmalmaterialien)
Aufhebung der Isolierung	▪ Kontrollabstriche beginnen drei Tage nach Beendigung der Sanierungsbehandlung ▪ wenn an drei aufeinanderfolgenden Tagen genommene Abstriche aller vorher positiven Lokalisationen negativ sind, kann die Isolierung aufgehoben werden

- der MRSA-Befund vermerkt und eindeutig markiert sein,
- der Patient räumlich isoliert werden, bis weitere Kontrolluntersuchungen auf MRSA negativ sind,
- Begleitpersonal nach dem Transport unbedingt eine hygienische Händedesinfektion durchführen.

Entlassung von MRSA-Patienten

Patienten sollten trotz MRSA-Besiedlung entlassen werden, wenn ihr klinischer Zustand dies zulässt. Der weiterbehandelnde Arzt muss vor der Entlassung zu weiteren hygienischen Maßnahmen informiert und ggf. beraten werden.

Patient und Angehörige sollten darüber aufgeklärt werden, dass für gesunde Kontaktpersonen kein Risiko besteht und alltägliche soziale Kontakte gepflegt werden können.

Lediglich bei Personen mit eingeschränkter Immunabwehr, offenen Wunden oder Hautekzemen kann es zur Infektion mit MRSA kommen; sehr enge Berührungen sollten also während dieser Zeit vermieden werden.

Nosokomiale Infektionen und MRSA:

- Die häufigsten nosokomialen Infektionen sind postoperative Wundinfektionen, untere Atemwegsinfektionen, Harnwegsinfektionen und die Sepsis.
- Ursachen nosokomialer Infektionen sind die ungezielte Anwendung von Antibiotika, die zunehmende Anzahl immungeschwächter Menschen, neue invasive Verfahren sowie Unkenntnis und Fehlverhalten des medizinischen und pflegerischen Personals.
- Die Prävention nosokomialer Infektionen umfasst neben den Maßnahmen zur Basis- oder Standardhygiene gezielte Interventionen, die auf die jeweilige Gefährdung abgestimmt sind.
- Eine Übertragung von MRSA von Mensch zu Mensch in Kliniken oder Pflegeeinrichtungen erfolgt am häufigsten über die Hände des Personals.
- Zur Kontrolle der MRSA-Situation sind umfangreiche Schutzmaßnahmen notwendig, deren Ziel es ist, die Übertragung des Erregers vom kolonisierten Menschen auf die Pflegeperson und nachfolgend von der Pflegeperson auf einen anderen Menschen zu verhindern.

9.7 Isolierung

Als Isolierung wird die Einzelunterbringung von Personen bezeichnet, die mit über die Standard-Hygienemaßnahmen hinausreichenden Hygienevorkehrungen verbunden ist.

Formen. Isolierungsmaßnahmen finden in zweierlei Formen Anwendung:

- Quellenisolierung: Bei kolonisierten oder infizierten Menschen zum Schutz vor Übertragung des Krankheitserregers auf andere Personen.
- Schutzisolierung (Umkehrisolierung): Bei erhöht infektionsgefährdeten Menschen zum Schutz vor Krankheitserregern.

Isolierungsmaßnahmen stellen für die betroffene Person stets eine Einschränkung in ihren Kommunikations- und Mobilitätsmöglichkeiten dar. Auch für die Pflegenden sind Isolierungsmaßnahmen mit einem erhöhten Zeit- und Arbeitsaufwand verbunden, so dass das Betreten des Zimmers oft auf notwendige Tätigkeiten beschränkt bleibt.

Wenn der Gesundheitszustand der betreffenden Person dies zulässt, sollten Pflegende das Mitbringen von Ablenkungsmöglichkeiten wie Bücher, Radio, Fernsehen, Computerspiele oder Handarbeitsmaterial bei Familienmitgliedern oder Besuchern anregen.

9.7.1 Quellenisolierung

Eine ▸ *Quellenisolierung* ist immer dann notwendig, wenn der pflegebedürftige Mensch mit Krankheitserregern entweder kolonisiert oder infiziert ist und dadurch für Mitpatienten bzw. -bewohner, Besucher und Personal eine potentielle Gefahr darstellt. Die mögliche Gefährdung für andere Menschen ergibt sich aus den Übertragungswegen des Erregers (s. **Tab. 9.1**). In Einrichtungen des Gesundheitswesens sind folgende Übertragungswege relevant:

- Übertragung durch Blut,
- Übertragung durch direkten oder indirekten Kontakt und
- Übertragung durch Tröpfchen.

Übertragung durch Blut. Erkrankungen, die über das Blut übertragen werden sind z. B. Hepatitis B, C oder HIV. Personen mit diesen Erkrankungen bedürfen keiner Isolierung weil sich eine Erregerübertragung durch die Maßnahmen der Standardhygiene, die Prävention von Stich- und Schnittverletzungen (S. 225) sowie durch Impfungen des Personals und das Tragen von Schutzhandschuhen vermeiden lässt. Für Mitpatienten- bzw. Bewohner besteht durch normale soziale Kontakte oder die Benutzung der selben Sanitäreinrichtungen keine Gefahr.

Übertragung durch Kontakt. Dieser Übertragungsweg ist der häufigste Weg zur Übertragung nosokomialer Infektionen. Durch körperlichen Kontakt zwischen einem kolonisierten bzw. infizierten Menschen und Mitarbeitern oder durch den Kontakt zu kontaminierten Gegenständen können Krankheitserreger von Mensch zu Mensch übertragen werden. Auch hier sind die Maßnahmen der Standard-Hygiene, insbesondere der Händehygiene, geeignet und ausreichend, um Infektionen zu verhindern.

Übertragung durch Tröpfchen. Bei der sogenannten „Tröpfcheninfektion" werden Krankheitserreger durch die Einatemluft aufgenommen und gelangen in die unteren Abschnitte der Atemwege wie z. B. bei der Lungentuberkulose. Menschen mit über Tröpfchen übertragbaren schweren Infektionserkrankungen werden isoliert.

Eine Isolierung von kranken oder pflegebedürftigen Menschen ist im wesentlichen bei durch Tröpfchen übertragene Infektionen notwendig.

Die Richtlinie des Robert-Koch-Instituts (S. 208) enthält einen umfangreichen Katalog von Schutzmaßnahmen bei bestimmten Infektionskrankheiten und Krankheiten durch Parasiten, in dem alle notwendigen Schutzmaßnahmen detailliert aufgeführt werden. Nachfolgend werden exemplarisch die Maßnahmen zur Isolierung bei einem Menschen mit offener Lungentuberkulose dargestellt.

Hygienemaßnahmen bei einem Menschen mit offener Lungentuberkulose

Definition „offene Lungentuberkulose":

- im Direktpräparat sind säurefeste Stäbchen sichtbar,
- PCR-Test auf Tuberkulose ist positiv oder
- Kultur zeigt Wachstum von Mycobacterium tuberculosis.

Art der Übertragung:

- aerogen über Tröpfchenkerne beim Husten oder Niesen und
- aerogen über erregerhaltigen Staub.

Erregerhaltiges Material:

- respiratorische Sekrete.

Dauer der Schutzmaßnahmen:

- abhängig vom klinischen Verlauf und
- Anzahl der Tuberkelbakterien im Sputum,

- mindestens 21 Tage bei tuberkulostatischer Therapie.

Räumliche Unterbringung:
- Einzelzimmer.

Kontaminationsschutz:
- Schutzkittel,
- Handschuhe,
- partikelfiltrierende Halbmaske (auch für Erkrankte Person beim Verlassen des Zimmers).

Reinigung und Desinfektion:
- Wirkungsbereich der Desinfektionsmittel- und Verfahren: A (nach RKI-Liste),
- Flächen: routinemäßige Desinfektion,
- Instrumente: Desinfektion erforderlich, Transport in geschlossenen Behältern,
- Geschirr: Desinfektion (alternativ Einweg-Material),
- Wäsche: zentrale Desinfektion.

Abfälle:
- erregerhaltiges oder potentiell erregerhaltiges Material ist als Abfall der Gruppe C zu entsorgen (als infektiöse, ansteckungsgefährliche oder stark ansteckungsgefährliche Abfälle).

Schlussdesinfektion:
- ggf. Desinfektion des Raumes durch Verdampfen oder Vernebeln mit Formaldehyd,
- danach Scheuer-Wischdesinfektion aller Flächen,
- Matratzen, Kissen und Decken werden desinfiziert.

9.7.2 Schutzisolierung

Eine ▸ *Schutzisolierung* ist immer dann angezeigt, wenn Menschen erhöht infektanfällig sind. Hierzu gehören Personen:
- mit schweren Erkrankungen auf Intensivstationen,
- nach hochdosierter Zytostatikatherapie oder Bestrahlungstherapie,
- nach Knochenmark-Transplantationen.

Durch die medikamentöse- oder Strahlenbehandlung wird die Funktion des Immunsystems herabgesetzt und die betroffene Person ist besonders anfällig für nosokomiale Infektionen (S. 208). Das Ziel der Schutzisolierung ist es, den infektanfälligen Menschen vor Erregern, die von außen an ihn heran getragen werden können, zu schützen.

Patienten und Angehörige sollten über den Zweck der Schutzisolierung und die durchzuführenden Maßnahmen möglichst schon vor dem Klinikaufenthalt informiert werden. So können sich alle Beteiligten auf die belastende Situation einstellen und ihr entsprechend vorbereitet entgegensehen.

Die Schutzisolierung umfasst i. d. R.:
- Unterbringung in einem Einzelzimmer mit über das übliche Maß hinausgehenden Hygienemaßnahmen, z. B. Verwendung patientengebundener Schutzkittel, Mundschutz, usw. für Personal und Besucher,
- täglicher Wechsel der Bettwäsche und der Handtücher,
- dreimal tägliche Temperaturkontrolle,
- Verbot von Blumensträußen und Topfpflanzen,
- patientengebundene Verwendung von ärztlichen und pflegerischen Utensilien (Blutdruckgerät, Stethoskop, Salben usw.),
- keimarme Ernährung durch die Klinikküche und Richtlinien für mitgebrachte Speisen (z. B. schälbares Obst, durchgekochte oder -gebratene Speisen, keine Blattsalate),
- Transport zu notwendigen Untersuchungen mit Mundschutz,
- Verbot von Körperkontakt wie Begrüßungskuss für Angehörige.

Die einzelnen Maßnahmen sind abhängig vom Anlass der Isolierung und werden institutionsabhängig gehandhabt. Informationsbroschüren sind auf den Stationen erhältlich und bei vielen Kliniken auch auf der Internet-Homepage einzusehen.

Isolierung:
- Eine Quellenisolierung dient dazu, Mitpatienten, -bewohner, Personal und Besucher vor Krankheitserregern zu schützen. Aufgabe der Schutzisolierung ist es, abwehrgeschwächte Menschen vor Infektionen zu schützen.
- Menschen, die isoliert sind, sind in ihren Kontakt- und Bewegungsmöglichkeiten stark eingeschränkt. Pflegende sollten Ablenkungs- und Beschäftigungsmöglichkeiten anbieten.

9.8 Impfungen

Martina Gießen-Scheidel

Eine entscheidende Rolle bei der Prävention von Infektionskrankheiten spielt die Durchführung von Schutzimpfungen. In § 3 Abs. 1 des Infektionsschutzgesetzes (IfSG) wird das Robert Koch-Institut (RKI) ermächtigt, Vorgehensweisen zur Prävention, Erkennung und Vermeidung der Verbreitung von Infektionskrankheiten zu erstellen. Hierzu werden infektionsepidemiologische Auswertungen durchgeführt, deren Ergebnisse im Bundesgesundheitsblatt veröffentlicht werden. Die ständige Impfkommission am Robert Koch-Institut (STIKO) gibt Empfehlungen, Richtlinien und Merkblätter über durchzuführende Schutzimpfungen heraus. Zusätzlich werden die Resultate an die jeweiligen Bundes- und Landesgesundheitsbehörden weitergeleitet, die diese Empfehlungen umsetzen.

Meldepflicht. Impfungen schützen nicht nur jeden Einzelnen, sondern auch die Öffentlichkeit vor der Übertragung von Infektionserregern und einer möglichen Erkrankung. Die Meldepflicht bestimmter Infektionskrankheiten (z. B. Frühsommer-Meningoenzephalitis [FSME], Masern) und von Impfkomplikationen ermöglicht eine bundesweite Erfassung und ist hilfreich für zukünftige präventive Maßnahmen. Des Weiteren werden durch präventive Impfmaßnahmen die Behandlungskosten zur Therapie einer Infektionserkrankung deutlich verringert.

Individuelle Einstellung. Der Erfolg der Impfprävention hängt in erster Linie von der individuellen Einstellung des zu impfenden Menschen ab. Er muss sich darüber klar sein, dass ein mangelnder Impfschutz nicht nur für ihn selbst, sondern ggf. auch für seine Mitmenschen schwerwiegende Folgen haben kann.

Aufklärung. Zur Durchführung der Impfung bedarf es der Einwilligung der zu impfenden Person bzw. deren rechtlicher Vertreter und setzt die Aufklärung durch den impfenden Arzt voraus. Impfung und Aufklärung müssen am gleichen Tag erfolgen und werden im sog. Impfpass durch den Arzt dokumentiert.

Kosten. Die Übernahme der Kosten erfolgt je nach Impfindikation durch die Krankenkassen (bei Regelimpfungen für Kinder und Erwachsene), die Arbeitgeber (bei Impfungen für Berufstätige in bestimmten Berufsfeldern, z. B. gegen Hepatitis A oder B) oder durch den zu impfenden Menschen selbst (bei Reiseimpfungen).

9.8.1 Immunisierung

Der menschliche Körper kann bei einem Kontakt mit Krankheitserregern auf zwei verschiedene Arten reagieren. Unterschieden werden:

- unspezifische Immunantwort und
- spezifische Immunantwort.

Unspezifische Immunantwort. Zu den unspezifischen Abwehrmechanismen gehört z. B. die Vernichtung körperfremder Zellen oder Zellbestandteile mittels Phagozytose.

Spezifische Immunantwort. Die Bildung spezifischer Antikörper erfolgt über die sog. Antigen-Antikörper-Reaktion: Antigene sind Zellen, die im Organismus als fremde Zellen erkannt werden und die Bildung von spezifischen Antikörpern auslösen. Die entstehenden Antikörper „vernichten" die krankmachenden Zellen und bleiben zudem dem Körper erhalten, so dass sie bei der nächsten Aufnahme gleichartiger Antigene sofort reagieren können. Dieser Reaktionsmechanismus wird auch als Immunisierung bezeichnet.

Schutzimpfungen machen sich diese körpereigenen Reaktionen zu Nutze: Entweder wird der Körper aktiv in die Lage versetzt, selbstständig Antikörper zu entwickeln, oder es werden Antikörper für bestimmte Krankheitserreger direkt appliziert, wobei der Organismus weitestgehend passiv bleibt.

Im Rahmen der Schutzimpfungen werden deshalb unterschieden:

- aktive Immunisierung und
- passive Immunisierung.

Die Wahl der jeweiligen Immunisierung ist vom Alter und der Immunsituation des zu impfenden Menschen, der Art des Impfstoffes und der zu verhindernden Infektionskrankheit sowie dem Zeitpunkt und der Applikationsart der Impfung abhängig. In einigen Fällen können beide Immunisierungen auch simultan (gleichzeitig) durchgeführt werden.

Aktive Immunisierung

Die ▸ *aktive Immunisierung* veranlasst das Immunsystem zur Bildung von Antikörpern. Diese bieten nach einer gewissen Zeit einen Schutz vor einer bestimmten Infektionskrankheit.

Verschiedene Faktoren können das Immunsystem zur Bildung von Antikörpern anregen:

- das „Durchleben" einer Infektionskrankheit mit entsprechender Krankheitssymptomatik,
- die Aufnahme von Krankheitserregern einer Infektionskrankheit in den Organismus ohne symptomatische Beschwerden oder
- eine aktive Impfung mit abgeschwächten, vermehrungsfähigen Krankheitserregern oder mit Toxinen einer Infektionskrankheit, die evtl. abgeschwächte Symptome auslösen können.

Der Zeitraum bis zur Antikörperbildung kann in Abhängigkeit von individuellen Faktoren der betroffenen Person und/oder der Art der Infektion stark variieren. Der Körper wird durch die gebildeten Antikörper in die Lage versetzt, bei einem erneuten Kontakt mit gleichartigen Antigenen effektiver zu regulieren, da er bereits über „passende" Antikörper verfügt.

Impfstoffe der aktiven Immunisierung

Bei der aktiven Immunisierung werden Impfstoffe unterteilt in:

- Lebendimpfstoffe und
- Totimpfstoffe.

Lebendimpfstoffe. Sie enthalten Krankheitserreger, deren Pathogenität auf ein Minimum reduziert wurde, was auch als Attenuierung bezeichnet wird, die aber das Immunsystem trotzdem zur Bildung von Antikörpern anregen. Diese vermehrungsfähigen, in ihrer krankmachenden Wirkung abgeschwächten Krankheitserreger werden auch als Vakzine bezeichnet. Bei ▸ *Lebendimpfstoffen* können aufgrund der abgeschwächten krankmachenden Antigene Symptome auftreten, die der Infektionskrankheit ähneln, jedoch wesentlich schwächer sind. Lebendimpfstoffe gegen verschiedene Infektionskrankheiten müssen i.d.R. in zeitlichen Abständen (z.B. 4 bis 6 Wochen) voneinander appliziert werden, um ihre Wirkungsweisen nicht zu beeinflussen. Die Kombination von Masern/Mumps und Röteln ist hierbei eine Ausnahme.

Totimpfstoffe. Diese enthalten entweder abgetötete Krankheitserreger bzw. Zellteile, die sich nicht mehr vermehren können oder inaktive Toxine giftbildender Bakterien. Bei einer Impfung mit abgetöteten, vermehrungsunfähigen Krankheitserregern muss dem Impfstoff ein sog. Adsorbat (i.d.R. die Substanz Aluminiumhydroxid) zugesetzt werden, um die Stimulation des Immunsystems zur Bildung von Antikörpern zusätzlich zu unterstützen. Dieses Adsorbat kann Rötungen der Einstichstelle oder allergische Reaktionen bei subkutanen Applikationen hervorrufen.

▸ *Totimpfstoffe* gegen verschiedene Infektionskrankheiten können i. d. R. ohne zeitliche Abstände verabreicht werden. Lebend- und Totimpfstoffe können bei der aktiven Immunisierung gleichzeitig appliziert werden.

Wirkungsdauer. Die Wirkungsdauer der aktiven Immunisierung gegenüber der passiven ist wesentlich länger: Aktive Impfungen müssen nach der sog. Grundimmunisierung häufig erst nach 10 Jahren „aufgefrischt" werden oder bieten sogar einen lebenslangen Impfschutz. Die Grundimmunisierung mittels aktiver Impfung muss in festgelegten Abständen stattfinden, um dem Immunsystem einerseits die Gelegenheit zu geben, Antikörper in ausreichender Zahl zu bilden, andererseits eine Minimierung der möglichen Begleiterscheinungen (z.B. Fieber oder Niedergeschlagenheit) für die geimpfte Person zu erreichen.

Passive Immunisierung

Bei der passiven Immunisierung werden dem Organismus Antikörper für bestimmte Infektionserreger zugeführt. Diese Antikörper sind sofort in der Lage, den spezifischen Krankheitserreger der Infektionskrankheit zu eliminieren.

Leihimmunität. Eine Besonderheit der passiven Immunisierung ist die sog. ▸ *Leihimmunität* der Mutter, die während ihrer Schwangerschaft Antikörper über die Plazenta und während der ersten drei bis sechs Lebensmonate Antikörper über die Muttermilch auf ihr Baby überträgt. Dieser Schutz vor Infektionskrankheiten wird auch als „Nestschutz" bezeichnet und wird durch eine Impfung der Mutter vor der Schwangerschaft unterstützt.

Impfstoffe der passivien Immunisierung

Die passive Immunisierung erfolgt durch die Gabe von aktiven Antikörpern, den so genannten Immunglobulinen. Impfstoffe der passiven Immunisierung sind entweder:

- homologe Impfstoffe, d.h. die Antikörper stammen von einem Menschen oder
- heterologe Impfstoffe, die von einem Säugetier gewonnen werden (z.B. einem Pferd).

Wirkungsdauer. Passive Impfungen haben eine deutlich kürzere Wirkungsdauer als aktive: Sie reicht oft nur von wenigen Wochen bis hin zu einigen Monaten.

Weitere Nachteile sind die Möglichkeit einer abgeschwächten Wirkungsweise der Antikörper oder auch die begrenzte Immunisierung gegenüber bestimmten Infektionskrankheiten.

Nebenwirkungen

Wie bei jedem anderen Arzneimittel kann es auch bei der Applikation von Impfstoffen neben erwünschten zu unerwünschten Wirkungen kommen (Bd. 3, Kap. 12). Die Wirkungsweise des Impfstoffes kann einerseits aufgrund einer verminderten Impfstoffqualität, einer fehlerhaften Lagerung bzw. eines unsachgemäßen Transportes sowie durch eine falsche Applikationsart beeinträchtigt sein. Andererseits kann das Immunsystem des betroffenen Menschen nicht, nur sehr schwach oder sehr „aggressiv" auf den Impfstoff reagieren. Die Nebenwirkungen einer Schutzimpfung werden in verschiedene Schweregrade unterteilt:

- Impfreaktionen,
- Impfkrankheit,
- Impfkomplikationen und
- Impfschäden.

Impfreaktionen. Impfreaktionen können direkt an der Injektionsstelle auftreten. Sie zeigen sich durch die klassischen Entzündungszeichen Rötung, Schwellung, Schmerzen, Überwärmung und eingeschränkte Funktion an der Injektionsstelle und dem umgebenden Gewebe. Nach der Impfung können auch subfebriles Fieber und ein allgemeines Krankheitsempfinden auftreten (Bd. 2, Kap. 6.1 u. 10.3). Diese Impfreaktionen sind für den betroffenen Menschen zwar unangenehm, insgesamt jedoch meist harmlos und klingen nach wenigen Stunden bis Tagen ohne weitere Folgen für den Organismus ab.

Impfkrankheit. Als Impfkrankheit wird das Durchleben einer Infektionskrankheit mit ihren Begleiterscheinungen bezeichnet, die aufgrund einer Schutzimpfung entstanden ist.

Impfkomplikationen. Impfkomplikationen können durch das geimpfte Antigen oder durch zusätzlich im Impfstoff enthaltene Substanzen hervorgerufen werden. Eine Impfkomplikation hat gravierendere Folgen als eine Impfkrankheit. So kann z.B. durch die orale Applikation des Poliomyelitis-Impfstoffs eine „Impfpoliomyelitis" auftreten. Je nach Art der Infektionskrankheit müssen neben deren Therapie auch genaue Untersuchungen der betroffenen Person sowie deren Körperflüssigkeiten (z.B. Blut oder Liquor) nach genauen Richtlinien erfolgen und dementsprechend dokumentiert werden.

Impfschäden. Impfschäden sind körperliche Schäden bzw. Einschränkungen (z.B. Lähmungen oder Hirnhautentzündungen), die nach einer Schutzimpfung auftreten und auch nach dem Abklingen der Impfkrankheit oder Impfkomplikation verbleiben. Impfschäden treten aufgrund der verbesserten Impfstoffe und deren veränderten Applikationsarten (z.B. bei der Poliomyelitis) nur noch sehr selten auf.

Meldung. Laut Infektionsschutzgesetz (IfSG) §6 Abs. 1 Nr. 3 sind Reaktionen nach einer Schutzimpfung, die gravierender sind als geringfügige Impfreaktionen, dem zuständigen Gesundheitsamt zu melden, welches weiterführende Meldungen an die entsprechenden Behörden einleitet, um die Erfassung und Auswertung der Daten zu ermöglichen.

9.8.2 Impfempfehlungen

Die Impfempfehlungen werden von der ständigen Impfkommission (STIKO) am Robert Koch-Institut (RKI) herausgegeben. Sie umfassen alle Altersstufen, berücksichtigen Impfungen für Reisende und beschreiben Impfungen für Berufstätige in bestimmten Berufsfeldern. Durch die Weiterentwicklung von Impfstoffen, Kombinationsmöglichkeiten bei der Applikation sowie durch verbesserte Verträglichkeit der Impfungen konnte die Anzahl der Injektionen sowie möglicher Impfkomplikationen und -schäden minimiert werden.

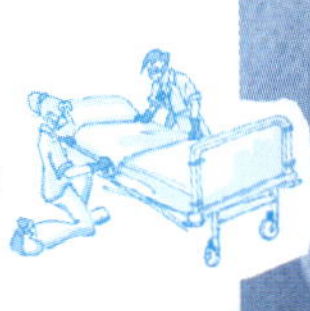

Klassifikation. Die empfohlenen Schutzimpfungen der STIKO werden klassifiziert in:

- Regelimpfungen für Säuglinge, Kinder und Jugendliche, d.h. jedes Kind sollte diese Impfungen erhalten.
- Auffrischimpfungen für Erwachsene, d.h. hier werden Auffrischimpfungen und versäumte Grundimmunisierungen aufgeführt.
- Indikationsimpfungen, d.h. es werden Impfungen für besonders gefährdete Personen, z.B. ältere Menschen oder Angehörige bestimmter Berufs- und Personengruppen (z.B. Pflegende oder onkologische Patienten) aufgezeigt.
- Reiseimpfungen, d.h. Impfungen gegen Infektionskrankheiten (z.B. Gelbfieber oder Hepatitis A), die in den von der World Health Organization (WHO) aufgeführten Ländern (z.B. in den Tropen) auftreten.

Regelimpfungen und Auffrischimpfungen

Die ständige Impfkommission (STIKO) am Robert Koch-Institut (RKI) empfiehlt Schutzimpfungen ab dem 3. Lebensmonat (**Tab. 9.4**). Die sog. Grundimmunisierung sollte bis zum 15. Lebensmonat bei Kleinkindern gegen folgende Infektionskrankheiten durchgeführt werden:

- Tetanus,
- Diphtherie,
- Pertussis,
- Poliomyelitis,
- Hepatitis B,
- Haemophilus influenzae Typ b,
- Masern,
- Mumps und
- Röteln.

Tetanus. Tetanus (Wundstarrkrampf) ist eine bakterielle Wundinfektion, die aufgrund einer Erkrankung des Nervensystems zu Muskelkrämpfen, auch von lebenswichtigen Organen (z.B. Atemmuskeln, Herz) führt. Der Krankheitserreger befindet sich in der Erde und kann sich schon bei kleinsten Verletzungen im Organismus verbreiten.

Diphtherie. Sie ist eine akute Infektionserkrankung, die durch das sog. Corynebacterium hervorgerufen und durch Tröpfcheninfektion übertragen werden kann. Diese Infektionskrankheit führt zu schweren Entzündungen im Nasen-Rachen-Raum mit einem grau-weißlichen Belag. Bei schweren Krankheitsverläufen kann es zu Schädigungen des Herzens und zu Nervenlähmungen kommen.

Pertussis. Pertussis (Keuchhusten) ist eine schwere bakterielle Infektionskrankheit, die durch Tröpfcheninfektion übertragen wird. Es kommt zu einer schweren Entzündung der Bronchien mit Bildung eines zähen Schleimes und eines starken krampfartigen Hustens. Säuglinge sind kaum in der Lage, den zähen Schleim abzuhusten und sind besonders erstickungsgefährdet.

Poliomyelitis. Poliomyelitis (Kinderlähmung) ist eine Infektionserkrankung, die durch Viren im Darm hervorgerufen wird. Sie führt zu Lähmungen der Arme, Beine und Atemmuskulatur.

Hepatitis B. Sie ist eine hochinfektiöse Lebererkrankung, die durch das Virus Typ B übertragen wird. Die Übertragung erfolgt durch den Kontakt mit infektiösen Sekreten (z.B. Blut, Speichel, Tränen, Muttermilch, Vaginalsekret, Menstruationsblut oder Sperma). Diese Erkrankung kann in ein chronisches Stadium übergehen, das z.B. zu einer Leberzirrhose führen kann. Die Hepatitis-B-Impfung wird bei Neugeborenen, bei deren Mutter ein Antigen (HbsAg) nachgewiesen wird, sofort nach der Geburt bzw. nach sieben Tagen durchgeführt. Zusätzlich erfolgt eine Therapie mit Immunglobulinen. Die Grundimmunisierung erfolgt dann nach vier Wochen und erneut sechs Monate nach der ersten Impfung.

Haemophilus influenzae Typ b. Hib ist eine bakterielle Infektionskrankheit, die durch Tröpfcheninfektion übertragen wird und zu Entzündungen der Nasennebenhöhlen, der Ohren, des Kehlkopfes, der Gelenke bis hin zu einer eitrigen Hirnhautentzündung führen kann.

Masern. Sie werden durch Virentröpfchen übertragen, führen zu grippalen Symptomen und können zu schweren Entzündungen des Mittelohres und der Lungen führen. Das typische Masernexanthem ist an seiner violett-roten Farbe und durch sein unterschiedlich fleckenartiges Aussehen erkennbar.

Mumps. Mumps wird durch eine Virus-Tröpfchen- bzw. Kontaktinfektion übertragen. Es kommt zu einer Schwellung der Ohrspeicheldrüsen und einem starken Krankheitsgefühl, das zusätzlich mit Fieber

Tab. 9.4 Impfplan für Säuglinge, Kinder und Jugendliche (beruht auf allgemeinen öffentlichen Empfehlungen der Ständigen Impfkommission (STIKO) am Robert-Koch-Institut, Stand Juli 2001)

empfohlenes Alter	*Schutzimpfung gegen*	*Impfstoff/Applikation*
ab. 3. Lebensmonat	▪ Diphtherie (D/d), Tetanus (T) und Pertussis (aP) ▪ Haemophilus influenzae Typ b (Hib) ▪ Poliomyelitis (IPV) ▪ Hepatitis B (HB)[2]	▪ 1. Impfung ▪ 1. Impfung ▪ 1. Impfung ▪ 1. Impfung
ab 4. Lebensmonat	▪ Diphtherie, Tetanus und Pertussis ▪ Haemophilus influenzae Typ b ▪ Poliomyelitis (IPV)	▪ 2. Impfung ▪ 2. Impfung bei Kombinationsimpfung ▪ 2. Impfung bei Kombinationsimpfung
ab 5. Lebensmonat	▪ Diphtherie, Tetanus und Pertussis ▪ Haemophilus influenzae Typ b ▪ Poliomyelitis ▪ Hepatitis B	▪ 3. Impfung ▪ 2. Impfung (bzw. 3. Kombinationsimpfung) ▪ 2. Impfung (bzw. 3. Kombinationsimpfung) ▪ 2. Impfung
ab. 12.–15. Lebensmonat	▪ Diphtherie, Tetanus und Pertussis ▪ Haemophilus influenzae Typ b ▪ Poliomyelitis ▪ Hepatitis B ▪ Masern, Mumps und Röteln (= MMR)	▪ 4. Impfung ▪ 3. Impfung (bzw. 4. Kombinationsimpfung) ▪ 3. Impfung (bzw. 4. Kombinationsimpfung) ▪ 3. Impfung ▪ 1. Impfung Dreifachlebendimpfstoff, intramuskulär oder subcutan
ab. 15.–23. Lebensmonat	▪ evtl. Masern, Mumps und Röteln	▪ Impfstatus überprüfen und ggf. vervollständigen (Mindestabstand zwischen 1. Impfung 4 Wochen)
ab. 5.–6. Lebensjahr	▪ Tetanus, Diphtherie	▪ Tetanus-Diphtherie (Td) Totimpfstoff, d. h. reduzierte Diphtherieantigendosis (= d) i. m. Auffrischimpfung
10.–18. Lebensjahr	▪ Tetanus, Diphtherie ▪ Pertussis ▪ Poliomyelitis ▪ Hepatitis B ▪ Masern, Mumps, Röteln	▪ Auffrischimpfung ▪ Auffrischimpfung ▪ Auffrischimpfung ▪ Für nicht geimpfte Kinder/Jugendliche und bei unvollständigem Impfschutz ▪ Für nicht geimpfte Kinder/Jugendliche und bei unvollständigem Impfschutz

[1] als Kombinationsimpfstoff mit Hib und IPV möglich (= DTaP-IPV-Hib)
[2] Hepatitis B-Impfung ist bereits nach der Geburt möglich (postexpositionelle Hepatitis B-Prophylaxe simultan mit HB-Immunglobulingabe bei Neugeborenen von HbsAg-positiven Müttern bzw. mit unbekanntem HBs-Ag-Status, weitere Impfungen dann nach 1 Monat und 6 Monaten nach der Impfung)

und Schmerzen einhergeht. Diese Erkrankung kann auch andere Organe (z. B. Ohren, ZNS) betreffen.

Röteln. Sie werden durch Virus-Tröpfchen übertragen. Diese Erkrankung verläuft mit grippalen Symptomen und zeigt ein typisches Exanthem mit blassroten und kleinfleckigen „Herden". Die Übertragung des Virus auf eine schwangere Frau kann zu einer Embryopathie führen, die schwerwiegende Fehlbildungen des Ungeborenen verursacht.

Impfstatus. Zwischen dem 15. und 23. Lebensmonat erfolgt eine Überprüfung des Impfstatus der Dreifachimpfung von Masern/Mumps/Röteln (MMR). Eventuell muss diese Impfung wiederholt werden. Zwischen dem 5. und 6. Lebensjahr wird die Schutzimpfung von Diphtherie und Tetanus aufgefrischt.
Kinder und Jugendliche können gegen Hepatitis A geimpft werden. Jugendliche bis zum 18. Lebensalter sollten versäumte Schutzimpfungen nachholen bzw. Auffrischimpfungen durchführen lassen, z. B. gegen Pertussis zwischen dem 11. und 18. Lebensalter. Die-

se Möglichkeit wird im Jugendarbeitsschutzgesetz in Zusammenhang mit der Vorsorgeuntersuchung J1 aufgezeigt (S. 29). Ab dem 16. Lebensjahr können Jugendliche selbst entscheiden, ob sie sich impfen lassen wollen.

Auffrischimpfungen im Erwachsenenalter (z. B. von Diphtherie oder Tetanus) sollten alle 10 Jahre erfolgen.

Indikationsimpfungen

Indikationsimpfungen sollten unter Berücksichtigung der grundlegenden Kriterien, wie gefährdete Personengruppe, berufliche Tätigkeit oder berufliches Umfeld, durchgeführt werden. Beispiele für Indikationsimpfungen sind:

- Grippeimpfungen,
- Hepatitis A-Impfung,
- Pneumokokken-Impfung.

Grippeimpfungen. Impfungen gegen Influenza sollten jährlich erfolgen, da sich das Virus ständig verändert. Die Grippeimpfung wird bei Personen, die über 60 Jahre alt sind oder bei denen gesundheitliche Bedenken vorliegen (z. B. chronische Erkrankungen der Lunge bzw. des Herz-Kreislaufsystems) empfohlen. Außerdem sollten sich Personen mit einer erhöhten Gefahr einer Ansteckung (z. B. Personal im Gesundheitswesen oder im erhöhten Publikumsverkehr) impfen lassen.

Hepatitis A-Impfung. Die akut verlaufende Viruserkrankung Hepatitis A wird durch eine fäkal-orale Schmierinfektion, verunreinigtes Trinkwasser oder Speisen verbreitet. Schlechte sanitäre Ausstattungen und mangelhaftes hygienisches Verhalten führen zur Übertragung dieser Infektionskrankheit. Eine Impfung wird empfohlen für Personen, die einer erhöhten Infektionsgefahr aufgrund ihrer Berufstätigkeit in Gesundheitseinrichtungen ausgesetzt sind (z. B. Infektionsabteilungen, Kinderabteilungen, Kindertagesstätten) oder andere infektionsgefährdete Berufe ausüben (z. B. Kanalisationsarbeiter).

Pneumokokken-Impfung. Die Schutzimpfung gegen Pneumokokken wird bei älteren Menschen über 60 Jahren und gesundheitsbeeinträchtigten Personen (z. B. immunsupprimierten Menschen) empfohlen. Die Impfung sollte alle 6 Jahre aufgefrischt werden und kann bei Kindern unter 10 Lebensjahren erst ab dem 3. Jahr nach der ersten Regelimpfung erfolgen.

Impfungen:

- Schutzimpfungen spielen im Zusammenhang mit der Infektionsprävention eine entscheidende Rolle.
- Die aktive Immunisierung erfolgt mittels Lebend- und/oder Totimpfstoffen, die das körpereigene Immunsystem zur Bildung von Antikörpern anregen.
- Die passive Immunisierung erfolgt über die Gabe von aktiven Antikörpern, den Immunglobulinen.
- Die aktive Immunisierung bietet gegenüber der passiven einen deutlich längeren Impfschutz.
- Nebenwirkungen von Schutzimpfungen werden unterteilt in Impfreaktionen, Impfkrankheit, Impfkomplikationen und Impfschäden.
- Die ständige Impfkommission am Robert Koch-Institut (STIKO) gibt Empfehlungen für Regel-, Auffrisch-, Indikations- und Reiseimpfungen heraus.

9.9 Prävention beruflich bedingter Infektionen

Renate Fischer

Beruflich bedingte Infektionen wie HIV und andere blutübertragene Virusinfektionen lassen sich im Sinne der Primärprävention am einfachsten und wirksamsten durch die Beachtung der Standardhygieneregeln und Unfallverhütungsvorschriften vermeiden. Auch aerogen übertragene Infektionen wie die Lungentuberkulose sind prinzipiell durch sorgfältiges Hygienemanagement vermeidbar.

9.9.1 Maßnahmen der Standardhygiene

Das Robert-Koch-Institut hat in seiner Richtlinie für Krankenhaushygiene und Infektionsprävention allgemeine Maßnahmen zur Standardhygiene formuliert, die grundsätzlich handlungsleitend sind und neben der Vermeidung nosokomialer Infektionen auch der Prävention beruflich bedingter Infektionen dienen. Diese lauten wie folgt:

- Nach möglichem Erregerkontakt, nach Kontakt mit Körperflüssigkeiten und zwischen Patientenkontakten erfolgt eine hygienische Händedesinfektion (Bd. 3, S. 29).
- Bei zu erwartendem Kontakt mit erregerhaltigem Material werden Einmalhandschuhe, ggf. Schutz-

kittel, und bei möglichen Blutspritzern oder dem Auftreten von Aerosolen Maske und Schutzbrille getragen.

- Die Entsorgung potentiell erregerhaltigen Materials erfolgt als B-Abfall (S. 214), Ausscheidungen und Sekrete werden über die Kanalisation entsorgt und Instrumente werden thermisch desinfiziert.
- Hepatitis B gilt als die bedeutendste Berufskrankheit im Gesundheitswesen; ihr Hauptübertragungsweg beim medizinischen Personal sind Verletzungen durch kontaminierte Spritzen, Kanülen, Lanzetten usw. Daher ist die sicherste Prävention blutübertragener Infektionen der Schutz vor Stich- und Schnittverletzungen. Hierzu müssen benutzte Kanülen u. ä. sicher in stichfeste Abwurfbehälter entsorgt werden. Das „Re-capping", also das Zurückstecken benutzter Kanülen in die Kanülenschutzhülle, ist absolut tabu.
- Ein aktiver Impfschutz gegen Hepatitis B ist für medizinisches und Pflegepersonal obligat.

Dennoch sind auch bei sorgfältiger Beachtung aller Regeln und Vorschriften Unachtsamkeiten und Infektionsrisiken nie ganz zu vermeiden. Ebenso können Infektionskrankheiten zunächst atypische Symptome verursachen und dadurch die Diagnostik verzögert werden; auf diese Weise kann es zum „ungeschützten" Kontakt zu infektiösen Personen kommen. In solchen Fällen ist es wichtig, sofort geeignete Maßnahmen zur Infektionsprävention zu treffen, die nachfolgend am Beispiel von HIV und Tuberkulose dargestellt werden.

9.9.2 Prophylaxe nach HIV-Exposition

Eine Exposition bezeichnet das Einwirken äußerer Gefahren, in diesem Falle Infektionsgefährdungen, auf den Organismus.

Die Prophylaxe nach HIV-Exposition ist unterteilt in:

- Sofortmaßnahmen, die unverzüglich, d. h. innerhalb von Sekunden, eingeleitet werden müssen und
- Anschlussmaßnahmen.

Tab. 9.5 gibt eine Übersicht über die vom Robert-Koch-Institut empfohlenen Sofortmaßnahmen zur HIV-Prophylaxe.

Infektionsstatus potentiell infektiöse Person. Nach den Sofortmaßnahmen sollte eine sofortige Abklärung des Infektionsstatus der potentiell infektiösen Person, i. d. R. des Patienten, erfolgen. Hierzu gehören ein HIV-Test sowie Hepatitis-B- und -C-Serologie.

Tab. 9.5 Sofortmaßnahmen nach HIV-Exposition

Art der Expositition	*Sofortmaßnahmen*
Stichverletzung (z. B. Kanüle o. Lanzette)	▪ den Blutfluss durch zentrifugales Auspressen der Gefäße oberhalb der Stichverletzung (nicht direkt im Einstichbereich!) fördern und mindestens 1 Minute lang bluten lassen ▪ bei nicht blutender Wunde, falls zeitgleich eine fachärztliche Intervention möglich ist, chirurgische Inzision durchführen lassen ▪ einen Tupfer mit viruzidem Antiseptikum (z. B. Betaseptic) satt benetzen, über der Stichverletzung fixieren und für mindestens 10 Minuten durch fortlaufende Applikation des Antiseptikums feucht halten
Schnittverletzung (z. B. Skalpell)	▪ ggf. Blutfluss durch Spreizen der Wunde verstärken, gleichzeitig Spülung mit viruzidem Antiseptikum (z. B. Betaseptic, Freka-Derm).
Hautexposition bei geschädigter oder entzündlich veränderter Haut (z. B. Ekzeme)	▪ potentiell infektiösen Materials mit einer mit viruzidem Antiseptikum getränkten Kompresse entfernen ▪ Hautoberfläche und Umfeld des kontaminierten Areal mit einer satt mit viruzidem Antiseptikum getränkten Kompresse abreiben
Kontamination des Auges	▪ Auge mit 2,5 %iger, wässriger PVP-Jod-Lösung unverzüglich und intensiv ausspülen ▪ falls nicht verfügbar Betaisodona-Lsg. 1 : 1 mit Leitungswasser verdünnt verwenden ▪ falls beides nicht verfügbar mit Wasser oder NaCl 0,9 % spülen
Aufnahme in die Mundhöhle	▪ Material vollständig ausspeien ▪ Mundhöhle 4 – 5 mal mit ca. 20 ml 80 %igem unvergällten Ethanol oder PVP-Jodlösung spülen ▪ falls beides nicht verfügbar, Spülung mit reichlich Wasser durchführen

Immunstatus exponierte Person. Ebenfalls notwendig ist die Bestimmung des Immunstatus der exponierten Person, also i. d. R. der Pflegeperson. Hier sollten ein HIV-Test durchgeführt werden, der Hepatitis-B-Impfschutz kontrolliert werden, sowie die Kontrolle von GOT, GPT, GGT und HCV erfolgen. Der HIV-Test dient dazu, eine bereits bestehende HIV-Infektion auszuschließen. Bei einem unzureichenden Hepatitis-B-Impfschutz muss gegebenenfalls eine sofortige Immunprophylaxe erfolgen.

Postexpositionsprophylaxe. Bei positivem HIV-Test oder hoher Wahrscheinlichkeit einer HIV-Infektion sollte unverzüglich Kontakt zu einem in der Behandlung von HIV erfahrenen Arzt aufgenommen werden, um eine Entscheidung für oder gegen eine medikamentöse HIV-Prophylaxe, die sogenannte ▸ *Postexpositionsprophylaxe* (PEP) treffen zu können.
Eine Unfalldokumentation und die Absprache des weiteren Vorgehens mit dem Betriebsarzt im Hinblick auf weitere notwendige Kontrolluntersuchungen erfolgen abschließend.

9.9.3 Vorgehen nach Kontakt mit an infektiöser Tuberkulose erkrankten Menschen

Bei einem „ungeschützten" Kontakt (ohne das Tragen von Mund-Nasenschutz) zu einem infektiösen Tuberkulose-Patienten, ist bei der exponierten Person lediglich eine Krankheitsfrüherkennung (Sekundärprävention) möglich. Zur Frühdiagnostik wird zunächst ein Tuberkulin-Test durchgeführt, von dessen Ergebnis das weitere Vorgehen abhängt. **Abb. 9.1** stellt die empfohlene Vorgehensweise nach Tuberkulose-Exposition dar.

Prävention beruflich bedingter Infektionen:

- Beruflich bedingte Infektionen lassen sich am einfachsten und wirksamsten durch die Beachtung der Hygienenregeln und der Unfallverhütungsvorschriften vermeiden.
- Wichtige Regeln zur Vermeidung blutübertragener Infektionen sind die Einhaltung der Händehygiene, das Tragen von Schutzhandschuhen bei Kontakt mit potentiell erregerhaltigem Material, Vermeidung von Recapping, das Entsorgen von

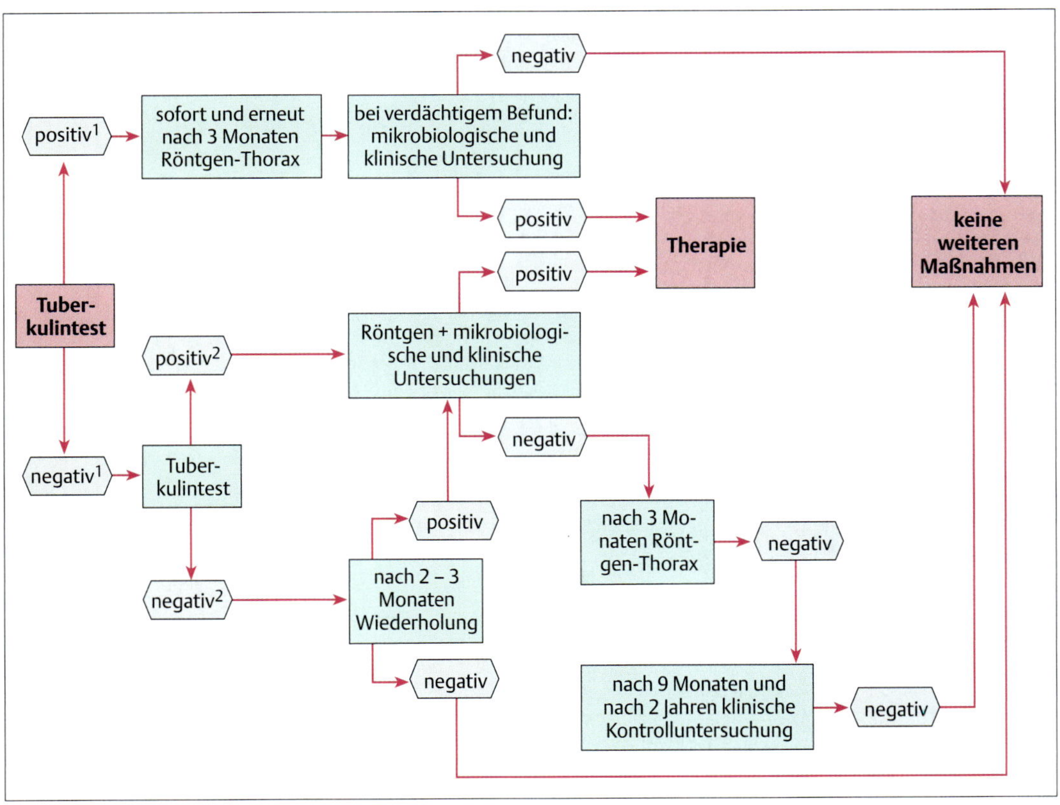

Abb. 9.1 Vorgehen nach ungeschütztem Kontakt mit Menschen, die an infektiöser Tuberkulose erkrankt sind (nach: Hülße u. a., 2001)

spitzen und scharfen Gegenständen in stichfeste Behälter und ein aktiver Imfpschutz gegen Hepatitis B.

Fazit: Infektionsprävention im Krankenhaus oder in Einrichtungen der stationären Altenpflege umfasst nicht nur den Schutz von pflegebedürftigen Menschen, sondern auch die Vorbeugung beruflich bedingter Infektionen bei Pflegenden. Im Hinblick auf den pflegebedürftigen Menschen ist es das Hauptanliegen der Krankenhaushygiene, nosokomiale Infektionen zu vermeiden. Zur Prävention nosokomialer Infektionen sind prinzipiell zwei sich ergänzende Interventionsansätze notwendig: Zum einen die konsequente Durchführung der Standardhygienemaßnahmen und zum anderen gezielte Maßnahmen zur Infektionsprävention, abhängig von der jeweiligen speziellen Gefährdung.

In der Richtlinie des Robert-Koch-Instituts sind Empfehlungen zur Prävention der häufigsten nosokomialen Infektionen ausgeführt. Auch im Hinblick auf beruflich bedingte Infektionen bei Pflegenden sind die Beachtung der Unfallverhütungsvorschriften sowie die Durchführung der Standard-Hygienemaßnahmen die wirksamste Infektionsprävention. Infektionspräventives Handeln muss stets ein integrativer Bestandteil des Pflegehandelns sein.

Infektionsprävention

Bales, S., H.-G. Baumann, N. Schnitzler: Infektionsschutzgesetz, Kommentar und Vorschriftensammlung. Kohlhammer, Stuttgart 2001

Bergen, P.: Hygiene in der Intensivpflege. Bode Chemie, Hamburg 2001

Brühl, P.: Pathogenese und Häufigkeit nosokomialer urologischer Infektionen. In Kramer, A., P. Heeg, K. Botzenhart (Hrsg.): Krankenhaus- und Praxishygiene. Urban u. Fischer, München 2001

Bundesministerium für Gesundheit (Hrsg.): Nosokomiale Infektionen in Deutschland – Erfassung und Prävention (NIDEP-Studie), Teil 2: Studie zur Einführung eines Qualitätsmanagementprogrammes. Nomos, Baden-Baden 2000

Gastmeier, P., H. Rüden: Epidemiologie und Surveillance nosokomialer Infektionen. In Kramer, A., P. Heeg, K. Botzenhart (Hrsg.): Krankenhaus- und Praxishygiene. Urban u. Fischer, München 2001

Hülße, Chr. u.a.: Impfprophylaxe und Personalschutz. In Kramer, A., P. Heeg, K. Botzenhart (Hrsg.): Krankenhaus- und Praxishygiene. Urban u. Fischer, München 2001

Hygieneinstitut Heidelberg u. Gesundheitsamt Rhein-Neckar-Kreis: Resistente Erreger in Altersheimen. Hygiene und Medizin 12 (2002) 496

Kayser, F. H. u.a.: Medizinische Mikrobiologie, 9. Aufl. Thieme, Stuttgart 1998

Kramer, A.: Hygienische Aufgabenstellungen in medizinischen Einrichtungen. In Kramer, A., P. Heeg, K. Botzenhart (Hrsg.): Krankenhaus- und Praxishygiene. Urban u. Fischer, München 2001

Patientenaufklärung Stammzellentransplantation/Stationärer Aufenthalt. www.3-med.medizin.uni-mainz.de/transplantation/javascript/index.html

Postexpositionelle Prophylaxe der HIV-Infektion, Deutsch-Österreichische Empfehlungen. www.rki.de/INFEKT/AIDS_STD/EXPO/HIVPEPL.HTM

Robert-Koch-Institut Berlin: Richtlinie für Krankenhaushygiene und Infektionsprävention, Lieferung 21. Urban & Fischer, München, Jena 2003

Rüden, H..u.a.(Hrsg.): Krankenhausinfektionen -Empfehlungen für das Hygienemanagement. Springer, Berlin 2000

Rüden, H.: Nosokomiale Infektionen in Deutschland – Erfassung und Prävention. www.fu-berlin.de/

Simon, A. u.a.: MRSA-Übersicht zu Bedeutung und Management in der stationären Kinderheilkunde. Hygiene und Medizin 03 (2003) 62

Widmer, A.F., P. Heeg: Infektionsschutz und Hygiene in speziellen Bereichen. In Kramer, A., P. Heeg, K. Botzenhart (Hrsg.): Krankenhaus- und Praxishygiene. Urban u. Fischer, München 2001

Impfungen

Bundesgesundheitsblatt–Gesundheitsforschung-Gesundheitsschutz: Die Bedeutung des Infektionsschutzgesetzes (IfSG) für die Impfprävention übertragbarer Krankheiten, Nr. 43, S. 882 – 886, Springer, Heidelberg 2000

Pschyrembel Klinisches Wörterbuch, 258. Aufl. de Gruyter, Berlin 1998

Deutsches Grünes Kreuz e.V. (Hrsg.): Neue STIKO-Impfempfehlungen. Kinderkrankenschwester 5 (2000) 207

Deutsches Grünes Kreuz e.V. (Hrsg.): ImpfBlick – Fakten statt Märchen. Impfungen im Kreuzverhör. Kempkes, Gladenbach 2002

Hoehl, M. u. P. Kullick (Hrsg.): Kinderkrankenpflege und Gesundheitsförderung, 2. Aufl. Thieme, Stuttgart 2002

Lauber, A., P. Schmalstieg (Hrsg.): Verstehen und Pflegen 2 – Wahrnehmen und Beobachten. Thieme, Stuttgart 2001

Lauber, A. u. P. Schmalstieg (Hrsg.): Verstehen und Pflegen 3 – Pflegerische Interventionen. Thieme, Stuttgart 2003

m + m GmbH: Konsensuspapier zur Verbesserung der Impfsituation bei Kindern und Jugendlichen. Kinderkrankenschwester 6 (2002) 250 – 252

Robert Koch-Institut (Hrsg.): Gesundheitsberichterstattung des Bundes - Schutzimpfungen. Heft 01, Paul Fieck KG, Berlin 2000

Robert Koch-Institut (Hrsg.): Impfempfehlungen der Ständigen Impfkommisson (STIKO) am Rober Koch-Institut, Nr. 2. Paul Fieck KG, Berlin, Januar 2000

Robert Koch-Institut (Hrsg.): Epidemiologisches Bulletin – Nationaler Workshop „Impfprävention" in Berlin, Nr. 12. Paul Fieck KG, Berlin, März 2002

Robert Koch-Institut (Hrsg.): Epidemiologisches Bulletin – Hepatitis A und E in Deutschland 2001, Nr. 47. Paul Fieck KG, Berlin, November 2002

Internet

www.drk-bildungszentrum.de/aktuell/seite 31.htm: Gesetz zur Verhütung und Bekämpfung von Infektionskrankheiten beim Menschen (Infektionsschutzgesetz – IfSG)

www.reisemed.at/impfst.html: Immunisierungsarten und Impfstoffe

10 Pneumonieprophylaxe

Petra Fickus

Übersicht

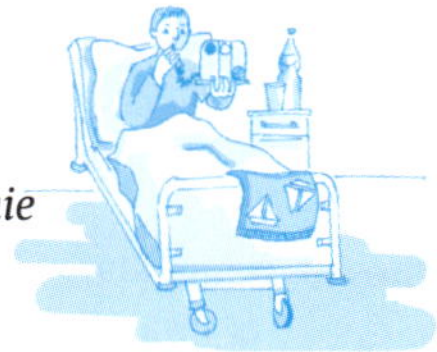

Schlüsselbegriffe

- *nosokomiale Pneumonie*
- *Pneumonierisiko*
- *Atemskala*

Einleitung

Pneumonien gehören neben den Harnwegsinfektionen zu den häufigsten Infektionskrankheiten in Akutkrankenhäusern und Pflegeheimen. Durch die Veränderung der Altersstruktur in der Gesellschaft gibt es zunehmend ältere bis hochbetagte Menschen und auch mehr Menschen mit chronischen Vorerkrankungen, bei denen das Risiko an einer Pneumonie zu erkranken, erhöht ist. Laut des Gesundheitsberichtes für Deutschland des Statistischen Bundesamtes in Wiesbaden starben in Deutschland 1995 18 000 Menschen an Pneumonie; dies entspricht 2% aller Sterbefälle.

Durch gezielte vorbeugende pflegerische Maßnahmen kann die Pneumoniegefahr erheblich herabgesetzt werden. Voraussetzung hierfür ist das Erfassen der Atemsituation und die Einschätzung des Pneumonierisikos. Die systematische Erfassung der

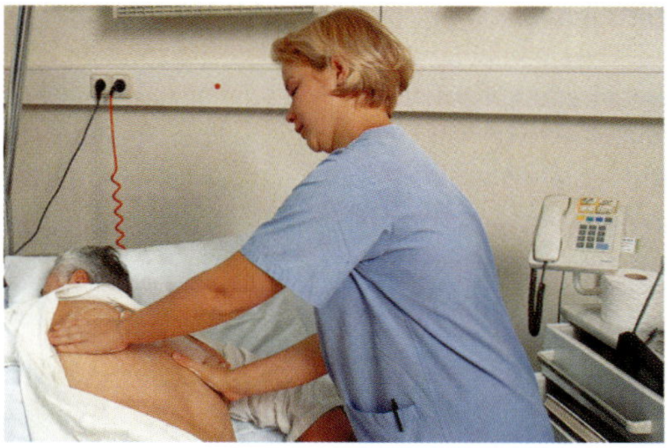

Atemsituation sollte mittels eines Messinstrumentes, einer sogenannten Atemskala durchgeführt werden. Durch die Punktebewertung der Skala und die Erhebung der Art der Atembeeinträchtigung können gezielt Interventionen zur Pneumonieprophylaxe von Pflegenden abgeleitet werden.

Die Planung von Maßnahmen zur Förderung und Unterstützung der Atmung ist abhängig von der Risikosituation, aber auch von den Ressourcen der pflegebedürftigen Person. Die aktive Mitarbeit des betroffenen Menschen entscheidet maßgeblich über den Erfolg der meisten Interventionen. Aus diesem Grund sind gezielte Informationen zur Wirksamkeit und Durchführung der Maßnahmen einschließlich der sorgfältigen und intensiven Anleitung zur selbstständigen Durchführung von besonderer Bedeutung.

10.1 Pneumonie

Als Pneumonie wird eine akute oder chronische Entzündung der Lunge bezeichnet, die den Alveolarraum und/oder das Interstitium umfasst. Infektiöse Pneumonien werden durch Viren, Bakterien, Mykoplasmen, Pilze oder Parasiten hervorgerufen.

10.1.1 Formen der Pneumonie

Pneumonien können nach verschiedenen Kriterien unterschieden werden:

- Entstehung: ambulant oder nosokomial,
- Ursache: infektiös oder nichtinfektiös,

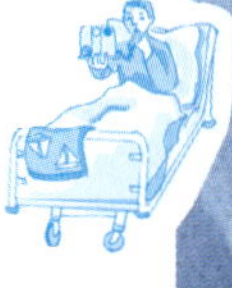

- Ausgangsstatus der Lunge: primär oder sekundär,
- klinischer Verlauf: akut oder chronisch,
- Lokalisation und Ausbreitung: alveolär oder interstitiell.

Entstehung. Unterschieden werden sog. häusliche oder auch ambulante Pneumonien, die spontan auftreten und ▸ *nosokomiale Pneumonien*, die im Krankenhaus erworben werden. Die beiden Pneumonieformen unterscheiden sich zudem durch ein unterschiedliches Erregerspektrum.

Erregerspektrum ambulant und nosokomial erworbener Pneumonien

Ambulant erworben:

- Mycoplasma pneumoniae,
- Streptococcus pneumoniae,
- Haemophilus influenzae,
- Chlamydia pneumoniae,
- Orale Anaerobier,
- Moraxella catarrhalis,
- Staphylococcus aureus,
- Nocardia spp.,
- Viren: Influenza-Viren, RS-Virus, Masernvirus, Zostervirus,
- Pilze: Histoplasma, Coccidioides, Blastomyces,
- Mycobacterium tuberculosis,
- Chlamydia psittaci.

Nosokomial erworben:

- gramnegative Stäbchen (Enterobakterien),
- Pseudomonas aeruginosa,
- Staphylococcus aureus,
- orale Anaerobier.

Ursache. Neben den infektiösen Pneumonien, die durch Erreger verursacht werden, gibt es auch nichtinfektiöse Pneumonien (z. B. die Pneumonitis), die durch Einwirkung von physikalischen und chemischen Noxen entsteht sowie die allergisch bedingte Alveolitis.

Ausgangsstatus der Lunge. Primäre Pneumonien entwickeln sich auf dem Boden einer gesunden Lunge, sekundäre Pneumonien hingegen auf dem Boden einer bereits vorgeschädigten Lunge oder auf Grund eines vorbestehenden Grundleidens (z. B. virale Infektionen der oberen Luftwege oder Diabetes mellitus).

Klinischer Verlauf. Auch anhand des klinischen Verlaufs einer Pneumonie, akut oder chronisch, kann eine Unterscheidung vorgenommen werden.

Lokalisation und Ausbreitung. Des Weiteren können Pneumonien hinsichtlich ihrer Lokalisation und der pulmonalen Ausbreitung der Entzündung differenziert werden in:

- alveoläre Pneumonien:
  - Lobärpneumonie,
  - Bronchopneumonie,
  - Aspirationspneumonie,
- interstitielle Pneumonien.

Alveoläre Pneumonien

Bei den alveolären Pneumonien spielt sich die Entzündung primär im Alveolarraum ab. Meistens handelt es sich um eine akute Entzündung der Alveolen, die sich aber im Verlauf auch zu einer chronisch alveolären Pneumonie entwickeln kann. Je nach Erreger gibt es einige Sonderformen einer akuten alveolären Pneumonie. So wird z. B. die Streptokokkenpneumonie durch β-hämolysierende Streptokokken der Gruppe A hervorgerufen. Sie tritt häufig als Komplikation bei bestimmten Virusinfektionen auf (z. B. Keuchhusten und Masern).

Chronisch alveoläre Pneumonie. Sie entwickelt sich auf dem Boden einer akuten Pneumonie, wenn das entzündliche Exsudat nicht aufgelöst, sondern durch Granulationsgewebe abgebaut wird.

Lobärpneumonie

Die Lobärpneumonie wird häufig von Pneumokokken verursacht. Es handelt sich i.d.R. um eine akut einsetzende intraalveoläre Entzündung eines gesamten Lungenlappens (**Abb. 10.1**). Betroffen sind hauptsächlich Jugendliche und Erwachsene.

Bronchopneumonie

Die Bronchopneumonie zeigt sich als intraalveoläre Herdpneumonie mit fibrinös-eitrigem Exsudat in den terminalen Bronchiolen und Alveolen. Bronchopneumonien gehören zu den sekundären Lungenentzündungen und zeigen häufig einen schweren Verlauf. Die Keime breiten sich i.d.R. intrabronchial aus. Bei einer peribronchialen Herdpneumonie durchwandern die Keime die Bronchuswand.

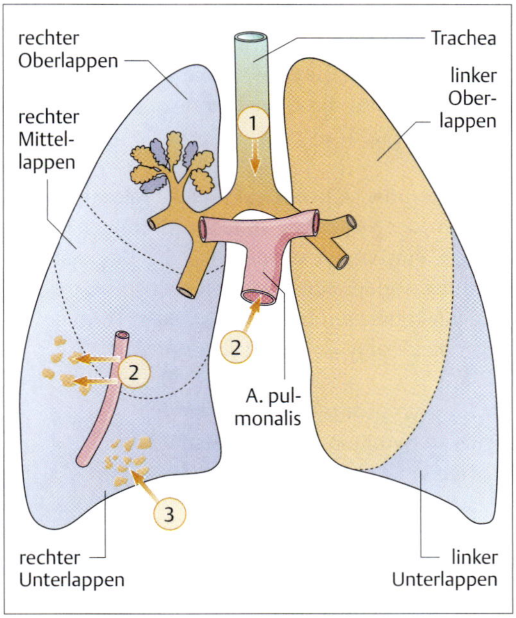

Abb. 10.1 Schematische Darstellung der Entzündungen der Lunge und der Erregerübertragung (nach: Thomas, 1996)

1 Aerogene, bronchogen deszendierende (absteigende) Infektion

2 Hämatogene Übertragung (über das Blut)

3 Direkte Übertragung

Linke Lunge: Lobärpneumonie im Oberlappen. **Rechte Lunge, oben:** Bronchopneumonie; **mitte:** metastatisch eitrige Pneumonie (Septikopyämie); **unten:** Übergreifen einer extrapulmonalen Entzündung (z. B. eines subphrenischen Empyems) auf Pleura und Lunge

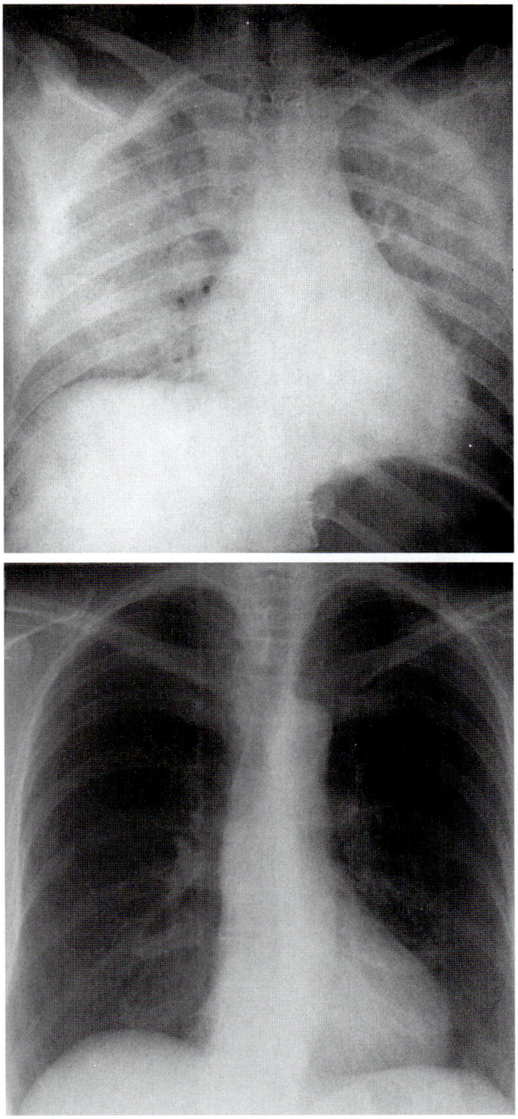

a

b

Abb. 10.2 a Röntgenbild eines Thorax mit diffuser Verschattung in beiden Lungenflügeln bei einer Aspirationspneumonie

b Röntgenbild eines Thorax mit einer gesunden Lunge (aus: Paetz u. Benziger-König, in Vorbereitung)

Aspirationspneumonie

Bei einer Aspirationspneumonie gelangen geringe Mengen an Flüssigkeit oder kleinere Fremdkörper in die peripheren, d. h. tiefer gelegenen Atemwege und verursachen dort eine physikalisch-chemische Veränderung sowie eine Entzündung (**Abb. 10.2**). Besonders aspirationsgefährdet sind Menschen mit eingeschränktem Schluckakt oder bewusstlose Menschen. Auch Kinder sind häufig betroffen, vor allem durch Aspiration von kleinen Fremdkörpern (z. B. Spielzeug oder Erdnüssen).

Mendelson-Syndrom. Eine besonders schwere Form der Aspirationspneumonie entwickelt sich durch Aspiration von geringen Mengen saurem Mageninhalt (pH-Wert unter 2,5). Der saure Magensaft verursacht Nekrosen der Pneumozyten I und II sowie der Bronchoepithelien. Es kommt zu einer enzymatischen Andauung des Lungengewebes mit ausgedehnten Nekrosen. Diese Sonderform der alveolären Pneumonie entwickelt sich zu einer peptischen Pneumonie, dem sogenannten Mendelson-Syndrom.

Perinatale Pneumonie. Bei Neugeborenen kann durch Aspiration von Fruchtwasser mit Mekonium und Plattenepithelien eine perinatale Pneumonie ausgelöst werden.

Interstitielle Pneumonien

Ein Charakteristikum der interstitiellen Pneumonie ist die virale Infektion mit primärem Befall des Lungeninterstitiums. Das entzündliche Exsudat liegt im bindegewebigen Lungengerüst, insbesondere in den Alveolarsepten.

Atypische Pneumonie. Ursprünglich wurden alle Pneumonien, bei denen das „typisch" intraalveoläre Exsudat nicht auftrat, als primär atypische Pneumonien bezeichnet. Heute werden alle nicht-bakteriellen infektiösen Lungenentzündungen die durch Mykoplasmen, Chlamydien, Coxiella und Legionella pneumophila verursacht sind, als primäre atypische Pneumonien bezeichnet.

Chronisch interstitielle Pneumonie. Sie gehört zu den fibrosierenden Lungenparenchymerkrankungen, die als gemeinsames Merkmal eine Lungenfibrose aufweisen.

10.1.2 Pathophysiologie der Pneumonie

Typische Pneumonien werden i.d.R. durch bakterielle Erreger verursacht. Die Pneumonieerreger können die Lunge auf verschiedenen Wegen erreichen (s. **Abb. 10.1**):

- durch Aspiration,
- durch hämatogene Streuung,
- aerogen und
- durch direkte Ausbreitung.

Aspiration. Durch Aspiration von Keimen aus dem Naso- oder Oropharynx. Potentiell pathogene Keime des Nasen-Rachen-Raums können z. B. bei Menschen mit Schluckstörungen im Rahmen von Mikroaspirationen (Aspiration kleiner Mengen) zunächst in die oberen Luftwege gelangen und im Verlauf eine Infektion der unteren Luftwege und des Lungenparenchyms bewirken. Diese Art der Infektion ist die häufigste Ursache einer bakteriellen Pneumonie. Auch eine Aspiration von keimbelastetem Magensaft ist von Bedeutung. Durch Aspiration von Fruchtwasser mit Mekonium und Plattenepithelien kann bei Neugeborenen eine perinatale Pneumonie ausgelöst werden.

Hämatogene Streuung. Durch hämatogene Streuung von entfernten Infektionsherden, z. B. bei Katheterseptikämien oder durch eine bakterielle Translokation von Erregern aus dem Darm in die Blutbahn. Schon nach wenigen Tagen Nahrungskarenz bilden sich die Zotten der Darmschleimhaut zurück, d. h. sie atrophieren. Hierdurch wird die Darmschleimhaut durchlässig und die Erreger können sie durchwandern (Bd. 3, S. 157).

Aerogen oder durch direkte Ausbreitung. Durch Husten oder Niesen von anderen Erkrankten können Erreger eingeatmet werden. Bei der direkten Ausbreitung wandern die Erreger aus einem angrenzenden Infektionsherd in die Lunge. Diese Form der Erregerwanderung ist jedoch eher selten.

10.1.3 Symptome der Pneumonie

Typische Symptome einer Pneumonie sind:

- Fieber,
- Schüttelfrost,
- Husten und
- purulenter (eitriger) Auswurf.

Bei einer pleuralen Beteiligung können zusätzlich Schmerzen beim Atmen auftreten. Das Allgemeinbefinden der betroffenen Person ist erheblich beeinträchtigt. Weitere Symptome sind Dyspnoe, Tachypnoe und Nasenflügelatmen. Beim Nasenflügelatmen bewegen sich die beiden Nasenflügel beim Atmen deutlich mit, was ein Zeichen für eine erschwerte Atmung ist (Bd. 2, S. 159).

Atypische Pneumonie. Die atypische Pneumonie weicht von der beschriebenen Symptomatik ab, der Krankheitsbeginn ist oft subakut. Husten und Auswurf treten nur vermindert auf und auch die Körpertemperatur steigt nur mäßig an.

Kinder. Die Diagnose einer Pneumonie kann bei Kindern erschwert sein, da eine Pneumonie häufig mit einer generalisierten Infektion bis hin zur Sepsis verbunden sein kann. Die klinischen Zeichen für eine Pneumonie können deshalb sehr stark variieren, d. h. die Symptome können in ihrer Intensität und Dauer sehr unterschiedlich sein.

Auch bei immunsupprimierten und älteren Menschen sind die Symptome ggf. weniger ausgeprägt. Aus diesem Grund muss hier besonders auf unspezifische Symptome wie plötzliche Verwirrtheit, allgemeine Schwäche, Tachykardie, Tachypnoe und auch eine leichte Zyanose geachtet werden.

10.1.4 Diagnostik der Pneumonie

Laborchemische Veränderungen. Neben den klinischen Zeichen können auch laborchemische Veränderungen wie z. B. eine Leukozytose und CRP-Erhöhung beobachtet werden.

Auskultation. Im Rahmen der diagnostischen Untersuchung hört man auskultatorisch über dem betroffenen Lungenabschnitt fein- bis mittelblasige Rasselgeräusche, im Anfangsstadium ist auch ein Bronchialatmen zu hören.

Perkussion. Bei der Perkussion des betroffenen Lungensegments zeigt sich ein gedämpfter Klopfschall. Zur weiteren Diagnoseerhebung gehören ein Röntgen-Thoraxbild sowie mikrobiologische und hämatologische Untersuchungen.

10.1.5 Komplikationen der Pneumonie

Pneumonien können eine Reihe von Komplikationen nach sich ziehen. Einen Überblick über mögliche Komplikationen zeigt **Tab. 10.1**.

Pneumonie:

- Die Einteilung der Pneumonien kann anhand der ursächlichen Faktoren (infektiös – nichtinfektiös), des Ausgangsstatus der Lunge (primär – sekundär), des klinischen Verlaufs (akut – chronisch) sowie der Lokalisation und pulmonalen Ausbreitung erfolgen.
- Eine Sonderform der alveolären Pneumonie ist die Aspirationspneumonie, bei der Flüssigkeiten oder Fremdkörper in die peripheren Atemwege gelangen.
- Bei bakteriellen Pneumonien kann die Keimübertragung aerogen, hämatogen, durch Aspiration von Keimen aus dem Mund-Rachen-Raum oder durch direkte Wanderung der Erreger aus einem an die Lunge angrenzenden Gewebebezirk erfolgen.
- Klinische Zeichen einer Pneumonie sind neben auskultatorischen Phänomenen und laborchemischen Veränderungen vor allem Fieber, Schüttelfrost, Husten, purulenter Auswurf und erschwerte Atmung unter Einsatz der Atemhilfsmuskulatur.
- Insbesondere bei immunsupprimierten und älteren Menschen können diese Symptome weniger ausgeprägt sein, sodass auf unspezifische Symptome wie Verwirrtheit und erschwerte Atmung besonders geachtet werden muss.

10.2 Einschätzen des Pneumonierisikos

Wie bei allen prophylaktischen Maßnahmen kommt auch im Rahmen der Pneumonieprophylaxe der Einschätzung des ▸ *Pneumonierisikos* eines Menschen besondere Bedeutung zu. Art und Intensität prophylaktischer Maßnahmen hängen eng mit den prädisponierenden Faktoren eines Menschen zusammen: Die Einschätzung des Pneumonierisikos erfolgt anhand vorliegender Risikofaktoren. Zudem existiert im Bereich der Atemeinschränkungen eine Einschätzungsskala, mit der die Risikofaktoren quantitativ und qualitativ gewichtet und so eine systematische Einschätzung des Pneumonierisikos vorgenommen werden kann.

10.2.1 Risikofaktoren

Aus den genannten ursächlichen Faktoren ergibt sich eine Reihe von Risikofaktoren, die die Entstehung einer Pneumonie begünstigen können und prinzipiell für Menschen aller Altersstufen Gültigkeit haben. Teilweise sind die Risikofaktoren nicht klar voneinander abzugrenzen, da sie sich gegenseitig beeinflussen bzw. bedingen. Als Risikofaktoren für die Entstehung einer Pneumonie gelten:

Tab. 10.1 Komplikationen von Pneumonien

Akut *primär intrathorakal (lokal)*	*Systemisch*	*Chronisch*
▪ respiratorische Insuffizienz (ARDS) ▪ Pleuraerguss ▪ Nekrose, Abzess ▪ akutes Lungenversagen	▪ Sepsis ▪ Störung des Elektrolythaushaltes ▪ Beeinträchtigung von Hämatopoese, Gerinnung ▪ Beeinträchtigung der Leber-, Nieren- und ZNS-Funktion	▪ chronische Pneumonie ▪ Bronchiektasie ▪ dauerhafte Funktionseinschränkung ▪ Restriktion (Fibrose, Pleuraschwarte) ▪ Obstruktion (postinfektiöse Hyperaktivität) ▪ Gasaustauscherhöhung

- Alter,
- Nikotinabusus,
- vorbestehende Grunderkrankungen,
- invasive oro-tracheale Maßnahmen,
- Einnahme von Medikamenten,
- Schmerzen,
- Bewusstseinseinschränkungen,
- Mobilitätseinschränkungen und
- eingeschränkte Bereitschaft zur Mitarbeit.

Alter

Häufig wird hohes Alter (älter als 70 Jahre) als Risikofaktor benannt, wobei dies meistens auf die Multimorbidität, d. h. die Zunahme an verschiedenen (auch chronischen) Erkrankungen im Alter zurückzuführen ist.

Kinder, die zu früh oder mit Fehlbildungen der Lunge bzw. des Herzens geboren wurden, können ein erhöhtes Risiko zur Entwicklung einer Pneumonie aufgrund ihres noch unterentwickelten Immunsystems oder einer grundlegenden Lungenerkrankung haben (z. B. Bronchopulmonale Dysplasie oder persistierender pulmonaler Hochdruck).

Nikotinabusus

Aktives und auch passives Rauchen sind Risikofaktoren, da Nikotin die Bewegungen des Flimmerepithels in den Lungen erheblich herabsetzt. Durch den eingeschränkten Abtransport von Sekret und Fremdpartikeln kann es zu einer Sekretanschoppung in den Lungen kommen. Kinder, deren Eltern rauchen oder in deren Umgebung geraucht wird, werden diesem Pneumonierisiko selbstverständlich auch ausgesetzt.

Vorbestehende Grunderkrankungen

Vorbestehende Grunderkrankungen können auch bei jüngeren Menschen zu einem erhöhten Pneumonierisiko führen. Insbesondere sind Menschen gefährdet, die bereits an einer Lungenerkrankung leiden (z. B. Asthma bronchiale oder chronischer Bronchitis), da diese Erkrankungen zu einer Einschränkung der Atemfähigkeit mit einer verminderten Atemtiefe bzw. einer erhöhten Sekretanschoppung im Bronchialsystem führen. Auch Erkrankungen, die mit einer allgemeinen Abwehrschwäche einhergehen, wie z. B. Erkrankungen des Immunsystems oder Tumorleiden, können das Pneumonierisiko erhöhen.

Invasive oro-tracheale Maßnahmen

Zu den invasiven oro-trachealen Maßnahmen gehören z. B. oro- oder nasogastral liegende Magensonden. Einerseits behindern diese die Nasenatmung und damit die Anfeuchtung der Atemluft. Andererseits dienen sie als Leitschiene nach außen, d. h. Magensaft drückt sich außen entlang der Sonde in den Rachenraum und erhöht dort die Aspirationsgefahr. Ebenso stellen Intubation und Tracheotomie ein erhöhtes Pneumonierisiko dar, da sie zusätzliche Eintrittspforten für Keime bieten.

Einnahme von Medikamenten

Insbesondere zentral dämpfende Substanzen (z. B. Narkotika oder Sedativa) haben einen dämpfenden Effekt auf die Atemtätigkeit und erhöhen so das Pneumonierisiko eines Menschen. Zudem können immunsupprimierende Medikamente (z. B. Steroide, Zytostatika) das Infektionsrisiko erhöhen.

Schmerzen

Schmerzen können allgemein zu einer flacheren und schnelleren Atmung führen, wodurch die Atelektasenbildung begünstigt wird (Atelektasen = nicht belüftete Lungenabschnitte). Insbesondere führen Schmerzen im abdominellen und thorakalen Bereich zu einer Schonatmung mit einer geringen Atemtiefe. Dies trifft insbesondere auf pflegebedürftige Menschen zu, die sich einem operativen Eingriff unterziehen mussten.

Bewusstseinseinschränkungen

Bewusstseinseingeschränkte bzw. bewusstlose Menschen verfügen über einen eingeschränkten bzw. fehlenden Schluck- und/oder Hustenreflex. Hierdurch besteht eine erhöhte Aspirationsgefahr mit der Gefahr der Ausbildung einer Aspirationspneumonie. Auch Menschen mit Schluckstörungen, z. B. nach einem apoplektischen Insult oder nach Operationen im Kopf- oder Halsbereich, weisen ein erhöhtes Aspirationsrisiko auf.

Mobilitätseinschränkung

Eine Einschränkung der Bewegungsfreiheit je nach Ausprägungsgrad geht immer mit einer reduzierten Atemtätigkeit, vor allem einer Verminderung der Atemtiefe einher. Ebenso wird das Verhältnis von Atmung und Durchblutung negativ beeinflusst, was aufgrund der Minderbelüftung der Lunge zu einem erhöhten Pneumonierisiko führt.

Eingeschränkte Bereitschaft zur Mitarbeit
Menschen, die eine mangelnde compliance aufweisen, d. h. mangelnde Einsicht in die Notwendigkeit pneumonieprophylaktischer Maßnahmen zeigen bzw. an ihrem Genesungsprozess nicht mehr mitarbeiten, sind in hohem Maße gefährdet, da sie passive Maßnahmen nur widerwillig zulassen und keine Bereitschaft zeigen, aktive Maßnahmen zur Pneumonieprophylaxe selbstständig durchzuführen.

10.2.2 Atemskala

Zur Einschätzung des Pneumonierisikos der betroffenen Person kann die sogenannte ▸ *Atemskala* eingesetzt werden. Bienstein u. a. entwickelten dieses Messinstrument zur Erfassung der Atemgefährdung oder -beeinträchtigung (**Abb. 10.3**).

Atemgefährdung. In mehreren Schritten wurden 15 Items (Risikofaktoren) ermittelt, die für die Erfassung der Atemgefährdung relevant sind. Jedes Item kann mit vier Kriterien beurteilt werden. Die vier Kriterien erhalten bei der Bewertung jedes Items 0 bis 3 Punkte. In der Bewertung der Gesamtpunktzahl werden drei Gefährdungsgrade unterschieden. Von 0 – 6 Punkten liegt keine Pneumoniegefährdung vor. Menschen, die 7 – 15 Punkte erlangen, gelten als pneumoniegefährdet. Bei einer Einschätzung zwischen 16 – 45 Punkten liegt eine hochgradige Gefährdung, bzw. Atemstörung vor.

Ursache und Wirkung. Neben der Ermittlung des Gefährdungsgrades ist besonders hervorzuheben, dass die Atemskala es ermöglicht, kausale Zusammenhänge zwischen Ursache und Wirkung aufzuzeigen. Leidet z. B. ein pflegebedürftiger Mensch unter Schluckstörungen, muss die Prophylaxe u. a. auch auf die Lagerung des Betroffenen bei der Mundpflege ausgerichtet sein. Ebenso müssen bei einer reduzierten Bereitschaft des pflegebedürftigen Menschen zur Mitarbeit Maßnahmen ergriffen werden, die die Motivation des betroffenen Menschen fördern.

Pflegebedürftige Menschen, die unter einem Motivationsverlust leiden (z. B. aufgrund der Diagnose) benötigen zunächst psychische Unterstützung und atemstimulierende Maßnahmen, die primär im passiven Bereich beginnen, um spätere aktive Maßnahmen zu ermöglichen.

Die Atemskala umfasst folglich sowohl quantitative Aspekte, indem verschiedene Risikofaktoren addiert werden, als auch qualitative Aspekte, die direkte Hinweise auf die Art der durchzuführenden prophylaktischen Interventionen geben.

Neueinschätzung. Im Rahmen der Pflegeanamnese sollte bei jeder Neuaufnahme eine Einschätzung des Pneumonierisikos mittels Atemskala erfolgen. Ebenso muss eine Neueinschätzung des Risikos bei Veränderungen im Krankheitsverlauf durchgeführt werden.

Beobachtung. Neben der Befragung des betroffenen Menschen zu den einzelnen Punkten der Atemskala, sollte die Pflegeperson über eine gezielte Beobachtungsgabe verfügen. Symptome, die eine Beeinträchtigung der Atmung anzeigen (Bd. 2, S. 189), müssen erkannt und entsprechend der individuellen Situation eingeschätzt werden.

Einschätzen des Pneumonierisikos:

- Risikofaktoren für die Entstehung einer Pneumonie sind vor allem: Lebensalter, vorliegende Grunderkrankungen, invasive Maßnahmen im Nasen-Rachen-Raum, Schmerzen, Bewusstseinsstörungen, atemdepressive und immunsuppressive Medikamente, Bewegungseinschränkungen sowie eine mangelnde compliance.
- Zur standardisierten Einschätzung des Risikos wird die von Bienstein u. a. entwickelte Atemskala eingesetzt.
- Die Einschätzung des Pneumonierisikos muss individuell und gemeinsam mit dem betroffenen Menschen erfolgen.

10.3 Maßnahmen der Pneumonieprophylaxe

Das Spektrum der Maßnahmen zur Pneumonieprophylaxe ist groß, deshalb ist es von besonderer Bedeutung, die richtigen Maßnahmen auszuwählen, um gezielt den ermittelten Atemstörungen bzw. -beeinträchtigungen entgegenzuwirken (Bd. 3, Kap. 4).

Atemproblem erkennen. Die Probleme von Menschen mit Atemstörungen lassen sich grob in drei Kategorien einteilen:

Atemskala	0 Punkte	1 Punkt	2 Punkte	3 Punkte	Beispiel Punkte
Bereitschaft zur Mitarbeit	❑ hoch	❑ nach Aufforderung	❑ teilweise, jedoch nur nach Aufforderung	❑ keine oder kann sie nicht deutlich machen	0
vorliegende Lungenerkrankung	❑ keine	❑ leichter Infekt im nasalen und oralen Bereich	❑ Infekt auch im bronchialen Bereich	❑ Lungenerkrankungen	0
bereits durchgemachte Lungenerkrankung	❑ keine	❑ leichte (z. B. bronchopulmonale Infekte aufgrund grippaler Infekte im letzen Vierteljahr)	❑ schwere Verläufe	❑ schwere Lungen- oder Atemorganerkrankungen, die eine wahrnehmbare Atemfunktionseinschränkung hinterlassen haben	0
Immunabwehrschwäche	❑ keine	❑ leicht (aufgrund einer nicht generalisierten Infektion)	❑ erhöht	❑ völlig	0
manipulative Maßnahmen oro-tracheal	❑ keine	❑ spezielle Nasen- oder Mundpflege	❑ zusätzlich oral-nasale Absaugung	❑ orale/nasale/endotracheale Absaugung ohne oder mit liegendem Tubus	3
Rauchen/ Passivrauchen	❑ Nichtraucher, nur geringfügig rauchexponiert	❑ ca. 6 Zigaretten mit < 10 mg Kondensat tägl. oder regelmäßiger Passivraucher	❑ ca. 6 Zigaretten mit 10 – 13 mg Kondensat tägl. und regelmäßiger Passivraucher	❑ > 6 Zigaretten mit 15 - 28 mg Kondensat oder ebenfalls aktiver Passivraucher durch ständigen Rauchkonsum (Zigaretten mit 15 - 28 mg Kondensat)	0
Schmerzen	❑ keine	❑ leicht, kontinuierlich	❑ hauptsächlich Schmerzen im Bereich, der die Atmung beeinflusst	❑ ständige Schmerzen, die wahrnehmbar die Atmung beeinflussen	3
Schluckstörungen	❑ keine	❑ bei flüssiger Nahrungsaufnahme	❑ auch bei breiiger Nahrungsaufnahme	❑ komplett, bei allen Nahrungsaufnahmen, auch bei Schlucken von Speichel	0
Mobilitätseinschränkungen	❑ keine	❑ verlangsamt oder eingeschränkt, durch Gehstützen und Hilfen kompensierbar oder veränderte Körperhaltung, die sich auch im Bett äußert	❑ hauptsächlich Bettruhe, Mobilisierung nur im Sessel oder Stuhl möglich	❑ völlig	3
lungengefährdender Beruf	❑ keinen	❑ 1 - 2 Jahre	❑ 2 - 10 Jahre	❑ > 10 Jahre	0
Intubationsnarkose	❑ keine in den letzen 3 Wo.	❑ kurz (< 2 Std.)	❑ lang (> 2 Std.)	❑ > 1 Intubationsnarkose o. > 12 Std. Intubation o. Beatmung	3
Bewusstseinseinschränkungen	❑ keine	❑ leicht, reagiert auf Ansprache folgerichtig	❑ reagiert auf Ansprache nicht folgerichtig	❑ zeigt keine Reaktion	0
Atemtiefe	❑ ohne Anstrengung Zwerchfell- und Thoraxatmung	❑ mit Anstrengung Zwerchfell- und Thoraxatmung	❑ mit großer Hilfestellung Zwerchfell- und Thoraxatmung	❑ keine Zwerchfell- oder Thoraxatmung im exponierten Sinne selbst mit großer Unterstützung	2
Atemfrequenz	❑ 14 – 20/Min.	❑ Atmung unregelmäßig, d.h. abweichend von der Norm bradypnoeisch oder tachypnoeisch	❑ Atmung anhaltend bradypnoeisch oder tachypnoeisch	❑ regelmäßig abnorme Atmung, die sowohl sehr tief wie oberflächlich sein kann oder zw. bradypnoeisch oder tachypnoeisch wechselt	0
Medikamente, die die Atmung sedieren	❑ keine	❑ unregelmäßige Einnahme von Medikamenten, die die Atmung dämpfen	❑ regelmäßige Einnahme von Medikamenten, die die Atmung dämpfen	❑ Einnahme spezifischer Medikamente, die deutlich auf die Atmung wirken (z. B. Morphine, Barbiturate)	0

0 – 6 Punkte = nicht gefährdet
7 – 15 Punkte = gefährdet
16 – 45 Punkte = hochgradig gefährdet, bzw. Atemstörungen vorhanden

	a	b
Gesamtzahl:	....	14
Patient:	....	Fr. Gräf
Datum:	....	25.01.2004
Handzeichen:	....	UG

a b

Abb. 10.3 **a** Atemskala zur Einschätzung des Pneumonierisikos (nach: Bienstein, 2000) **b** Einschätzung des Pneumonierisikos für Frau Gräf

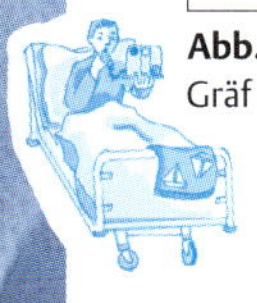

- mangelnde Belüftung der Lungen durch flache Atmung,
- Sekretstau durch zähes Sekret und/oder mangelnden Hustenstoß,
- Atemwegsverengungen/Aspirationsgefahr.

Im Rahmen der Pneumonieprophylaxe müssen die Atemprobleme um das Problem der Infektionsgefahr erweitert werden.

Maßnahmen auswählen und kombinieren. Pflegerische Interventionen zur Pneumonieprophylaxe beziehen sich auf die genannten Problembereiche. Je nach Problemlage und Ressourcen des betroffenen Menschen müssen Maßnahmen aus den verschiedenen Kategorien ausgewählt und sinnvoll kombiniert werden. So sollten z. B. bei einem Menschen, der aufgrund einer abdominellen Operationswunde eine Schonatmung mit reduzierter Atemtiefe aufweist, in erster Linie atemvertiefende Maßnahmen, ggf. in Kombination mit einer Anleitung zum schmerzfreien produktiven Abhusten von Sekret eingesetzt werden. Typische Atemprobleme und hierauf bezogene Maßnahmen zur Pneumonieprophylaxe zeigt **Tab. 10.2**.

10.3.1 Betroffenen Menschen informieren und anleiten

Neben der Einschätzung des Pneumonierisikos und der Auswahl bzw. Durchführung geeigneter Maßnahmen erhält auch die umfassende Information des pflegebedürftigen Menschen, bei Kindern auch die der Eltern über das Pneumonierisiko und die möglichen Prophylaxen eine große Bedeutung. Dies gilt insbesondere für die Risikofaktoren, die präventiv durch den Menschen selbst, z. B. durch geänderte Lebensgewohnheiten positiv beeinflusst werden können. An erster Stelle ist hierbei das Einstellen des Rauchens zu nennen.

Nachdem das Pneumonierisiko ermittelt wurde, sollten die prophylaktischen Maßnahmen gemeinsam mit der betroffenen Person geplant werden. Individuell entsprechend der Ressourcen der Person erfolgt eine ausführliche Anleitung zur selbstständi-

Tab. 10.2 Atemstörungen bzw. -beeinträchtigungen und prophylaktische, pflegerische Interventionen

Atemstörung bzw. -beeinträchtigung	*Prophylaktische pflegerische Interventionen*
Mangelnde Belüftung der Lungen durch flache Atmung aufgrund von: ▪ allgemeiner Schwäche ▪ Immobilität ▪ Schmerzen ▪ Depression des Atemzentrums (z. B. durch Narkoseüberhang, oder hohe Schlaf- Schmerzmitteldosis, Vergiftungen)	Atemunterstützende Lagerungen (Bd. 3, Kap.4): ▪ A-, V-, T- Lagerung, Halbmondlagerung, Seitenlagerung, Lagerung zur Verbesserung von Ventilation und Perfusion, Mobilisation Atemvertiefende Maßnahmen (Bd. 3, Kap.4): ▪ Atemübungen, Phonationsübungen, Kontaktatmung, Atmen gegen einen Widerstand (**Abb. 10.4**), atemstimulierende Einreibung, Atmen mit dem Giebelrohr, Incentive Spirometry, Beatmungsinhalation
▪ Sekretstau durch zähes Sekret und/oder mangelnden Hustenstoß ▪ vermehrtes zähes Sekret bei Asthma bronchiale/Bronchitis, Rauchen, Dehydratation ▪ mangelnder Hustenstoß bei Schmerzen, allgemeiner Schwäche, Intubation/Tracheotomie	Sekretmobilisierende Maßnahmen (Bd. 3, Kap.4): ▪ Unterstützen beim Husten, Anfeuchten der Atemluft, Inhalationstherapie, Anwenden ätherischer Öle, Verabreichen von Pharmaka nach ärztlicher Anordnung, Anwenden von Heilpflanzen, Wickel und Auflagen, Vibrationsmassage und Perkussion, Lagerungsdrainage, Absaugen
Aspirationsgefahr aufgrund von: ▪ mangelndem Husten- und Schluckreflex (z. B. bei Lähmungserscheinungen mit Beteiligung der Schluckmuskulatur, Bewusstlosigkeit, Bewusstseinsstörung) ▪ naso- bzw. orogastrale Magensonde	Maßnahmen zum Freihalten der Atemwege (Bd. 3, Kap. 4): ▪ aspirationsvermeidende Lagerung (Oberkörperhochlagerung z. B. bei Nahrungsaufnahme, Seitenlagerung) ▪ Schlucktraining ▪ Mund- und Nasenpflege
Infektionsgefährdung aufgrund von: ▪ Tracheotomie/Intubation ▪ Schwäche des Immunsystems (Tumore, Aids, immunsuppresive Therapie) ▪ veränderte Schleimhautflora bedingt durch Zytostatika/Antibiotikatherapie, Soorbefall	Einhalten der allgemeinen Hygieneregeln: ▪ Pflege von Tracheostoma und Tubus ▪ spezielle Hygieneregeln bei immungeschwächten Menschen

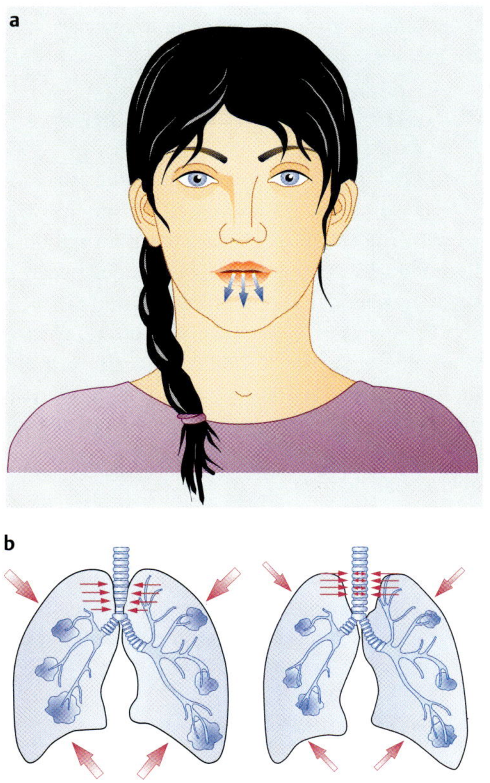

Abb. 10.4 a–b Dosierte Lippenbremse: Ausatmen gegen einen Widerstand (aus: Kellnhauser u. a., 2000)

gen Durchführung der Übungen. Dabei ist darauf zu achten, dass die Information und Anleitung in einer verständlichen, angemessenen Sprache erfolgt.

Die Einsicht über die Notwendigkeit der Maßnahmen und eine individuell angepasste Anleitung erhöhen die Motivation des betroffenen Menschen für die selbstständige Durchführung prophylaktischer Maßnahmen.

Präoperative Maßnahmen. Insbesondere vor geplanten größeren Operation kann die präoperative Vorbereitung in Form von prophylaktischen Maßnahmen zur Vermeidung einer postoperativen Pneumonie entscheidend für den postoperativen Verlauf sein. Durch den Bekanntheitsgrad der präoperativ eingeübten Maßnahmen (z. B. Atmen mit dem Atemtrainer, die sog. Incentive Spirometry) fällt dessen postoperative Anwendung leichter.

10.4 Fallstudie und Pflegediagnose

Fallstudie Frau Gräf
Frau Gräf, 35 Jahre alt und Grundschulpädagogin, muss aufgrund einer Mitralklappenstenose bedingt durch eine vorangegangene Endokarditis eine neue Herzklappe erhalten. Aus der Anamnese gehen weder eine Immunabwehrschwäche, noch zurückliegende oder aktuelle Lungenprobleme hervor. In der unmittelbaren präoperativen Phase erhält Frau Gräf ein persönliches Atemtrainingsgerät, in dessen Umgang sie intensiv angeleitet und geschult wird.

Aufgrund der Operation besteht ein erhöhtes Pneumonierisiko. Die Flachlagerung während der Operation, die Durchführung einer Allgemeinanästhesie und die vorübergehende Umleitung des Kreislaufs mittels einer Herz-Lungen-Maschine begünstigen die Ausbildung von Atelektasen.

Postoperativ wird das Pneumonierisiko noch zusätzlich erhöht durch die eingeschränkte Mobilität und die Schmerzen aufgrund der Sternumeröffnung und den liegenden Drainagen im Thoraxbereich.

Das Einschätzen des Pneumonierisikos mit der Atemskala ergibt postoperativ einen Wert von 14 Punkten, es besteht eine deutliche Pneumoniegefährdung (s. **Abb. 10.3 b**).

Tab. 10.3 zeigt einen Auszug aus dem Pflegeplan für Frau Gräf. Für Frau Gräf könnte folgende Pflegediagnose formuliert werden: Ungenügender Atemvorgang beeinflusst durch (b/d) Schmerzen angezeigt durch (a/d) ein reduziertes Atemzugvolumen und verminderte Thoraxbewegungen.

Fazit: Pneumonien gehören neben Harnwegsinfektionen zu den häufigsten nosokomialen Infektionen und stellen in den westlichen Industrieländern die Infektionskrankheit mit der höchsten Todesrate dar. Sie lassen sich u. a. anhand des jeweils ursächlichen Erregers, ihres klinischen Verlaufs und ihrer jeweiligen Lokalisation bzw. Ausdehnung einteilen. Klinische Zeichen einer Pneumonie sind neben einer erhöhten Körpertemperatur vor allem Husten und purulenter Auswurf.

Tab. 10.3 Auszug aus dem Pflegeplan von Frau Gräf

Pflegeprobleme	*Ressourcen*	*Pflegeziele*	*Pflegemaßnahmen*
präoperativ: Frau Gräf ist postoperativ pneumoniegefährdet	Frau Gräf ist kooperativ	▪ Frau Gräf kann den Atemtrainer postoperativ selbstständig und korrekt anwenden	▪ im Umgang mit dem Atemtrainer anleiten und schulen (2 Tage präoperativ)
postoperativ: reduziertes Atemzugvolumen und verminderte Thoraxbewegungen aufgrund von Schmerzen und eingeschränkter Mobilität	Frau Gräf kann mit Atemtrainer umgehen	▪ Frau Gräf empfindet weniger Schmerzen ▪ sie meldet sich bei Schmerzen ▪ sie hat tiefe und gleichmäßige Atemzüge ▪ Frau Gräf kann ab dem 3. postoperativen Tag selbstständig Aufstehen und Gehen	▪ bei Husten und Bewegungen zur Schmerzminderung durch Thoraxkompression anleiten (verschränkte Arme auf dem Brustkorb) ▪ auf Schmerzmedikation nach ärztlicher Anordnung hinweisen ▪ gezielte und selbstständige Anwendung des Atemtrainers: pro Stunde 10 Atemzüge (Kontrolle, Motivation) ▪ nach Plan mobilisieren: – OP-Tag (abends): am Bettrand sitzen, vor dem Bett stehen, einige Schritte mit Unterstützung gehen – 1. postoperativer Tag: mit Unterstützung zum Waschbecken gehen (morgens u. abends) – 2. postoperativer Tag: mit Unterstützung zum Waschbecken und im Zimmer gehen – 3. postoperativer Tag: selbstständiges Aufstehen und Gehen mit Infusionsständer, Drainage

Aus pflegerisch-prophylaktischer Sicht sind in erster Linie individuelle Risikofaktoren eines Menschen für die Entstehung einer Pneumonie relevant. Die Risikoeinschätzung wird anhand eines scores (Atemskala) vorgenommen, der die verschiedenen Risikofaktoren berücksichtigt und gewichtet. Hierzu gehören neben Faktoren, die zu einer verminderten Atemtiefe und damit unzureichenden Belüftung der Lunge führen, vor allem solche, die einen Sekretstau begünstigen sowie Atemwegsverengungen, die sowohl die Atmung eines Menschen beeinträchtigen als auch zu einer erhöhten Aspirationsgefahr führen können.

Pneumonieprophylaktische Maßnahmen müssen entsprechend des ursächlichen Atemproblems und der Ressourcen des betroffenen Menschen individuell ausgewählt und durchgeführt werden. Dabei spielt für die Effizienz wie bei allen prophylaktischen Maßnahmen die Bereitschaft des betroffenen Menschen zur Mitarbeit eine wesentliche Rolle. Zu den Aufgaben der Pflegenden gehört in diesem Zusammenhang die umfassende Information des betroffenen Menschen über die Notwendigkeit prophylaktischer Maßnahmen und die Anleitung zum selbstständigen Durchführen der Atemübungen.

Bergen, P.: Hygiene in der Intensivpflege. Bode Chemie, Hamburg 2001

Bienstein, Ch. u. a.: atmen. Thieme, Stuttgart 2000

Gordon, M.: Handbuch Pflegediagnosen, 2. Aufl. Urban & Fischer, München 1998

Deutscher Berufsverband für Krankenpflege DBfK (Hrsg.): Pflegeforschung für professionelle Pflegepraxis. Verlag „Krankenpflege", Frankfurt 1990

Kellnhauser, E. u. a. (Hrsg.): Thiemes Pflege. Thieme, Stuttgart 2000

Lauber, A., P.Schmalstieg (Hrsg.): Wahrnehmen und beobachten. verstehen & pflegen, Bd. 2. Thieme, Stuttgart 2001

Lauber, A., P.Schmalstieg (Hrsg.): Pflegerische Interventionen. verstehen & pflegen, Bd. 3. Thieme, Stuttgart 2003

Lottko, B.: Neue Wege in der Pneumonie- und Atelektasenprophylaxe. Die Schwester/Der Pfleger 37 (1998) 551

Paetz, B., B. Benziger König: Chirurgie für Pflegeberufe, 20. Aufl. Thieme, Stuttgart (in Vorbereitung)

Panknin, H.-T.: Postoperative nosokomiale Pneumonien – Lassen sich durch spezielle Pflegemaßnahmen verhindern? Die Schwester/Der Pfleger 41 (2002) 490

Panknin, H.-T., Lode, H.: Der Pneumonie-Patient im Krankenhaus. Intensiv- und Notfallbehandlung 40 (2001) 79

Schäffler, A. u. a. (Hrsg.): Pflege heute. Urban & Fischer, München 2000

Seel, M. : Das 1 × 1 der Prophylaxen: Pneumonien – Den Patienten einbeziehen. Heilberufe Heft 5 (1999) 20

Seel, M.: Die Pflege des kranken Menschen, 2. Aufl. Brigitte Kunz Verlag, Hagen 1996

Sitzmann, F.: Hygiene in der Intensivpflege – Sinnvolle und nicht sinnvolle Präventionsmaßnahmen von Pneumonien. Intensiv 8 (2000) 186

Stopfkuchen, H. u. a.: Neonatologie. Wissenschaftliche Verlagsgesellschaft mbH, Stuttgart 1995

Thomas, C.: Grundlagen der klinischen Medizin. Atmungsorgane. Schattauer, Stuttgart 1996

11 Prophylaxe von Parotitis und Mundschleimhautveränderungen

Johanne Plescher-Kramer

Übersicht

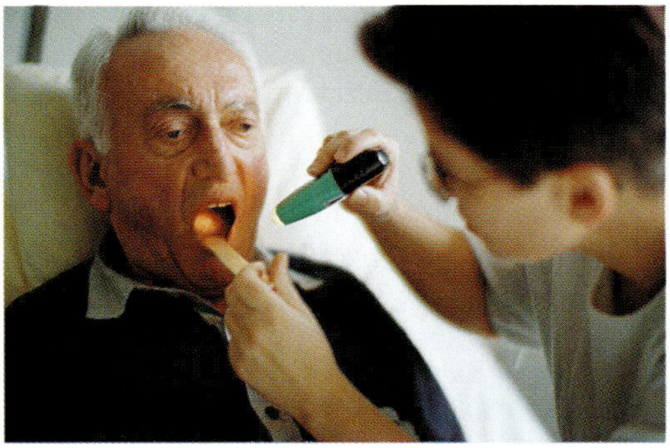

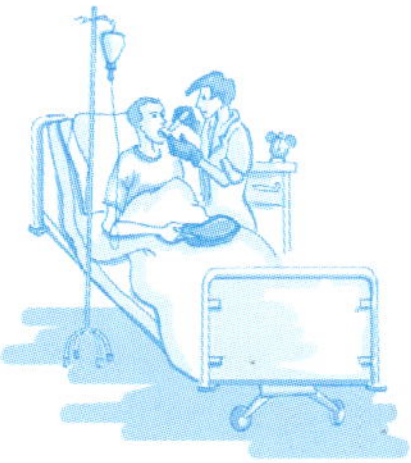

Schlüsselbegriffe

- *Speichelfluss*
- *Oligosialie*
- *Dehydratation*
- *Xerostomie*
- *Mukositis*

Einleitung

Der Mund spielt bei der Wahrnehmung eine besondere Rolle, da sowohl der Geschmacks- als auch der Tastsinn dort angelegt sind. Bereits kleinste Veränderungen und Fremdkörper in der Mundregion werden von der Zunge wahrgenommen – sogar feine Haare mit einem Durchmesser von ca. 50 µm. Entsprechend beeinträchtigend wirken Defekte und andere Veränderungen im sensiblen Mundbereich. Sie sind unangenehm, schmerzhaft und stören das Wohlbefinden der betroffenen Menschen sehr stark. Veränderungen der Mundschleimhaut und der Ohrspeicheldrüse erschweren die Kommunikationsfähigkeit sowie die Nahrungs- und Flüssigkeitsaufnahme durch Appetitlosigkeit, Geschmacksveränderungen, Schmerzen und Schluckstörungen.

Die Tatsache, dass die Mundregion eine Intimzone des Menschen darstellt, macht das prophylaktische Vorgehen in diesem Bereich zu einer besonderen Herausforderung. Kenntnisse über die Entstehung von Abweichungen und Veränderungen sind der Schlüssel für eine umfassende Prophylaxe.

11.1 Parotitis

Bei der Parotitis handelt es sich um eine eitrige Entzündung der Glandula parotis (Ohrspeicheldrüse). Diese größte speichelproduzierende Drüse liegt zwischen dem aufsteigenden Unterkieferast und dem äußeren Gehörgang. Der Ausführungsgang (Papilla salivatoria) mündet in Höhe des zweiten Molaren (Mahlzahn) in die Wangeninnenfläche.

11.1.1 Speichelproduktion

Speicheldrüsen. Für die Speichelproduktion sind drei Speicheldrüsenpaare von besonderer Bedeutung (**Abb. 11.1**):

- Unterzungendrüse (Glandula sublingualis) im vorderen Mundboden,
- Unterkieferdrüse (Glandula submandibularis) in der Nähe des Unterkieferwinkels und
- Ohrspeicheldrüse (Glandula parotis) vor dem Ohr (den Vorderrand des Kaumuskels bedeckend).

Menge. Mit weiteren kleinen, schleimbildenden Drüsen der Wangenschleimhaut und der Zunge werden insgesamt 1 – 1,5 Liter Mundspeichel pro Tag produziert. Die auch ohne Nahrungsaufnahme produzierte Speichelmenge von etwa 0,7 Liter pro Tag wird als Ruhe- oder Basalsekretion bezeichnet.

Regulation. Die Regulation der Speichelsekretion erfolgt durch sekretionsauslösende Reize. Psychische Reize setzen durch Anblick, Geruch oder Gedanken an Nahrung die Speichelsekretion in Gang. Druck- und Chemorezeptoren (mechanische und chemische Reize) in der Mundschleimhaut halten sie durch Geschmacksstoffe der Nahrung und durch Kau- und Schluckbewegungen bei sowie nach der Nahrungsaufnahme aufrecht.

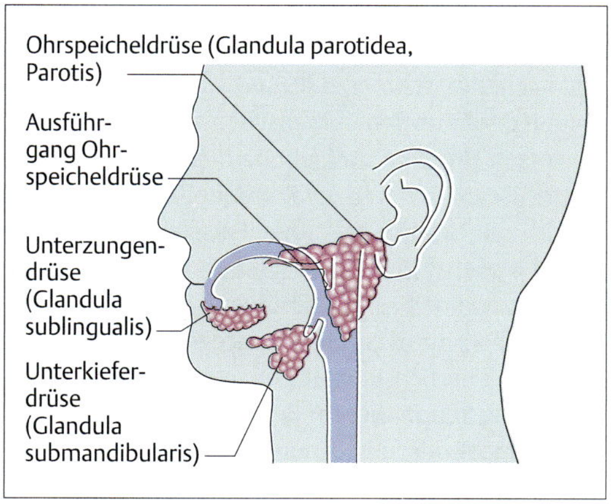

Abb. 11.1 Sitz der wichtigsten Speicheldrüsen

Zusammensetzung. Tab. 11.1 zeigt die Zusammensetzung des Speichels im einzelnen und ausgewählte Funktionen der jeweiligen Inhaltsstoffe.

11.1.2 Pathophysiologie der Parotitis

Für die Pathophysiologie ist es wichtig zu differenzieren zwischen:

- Parotitis epidemica (Mumps oder Ziegenpeter) und
- Parotitis acuta (akute Parotitis).

Parotitis epidemica

Bei der epidemischen Parotitis handelt es sich um eine durch Viren (Mumps-Virus) verursachte generalisierte Infektionserkrankung, deren Hauptkennzeichen eine nichteitrige Schwellung der Ohrspeicheldrüse ist.

Tab. 11.1 Zusammensetzung des Speichels (nach Bodenmüller-Kroll, 2001)

Inhaltsstoffe	*Funktionen*
Wasser (97 – 99 %)	▪ stellt Flüssigkeitsmedium dar
Enzyme (Amylase)	▪ spalten Kohlenhydrate mit Hilfe des Enzyms Ptyalin (Stärke wird gespalten zu Maltose, nur bei pH-Wert 5,5 – 7,8 möglich)
Immunglobuline (IgA)	▪ wehren Infektionen ab
Mucin (Glycoprotean)	▪ spielt als Gleitmittel (Schleim) eine bedeutsame Rolle bei physiologischen Vorgängen wie Sprechen, Kauen und Schlucken
Elektrolyte (insbes. Kalium und Kalzium)	▪ halten physiologisches Milieu aufrecht
Bicarbonat	▪ hält leicht sauren pH-Wert von ca. 6,6 – 6,9 aufrecht (s. a. Enzyme)
Geschmacksvermittler	▪ macht Nahrung schmackhaft
Mikroorganismen (Bakterien und Pilze)	▪ halten Mundflora aufrecht
Epitheliale Zellen der Schleimhaut	▪ werden abstransportiert

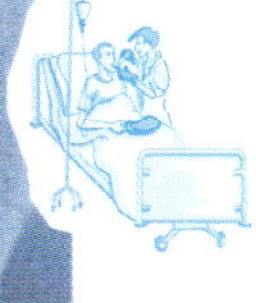

Parotitis acuta

Bei der akuten Parotitis sind Bakterien (Staphylokokken, Streptokokken) Auslöser einer eitrigen Infektion. Seltener ist bei der Parotitis acuta ein verstopfender Speichelstein im Speicheldrüsengang die Ursache. Dies tritt häufiger beim Jugendlichen oder jüngeren Erwachsenen auf.

Häufigste Ursache einer Parotitis ist eine ▸ *Oligosialie*, d. h. eine verminderte Sekretion von Speichel.

Verminderte Speichelsekretion. Die Speichelproduktion kann vermindert sein durch:

- Dehydratation (Abnahme des Körperwassers),
- mangelnde Kautätigkeit sowie
- als Nebenwirkung von Medikamenten (z. B. Parasympathikolytika, Psychopharmaka, Antihypertensiva).

Bei der Entstehung einer Parotitis spielen das Vorhandensein von Bakterien, reduziertem ▸ *Speichelfluss*, mangelnder Kautätigkeit und Flüssigkeitsmangel eine besondere Rolle. In den Speichelgängen der Parotisdrüse setzen sich Bakterien fest. Die Bakterien rufen eine lokale, von der Mundhöhle ausgehende Infektion hervor. Die Fähigkeit Speichel zu schlucken spielt dabei eine besondere Rolle, da jeder Schluckvorgang die im Speichel vorhandenen Bakterien reduziert (etwa 1 Milliarde pro Milliliter). Die Gefahr einer Parotitis erhöht sich, wenn gleichzeitig die Immunabwehr z. B. durch eine schwere Allgemeinerkrankung (z. B. Diabetes mellitus) oder durch Immunsuppresiva reduziert ist.

Mangelnde Kautätigkeit und daraus resultierende Reduktion des Speichelflusses begünstigen die Entstehung einer Parotitis, da Speichelsekretion und Kautätigkeit in unmittelbaren Zusammenhang stehen: Beim Öffnen des Unterkiefers wird der Ausführungsgang komprimiert – Speichel tritt aus.

Parotitis und Mundschleimhautveränderungen können in einem engen Verhältnis zueinander stehen. Eine verminderte Speichelsekretion führt zu Xerostomie. Die Mundtrockenheit wiederum kann Auslöser für verschiedene Mundschleimhautveränderungen sein (S. 250).

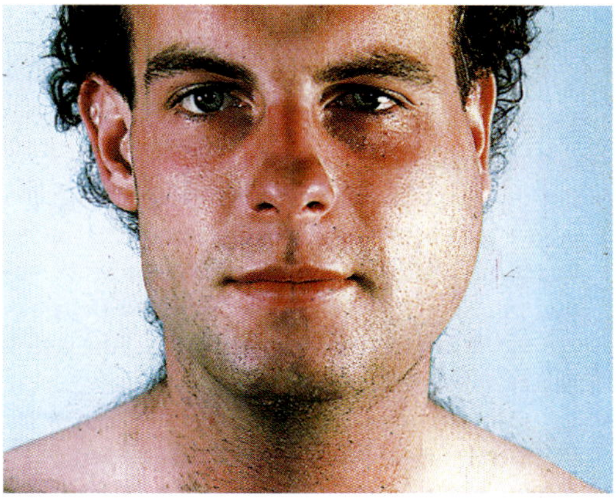

Abb. 11.2 Sichtbare Schwellung bei Parotitis (aus: Berghaus, 1996)

11.1.3 Symptome der Parotitis

Das erste Anzeichen für eine Parotitis ist eine entzündlich gerötete Papilla salivatoria (Ausführungsgang der Speicheldrüse). Es kann zur Entleerung von Eiter aus dem Ausführungsgang der Speicheldrüse kommen. Weitere Kennzeichen sind eine von außen sichtbare Schwellung der Speicheldrüse (**Abb. 11.2**). Die gesamte Parotisregion ist stark druckempfindlich. Die Betroffenen leiden unter Schmerzen beim Kauen, aber auch in Ruhestellung.

Da die Ursache der Parotitis eine Oligosialie (verminderte Speichelsekretion) ist, ist die gesamte Speichelmenge der Mundhöhle reduziert. Es entsteht eine unterschiedlich stark ausgeprägte ▸ *Xerostomie* (Mundtrockenheit). Eine ausgeprägt schwere Parotitis kann mit der Blockade des Unterkiefers einher gehen, der als Kieferklemme bezeichnet wird. In seltenen Fällen kann es zu einer Abszessbildung kommen, bei der eine operative Inzision notwendig wird.

11.2 Einschätzen des Parotitisrisikos

Bei der Planung der Prophylaxe müssen zunächst die Risikofaktoren für die Entstehung einer Parotitis abgeklärt werden. Das Ergebnis der Risikoeinschätzung hat Auswirkungen auf die Maßnahmen.

11.2.1 Risikofaktoren

Die Risikofaktoren einer Parotitis sind all jene, die zu einer verminderten Speichelproduktion führen. Fehlende oder verminderte Kau- und Schluckfunktion und schwere Allgemeinerkrankungen stellen weitere Risikofaktoren dar.

Risikogruppen. Hieraus ergibt sich ein erhöhtes Parotitis-Risiko für folgende Menschen:

- Personen mit bereits bestehenden Erkrankungen oder körperlichen Veränderungen, die u.a. zu einer Oligosialie führen. Dies kommt vor bei Personen mit Sjögren-Syndrom oder einer ▸ *Dehydratation* (Abnahme des Körperwassers). Eine Dehydratation entsteht bei einer gesteigerten renalen, gastrointestinalen, pulmonalen oder perkutanen Flüssigkeitsabgabe ohne entsprechenden Ausgleich (z.B. Infusionszufuhr). Solche Flüssigkeitsverluste entstehen u.a. bei Erbrechen, forcierter Diurese, Diarrhoe, Blutverlusten, unzureichender Wasser- und Natriumzufuhr, Fieber, Diabetes mellitus, Diabetes insipidus, Verdursten, Nebenniereninsuffizienz, Verbrennungen oder Laxanzienabusus. Neben der Xerostomie sind Zeichen des Volumenmangels (niedriger Blutdruck, Oligurie, Durst) weitere Merkmale einer Dehydratation.
- Personen mit verminderter oder fehlender Kau- bzw. Schluckfunktion. Somnolenz, Koma oder Operationen und Erkrankungen im Mund-/Kieferbereich oder an Speicheldrüsen können z.B. zu entsprechenden Einschränkungen führen. Auch ein genereller Appetitmangel kann Ursache einer reduzierten Kautätigkeit sein.
- Personen, die über den Mund atmen, Sauerstoff erhalten und Medikamente wie Opiate, Antidepressiva, Neuroleptika, Antimimetika, Antihistaminika, Antihypertensiva, Spasmolytika oder Diuretika einnehmen. Auch Medikamente, die überwiegend parasympatikolytisch wirken (z.B. Atropin), können zu einer Oligosialie führen und dadurch eine Mundtrockenheit hervorrufen.
- Personen mit schweren Allgemeinerkrankungen wie bösartige Tumorerkrankungen (mit Bestrahlung) oder solche, die mit einer Immunsuppression einher gehen.
- Personen mit Verhaltensweisen und Gewohnheiten, die Auswirkungen auf den Flüssigkeitshaushalt haben (mit zunehmendem Alter lässt z.B. das Durstgefühl nach).

Grundsätzlich ist anzunehmen, dass das Zusammentreffen mehrerer Risikofaktoren die Gefahr einer Parotitis erhöht. Möglich ist auch, dass die Ausprägung eines Risikofaktors und der Grad der Gefährdung im Zusammenhang stehen. Forschungsergebnisse liegen diesbezüglich nicht vor. Einerseits bestimmt die Art der vorliegenden Risikofaktoren welche prophylaktischen Maßnahme durchgeführt werden muss, andererseits hat die Anzahl der vorliegenden Risikofaktoren Auswirkungen auf die Durchführungshäufigkeit der Maßnahmen.

11.3 Maßnahmen zur Parotitisprophylaxe

Die Maßnahmen der Parotitisprophylaxe setzen bei den jeweils vorliegenden Risikofaktoren an. Besteht z.B. ein Parotitisrisiko aufgrund einer Dehydratation, so muss in erster Linie der Flüssigkeitshaushalt des betroffenen Menschen reguliert werden. Zusätzlich kann über weitere Maßnahmen die Parotisfunktion angeregt werden. Eine alleinige Parotisstimulation würde hier uneffektiv bleiben.

Das Ziel parotitisprophylaktischen Maßnahmen ist die Aufrechterhaltung einer nicht schmerzenden, intakten Ohrspeicheldrüse mit ausreichendem Speichelfluss. Dem betroffenen Menschen soll ein schmerzfreies Kauen ermöglicht werden.

Die Parotitisprophylaxe umfasst folgende Maßnahmen:

- Wasserhaushalt aufrechterhalten,
- Parotis und Speichelfluss stimulieren,
- Kautätigkeit anregen,
- Schlucktraining durchführen sowie
- betroffenen Menschen informieren.

Kommt es trotz der Durchführung von prophylaktischen Maßnahmen zu Veränderungen der Parotisfunktion sind gezielte therapeutische Interventionen notwendig. Parallel dazu ist es wichtig, notwendige Prophylaxen fortzuführen. Wird eine Parotitis diagnostiziert, ist diese mit einer vom Arzt verordneten intravenösen Antibiotikatherapie zu behandeln.

11.3.1 Wasserhaushalt aufrechterhalten

Bei der Aufrechterhaltung des Körperwassers ist die Einschätzung von Flüssigkeitsverlusten und deren Ersatz von großer Bedeutung. Dazu zählt die Überwachung von sämtlichen zu- und ableitenden Systemen (z. B. Infusionen, Sondennahrung, Sonden und Drainagen, Blasenkatheter). Dies beinhaltet die exakte Bilanzierung von Ein- und Ausfuhr. Zur Überwachung gefährdeter Personen zählt auch die Kontrolle von Mundschleimhaut, Blutdruck und Hautturgor (Spannungszustand der Haut, Bd. 2, S. 77). Flüssigkeitsverluste über Blase und Darm sowie durch Atmung Erbrechen, Schwitzen sind zu messen, zu errechnen oder – falls dies nicht möglich ist – zu schätzen. Bei gefährdeten Personengruppen ist die Aufstellung eines Trinkplanes hilfreich, um zur Flüssigkeitsaufnahme zu motivieren und diese kontrollieren zu können.

11.3.2 Parotis und Speichelfluss stimulieren

Im Zusammenhang mit der Stimulation der Parotis und des Speichelflusses gilt es, alle auf den Speichelfluss fördernd wirkenden Sinne auszuschöpfen.

Psychisch-chemische Reize. Riechen und Schmecken, der reine Anblick von Nahrung und sogar der Gedanke an Essen fördern die Sekretion von Speichel. Eine aufgeschnittene Zitrone kann z. B. für diese Zwecke genutzt werden. Manchem Betroffenen genügt schon der Anblick, bei anderen wirkt der Geruch oder Geschmack von reinem oder verdünntem Zitronensaft stimulierend auf den Speichelfluss. Auf individuelle Geschmacksvorlieben muss Rücksicht genommen werden: Nicht jede Person empfindet den Biss in eine Zitronenhälfte als Genuss. Ein gezieltes Bestreichen des Parotisausführungsganges durch einen Watteträger mit einer speichelanregenden Substanz (z. B. Zitrone) stellt eine weitere Möglichkeit dar. Hierzu werden von verschiedenen Herstellern fertige Zitronenstäbchen (Lemon-Sticks) zur Verfügung gestellt.

Druckreiz. Ein Massieren der Wangen, besser aber ein gezieltes Massieren der Parotis und Ausstreichen in Richtung des Ausführungsganges von außen (**Abb. 11.3**) sind Maßnahmen, bei denen die Druckrezeptoren eine Rolle spielen.

Wärmereiz. Eine Wärmeanwendung von außen bewirkt ebenfalls eine Stimulation der Speicheldrüsen. Dies kann z. B. durch feucht-warme Umschläge erfolgen.

Weitere Möglichkeiten zum Anregen des Speichelflusses sind im Rahmen der speziellen Mundpflege beschrieben (Bd. 3, S. 332).

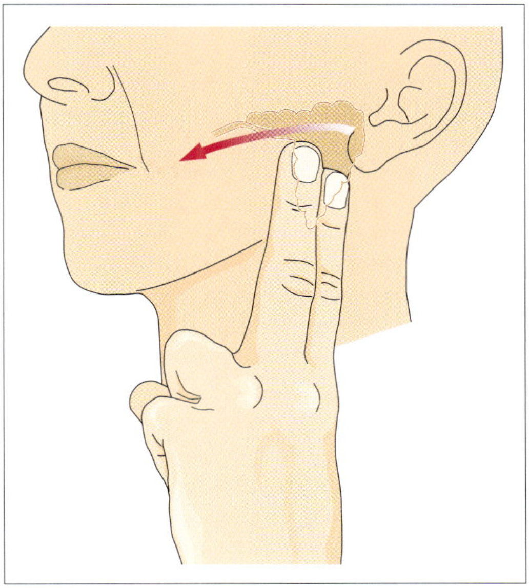

Abb. 11.3 Massieren und Ausstreichen der Parotis

Kontraindikationen der Parotisstimulation

Perioperative Phase. In der perioperativen Phase ist eine Stimulation der Speichelproduktion nicht immer sinnvoll. Während dieser Zeit ist i.d.R. eine Nahrungskarenz einzuhalten; eine Speichelsekretion ist z. B. aus aspirationsprophylaktischen Gründen nicht erwünscht und wird ggf. medikamentös (z. B. Atropin) unterdrückt.

Ruhigstellung Magen-Darm-Trakt. Die weitgehende oder komplette Ruhigstellung des Magen-Darmtraktes ermöglicht Operationen in diesem Bereich und dient z. B. einem schnelleren Heilungsverlauf in der postoperativen Phase. Parotisstimulierende Maßnahmen dürfen bei betroffenen Menschen nicht angewandt werden. Eine Anregung der Parotistätigkeit erhöht nicht nur die Speichelproduktion sondern auch die Sekretproduktion im gesamten Magen-Darmtrakt.

11.3.3 Kautätigkeit anregen

Zum Anregen der Kautätigkeit werden Maßnahmen eingesetzt, die mechanisch-chemische Reize erzeugen, z. B. Kauen von Dörrobst oder Kaugummi, Lutschen von Bonbons oder Eiswürfeln aus Zitronenwasser (Bd. 3, S. 332).

Bei der Auswahl geeigneter Maßnahmen muss bei betroffenen Personen eine ggf. vorhandene Aspirationsgefahr berücksichtigt werden.

11.3.4 Schlucktraining durchführen

Stehende Sekrete stellen immer ein Keimreservoir dar. Sind Personen nicht in der Lage, vorhandene Sekrete wie Blut oder Speichel auszuspucken bzw. zu schlucken, z. B. aufgrund einer Operation im Mund-/Kieferbereich oder bei Somnolenz, Koma oder Intubation, besteht ein erhöhtes Parotitisrisiko. In Abhängigkeit von der Ursache der Beeinträchtigung kann ein spezielles Schlucktraining erfolgen (Bd. 3, Kap. 6), z. B. bei Menschen, die aufgrund eines Apoplexes Schluckstörungen aufweisen. In manchen Fällen wird auch das Absaugen von Sekret erforderlich (Bd. 3, Kap. 4). In jedem Fall muss bei einer eingeschränkten Kau- bzw. Schluckfähigkeit eine regelmäßige Reinigung des Mundbereiches erfolgen.

11.3.5 Betroffenen Menschen informieren

Schwerpunkt der Gesundheitsberatung ist es, auf die Notwendigkeit einer ausreichenden Flüssigkeitsaufnahme sowie auf Wirkungen und Nebenwirkungen von Medikamenten hinzuweisen. Insbesondere in der Geriatrie ist auf eine ausreichende Nahrungs- oder Flüssigkeitsaufnahme zu achten. Die Erläuterung von Notwendigkeit und Wirkung der durchzuführenden prophylaktischen Maßnahmen ist Basis für die Kooperation des betroffenen Menschen, wirkt motivierend und trägt darüber hinaus zur Gesundheitserziehung bei.

Parotitisprophylaxe:

- Hauptkennzeichen der Parotitis sind ein entzündlich geröteter Ausführungsgang der Papilla salivatoria und eine von außen sichtbare Schwellung der Speicheldrüse.
- Die betroffenen Menschen leiden unter Druckempfindlichkeit und Schmerzen sowie einer verminderten Speichelsekretion.
- Ein erhöhtes Parotitisrisiko besteht bei Menschen mit vermindertem Speichelfluss und reduzierter Kau- und Schluckfunktion, Mundatmern und Menschen mit schweren Allgemeinerkrankungen.
- Maßnahmen der Parotitisprophylaxe umfassen die Stimulation der Parotis, Maßnahmen zum Anregen des Speichelflusses und der Kautätigkeit sowie spezielles Schlucktraining.

11.4 Mundschleimhautveränderungen

Unter Mundschleimhautveränderungen sind jegliche Abweichungen vom physiologischen Zustand der Mundschleimhaut und anderen Strukturen der Mundhöhle zu verstehen. Dies sind Lippen, Zunge, Zahnfleisch, Zähne, Zahnprothese sowie Speichel und Speichelproduktion.

11.4.1 Pathophysiologie von Mundschleimhautveränderungen

Schleimhäute sind Epithelgewebe, die u. a. den Verdauungstrakt des Menschen auskleiden. Die Epithelzellen halten die Mundschleimhaut durch Drüsensekrete (Speicheldrüsen) feucht und haben eine sehr hohe Zellteilungsrate, d. h. die Zellen erneuern sich ständig und viele Zellen befinden sich immer in der Mitosephase. In dieser Phase reagieren die Zellen sehr empfindlich auf Reize aller Art. Außerdem ist die Schleimhaut in der Mundhöhle sehr dünn.

Ursachen von Mundschleimhautveränderungen

Häufige Ursachen von Mundschleimhautveränderungen sind:

- chemische, mechanische und thermische Reize,
- Infektionen,
- reduzierte Abwehrlage,
- ineffektive Mundhygiene,
- Xerostomie,
- Mangelernährung,
- Leuko- und Lymphopenie,
- orale Glucocorticoide,
- Zytostatikatherapie und
- Strahlentherapie.

Chemische, mechanische und thermische Reize

Chemische (z. B. saure Nahrungsmittel, Alkohol, Medikamente, giftige Substanzen) oder mechanische Traumata (z. B. Zahnersatz, Sonden, Operationen) stellen ein breites Ursachspektrum für Mundschleimhautveränderungen dar. Thermische Reize (zu heiße Nahrung) können zu Stomatitis, Aphthen, Rhagaden, Soor oder Herpes labialis führen (Bd. 2, S. 95).

Infektionen

Eine häufig vorkommende Pilzinfektion in der Mundhöhle ist Soor (Candida albicans). Diese Infektion kann chronisch werden oder zu absteigenden Infektionen der Speise- oder Atemwege führen. Viren und Bakterien können ebenfalls Mundinfektionen hervorrufen. Herpes simplex oder Varizella zoster verursachen virale Infektionen. Eher selten sind Infektionen, die durch Bakterien hervorgerufen werden. Als Erreger kommen Pseudomonas (gramnegativ) und Staphylococcus aureus (grampositiv) in Frage. Möglich sind auch Escherichia coli, Klebsiella oder Proteus. **Tab. 11.2** zeigt die Symptome der häufigsten Erreger von Mundschleimhautinfektionen.

Reduzierte Abwehrlage und ineffektive Mundhygiene

Verdauungsstörungen oder eine allgemein reduzierte Abwehrlage, die mit einem schlechten Allgemeinzustand (z. B. AIDS) einher geht, können zu Mundschleimhautveränderungen führen. Ebenso können ineffektive Mundhygiene oder bereits vorhandene Veränderungen der Mundhöhle weitere nach sich ziehen: So können u. a. Aphthen bzw. Herpes- oder Soorinfektionen eine Stomatitis bzw. Gingivitis verursachen.

Xerostomie

Die Xerostomie spielt eine Schlüsselrolle bei Mundschleimhautveränderungen und stellt einen Verknüpfungspunkt zur Parotitis bzw. Parotitisprophylaxe dar (S. 242). Eine intakte Mundflora (Bakterien und Pilze hemmen sich gegenseitig im Wachstum) braucht ein feuchtes Milieu. Trockene Schleimhaut ist anfälliger und ein Risikofaktor für z. B. Stomatitis, Karies, Parodontose und Infektionen in der Mundhöhle. Da die Nahrung nicht mehr genügend mit Speichel vermischt werden kann, werden weniger Geschmacksstoffe gelöst; die Berührungsfläche mit den Geschmackspapillen auf der Zungenschleim-

Tab. 11.2 Erscheinungsbild und Symptome bei Infektionen durch verschiedene Erreger (nach Fellinger, 1994)

Erscheinungsbild	*subjektive Symptome*
Candida albicans	
• weiche, weiße oder gelbliche Flecken, meist ausgedehnt über die ganze Zunge und/oder an der Mukosa der Mundhöhle (kann nicht weggeschoben werden im Gegensatz zur fibrinösen Ausschwitzung nach Radiotherapie), tiefe Risse • symmetrische Erosionen an den Mundwinkeln • tiefe Risse, oft bedeckt mit einer weiß-grauen Haut	• meist keine Schmerzen • Geschmacksempfinden nimmt ab • Gefühl von Watte auf der Zunge • Appetitverlust • meist schmerzhaft
Herpes simplex Virus	
• vereinzelt oder gehäuft auftretende Bläschen, die nach ca. 12 Std. aufbrechen • ihr Exsudat verkrustet • Ulzerierung und Nekrotisierung möglich • Vorkommen: Lippen, Übergang zur Mundschleimhaut, Zunge, Zahnfleisch und oberer Gaumen	• Pruritus (Hautjucken) • Brennen • sehr starke Schmerzen
Gramnegative Keime	
• cremig-feuchte Ulzera und/oder Zahnfleisch • weiß, erhaben, nicht purulent (eitrig)	• Schmerzen
Pseudomonas aeruginosa	
• evtl. erhobene Läsionen, umschlossen von einem roten Ring • Zentrum gelblich-weiß, trocken • bei Progression nekrotisches Zentrum • sehr übler Geruch	• gewöhnlich keine Schmerzen
Grampositive Keime (Staphylococcus aureus)	
• bräunlich-gelbe, trockene runde Erhöhungen • evtl. Ulzerationen	• Pruritus • Brennen • starke Schmerzen

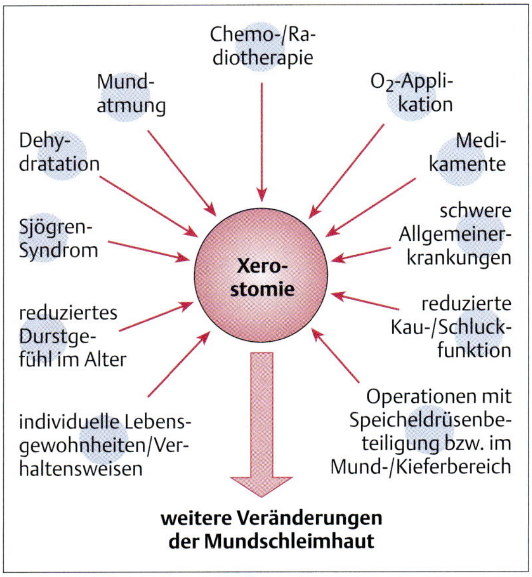

Abb. 11.4 Ursachen der Mundtrockenheit

haut ist kleiner – Geschmacks- und Appetitverlust sind dann die Folge. Dehydratation, Atmen mit offenem Mund und verschiedene Medikamente (z. B. Neuroleptika, Diuretika) sind u. a. bezeichnende Auslöser für eine Xerostomie (**Abb. 11.4**),

Mangelernährung und Fehlernährung

Die Schleimhaut muss mit Nährstoffen und Vitaminen versorgt werden. Ist die Versorgung der Mundschleimhaut nicht mehr gewährleistet, kann sie ihre normale Schutzfunktion nicht mehr aufrechterhalten. Sie wird anfällig für Schädigungen. Dies ist z. B. bei einer mangelhaften Nahrungsaufnahme der Fall. Eine Fehlernährung, z. B. zuviel Zucker geht mit einer erhöhten Gefahr einer Pilzinfektion einher.

Leuko- und Lymphopenie

Lymphatische Tumoren und Tumoren des blutbildenden Systems verursachen u. a. eine Leukopenie bzw. eine Lymphopenie, die die Immunlage der betroffenen Personen schwächt und zu einer ▸ *Mukositis* führen kann.

Orale Glukokortikoide

Orale Steroide (Glukokortikoide), die als Aerosole zur Therapie von Atemwegserkrankungen und grippalen Infekten eingesetzt werden, haben eine schädigende Wirkung auf die Mundschleimhaut, falls der Gebrauch nicht nach den Hinweisen der Hersteller erfolgt. Glukokortikoide wirken immunsuppressiv. Für die Mundschleimhaut bedeutet das: Das physiologische Gleichgewicht der Mundflora gerät aus dem Lot - Infektionen mit Candida albicans können die Folge sein.

Zytostatikatherapie

Zytostatika tragen indirekt zur einer Schädigung der Mundschleimhaut bei. Schleimhäute haben eine sehr hohe Zellteilungsrate.

! Das Lebensalter ist ein prädisponierender Faktor für eine Mundschleimhautveränderung bei Zytostatikatherapie: Je jünger der Betroffene, desto größer ist die Gefahr der Schleimhautschädigung durch die beschleunigte Zellteilung, die mit zunehmendem Alter langsamer wird.

Der Grad der Schleimhauttoxizität ist unterschiedlich. Die Medikamentenart und -dosis sowie der Medikamentenmetabolismus sind entscheidend für das Ausmaß der Schädigung. Die in der Onkologie verwendeten Zytostatika (z. B. Bleomycin, 5-Fluorouracil, Methotrexat) greifen vorwiegend die in Teilung befindlichen Zellen an (Mitose). Die Zellen der Mukosa können sich nur langsam erneuern und sind nicht mehr in der Lage, das physiologische Milieu in der Mundhöhle aufrechtzuerhalten.

Mukositis. Bei ca. 40 % der Betroffenen, die sich einer Chemotherapie unterziehen müssen, reagiert die Mundschleimhaut nach 5 bis 7 Tagen mit einer Mukositis, die etwa 10 Tage anhält. Diese chemotherapiebedingte Schädigung erreicht etwa 7 Tage nach Therapieende ihren Höhepunkt und klingt danach langsam ab.

Neutropenie/Thrombopenie. Eine Schädigung des Knochenmarks (Knochenmarkdepression) bewirkt außerdem eine Neutropenie und Thrombopenie mit erhöhtem Blutungs- und Infektionsrisiko. Blutungen treten häufig an Mukosa und Gingivae auf, da sie sehr anfällig auf mechanische Einwirkungen reagieren (z. B. Zähne putzen, harte Nahrungsmittel). Spontane Blutungen treten bei Thrombozytenwerten unter 10 000/µl auf. Das Ausmaß der Blutungen ist nicht ausschließlich abhängig von der Thrombozytenzahl. Parodontose, Karies, Stomatitis oder Fieber erhöhen die Gefahr von Blutungen.

Systemische Infektionen. Verletzungen wiederum stellen Eintrittspforten für Erreger dar. Diese können bei den häufig anämischen und infektanfälligen Menschen Superinfektionen und systemische Infektionen mit lebensbedrohlichen Folgen hervorrufen. Bei vorliegenden Leber- oder Nierenschädigungen verzögert sich der Metabolismus der Zytostatika, d.h. sie werden verzögert abgebaut und ausgeschieden. Dieses bewirkt wiederum stärkere Schädigungen der Schleimhäute.

Strahlentherapie

Therapeutische Strahlen werden eingesetzt, um Tumorgewebe zu zerstören. Dabei kommt es immer zu einer Belastung von gesundem Gewebe. Die Mundschleimhaut reagiert auf eine Bestrahlung im Mund- und Rachenbereich mit einer akuten Stomatitis und mit Ulzera. Das Ausmaß der Reaktion ist von den Einzel- und Gesamtdosen, der zeitlichen Abfolge sowie vom Volumen des therapierten Gewebes abhängig. Als Spätreaktionen, die auch nach Therapieende auftreten und irreversibel sein können, treten u.a. Zahnverlust infolge von Parodontose und Kariesanfälligkeit auf.

Reduzierte Speicheldrüsenfunktion. Da im Bestrahlungsgebiet vorhandene Speicheldrüsen ebenfalls betroffen sind, ist Mundtrockenheit eine weitere Spätreaktion, die jedoch weitaus stärker ausgeprägt ist als z.B. bei verschiedenen Medikamenten. Bereits nach 24 Stunden reduziert sich die Fließrate des Ruhespeichels der Parotis um 50–90%.

Das Ausmaß der Xerostomie bei lokaler Strahlentherapie im HNO-Bereich ist abhängig von der Anzahl der betroffenen Speicheldrüsen und kann vorübergehend oder bleibend sein.

Eine Erholung der Speicheldrüsenfunktion ist abhängig von der Strahlendosis. Bei einer Strahlendosis von 36–40 Gy ist eine partielle Regeneration der Speicheldrüsenfunktion innerhalb von 3–6 Monaten möglich.

Abb. 11.5 zeigt den komplexen Zusammenhang verschiedener Faktoren, die bei chemotherapiebedingten Mundschleimhautveränderungen eine Rolle spielen.

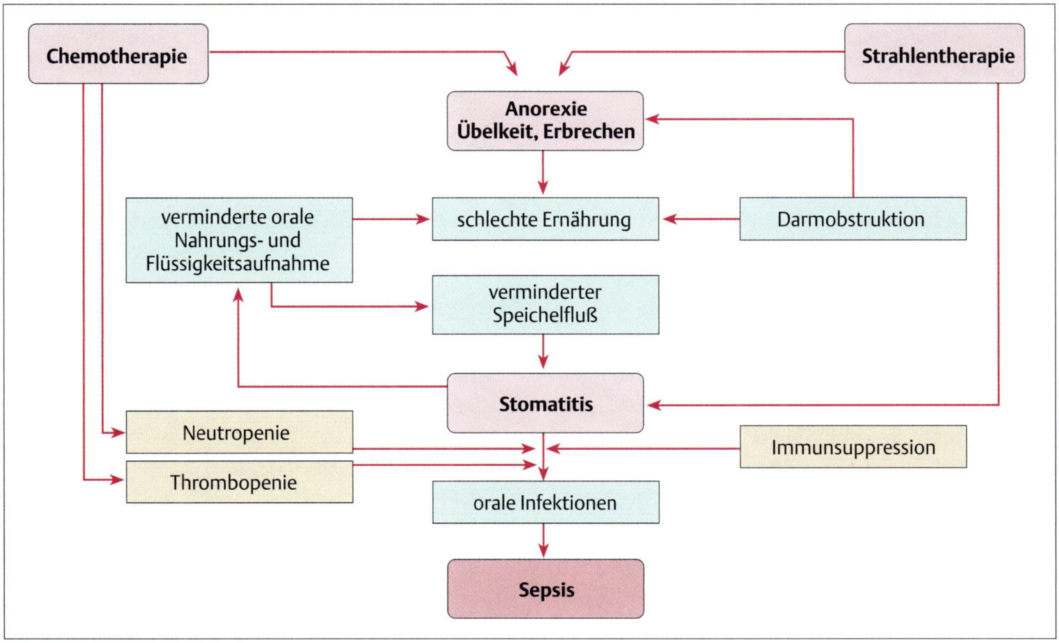

Abb. 11.5 Chemotherapiebedingte Mundschleimhautveränderungen (nach: Helmstätter, 1991)

11.4.2 Symptome von Mundschleimhautveränderungen

Die Mundschleimhaut kann eine ganze Reihe von Veränderungen aufweisen:

- die Mukosa (Mundschleimhaut) kann gerötet, geschwollen, trocken und matt sein (z. B. bei Stomatitis, Xerostomie),
- an Gingiva (Zahnfleisch) kann es zu Rötungen und Schwellungen kommen (Gingivitis),
- die Zunge kann trocken, geschwollen und gerötet sein,
- Blutungen an Mucosa und Gingiva sind möglich,
- Aphthen rufen rundlich-ovale Erosionen mit weißlich-gelblichen Belägen und rötlichem Rand hervor,
- Beläge können trocken-borkig oder grau-weißlich sein und auf Zungen- und Mundschleimhaut vorkommen. Beim Abwischen können z. B. Beläge einer Soorstomatitis blutende Erosionen hinterlassen,
- eine Krustenbildung ist nach dem Öffnen von Herpesbläschen möglich,
- an trockenen und spröden Lippen können Einrisse in Form von Rhagaden auftreten,
- Zähne können matt und mit Plaque besetzt sein, locker sitzen, kariös sein und spitze oder scharfe Kanten besitzen,
- Zahnprothesen können ebenfalls verschiedenartige Defekte aufweisen,
- Speichel kann in Menge und Konsistenz (Beschaffenheit) verändert sein.

Neben den genannten objektiven können eine Anzahl von subjektiven Symptomen auftreten. Einige Veränderungen in der Mundhöhle gehen mit einem unangenehmen Mundgeruch einher. Foetor ex ore (übler Mundgeruch = Halitosis) kann auch ein Symptom einer anderen ernsthaften Erkrankung sein. Alle Veränderungen an der Mundschleimhaut und anderen Strukturen der Mundhöhle sind von einem unterschiedlichen Grad an Schmerzhaftigkeit verbunden und von Unbehagen und Unwohlsein geprägt.

Hinzu kommen, je nach Art der Veränderung, Spannungs- und Trockenheitsgefühl, Juckreiz, brennendes Gefühl, Durst und erschwertes Sprechen. Außerdem kann die Geschmackswahrnehmung gestört sein, Betroffene klagen über unangenehme Geschmacksempfindungen. Appetitlosigkeit bis hin zur Verweigerung der Nahrungsaufnahme sind weitere mögliche Symptome.

11.4.3 Formen von Mundschleimhautveränderungen

Aphthen, Rhagaden, Herpes labialis, Mukositis (Stomatitis), Soorstomatitis, Gingivitis, Xerostomie sowie Beläge und Borken sind mögliche Formen von Mundschleimhautveränderungen.

Die Bläschen des Herpes labialis sind als primäre Effloreszenz einzuordnen. Als sekundäre Effloreszenzen im und am Mundbereich treten Erosionen, Ulzerationen, Krusten und Fissuren auf. Eine differenzierte Beschreibung von Mundschleimhautveränderungen ist in Band 2 zu finden (Kap. 6).

11.4.4 Schweregrade der Stomatitis

Insbesondere bei der Stomatitis lassen sich verschiedene Schweregrade unterscheiden. Im Frühstadium treten leichte Rötungen und Schwellungen der Mukosa bzw. Gingiva auf. Die Betroffenen klagen über Schmerzen und Brennen sowie über eine Überempfindlichkeit bei heißen und scharfen Speisen und Getränken. Im fortgeschrittenen Stadium kommt es zu leicht blutenden Ulzerationen an Mukosa und Gingiva; Verkrustungen sind möglich. Vereinzelt oder gehäuft können schmerzhafte Aphthen erscheinen.

Die Betroffenen nehmen nicht nur bei der Nahrungsaufnahme starke Schmerzen und ein sehr starkes Brennen war; sie beschränken sich auf reine Flüssigkeitsaufnahme. Bei weiterem Fortschreiten der Krankheit können retrosternale Schmerzen aufgrund einer Ösophagitis auftreten, die große Schwierigkeiten bei der Flüssigkeitsaufnahme mit sich bringen. Hilfreich bei der Differenzierung einer Stomatitis kann alternativ die unten aufgeführte Gradeinteilung sein.

Gradeinteilung der Stomatitis durch die amerikanische Vereinigung für onkologische Pflege

Grad I:

- Rötung der Mundschleimhaut,

Grad II:

- vereinzelte kleine Ulzerationen oder weiße Flecken,
- keine wesentlichen Probleme beim Essen und Trinken,

Grad III:

- ineinanderfließende Ulzerationen oder weiße Flecken auf mehr als 25 % der Mundschleimhaut,
- nur noch Trinken möglich,

Grad IV:
- blutende Ulzerationen auf mehr als 50% der Mundschleimhaut,
- Essen und Trinken nicht mehr möglich.

Über die Häufigkeit von anderen Mundschleimhautveränderungen liegen keine konkreten Zahlen vor. Es ist jedoch anzunehmen, dass ein gehäuftes Vorkommen von Risikofaktoren die Wahrscheinlichkeit von Veränderungen erhöht (s. a. Risikofaktoren).

11.5 Einschätzen des Risikos für die Entstehung von Mundschleimhautveränderungen

Risikofaktoren für die Entstehung von Mundschleimhautveränderungen ergeben sich aus den Ursachen für die verschiedenartigen Veränderungen (z.B. Abwehrschwäche, Entzündungen, Vitaminmangelzustände oder Infektionen, Bd. 2, S. 95). Darüber hinaus gibt es einige prädisponierende (krankheitsbegünstigende) Faktoren. Diese sind:
- medizinische Diagnosen,
- Nebenwirkungen von Medikamenten oder andere Substanzen (z.B. allergische Reaktionen auf Nahrungsmittel),
- qualitative und quantitative Mangelernährung,
- Nikotin- und Alkoholkonsum,
- mangelhafte Mundhygiene,
- schlecht sitzende Prothesen,
- hohes Lebensalter sowie
- reduzierter Grad der Selbstpflege.

Risikogruppen. Zu den Risikogruppen zählen alle Personen, die als parotitisgefährdet einzustufen sind (S. 244). Darüber hinaus sind folgende Personengruppen risikobehaftet:
- Personen mit Verletzungen, Operationen oder anderen mechanischen Reizungen durch z.B. Zahnprothesen/-spangen, Sonden oder Endotrachealtuben,
- Personen mit schlechtem Allgemeinzustand und reduzierter Abwehrlage.
- Personen, deren Therapie mit einer Veränderung oder Zerstörung der physiologischen Mundflora einher gehen kann (Bestrahlungen im Bereich von Mundhöhle, Kopf oder Nacken, Einnahme von Medikamenten wie Chemotherapeutika, Kortikoiden, Antibiotika) oder
- Personen, die anderen chemischen, physikalischen oder auch thermischen Reizungen ausgesetzt sind (z.B. säurehaltige Nahrungsmittel, Alkohol, zu heiße Nahrungsmittel und Getränke),
- Personen mit Grunderkrankungen wie maligne Tumoren (z.B. lymphatische Tumoren, Tumoren des blutbildenden Systems) oder Metastasen in der Mundhöhle, Gingiva-Hyperplasie, Diabetes mellitus, Niereninsuffizienz, thrombozytopenische Blutungen in der Mundhöhle, Infektionen der Mundhöhle,
- Personen, die nicht in der Lage sind, den physiologischen Zustand der Mundhöhle und deren Strukturen aufrechtzuerhalten (z.B. bei verändertem Bewusstseinszustand wie Somnolenz oder Demenz) und bei ineffektiver Mundhygiene.

Ein Score zur Feststellung des Gefährdungsgrades von Mundschleimhautveränderungen liegt nicht vor und müsste zum Gegenstand pflegewissenschaftlicher Untersuchungen werden. Bis zum Vorliegen entsprechender Ergebnisse gilt wie bei der Parotitis: Grundsätzlich ist anzunehmen, dass die Ausprägung eines Risikofaktors als auch das Zusammentreffen mehrerer Risikofaktoren die Gefahr von Mundschleimhautveränderungen erhöht.

11.6 Maßnahmen zur Prophylaxe von Mundschleimhautveränderungen

Ziel der Maßnahmen zur Prophylaxe von Mundschleimhautveränderungen ist das Aufrechterhalten einer intakten, beschwerdefreien und funktionstüchtigen Mundhöhle und deren Strukturen. Ein bedeutendes Kriterium für den Erfolg der pflegerischen Maßnahmen stellt die subjektive Befindlichkeit des Betroffenen dar.

Nicht immer ist es möglich, die Mundschleimhäute beschwerdefrei zu halten. Dieses trifft insbesondere auf gefährdete Personen in der Onkologie zu. In diesen Bereichen sind z.T. andere Ziele zu formulieren: Schon vor Beginn einer Chemo- oder Radiotherapie kann durch eine gezielte Prophylaxe das Ausmaß einer zu erwartenden Mukositis möglichst gering gehalten werden.

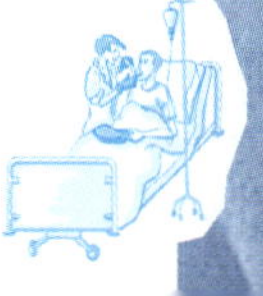

Die Maßnahmen zur Mundschleimhautprophylaxe unterscheiden sich im Wesentlichen nicht von den Maßnahmen der speziellen Mundpflege (Bd. 3, S. 327). Prophylaxe bedeutet Anwenden dieser Maßnahmen bei gefährdeten Personengruppen. Die Mundschleimhautprophylaxe umfasst Folgendes:

- parotitisprophylaktische Maßnahmen durchführen (S. 244),
- Zustand der Mundhöhle inspizieren und dokumentieren,
- regelmäßig Mund- und Zahnhygiene durchführen,
- Nasengänge freihalten,
- Maßnahmen der speziellen Mundpflege durchführen (Bd. 3, S. 327),
- zu erwartende Veränderungen bei Tumortherapie verringern und
- betroffenen Menschen informieren.

11.6.1 Zustand der Mundhöhle inspizieren und dokumentieren

Hilfreich zur Erhebung des Ist-Zustandes der Mundhöhle ist eine Checkliste für die Inspektion, Beurteilung und Dokumentation (**Abb. 11.6**). Dabei sind Taschenlampe, Spatel, unsterile Einmalhandschuhe notwendige Materialien, die zur Ermittlung des Ausgangszustandes herangezogen werden müssen. Eine Checkliste stellt außerdem eine Formulierungshilfe dar. Bei Personen mit erhöhter Blutungsneigung (z. B. Thrombopenie) kann es notwendig sein, den Holzspatel mit feuchter Gaze zu umwickeln, um die mechanische Reizung und hiermit verbundene Blutungen soweit wie möglich zu reduzieren. Eine vorgedruckte Grafik erleichtert die Darstellung der Lokalisation von Veränderungen (**Abb. 11.6**).

Zustandskontrollen. Die Zustandskontrollen ermöglichen die Anpassung der Prophylaxemaßnahmen an den individuellen Bedarf des betroffenen Menschen und helfen, die Effektivität zu prüfen. Außerdem werden bei engmaschigen Kontrollen Veränderungen frühzeitig erkannt. Diese Kontrollen können nach Anleitung auch von den Betroffenen durchgeführt werden. Bei Hochrisikobetroffenen (z. B. bei Chemo- oder Strahlentherapie) ist bei den Zustandskontrollen eine enge Zusammenarbeit mit dem Arzt notwendig.

11.6.2 Regelmäßige Mund- und Zahnhygiene durchführen

Betroffene mit verändertem Bewusstseinszustand oder Personen, die aufgrund ihres Alters (Kinder und ältere Menschen) nicht in der Lage sind, ihre Mund- und Zahnhygiene durchzuführen, benötigen Unterstützung oder die komplette Übernahme der Mund- und Zahnhygiene. Ineffektive Mundhygiene kann innerhalb kurzer Zeit zu Mundschleimhautveränderungen, z. T. mit bleibenden Schäden führen.

11.6.3 Nasengänge freihalten

Verlegte Nasengänge, z. B. durch Schnupfen oder die Einlage transnasaler Magensonden, behindern die Nasenatmung und führen zu einer verstärkten Mundatmung mit trockener Mundschleimhaut und einem erhöhten Risiko für Mundschleimhautveränderungen. Eine intakte Nasenschleimhaut ist wichtig für eine funktionierende Nasenatmung. Bei angeschwollenen Nasenschleimhäuten ist grundsätzlich auf eine ausreichende Flüssigkeitszufuhr zu achten, wodurch zähes Sekret flüssiger wird. Kopfdampfbäder und Einreibungen des Thorax mit ätherischen Ölen können ebenfalls zum Abschwellen der Schleimhäute beitragen.

Schleimhautabschwellende Nasentropfen sind kritisch anzuwenden, da insbesondere der Dauergebrauch eine paradoxe Wirkung in Form einer Schwellung oder Atrophie der Schleimhaut zur Folge haben kann. Wirkungsvoller ist ein Nasenöl, das eine schleimhautaufbauende und leicht desinfizierende Wirkung hat. Gleichzeitig können hiermit auch Borken und Krusten gelöst werden (Bd. 3, S. 326). Nasale Sonden sind frühestmöglich zu entfernen und Betroffene auf die Notwendigkeit der Nasenatmung hinzuweisen.

11.6.4 Maßnahmen der speziellen Mundpflege durchführen

Spezielle Mundpflege kann zur Prophylaxe und Therapie eingesetzt werden. Sie umfasst die Nutzung spezifischer Materialien und Pflegemittel, das Berücksichtigen besonderer Prinzipien, spezifische Vorgehensweisen bei der Reinigung der Mundhöhle,

Abb. 11.6 Zur Inspektion und Dokumentation des Zustandes der Mundhöhle kann eine Checkliste hilfreich sein (nach: Bodenmüller-Kroll, 2001). Die vorgedruckten Grafiken der Mundhöhle erleichtern die Darstellung der Lokalisation von Veränderungen ▶

Checkliste zur Inspektion der Mundhöhle

Name: .... **Datum:** .... **Hz:** ....

Beobachtungsaspekt	Normal	Pathologisch
Mundgeruch	☐ keiner (abhängig von Nahrungskarenz, Nahrungsmitteln [z. B. Knoblauch, Kaffee])	☐ Mundgeruch nach Azeton, Ammoniak, Fäule, Leber, Urin
Geschmack	☐ ohne Einschränkung	☐ eingeschränkt ☐ aufgehoben
Lippen	☐ geschmeidig ☐ feucht ☐ rosa ☐ intakt	☐ trocken ☐ spröde ☐ aufgesprungen ☐ geschwollen ☐ Rhagaden **Farbe:** ☐ blass ☐ zyanotisch ☐ stark gerötet **Bläschen:** ☐ frisch ☐ verkrustet ☐ abklingend ☐ schmerzhaft
Zunge	☐ geschmeidig ☐ feucht ☐ rosa ☐ intakt ☐ Papillen erkennbar	☐ trocken, geschwollen ☐ stark gerötet ☐ Stomatitis Grad I – IV **Beläge:** ☐ leicht ☐ dick ☐ entfernbar ☐ nicht entfernbar ☐ weißlich ☐ borkig ☐ gelblich ☐ furchig ☐ bräunlich ☐ mit Aphten besetzt 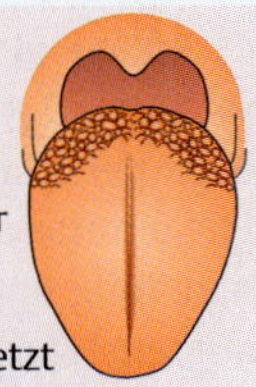
Mukosa	☐ geschmeidig ☐ feucht ☐ rosa ☐ intakt	☐ trocken, geschwollen ☐ stark gerötet ☐ Aphten, Ulcerationen ☐ Stomatitis Grad I – IV **Beläge:** ☐ leicht ☐ dick ☐ weißlich ☐ gelblich ☐ bräunlich 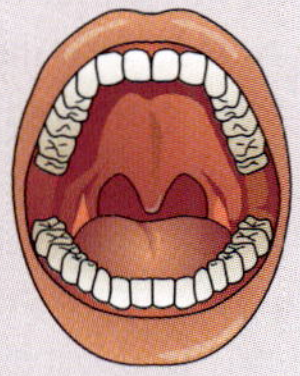
Gingiva	☐ straff ☐ feucht ☐ rosa ☐ intakt	☐ trocken, geschwollen ☐ blass, stark gerötet ☐ schmerzhaft ☐ parodontisch, ulcerierend, blutend
Zähne	☐ glänzend ☐ fester Sitz ☐ intakt	**Plaque:** ☐ stellenweise ☐ komplett **Karies:** ☐ saniert ☐ unbehandelt ☐ locker sitzend ☐ spitze, scharfe Kanten
Zahnprothese	☐ fester Sitz ☐ komplett	☐ locker sitzend, kann nicht getragen werden, Druckstellen ☐ spitze, scharfe Kanten ☐ Bruchstelle, inkomplette Prothese
Stimme	☐ nicht verändert	☐ tief, rau, heiser
Sprechen	☐ ohne Einschränkung	☐ eingeschränkt ☐ schmerzhaft ☐ nicht möglich
Speichel	☐ dünnflüssig ☐ ausreichender Fluss	☐ zähflüssig, viskös **Speichelfluss:** ☐ vermehrt ☐ reduziert ☐ nicht vorhanden
Schlucken	☐ ohne Einschränkung	☐ eingeschränkt ☐ schmerzhaft ☐ nicht möglich
Kauen/Essen	☐ ohne Einschränkung	**Brennen:** ☐ mäßig ☐ stark ☐ sehr stark ☐ Schmerzen beim Essen (Schmerzskala von 1 – 10) ☐ kauen/Essen nicht möglich ☐ Dauerschmerz

eine Auswahl an speziellen Mundpflegemitteln sowie ein gezieltes Maßnahmenspektrum.

Bei der speziellen Mundpflege werden zusätzlich zu den bekannten zur Mundhygiene benutzten Materialien Klemmen, Kompressen oder Watteträger zur Reinigung der Mundhöhle eingesetzt. Die Reinigung wird mit spezifischen Mundpflegemitteln durchgeführt. Je nach Art des Mundpflegemittels kann u.a. eine reinigende, entzündungshemmende, desinfizierende, lokal analgesierende oder eine zellschützende Wirkung erzielt werden.

Prinzipien. Einige der einzuhaltenden Prinzipien bei der Durchführung der speziellen Mundpflege sind:

- Intervall und Qualität der Maßnahme sind entscheidend für den Erfolg der Pflegemaßnahme,
- es sollen stets frische Pflegelösungen genutzt werden,
- nach der Anwendung von zitronensäurehaltigen Pflegemitteln ist eine neutralisierende Nachbehandlung notwendig, da diese den Zahnschmelz angreifen,
- bei Betroffenen mit Schluckstörungen oder Somnolenz ist eine aspirationsprophylaktische Lagerung notwendig.

Zum Handlungsspektrum zählen Maßnahmen zum Anregen des Speichelflusses, zum Anfeuchten der Mund- und Zungenschleimhaut und zum Entfernen von Belägen und Borken in der Mundhöhle; außerdem Maßnahmen bei trockenen Lippen und Rhagaden, bei Herpes simplex, bei Schleimhautdefekten, Soor und anderen Infektionen. Besteht der Verdacht auf eine Infektion ist in jedem Fall ein Abstrich notwendig, um den Erreger zu identifizieren. Inhalte zur speziellen Mundpflege sind detailliert im Kapitel zur Körperpflege (Bd. 3, S. 327.) aufgeführt.

11.6.5 Zu erwartende Veränderungen bei Tumortherapie verringern

Der Schutz vor erwarteten Veränderungen bei Chemo- und Strahlentherapie ist in der Onkologie eine herausfordernde Aufgabe. Diese Therapieformen führen durch eine verminderte Zellerneuerung und Zellatrophie der basalen Mukosa zu einer der häufigsten Komplikationen – der Stomatitis.

Stomatitisprophylaxe. Prophylaxe in diesem Bereich verfolgt das Ziel, eine Stomatitis zu vermeiden oder das Ausmaß möglichst gering zu halten. Neben einer gründlichen Zahnreinigung (2 – 4 × täglich) mit weicher Zahnbürste, Zahnseide und ggf. einer Munddusche müssen vorhandene Prothesen regelmäßig entfernt und gereinigt werden. Das Zahnfleisch ist auf Läsionen und Druckstellen zu kontrollieren. Vor und nach dem Essen sollen die Betroffenen zusätzlich Mundspülungen vornehmen. Dazu können reinigende (z.B. NaCl 0,9%, H_2O_2 3%), entzündungshemmende (z.B. Salbei, Kamille), desinfizierende (z.B. Chlorhexitidin, Betaisodona Mundantiseptikum Lösung) oder lokal analgesierende (z.B. Xylocain Viskös 2%Gel) je nach Verordnung verwendet werden. Eine zellschützende Wirkung können vitamin- und prostaglandinähnliche Präparate (z.B. Dexpanthenol-Lösung) erzielen. Eine Auswahl an Mundpflegemitteln ist im Kapitel „spezielle Mundpflege" aufgelistet (Bd. 3, S. 329).

Stomatitis. Soll bei einer vorhandenen Infektion das Ausmaß reduziert werden, sind die Mundspülungen zu intensivieren, die Pflege ist durch weitere spezielle Maßnahmen zu ergänzen (Bd. 3, S. 327). Die Nahrungszufuhr ist entsprechend dem Zustand (vitamin-, protein- und kalorienreich) und der Möglichkeiten der oralen Nahrungsaufnahme anzupassen (cremige, pürierte Kost, Getränke, Trinkhalm reichen, lokales oder systemisches Analgetikum).

Xerostomie. Eine durch Strahlentherapie ausgelöste Xerostomie kann zu einem Zahnverfall führen. Eine angeordnete Fluorprophylaxe mit Natrium- oder Zinnfluoridgel kann diese Gefahr verringern. Bei irreversibler Xerostomie darf diese prophylaktische Maßnahme nicht abgebrochen werden. Weitere Möglichkeiten zum Anfeuchten der Mundschleimhaut sind in Bd. 3 beschrieben (S. 332).

Thrombopenie. Bei bestehender Thrombopenie können Zähne ganz sanft mit Zahncreme mit Hilfe eines Fingers oder eines Wattestäbchens eingerieben werden. Thrombozytenwerte unter ca. 10000/µl verbieten eine Anwendung von Klemmen, Zahnbürsten, -seide und -stäbchen. Für eine zusätzliche Reinigung bietet sich Wasserstoffsuperoxyd an. Außerdem müssen Prothesen regelmäßig auf Druckstellen kontrolliert werden. Eine lokale Kühlung mit Eis kann als angenehm empfunden werden und ggf. vorhandene Blutungen stillen. Zur Vermeidung von Mikrotraumen und bei Druckgefährdung ist ein regelmäßiger Lagewechsel von Endotrachealtuben angezeigt. Defekte oder drückende Zahnprothesen müssen repariert oder entfernt werden.

11.6.6 Betroffenen Menschen informieren

Die Beratung und Anleitung von gefährdeten Personengruppen spielt eine große Rolle in der Sicherstellung prophylaktischer Maßnahmen. Sie fördert die Einsicht in Notwendigkeit und Wirkung der Maßnahmen. Betroffene und Bezugspersonen müssen über Risikofaktoren und deren Auswirkungen auf die Mundschleimhaut und die Strukturen der Mundhöhle informiert werden. Betroffene und/oder Bezugspersonen müssen dies verstehen und Antwort geben können auf z. B. folgende Fragen:

- Warum ist meine Erkrankung, warum ist das Medikament, welches ich einnehmen muss, ein Risikofaktor?
- Welcher Zusammenhang besteht zwischen meiner Ernährung, meiner täglichen Flüssigkeitszufuhr und der Mundschleimhaut?
- Warum sind sorgfältige Zahnpflege und regelmäßige Zahnarztbesuche so bedeutsam?

Der Informationsstand der Betroffenen lässt sich an Hand solcher oder ähnlicher Fragen überprüfen.

Information und Beratung bzw. Anleitung zur selbständigen Durchführung können sich u. a. auf folgende Punkte beziehen:

- Nahrungs- und Flüssigkeitszufuhr,
- Mundhygiene und
- Medikamente.

Nahrungs- und Flüssigkeitszufuhr

Eine eiweiß- und vitaminhaltige Kost unterstützt eine gesunde Mundschleimhaut und die allgemeine Abwehrlage. Betroffenen muss die Einnahme geeigneter Flüssigkeiten in ausreichender Menge ermöglicht werden (mindestens 1,5 – 2 l bei Ausschluss von Kontraindikationen). Empfehlenswert ist es, regelmäßig kleine Schlucke zu sich zu nehmen. Generell sollen Gewohnheiten, die die Gesundheit positiv beeinflussen und zur Verhütung von Infektionen beitragen, gefördert werden.

Mundhygiene

Betroffene und deren Bezugspersonen müssen bei notwendigem Informationsbedarf z. B. auf vorhandene Risikofaktoren hingewiesen und entsprechend beraten werden. Eine Anleitung zur effektiven Mundhygiene beinhaltet ggf. auch eine Beratung und Erläuterung der Handhabung von Mundpflegemitteln und -materialien. Regelmäßige Zahn- und Prothesenkontrollen durch den Zahnarzt sind zu empfehlen.

Medikamente

Die Wirkung und Nebenwirkungen von Medikamenten muss überwacht und der Betroffene darüber informiert werden.

Parasympatikolytisch wirkende Medikamente. Bei Medikamenten mit parasympatikolytischen Wirkungen, die u. a. zu einer Mundtrockenheit führen, können den Betroffenen alle Maßnahmen zum Anfeuchten der Mund- und Zungenschleimhaut empfohlen werden (Bd. 3, S. 332). Ergänzend dazu ist es für mobile Personen sinnvoll, immer ein kleines Gefäß für Getränke parat zu haben. Für unterwegs können ggf. im Handel erhältliche Sprühdosen (künstlicher Speichel) empfohlen werden. Kontraindikationen gilt es dabei jeweils auszuschließen.

Kortikoidhaltiges Dosieraerosol. Die Anwendung eines kortikoidhaltigen Dosieraerosols sollte vor einer Mahlzeit erfolgen. Eine zusätzliche Mundspülung (z. B. mit klarem Wasser) mindert die Gefahr eines Candidabefalls der Mund- und Rachenschleimhaut, die bei 1 – 10 % der Anwender als gelegentlich unerwünschte lokale Nebenwirkung vorkommen kann. Es können auch Heiserkeit, Reizungen im Rachenraum auftreten. Betroffene sind auf eine ordnungsgemäße Nutzung des Aerosols hinzuweisen.

Prophylaxe von Mundschleimhautveränderungen:

- Veränderungen der Mundschleimhaut können sein: Rötung, Schwellung, Blutungen, Beläge, Aphthen, Rhagaden, Mundtrockenheit usw. und können bei den betroffenen Menschen Schmerzen verursachen.
- Häufigste Ursachen von Mundschleimhautveränderungen sind: Abwehrschwäche, Entzündungen, Infektionen und Vitaminmangel.
- Als prädisponierende Faktoren gelten Nebenwirkungen von Medikamenten, z. B. Zytostatika, Alkohol- und Nikotinabusus, mangelnde Mundhygiene sowie schlecht sitzende Zahnprothesen.
- Prophylaktische Maßnahmen umfassen neben der regelmäßigen Mund- und Zahnhygiene alle Maßnahmen der speziellen Mundpflege.

11.7 Fallstudie und Pflegediagnose

Fallstudie Herr Mahlzahn

Herr Mahlzahn ist 73 Jahre, lebt alleine und wird seit drei Monaten dreimal wöchentlich von einem ambulanten Pflegedienst hauswirtschaftlich und pflegerisch versorgt. Ein häufigeres Intervall der ambulanten Pflege verweigerte er bislang, weil er „noch allein zurecht kommt". Seit seine Frau im letzten Jahr starb, hat der ansonsten adipöse Mann 15 kg an Gewicht verloren. Sein Allgemein- und Ernährungszustand ist reduziert, ebenso der Grad der Selbstpflege. Gegen seinen arteriellen Hypertonus nimmt er schon seit langem ein Antihypertonikum. Laut Aussage des Pflegedienstes wurde er in letzter Zeit zunehmend vergesslich. Seine einzige Tochter ist am Vormittag für einige Stunden berufstätig, lebt mit ihrer Familie in einem 30 km entfernten Nachbarort und kümmert sich zwei- bis dreimal in der Woche um ihren Vater. Die Enkelkinder – beide im Grundschulalter – sind Herr Mahlzahns größte Freude.

Heute Vormittag erfolgte eine stationäre Aufnahme. Bei Herrn Mahlzahn besteht die Verdachtsdiagnose transistorische ischämische Attacken (TIA), d. h. vorübergehend auftretende zerebrale Durchblutungsstörungen im Stadium II a. Als klinische Symptome sind Aphasie und eine rechtsbetonte Hemiparese der Gesichts- und Armmuskulatur zu beobachten. Der Kreislaufzustand von Herrn Mahlzahn ist stabil, er ist ansprechbar sowie zeitlich, örtlich, zur Person und Situation orientiert. Er klagt über einen trockenen Mund und Durstgefühl.

Für Herrn Mahlzahn könnte folgende Pflegediagnose formuliert werden: Veränderte Mundschleimhaut beeinflusst durch (b/d) ineffektive Mund- und Zahnpflege sowie durch Medikamente (Antihypertensivum), angezeigt durch (a/d) Äußerungen des Unbehagens in bezug auf die Mundschleimhäute sowie verminderte Speichelmenge und Xerostomie. **Tab. 11.3** zeigt einen Auszug aus dem Pflegeplan von Herrn Mahlzahn.

Fazit: Oligosialie ist die häufigste Ursachen einer Parotitis, bei der u. a. Dehydratation, mangelnde Kau- oder Schluckfunktion oder schwere Allgemeinerkrankungen Auslöser sein können. Eine von außen sichtbare Schwellung der Ohrspeicheldrüse verbunden mit einer starken Druckempfindlichkeit sind die markantesten Symp-

Tab. 11.3 Auszug aus dem Pflegeplan von Herrn Mahlzahn

Pflegeprobleme	*Ressourcen*	*Pflegeziele*	*Pflegemaßnahmen*
• Herr Mahlzahn kann seine Mund- und Prothesenpflege nicht selbstständig durchführen aufgrund rechtsbetonter Hemiparese	• Herr Mahlzahn ist orientiert und kooperativ • er kann Arm und Hand links benutzen	• Herr Mahlzahn kann innerhalb von zwei Tagen die Mundhygiene unter Anleitung durchführen • er kann bis zur Entlassung Mund- und Prothesenpflege selbstständig durchführen	• Mundhygiene bis zum Abklingen der Hemiparese (ca. 24 h) vollständig übernehmen • Mund- und Prothesenpflege mit Förderung und Berücksichtigung der eigenen Fähigkeiten 2 – 3 × täglich unterstützen und dazu anleiten
• er hat eine trockene Mundschleimhaut aufgrund Dehydratation, Antihypertonikum • er ist gefährdet für weitere Mundschleimhautveränderungen • er ist parotitisgefährdet	• Tochter sorgt für ihren Vater	• er hat eine feuchte Mundschleimhaut • er kennt die Notwendigkeit einer ausreichenden Nahrungs- und Flüssigkeitszufuhr • er kennt Nebenwirkungen des Antihypertonikum • er hat einen intakten Speichelfluss • Tochter kennt Gefahrenpotential durch unzureichende Ernährung und Flüssigkeitszufuhr • sie kennt für ihren Vater relevante parotitis- und munschleimhaut gefährdende Auslöser und entsprechende prophylaktische Maßnahmen	• Mundhöhle mit Checkliste 1 × pro Schicht inspizieren • ausreichende Flüssigkeitszufuhr (1,5 – 2 l/24 h) gewährleisten • bei jedem Kontakt zur Nasenatmung auffordern • mind. 6 × tägl. Mundspülungen mit gewünschten Flüssigkeiten durchführen (lassen) • Parotis anregen: verschiedene Möglichkeiten anbieten und mind. 6 × tägl. durchführen (lassen) • wiederholt Informations- und Beratungsgespräche von Herrn Mahlzahn und Tochter durchführen

tome einer Parotitis. Da hier kein Score die Risikoeinschätzung erleichtert, ist es wichtig, über detaillierte Kenntnisse von Kennzeichen und Symptomen, ursächlichen Faktoren, pathophysiologischen Vorgängen und gefährdeten Personengruppen zu verfügen, um eine individuelle Einschätzung und Maßnahmenplanung vornehmen zu können. Das Aufrechterhalten des Wasserhaushaltes beinhaltet vielfältige pflegerische Maßnahmen. Die Beratung der Betroffenen über z. B. ausreichende Nahrungs- und Flüssigkeitszufuhr, Möglichkeiten zur Parotisstimulation, Anregen der Kautätigkeit und Schlucktraining ist ein Schwerpunkt prophylaktischer Arbeit. Die Qualität und Quantität ist entscheidend für den Erfolg prophylaktischer Maßnahmen.

Beläge, Mukositis, Soorbefall und Xerostomie sind einige der häufig vorkommenden Veränderungen der Mundschleimhaut. Das Ursachenspektrum ist breit: U. a. sind Abwehrschwäche, Magen-Darm-Störungen, Erkrankungen wie Diabetes mellitus aber auch Mangelernährung, die Xerostomie selbst sowie Nebenwirkungen von Medikamenten (orale Glukokortikoide, Zytostatika) zu nennen. Ein Score zur Risikoeinschätzung existiert nicht. Die Symptome sind ebenso vielfältig, wie die möglichen Formen an Veränderungen. Der Schmerz tritt als Symptom in besonderer Weise hervor, da alle Veränderungen der Mundschleimhaut in unterschiedlicher Ausprägung damit einher gehen. Das Wohlbefinden der Betroffenen ist stark eingeschränkt. Um so bedeutsamer erscheinen gezielte prophylaktische Maßnahmen bei der u. a. die Zustandsbeschreibung anhand von Checklisten und die Beratung der Betroffenen durch Information und Anleitung zur selbstständigen Durchführung hervorzuheben sind. Eine konstante und intensive Durchführung der Maßnahmen ist die beste Basis für eine effektive Prophylaxe. Die Grenzen von Prophylaxe und spezieller Mundpflege sind fließend.

Aulmann, J.: Soor- und Parotitisprophylaxe. Stellenwert der Mundpflege wird oft unterschätzt. Pflegezeitschrift 10 (1995)

Berghaus, A. u. a.: Duale Reihe, Hals-Nasen-Ohren-Heilkunde. Hippokrates, 1996

Bodenmüller-Kroll, R.: Dialog in der Pflege. Behandeln oder übersehen? Mundtrockenheit – Ein Leitfaden. Medac. Gesellschaft für klinische Spezialpräparate mbH, Wedel 2001

Fellinger, K.: Schleimhautveränderungen. In: Margulies, A. u. a. (Hrsg.): Onkologische Krankenpflege. Springer, Berlin 1994

Goldner, M.: Mundpflege bei hämatologisch-onkologisch erkrankten Patienten. Kinderkrankenschwester 12 (1995) 483

Gordon, M.: Handbuch Pflegediagnosen, 2. Aufl. Ullstein Medical, Wiesbaden 1998

Lauber, A., P. Schmalstieg (Hrsg.): Wahrnehmen und Beobachten. verstehen & pflegen, Bd. 2. Thieme, Stuttgart 2001

Lauber, A., P. Schmalstieg (Hrsg.): Pflegerische Interventionen. verstehen & pflegen, Bd. 3. Thieme, Stuttgart 2003

Philbert-Hasucha, S.: Pflegeprozeß-Standards: Handbuch der aktuellen Pflegepraxis. Springer, Berlin 1999

Pschyrembel Klinisches Wörterbuch, 257. Aufl. de Gruyter, Berlin 1994

Stefan, H., F. Allmer: Praxis der Pflegediagnose. Springer, Wien, New York 1999

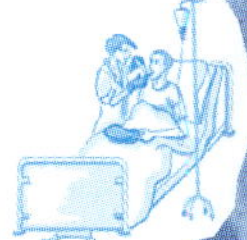

12 Dekubitusprophylaxe

Astrid Hammer

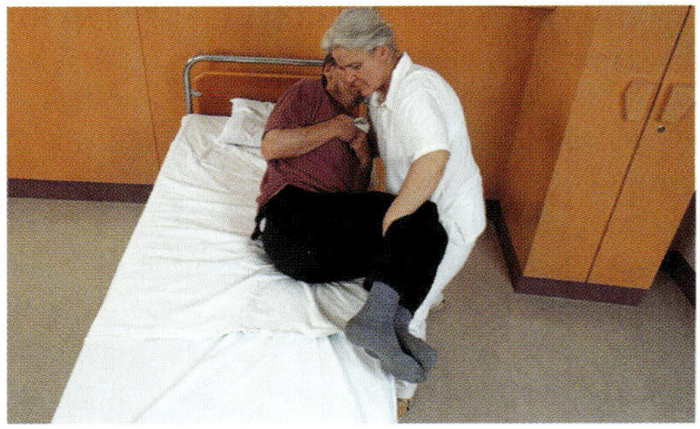

Übersicht

Schlüsselbegriffe

- *Dekubitus*
- *Schub- und Scherkräfte*
- *Druckentlastung*
- *Weichlagerung*
- *Hohllagerung*
- *Mikrolagerung*
- *intermittierende Lagerung*
- *Expertenstandard*

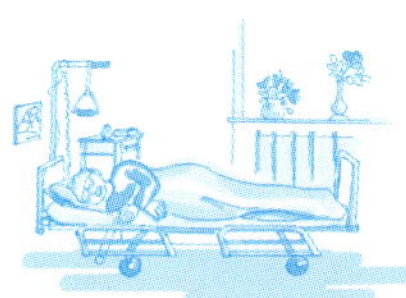

Einleitung

Ein Dekubitus gehört zu den häufigsten und gefürchtetsten Folgeerscheinungen körperlicher Immobilität. Er ist immer mit Leid und Schmerzen für die betroffene Person verbunden und darüber hinaus nicht selten Grund für einen verlängerten Krankenhausaufenthalt. Auch die wirtschaftliche Bedeutung des Dekubitus ist enorm: Jährlich entstehen zur Therapie von Dekubitalulcera Kosten in Höhe von 0,77 – 2 Mrd. Euro. Experten gehen davon aus, dass eine konsequent durchgeführte Prophylaxe die Anzahl der Dekubitalgeschwüre des Grades 3 und 4 reduzieren und damit jährlich mindestens 382,9 Mio. Euro eingespart werden könnten.

Pflegepersonen kommt im Rahmen der Dekubitusprophylaxe die Aufgabe zu, das individuelle Dekubitusrisiko einzuschätzen sowie geeignete Maßnahmen der Prophylaxe auszuwählen, durchzuführen und zu evaluieren.

12.1 Dekubitus

Als ▸ *Dekubitus* wird eine Druckschädigung der Haut durch Liegen bezeichnet. Anfangs wurde im Zusammenhang mit dem Dekubitus von „Gangraena““ oder „Gangraena per decubitum“ gesprochen. Später blieb nur noch der Begriff „Dekubitus“. Er leitet sich von dem lateinischen Wort „decubare“ ab, welches „liegen“ oder „daniederliegen“ bedeutet. Synonyme Bezeichnungen sind Dekubitalulcus, Dekubitalgeschwür oder Druckgeschwür.

Bei der Entstehung eines Dekubitus werden durch Druckeinwirkung auf das Gewebe kleinste Gefäße komprimiert. Die Mikrozirkulation wird unterbrochen, so dass das betroffene Gewebe nicht mehr bzw. nur noch ungenügend mit Nährstoffen versorgt wird und Stoffwechselabbauprodukte nicht abtransportiert werden können. Dauert eine lokale Ischämie, d. h. eine räumlich begrenzte Minderdurchblutung länger als zwei Stunden an, wird das Gewebe nekrotisch, d.h. die betroffenen Gewebezellen sterben ab.

Dekubiti treten gehäuft an bestimmten Körperstellen und bei Personen mit typischen Risikofaktoren auf. In Abhängigkeit vom Ausmaß des Gewebeschadens werden verschiedene Dekubitus-Stadien unterschieden.

Für Deutschland liegen zur Prävalenz von Druckgeschwüren, d.h. zur Anzahl der von einem Dekubitus betroffenen Menschen in einer Gesamtpopulation, nur wenige Zahlen vor. Nach Expertenschätzungen erkranken ca. 5 – 10% aller Personen im Krankenhaus, bis zu 30% in geriatrischen Kliniken und Pflegeheimen und 20% aller zu Hause Betreuten an einem Dekubitus.

12.1.1 Pathophysiologie des Dekubitus

Die Entstehung eines Dekubitus begünstigen im Wesentlichen vier Mechanismen bzw. Ursachen:

- der Druck, mit dem ein Körper auf einer Unterlage aufliegt,
- der Zeitraum, in dem der Körper dem Druck ausgesetzt ist,
- Schub- bzw. Scherkräfte, die auf einen Körper wirken sowie
- individuelle Risikofaktoren der betreffenden Person.

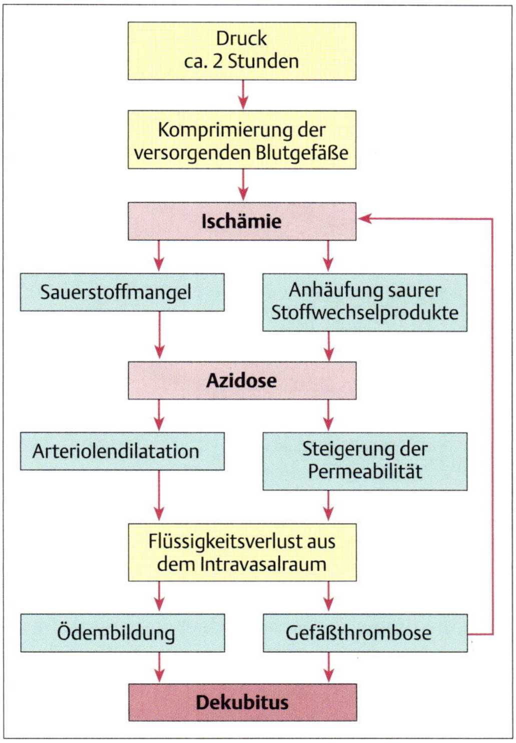

Abb. 12.1 Entstehungsmechanismus eines Dekubitus (nach: Neander, 1993)

Druck

Die Hauptursache für die Entstehung eines Dekubitus ist die Druckeinwirkung auf Gewebepartien, z.B. durch das Aufliegen des Körpers auf einer Unterlage (**Abb. 12.1**).

Ischämie. Durch diesen Auflagedruck auf das Gewebe werden kleinste Gefäße komprimiert. Dabei spielt die Höhe des entstehenden Drucks eine entscheidende Rolle: Sobald der Druck auf die Kapillaren größer ist als der mittlere Blutdruck von etwa 25 – 35 mmHG in ihnen, wird die Mikrozirkulation in den Kapillaren unterbrochen. Hierdurch kommt es zu einer Mangelversorgung des Gewebes mit Nährstoffen und Sauerstoff, sowie einem unzureichenden Abtransport von Kohlendioxid und Schlackenstoffen aus dem betreffenden Gewebe. Dieser Vorgang wird als Ischämie bezeichnet.

Metabolische Azidose. Durch die andauernde Ischämie entwickelt sich eine metabolische Azidose, d.h. durch die Anhäufung von sauren Stoffwechselprodukten verschiebt sich das Säure-Base-Gleichgewicht zur sauren Seite. Die Wasserstoffionen-Konzentration steigt, während der pH-Wert im Blut unter 7,38 sinkt. Diese Azidose führt zunächst zu einer Arteriolendilatation, einer Erweiterung der kleinsten Arterien. Durch die Querschnittserweiterung der Gefäße und der damit erhöhten herankommenden Blutmenge, soll der Durchblutungsmangel behoben werden. Gleichzeitig verursacht die Azidose jedoch eine erhöhte Gefäßpermeabilität, d.h. die Gefäßmembranen werden durchlässiger für die ankommende Flüssigkeitsmenge.

Ödem. Dies führt zu einem Volumenverlust aus dem Gefäßinnenraum in das Gewebe. Es bildet sich ein sogenanntes Ödem, eine wässrige Flüssigkeitsansammlung in den Gewebsspalten der Haut. Diese kann bei genauer Betrachtung der Haut als Blasenbildung erkannt werden. Insgesamt führt die Erweiterung und erhöhte Durchlässigkeit der Gefäße zu einer Blutströmungsverlangsamung.

Gefäßthrombosierung, Nekrose. Die Blutströmungsverlangsamung fördert eine Gefäßthrombosierung, welche wiederum die Ischämie unterstützt. Dauert die Ischämie länger an, stirbt das betroffene Gewebe ab, es bildet sich eine Nekrose.

Im Eigenexperiment lässt sich dieser Mechanismus gut nachvollziehen: Ein Finger, fest auf eine Unterlage gedrückt, verfärbt sich nach kurzer Zeit von zartrosa nach weiß. Lässt der Druck nach, ist der Finger aufgrund der lokalen reaktiven Hyperämie innerhalb kurzer Zeit dunkelrot. Durch diese sofortige Gefäßerweiterung nach der hervorgerufenen Blutleere versucht der Körper, die zuvor bestandene Mangelversorgung des Gewebes mit Sauerstoff und Nährstoffen auszugleichen. Der gleiche Vorgang wird beobachtet, wenn ein Körper auf einer Glasplatte liegt. An bestimmten Körperstellen ist eine deutliche Weißfärbung der Haut zu erkennen. Nimmt der Druck auf die betreffenden Körperregionen ab, verfärben sich diese dunkelrot.

Äußerer Druck. Der Druck auf die Haut kann sowohl von außen als auch von innen erfolgen. Druckeinwirkung von außen kann u. a. entstehen durch:

- Falten im Bett,
- ungepolsterte Lagerungsschienen, Gipsverbände oder zu fest sitzende Verbände,
- Katheter, Sonden oder Schläuche, auf die der Körper zu liegen kommt sowie
- im Bett liegende Fremdartikel (z. B. Infusionsstöpsel, Krümel usw.).

Innerer Druck. Druckeinwirkung von innen kann entstehen durch:

- Knochen, die ohne Muskel- und Fettpolster direkt unter der Haut liegen,
- Druckeinwirkung auf die Hautoberfläche, die sich in der Gewebstiefe erhöht sowie
- Katheter, Sonden, Scheidenpessare usw., die zu therapeutischen Zwecken in Körperhöhlen eingebracht werden.

Auch bei kleinen Kindern sowie Früh- und Neugeborenen ist die Gefahr der Entstehung eines Dekubitus aufgrund des Auflagedrucks gegeben.

Zeit

Ein weiterer Faktor für die Dekubitusentstehung ist die Dauer der Druckeinwirkung. Wird die Ernährung der Hautzellen weniger als zwei Stunden unterbrochen, können sich diese vollständig regenerieren. Bei länger andauerndem Sauerstoff- und Nährstoffmangel sowie Anhäufung von Stoffwechselabbauprodukten, gehen alle betroffenen Zellen zugrunde. Es kommt zum Gewebetod und damit zur Nekrosenbildung.

Dabei muss berücksichtigt werden, dass die Zeit bis zum Eintreten irreversibler Zellschäden deutlich unter zwei Stunden liegen kann, z. B. dann, wenn die Haut bereits vorgeschädigt ist oder individuelle Risikofaktoren der betroffenen Person vorliegen, die sich negativ auf die Ischämietoleranz des Gewebes auswirken (S. 264). Außerdem spielt die Intensität und damit die Stärke oder Höhe des Druckes eine große Rolle.

Grundsätzlich gilt: Kurzzeitige, hohe Druckeinwirkungen schädigen das Zellgewebe weniger, als langandauernde, geringe Druckeinwirkungen.

Die Druckverweildauer ist im Schlaf länger als im wachen Zustand, da hier die Mobilität am geringsten ist. Gesunde Menschen bewegen sich in der Nacht ca. vier Mal pro Stunde. Ältere oder kranke Menschen führen in dem gleichen Zeitintervall einen deutlich selteneren Lagewechsel durch.

Im Eigenexperiment legt sich eine Person mit dem Rücken auf eine harte Unterlage und versucht so lange wie möglich ohne jegliche Bewegung in dieser Position zu verharren. Das Sprechen sollte während der Übung eingestellt werden. Schon nach kurzer Zeit lässt sich für die betroffene Person gut nachvollziehen, wie unangenehm es sein kann, wenn kein Lagewechsel nach Wunsch vorgenommen werden kann.

Frühgeborene. Da sich Frühgeborene mit dem Kopf und dem Rumpf aufgrund ihrer noch unterentwickelten Muskelkraft nur sehr wenig bewegen können, ist die regelmäßige Lagerung von Frühgeborenen im Rahmen der Dekubitusprophylaxe unerlässlich.

Schub- und Scherkräfte

▸ *Schub- und Scherkräfte* sind Kräfte, die parallel zu einer festgehaltenen Querschnittsfläche wirken. Auch sie spielen bei der Entstehung eines Dekubitus eine Rolle. Schub- und Scherkräfte entstehen immer dann, wenn zwei Kräfte in entgegengesetzter Richtung wirken, also wenn sie wie die beiden Messer einer Schere auseinander wirken.

Dies lässt sich gut beobachten, wenn ein durchsichtiger Klebestreifen auf eine Hautpartie aufgebracht und anschließend an diesem Klebestreifen in waagrechter Richtung gleichmäßig ein Zug ausgeübt wird. Nach kurzer Zeit verfärbt sich die Hautpartie unter dem Streifen als Zeichen der Minderdurchblutung weißlich. In diesem Versuch wird sehr deutlich, welche Wirkung die Scher- bzw. Schubkräfte auf die Hautdurchblutung haben.

Positionen. Zur Dekubitusentstehung tragen Schub- und Scherkräfte besonders in sitzender oder halbsitzender Position bei. Bei unphysiologischer Belastung des Rückens, z. B. in sitzender Position im Bett, rutscht der Körper in Richtung Bettende. Während der Großteil des Körpers der Schwerkraft folgt, bleibt die Haut des Rückens und des Gesäßes an der Matratze „kleben". Die einzelnen Hautschichten verschieben sich gegeneinander (**Abb. 12.2**). Durch eine extreme Zug- und Druckbelastung in der Kreuzbein- und Schulterblattregion werden diese beiden Bereiche minderdurchblutet.

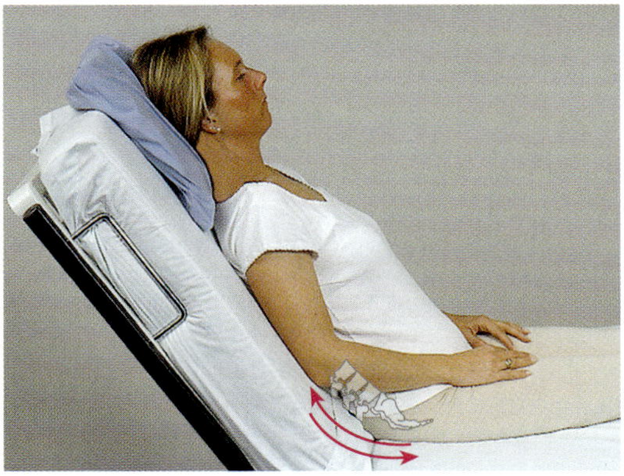

Abb. 12.2 Scher- bzw. Schubkräfte in sitzender Position. Bei einem schräg liegenden Körper kommt es unmittelbar vor der Haut zur Aufteilung der Schwerkraft in eine senkrechte (Druckeinwirkung) und eine tangentiale Komponente (Scherwirkung). Dabei werden die einzelnen Hautschichten (hier im Bereich des Sakrums) gegeneinander verschoben, wodurch der Sauerstoffpartialdruck und damit die Ischämietoleranz des Gewebes sinkt

Lagewechsel. Schub- und Scherkräfte entstehen z. B. auch, wenn eine Person im Bett über die Unterlage in Richtung Kopfteil gezogen wird. Aus diesem Grund ist es wichtig, dass pflegebedürftige Menschen bei Lagewechseln nach Möglichkeit von zwei Pflegepersonen unterstützt werden und ggf. ein Hebe- bzw. Lagerungstuch benutzt bzw. nach kinästhetischen Prinzipien (S. 79) vorgegangen wird.

Frühgeborene. Die Haut von Frühgeborenen ist aufgrund der noch unzureichenden Verbindung von Epidermis und Dermis hauptsächlich durch Scherkräfte Dekubitus gefährdet. Geringste mechanische Manipulationen, z. B. das Anbringen von Pflasterstreifen, können vor allem in den ersten drei Lebenswochen zu einer Verletzung der Haut, Blasenbildung und zu einem Dekubitus führen (Bd. 3, Kap. 9.5).

12.1.2 Schweregrade des Dekubitus

Ein bestehender Dekubitus wird in Abhängigkeit vom Ausmaß des Gewebedefektes in vier Stadien eingeteilt, die jeweils typische Kennzeichen aufweisen (**Abb. 12.3**). Insbesondere bei großflächigen Dekubiti können mehrere Stadien parallel auftreten (Bd. 3, S. 504).

Dekubitus Grad I

Kennzeichen eines Dekubitus I. Grades ist eine umschriebene Rötung der Haut, die auch nach ▸ *Druckentlastung* des betroffenen Hautareals nicht verschwindet. Aus diesem Grund wird ein Dekubitus Grad I auch „Stadium des roten Flecks" genannt. Ein Hautdefekt besteht nicht. Die betroffene Person empfindet keine bzw. nur leicht brennende Schmerzen. Bei konsequenter Druckentlastung in diesem Stadium klingen die Symptome folgenlos ab.

Differentialdiagnostisch ist eine Rötung durch eine Druckbelastung von einer Rötung bakteriellen Ursprungs zu unterscheiden. Die bakteriell bedingte Rötung ist nicht scharf begrenzt, geht nach völliger Druckentlastung nicht zurück und kann auch an Stellen entstehen, die nicht zu den dekubitusgefährdeten Körperteilen gehören.

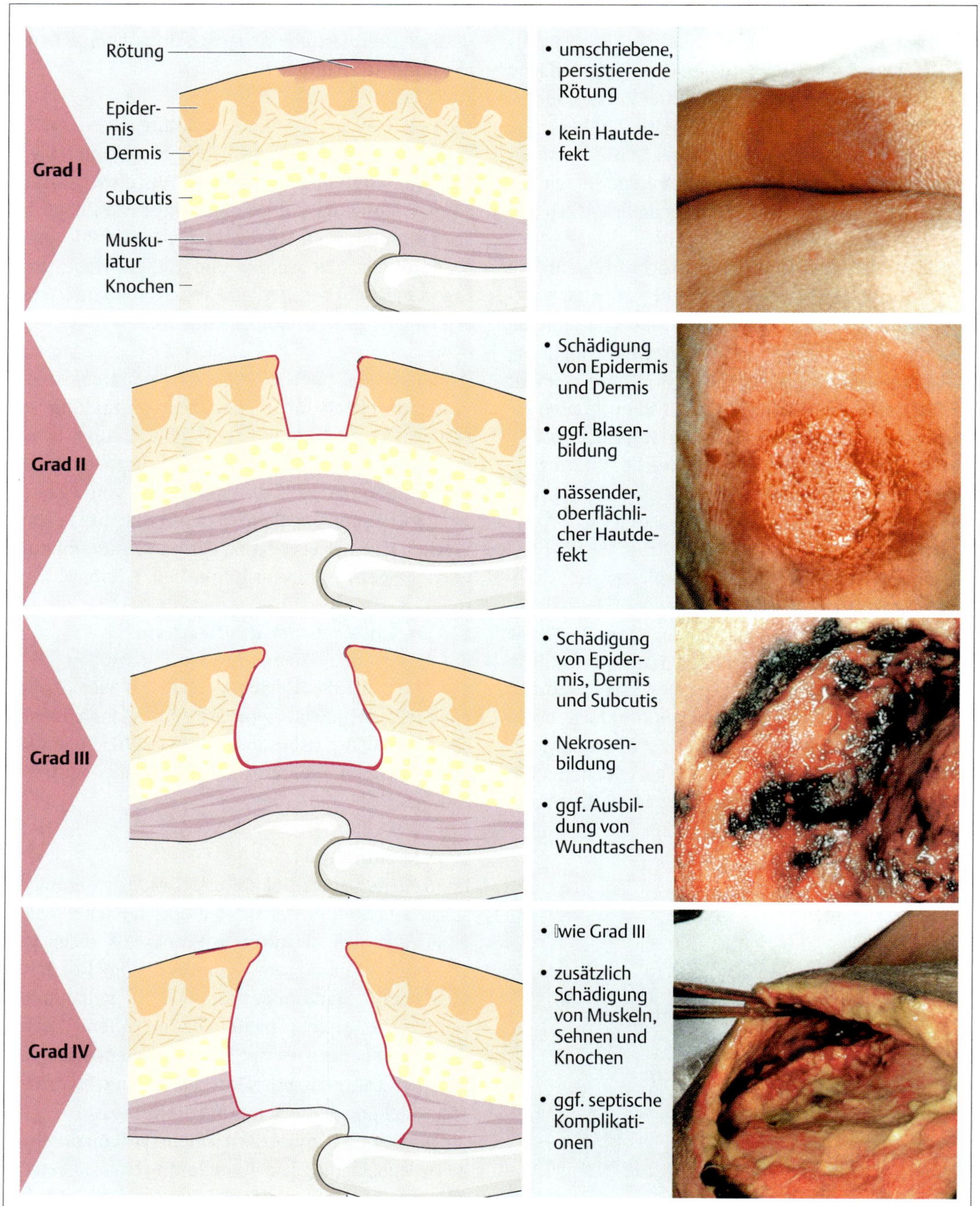

Abb. 12.3 Einteilung der verschiedenen Dekubitusstadien mit ihren Kennzeichen (Fotos: Firma Hartmann)

Dekubitus Grad II

Erfolgt bei Dekubitusstadium I keine vollständige Druckentlastung, geht die Hautrötung in eine bläulich marmorierte Hautverfärbung über. Diese ist begründet durch die erhöhte Kapillarpermeabilität und die lang andauernde Gefäßkompression. Die Folge ist eine Ödembildung. Flüssigkeit aus den Blutgefäßen tritt in das Zwischenzellgewebe ein. Das lokale

Ödem ist mit dem bloßen Auge nur schwer zu erkennen; die Haut fühlt sich leicht verhärtet an. Epidermis und Dermis sind geschädigt, der betroffene Mensch empfindet Schmerzen.

In vielen Fällen lösen sich Oberhaut und Lederhaut voneinander, so dass eine Blase entsteht, die sich i.d.R. öffnet und so zu einem oberflächlichen, nässenden und infektanfälligen Hautdefekt führt. Besondere Aufmerksamkeit ist bei Körperstellen mit ausgeprägter Hornhaut (z.B. Ferse) geboten, da hier die Blasenbildung unbemerkt in der Tiefe ablaufen kann.

Heilungsprozess. Wie beim Grad I kann auch bei einem Dekubitus II. Grades nur eine sofortige Druckentlastung eine narbenlose Abheilung begünstigen und einen Übergang zum nächsten Grad verhindern.

Dekubitus Grad III

Bei weiterer Druckbelastung und zunehmend absterbenden Hautzellen verfärbt sich der betroffene Hautbezirk dunkelblau bis schwarz. Betroffen sind im Stadium III neben Epidermis und Dermis auch die Subcutis, der Hautdefekt reicht ggf. bis auf darunter liegende Muskelfaszien. Es kommt zur Nekrosenbildung des subkutanen Gewebes, häufig bilden sich auch Wundtaschen aus. Die betroffenen Menschen empfinden in diesem Stadium häufig starke Schmerzen, da die umliegende Haut i.d.R. zusätzlich von Dekubiti der Stadien I und II betroffen ist.

Heilungsprozess. Bei absoluter Druckentlastung, einer ausreichenden Durchblutung des umliegenden Hautbereiches und fehlenden Infektionen, kann ein Wundheilungsprozess durch Granulation erfolgen. Dazu muss die Wunde zuvor gereinigt, sowie das nekrotische Gewebe chirurgisch abgetragen werden. Es verbleibt eine Narbe.

Dekubitus Grad IV

Bei Dekubitalgeschwüren im IV. Stadium handelt es sich zumeist um ausgedehnte Hautdefekte, bei denen zusätzlich zu den Hautschichten tiefer liegende Gewebestrukturen (z.B. Muskeln, Knochen, Bänder und Gelenkkapseln) geschädigt sind, die in der Tiefe der Wunde sichtbar sein können. Vielfach besteht eine Osteomyelitis (Knochenmarkentzündung), häufig treten in diesem Stadium aufgrund der hohen Infektionsgefahr auch septische Komplikationen auf. Die Wunde selbst weist meist eine ausgeprägte Taschenbildung auf. Da die Nervenenden in der Haut zerstört sind, empfinden die betroffenen Menschen nicht immer Schmerzen.

Heilungsprozess. Unter kompletter Druckentlastung und nach einer Wundsanierung können auch diese Dekubiti unter Narbenbildung abheilen, ggf. muss eine operative Therapie mit Hautverpflanzung vorgenommen werden.

12.1.3 Lokalisationen des Dekubitus

Ein Dekubitus entsteht meist an Körperstellen, an denen die Haut relativ ungepolstert gegen eine knöcherne Unterlage gedrückt wird. Diese dekubitusgefährdeten Körperstellen sind je nach Körperlage unterschiedlich (**Abb. 12.4**). In der Rückenlage z.B. sind hauptsächlich die Kreuzbein- und Steißbeinregion, sowie die Fersen betroffen. Weitere gefährdete Körperstellen in Rückenlage sind die Dornfortsätze der Wirbelsäule, beide Schulterblätter, das Hinterhaupt, sowie beide Ellenbogengelenke. Durch einen erhöhten Druck der Bettdecke können auch die Fußballen und Zehenspitzen druckgefährdet sein.

Alle Körperstellen, an denen relativ ungepolsterte Haut gegen eine knöcherne Unterlage drückt, sind als dekubitusgefährdet anzusehen.

Dekubitus:

- Die Entstehung eines Dekubitus wird wesentlich durch die Faktoren Druck, Zeit, Schub- bzw. Scherkräfte und individuelle Risikofaktoren begünstigt.
- Andauernde Druckeinwirkung führt zu einer Ischämie mit anschließender Azidose, einer Arteriendilatation mit der Folge einer Ödembildung und einer Verlangsamung der Blutströmungsgeschwindigkeit.
- Die Zeit, die das Gewebe einem Druck ausgesetzt ist, bestimmt den Grad der Zellschädigung.
- Schub- bzw. Scherkräfte bewirken eine Minderdurchblutung der betroffenen Hautbezirke.
- Ein Dekubitus wird, je nach Ausmaß des Gewebedefektes, in 4 Stadien eingeteilt.

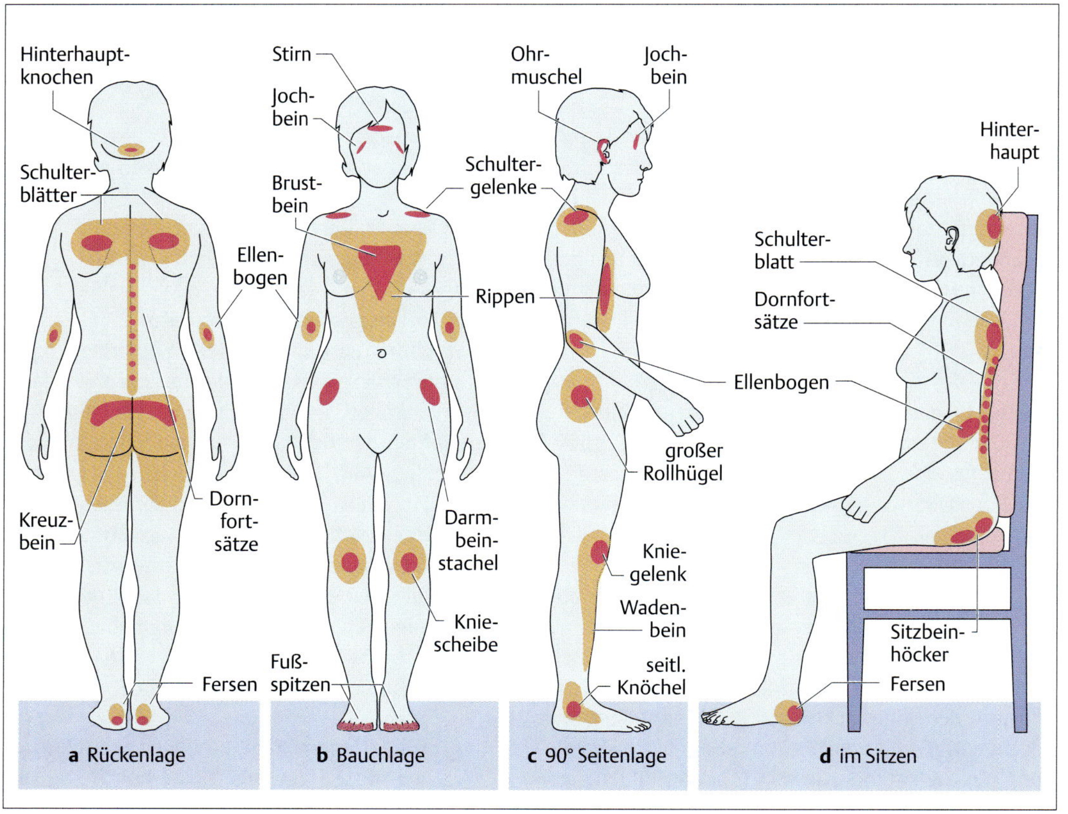

Abb. 12.4 Dekubitusgefährdete Körperstellen **a** in Rückenlage, **b** in Bauchlage, **c** in 90°-Seitenlage, **d** im Sitzen

12.2 Einschätzen des Dekubitusrisikos

Besondere Bedeutung im Rahmen der Dekubitusprophylaxe kommt der Einschätzung des Dekubitusrisikos der betreffenden Person zu. Diese Einschätzung wird auch Assessment genannt und muss immer durch eine examinierte Pflegeperson erfolgen. Die Einschätzung kann sowohl nichtstandardisiert als auch standardisiert erfolgen.

Bei einer großen Anzahl von Personen kann ohne ein standardisiertes Beurteilungsverfahren ein Dekubitusrisiko auf Grund von fehlenden dekubitogenen Faktoren ausgeschlossen werden. Sobald jedoch ein oder mehrere Risikofaktoren bei einer Person vorliegen, sollte eine standardisierte Beurteilung mittels einer Risikoskala erfolgen.

12.2.1 Risikofaktoren

Aus den genannten ursächlichen Faktoren ergeben sich eine Reihe von Risikofaktoren für die Dekubitusentstehung. Sie lassen sich nicht immer klar voneinander abgrenzen sondern überschneiden sich teilweise. Zu den Risikofaktoren zählen:

- Bewegungseinschränkung,
- Sensibilitätsstörung,
- reduzierter Ernährungszustand,
- Bewusstseinsstörung,
- Stoffwechselerkrankungen,
- Herz-, Kreislauf- und Bluterkrankungen und
- Hautveränderungen.

Bewegungseinschränkung

Bewegt sich eine Person ungenügend und führt sie keine oder nur wenige Lagewechsel durch, so sind die druckexponierten Körperpartien nur unzureichend druckentlastet und damit ungenügend durchblutet. Bewegungseinschränkungen können u.a.

durch ruhigstellende Schienen, Verbände, Lähmungen, Schonhaltungen, Schmerzen, Erschöpfung, Schwäche oder körperliche Behinderungen entstehen. Schlecht sitzende Schienen und zu fest gewickelte Verbände, vor allem Gipsverbände, bergen zudem die Gefahr, am ruhig gestellten Körperteil selbst Druckgeschwüre hervorzurufen.

Sensibilitätsstörung

Sensibilitätsstörungen führen dazu, dass die betroffenen Personen aufgrund ihrer fehlenden oder reduzierten Druck- und/oder Schmerzwahrnehmung keine bzw. nur ungenügende Lagewechsel vornehmen. Der selbstregulierende Schutzreflex des Lagewechsels bei einer Hypoxie des Gewebes fällt aus.

Ursachen für Sensibilitätsstörungen können Schädigungen der Nervenendigungen z. B. bei Schnitt- oder Quetschwunden sowie Verbrennungen II. Grades sein. Auch neurologische Ausfälle, z. B. bei einem Apoplex oder Multipler Sklerose sowie spezielle Hirntumore können die Sensibilität des Betroffenen einschränken. Zudem können Medikamente, Schmerz- Schlaf- sowie Narkosemittel die Wahrnehmung und damit die Sensibilität herabsetzten.

Insbesondere bei älteren Menschen ist die Tiefen- und Oberflächensensibilität der Haut als Folge des Alterungsprozesses reduziert und kann ebenfalls zu ungenügenden druckentlastenden Lagerungswechseln führen.

Reduzierter Ernährungszustand

Eine Kachexie (schlechter Ernährungszustand) ist immer mit einem Eiweißmangel verbunden. Sie führt zu einer Reduzierung des Körpergewichtes um mehr als 20 % des Sollwertes (Bd. 2, S. 273). Die Folge ist ein Schwund des Fett- und Muskelgewebes, die sogenannte Atrophie. Diese unterstützt wiederum den Verlust der Hautelastizität. Die Haut über den Knochenvorsprüngen nimmt an Volumen ab und die Knochenvorsprünge werden weniger gepolstert, wodurch an diesen Stellen ein höherer Auflagedruck entstehen kann. Gründe für einen schlechten Ernährungszustand können u. a. Tumorerkrankungen, größere Operationen und chronische Erkrankungen sein.

Bewusstseinsstörung

Es werden zwei Arten von Bewusstseinsstörungen unterschieden:

- qualitative Bewusstseinsstörungen: Störungen des Bewusstseinsinhaltes (z. B. Halluzinationen und das Delirium) und
- quantitative Bewusstseinsstörungen: Störungen der Bewusstseinstiefe (z. B. bei Benommenheit, Somnolenz, Sopor und Koma).

Bewusstseinstörungen lassen den betreffenden Menschen Druck bzw. Schmerz nicht oder nur teilweise wahrnehmen. Auch hier werden von der betroffenen Person keine oder nur unzureichende spontane Lagewechsel zur Druckentlastung dekubitusgefährdeter Hautpartien vorgenommen.

Vollnarkosen. Auch künstlich hervorgerufene Bewusstseinsstörungen (z. B. im Rahmen von Vollnarkosen bei Operationen) machen es den betroffenen Menschen unmöglich, druckentlastende Lagewechsel vorzunehmen. Durch die eventuell lange Liegedauer und die hervorgerufene Hypothermie sind sie massiv dekubitusgefährdet, was Lagewechsel und den Einsatz von druckreduzierenden Hilfsmitteln auch im Operationssaal erforderlich macht.

Stoffwechselerkrankungen

Stoffwechselerkrankungen wie z. B. Hormonstörungen, Nieren-, Bauchspeicheldrüsen- oder Schilddrüsenfunktionsstörungen gehen häufig mit einer Sklerose der Gefäße (Makro- und/oder Mikroangiopathien) einher. Diese haben eine Minderdurchblutung des Gewebes zur Folge. Zusätzlich zur Angiopathie kann z. B. im Rahmen eines Diabetes mellitus auch eine Polyneuropathie (Schädigung peripherer Nerven) auftreten, welche wiederum zu einer Sensibilitätsstörung führen kann. Durch diese Störung kann Druck auf das Körpergewebe unter Umständen nicht oder nur teilweise wahrgenommen und dementsprechend ein notwendiger Lagewechsel nicht vorgenommen werden.

Herz-, Kreislauf- und Bluterkrankungen

Erkrankungen des Herzens, des Blutes oder der Gefäße sind oft mit Veränderungen der Blutzirkulation und damit des Blutdrucks oder der Gefäße verbunden. Durch die Herzschwäche steigt der Druck im venösen System. Ödeme werden gebildet, welche die Gefäße komprimieren. Das Hautgewebe wird minderdurchblutet. Die Förderleistung des linken Ventrikels nimmt ab, weniger mit Sauerstoff angereichertes Blut gelangt in die Peripherie. Die ohnehin minderversorgten Zellen reagieren um so schneller auf Druck von außen.

Hautveränderungen

Hautareale, die in ihrem natürlichen Säureschutzmantel beeinträchtigt sind, sind infektgefährdet und gelten als vorgeschädigt und sind damit besonders dekubitusgefährdet. Der pH-Wert der Haut kann deutlich herabgesetzt sein, wenn diese ständig dem Kontakt mit körpereigenen, zum Teil aggressiven Flüssigkeiten (z. B. Urin, Stuhl oder Schweiß) ausgesetzt ist. Das Gleiche ist der Fall bei häufigem Waschen (z. B. bei Urin- und/oder Stuhlinkontinenz).

Puder-, Seifen- oder Salbenreste auf der Haut begünstigen die Entstehung des Wundwerdens. Bei einer zu feuchten Haut besteht die Gefahr der Mazeration (Aufweichen). Trockene Haut kann aufgrund ihrer herabgesetzten Elastizität, Druck- und Zugeinwirkungen nicht ausgleichen. Ebenso begünstigen Ödeme, Narbengewebe, akut verletzte Haut oder chronische Hauterkrankungen das Entstehen eines Dekubitus.

12.2.2 Einschätzungsskalen

Dekubitusrisikoskalen orientieren sich an den Risikofaktoren und den Entstehungsmechanismen eines Dekubitus. Einzelne Risikofaktoren werden systematisch abgefragt und mit einem Punktesystem bepunktet. Mit Hilfe der ermittelten Punktezahl erfolgt eine Einschätzung des Dekubitusrisikos bzw. des Gefährdungsgrades der betroffenen Person.

Mittlerweile gibt es eine Vielzahl von Risikoskalen, die alle nach dem gleichen Prinzip funktionieren, und sich in erster Linie in Bezug auf die Personengruppe, für die sie konzipiert wurden, unterscheiden. Die meisten Skalen sind nicht im deutschsprachigen Raum entstanden und zudem in ihrer Validität (Gültigkeit) noch nicht abschließend getestet. In jedem Fall machen sie jedoch eine prognostische Aussage über die Dekubitusgefährdung des jeweiligen Menschen und lenken damit die Aufmerksamkeit auf das mögliche Dekubitusrisiko. Nach dem derzeitigen Stand der Wissenschaft gelten sie als anerkanntes Instrument, um die Dekubitusgefährdung einzuschätzen und zu dokumentieren.

Alle Skalen lassen sich gut in die bestehende Pflegedokumentation einarbeiten. Die kontinuierliche Dokumentation der Gefährdung in den einzelnen Skalen trägt zu einem guten intra- und interdisziplinären Informationsfluss bei.

Die Einschätzung des Dekubitusrisikos kann sowohl standardisiert als auch nicht standardisiert erfolgen und sowohl als Erst- als auch als Verlaufseinschätzung durchgeführt werden.

Ersteinschätzung. Die Ersteinschätzung des Dekubitusrisikos sollte beim ersten Kontakt mit der betreffenden Person erfolgen, im Akutkrankenhaus etwa bis sechs Stunden nach der Aufnahme. Es gibt aber auch Situationen, in denen ein individueller Zeitpunkt zur Einschätzung vereinbart werden muss.

Verlaufseinschätzung. Die Verlaufseinschätzung erfolgt immer dann, wenn sich der Zustand des betroffenen Menschen ändert. Gründe hierfür können z. B. eine Veränderung in der Mobilität, Bewusstseinslage, Kontinenz usw. sein. In jedem Fall muss immer nach einem zuvor festgelegten Zeitabschnitt eine weitere Einschätzung erfolgen. Dieser Zeitabstand kann je nach Institution und betroffener Person sehr unterschiedlich ausfallen. Unter Umständen wird ein Patient auf einer Intensivstation täglich neu eingeschätzt, während ein Bewohner in einem Pflegeheim nur wöchentlich bis monatlich hinsichtlich seines Dekubitusrisikos erneut beurteilt wird.

Wichtig ist, dass die Gefährdung dokumentiert wird und die Dokumentation allen an Pflege und Therapie beteiligten Personen zugänglich ist. Die im deutschsprachigen Raum am meisten angewandten Skalen sind:

- Norton-Skala,
- Braden-Skala und
- Waterlow-Skala.

Norton-Skala

Die englische Krankenschwester Doreen Norton entwickelte in den 50er Jahren die nach ihr benannte Skala.

Kriterien. Sie wurde speziell für die Einschätzung des Dekubitusrisikos bei älteren Menschen entwickelt und umfasst fünf Kriterien (**Abb. 12.5**):

- körperlicher Zustand,
- geistiger Zustand,
- Aktivität,
- Beweglichkeit und
- Inkontinenz.

Erweiterte Norton-Skala	1 Punkt	2 Punkte	3 Punkte	4 Punkte	Beispiel: Punkte
Bereitschaft zur Kooperation/ Motivation	❑ keine	❑ teilweise	❑ wenig	❑ voll	4
Alter	❑ > 60	❑ < 60	❑ < 30	❑ < 10	1
Hautzustand	❑ Wunden, Allergie, Risse	❑ feucht	❑ schuppig, trocken	❑ gut	3
Zusatzerkrankung	❑ arterielle Verschlusskrankheit	❑ MS, Karzinom, erhöhter Hämokrit, Adipositas	❑ Abwehrschwäche, Fieber, Diabetes, Anämie	❑ keine	1
körperlicher Zustand	❑ sehr schlecht	❑ schlecht	❑ leidlich	❑ gut	2
geistiger Zustand	❑ stupurös (stumpfsinnig)	❑ verwirrt	❑ apathisch, teilnahmslos	❑ klar	4
Aktivität	❑ bettlägerig	❑ rollstuhlbedürftig	❑ geht mit Hilfe	❑ geht ohne Hilfe	1
Beweglichkeit	❑ voll eingeschränkt	❑ sehr eingeschränkt	❑ kaum eingeschränkt	❑ voll	2
Inkontinenz	❑ Urin und Stuhl	❑ meistens Urin	❑ manchmal	❑ keine	4

1. Wählen Sie die zutreffenden Patientenbeschreibungen (1 – 4 Punkte) unter jeder der neun Kriterien
2. Addieren Sie das Ergebnis und notieren Sie es mit einem wasserlöslichen Stift.
3. Übertragen Sie das Ergebnis in den Pflegebericht oder die Kurve. Benutzen Sie diese Tabelle wöchentlich oder immer dann, wenn sich der Zustand des Patienten und/oder die Pflegebedingungen ändern.

Dekubitusgefahr < 25 Punkte

Gesamtzahl: ....

Patient: ....
Datum: ....

Handzeichen: ....

a

Gesamtzahl: 22

Patient: Fr. Druck
Datum: 25.01.2004

Handzeichen: AH

b

Abb. 12.5 **a** Erweiterte Norton-Skala (ursprüngliche Norton-Skala im rosa-grünen Bereich, nach: Bienstein u. a., 1997) **b** Einschätzung des Dekubitusrisikos für Frau Druck

Alle fünf Kriterien können, je nach Ausmaß, mit 1- 4 Punkten bewertet werden. Bei einer Gesamtpunktzahl von 14 und weniger besteht eine Dekubitusgefahr. Aufgrund von fehlenden Begründungen und Erläuterungen führt die Norton-Skala häufig zu unterschiedlichen Ergebnissen, wenn sie von unterschiedlichen Pflegepersonen an den gleichen Personen angewandt wird.

Erweiterte Norton-Skala

Die deutsche Pflegewissenschaftlerin Christel Bienstein und Teilnehmer des Pflegefachseminars des Bildungszentrums Essen erweiterten die Norton-Skala durch die vier Kriterien (**Abb. 12.5**):

- Motivation,
- Alter,
- Hautzustand und Zusatzerkrankungen.

Als erweiterte Norton-Skala ist sie im deutschsprachigen Raum sehr verbreitet. Insgesamt können maximal 36 Punkte erreicht werden. Auch bei der erweiterten Norton-Skala sind geringe Punktzahlen mit einem hohen Dekubitusrisiko in Verbindung gesetzt. Eine Punktzahl von 25 und weniger bedeutet eine Dekubitusgefahr.

Braden-Skala

Die Braden-Skala wurde in den 70er Jahren von B. Braden und N. Bergström u. a. in den USA entwickelt. Sie ist eine Weiterentwicklung der Norton-Skala, in den USA am weitesten verbreitet und die bisher wissenschaftlich am meisten getestete Skala. Sie findet vor allem im geriatrischen Bereich Anwendung.

Kriterien. Die Braden-Skala umfasst die sechs Kategorien (**Abb. 12.6**):

- Beweglichkeit,
- Aktivität,
- Reibungs- und Scherkräfte,
- sensorische Wahrnehmung,
- Ernährung und
- Feuchtigkeit.

In allen sechs Kategorien können je nach Ausmaß bis zu vier Punkte vergeben werden. Auch bei der Braden-Skala sind geringe Punktzahlen mit einem hohen Dekubitusrisiko in Beziehung gesetzt. 15 und weniger Punkte bedeuten ein erhöhtes und 9 Punkte ein hohes Dekubitusrisiko.

Waterlow-Skala

Die Waterlow-Skala wird hauptsächlich in England eingesetzt. Besonders gut geeignet ist sie für den Einsatz im Bereich der Akutkrankenhäuser auf operativen Stationen.

Kriterien. Sie enthält die zehn Kategorien (**Abb. 12.7**):

- Körperbau/Gewicht im Verhältnis zur Größe,
- Hauttyp/optisch feststellbare Risikobereiche,
- Geschlecht/Alter,
- besondere Risiken,
- Kontinenz,
- Mobilität,
- Appetit,
- neurologische Defizite,
- größere chirurgische Eingriffe/Traumen und
- Medikation.

In den einzelnen Kategorien können je nach Ausmaß Punkte von 1 – 5 verteilt werden. Gleichzeitig können aus jeder Kategorie mehrere Begriffe bepunktet werden. Die Kategorien besondere Risiken, neurologische Defizite, größere chirurgische Eingriffe/Traumen und Medikation haben keine Punktezuteilung erhalten.

Bei der Waterlow-Skala sind, im Gegensatz zu den anderen beschriebenen Skalen, hohe Punktzahlen mit einem hohen Dekubitusrisiko in Beziehung gesetzt. Bei der Auswertung entsprechen 10 – 14 Punkte einem Risiko, 15 – 19 Punkte einem hohen Risiko und 20 und mehr Punkte einem sehr hohen Risiko.

Einschätzen des Dekubitusrisikos:

- Risikofaktoren für die Entstehung eines Dekubitus sind vor allem: Bewegungseinschränkungen, Sensibilitätsstörungen, ein schlechter Ernährungszustand, Bewusstseinsstörungen, Stoffwechsel-, Herz- Kreislauf- und Bluterkrankungen sowie Hautveränderungen.
- Zur standardisierten Einschätzung des Risikos stehen verschiedene Skalen zur Verfügung, wobei vor allem die erweiterte Norton-Skala und die Braden-Skala zur Anwendung kommen.
- Die Einschätzung des Dekubitusrisikos muss individuell und gemeinsam mit dem betroffenen Menschen erfolgen.

12.3 Maßnahmen der Dekubitusprophylaxe

Maßnahmen zur Dekubitusprophylaxe setzen ein, wenn ein Dekubitusrisiko ermittelt wurde. Sie müssen im Sinne des Pflegeprozesses geplant, durchgeführt und anschließend evaluiert werden (Bd. 1, Kap. 6). Eine genaue Erhebung des individuellen Pflegebedarfs ist dabei Grundlage für die Auswahl angemessener dekubitusprophylaktischer Maßnahmen.

Maßnahmen der Dekubitusprophylaxe sind:

- Druckentlastung gefährdeter Körperstellen und Verminderung von Schub- und Scherkräften durch Lagerung,
- Druckentlastung durch Mobilisation,
- Maßnahmen der speziellen Hautpflege und
- Erhalt bzw. Wiederherstellung eines guten Ernährungszustandes.

Braden-Skala

	1 Punkt	2 Punkte	3 Punkte	4 Punkte
Sensorisches Empfindungsvermögen Fähigkeit, adäquat auf druckbedingte Beschwerden zu reagieren	☐ **fehlt** • keine Reaktion auf schmerzhafte Stimuli, mögliche Gründe: Bewusstlosigkeit, Sedierung oder • Störung der Schmerzempfindung durch Lähmungen, die den größten Teil des Körpers betreffen (z. B. hoher Querschnitt)	☐ **stark eingeschränkt** • eine Reaktion erfolgt nur auf starke Schmerzreize • Beschwerden können kaum geäußert werden (z. B. nur durch Stöhnen oder Unruhe) oder • Störung der Schmerzempfindung durch Lähmungen, wovon die Hälfte des Körpers betroffen ist	☐ **leicht eingeschränkt** • eine Reaktion auf Ansprache oder Kommandos • Beschwerden können aber nicht immer ausgedrückt werden (z. B. dass die Position geändert werden soll) oder • Störung der Schmerzempfindung durch Lähmung, wovon eine oder zwei Extremitäten betroffen sind	☐ **vorhanden** • Reaktion auf Ansprache, Beschwerden können geäußert werden oder • keine Störung der Schmerzempfindung
Feuchtigkeit Ausmaß, in dem die Haut Feuchtigkeit ausgesetzt ist	☐ **ständig feucht** • die Haut ist ständig feucht durch Urin, Schweiß oder Kot • immer wenn der Patient gedreht wird, liegt er im Nassen	☐ **oft feucht** • die Haut ist oft feucht, aber nicht immer • Bettzeug oder Wäsche muss mindestens einmal pro Schicht gewechselt werden	☐ **manchmal feucht** • die Haut ist manchmal feucht, und etwa einmal pro Tag wird neue Wäsche benötigt	☐ **selten feucht** • die Haut ist meist trocken • neue Wäsche wird selten benötigt
Aktivität Ausmaß der physischen Aktivität	☐ **bettlägrig** • ans Bett gebunden	☐ **sitzt auf** • kann mit Hilfe etwas laufen • kann das eigene Gewicht nicht allein tragen • braucht Hilfe, um aufzusitzen	☐ **geht wenig** • geht am Tag allein, aber selten und nur kurze Distanzen • braucht für längere Strecken Hilfe • verbringt die meiste Zeit im Bett oder im Stuhl	☐ **geht regelmäßig** • geht regelmäßig 2- bis 3-mal pro Schicht • bewegt sich regelmäßig
Mobilität Fähigkeit, die Position zu wechseln und zu halten	☐ **komplett immobil** • kann auch keinen geringfügigen Positionswechsel ohne Hilfe ausführen	☐ **Mobilität stark eingeschränkt** • bewegt sich manchmal geringfügig (Körper, Extremitäten) • kann sich aber nicht regelmäßig allein ausreichend umlagern	☐ **Mobilität gering eingeschränkt** • macht regelmäßig kleine Positionswechsel des Körpers und der Extremitäten	☐ **mobil** • kann allein seine Position umfassend verändern
Ernährung Ernährungsgewohnheiten	☐ **sehr schlechte Ernährung** • isst kleine Portionen nie auf, sondern nur etwa 1/3 • isst nur 2 oder weniger Eiweißportionen (Milchprodukte, Fisch, Fleisch) • trinkt zu wenig • nimmt keine Ergänzungskost zu sich oder • darf oral keine Kost zu sich nehmen oder • nur klare Flüssigkeiten oder • erhält Ernährungs-Infusionen länger als 5 Tage	☐ **mäßige Ernährung** • isst selten eine normale Essensportion auf, isst im Allgemeinen etwa die Hälfte der angebotenen Nahrung • isst etwa 3 Eiweißportionen • nimmt unregelmäßig Ergänzungskost zu sich oder • erhält zu wenig Nährstoffe über Sondenkost oder Infusionen	☐ **adäquate Ernährung** • isst mehr als die Hälfte der normalen Essensportionen • nimmt etwa 4 Eiweißportionen täglich zu sich • verweigert gelegentlich eine Mahlzeit, nimmt aber Ergänzungskost zu sich oder • kann über Sonde oder Infusionen die meisten Nährstoffe zu sich nehmen	☐ **gute Ernährung** • isst immer die angebotenen Mahlzeiten auf • nimmt 4 oder mehr Eiweißportionen zu sich • isst auch manchmal zwischen den Mahlzeiten • braucht keine Ergänzungskost
Reibung und Scherkräfte	☐ **Problem** • braucht viel bis massive Unterstützung bei Lagewechsel • Anheben ist ohne Schleifen über die Laken nicht möglich • rutscht im Bett oder im (Roll-)Stuhl ständig herunter, muss immer wieder hochgezogen werden • hat spastische Kontrakturen oder • ist sehr unruhig (scheuert auf dem Laken)	☐ **potenzielles Problem** • bewegt sich etwas allein oder braucht wenig Hilfe • beim Hochziehen schleift die Haut nur wenig über die Laken (kann sich etwas anheben) • kann sich über längere Zeit in einer Lage halten (Stuhl, Rollstuhl) • rutscht nur selten herunter	☐ **kein Problem zur Zeit** • bewegt sich in Bett und Stuhl allein • hat genügend Kraft, sich anzuheben • kann eine Position über lange Zeit halten, ohne herunterzurutschen	**geringes Risiko** 16 – 15 Punkte **mittleres Risiko** 14 – 12 Punkte **hohes Risiko** 11 – 9 Punkte **sehr hohes Risiko** < 9 Punkte **Gesamtzahl:** Patient: .... Datum: .... Handzeichen: ....

Abb. 12.6 Braden-Skala (nach: Bienstein u. a., 1997)

Waterlow-Skala

	0 Punkte	1 Punkt	2 Punkte	3 Punkte	4 Punkte	5 Punkte
Körperbau/Gewicht im Verhältnis zur Größe	☐ gesund	☐ überdurchschnittlich	☐ Adipositas	☐ Kachexie		
Hauttyp/optisch feststellbare Risikobereiche	☐ gesund	☐ Gewebeverdünnung ☐ trocken ☐ ödematös ☐ kaltschweißig (Temperatur) ☐ Fieber	☐ blass	☐ geschädigt/wund		
Geschlecht		☐ männlich	☐ weiblich			
Alter		☐ 14 – 49	☐ 50 – 64	☐ 65 – 74	☐ 75 – 80	☐ > 80
Kontinenz	☐ total/katheterisiert	☐ gelegentliche Inkontinenz	☐ Stuhlinkontinenz	☐ Stuhl- und Urininkontinenz		
Mobilität	☐ normal	☐ unruhig	☐ apathisch	☐ eingeschränkt (Gipsverband)	☐ träge (Extensionen)	☐ bewegungsunfähig (Rollstuhl)
Appetit	☐ durchschnittlich	☐ kaum	☐ Sondererährung/ nur Flüssigkeit	☐ verweigert Essensaufnahme (Nahrungskarenz		

Begriffsklassen ohne Punktezuteilung

Besondere Risiken	**Neurologische Defizite**	**Größere chirurg. Eingriffe**	**Medikation**
☐ Mangelversorgung ☐ terminale Kachexie ☐ Herzinsuffizienz ☐ periphere Gefäßkrankheiten ☐ Anämie ☐ Rauchen	☐ diabetische Neuropathie ☐ MS ☐ Apoplex motorisch/ sensorisch ☐ Paraplegie, Tetraplegie	☐ orthopädische Eingriffe, z. B. TEP oder Wirbelsäulenoperation (länger als 2 Std.)	☐ Steroide ☐ Zytostatika ☐ hochdosierte antientzündlich wirkende Präparate

Aus jeder Begriffsklasse können mehrere Begriffe ausgewählt und addiert werden
Risiko: **10 – 14 Punkte**
hohes Risiko: **15 – 19 Punkte**
sehr hohes Risiko: **> 20 Punkte**

Gesamtzahl: ....

Patient: ....
Datum: ....

Handzeichen: ....

Abb. 12.7 Waterlow-Skala (nach: Bienstein u. a., 1997)

12.3.1. Druckentlastung durch Lagerung

Intensität und Dauer einer Druckeinwirkung sind die wesentlichen Faktoren für die Entstehung eines Dekubitus. Wichtiges Prinzip der Dekubitusprophylaxe ist folglich die Druckentlastung bzw. -reduzierung gefährdeter Körperstellen.

Prinzip. Das Gewicht des Körpers wird bei der Lagerung auf eine größere Fläche verteilt und so der Auflagedruck der einzelnen Körperstellen, besonders der dekubitusgefährdeten Körperteile, reduziert. Druck (p) ist eine Kraft (F), die senkrecht auf eine Fläche (A) einwirkt. Die Höhe bzw. Intensität des Drucks, der auf einen Körper einwirkt, ergibt sich aus der Multiplikation der Größe der betroffenen Fläche (Auflagefläche) und der Höhe der einwirkenden Kraft, in diesem Fall das Gewicht des Körpers der betreffenden Person. Die physikalische Formel dazu lautet: $p = F \times A$.

Je kleiner die Auflagefläche, desto größer ist bei gleichbleibendem Gewicht der Auflagedruck.

Im Eigenexperiment wird der Zeigefinger abwechselnd zuerst auf eine Bleistiftspitze und anschließend auf das Bleistiftende gedrückt. Dabei fällt auf, dass die relativ kleine Bleistiftspitze einen sehr hohen Druck und damit Schmerz auslöst, während das relativ breite Ende desselben Bleistiftes fast keinen Druck-Schmerz hervorruft.

Lagerungen. Druckentlastung geschieht durch:

- Weichlagerung: gleichmäßiges Verteilen des Körpergewichtes auf eine möglichst große Auflagefläche,
- intermittierende Lagerung: Verkürzung der Druckeinwirkung auf einzelne Körperpartien und
- Hohllagerung: komplette Druckentlastung einzelner Körperregionen.

Diese Lagerungen werden bei gefährdeten Menschen aller Altersgruppen eingesetzt.

Insbesondere bei bettlägerigen, immobilen Menschen werden spezielle Formen der Lagerungen im und außerhalb des Bettes zur Dekubitusprophylaxe eingesetzt.

Weichlagerung

Ziel der ▸ *Weichlagerung* zur Dekubitusprophylaxe ist es, die Auflagefläche zu vergrößern und dadurch die Druckeinwirkung auf das Gewebe wirksam zu reduzieren. Dabei soll ein Auflagedruck von 30 mmHG in den Kapillaren nicht überschritten werden. Die Weichlagerung kann sowohl auf den gesamten Körper, als auch auf einzelne Körperstellen begrenzt erfolgen.

Bedacht werden muss, dass bei der Weichlagerung je nach Einsinktiefe des Körpers eine noch vorhandene Eigenaktivität der betreffenden Person gehemmt, das Körperschema nicht mehr vollständig wahrgenommen und die Entstehung von Kontrakturen gefördert wird.

Hilfsmittel zur Weichlagerung des gesamten Körpers

Zur Weichlagerung des gesamten Körpers werden eingesetzt:

- Antidekubitusmatratzen und
- Wechseldruckmatratzen.

Antidekubitusmatratzen. Diese werden für die Weichlagerung von Personen mit leichten bis mittlerem Dekubitusrisiko sowie unterstützend bei der Therapie von Dekubiti bis I. Grades eingesetzt. Außerdem werden durch die enorme Oberflächenelastizität des Schaumstoffes die Schub- bzw Scherkräfte reduziert. Antidekubitusmatratzen bestehen aus ein oder mehreren unterschiedlichen Schaumstoffen mit unterschiedlichen Schnitt- bzw. Wellentechniken sowie unterschiedlichem Einsinkverhalten.
Der Schaumstoff der Antidekubitusmatratzen ist hydrophil (wasserdampfdurchlässig). Durch die hohe Luftzirkulation wird einer Feuchtkammerbildung entgegengewirkt. Antidekubitusmatratzen sind hautfreundlich und hypoallergen. Sie sind sehr leicht, FCKW frei, schwer entflammbar, strapazierfähig und gut autoklavierbar. Viele Hersteller bieten entsprechende Inkontinenzschutzbezüge für die Matratzen an. Antidekubitusmatratzen können auch als entsprechende Kissen z. B. in sitzender Position angewandt werden.

Wechseldruckmatratzen. Diese werden für die Lagerung von Personen mit mittlerem bis schweren Dekubitusrisiko sowie unterstützend bei der Behandlung von Dekubiti ab Grad II eingesetzt. Wirkprinzip der Wechseldruckmatratzen ist eine wechselweise Druckentlastung gefährdeter Körperregionen durch regelmäßige Be- und Entlüftung der Matratzenkammern. Eine Wechseldruckmatratze besteht aus mehreren Kammern, welche abwechselnd durch eine Pumpe mit Luft gefüllt und anschließend wieder entlüftet werden (**Abb. 12.8**). Dabei liegt die Matratze rutschfest im Bett. Wechseldrucksysteme können auch als entsprechende Kissen z. B. in sitzender Position angewandt werden.
Das Oberflächenmaterial der Matratzen ist wasserdampfdurchlässig, atmungsaktiv, hautfreundlich und hypoallergen. Die Oberfläche ist sehr strapazier-

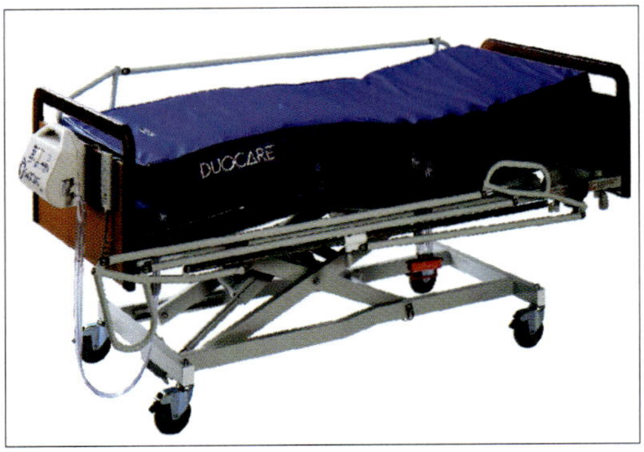

Abb. 12.8 Wechseldruckmatratze Duocare (Firma RehaMed)

fähig und lässt sich leicht reinigen. Das Pumpaggregat sollte leicht zu bedienen und im Interesse des betroffenen Menschen möglichst geräusch- und vibrationsarm sein. Ist das Körpergewicht der zu lagernden Person eingestellt, muss täglich eine Kontrolle der Funktionsfähigkeit der Wechseldruckmatratze erfolgen. Manche Systeme beinhalten bei auftretenden Störungen die Möglichkeit einer elektronischen Fehlermeldung.

Anwendungshinweise. Um die Funktionsfähigkeit der Matratze zu gewährleisten, dürfen nur spezielle, vom jeweiligen Hersteller empfohlene Matratzenbezüge bzw. frei auf der Matratze liegende, nicht unter der Matratze fixierte, Laken verwandt werden, da ungeeignete bzw. fest fixierte Laken den Auflagedruck erhöhen und die Matratze somit ihrer Funktion nicht nachkommen könnte.
Wechseldruckmatratzen dürfen nicht eingesetzt werden, wenn die Gefahr von Spontanfrakturen besteht (z. B. bei instabilen Wirbelfrakturen oder schwerer Osteoporose). Bei neurologischen Erkrankungen können sie Spasmen auslösen und bei Personen mit andauernden Schmerzen wie dies bei Tumorleiden der Fall ist, Schmerzen verstärken. Beim Einsatz von Wechseldruckmatratzen ist außerdem weiterhin eine intermittierende Lagerung von Nöten.

Hilfsmittel zur Weichlagerung einzelner Körperpartien

Die lokale Weichlagerung dekubitusgefährdeter Körperstellen erfolgt mit Hilfe von:

- Gelkissen,
- Schaumstoff und
- Schaf- oder Kunstfellen.

Es gibt eine Menge druckreduzierender Hilfsmittel zur Weichlagerung. Es existieren zahlreiche Studien, wobei eine Empfehlung für das effektivste Hilfsmittel nicht gegeben werden kann.

Gelkissen. Gelkissen und –auflagen sind mit einer gelartigen, elastischen Silikonmasse gefüllt und werden in unterschiedlichen Größen angeboten. Da die Gelmasse die gleichen physikalischen Eigenschaften wie das menschliche Fettgewebe besitzt, dient sie der optimalen Druckreduzierung. Bei einem spontanen Lagewechsel wird eine kurzfristige totale Druckentlastung hervorgerufen, bis sich das Gel langsam an den Körper anmodelliert hat.
Gelkissen werden aus hygienischen Gründen immer mit einem Schutzbezug versehen. Ein Nachteil der Gelkissen ist die teure Anschaffung und ihre begrenzte Verwendbarkeit: Das Obermaterial wirft meist mit der Zeit Falten und verursacht dadurch Druckstellen. Je nach Größe sind sie zudem sehr schwer. Gelkissen dürfen außerdem nicht mit spitzen Gegenständen (z. B. Kanülen) in Berührung kommen, da sie dann auslaufen.

Schaumstoff. Schaumstoff ist in verschiedenen Größen, Stärken und Formen, als Kissen, Matratze, Block, Keil, Ring usw. erhältlich. Die Vorteile des Schaumstoffs liegen in seiner guten Anmodellierung aufgrund seiner hohen Eigenelastizität. Er ermöglicht eine gewisse Luftzirkulation und damit einen guten Temperaturausgleich. Durch seine chemische Struktur ist er bakteriostatisch. Schaumstoff erzielt die beste Wirkung, wenn er direkt auf der Haut zu liegen kommt, er sollte aus hygienischen Gründen jedoch mit einem Schutzbezug versehen werden. Er ist relativ preisgünstig und kann auch als Einmalmaterial verwandt werden.
Schaumstoff ist nicht nur zur Weichlagerung, sondern auch zur Hohllagerung geeignet. Er kann in allen Formen passend zugeschnitten bzw. bestellt werden. Darüber hinaus ist Schaumstoff in verschiedenen Härtegraden erhältlich. Die Bezeichnung superweich erhält der Schaumstoff, wenn ein Stab von 1 cm^2 Durchmesser, mit maximal 250 g belastet, 40 mm tief einsinkt.

Wie Gelkissen verliert auch Schaumstoff mit der Zeit seine druckreduzierende Wirkung. Aus diesem Grund müssen Hilfsmittel aus Schaumstoff regelmäßig erneuert werden.

Schaf- oder Kunstfell. Die Wirkung von Fellen ist kaum untersucht. Grundsätzlich dürfen Felle keinesfalls als alleiniges Mittel, sondern lediglich unterstützend zur Dekubitusprophylaxe eingesetzt werden, da eine völlige Druckentlastung nicht gegeben ist. Vorteile besonders des echten Lammfells sind seine vielen kleinen Auflageflächen, durch die eine Reduzierung der Reibung und dadurch der Schub- und Scherkräfte ermöglicht wird. Felle dienen als knitter- und faltenfreie Unterlage, welche durch die natürliche Luftzirkulation die Körpertemperatur regulieren. Sie sind in unterschiedlichen Größen lieferbar.

Kunstfelle werden in Krankenhäusern auf Grund ihrer Kochfestigkeit bevorzugt. Lammfelle hingegen sind nur bei 30° waschbar. Da das Lammfell bis zu 30% seines Eigengewichtes an Flüssigkeit aufnehmen kann, unterstützt es ein trockenes Hautmilieu. Aus diesem Grund werden Lammfelle von den auf ihnen liegenden Personen meist als sehr angenehm empfunden, haben jedoch einen verhältnismäßig hohen Anschaffungspreis. Alte Felle bilden häufig Knötchen in ihrem Gewebe und bewirken somit eher das Gegenteil, nämlich Druckstellen. Außerdem tritt die optimale Wirkung nur dann ein, wenn die Person direkt mit der Haut auf dem Fell liegt.

Wasserkissen sind zur Weichlagerung ungeeignet, da der Auflagedruck im Vergleich zu anderen Unterlagen wesentlich höher ist.

Intermittierende Lagerung

Der Begriff intermittierend stammt von dem lateinischen Wort „intermittere" und bedeutet „aussetzen". Auf die ▸ *intermittierende Lagerung* bezogen bedeutet dies, dass in bestimmten Zeitintervallen die Lage gewechselt wird und entsprechend andere Körperteile für diese Zeit druckbe- bzw. entlastet sind.

Lagerungsintervall

Ein Lagewechsel wird i.d.R. alle 2 Stunden empfohlen, da dieser Zeitraum als Toleranzbereich für ischämische Gewebeprozesse gilt. Die Zeitintervalle können jedoch sowohl über als auch unter diesen 2 Stunden liegen. Das Zeitintervall ist im hohem Maß von dem individuellen Zustand des betroffenen Menschen abhängig. Vorgeschädigte Gewebe, z.B. bei Menschen mit Durchblutungsstörungen, können eine deutlich niedrigere Toleranzgrenze aufweisen. In diesem Fall muss das Lagerungsintervall verkürzt werden.

Das individuell erforderliche Lagerungsintervall lässt sich feststellen, indem bei der Umlagerung die druckexponierten Hautbezirke auf Rötungen beobachtet werden: Das Lagerungsintervall muss so gewählt werden, dass zwischen den Lagewechseln keine Rötungen an den betreffenden Hautbezirken auftreten.

Das Zeitintervall der Lagewechsel muss der individuellen Situation des betroffenen Menschen angepasst werden. Dabei spielt die Ischämietoleranz des Gewebes die entscheidende Rolle.

Lagerungsarten

Bei der intermittierenden Lagerung am häufigsten angewandte Lagerungsarten sind:

- Schräglage mittels schiefer Ebene,
- 135° Lagerung,
- 30° Schräglagerung,
- Bauch- und Rückenlage und
- das Sitzen (Bd. 3, Kap. 7).

Seitenschutz. Gerade bei den Seitenlagerungen ist es sinnvoll, einen Seitenschutz zu befestigen, da die Betroffenen oft Angst haben, aus dem Bett herauszufallen. Dies kann jedoch nur mit Einverständnis der zu lagernden Person oder Sorgeberechtigten unter Beachtung der gesetzlichen Vorschriften in Bezug auf freiheitsentziehende Maßnahmen erfolgen.

Hohllagerung

Bei der ▸ *Hohllagerung* werden dekubitusgefährdete Körperbereiche durch Hohllagerung völlig oder teilweise druckentlastet. Dabei ist darauf zu achten, dass die umliegenden Hautpartien nicht einem enorm höheren Druck ausgesetzt werden und dadurch unverhältnismäßig mehr dekubitusgefährdet sind.

Lagerungsarten. Zu den Hohllagerungen gehören (Bd. 3, Kap. 4):

- Hohllagerung mittels fünf Kissen,
- V-, A-, T- und I- Lagerung sowie
- Freilagerung der Fersen.

Hilfsmittel. Hilfsmittel zur Hohllagerung sind z. B.:

- Schaumstoffmatratzen mit herausnehmbaren Würfeln und
- Schaumstoffringe in verschiedenen Größen.

Aufblasbare Gummiringe sollten nicht zur Hohllagerung eingesetzt werden, da sie mehr schaden als nutzen, weil der Auflagedruck in den umliegenden Hautregionen massiv erhöht ist.

Mikrolagerung

Zusätzlich zu den oben genannten Lagerungsarten sollten darüber hinaus immer wieder ▸ *Mikrolagerungen* von der betreffenden Person selbst oder durch die Pflegenden durchgeführt werden. Durch die Mikrolagerung sollen zeitweise einzelne, meist kleine Körperregionen druckentlastet werden. Dies kann z. B. erreicht werden , indem kleine Kissen im Wechsel unter die rechte, dann linke Gesäßhälfte, oder die rechte und linke Schulter gelegt werden.

Die Mikrolagerung ersetzt nicht das in festgesetzten Zeitintervallen regelmäßige Umlagern der Person nach einem individuellen Lagerungs- und Bewegungsplan.

Auswahl von Hilfsmitteln – Hilfsmittelverzeichnis

Die Geschäftsstelle Heil- und Hilfsmittel beim IKK–Bundesverband aktualisiert in enger Zusammenarbeit mit dem Medizinischen Dienst der Spitzenverbände der Krankenkassen (MDK) für alle gesetzlichen Krankenkassen kontinuierlich ein Hilfsmittelverzeichnis mit insgesamt 34 Produktgruppen.

Eine der ersten Produktgruppen nennt sich „Hilfsmittel gegen Dekubitus". In dieser Produktgruppe werden zwei Arten von Hilfsmitteln unterschieden: Hilfsmittel zur Vorbeugung und Hilfsmittel zur Behandlung von Dekubiti. Kosten für die Hilfsmittel aus dem Hilfsmittelverzeichnis werden von den gesetzlichen Krankenkassen übernommen. Bei der Auswahl der Hilfsmittel ist das Hilfsmittelverzeichnis der Krankenkassen sehr hilfreich, denn hier sind Qualitätsstandards, Produktartbeschreibungen, Einzelproduktübersichten mit der jeweiligen Positionsnummer und Festbeträge festgehalten.

Kriterien

Im wesentlichen können fünf Kriterien bei der Auswahl der Materialien behilflich sein:

- Wirkungsweise des Hilfsmittels gegen einen Dekubitus,
- Benutzerfreundlichkeit,
- Personalfreundlichkeit,
- Hygiene und
- Wirtschaftlichkeit.

Wirkungsweise. An oberster Stelle steht dabei die Wirkungsweise des Hilfsmittels, d. h. nach welchem Prinzip das Material arbeitet und ob sein druckentlastender bzw. -reduzierender Effekt wissenschaftlich nachgewiesen ist.

Hygiene. Unter dem Gesichtspunkt der Hygiene ist darauf zu achten, dass das Material pflegeleicht ist, entweder abwaschbar oder waschbar, desinfizierbar oder als Einmalmaterial zu verwenden.

Wirtschaftlichkeit. Instutitionen interessieren sich unter anderem für die Wirtschaftlichkeit des Produktes. Hier sind die Anschaffungskosten, laufende bzw. folgende Kosten, Haltbarkeit, Wartung, Wiederverwertbarkeit, sowie die anschließende Entsorgung von Bedeutung.

12.3.2 Druckentlastung durch Mobilisation

Eine eingeschränkte Mobilität oder absolute Immobilität ist einer der ausschlaggebenden Risikofaktoren, welcher maßgeblich an der Entstehung von Dekubitalgeschwüren beteiligt ist.

Der Förderung bzw. dem Erhalt körperlicher Mobilität kommt eine wichtige Rolle im Rahmen der Dekubitusprophylaxe zu.

Nicht immer lässt der Zustand des betroffenen Menschen jedoch einen Aufenthalt außerhalb des Bettes zu. Hier können aktive, assistive, resistive oder passive Bewegungsübungen im Bett zur Förderung der Mobilisation eingesetzt werden (Bd. 3, Kap. 7). Am ehesten druckentlastend ist jedoch das freie Bewegen außerhalb des Bettes, da hier alle Körperteile gleichermaßen völlig druckentlastet werden. Nach Möglichkeit sollten dekubitusgefährdete Personen folglich viel Zeit außerhalb des Bettes zubringen. Maßnahmen zur Mobilisation können hierbei sinnvoll mit anderen Aktivitäten verknüpft werden, z. B. das Sitzen am Tisch mit der Nahrungsaufnahme, das Gehen im Zimmer mit dem Richten des Bettes usw.

Gleiches gilt für Kinder, bei denen der Bewegungs- und Spieldrang gut mit Maßnahmen der Mobilisation verknüpft werden kann (Bd. 3, S. 227).

12.3.3 Maßnahmen der speziellen Hautpflege

Die Hautpflege hat einen besonderen Stellenwert, da die Förderung und Erhaltung der Gewebetoleranz sowie der Hautdurchblutung eine wichtige Maßnahme der Dekubitusprophylaxe darstellt. Wie groß diese Rolle jedoch im Vergleich zu den Hauptfaktoren Druckentlastung des Gewebes in einer bestimmten Zeit steht, kann in Studien derzeit noch nicht festgestellt werden.

Eine wichtige Maßnahme zur Dekubitusprophylaxe ist die regelmäßige Inspektion der Haut gefährdeter Personen (Bd. 2, S. 67). Hinzu kommt die individuelle Hautpflege entsprechend dem jeweiligen Hauttyp (Bd. 3, Kap. 9). Das Ziel der Hautpflege ist der Erhalt bzw. die Wiederherstellung eines physiologischen Hautmilieus. Besonders den beiden Faktoren Hautfeuchtigkeit bzw. -trockenheit ist bei der Dekubitusentstehung Beachtung zu schenken.

Feuchte Haut. Feuchte Haut begünstigt das Aufweichen der Epidermis (Mazeration). Sie kann u. a. durch vermehrte Schweißproduktion infolge starken Schwitzens, sowie durch Stuhl und/oder Urininkontinenz hervorgerufen werden. Besonders Hautareale, bei denen sich eine Intertrigo (Wundwerden in Körperfalten) wie z. B. unter der Brust, in der Leiste oder der Analfalte (S. 369) abzeichnen, sind gefährdet einen Dekubitus zu entwickeln.

Trockene Haut. Trockene Haut kann auf Grund ihres enormen Flüssigkeitsverlustes ebenfalls den natürlichen Säureschutzmantel nicht aufrechterhalten und wird als Folge hiervon anfällig für eine Dekubitusentstehung. Dies ist besonders bei der Altershaut der Fall, vor allem durch eine verminderte Schweiß- und Talgproduktion, den zunehmenden Fett- und Muskelabbau sowie die verminderte Ernährung der Haut.

12.3.4 Erhalt bzw. Wiederherstellung eines guten Ernährungszustandes

Es gibt derzeit zahlreiche Studien über den Zusammenhang zwischen Ernährungsstatus und Dekubitusentwicklung. Diese Studien sind jedoch teilweise unvollständig, enthalten unzureichend große Stichproben und widersprechen sich teilweise. Obwohl keine Studie existiert, welche nachweisen kann, dass eine gezielte Ernährung die Entstehung eines Dekubitus verhindert, sind die Praktiker davon überzeugt, dass die Sicherung einer individuell angepassten Nahrungs- und Flüssigkeitszufuhr zur Vorbeugung eines Dekubitus unterstützend wirken. Als alleinige Maßnahme zur Dekubitusprophylaxe ist sie allerdings unzureichend.

Auf die Ernährung bezogene Maßnahmen zur Dekubitusprophylaxe umfasst die regelmäßige Beurteilung des individuellen Ernährungszustandes, um Defizite rechtzeitig erkennen zu können.

Ursachen eines unzureichenden Ernährungszustandes

Als Ursachen eines unzureichenden Ernährungszustandes sind zwei Faktoren zu nennen:

- Malnutrition, eine mangelhafte oder falsch zusammengesetzte Ernährung und
- mangelhafte Flüssigkeitsaufnahme.

Malnutrition

Bei der Malnutrition fehlen wichtige Nahrungsbestandteile wie Zink, Magnesium, Kalcium, Eisen, Vitamin A, C, D und E sowie Eiweiße. Darüber hinaus wird der tägliche Kalorienbedarf der betroffenen Person nicht erreicht. Ein solcher Mangelernährungszustand hat zur Folge, dass das Körpergewebe nicht ausreichend ernährt werden kann und dadurch die Haut und das Unterhautfettgewebe atrophieren. Die Folge ist, dass die Körperstellen über den Knochenvorsprüngen unzureichend gepolstert sind, der Druck auf sie zunimmt und die Gefahr der Dekubitusentstehung deutlich ansteigt. Daher ist es von großer Bedeutung den täglichen Kalorienbedarf einer kranken Person zu ermitteln, um ihn dann in die orale oder enterale Nahrung integrieren zu können.

Mangelnde Flüssigkeitsaufnahme

Ein weiterer Faktor ist der tägliche Flüssigkeitsbedarf der einzelnen Personen. Eine ausreichende Flüssigkeitsaufnahme beträgt beim Erwachsenen im gesunden Zustand 2,5–3 l am Tag. Wird dieser Flüssigkeitshaushalt nicht gewährleistet, kann der normale Stoffwechsel nicht funktionieren. Daher ist es auch hier wichtig, Mangelerscheinungen im Flüssigkeitshaushalt gezielt auszugleichen (Bd. 3, Kap. 6).

12.4 Expertenstandard Dekubitusprophylaxe in der Pflege

Präambel zum Expertenstandard Dekubitusprophylaxe in der Pflege von der DQNP

„Da druckgefährdete Personen in allen Einrichtungen des Gesundheitswesens anzutreffen sind, richtet sich der vorliegende Expertenstandard an Altenpfleger/innen, Krankenschwestern/-pfleger und Kinderkrankenschwestern/-pfleger. Im Standard werden die Mitglieder der verschiedenen Pflegeberufe berufsgruppenübergreifend als „Pflegefachkraft“ angesprochen. Für druckgefährdete Personen wurde das Begriffspaar „Patient/Betroffener“ gewählt, um den unterschiedlichen Zielgruppen soweit wie möglich gerecht zu werden.

Der Expertenstandard basiert auf einer umfassenden Literaturanalyse der nationalen und internationalen Fachliteratur – vorrangig wurden randomisierte kontrollierte Studien recherchiert – sowie der Praxisexpertise der Mitglieder der Expertenarbeitsgruppe. In der Standardaussage und in Ergebniskriterium 7 wird die Verhinderung eines Dekubitus als zentrales Ziel formuliert, da der Entstehung eines Dekubitus i.d.R. entgegengewirkt werden kann. Dennoch ist zu konstatieren, dass dieses Ziel nicht bei allen Personengruppen erreichbar ist. Einschränkungen bestehen für Personengruppen, bei denen die gesundheitliche Situation gegen eine konsequente Anwendung der erforderlichen prophylaktischen Maßnahmen spricht (z. B. bei lebensbedrohlichen Zuständen), eine andere Prioritätensetzung erfordert (Menschen in der Terminalphase ihres Lebens) oder eine Wirkung der prophylaktischen Maßnahmen verhindert (z. B. gravierende Störungen der Durchblutung, auch unter Einnahme zentralisierender Medikamente).

Die inhaltliche und formale Gestaltung des vorliegenden Standards (kurze eindeutige Standardaussage, inhaltliche Begründung, messbare Struktur-, Prozess- und Ergebniskriterien) orientiert sich an der international bewährten Struktur, die auch im europäischen Netzwerk angewandt wird. Die Auswahl der Schwerpunkte ist auf zentrale Aspekte ausgerichtet, um den Standard vor einer Überfrachtung mit allgemeinen Aussagen, wie „regelmäßige Fortbildungen veranstalten“, „Pflegemaßnahme dokumentieren“, „Pflegeprozess anwenden“, zu bewahren.

Die impliziten allgemeinen Qualitätsziele und -kriterien, über die dieser Expertenstandard verfügt, sollen im Folgenden skizziert werden, denn ihnen kommt eine richtungsweisende Funktion im Rahmen der Implementierung des Standards in die Pflegepraxis zu. Aus den allgemeinen Zielen und Kriterien lassen sich wertvolle Anhaltspunkte für den Aufbau einer geeigneten Infrastruktur für kontinuierliche Qualitätsentwicklung in der Pflege ableiten.

Die allgemeine Zielsetzung besteht in einer individuellen Pflege, die sich bei Bedarf auch an Angehörige von Patienten/Betroffenen richtet. Grundlage einer an individuellen Patienten-/Betroffenen-Bedürfnissen orientierten Pflege sind vor allem die:

- theoriegeleitete Anwendung der Pflegeprozessmethode einschließlich der Bewertung des Pflegeerfolges,
- Orientierung an körperlichen, psychischen, sozialen, seelischen und spirituellen Bedürfnissen der Patienten/Betroffenen,
- aussagekräftige Dokumentation des Pflegeprozesses als wichtige Datenquelle für die Qualitätsmessung,
- Zusammenarbeit mit den anderen Gesundheitsfachberufen.

Der vorliegende Expertenstandard beschreibt den Beitrag der Pflege zur Dekubitusprophylaxe. Die Versorgung der Patienten/Betroffenen findet jedoch i.d.R. berufsgruppen- und häufig auch sektorenübergreifend unter Beteiligung von Angehörigen und Hilfskräften statt. Maßnahmen zur Vermeidung eines Dekubitus können daher nur in Zusammenarbeit aller beteiligten Akteure einschließlich des Patienten/Betroffenen selbst erfolgen. Die Delegation von Tätigkeiten der Pflegefachkraft an Pflegehilfskräfte erfolgt im Rahmen ihrer Verantwortlichkeit. Der Einsatz von Technik und Hilfsmitteln bietet eine sinnvolle Unterstützung, ersetzt aber nicht die notwendige Förderung, Anleitung und Unterstützung bei der körpereigenen Bewegung des Patienten/Betroffenen. Zur Implementierung des Standards bedarf es der gemeinsamen Anstrengung der Gesundheitseinrichtungen (leitende Managementebene: Pflegemanagement und Betriebsleitung) und der Pflegefachkräfte. Die Managementebene trägt Verantwortung für die Bereitstellung von Wissen sowie für die Bereitstellung von Hilfsmitteln und Materialien. Pflegefachkräfte tragen Verantwortung für den Erwerb von Wissen und die Umsetzung des Standards im klinischen Alltag. Die Reduktion der Dekubitusinzidenz ist mit der gemeinsamen Beteiligung aller Akteure erfolgreich zu erreichen.

Der im Folgenden dargestellte Expertenstandard zur Dekubitusprophylaxe ist die endgültige Version, die von der Expertenarbeitsgruppe in Abstimmung mit dem Lenkungsausschuss des DNQP nach der Konsensus-Konferenz erarbeitet wurde. Die vorgenommenen Änderungen beschränken sich auf Ergänzungen und Konkretisierungen, sie waren nicht substantieller Natur.“

Der Expertenstandard Dekubitusprophylaxe in der Pflege (Stand: Mai 2000)

Standardaussage:
Jeder dekubitusgefährdete Patient erhält eine Prophylaxe, die die Entstehung eines Dekubitus verhindert.

Begründung: Ein Dekubitus gehört zu den gravierenden Gesundheitsrisiken hilfe- und pflegebedürftiger Patienten/Betroffener. Angesichts vorhandenen Wissens über die weitgehenden Möglichkeiten der Verhinderung eines Dekubitus ist die Reduzierung auf ein Minimum anzustreben. Von herausragender Bedeutung ist, daß das Pflegefachpersonal systematische Risikoeinschätzung, Schulung von Patienten/Betroffenen, Bewegungsförderung, Druckreduzierung und die Kontinuität prophylaktischer Maßnahmen gewährleistet.

Struktur	**Prozeß**	**Ergebnis**
Die Pflegefachkraft	**Die Pflegefachkraft**	
S1 • – verfügt über aktuelles Wissen zur Dekubitusentstehung, sowie Einschätzungskompetenz des Dekubitusrisikos.	**P1** • – beurteilt das Dekubitusrisiko aller Patienten/Betroffenen, bei denen die Gefährdung nicht ausgeschlossen werden kann, unmittelbar zu Beginn des pflegerischen Auftrages und danach in individuell festzulegenden Abständen sowie unverzüglich bei Veränderungen der Mobilität, der Aktivität und des Druckes u.a. mit Hilfe einer standardisierten Einschätzungsskala, z. B. nach *Braden*, *Waterlow* oder *Norton*.	**E1** • Eine aktuelle, systematische Einschätzung der Dekubitusgefährdung liegt vor.
S2 • – beherrscht haut- und gewebeschonende Bewegungs-, Lagerungs- und Transfertechniken.	**P2** • – gewährleistet auf der Basis eines individuellen Bewegungsplanes sofortige Druckentlastung durch die regelmäßige Bewegung des Patienten/Betroffenen, z. B. 30°-Lagerung, Mikrobewegung, reibungs- und scherkräftearmer Transfer und fördert soweit als möglich die Eigenbewegung des Patienten/Betroffenen.	**E2** • Ein individueller Bewegungsplan liegt vor.
S3a • – verfügt über die Kompetenz, geeignete druckreduzierende Hilfsmitel auszuwählen. **S3b** • Druckreduzierende Hilfsmittel (z. B. Weichlagerungskissen und -matratzen) sind sofort zugänglich, Spezialbetten (z. B. Luftkissenbetten) innerhalb von 12 h.	**P3** • – wendet die geeigneten druckreduzierenden Hilfsmittel an, wenn der Zustand des Patienten/Betroffenen eine ausreichende Bewegungsförderung bzw. Druckentlastung nicht zuläßt.	**E3** • Der Patient/Betroffene befindet sich unverzüglich auf einer für ihn geeigneten druckreduzierenden Unterlage, druckreduzierende Hilfsmittel werden unverzüglich angewendet.
S4 • – kennt neben Bewegungsförderung und Druckreduktion weitere geeignete Interventionen zur Dekubitusprophylaxe, die sich aus der Risikoeinschätzung ergeben.	**P4** • – leitet auf der Grundlage der Risikoeinschätzung für alle identifizierten Risikofaktoren weitere Interventionen ein, die beispielsweise die Erhaltung und Förderung der Gewebetoleranz betreffen.	**E4** • Die durchgeführten Interventionen zu den Risikofaktoren sind dokumentiert.
S5 • – verfügt über Fähigkeiten, Informations- und Schulungsmaterial zur Anleitung und Beratung des Patienten/Betroffenen und seiner Angehörigen zur Förderung der Eigenbewegung des Patienten/Betroffenen und zur Druckreduktion.	**P5** • – erläutert die Dekubitusgefährdung und die Notwendigkeit von prophylaktischen Maßnahmen, plant diese individuell mit dem Patienten/Betroffenen und seinen Angehörigen.	**E5** • Der Patient/Betroffene und seine Angehörigen kennen die Ursachen der Dekubitusgefährdung sowie die geplanten Maßnahmen und wirken auf der Basis ihrer Möglichkeiten an deren Umsetzung mit.
S6 • Die Einrichtung stellt sicher, dass alle an der Versorgung des Patienten/Betroffenen Beteiligten den Zusammenhang von Kontinuität der Intervention und Erfolg der Dekubitusprophylaxe kennen und gewährleistet die Informationsweitergabe über die Dekubitusgefährdung an externe Beteiligte.	**P6** • – informiert die an der Versorgung des dekubitusgefährdeten Patienten/Betroffenen Beteiligten über die Notwendigkeit der kontinuierlichen Fortführung der Interventionen (z. B. Personal in Arztpraxen, OP- und Röntgenabteilungen, oder Transportdiensten).	**E6** • Die Dekubitusgefährdung und die notwendigen Maßnahmen sind allen an der Versorgung des Patienten/Betroffenen Beteiligten bekannt.
S7 • – verfügt über die Kompetenz, die Effektivität der prophylaktischen Maßnahmen zu beurteilen.	**P7** • – begutachtet den Hautzustand des gefährdeten Patienten/Betroffenen in individuell zu bestimmenden Zeitabständen.	**E7** • Der Patient/Betroffene hat keinen Dekubitus.

Der ▸ *Expertenstandard* Dekubitusprophylaxe in der Pflege wurde im April 2002 von dem Deutschen Netzwerk für Qualitätssicherung in der Pflege (DNQP) herausgegeben.

Das Deutsche Netzwerk für Qualitätssicherung in der Pflege ist ein bundesweiter Zusammenschluss von Experten in der Pflege, welche sich kontinuierlich mit der Qualitätsentwicklung beschäftigen. In Zusammenarbeit mit dem Institut für Pflegewissenschaft an der Universität Witten/Herdecke wurde 1999 eine Arbeitsgruppe aus Pflegepraktikern und Pflegewissenschaftlern gebildet, welche einen wissenschaftlich fundierten Standardentwurf erarbeiteten. Dieser Entwurf wurde Anfang 2000 der breiten Fachöffentlichkeit in einer Konsensus-Konferenz vorgestellt. Die Ergebnisse der Konferenz wurden von der Arbeitsgruppe in den Expertenstandard integriert (**Abb. 12.9**).

Die erste Veröffentlichung erfolgte im August 2000 durch das DNQP. Innerhalb eines halben Jahres wurde der Expertenstandard in Modellprojekten in 16 ausgewählten Einrichtungen durchgeführt und evaluiert. Die erste Konsensus-Konferenz, sowie die wissenschaftlich begleitende Einführung des Expertenstandards in 16 Gesundheitsinstitutionen wurde vom Bundesministerium für Gesundheit gefördert. Seit seiner Veröffentlichung ist der Expertenstandard verbindliche Vorgabe professionellen pflegerischen Arbeitens. Für die einzelnen Institutionen ist er Anhaltspunkt für das angestrebte Qualitätsniveau. Weitere Expertenstandards sind bis zum Jahre 2006 für die Themen „Entlassungsmanagement", „Schmerzmanagement", „Sturzprophylaxe" und „Kontinenzförderung" geplant.

Eine jeweilige Überprüfung der Standards durch die Expertengruppe ist in einem Zeitraum von 3 Jahren angestrebt. Die sieben Kriterienebenen bestehen jeweils aus den Elementen Struktur-, Prozess- und Ergebnisstandard. Die einzelnen Kriterien enthalten in der Gesamtausgabe jeweils einen Kommentar.

◂ **Abb. 12.9** Expertenstandard Dekubitusprophylaxe (aus: Deutsches Netzwerk für Qualitätsentwicklung in der Pflege (Hrsg.): Expertenstandard Dekubitusprophylaxe in der Pflege. Entwicklung-Konsentierung-Implementierung. Osnabrück 2002 Mitglieder der Expertenarbeitsgruppe: Christel Bienstein, Sybille Ebert, Christa Gottwald, Karla Krämer, Bruno Kaltwasser, Esther Klein-Tarolli, Sabine Metzing, Eva-Maria Panfil, Gerhard Schröder, Karl-Hans Schröter, Eva Steinmetz, Franz Wagner, Angelika Zegelin-Abt)

Dekubitusprophylaxe:

- Primäre Maßnahme der Dekubitusprophylaxe ist die Druckentlastung bzw. -verminderung durch Weich-, Hohl- , Mikro- und intermittierende Lagerungen sowie durch Mobilisation.
- Sekundäre Maßnahmen beziehen sich auf die Hautpflege, die Ernährung und die individuellen Risikofaktoren des betroffenen Menschen.
- Ein verbindliches Vorgehen zur Dekubitusprophylaxe beschreibt der Expertenstandard von dem Deutschen Netzwerk für Qualitätssicherung in der Pflege.

12.5 Fallstudie und Pflegediagnose

Fallstudie Frau Druck

Frau Druck, 75 Jahre, wurde von ihrem Hausarzt mit der Diagnose „linkshirniger Apoplex" in die Klinik eingewiesen. Sie befindet sich in einem schlechten körperlichen Zustand. Der Ernährungszustand von Frau Druck ist bei einer Größe von 160 cm und einem Gewicht von 48 kg reduziert (BMI: 18). Die Haut von Frau Druck ist trocken. Laut eigener Angabe trinkt sie sehr wenig (ca. 1 l/Tag). Durch die Hemiplegie rechts kann Frau Druck ihr Bett alleine nicht verlassen und benötigt Hilfe beim Toilettengang mit dem Toilettenstuhl. Sie klagt über Liegeschmerzen in der Kreuzbeinregion. Bei der Lagerung/Mobilisation kann hier eine Rötung beobachtet werden, die sich aber nach einiger Zeit zurückbildet. Frau Druck ist voll orientiert und zur Mitarbeit motiviert. Die Einschätzung des Dekubitusrisikos für Frau Druck erfolgt an Hand der erweiterten Norton Skala. Mit der erreichten Punktzahl von 22 besteht ein Dekubitusrisiko (**Abb. 12.5 b**).

Tab. 12.1 zeigt einen Auszug aus dem Pflegeplan von Frau Druck. Für Frau Druck kann folgende Pflegediagnose formuliert werden: Gefahr eines Dekubitus beeinflusst durch (b/d) langanhaltende Druckeinwirkung, Immobilität und Unterernährung angezeigt durch (a/d) Schmerzäußerungen in der Kreuzbeinregion bei Zugehörigkeit zu der Risikogruppe.

Tab. 12.1 Auszug aus dem Pflegeplan von Frau Druck

Pflegeprobleme	*Ressourcen*	*Pflegeziele*	*Pflegemaßnahmen*
Bei Frau Druck besteht die Gefahr eines Dekubitus aufgrund von: ▪ Immobilität mit eingeschränkter Beweglichkeit durch Hemiplegie rechts ▪ trockener Haut ▪ geringer Flüssigkeitsaufnahme ▪ reduzierten Ernährungszustandes (BMI 18)	▪ Frau Druck ist orientiert ▪ sie ist zur Mitarbeit motiviert ▪ sie kann das Bett mit Hilfe verlassen	▪ Frau Druck behält eine geschmeidige, intakte Haut ▪ sie kennt die Gefahr eines Dekubitus und Maßnahmen zur Prophylaxe ▪ sie führt eigenständig Bewegungen im Rahmen ihrer Möglichkeiten durch ▪ sie nimmt die Mahlzeiten am Tisch ein ▪ sie akzeptiert die Lagerung und meldet sich beim Auftreten von Schmerzen ▪ sie trinkt 2,5 l/Tag ▪ sie führt eigenständig ein Trinkprotokoll ▪ sie nimmt pro Woche 1 kg Gewicht zu	▪ über Gefahr des Dekubitus und Maßnahmen der Prophylaxe informieren (Druckentlastung, Hautpflege, Ernährung) ▪ zu Bewegungsübungen im Bett und beim Sitzen im Rollstuhl/am Tisch anleiten (Anheben/Senken der Extremitäten – rechts mit Unterstützung des linken Armes) ▪ Mobilisieren: Gehen mit Unterstützung, zu den Mahlzeiten an den Tisch setzen, zum Waschbecken/Toilette mit dem Stuhl bringen ▪ nach Bobath lagern bzw. bei Lagewechseln unterstüzen (Zeitintervall individuell mit Frau Druck absprechen, mind. 2 stdl., darauf hinweisen, sich bei Schmerzen zu melden) ▪ Haut bei Mobilisation/Lagewechsel und Körperpflege inspizieren ▪ Hautpflege mit W/O-Lotion (morgens/abends) ▪ Flüssigkeitszufuhr von 2,5 l/Tag ▪ Wunschgetränke bereitstellen ▪ zur Erstellung eines Trinkprotokolls anleiten ▪ 5 Mahlzeiten mit insg. mind. 1500 kcal/Tag, Essenswünsche berücksichtigen ▪ 1 ×/Woche wiegen (mittwochs)

12.6 Juristische Aspekte

Noch vor wenigen Jahren galt die Entwicklung eines Dekubitus als Pflege- bzw. Behandlungsfehler. Nach einem Urteil aus dem Jahre 1999 des Oberlandesgerichts Köln vertrat der dortige Sachverständige die Meinung, dass das Auftreten von Dekubitalgeschwüren immer vermeidbar sei. Davon kann nach heutiger medizinischer und pflegerischer Sicht nicht ausgegangen werden, da der letztendliche Nachweis für die jeweilige Ursache für die Entstehung des einzelnen Dekubitus nur sehr schwer zu führen ist.

Schadenersatz. Ein Dekubitus lässt sich nach heutigem pflegewissenschaftlichen Stand bei Schwerstkranken trotz umfangreicher prophylaktischen Maßnahmen nicht immer vermeiden. Ist nun ein Dekubitus entstanden, hat nach Zivilrecht der Geschädigte laut §823 und §847 BGB, ein Recht auf Schadenersatz und Schmerzensgeld. Dabei liegt die Beweisführung bei dem Geschädigten, was heißt, dass die Person, bei der ein Dekubitus entstanden ist, nachweisen muss, dass dieser durch einen Fehler der Pflegeperson oder des Arztes verursacht wurde. Dies kann nur durch die Einsicht in die medizinisch-pflegerische Dokumentation geschehen.

Beweislastumkehr. Zwei Gegebenheiten führen zu einer sog. Beweislastumkehr, bei der der Angeklagte den Beweis erbringen muss, dass der Dekubitus nicht zu vermeiden war. Eine Beweislastumkehr tritt zum einen ein, wenn die pflegerische Dokumentation lückenhaft geführt wurde und der Geschädigte aus diesem Grund seinen Nachweis nicht führen kann, zum anderen, wenn ein grober Behandlungsfehler entgegen der derzeitig gesicherten pflegerischen und medizinischen Erkenntnisse vorliegt. Hier wird der Stellenwert der pflegerischen und ärztlichen Dokumentation zur juristischen Absicherung sehr deutlich.
Darüber hinaus ist die Dokumentation eine unentbehrliche Aufzeichnung über die Risikoeinschätzung, prophylaktische Maßnahmen, evtl. erste Anzeichen eines Dekubitus mit entsprechender Therapie usw. und sichert die intra- und interdisziplinäre Informationsweitergabe.

Fazit: Ein Dekubitus entsteht hauptsächlich durch eine längere Zeit andauernde Druckeinwirkung auf die Haut. Weitere Dekubitus fördernde Aspekte sind auf die Haut wirkende Scher- und Schubkräfte sowie individuelle Risikofaktoren. Dekubiti treten gehäuft an spezifischen Körperstellen auf, vor allem dort, wo Knochen relativ ungepolstert unter der Haut liegen. Je nach Ausmaß der Hautschädigung und Art der betroffenen Strukturen werden vier Stadien, die teilweise ineinander übergehen, unterschieden.

Das individuelle Dekubitusrisiko eines Menschen wird anhand vorhandener Risikofaktoren unter Zuhilfenahme von Dekubitusrisiko-Skalen eingeschätzt. Primäre Maßnahme der Dekubitusprophylaxe ist die Druckentlastung gefährdeter Hautareale unter Berücksichtigung individueller Ressourcen des betroffenen Menschen. Hierzu werden neben mobilisierenden Maßnahmen vor allem die Weich-, Hohl- und Mikrolagerung sowie die intermittierende Lagerung eingesetzt. Sekundäre Maßnahmen umfassen eine adäquate Hautpflege sowie die Sorge für einen guten Ernährungszustand und eine ausgeglichene Flüssigkeitsbilanz.

Die Dokumentation der Maßnahmen zur Dekubitusprophylaxe dienen neben einem guten intra- und interdisziplinären Informationsfluss auch der rechtlichen Absicherung pflegerischen und ärztlichen Handelns. Die Dekubitusprophylaxe hat einen hohen Stellenwert in der pflegerischen Arbeit. Hierzu hat das Deutsche Netzwerk für Qualitätssicherung in der Pflege den „Expertenstandard Dekubitusprophylaxe in der Pflege" erarbeitet.

Bienstein C., G. Schröder: Dekubitus-Prophylaxe-Therapie. Verlag Krankenpflege, Frankfurt 1991

Bienstein C. u. a. (Hrsg.): Dekubitus. Die Herausforderung für Pflegende. Thieme, Stuttgart 1997

Brockhaus Enzyklopädie, Bd. 5, 19. Aufl. Brockhaus Verlag, Mannheim 1988

Bürgerliches Gesetzbuch. Beck-Texte, 34. Aufl. Deutscher Taschenbuch Verlag, München 1993

Dekubitusprävention. Evidenzbasierte Leitlinie des Wissensnetzwerkes „evidence.de" der Universität Witten/Herdecke. www.evidence.de/Leitlinien

Deutsches Netzwerk für Qualitätssicherung in der Pflege (Hrsg.): Expertenstandard Dekubitusprophylaxe in der Pflege. Entwicklung-Konsentierung-Implementierung. Osnabrück, April 2002

Ellermann, K.: Die konservative Therapie des Dekubitalgeschwürs. Heilberufe ambulant 8 (1999) 10

Gordon, M.: Handbuch Pflegediagnosen, 2. Aufl. Ullstein Medical, Wiesbaden 1998

Grundgesetz für die Bundesrepublik Deutschland, 26. Aufl. Landeszentrale für politische Bildung Rheinland Pfalz, Mainz 1983

Großkopf, V.: Dekubiti sind immer vermeidbar. Urteil über die Vernachlässigung der Pflege. Pflegezeitschrift 53 (2000) 679

Heilberufe spezial: Dekubitus. Physiologie, Prophylaxe, Therapie. München 2002

Hoehl, M., P. Kullick: Kinderkrankenpflege und Gesundheitsförderung, 2. Aufl. Thieme, Stuttgart 2002

Jecklin, E.: Arbeitsbuch Krankenbeobachtung, 2. Aufl. Gustav Fischer, Stuttgart 1992

Kellnhauser E. u. a. (Hrsg.): Thiemes Pflege, 9. Aufl. Thieme, Stuttgart 2000

Koch W. u. a.: Mangelernährung und Dekubitus. Die Schwester/Der Pfleger 38 (1999) 930

Lauber, A. (Hrsg.): Grundlagen beruflicher Pflege. verstehen & pflegen, Bd. 1. Thieme, Stuttgart 2001

Lauber, A., P. Schmalstieg (Hrsg.): Wahrnehmen und Beobachten. verstehen & pflegen, Bd. 2. Thieme, Stuttgart 2001

Lauber, A., P. Schmalstieg (Hrsg.): Pflegerische Interventionen. verstehen & pflegen, Bd. 3. Thieme, Stuttgart 2003

Neander, K. D.: Dekubitus. Ein Lehr- und Lernprogramm. Recom, Basel 1993

Neander, K. D.: Auf alle Felle. Altenpflege 10 (2002) 38

Reichelt, H.: Dekubitusprophylaxe im OP. Heilberufe 8 (2002) 38

Schröder, G.: OP – Auflagen. Wärme und Druckreduzierung sind entscheidend. Die Schwester/ Der Pfleger 41 (2002) 934

Seel, M.: Die Pflege des Menschen, 2. Aufl. Brigitte Kunz Verlag, Hagen 1993

Schürrholz Arzneimittel GmbH (Hrsg.): Dekubitus muss nicht sein. München, o. J.

Strafgesetzbuch. Beck-Texte, 26. Aufl. Deutscher Taschenbuch Verlag, München 1992

Zegelin-Abt, A. u. a.: Die Braden-Skala zur Dekubitusrisikoeinschätzung. Die Schwester/Der Pfleger 36 (1997) 196

13 Thromboseprophylaxe

Petra Fickus

Übersicht

Schlüsselbegriffe

- *Virchow'sche Trias*
- *Thromboserisiko*
- *physikalische Maßnahmen*

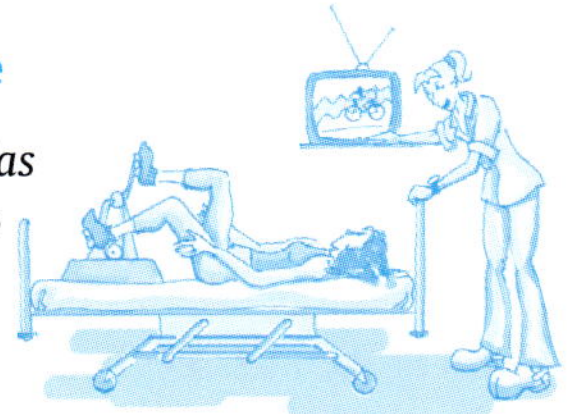

Einleitung

Thromboembolische Erkrankungen mit ihren akuten und späten Komplikationen gehören immer noch zu den häufigsten Erkrankungen im stationären und ambulanten Bereich. Thromboseprophylaxe umfasst einen Aufgabenbereich, der sich in der Übergangszone zwischen ärztlichem und pflegerischem Handeln bewegt. Häufig werden die Maßnahmen zur Thromboseprophylaxe an Pflegende delegiert. Unterschieden werden hierbei physikalische und medikamentöse Prophylaxemaßnahmen. Um prophylaktische Maßnahmen sinnvoll einsetzen zu können, bedarf es grundlegender Kenntnisse der Pathophysiologie der Thrombose.

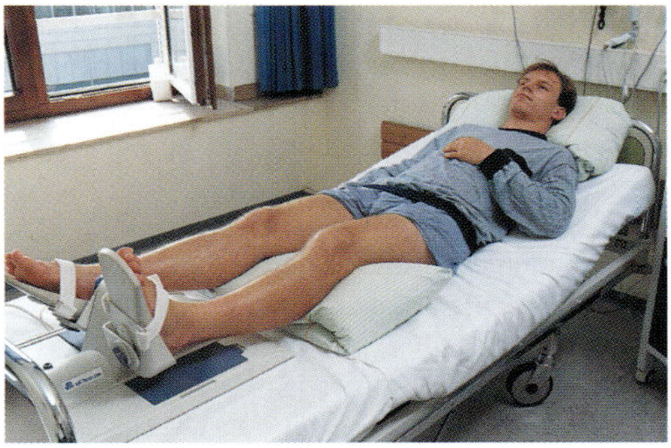

Aufgrund der pathophysiologischen Mechanismen lassen sich verschiedene Grade für eine Thrombosegefährdung ermitteln. Hierzu werden sogenannte Scores eingesetzt, die die unterschiedlichen Risikofaktoren gewichten und somit die Höhe des Thromboserisikos festlegen. Der Grad der Thrombosegefährdung kann als Entscheidungshilfe für die Auswahl und die Intensität der Durchführung der pflegerischen Interventionen zur Thromboseprophylaxe hilfreich sein.

Das Spektrum der pflegerischen Maßnahmen zur Thromboseprophylaxe ist vielseitig und zielt im Wesentlichen darauf ab, den venösen Blutfluss physikalisch zu beschleunigen. Von Bedeutung für das Erzielen eines positiven Effektes, ist eine regelmäßige und sachgerechte Durchführung von individuell angepassten thromboseprophylaktischen Maßnahmen.

Die Evidenz, d.h. der Nachweis der Effektivität der pflegerischen Maßnahmen zur Thromboseprophylaxe basiert größtenteils auf klinischer Erfahrung. Wissenschaftliche Untersuchungen zu der Wirksamkeit der einzelnen Maßnahmen stehen teilweise noch aus. Neben der richtigen Auswahl der entsprechenden prophylaktischen Maßnahmen und der korrekten Durchführung, erhält auch die Information der betroffenen Personen einen besonderen Stellenwert.

Die Aufklärung und Anleitung der pflegebedürftigen Personen zu thromboseprophylaktischen Maßnahmen fördern die Eigenaktivität und die selbstständige Durchführung der physikalischen Maßnahmen.

13.1 Thrombose

Der Begriff „Thrombose" kommt aus dem Griechischen und heißt übersetzt Blutgerinnung. Als Thrombose wird die Entstehung eines Blutgerinnsels, des sog. Thrombus in der Blutbahn bezeichnet, die durch eine erhöhte Blutgerinnung innerhalb des Gefäßsystems hervorgerufen wird. Hierbei wird das betroffene Blutgefäß teilweise oder ganz verschlossen.

Bei dem Blutgefäß handelt sich i.d.R. um eine Vene, aber auch Arterien können betroffen sein.

13.1.1 Arterielle Thrombosen

Sie sind lebensbedrohlich für den Organismus, da das Gewebe hinter dem Thrombus nicht mehr hinreichend mit Sauerstoff versorgt wird und zugrunde geht. Arterielle Thrombosen können durch pflegerische Prophylaxemaßnahmen nicht vermieden werden.

13.1.2 Venöse Thrombosen

Eine Einteilung der venösen Thrombosen kann entsprechend ihrer Lokalisation erfolgen. Man unterscheidet:

- Thrombosen der oberflächlichen Venen (Thrombophlebitis) und
- Thrombosen der tiefliegenden Venen (Phlebothrombosen).

Thrombophlebitis. Thrombosen der oberflächlichen Venen entstehen häufig in den unteren Extremitäten und bei Krampfadern, d. h. sackartig erweiterten geschlängelten Venen. Da die Strömungsgeschwindigkeit des Blutes in den oberflächlichen Venen eher gering ist, wächst der Thrombus an der Gefäßwand fest. Weitere Blutpartikel lagern sich an, so dass das Gefäßlumen nach geraumer Zeit ganz ausgefüllt ist. Aufgrund des Strömungshindernisses bilden sich sogenannte Kollateralkreisläufe (Umgehungskreisläufe) aus. Durch den eher langsamen Blutfluss in den oberflächlichen Venen ist die Gefahr gering, dass der Thrombus sich löst und verschleppt wird. Besteht neben der Thrombose eine gleichzeitige Venenwandentzündung, wird diese als Thrombophlebitis superficialis bezeichnet.

Phlebothrombosen. Thrombosen der tiefliegenden Venen werden als Phlebothrombose bezeichnet. Bevorzugter Sitz von Phlebothrombosen sind die unteren Extremitäten und das Becken.

13.1.3 Pathophysiologie der Thrombose

Zur Entstehung einer Thrombose müssen verschiedene Faktoren zusammenkommen. Von dem deutschen Mediziner Rudolf Virchow (1821 – 1902) wurden bereits 1856 drei wesentliche Ursachen für die Entstehung von Thrombosen beschrieben. Die ▸ *Virchow'sche* Trias umfasst (**Abb. 13.1**):

- Schädigung der Gefäßwand (Wandfaktor),
- erhöhte Gerinnungsfähigkeit des Blutes (Blutfaktor) und
- Verlangsamung der Blutströmung bis zur Stase (Kreislauffaktor).

Wandfaktor

Veränderungen bzw. Schädigungen der Gefäßwand sind auf chemische, elektrische oder thermische Reize zurückzuführen. Durch Gefäßsklerose, Entzündungen, Venenoperationen oder Gefäßquetschungen nach Unfällen, können z. B. Risse oder andere Veränderungen der Intima (Gefäßinnenwand) entstehen.

Durch die geschädigte Intima ist der physiologische Abstoßungsprozess von Blutbestandteilen und Gefäßinnenwand gestört. Es lagern sich vermehrt Blutplättchen (Thrombozyten) an der Gefäßwand an. Die abgelagerten Thrombozyten werden aktiviert und setzen gerinnungssteigernde Faktoren frei. Die Aktivierung der Blutgerinnung ist ein physiologischer Schutzmechanismus, der ein Verbluten bei Verletzungen vermeiden soll. Durch diesen Mechanismus wird auch die normalerweise durch Prostaglandine einsetzende Hemmung der Thrombozytenaggregation (Zusammenballung der Thrombozyten) aufgehoben. Zusätzlich wird die physiologische Steigerung des fibrinolytischen Systems (Gerinnsel auflösendes System) durch den Plasminogenaktivator gemindert.

Blutfaktor

Gerinnung und Fibrinolyse halten sich physiologisch im menschlichen Organismus die Waage. Wird eines der beiden Systeme aktiviert, versucht das gegenläufige System das Gleichgewicht wieder herzustellen. Ist das Zusammenspiel von Gerinnung und Fibrinolyse gestört und die Gerinnung erhöht, kann dies zur Entstehung einer Thrombose führen.

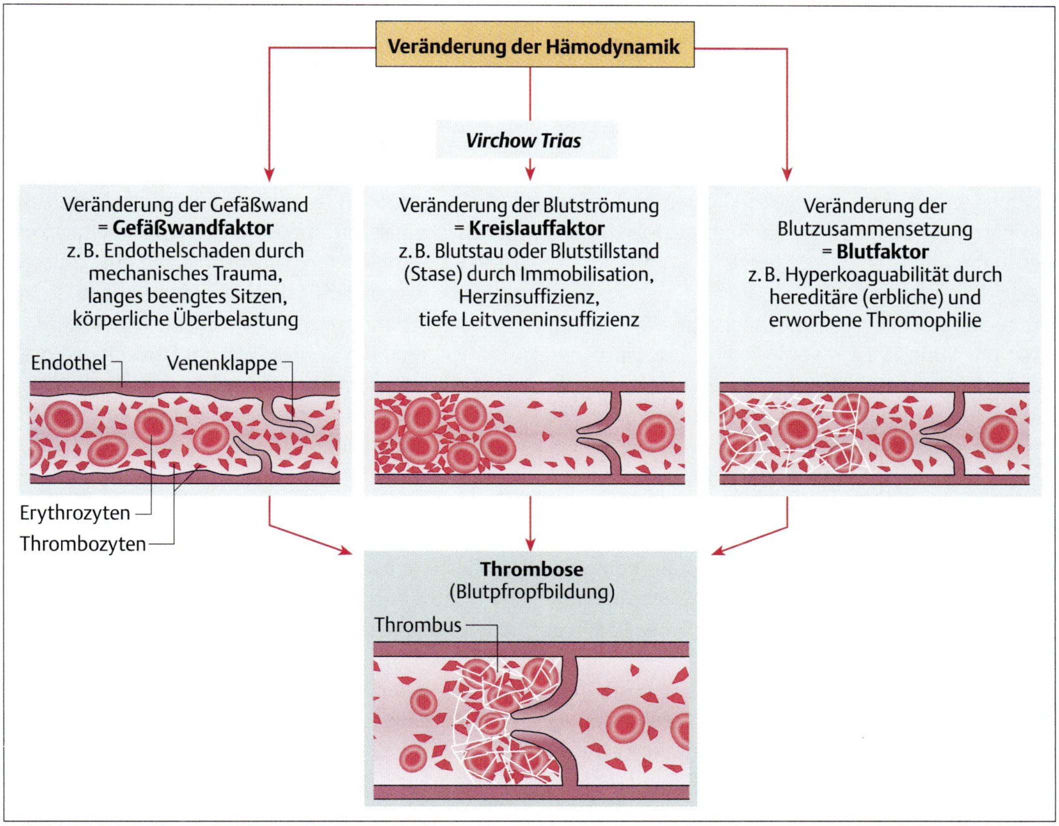

Abb. 13.1 Virchow'sche Trias (nach: Sander u. Schneider, 1998)

Ursachen. Verantwortlich hierfür sind einerseits häufig Erkrankungen, die zu einer verstärkten Bildung von Fibrinogen und Fibrin führen. Andererseits kann ein Mangel an natürlichen Inhibitoren (gerinnungshemmende Faktoren, z.B. Antithrombin III, körpereigenes Heparin, Protein C und Protein S) das Ungleichgewicht auslösen. Beide Ursachenkomplexe führen zu einem Überwiegen der Gerinnungsfaktoren und somit zu einer Hyperkoagulolabilität (gesteigerte Gerinnung).

Begünstigende Faktoren. Eine Steigerung der Gerinnung kann u.a. durch folgende Faktoren begünstigt werden:

- Entzündungen,
- große Operationen,
- Sepsis,
- Bluthochdruck oder
- Schwangerschaft.

Kreislauffaktor

Eine verlangsamte Strömungsgeschwindigkeit des Blutes kann verschiedene Ursachen haben. Einflussfaktoren auf die Strömungsgeschwindigkeit des Blutes sind:

- Hämatokrit und
- Muskelvenenpumpe.

Hämatokrit

Die Viskosität (Fließeigenschaft des Blutes) wird maßgeblich vom Hämatokrit, d.h. dem Anteil der Erythrozyten am Volumen des peripheren Blutes beeinflusst. Je höher der Hämatokritwert des Blutes ist, desto visköser (zähflüssiger) wird es und desto schlechter fließt es.

Muskelvenenpumpe

Ein weiterer Einflussfaktor auf die Strömungsgeschwindigkeit des Blutes ist die Muskel- und Gelenkpumpe, die durch die Pumpwirkung des Kniegelenks, Sprunggelenks und der Wadenmuskulatur erzeugt wird. Bei der Funktion der Muskelvenenpumpe erzeugt die umgebende Skelettmuskulatur durch Komprimierung einen passiven Druck auf die umliegenden Venen. Das Blut der Venen wird hierdurch herzwärts transportiert, sofern die Venenklappen intakt sind. Die Venenklappen verhindern ein durch die Schwerkraft bedingtes Zurückfließen des Blutes.

Druck-Saugpumpen-Effekt. Durch die Muskelkontraktion (**Abb. 13.2 a**) werden die Perforansvenen (Verbindungsvenen), die quer durch die Muskulatur laufen zusammengepresst. Die tiefen Venen werden in Höhe des Muskelbauchs ebenfalls komprimiert, wobei es ober- und unterhalb des Muskelbauchs zu einer Erweiterung kommt. Durch die Muskelerschlaffung (**Abb. 13.2 b**) kommt es zu einer Umkehrung der Verhältnisse. Die Aufhebung der Kompression auf die Perforansvenen bewirkt über eine Sogwirkung die Entleerung der oberflächlichen Venen in die tiefen Venen.

Bei Immobilität kommt es häufig zum Ausfall der Muskelpumpe und somit zu einer Verlangsamung der Blutströmung bis hin zur Stase, d. h. zum völligen Stillstand des Blutes im venösen Gefäßbett. Prädisponierend für die Bildung einer Thrombose sind Bezirke, die durch ihre anatomischen Gegebenheiten, z. B. Venenverzweigungen, d. h. eine Aufgabelung großer Gefäße (z. B. V. femoralis) in kleinere Seitenäste (z. B. V. saphena magna) schon eine verlangsamte Strömung aufweisen.

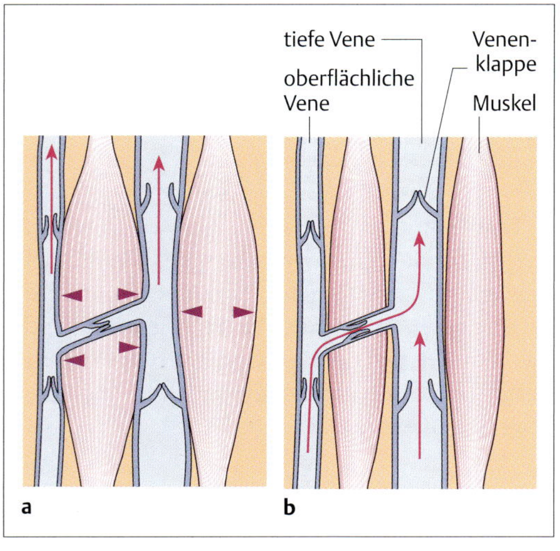

Abb. 13.2 Muskelvenenpumpe (nach: Sander u. Schneider, 1998)

13.1.4 Symptome der Thrombose

Die Diagnosestellung der Thrombose obliegt zwar dem Arzt, jedoch übernehmen Pflegende die Aufgabe einer gezielten Krankenbeobachtung, damit Anzeichen einer Thrombose rechtzeitig erkannt werden und eine weitere Diagnostik und eine entsprechende Therapie eingeleitet werden können. Je früher die Thrombose erkannt wird, desto besser ist sie therapierbar. Des Weiteren ist das frühzeitige Erkennen einer Thrombose entscheidend dafür, ob physikalische, prophylaktische Maßnahmen durchgeführt werden dürfen oder nicht.

Die Durchführung von prophylaktischen Maßnahmen (z. B. aktive Bewegungsübungen) sind bei bestehender Phlebothrombose kontraindiziert, da sie zu einer lebensbedrohlichen Lungenembolie führen können.

Aufgrund der anatomischen Strukturen treten Bein- und Beckenvenenthrombosen gehäuft links auf, da die linke Vena iliaca communis die rechte Beckenarterie kreuzt. Häufig auftretende Symptome sind (**Abb. 13.3**):

- Spontanschmerz in der Leistenbeuge mit einschießendem Schmerz in das Bein beim Husten oder Pressen,
- verschiedene schmerzhafte Druckpunkte an der betroffenen Extremität,
- Prattsche Warnvenen (gestaute, prall gefüllte Venen an der Schienbeinkante),
- Zyanose (bläuliche Verfärbung der Haut aufgrund der verminderten Blutzirkulation),
- einseitige Ödembildung (aufgrund der Abflussbehinderung), die Schwellung ist häufig zu Beginn mit dem bloßen Auge nicht erkennbar, hilfreich kann hier ein beidseitiges Messen des Waden- bzw. Oberschenkelumfangs an der dicksten Stelle sein,
- straffe, gespannte Haut evtl. auch mit lokaler Überwärmung (durch die Blutfülle, bzw. den Stau verursacht),
- oberflächliche Kollateralvenen im Bereich der Leisten- und Schamgegend,
- im fortgeschrittenen Stadium Allgemeinsymptome wie subfebrile Temperaturen und eine ansteigende Pulsfrequenz.

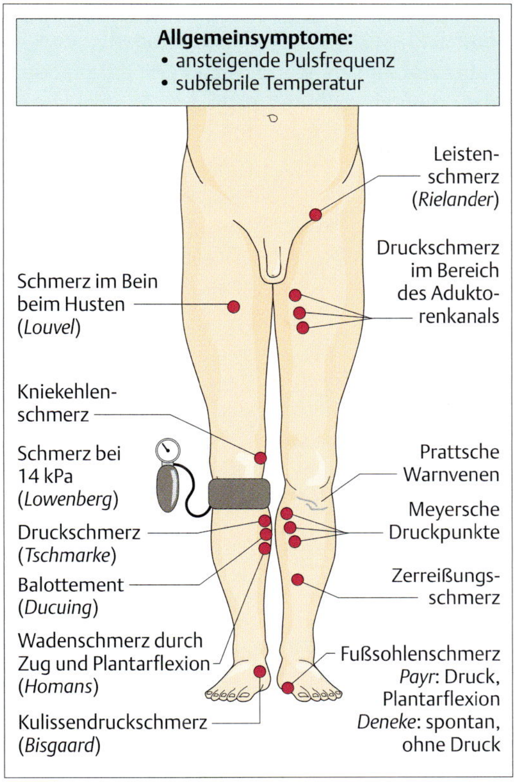

Abb. 13.3 Zeichen einer beginnenden Thrombose nach Düsing (nach: Neander u. a., 1997)

Vorsicht ist geboten bei der Ermittlung des Wadenkompressionsschmerzes, bei dem eine Druckmanschette an der Wade auf 100 mm Hg aufgeblasen wird, es besteht die Gefahr einer Lungenembolie durch Ablösen des Thrombus.

Diagnostik. Anhand der klinischen Zeichen kann der Verdacht einer Thrombose ausgesprochen werden. Um eine sichere Diagnose stellen zu können, müssen weitere diagnostische Untersuchungen, z.B. eine Phlebographie (röntgenologische Darstellung der Venen unter Kontrastmittelgabe) erfolgen.

13.1.5 Komplikationen der Thrombose

Komplikationen einer Thrombose können akut in Form einer Lungenembolie und/oder im späteren Verlauf als postthrombotisches Syndrom auftreten.

Lungenembolie

Auch eine venöse Thrombose kann lebensbedrohlich werden, wenn sich der Thrombus löst und als Embolus (verschleppter Thrombus) in die arterielle Blutbahn des Lungenkreislaufs geschwemmt wird. Er wird hierbei von einer Bein- und Beckenvene in die untere Hohlvene geschwemmt und über den rechten Vorhof in die rechte Herzkammer und in die Lungenarterie gespült. Bei der Lungenembolie verschließt der Embolus ein arterielles Blutgefäß der Lunge und verursacht einen Lungeninfarkt mit Sauerstoffunterversorgung des dahinter liegenden Gewebes, die sog. Lungenembolie.

Sie kann – je nach Ausprägung – für den betroffenen Menschen eine lebensbedrohliche Situation darstellen. Ein großer Embolus im Hilusgebiet der Lunge kann die Blutversorgung einer ganzen Lunge blockieren und damit einen reflektorischen Kreislaufstillstand bewirken. Ein mittelgroßer Embolus in einem großen Lungengefäß geht mit schweren Krankheitszeichen einher. Der Verschluss von kleineren Lungengefäßes sog. Mikroembolien kann unter Umständen symptomlos verlaufen.

Symptome der Lungenembolie

Je nach Ausmaß der Lungenembolie sind die Symptome unterschiedlich stark ausgeprägt:
- akut auftretender Thoraxschmerz,
- Dyspnoe (Atemnot mit beschleunigter, oberflächlicher Atmung),
- Tachykardie (beschleunigte Pulsfrequenz mit Abfall des Blutdrucks bis zum Schock),
- Kaltschweißigkeit,
- Zyanose insbesondere der Lippen und unter den Nagelbetten,
- Angst- und Beklemmungsgefühl,
- Einflussstauung der Halsvenen, erkennbar an den prall gefüllten Halsvenen und einem erhöhten Zentralvenendruck (ZVD) und
- Hämoptoe (Husten mit blutigem Auswurf).

Pflegerische Sofortmaßnahmen

Bei Verdacht auf Lungenembolie sind folgende pflegerische Sofortmaßnahmen einzuleiten:
- Atmung sichern durch Hochlagerung des Oberkörpers und Verabreichung von Sauerstoff (Bd. 3, S. 92),
- sofort Arzt benachrichtigen mittels der Rufanlage (auf keinen Fall betroffene Person alleine lassen),

- Betroffenen beruhigen, Ruhe und Sicherheit vermitteln, nach der Befindlichkeit erkundigen,
- Blutdruck, Puls und Atmung kontrollieren.

Alle weiteren Maßnahmen werden durch den Arzt angeordnet, hierbei liegen die Therapieziele in der:
- Sicherung der Atmung (ggf. durch Intubation und Beatmung),
- medikamentösen Unterstützung der Kreislauffunktion,
- adäquaten Schmerzbekämpfung und Beruhigung und
- evtl. in einer Lysetherapie (medikamentöse Auflösung des Thrombus).

Postthrombotisches Syndrom

Der Begriff „postthrombotisches Syndrom" umfasst die verschiedenen Folgeerscheinungen einer abgelaufenen Thrombose.

Venöse Abflussstörung. Durch die Thrombose kommt es zu einer Schädigung der Venenklappen durch Vernarbung und zu einer Verdickung der Venenwand (Fibronisierung). Die Funktion der Muskelvenenpumpe ist stark eingeschränkt, wodurch es zu einer venösen Abflussstörung kommt.

Strömungsumkehr. Das Blut staut sich in den tiefen Venen und in den Kollateralvenen, die sich während der Thrombose gebildet haben. Muskelkontraktionen (z.B. beim Gehen) bewirken jetzt eine Strömungsumkehr, d.h. das Blut aus den tiefen Venen und Kollateralvenen wird in die oberflächlichen Venen gepresst.

Druckerhöhung. Der chronische Rückstau und die Strömungsumkehr bei Muskelkontraktionen bewirken eine dauerhafte Druckerhöhung in den Venen bis hin zu den Kapillaren der Endstrombahn.

Stoffwechselveränderungen. Durch den permanent erhöhten Druck kommt es zu Stoffwechselveränderungen, insbesondere der Haut und des Unterhautzellgewebes. Weiterhin kann es zu Degenerations- und Entzündungsprozessen kommen.

Chronisch-venöse Insuffizienz. Auf Dauer führt dieser Mechanismus zu Veränderungen der Haut, die Epidermis und ihre Anhangsgebilde bilden sich zurück. Es zeigt sich eine bräunliche Verfärbung der Haut mit einer verstärkten Neigung zu Ekzemen. Kommt es im Verlauf des postthrombotischen Syndroms zu Hautveränderungen aufgrund des permanent erhöhten venösen Drucks, spricht man von einer chronisch-venösen Insuffizienz (CVI).

Lymphatische Abflussstörung. Langfristig kommt es auch zu lymphatischen Abflussstörungen. Durch den Rückstau von Wasser ins Gewebe bildet sich ein Ödem.

Thrombose:
- Thrombosen können grundsätzlich sowohl in Arterien als auch in Venen entstehen.
- Thrombosen in oberflächlichen Venen werden als Thrombophlebitis, Thrombosen in tiefliegenden Venen als Phlebothrombose bezeichnet.
- Veränderungen der Veneninnenwand, Hyperkoagulabilität und verlangsamte Strömungsgeschwindigkeit des Blutes sind Ursachen der Thombose (Virchow'sche Trias).
- Lebensbedrohliche Lungenembolien und postthrombotisches Syndrom sind Früh- bzw. Spätkomplikationen venöser Thrombosen.

13.2 Einschätzen des Thromboserisikos

Das ▸ *Thromboserisiko* wird durch verschiedene Faktoren erhöht. Viele Risikofaktoren beeinflussen mehrere Aspekte der Virchow'schen Trias, z.B. können maligne Tumore über die Produktion gerinnungsfördernder Stoffe einerseits den Blutfaktor, andererseits über die Erhöhung des Hämatokrit-Wertes auch den Kreislauffaktor negativ beeinflussen.

13.2.1 Risikofaktoren

Als gesicherte Risikofaktoren für die Entstehung von Thrombosen gelten:
- Medikamente,
- maligne Erkrankungen,
- Übergewicht,
- Operationen und Verletzungen,
- Lebensalter,
- Immobilität,
- Nikotin,
- Schwangerschaft,
- postthrombotisches Syndrom,

- Erkrankungen,
- Sepsis und
- schwere Entzündungen.

Medikamente

Antikonzeptiva haben einen gerinnungssteigernden Effekt. In Abhängigkeit von der Dosis und nur für die Zeit der Einnahme führen sie zu einem Zustand der Hyperkoagulolabilität. Diuretika bewirken über die vermehrte Harnausscheidung eine Konzentration des Blutes und damit eine Verschlechterung der Fließeigenschaft. Durch Medikamenteneinnahme kann es auch zu einer Veränderung der Leberfunktion mit veränderten Konzentrationen von Gerinnungs- und Antigerinnungsfaktoren kommen.

Maligne Erkrankungen

Maligne Erkrankungen können auf zwei verschiedene Weisen Einfluss nehmen. Zum einen können bestimmte Tumore gerinnungsfördernde Stoffe oder Hormone produzieren, zum anderen können Leukämien über den erhöhten zellulären Anteil den Hämatokrit-Wert erhöhen und die Strömungsgeschwindigkeit des Blutes herabsetzen.

Übergewicht

Menschen mit Übergewicht neigen häufig dazu, sich wenig zu bewegen. Hierdurch kommt es zu einer eingeschränkten Funktion der Muskelpumpe mit einem verminderten venösen Rückfluss. Bei starkem Übergewicht kann der Druck auf die tiefliegenden Venen zudem so erhöht sein, dass es zu einer Einengung des Gefäßlumens mit eingeschränktem venösen Rückfluss kommt. Außerdem leiden übergewichtige Menschen häufig an einer Fettstoffwechselstörung, die mit Gefäßwandveränderungen einhergeht.

Operationen und Verletzungen

In Verbindung mit Operationen steigt das Thromboserisiko erheblich. Auch nach Verletzungen kann eine Steigerung der Thromboserate nachgewiesen werden, insbesondere bei Oberschenkelfrakturen. Durch die Verletzung der Gefäße und des Gewebes – unabhängig von der Art der Verletzung (Operation oder Trauma) – wird in größeren Mengen Gewebsthrombokinase freigesetzt, wodurch die Gerinnungstendenz des Blutes stark heraufgesetzt wird.

Operationsdauer. Neben der Operationsart ist auch die Operationsdauer für das Thromboserisiko von Bedeutung. Mit steigender Operationsdauer steigt das Thromboserisiko. Als Ursache wird vermutet, dass durch die Relaxierung der quergestreiften Muskulatur die Zirkulation derart eingeschränkt wird, dass es nach kurzer Zeit zur Thrombenbildung kommt.

Lebensalter

Auch das Alter eines Menschen muss als Risikofaktor der Thromboseentstehung gewertet werden. Eine zunehmende Gefäßwandschädigung bedingt durch die fortschreitende Venosklerose des Alters, aber auch eine verminderte Trinkmenge und eine eingeschränkte Beweglichkeit können als Ursache gesehen werden. Die Veränderungen der Beinvenen nehmen in Abhängigkeit vom Alter zu.

Immobilität

Immobilität kann durch verschiedene Faktoren bedingt sein, neben der Bettruhe gibt es auch andere Formen der Immobilisierung (Gips, Schienen, Lähmungen, Stützverbände usw.). Jede Einschränkung der Mobilität führt auch zu einer Einschränkung der Muskelaktivität und steigert somit das Thromboserisiko. Neander u.a. (1997) zeigten auf, dass bereits nach 8-stündiger Flachlagerung die Strömungsgeschwindigkeit des Blutes auf etwa die Hälfte abnahm.

Nikotin

Nikotin führt zu einer Verengung der Gefäße, hierdurch vermindert sich nicht nur die arterielle Blutzufuhr, sondern auch der venöse Rückfluss wird gedrosselt. Des Weiteren fördert Nikotin die Thrombozytenaggregation und erhöht somit maßgeblich das Thromboserisiko. Zudem kommt es durch andere Bestandteile des Rauches zu Schäden an den Gefäßwänden und damit zu negativen Auswirkungen auf den Wandfaktor.

Schwangerschaft

Das erhöhte Thromboserisiko bei einer Schwangerschaft ist auf zwei Faktoren zurückzuführen. Zum einen wird durch den vergrößerten Uterus ein erheblicher Druck auf die Beckenvenen ausgeübt, so dass der venöse Rückfluss behindert ist. Zum anderen kommt es durch die Schwangerschaft zu einer allgemeinen Veränderung der Gefäßwände. Darüber hinaus führt das Geburtstrauma zu einer gesteigerten Gerinnungsneigung des Blutes (Hyperkoagulolabilität).

Postthrombotisches Syndrom

Beim Postthrombotischen Syndrom liegt eine dauerhafte Störung des venösen Abflusses vor, der zur chronisch-venösen Insuffizienz mit Varizen-Bildung führt (S. 286). Neben der Schädigung der Venen ist der gesamte venöse Rückfluss gedrosselt und somit das Thromboserisiko erhöht. Das Postthrombotische Syndrom ist die Spätfolge einer akuten Becken- bzw. Beinvenenthrombose. Durchgemachte Thrombosen, Thromboembolien und auch die Arterielle Verschlusskrankheit (AVK) erhöhen das Thromboserisiko.

Erkrankungen

Herz- und Kreislauferkrankungen wie z. B. eine schwere Herzinsuffizienz oder ein Myokardinfarkt, aber auch Schockzustände verlangsamen den venösen Blutfluss.

Sepsis und schwere Entzündungen

Im Rahmen von schweren Entzündungen und septischen Krankheitsverläufen kann es zu einem erheblichen Abfall des Antithrombin-III-Spiegels kommen. Der Mangel an gerinnungshemmenden Stoffen erhöht das Thromboserisiko maßgeblich.

Um eine adäquate Einschätzung des Thromboserisikos durchführen zu können, muss eine Gewichtung der einzelnen Risikofaktoren vorgenommen werden.

13.2.2 Frowein-TVT-Score

Bevor Maßnahmen zur Thrombosephrophylaxe eingeleitet werden, sollte eine individuelle Risikoeinschätzung für die betroffene Person durchgeführt werden. Idealerweise geschieht dies in Zusammenarbeit zwischen Arzt und Pflegeperson, da viele verschiedene Informationen zusammenfließen sollen.

Zur Ermittlung und Systematisierung des Thromboserisikos bieten sich sogenannte Einschätzungsskalen an. Frowein entwickelte 1997 ein Score (**Abb. 13.4 a**) zur Einschätzung des Thromboserisikos mit der Systematik der Virchow'schen Trias. Die einschätzbaren Risikofaktoren wurden unter die drei Hauptgruppen Gefäßwandschädigung, Hämodynamik und Blutzusammensetzung eingeordnet. Anhand von belegenden Studien kategorisierte Frowein für die einzelnen Risikofaktoren unterschiedliche Ausprägungsgrade. Jeder Risikofaktor kann nur einem Ausprägungsgrad zugeordnet werden und erhält dafür eine festgelegte Punktzahl. Je stärker der Ausprägungsgrad desto höher die Punkte. Die Gesamtpunktzahl der verschiedenen Hauptgruppen wird abschließend addiert und anhand der Legende bewertet. Es wird zwischen vier Risikogruppen (kein, gering, mittel, hoch) unterschieden.

Der ermittelte Gefährdungsgrad kann als Entscheidungshilfe für die Auswahl der Thromboseprophylaxemaßnahmen und auch für die Festlegung der Intensität der Durchführung herangezogen werden.

Geltungsbereich. Die Einschätzungsskala eignet sich für alle Fachbereiche und garantiert eine sichere Dokumentation der Thrombosegefährdung. Einschränkend problematisiert der Autor den Geltungsbereich der Skala, da zu vielen Risikofaktoren, wie z. B. die Auswirkungen von Stoffwechselstörungen, Arzneimitteln usw. auf das Thromboserisiko, keine gesicherten Ergebnisse vorliegen. Außerdem wäre eine Überprüfung des Scores auf seine Validität, d. h. Gültigkeit in der Praxis erforderlich. Neander u. a. schlagen hier eine prospektive Studie vor, in der die pflegebedürftigen Personen je nach Gefährdungsgrad eine unterschiedlich intensive Thromboseprophylaxe erhielten.

Dokumentation. Nachdem das individuelle Thromboserisiko ermittelt wurde, muss dies im Pflegeplan der betroffenen Person dokumentiert werden. Sowohl die vereinbarten Ziele, als auch die konkret geplanten Maßnahmen werden mit Angaben zur Häufigkeit schriftlich fixiert. Zudem erfolgt eine zeitnahe Dokumentation der durchgeführten Maßnahmen mit evtl. aufgetretenen Besonderheiten. Eine regelmäßige Auswertung des Erfolgs und der Wirksamkeit der ausgewählten Interventionen sollte mit dem Betroffenen gemeinsam durchgeführt werden.

Einschätzen des Thromboserisikos:

- Risikofaktoren für die Entstehung von Thrombosen sind alle Umstände, die einen oder mehrere Aspekte der Virchow'schen Trias beeinflussen.
- Die Einschätzung des Thromboserisikos erfolgt individuell und idealerweise in Zusammenarbeit von Pflegenden, Ärzten und pflegebedürftigem Menschen.

Frowein-TVT-Score zur Einschätzung des Thromboserisikos | **Beispiel**

Risikofaktoren	Kategorie	P	Kategorie	P	Kategorie	P	Punkte
Gefäßwandschädigung							
Varikosis	nein	0	leicht	1	stark	4	0
frühe Thrombose/Lungenembolie	nein	0	ja	4			0
AVK	nein	0	Stadium I – IIa	2	Stadium IIb –IV	4	0
Alter	40	1	> 60	2	> 70	3	1
Hämodynamik							
Mobilität	mobil	0	teilmobil (bis ca. 12 Std./Tag)	2	immobil (länger als 72 Std. ununterbrochen)	4	0
Lähmungen	nein	0	Querschnittlähmung Halbseitenlähmung	3			0
Frakturen	nein	0	Unterschenkel	2	Oberschenkel	7	0
Stützverband	nein	0	Gehgips	3	Liegegips	7	0
Herzinsuffizienz	nein	0	Stadium I – III	3	Stadium IV	6	0
Myokardinfarkt	nein	0	ja	4			0
Schwangerschaft	nein	0	ja	1			0
postpartal	nein	0	ja	2			0
Übergewicht	nein	0	>15% (nach Broca)	2	>20% (nach Broca)		0
Blutzusammensetzung							
schwere Entzündung	nein	0	ja	7			0
Sepsis	nein	0	ja	7			0
maligner Tumor	nein	0	ja	7			0
Operation	kleine Eingriffe < 30 Minuten	1	Allgemeinchirurg. Op > 30 Minuten	3	Malignom-Op, große urol., gyn. u. orthopäd. Eingriffe > 30 Minuten	7	3
schwere Verletzungen	nein	0	ja	7			0
orale Kontrazeption	nein	0	ja	2			0
Rauchen	nein	0	ja	2			0
Punkte	**Thromboserisiko**		◄ **Spaltensumme**		◄ **Spaltensumme** ►		
0	keines						
1 – 3	gering						
4 – 6	mittel						
7 – maximal	hoch						

Gesamtsumme: ______________________

Thromboserisiko: ______________________

Patient: ______________________

Datum: ______________________

Hz: ______________________

a

Gesamtsumme: 6
Risiko: mittel

Patient: Fr. Müller
Datum: 11.01.2003

Hz: *UM*

b

Abb. 13.4 Score zum Einschätzen des Thromboserisikos

- Zur Einschätzung des Thromboserisikos bietet sich die Verwendung einer Einschätzungsskala an, die eine quantitative und qualitative Beurteilung von Risikofaktoren ermöglicht.

13.3 Maßnahmen der Thromboseprophylaxe

Die thromboseprophylaktischen Maßnahmen knüpfen an die Virchow'sche Trias an (S. 283).

Wandfaktor. Gefäßwandveränderungen lassen sich durch prophylaktische Maßnahmen nicht verhindern, als therapeutische Intervention, z. B. bei schmerzhaften Varizen, besteht die Möglichkeit einer Operation.

Blutfaktor. Eine erhöhte Gerinnungsneigung wird ausschließlich medikamentös behandelt. Hierzu werden Antikoagulantien verordnet, deren sachgerechte Verabreichung in den pflegerischen Aufgabenbereich fällt.

Kreislauffaktor. Ansatzpunkt für pflegerische Interventionen in Form von ▸ *physikalischen* Maßnahmen ist der Kreislauffaktor. Durch die Verlangsamung der Blutströmung wird das Thromboserisiko heraufgesetzt. Physikalische Maßnahmen zur Thromboseprophylaxe zielen darauf ab, den venösen Rückfluss zu erhalten und zu fördern. Im Rahmen der Thromboseprophylaxe erfolgt häufig eine Kombination von physikalischen und medikamentösen Maßnahmen.

Kinder und Jugendliche. Auch bei Kindern kommen die genannten Risikofaktoren prinzipiell zum Tragen und müssen bei der Einschätzung des Thromboserisikos berücksichtigt werden. Bei Kindern unter 10 Jahren ist das Thromboserisiko aufgrund der physiologischen Gegebenheiten als relativ gering anzusehen. Eine individuelle Prophylaxe mit den nachfolgend aufgeführten Maßnahmen wird bei Kindern ab ca. 10 Jahren empfohlen. Für Jugendliche gelten die gleichen Prinzipien der Thromboseprophylaxe wie bei Erwachsenen.
Die Maßnahmen zur Thromboseprophylaxe umfassen:

- medizinische Maßnahmen (Antikoagulation),
- physikalische Maßnahmen und
- Anleitung und Information des betroffenen Menschen.

13.3.1 Medizinische Maßnahmen – Antikoagulation

Zur Thromboseprophylaxe wird i. d. R. die subkutane Injektion von Heparin angeordnet. Unterschieden wird hierbei zwischen:

- unfraktioniertem, hochmolekularem Heparin (z. B. Liquemin N) und
- fraktioniertem, niedermolekularem Heparin (z. B. Fragmin P forte).

Hochmolekulare Heparine. Hochmolekulare Heparine sind aufgrund verschiedener Nebenwirkungen (z. B. allergische Reaktionen) in den Hintergrund getreten.

Niedermolekulare Heparine. Zur Thromboseprophylaxe werden heute häufig die niedermolekularen Heparine eingesetzt. Da dieses Heparin viermal wirksamer ist als das hochmolekulare, wird es entsprechend der Anordnung einmal täglich subkutan verabreicht. Die niedrige Dosierung von Heparin zur Thromboseprophylaxe wird auch als „low dose" Heparinisierung bezeichnet.

Verabreichung. Die Art der medikamentösen Prophylaxe, die Höhe der Dosierung und die Art der Verabreichung obliegt der ärztlichen Anordnung. Die Verantwortung für eine sachgerechte Durchführung der Injektion liegt bei der verabreichenden Pflegeperson. Die medikamentöse Therapie zur Thromboseprophylaxe wird häufig mit der Anwendung von physikalischen Maßnahmen kombiniert.

13.3.2 Physikalische Maßnahmen

Physikalische Maßnahmen zur Thromboseprophylaxe basieren auf der Förderung des venösen Rückflusses. Hierzu gibt es eine Vielzahl von Maßnahmen, die in ihrer Effektivität unterschiedlich eingestuft werden.

Tab. 13.1 zeigt die Effektivität verschiedener physikalischer Maßnahmen zur Verbesserung der venösen Strömungsgeschwindigkeiten im Vergleich zur flachen Rückenlage. Physikalische Maßnahmen zur Thromboseprophylaxe sind:

- Bewegungsübungen durchführen,
- Fußsohlendruck erzeugen,
- Beinvenen ausstreichen,
- Beine hochlagern,
- Frühmobilisation durchführen,
- Atemübungen durchführen,

Tab. 13.1 Venöse Strömungsgeschwindigkeiten bei versch. Lagerungen und Übungen im Vergleich zur flachen Rückenlage nach Cottier (aus: Neander u. a., 1997)

Lage/Bewegung	*Beine*	*Becken*
flache Rückenlage	100 %	100 %
Fußende 20° hoch	250 %	180 %
Beine 90° hoch	370 %	260 %
Stehen	60 %	70 %
Gehen	120 %	113 %
Atemübungen	130 %	115 %
Zehengymnastik	160 %	150 %
Fußgymnastik	190 %	150 %
Bettfahrrad	440 %	470 %
Elastische Strümpfe (MTS)	190 %	120 %

- Thromboseprophylaxestrümpfe anwenden und
- Kompressionsverband anlegen.

Bewegungsübungen durchführen

Das Wirkprinzip der Bewegungsübungen basiert auf einer Aktivierung der Muskel- und Sprunggelenkpumpe zur Förderung des venösen Rückflusses. Außerdem gehen die Bewegungsübungen häufig mit einer vertieften Atmung einher. Durch eine tiefere Atmung wird eine Druckveränderung im Thorax- und Abdomenbereich erzeugt, es entsteht eine Art Sogwirkung des Thorax auf die untere Hohlvene, wodurch der venöse Rückfluss beschleunigt wird.

Voraussetzung für die Durchführung der Bewegungsübungen ist die Feststellung von evtl. Einschränkungen bzgl. der Beweglichkeit des Stütz- und Bewegungsapparates und/oder Einschränkungen der Belastbarkeit des Herz-Kreislaufsystems.

Allgemeine Regeln. Folgende allgemeine Regeln sind bei der Durchführung der Bewegungsübungen zu beachten:

- Bewegungsübungen werden in Intervallen durchgeführt, d. h. nach jeder Übung folgt eine Pause.
- Die Bewegungsübungen sollten nur unter geringer Anstrengung erfolgen.
- Während der Bewegungsübungen sollte die Atmung ruhig und gleichmäßig bleiben.
- Das Tempo und die Häufigkeit der Übungen wird individuell auf die Belastbarkeit der betroffenen Person abgestimmt.
- Die Übungen sollten so oft wie möglich durchgeführt werden.
- Das Einüben der Bewegungen sollte möglichst schon präoperativ erfolgen.

Bewegungsübungen im Liegen

Werden die Bewegungsübungen im Liegen mit hochgestreckten Beinen durchgeführt, verdreifacht sich die Strömungsgeschwindigkeit durch die Schwerkraft. Möglichkeiten sind:

- Füße abwechselnd beugen und strecken,
- Füße links- bzw. rechtsherum kreisen,
- Zehen im Wechsel einkrallen und spreizen,
- Füße abwechselnd kräftig mit der Ferse und der Fußspitze gegen das Fußende des Bettes drücken,
- Beine aufstellen und Gesäß anheben,
- gestreckte Beine langsam zur Zimmerdecke strecken,
- mit den Beinen in der Luft Fahrrad fahren.

Bettfahrrad

Eine weitere physikalisch-technische Methode zur Steigerung des venösen Rückstroms ist die aktive oder passive Anwendung des Bettfahrrads (**Abb. 13.5**). Anhand einer Studie konnte bei der aktiven Anwendung des Bettfahrrads eine erhebliche Zunahme der Strömungsgeschwindigkeit in Bein und Becken erzielt werden. Die positiven Effekte des Bettfahrrads werden wie folgt beschrieben (Neander u. a., 1997):

- fast alle Beinmuskeln, nicht nur die Wadenmuskeln, werden aktiviert (Muskelpumpenwirkung),
- das Strömungsgefälle zum Herzen wird größer,
- das venöse Flussbett wird enggestellt, alle Venen oberhalb des Herzniveaus sind kollabiert,
- durch die erhöhte Muskelarbeit kommt es zu einem gesteigerten arteriellen Zufluss, der zwangsläufig auch den venösen Abfluss erhöht,

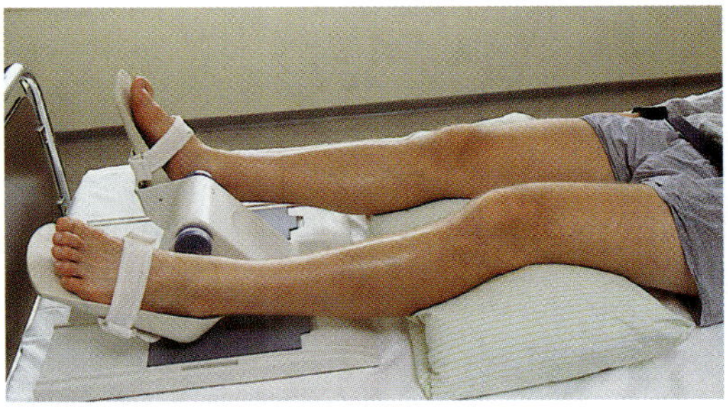

Abb. 13.5 Bettfahrrad

- durch die beschleunigte Atmung kommt es zu einer Zunahme des Rückflusses durch Sogwirkung.

Das Bettfahrrad wird am Bettrahmen des Fußendes angeschraubt oder je nach Hersteller in das Bett hinein gestellt. Die betroffene Person kann in liegender Position in die Pedale treten. Für bewusstlose Menschen gibt es das Bettfahrrad auch mit Motorantrieb, die Effektivität der passiven Bewegung ist jedoch weitaus geringer als bei der aktiven.

Nach etwa 4 Minuten aktiven Trainings mit dem Bettfahrrad ist die maximale Strömungsgeschwindigkeit erreicht. Um eine Überanstrengung der betroffenen Person zu vermeiden, sollten die Übungen auf 3 × täglich für ca. 5 Minuten mit mittlerer Umdrehungszahl beschränkt werden.

Bewegungsschienen. Ähnlich dem motorisierten Bettfahrrad gibt es auch motorgetriebene Bewegungsschienen zur passiven Bewegung im oberen Sprunggelenk. Durch die Sprunggelenkpumpe kommt es zu einer Beschleunigung des venösen Rückstroms in den unteren Extremitäten.

Gehen und Treppensteigen

Gehen und Treppensteigen stellen beide günstige Bewegungsabläufe dar, um den venösen Rückfluss zu fördern, vorausgesetzt sie werden korrekt durchgeführt. Beim Gehen muss der Fuß richtig abrollen, was durch einen Schuh mit einer weichen Sohle unterstützt werden kann. Eine zusätzliche Steigerung der Muskelarbeit kann durch das Gehen auf einem weichen Untergrund (Gymnastikmatte, dicker Teppich, Sand) erzielt werden.

Durch die Aktivität der Muskeln von Oberschenkeln, Waden und Fußsohlen beim Treppensteigen wird der venöse Rückfluss in besonderem Maße gefördert. Dabei ist zu beachten, dass der Oberkörper der pflegebedürftigen Person möglichst senkrecht bleibt, da das Nach-vorne-Beugen des Oberkörpers gemäß der Schwerkraft den Muskeleinsatz der Oberschenkel reduzieren würde.

Fußsohlendruck erzeugen

Die Fußsohle ist mit einem Geflecht von Venen (Venenplexus) versehen. Durch richtiges Abrollen des Fußes beim Gehen entsteht ein Fußsohlendruck, der das Venengeflecht wie einen Schwamm auspresst und das Blut weitertransportiert. Beim Anheben des Fußes kann das Venengeflecht sich erneut mit Blut füllen.

Bettkiste, Fußaktivwippe. Ein Andrücken der Fußsohlen kann auch im Bett durchgeführt werden, hierzu bedarf es verschiedener Hilfsmittel. Im Rahmen der Kontrakturprophylaxe wird häufig zur Vermeidung eines Spitzfußes mit einer Bettkiste oder einer Fußaktivwippe gearbeitet, diese können ebenso zur Thromboseprophylaxe eingesetzt werden.

Tennisball. Darüber hinaus gibt es weitere kreative Hilfsmittel in Eigenherstellung, die zur Thromboseprophylaxe eingesetzt werden können, z. B. das Treten eines Tennisballs. Hierzu wird ein Tennisball in einem Schlauchverband am Bettende befestigt, die pflegebedürftige Person wird aufgefordert, mit dem Fuß Druck auf den Ball auszuüben. Neben dem Fußsohlendruck kann auch die Sprunggelenk- und Wadenmuskelpumpe aktiviert werden, indem man den Betroffenen zusätzlich auffordert, mit den Zehen nach dem Ball zu greifen.

Anti-Thrombosebeutel. Eine weitere kostengünstige Variante bietet der sogenannte „Anti-Thrombosebeutel". Zum Aufbau des Systems werden an zwei Sekrettauffangbeuteln die Zulaufschläuche abgeschnitten und mit einem Zwischenstück verbunden. Bevor die beiden Beutel endgültig luftdicht miteinander verbunden werden, muss einer der Beutel aufgeblasen werden. Der pflegebedürftige Mensch wird aufgefordert, die Luft von einer Kammer in die andere zu treten. Eine Anleitung zur Herstellung eines Antithrombosebeutels zeigt **Abb. 13.6**.

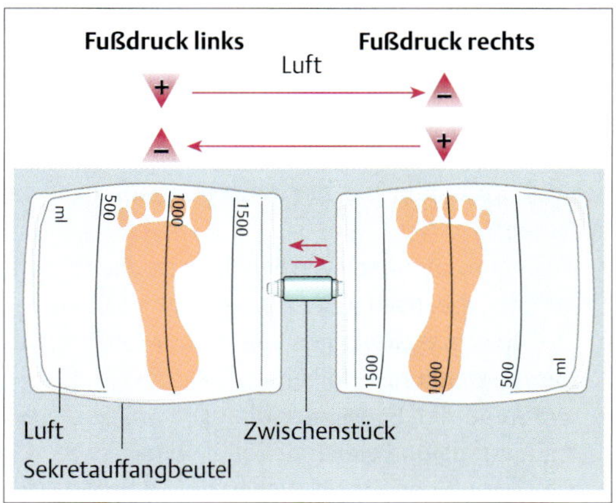

Abb. 13.6 Anleitung zur Herstellung eines Antithrombosebeutels

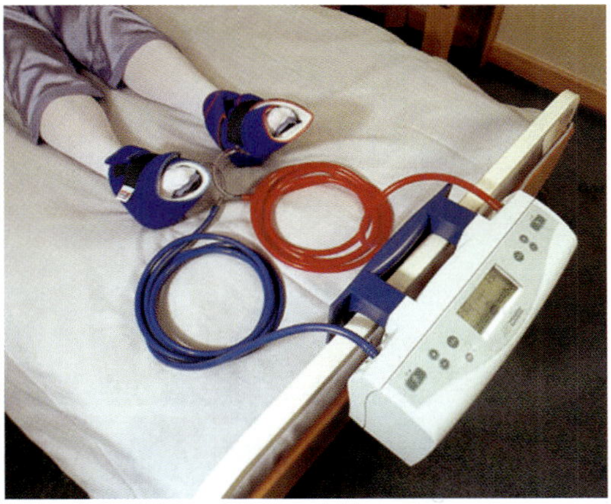

Abb. 13.7 A-V Impulse System (Firma Orthofix)

Bei Menschen mit neurologischen Erkrankungen, insbesondere bei spastischen Lähmungen, sollte der Fußsohlendruck nicht angewandt werden, da es hierdurch zu einer Tonuserhöhung bis hin zur Spastik kommen kann. Das gilt auch für das nicht gelähmte bzw. nicht spastische Bein.

A-V-Impulssystem. Der Fußsohlendruck kann auch elektrisch erzeugt werden, durch ein spezielles A-V Impulssystem (**Abb. 13.7**). Es handelt sich hierbei um arterio-venöse Impulse. Das Wirkprinzip beruht auf einer passiven, blitzartigen Impulskompression der Fußsohlen zur Steigerung des venösen Rückflusses und der arteriellen Durchblutung. In der praktischen Anwendung werden an den Füßen aufblasbare Manschetten mit Klettverschluss angebracht, die mittels eines Verbindungsschlauchs mit dem Steuergerät verbunden sind. Durch das kräftige, intermittierende Aufblasen der Manschetten im Fußgewölbe wird das Gehen nachgeahmt. Eine spezielle Indikation ergibt sich bei Menschen mit besonders hohem Thromboserisiko und einem Gipsverband. Es besteht die Möglichkeit, das System in den Gipsverband zu integrieren.

Beinvenen ausstreichen

Das Ausstreichen der Beinvenen in Richtung Herz ist eine effektive Maßnahme zur Förderung des venösen Rückstroms. Das Wirkprinzip besteht in der Ausübung eines festen Drucks mit den Handflächen auf die oberflächlichen Venen des Beines. Durch den Druck werden die Venen kurzfristig komprimiert, um dann schwallartig das Blut weiterzutransportieren. Die Effektivität der Maßnahme kann durch ein zusätzliches Hochlagern der Beine noch gesteigert werden. Da durch das Ausstreichen der Beine eventuell bestehende Blutstauungen aufgehoben werden, eignet sich die Maßnahme auch als Vorbereitung der dauerhaften Kompression durch den Thromboseprophylaxestrumpf oder durch einen Kompressionsverband.

Das Ausstreichen der Beine darf nicht bei Menschen durchgeführt werden, die unter Herzinsuffizienz oder einer manifesten Thrombose leiden. Ebenso verbietet sich das Ausstreichen bei stark ausgeprägter Varikosis und/oder Hauterkrankungen und Hautverletzungen an den Beinen.

Vorbereiten. Vorbereitend auf die Maßnahme sollte der Raum angenehm temperiert und evtl. ein Sichtschutz aufgestellt werden. Nachdem die Vorgehensweise mit dem pflegebedürftigen Menschen abgesprochen wurde, müssen die notwendigen Materialien bereitgelegt werden. Zur Hochlagerung der Beine wird eine Bettkiste benötigt, die evtl. zusätzlich noch mit einem Handtuch abgepolstert wird, damit die Beine bequem liegen können.

Beine entstauen. Das Ausstreichen der Beinvenen beginnt mit einer initial kurzzeitigen Entstauung durch Hochlagerung der Beine. Die betroffene Person wird aufgefordert, das jeweilige Bein in eine für sie angenehme Höhe anzuheben. Die Pflegepeson kann hier unterstützend tätig werden, wobei darauf zu achten ist, dass beim Anheben des Beines das Knie nicht überstreckt wird. Je nach Ausdauer und Belastbarkeit von Pflegeperson und Pflegebedürftigem wird das Bein um ca. 50–90° angehoben und etwa für eine Minute gehalten. Das entstaute Bein wird auf der abgepolsterten Bettkiste abgelegt.

Beine ausstreichen. Die Pflegeperson umfasst mit beiden Händen den Fußknöchel so, dass die Daumen oben liegen und die anderen Finger unten eine geschlossene Hand bilden (**Abb. 13.8**). Die nebeneinander liegenden Finger und die Handflächen drücken fest gegen die Unterseite und Innenseite des Unterschenkels in Richtung Kniekehle. Über die Kniekehle hinaus, wird ebenso fest auf die Unterseite und Innenseite des Oberschenkels herzwärts gedrückt. Um den Intimbereich der betroffenen Person zu schützen, wird nur bis zum halben Oberschenkel ausge-

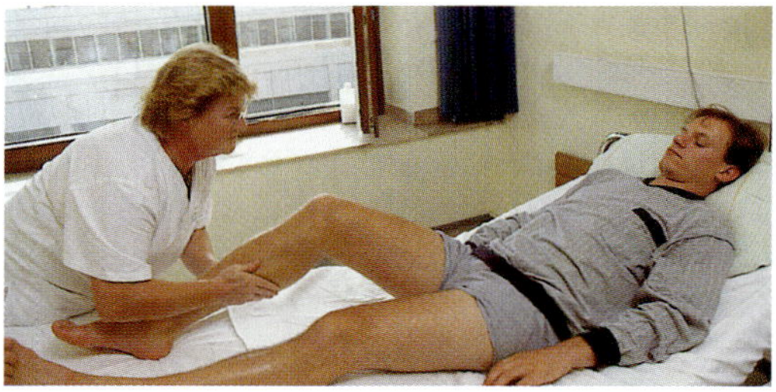

Abb. 13.8 Ausstreichen der Beinvenen

strichen. Die Maßnahme kann pro Bein 3 – 5 (8 – 10 nach Schneider, 1996) mal wiederholt werden.
Das Ausstreichen der Beine lässt sich gut in die Körperpflege, z. B. beim Waschen der Beine, integrieren. Gegebenenfalls kann beim Ausstreichen der Beine auch eine Lotion verwendet werden, um den Reibungswiderstand zu reduzieren. Wird das Ausstreichen der Beine zur Vorbereitung für das Anziehen von Prophylaxestrümpfen durchgeführt, sollte auf eine Lotion verzichtet werden, da hierdurch beim Anziehen der Strümpfe der Reibungswiderstand erhöht wird.

Wenn die betroffene Person beim Ausstreichen der Beine Schmerzen äußert, muss die Maßnahme abgebrochen und sofort der Arzt informiert werden.

Beine hochlagern

Durch ein Hochlagern der Beine kann der venöse Rückstrom zum Herzen ebenfalls gefördert werden. In der Rückenlage wird eine Hochlagerung beider Beine um etwa 20° empfohlen. Die Wirkung beruht auf einem Anstieg der Strömungsgeschwindigkeit aufgrund des venösen Gefälles zum Herzen und auf einer Kaliberverengung aller parallel geschalteten Venen. Je geringer der Gesamtquerschnitt einer Vene ist, desto größer wird die Strömungsgeschwindigkeit.

Eine Kontraindikation für das Hochlagern der Beine besteht bei Menschen mit bestehender Herzinsuffizienz, da durch den erhöhten venösen Rückfluss eine zusätzliche Belastung des Herzens entsteht. Ebenso verbietet sich ein Hochlagern der Beine bei arteriellen Durchblutungsstörungen, da hierdurch die Blutversorgung der Unterschenkel und Füße weiter gedrosselt wird. Auch bei Menschen mit hohem Dekubitusrisiko sollte das Hochlagern der Beine aufgrund des hiermit verbundenen erhöhten Druckes auf das Steißbein nicht angewandt werden.

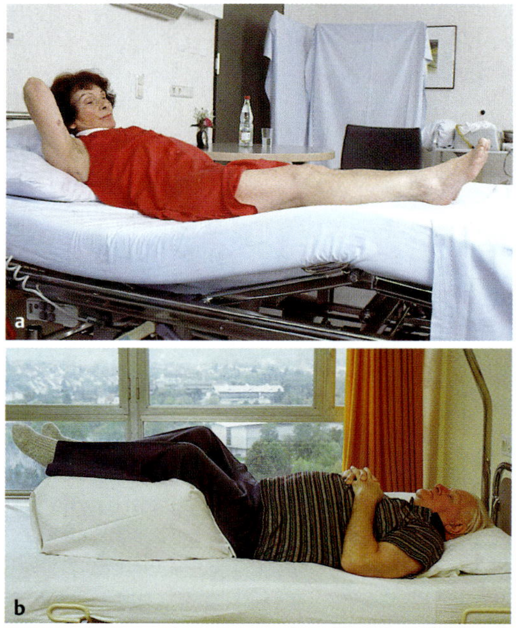

Abb. 13.9 Hochlagerung der Beine

Durchführung. Die Hochlagerung der Beine erfolgt durch eine leichte Beugung in Hüft- und Kniegelenk (**Abb. 13.9**). Die Beugung in der Hüfte darf nicht im rechten Winkel erfolgen, um das Abknicken der Femoralgefäße zu vermeiden. Auch die Gefäße der Kniekehle dürfen nicht durch eine zu harte Unterlage (z. B. Knierolle) in ihrem Abfluss behindert werden. Für die Hochlagerung eignen sich Kissen, Decken, Schaumstoff oder speziell geformte Venenkissen.
Durch eine Hochlagerung der Beine um 90° kann zwar die Strömungsgeschwindigkeit erheblich gesteigert werden, jedoch handelt es sich um eine kurzfristige Maßnahme, die maßgeblich auf die aktive Mitarbeit der betroffenen Person angewiesen ist. Die pflegebedürftige Person wird aufgefordert, die Beine gelegentlich mehrmals hintereinander entsprechend anzuheben.

Frühmobilisation durchführen

Unter Frühmobilisation wird das Umhergehen eines frischoperierten Menschen am 1. postoperativen Tag verstanden. Das Umhergehen am Operationstag wird Sofortmobilisation genannt.

Die frühzeitige Mobilisation bietet verschiedene Vorteile, die in Folge auf den Aspekt der Thromboseprophylaxe eingegrenzt werden.

Der Effekt der Thromboseprophylaxe im Rahmen der Mobilisation tritt nur ein, wenn der Mensch tatsächlich im Raum umhergeht, nur so kann die Muskelpumpe aktiviert werden. Es reicht nicht aus, den Betroffenen vor das Bett zu stellen, er muss zumindest „auf der Stelle treten" um die Muskelpumpe in Gang zu bringen. Das „auf einer Stelle Stehen" wirkt sich eher negativ auf die Strömungsgeschwindigkeiten in Bein und Becken aus (s. **Tab. 13.1**).

Bei der Mobilisation eines Menschen in den Sessel, ist darauf zu achten, dass weder Kniekehlen noch Leisten abgeknickt werden. Die betroffene Person sollte möglichst mit aufrechtem Oberkörper sitzen. Das Sitzen im Sessel ist keine effektive Maßnahme zur Thromboseprophylaxe, jedoch als Kreislauftraining gut geeignet.

Atemübungen durchführen

Auch Übungen zur vertieften Ein- und Ausatmung haben einen thromboseprophylaktischen Effekt. Hierbei kommt es zu einem verstärkten Heben und Senken des Brustkorbs und des Zwerchfells. Der Wechsel zwischen Über- und Unterdruck wirkt als Druck-Saugpumpe und beschleunigt so die venöse Strömungsgeschwindigkeit: Das venöse Blut wird zum Herzen „gezogen". Die Durchführung von atemvertiefenden Übungen, insbesondere der Kontaktatmung ist in Bd. 3, Kap. 4.1.2 beschrieben.

Insbesondere bei immobilen Menschen besteht neben einem erhöhten Thromboserisiko auch ein erhöhtes Pneumonierisiko. Atemübungen können hier sinnvoll als Prophylaxe beider Gefahren eingesetzt werden.

Thromboseprophylaxestrümpfe anwenden

Medizinische Thromboseprophylaxestrümpfe (MTS) dienen der Beschleunigung des venösen Rückflusses beim liegenden Menschen.

Wirkprinzip. Das Wirkprinzip der MTS besteht in einer „abgestuften Kompression" der oberflächlichen Beinvenen, vom Knöchel zum Oberschenkel hin abnehmend. Die Verkleinerung des Venenquerschnitts führt so zu einer Erhöhung der Fließgeschwindigkeit. Der Druckverlauf eines ideal angepassten MTS ist in **Abb. 13.10** dargestellt. Der geringe Druck eines Thromboseprophylaxestrumpfes verdeutlicht, dass er nur beim liegenden Menschen sinnvoll eingesetzt werden kann: Im Stehen kann der geringe Andruck des Strumpfes den elastischen Venen, die sich gemäß der Schwerkraft füllen, nichts entgegenhalten. Daher wird der MTS auch als „Liege- oder Bettstrumpf" bezeichnet.

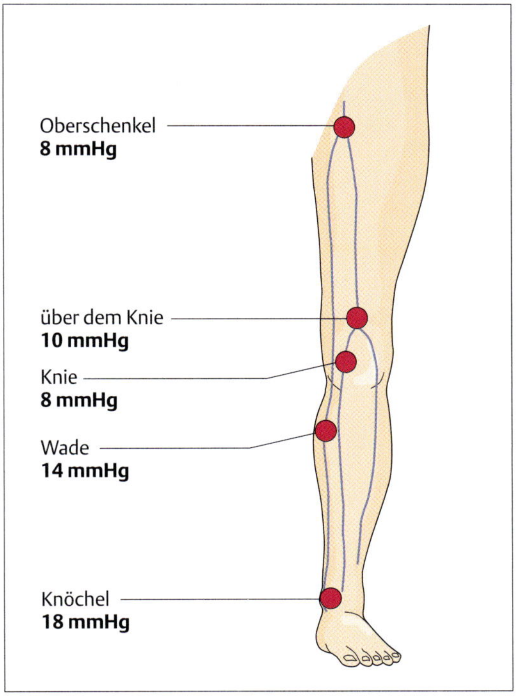

Abb. 13.10 Druckverlauf eines ideal angepassten Thromboseprophylaxestrumpf (nach: Neander u. a., 1997)

Kriterien. Ein MTS sollte folgende Kriterien erfüllen:

- er sollte eine anatomische Form haben,
- der Vorfuß muss eine Inspektionsöffnung aufzeigen und
- am oberen Abschluss des Strumpfes (Oberschenkel) sollte ein unterbrochenes Haftband zur Vermeidung des Herunterrutschens angebracht sein.

Verschiedene Firmen bieten unterschiedliche Strumpfgrößen an, die durch eine farbliche Markierung zu unterscheiden sind. Nach Angaben der Hersteller können die Strümpfe bis zu 15 mal ohne Qua-

Tab. 13.2 Kontraindikationen für das Tragen von MTS (nach: Sander, 1998)

Kontraindikation	*Begründung*
arterielle Durchblutungsstörungen	▪ durch die Kompression kann sich die arterielle Mangeldurchblutung verstärken
Rechtsherzinsuffizienz	▪ das insuffiziente Herz kann durch die Einengung des Venenlumens und den dadurch erhöhten venösen Rückstrom überlastet werden
Hauterkrankungen (z. B. Ekzem)	▪ durch die geschlossene feste Umhüllung kann die Schädigung der Oberhaut verstärkt werden ▪ sie ist nicht beobachtbar
Beinödeme	▪ die Kompressionsstärke des Strumpfes reicht nicht aus, um eine Gewebeentwässerung zu erreichen ▪ es können sehr leicht Einschnürungen/Stauungen durch den Strumpf entstehen
allergische Hautreaktionen	▪ bei Materialunverträglichkeit muss auf den MTS verzichtet werden

litätsverlust gewaschen werden. Die Häufigkeit der Waschvorgänge und die Wiederverwendung der Strümpfe wird bislang in der Praxis unzureichend dokumentiert.

Voraussetzung für eine adäquate Wirkung der Strümpfe im Liegen, ist eine exakte Anpassung an die anatomischen Gegebenheiten der betroffenen Person. Die Behandlung mit MTS ist in einer Reihe von Situationen kontraindiziert (**Tab. 13.2**).

Strumpfgröße abmessen

Von der Deutschen Gesellschaft für Phlebologie (GDP) werden knielange oder oberschenkellange MTS empfohlen. Zur Ermittlung der Strumpfgröße werden i.d.R. zwei Umfangmessungen (Fessel, dickste Stelle der Wade, ggf. Oberschenkel) und eine Längenmessung (Länge von der Ferse bis zur Gesäßfalte) vorgenommen (**Abb. 13.11**).

Die Beine sollten im entstauten Zustand gemessen werden (S. 293). Des Weiteren empfiehlt es sich, die Messung nach einigen Tagen zu wiederholen, da z. B. durch entwässernde Maßnahmen der Beinumfang abnehmen kann. Ein zu weiter Strumpf bringt nicht den gewünschten Effekt, da er die Venen nur unzureichend komprimiert, ein zu enger Strumpf kann durch Abschnürung der Gefäße ein Abflusshindernis darstellen und so das Risiko erhöhen. Auf keinen Fall darf die Ermittlung der Strumpfgröße nur durch Abschätzen der Maße erfolgen, dies birgt eine hohe Fehlerquelle.

Das genaue Abmessen der Strumpfgröße bestimmt die Passgenauigkeit eines Medizinischen Thromboseprophylaxestrumpfes und ist damit maßgeblich für dessen Wirksamkeit. Ist kein passender Strumpf für die pflegebedürftige Person zu finden, müssen die Beine gewickelt werden.

Strümpfe anziehen

Das Anziehen der Strümpfe erfolgt im Liegen nach vorheriger Entstauung der Beine. Es werden von einigen Herstellern verschiedene Anziehhilfen, z. B. ein Applikator aus Metall oder eine Seidentüte für den Vorfuß angeboten. Die Strümpfe lassen sich aber i.d.R. sehr gut ohne Hilfsmittel, mit der „Umstülp-Technik" anziehen (**Abb. 13.12**).

Das Eincremen der Beine unmittelbar vor dem Anziehen der Strümpfe ist wenig sinnvoll, da der Reibungswiderstand hierdurch erheblich erhöht wird. Die Strümpfe müssen faltenfrei sitzen, um Einschnürungen zu vermeiden. Eine tägliche Hautinspektion der Beine, ermöglicht ein frühzeitiges Erkennen von evtl. Druckstellen oder Hautreaktionen. Außerdem

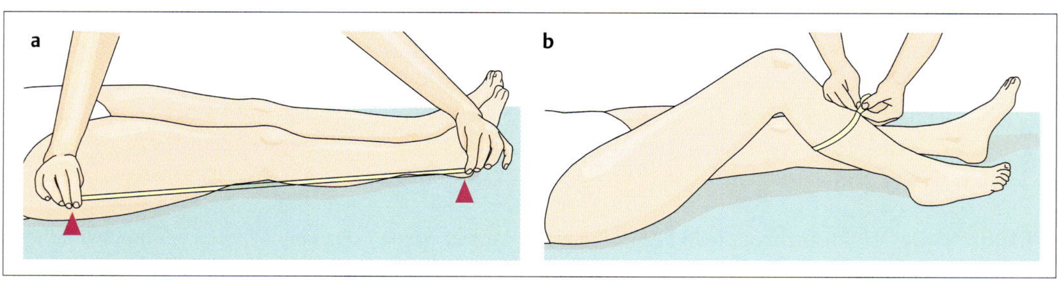

Abb. 13.11 Ausmessen der Strumpfgröße
a Längenmessung von der Ferse bis zur Gesäßfalte
b Umfangmessung der dicksten Stelle der Wade

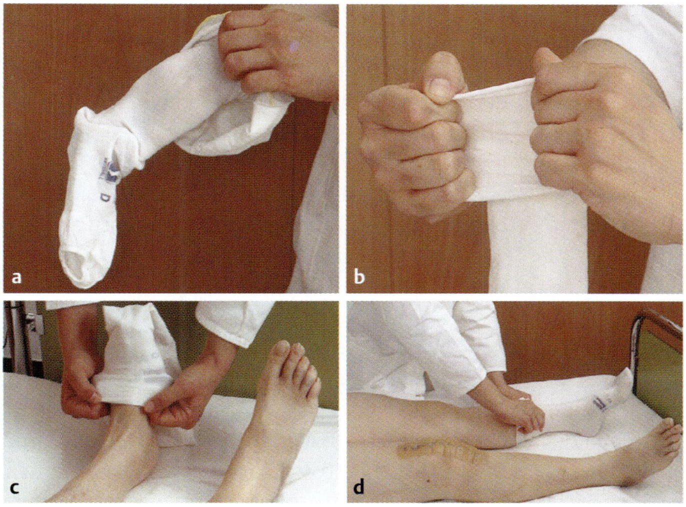

Abb. 13.12 Anleitungsschritte für das Anziehen der MTS
a In den Strumpf greifen, Fersenteil festhalten und Beinteil nach außen stülpen
b Öffnung weiten, um den Einstieg zu erleichtern
c Strumpf über den Vorfuß bis zur Ferse ziehen
d Aufgerolltes Beinteil über den Unterschenkel in Richtung Oberschenkel ziehen

ist eine mehrmals tägliche Inspektion der Zehen im Hinblick auf eine ausreichende Durchblutung erforderlich.

Von vielen Menschen wird das Tragen von MTS als unangenehm beschrieben, Wärmestau oder Schwitzen werden hier häufig als Argumente angeführt. Pflegepersonen sollten hier argumentativ motivierend einwirken, um die Einsicht der pflegebedürftigen Person zu fördern.

Tragezeit. Die Tragezeit der Strümpfe sollte auf das Notwendige beschränkt werden. Außerdem empfiehlt sich ein Wechsel der Strümpfe alle zwei Tage. MTS sollten von immobilen Menschen Tag und Nacht getragen werden. Ein Ausziehen der Strümpfe zur Nacht ist nicht sinnvoll. Sobald die betroffene Person mobiler wird, kann auf die Strümpfe außerhalb des Bettes verzichtet werden.

Kompressionsstrümpfe

Thromboseprophylaxestrümpfe dürfen nicht mit Kompressionsstrümpfen verwechselt werden. Kompressionsstrümpfe oder -strumpfhosen führen zu wesentlich höheren Drücken auf das venöse System, wodurch sich völlig andere Indikationen ergeben. Sie dienen der Therapie manifester Venenleiden, wobei die Indikationen nach Druckklassen der Kompressionsstrümpfe differenziert werden. **Tab. 13.3** zeigt Kompressionsstrümpfe und -strumpfhosen und ihre Indikationen nach Druckklassen.

Tab. 13.3 Kompressionsstrümpfe und -strumpfhosen und ihre Indikationen nach Druckklassen nach Altenkämper (aus: Neander u. a., 1997)

Klasse	*mmHg*	*Wirkung*	*Indikationen*
1	18 – 25,6	leichte Oberflächenwirkung, Prophylaxe	▪ geringe Varikosis ohne wesentliche Ödemneigung ▪ beginnende Schwangerschaftsvarikosis
2	23,6 – 36,1	mittlere Oberflächenwirkung	▪ einfache Varikosis mit oberflächlichem Ödem ▪ venöse Insuffizienz infolge Varikosis ▪ nach Abheilen unerheblicher Ulzerationen ▪ nach oberflächlichen Thrombophlebitiden ▪ stärkere Schwangerschaftsvarikosis ▪ nach Sklerosierung, Stripping
3	36,9 – 48,9	Oberflächen- und Tiefenwirkung	▪ starke Varikosis mit Ödem ▪ posttraumatisches Ödem ▪ chron. Veneninsuffizienz infolge postthrombotischen Syndroms
4	$>$ 54,1	verstärkte Tiefenwirkung	▪ schwere postthrombotische Fälle ▪ stärkste Ödemneigung

Kompressionsstrümpfe werden ausschließlich vom mobilen Menschen getragen, im Liegen kann der hohe Druck zu Gewebeschäden führen.

MTS dienen der Prophylaxe einer Thrombose bei immobilen Menschen, Kompressionsstrümpfe hingegen werden ausschließlich zur Therapie der venösen Insuffizienz bei mobilen Menschen eingesetzt.

Kompressionsverband anlegen

Ebenso wie der medizinische Thromboseprophylaxestrumpf führt auch der Kompressionsverband zu einer dauerhaften Unterstützung des venösen Rückflusses. Das Anlegen eines MTS gestaltet sich in der Praxis einfacher, als das Anlegen eines Kompressionsverbandes. Allerdings kommt es vor, dass nicht für jeden Menschen ein passender Strumpf gefunden wird. Hier empfiehlt sich das Anlegen eines Kompressionsverbandes.

Kontraindikationen

Bevor ein Kompressionsverband angelegt werden kann, müssen die Kontraindikationen ausgeschlossen sein.

Absolute Kontraindikationen. Dies sind:

- die fortgeschrittene periphere arterielle Verschlusskrankheit (AVK),
- eine dekompensierte Herzinsuffizienz und
- die septische Phlebitis.

Relative Kontraindikationen. Zu diesen zählen:

- Sensibilitätsstörung der Extremität,
- fortgeschrittene periphere Neuropathie (z.B. bei Diabetes mellitus) und
- die noch kompensierte periphere arterielle Verschlusskrankheit.

Material

Entscheidend für die Effektivität eines Kompressionsverbandes, ist neben der richtigen Anlegetechnik auch die Auswahl des richtigen Materials. Grundsätzlich können Kompressionsverbände angelegt werden mit:

- Kurzzugbinden oder
- Langzugbinden.

Kurzzugbinden. Die Kurzzugbinde ist eine elastische Binde mit einer maximalen Dehnbarkeit von 70%, wodurch ein hoher Arbeitsdruck und ein niedriger Ruhedruck gewährleistet ist. Der Arbeitsdruck beschreibt den Druck des Verbandes, der bei arbeitender Wadenmuskulatur ausgeübt wird. Der Ruhedruck hingegen ist der Druck, den der Verband noch leistet, wenn die Muskulatur in Ruhe ihren Umfang verringert. Aus diesem Grund kann der Kompressionsverband mit Kurzugbinde auch nachts belassen werden, muss aber 1–2 mal täglich neu gewickelt werden.

Langzubinden. Langzugbinden sind Gummifadenbinden mit hoher Dehnbarkeit bis zu 140%, wodurch sich ein eher niedriger Arbeitsdruck und ein eher hoher Ruhedruck ergibt. Kompressionsverbände mit Langzugbinden müssen nachts abgewickelt werden, die Gefahr von Einschnürungen mit venösen Stauungen besteht.

Bindenbreite. Neben der richtigen Bindenart ist auch die Bindenbreite von Bedeutung. Grundsätzlich sollte die gewählte Binde nicht breiter als der Umfang des zu umwickelnden Körperteils sein. Je nach Verband-Technik werden mehrere Binden in unterschiedlichen Breiten benötigt.

Pütterverband. Eine Möglichkeit zum Anlegen eines Kompressionsverbandes ist die gegenläufige Verbandtechnik nach Pütter. Hierzu werden jeweils 2 Kurzugbinden in 8 cm und 10 cm Breite benötigt.

Prinzipien der Wickeltechnik

Bevor das Anlegen eines Pütter-Verbandes in seinen einzelnen Handlungsschritten dargestellt wird, sollen zunächst noch einige grundlegende Aspekte der Wickeltechnik verdeutlicht werden:

- Vor dem Wickeln der Beine, sollten diese entstaut werden, entweder durch Hochlagerung oder durch Ausstreichen.
- Der Verband wird immer herzfern begonnen und herzwärts fortgeführt, um den venösen Rückfluss zu unterstützen.
- Zur sicheren Fixierung des Bindenanfangs werden zu Beginn 2 Kreistouren gewickelt.
- Beim Wickeln werden Fersen und je nach Wickelhöhe Knie mit eingeschlossen, die Zehen bleiben frei, um eine Beurteilung der Durchblutung zu gewährleisten.
- Der Fuß wird in rechtwinkliger Position eingewickelt.

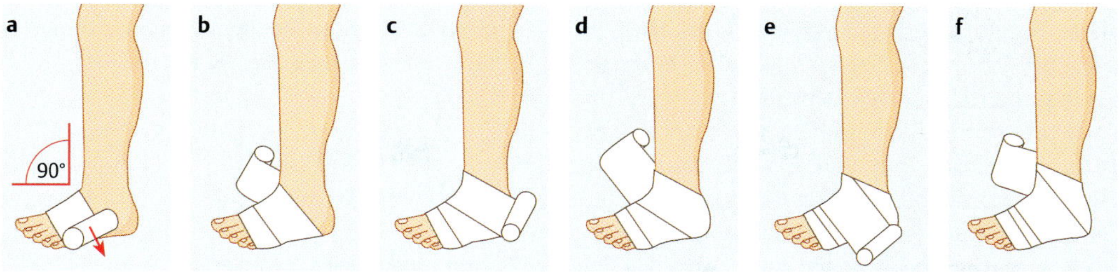

An den Zehengrundgelenken wird begonnen, von innen nach außen zu wickeln.

Nachdem der Mittelfuß zweimal umwickelt wurde, wird die Bindenrolle über die Ferse zum Fußspann geführt.

Von dort wird die Binde am äußeren Fußknöchel vorbei geführt und noch einmal über den Fußspann gewickelt.

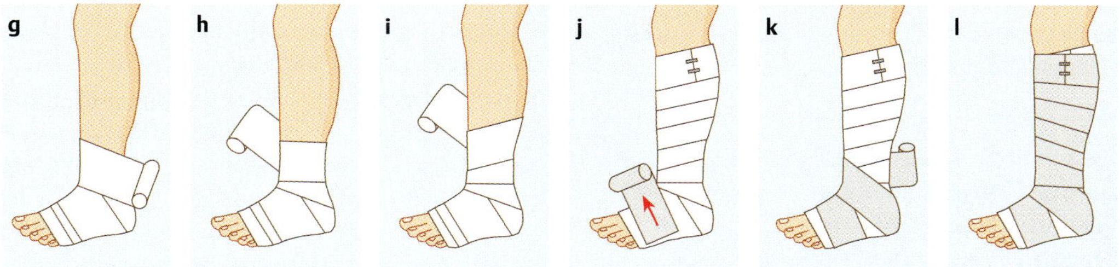

Die Binde deckt den äußeren Fußknöchel ab und wird um die Fessel geführt.

Die restlichen Bindentouren überdecken sich halb bis zum Knie.

Zur Erhöhung der Kompression kann ein zweiter Verband in entgegengesetzter Richtung, also von außen nach innen, angebracht werden.

Der Kompressionsverband wird mit geeignetem Material (z. B. Klammern) befestigt.

Abb. 13.13 Anleitungsschritte für das Anlegen eines Pütterverbandes

- Beim Wickeln des Fußes sollten die Binden sich etwa um $^{2}/_{3}$ überlappen, die weitere Bindenführung folgt der Beinform.
- Je nach ärztlicher Anordnung wird bis zum Knie oder bis zum Oberschenkel gewickelt.

Pütter-Verband anlegen

Das sachgerechte Durchführen eines effektiven Kompressionsverbandes erfordert eine entsprechende Ausbildung und Erfahrung der Pflegeperson. Beispielhaft für das Anlegen eines Kompressionsverbandes wird die gegenläufige Verbandtechnik nach Pütter dargestellt (**Abb. 13.13**).

Nachbereitung

Zur Nachbereitung eines angelegten Kompressionsverbandes gehört die Kontrolle der Wirksamkeit und der Haltbarkeit. Die betroffene Person sollte sich direkt äußern, ob der Verband zu stramm sitzt, ob er evtl. einschnürt oder ob er eher zu locker ist. Nach etwa einer halben Stunde des Umherlaufens, muss eine zweite Einschätzung erfolgen. Des Weiteren sind zweistündliche Kontrollen angebracht. Der Verband sollte 1- bis 2-mal täglich gewechselt werden, ein Verrutschen des Verbandes erfordert eine sofortige Erneuerung.

13.3.3 Betroffenen Menschen informieren und anleiten

Neben der Einschätzung des Thromboserisikos und der Auswahl bzw. Durchführung geeigneter Maßnahmen erhält auch die umfassende Information der pflegebedürftigen Person über die Thrombosegefahr und die möglichen Prophylaxen eine große Bedeutung. Einige der beschriebenen Risikofaktoren können präventiv durch den Menschen selbst, z. B. durch geänderte Lebensgewohnheiten positiv beeinflusst werden. Zu nennen wären hier eine Umstellung der Ernährung zur Reduzierung des Körpergewichts oder das Einstellen des Rauchens.

Nachdem das Thromboserisiko ermittelt wurde, sollten die prophylaktischen Maßnahmen gemeinsam mit der betroffenen Person geplant werden. Individuell entsprechend der Ressourcen der Person erfolgt eine ausführliche Anleitung zur selbstständigen Durchführung der Übungen. Dabei ist darauf zu achten, dass die Information und Anleitung in einer verständlichen, angemessenen Sprache erfolgt.

Die Einsicht in die Notwendigkeit der Maßnahmen und eine individuell angepasste Anleitung erhöhen die Motivation der betroffenen Menschen zu einer selbstständigen Durchführung prophylaktischer Maßnahmen. Unterstützend kann hier eine Broschüre eingesetzt werden, in der die wichtigsten Informationen schriftlich festgehalten sind. Verschiedene Firmen bieten zu ihren Produkten Informationsbroschüren an, diese sollten jedoch im Hinblick auf ihre Eignung überprüft werden, evtl. ist ein selbst zusammengestelltes Merkblatt für die pflegebedürftigen Personen hilfreicher.

Ausschnitt aus einer Anleitungsbroschüre zur selbstständigen Durchführung von Übungen zur Thromboseprophylaxe

Nehmen Sie eine bequeme Rückenlage ein, und strecken Sie die Beine. Atmen Sie auch während der Übungen gleichmäßig tief ein und aus.

- Krallen Sie die Zehen kräftig ein und strecken Sie sie wieder.
- Ziehen Sie abwechselnd die linke und rechte Fußspitze in Richtung Nase und drücken Sie sie dann wieder nach unten oder lassen Sie Ihre Füße kreisen.
- Ziehen Sie abwechselnd das linke und rechte Bein an und beugen Sie dabei Knie und Hüfte so stark es geht.

Thromboseprophylaxe:

- Maßnahmen der Thromboseprophylaxe umfassen die Antikoagulation zur Reduktion der Hyperkoagulabilität sowie physikalische Maßnahmen zur Verbesserung des venösen Rückstroms.
- Die Antikoagulanzientherapie erfolgt i.d.R. über die subkutane Injektion niedermolekularer Heparine („low-dose"-Heparinisierung).
- Physikalische Maßnahmen zur Verbesserung des venösen Rückstroms umfassen Bewegungsübungen zur Aktivierung der Muskel- und Sprunggelenkspumpe, Ausüben von Fußsohlendruck, Ausstreichen der Beinvenen, Hochlagerung der Beine, Frühmobilisation nach operativen Eingriffen, Atemübungen und die Kompression oberflächlicher Beinvenen über Thromboseprophylaxestrümpfe.
- Geeignete physikalische Maßnahmen zur Thromboseprophylaxe sollten gemeinsam mit dem betroffenen Menschen ausgewählt werden.

13.5 Fallstudie und Pflegediagnose

Fallstudie Frau Müller

Frau Müller, 50 Jahre alt, wird mit akuten Oberbauchbeschwerden, Übelkeit und Erbrechen ins Krankenhaus eingeliefert. Nach entsprechender Diagnostik wird ein massiver Gallenblasenhydrops, d.h. eine Vergrößerung der Gallenblase bei Verschluss des Ductus cystikus festgestellt. Die Behandlung besteht in einer konventionellen Cholezystektomie, die für den nächsten Tag geplant wird. Durch den Bauchschnitt muss Frau Müller 2 – 4 Tage parenteral, d.h. mit Infusionen ernährt werden. Zusätzlich liegt eine transnasale Magensonde zur Entlastung des Verdauungstraktes.

Durch die Operation und die Infusionsleitungen ist Frau Müller für einige Tage in ihrer Mobilität eingeschränkt. Die postoperative Einschätzung des Thromboserisikos für Frau Müller ergibt einen Wert von 6 Punkten, damit besteht ein mittleres Thromboserisiko (**Abb. 13.4 b**).

Tab. 13.4 zeigt einen Auszug aus dem Pflegeplan von Frau Müller. Die Pflegediagnose von Frau Müller könnte lauten: Beeinträchtigte körperliche Mobilität Grad III beeinflusst durch (b/ d) nicht kompensierte neuromuskuläre Beeinträchtigung angezeigt durch (a/d) Unfähigkeit, sich unabhängig in der Umgebung zu bewegen (Transfer, Gehen, Fortbewegung, Mobilität im Bett).

Fazit: Thrombosen mit der Gefahr einer Lungenembolie stellen für den betroffenen Menschen u.U. eine lebensbedrohliche Situation dar. Wesentliche Ursachen der Thrombosen sind Gefäßwandveränderungen, Hyperkoagulolabilität und die verlangsamte Strömungsgeschwindigkeit des Blutes. Diese Ursachen werden als Virchow'sche Trias bezeichnet. Durch unterschiedliche Risikofaktoren können die pathophysiologischen Mechanismen negativ beeinflusst bzw. in Gang gesetzt werden.

Die Risikoeinschätzung wird anhand eines scores vorgenommen, der die verschiedenen Risikofaktoren berücksichtigt und gewichtet. Da Gefäßwand-

Tab. 13.4 Auszug aus dem Pflegeplan von Frau Müller

Pflegeprobleme	*Ressourcen*	*Pflegeziele*	*Pflegemaßnahmen*
Frau Müller hat eine Verlangsamung der venösen Strömungsgeschwindigkeit aufgrund von Immobilität bedingt durch Operation	Frau Müller versteht die Notwendigkeit der Maßnahmen und ihre Wirkung	▪ Frau Müller besitzt einen verbesserten venösen Rückstrom (FZ) ▪ sie akzeptiert die ATS und trägt sie über 24 Stunden ▪ sie führt 5 × tägl. eigenständig Fußgymnastik durch ▪ sie kann ab dem 3. postoperativen Tag selbstständig aufstehen und gehen ▪ sie achtet auf eine entstauende Lagerung der Beine	▪ über die Gefahr der Thrombose, Maßnahmen zur Prophylaxe (MTS, Mobilisation, entstauende Lagerung, Fußgymnastik) und deren Wirkungsweise informieren (Verbesserung/Steigerung des venösen Rückflusses) ▪ am Vortag der OP MTS ausmessen, am OP-Tag anziehen ▪ darauf hinweisen, MTS über 24 Stunden zu tragen, um Wirkung sicherzustellen ▪ zur Fußgymnastik anleiten und darauf hinweisen, die Übungen mind. 5 × tgl. durchzuführen: – Füße kreisen lassen – Zehen krallen und strecken – Füße abwechselnd gegen den Boden und die Decke strecken ▪ Mobilisieren nach Plan: – OP-Tag (abends): am Bettrand setzen, vor dem Bett stehen, einige Schritte mit Unterstützung gehen – 1. postoperativer Tag: Gehen mit Unterstützung zum Waschbecken (morgens u. abends) – 2. postoperativer Tag: Gehen mit Unterstützung zum Waschbecken und im Zimmer – 3. postoperativer Tag: selbstständiges Aufstehen und Gehen mit Infusionsständer ▪ entstauende Lagerung: – Hochlagern der Beine (ca. 30°) in Rückenlage

schädigungen medikamentös oder physikalisch nicht zu beeinflussen sind, konzentrieren sich thromboseprophylaktische Maßnahmen einerseits auf die medikamentöse Therapie der Hyperkoagulolabilität, andererseits auf die Verbesserung des venösen Blutflusses über physikalische Maßnahmen. Zur Therapie der Hyperkoagulolabilität wird nach ärztlicher Anordnung subkutan injiziertes Heparin eingesetzt. Physikalische Maßnahmen zur Förderung des venösen Rückstroms umfassen ein breites Spektrum an aktiven und passiven Bewegungsübungen sowie Maßnahmen zur Atemvertiefung. Zudem kann die Fließgeschwindigkeit des venösen Blutes über spezielle Thromboseprophylaxestrümpfe bzw. Kompressionsverbände verbessert werden.

Wie bei allen prophylaktischen Maßnahmen gehören auch im Zusammenhang mit der Thromboseprophylaxe die Information des betroffenen Menschen und die Anleitung zum selbstständigen Durchführen zu den Aufgaben der Pflegepersonen.

Artz, C. u.a.: Modifizierte Pflegemethoden zur Thrombose- und Pneumonieprophylaxe, 1. Teil. Die Schwester/Der Pfleger 2 (2000) 123

Artz, C. u.a.: Modifizierte Pflegemethoden zur Thrombose- und Pneumonieprophylaxe, 2. Teil. Die Schwester/Der Pfleger 3 (2000) 218

Ewers, A.: Angewandte Thromboseprophylaxe in der Pflegepraxis. Die Schwester/Der Pfleger 5 (2002) 376

Frowein, M.: Thromboserisiko richtig einschätzen und behandeln. plexus 1 (1998) 36

Frowein, M.: Ein Score kann bei der Pflegeanamnese eingesetzt werden. Pflegezeitschrift 11 (1997) 673

Gordon, M.: Handbuch Pflegediagnosen, 2. Aufl. Urban & Fischer, München 1998

Heering, Ch.: Erfahrungen in der Pflege. Heilberufe 5 (1997) 36

Heering, Ch.: Staseprophylaxe in Praxis und Unterricht. Die Schwester/Der Pfleger 2 (1994) 112

Heinrichs, P. u.a.: Die Evidenz von Maßnahmen zur Thromboseprophylaxe. PR-Internet 4 (2002) 24

Henke, F.: Das 1x1 der Prophylaxe: Thrombosen. Das Risiko heißt Routine. Heilberufe 5 (1999) 16

Hoehl, M., P. Kullick (Hrsg): Kinderkrankenpflege und Gesundheitsförderung, 2. Aufl. Thieme, Stuttgart 2002

Kraus-Riedl, K., U. Matthias: Ein Weg zur besseren Nutzung von Patientenressourcen. Pflege Aktuell 2 (1996) 108

Kümpel, P.: Thrombosegefährdung im Krankenhaus. Pflegezeitschrift 5 (1995) 275

Mensdorf, B.: Der Kompressionsverband erzielt die beste Wirkung. Pflegezeitschrift 11 (1999) 776

Najak, D., Klare, M.: Thrombosen und Embolien. Heilberufe 5 (1997) 29

Neander, K.-D. u. a.: Thrombose. Grundlagen – Prophylaxe – Therapie. Ullstein Mosby, Berlin/Wiesbaden 1997

Sander, K., K. Schneider: Thromboseprophylaxe. Prodos Verlag, Brake 1998

Schneider, D.: Einsatz von Anti-Thrombosestrümpfen – betrachtet unter dem Aspekt der Qualitätssicherung. plexus 1 (1996) 10

Seel, M.: Die Pflege des Menschen, 2. Aufl. Brigitte Kunz Verlag, Hagen 1996

Stock, M.: Maßnahmen zur Thromboseprophylaxe. Die Schwester/DerPfleger 3 (2001) 228

Zegelin, A., Gerlach, A.: Thromboseprophylaxe, Physikalische Maßnahmen zur Beinvenenthrombose, Teil I. Pflege Aktuell 11 (1995) 756

Zegelin, A., A. Gerlach: Thromboseprophylaxe, Rund um den Antithrombose-Strumpf, Teil 2. Pflege Aktuell 12 (1995) 840

Zegelin, A., A. Gerlach: Thromboseprophylaxe, Medikamentöse Behandlung, juristische Aspekte und Überlegungen zu Standards, Teil 3. Pflege Aktuell 1 (1996) 23

14 Kontrakturenprophylaxe

Astrid Hammer

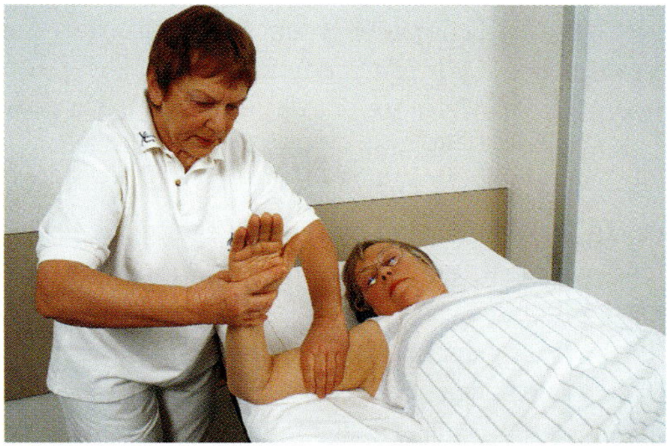

Übersicht

Schlüsselbegriffe

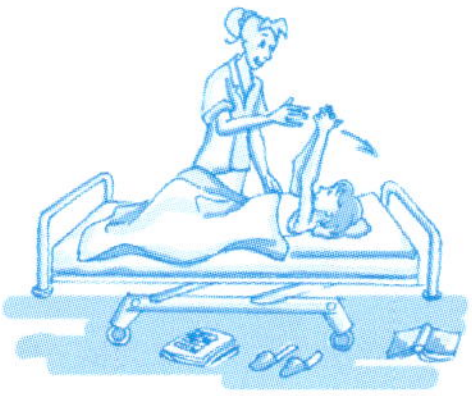

- *Kontraktur*
- *Gelenkversteifung*
- *Muskelverkürzung*
- *Sehnenverkürzung*
- *Bänderverkürzung*
- *Mobilität*
- *Bewegungsübungen*

Einleitung

Im Rahmen der Prävention werden in der Pflege zahlreiche Prophylaxen, wie z. B. die Dekubitus-, Pneumonie- und Thromboseprophylaxe diskutiert und wissenschaftlich untersucht. Die Kontrakturenprophylaxe dagegen ist in der Pflege eher ein Stiefkind unter den Prophylaxen, was sich in der dürftigen Literatur deutlich wiederspiegelt.

Kontrakturen stellen in Akutkrankenhäusern, mit immer geringerer Liegedauer, eher ein weniger ausgeprägtes Pflegeproblem dar, während sie in der geriatrischen Pflege und der Pflege von Behinderten, besonders in der Langzeitpflege in Alten- und Pflegeheimen, sowie der ambulanten häuslichen Betreuung nach wie vor ein wichtiges Thema sind und eher an Bedeutung gewinnen.

Für die betroffenen Menschen bedeuten Kontrakturen nicht nur erhebliche Schmerzen in den betroffenen Gelenken, sondern auch eine zusätzliche Einschränkung ihrer Selbstständigkeit im täglichen Leben. Deutlich wird im Zusammenhang mit der Kontrakturenprophylaxe auch die Notwendigkeit der Kooperation von Pflegenden mit anderen Berufsgruppen, insbesondere der Physiotherapie, im Interesse der gefährdeten Menschen. Obwohl spezielle Bewegungsmaßnahmen eher von Angehörigen dieser Berufsgruppe ausgeführt werden, kommt auch Pflegenden aufgrund ihrer kontinuierlichen Arbeit mit und am pflegebedürftigen Menschen eine wichtige Rolle im Rahmen der Kontrakturenprophylaxe zu. Nicht zuletzt gilt die Entstehung einer Kontraktur bei Immobilität infolge mangelhafter oder unkorrekter Lagerung und/oder ungenügendem Bewegen der Gelenke als Pflege- oder Behandlungsfehler.

Aus diesem Grund benötigen Pflegende Kenntnisse einerseits über das Entstehen von Kontrakturen, andererseits über wirksame Maßnahmen zur Kontrakturenprophylaxe.

14.1 Kontrakturen

Mit ▸ *Kontrakturen* werden bleibende Funktions- und Bewegungseinschränkungen von Gelenken bis hin zu irreversiblen Gelenkversteifungen bezeichnet. Sie werden durch eine dauerhafte Verkürzung von Muskeln, Sehnen, Bändern und Bindegewebe, sowie durch Schrumpfung der Gelenkkapsel hervorgerufen. Der Begriff Kontraktur leitet sich ab von dem lateinischen Wort „contractura“, welches „das Schmalerwerden“ bedeutet, bzw. den lateinischen Wörtern „contrahere“ oder „contractum“, welche „das Zusammenziehen“ oder „Steifmachen“ bedeuten.

Durch die Kontraktion ist die Bewegung im betreffenden Gelenk typisch verändert. Das Gelenk verharrt in einer zwanghaften Haltung, welche durch die Bewegung der betroffenen Person oder durch ein passives Bewegen durch eine zweite Person nicht behoben werden kann. Die Behinderung der Bewegung schränkt die betroffenen Menschen in ihrem täglichen Tun sehr stark ein und verursacht oft starke Schmerzen. Im Extremfall kann eine Kontraktur Grund für eine lebenslange Pflegebedürftigkeit sein.

Differentialdiagnostisch wird die Kontraktur von einer vorübergehenden Bewegungseinschränkung abgegrenzt. Durch einen langandauernden Gipsverband kann ebenfalls ein Funktionsverlust oder -einschränkung eines Gelenkes hervorgerufen werden. Dabei handelt es sich jedoch nicht um eine Kontraktur, da durch intensives, kontinuierliches und langsam gesteigertes Training die Beweglichkeit des betroffenden Gelenkes sowie die Muskelarbeit, deutlich verbessert werden kann.

14.1.1 Formen von Kontrakturen

Kontrakturen können nach unterschiedlichen Gesichtspunkten eingeteilt und unterschieden werden. Die Unterscheidung kann erfolgen nach:

- betroffenem Gelenk,
- Gelenkstellung und
- Ursache, bzw. Art des geschädigten Gewebes.

Betroffenes Gelenk und Gelenkstellung

Je nach dem betroffenen Gelenk kann z. B. unterschieden werden in:

- Kniegelenk-Kontraktur,
- Hüftgelenk-Kontraktur oder
- Ellenbogengelenk-Kontraktur.

Eine Sonderstellung nimmt bei dieser Einteilung der sog. Spitzfuß ein, bei dem das Sprunggelenk betroffen ist.

Nach der Gelenkstellung wird z. B. untergliedert in:

- Beugekontrakturen,
- Streckkontrakturen,
- Abduktionskontrakturen und
- Adduktionskontrakturen.

Ursache

Nach der Ursache bzw. Art des geschädigten Gewebes werden Kontrakturen eingeteilt in:

- myogene Kontrakturen,
- desmogene Kontrakturen,
- tendogene Kontrakturen,
- neurogene Kontrakturen,
- dermatogene Kontrakturen und
- arthrogene Kontrakturen.

Myogene, desmogene und tendogene Kontrakturen

Bei myogenen Kontrakturen kommt es zur ▸ *Muskelverkürzung* eines oder mehrerer Muskeln, die zu der typischen Fehlstellung der Gelenke führt.

Im Gegensatz hierzu entstehen desmogene und tendogene Kontrakturen infolge einer ▸ *Bänder- oder Sehnenverkürzung.*

Neurogene Kontrakturen

Durch zentrale oder periphere Nervenlähmungen werden die neurogenen Kontrakturen hervorgerufen. Diese werden unterteilt in:

- spastische Kontrakturen und
- paralytische Kontrakturen.

Spastische Kontrakturen. Sie treten bei Erkrankungen des zentralen Nervensystems, des Gehirns oder des Rückenmarks auf. Einzelne Muskelgruppen entwickeln dabei einen gesteigerten, pathologischen Tonus. Zusammen mit einer erhöhten Ausprägung der Reflexe entsteht über einen längeren Zeitraum eine Kontraktur.

Paralytische Kontrakturen. Sie treten bei Erkrankungen des peripheren Nervensystems auf.

Dermatogene Kontrakturen

Dermatogene Kontrakturen entstehen durch Haut- bzw. Gewebsdefekte, die eine Schrumpfung des Gewebes in Gelenknähe, z. B. infolge narbiger Abheilung verursachen. Reichen die Hautdefekte in tieferliegende Gewebsschichten können Muskeln, Sehnen, Bänder und ggf. auch Knochen miteinander verwachsen. Bei einer Bewegung kann der Zug in eine Richtung so groß sein, dass das betroffene Gelenk seine komplette Extension (Streckung) oder Flexion (Beugung) nicht durchführen kann.

Arthrogene Kontrakturen

Bei den arthrogenen Kontrakturen kommt es zu chronischen Entzündungen am Bindegewebe, der Gelenkinnenhaut (Synovialis) und den Sehnenscheiden. Das dort entstehende Granulationsgewebe breitet sich über die Sehnen und den Gelenkknorpel aus, sodass Bänder und Sehnen angegriffen werden und durch bindegewebige oder verknöchernde Versteifungen die entsprechenden Gelenke eine Fehlstellung erfahren.

14.1.2 Pathophysiologie der Kontraktur

Der Grund für die Entstehung einer Kontraktur ist immer ein längerer, d.h. über Tage oder Wochen andauernder Bewegungsmangel im betroffenen Gelenk.

Durch die mangelnde Bewegung wird die Produktion der Synovia (Gelenkschmiere) herabgesetzt. Der Gelenkknorpel erfährt hierdurch eine Mangelernährung und schrumpft. Außerdem erleiden die betreffenden Muskeln bei mangelnder Bewegung eine Reduktion der Muskelkraft um ca. 15% pro Woche. Eine Bewegung und damit Kontraktion eines Muskels führt immer zur Dehnung des Antagonisten. Werden die Muskeln und Sehnen infolge mangelnder Bewegung nicht mehr gedehnt, verkürzen sie sich. Durch dauerhafte Zugkräfte an den Gelenken und die Verminderung der Gelenkschmiere, schrumpft die Gelenkkapsel. Die Folge ist eine Verknöcherung des Gelenkes, d.h. der Gelenkspalt wird vollkommen oder nur teilweise durch knöchernes Gewebe ersetzt. Das entsprechende Gelenk verharrt in einer Zwangshaltung: Eine Kontraktur ist entstanden.

Ursachen myogener, tendogener und desmogener Kontrakturen

Ursachen myogener, tendogener und/oder desmogener Kontrakturen sind vor allem Immobilität und Inaktivität von Gelenken, z.B. aufgrund einer Gipsbehandlung oder Fehl- und Schonhaltung bei Schmerzen.

Ursachen neurogener Kontrakturen

Erkrankungen des zentralen Nervensystems, des Gehirns oder des Rückenmarks (z.B. Apoplexia cerebrie, Multiple Sklerose, Parkinson-Syndrom oder eine Querschnittlähmung) sowie Erkrankungen des peripheren Nervensystems (z.B. Entzündung, Kompression oder Durchtrennung von Nervenfasern) stellen die Ursachen neurogener Kontrakturen dar.

Ursachen dermatogener Kontrakturen

Narben infolge von großflächigen Verbrennungen, Verätzungen oder Verletzungen oder auch nach einer Operation in Gelenknähe können verantwortlich für eine dermatogene Kontraktur sein.

Ursachen arthrogener Kontrakturen

Die Ursachen arthrogener Kontrakturen stellen entzündliche oder degenerative Gelenkerkrankungen, wie z.B. Erkrankungen des rheumatischen Formenkreises dar.

Ursachen des Spitzfußes

Bei einem Spitzfuß, der Kontraktur im Sprunggelenk, verharrt der Fuß der betreffenden Person in einer typischen Haltung, gleich einer Ballerina, mit gestreckter Fußspitze.

Häufige Ursache hierfür ist bei bettlägerigen Menschen der Druck der aufliegenden Bettdecke auf die Fußspitze bei gleichzeitigem Druck von unten durch die Matratze, auf der der Fuß aufliegt (**Abb. 14.1**). Die Folge ist eine Lähmung der vom Nervus peronaeus (fibularis) communis innervierten

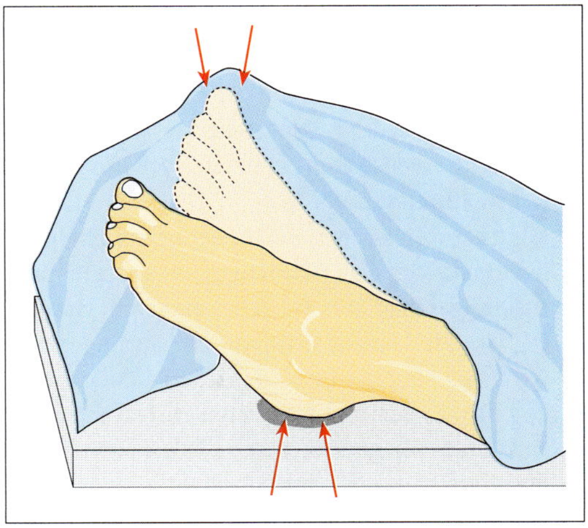

Abb. 14.1 Entstehungsmechanismus eines Spitzfußes

Muskeln des Unterschenkels (Musculus tibialis anterior und Musculus peronii).

Hahnengang. Die betreffende Person kann nicht mehr normal laufen, da der Fuß nicht in der physiologischen Mittelstellung auf den Boden abgesetzt werden kann und das Abrollen im Fußgelenk unmöglich ist. Um das Schleifen der Zehen auf dem Boden zu verhindern, wird oft das Knie außergewöhnlich hoch genommen. Aufgrund der typischen Gangart wird hier vom sogenannten „Hahnengang“ oder „Steppergang“ gesprochen (Bd. 2, S. 444).

Ursachen angeborener Kontrakturen

Neben den beschriebenen Ursachen können Kontrakturen aber auch angeboren sein. Zu den angeborenen Kontrakturen, den sog. congenitalen Kontrakturen, gehören Hackenfuß, muskulärer Schiefhals u. a. Angeborene Kontrakturen können aufgrund einer intrauterinen Zwangshaltung des Föten, infolge eines Fruchtwassermangels oder durch Knochen- und/oder Weichteildefekte entstehen.

Von congenitalen Kontrakturen sind entsprechend in erster Linie Kinder betroffen. Sie können durch physiotherapeutische Übungen, spezielle Lagerungen und zuletzt durch operative Eingriffe behoben werden.

Kontrakturen:

- Bleibende Funktions- und Bewegungseinschränkungen von Gelenken bis hin zu irreversiblen Gelenkversteifungen werden als Kontraktur bezeichnet.
- Kontrakturen entstehen immer infolge eines länger anhaltenden Bewegungsmangel.
- Erkrankungen der Gelenke, des Weichteilapparates, des Nervensystems und der Psyche können zu Kontrakturen führen.
- Kontrakturen können nach dem betroffenen Gelenk, nach der Gelenkstellung, der Ursache bzw. Art des geschädigten Gewebes eingeteilt werden.
- Der Spitzfuß, die Kontraktur im Sprunggelenk, wird bei bettlägerigen Menschen häufig durch den Druck der aufliegenden Bettdecke auf die Fußspitze bei gleichzeitigem Druck von unten durch die Matratze, verursacht.

14.2 Einschätzen des Kontrakturenrisikos

Bei der Einschätzung des Kontrakturenrisikos stellt die Beobachtung des pflegebedürftigen Menschen hinsichtlich seiner Gelenkstellungen und seiner Bewegungen einen wichtigen Aspekt dar. Dies setzt eine geschulte Wahrnehmung sowie das entsprechende Sach- und Fachwissen über die Pathophysiologie und mögliche Risikofaktoren voraus.

Bewegungsfähigkeit beurteilen. Ein Beobachtungspunkt ist die Gelenkstellung des betreffenden Menschen in Ruhe, z. B. liegend im Bett oder sitzend auf einem Stuhl sowie in Bewegung, z. B. während des Laufens bzw. bei jeder Bewegung. Dabei wird die Beweglichkeit, d. h. der Bewegungsumfang in den einzelnen Grundbewegungen der Gelenke beurteilt. Besteht eine eingeschränkte Beweglichkeit, kann ein Gelenk nicht mehr vollständig gebeugt, gestreckt, ab- oder adduziert werden, so besteht die Gefahr der Kontrakturentwicklung.

Schmerzempfindlichkeit registrieren. Außerdem wird die Schmerzempfindlichkeit beim Bewegen der Gelenke durch die Person selbst oder durch eine andere Person registriert (Bd. 2, S. 398).

14.2.1 Risikofaktoren

Aus den beschriebenen Formen von Kontrakturen und deren Ursachen ergeben sich eine Reihe von Risikofaktoren. Hierzu zählen vor allem:

- Erkrankungen der Gelenke (z. B. Gelenkentzündungen und -verletzungen oder degenerative Gelenkveränderungen),
- Erkrankungen des Weichteilapparates (Muskelkrankheiten, Verletzungen oder Atrophien von Bändern, Sehnen, Kapseln und Muskeln),
- Erkrankungen des Nervensystems (Apoplexia cerebrie, Multiple Sklerose, Morbus Parkinson),
- Erkrankungen, die mit dem Auftreten von Lähmungen verbunden sind,
- psychische Erkrankungen (Depressionen und dementielle Veränderungen, sie führen häufig zur Inaktivität und/oder Antriebsminderung und folglich zu einem Bewegungsmangel),
- Ruhigstellung (z. B. durch Schienenlagerung oder Gipsbehandlung),
- Fehl- und Schonhaltungen aufgrund von Schmerzen,

- Bettlägerigkeit (z.B. bei reduziertem Allgemeinzustand),
- Weichlagerung zur Dekubitusprophylaxe,
- Sedierung, Fixierung oder
- Exsikkose.

14.2.2 Checkliste zur Einschätzung des Kontrakturenrisikos

Eine valide und reliable Skala zur Einschätzung des Kontrakturenrisikos, wie es sie z.B. im Zusammenhang mit der Pneumonie- oder Dekubitusgefährdung gibt, ist bislang nicht entwickelt worden. Die in der **Abb. 14.2** dargestellte Checkliste stellt ein Hilfsmittel zur Einschätzung des Kontrakturenrisikos eines Menschen dar. Hier sind wesentliche Risikofaktoren für die Entstehung von Kontrakturen aufgelistet, die das Bewusstsein von Pflegepersonen in Bezug auf das mögliche Kontrakturrisiko eines Menschen erhöhen.

Die Checkliste lenkt die Aufmerksamkeit auf vorliegende Risikofaktoren und schärft somit den Blick für das Kontrakturenrisiko.

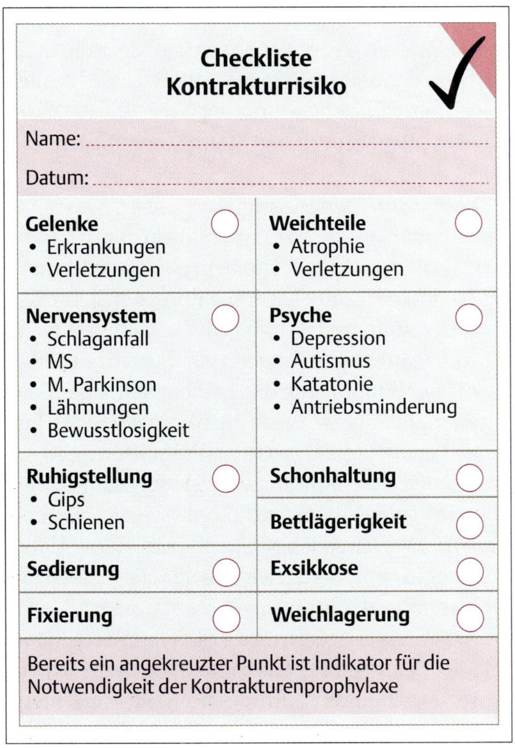
Checkliste Kontrakturrisiko

Name: ....

Datum: ....

Gelenke ○ • Erkrankungen • Verletzungen	**Weichteile** ○ • Atrophie • Verletzungen
Nervensystem ○ • Schlaganfall • MS • M. Parkinson • Lähmungen • Bewusstlosigkeit	**Psyche** ○ • Depression • Autismus • Katatonie • Antriebsminderung
Ruhigstellung ○ • Gips • Schienen	**Schonhaltung** ○ **Bettlägerigkeit** ○
Sedierung ○	**Exsikkose** ○
Fixierung ○	**Weichlagerung** ○

Bereits ein angekreuzter Punkt ist Indikator für die Notwendigkeit der Kontrakturenprophylaxe

Abb. 14.2 Checkliste zur Einschätzung des Kontrakturrisikos (nach: Kamphausen, 2000)

Dabei ist davon auszugehen, dass das Kontrakturenrisiko eines Menschen mit der Anzahl vorliegender Risikofaktoren steigt.

14.3 Maßnahmen der Kontrakturenprophylaxe

Übergeordnetes Ziel der Maßnahmen zur Kontrakturenprophylaxe ist die Aufrechterhaltung und Förderung der physiologischen Beweglichkeit sowie der physiologischen Stellung der Gelenke. Zudem soll durch Maßnahmen der Kontrakturenprophylaxe einer Atrophie des Muskelgewebes vorgebeugt werden. Zu den Maßnahmen der Kontrakturenprophylaxe zählen:

- Mobilität erhalten und fördern,
- Bewegungsübungen durchführen,
- isometrische Spannungsübungen durchführen und
- regelmäßig Lagerung wechseln.

14.3.1 Mobilität erhalten und fördern

Durch verschiedene Erkrankungen kann die ▸ *Mobilität* eines Menschen eingeschränkt werden, aber nur ein geringer Anteil der pflegebedürftigen Menschen ist vollständig immobil.

Die vorhandenen Bewegungsmöglichkeiten zu erhalten und die Mobilität zu verbessern, ist eine der wichtigsten Maßnahmen der Kontrakturenprophylaxe.

Maßnahmen planen. Hierzu ist es erforderlich, den Grad der vorhandenen Mobilität zu erfassen. Hieraus werden unter Berücksichtigung der vorliegenden Erkrankungen der Unterstützungsbedarf bei der Erhaltung und Maßnahmen zur Förderung der Mobilität abgeleitet (Bd. 3, S. 208). Bei der Planung der Maßnahmen sind die individuellen Bedürfnisse und Ressourcen des pflegebedürftigen Menschen zu berücksichtigen.

Betroffenen informieren. Ein wichtiger Aspekt der Kontrakturenprophylaxe ist die angemessene Information des pflegebedürftigen Menschen über die Gefahr der Kontraktur und die Maßnahmen der Prophylaxe, sowie die Motivation des Betroffenen, Bewegungen so oft und soweit wie möglich durchzuführen. Insbesondere bei pflegebedürftigen Menschen, die unter chronischen Erkrankungen leiden, kommt der psychischen Situation eine große Bedeutung zu. Hier gilt es vor allem, Perspektiven aufzuzeigen. Die prophylaktischen Maßnahmen orientieren sich an dem Prinzip der „Hilfe zur Selbsthilfe". Im Rahmen der alltäglichen Aktivitäten sind die pflegebedürftigen Menschen zu beteiligen und zu ermutigen, die Tätigkeiten soweit wie möglich selbst durchzuführen.

Umgebung gestalten. Die Kontrakturenprophylaxe beinhaltet neben spezifischen Maßnahmen wie z. B. ▸ *Bewegungsübungen* auch allgemeine Maßnahmen, die die Bewegungsfähigkeit und Mobilität erhalten und fördern sollen. Hierzu gehören die Gestaltung des Umfeldes in der Art, dass Bewegungen und Mobilität zugelassen und gefördert werden. Beispiele hierfür sind die Einrichtung von Speise- und Aufenthaltsräumen sowie das Bereitstellen von unterschiedlichen Beschäftigungsangeboten in stationären Einrichtungen des Gesundheitswesens. Des Weiteren muss u. a. darauf geachtet werden, dass die Türen genügend breit sind und keine störenden Gegenstände einen Einsatz von Mobilisationshilfen wie z. B. Rollatoren behindern.
Daneben gilt es, bewegungseinschränkende und mobilitätsbehindernde Maßnahmen wie z. B. Fixierungen und die Verabreichung von Sedativa möglichst zu vermeiden.

14.3.2 Bewegungsübungen durchführen

Einen Schwerpunkt der Kontrakturenprophylaxe stellen die Bewegungsübungen dar. Sie beugen einer Muskelatrophie und der Schrumpfung der Gelenkkapsel vor. Daneben wird durch die Bewegung die Innenhaut der Gelenkkapsel dazu angeregt, Synovia zu bilden und die Durchblutung der beteiligten Gewebestrukturen zu verbessern. Bewegungsübungen werden eingeteilt in:

- passive Bewegungsübungen,
- assistive Bewegungsübungen,
- aktive Bewegungsübungen und
- resistive Bewegungsübungen.

Passive Bewegungsübungen

Passive Bewegungsübungen sind dadurch gekennzeichnet, dass die Pflegeperson die Bewegungsübungen am pflegebedürftigen Menschen durchführt, ohne dass dieser mithilft. Sie sind indiziert bei vollständig oder teilweise immobilen wie z. B. bewusstlosen oder gelähmten Menschen. Neben der Erhaltung der Bewegungsfähigkeit wirken passive Bewegungsübungen entspannend und entstauend.

Assistive Bewegungsübungen

Bei den assistiven Bewegungsübungen führt die Pflegeperson die Bewegungen am pflegebedürftigen Menschen durch, wobei dieser aktiv mitwirkt, soweit es ihm möglich bzw. erlaubt ist. Bei pflegebedürftigen Menschen, die nur über einen Teil Eigenmobilität verfügen wie z. B. bei inkompletten Lähmungen, begrenzt belastbaren oder geschwächten Menschen in einem stark reduzierten Allgemeinzustand sind diese Form der Bewegungsübungen indiziert. Daneben werden sie im Rahmen der stufenweise erfolgenden Mobilisierung im Anschluss an die passiven Bewegungsübungen durchgeführt.

Eine Voraussetzung für die assistiven Bewegungsübungen ist, dass der pflegebedürftige Mensch in der Lage ist, mit Unterstützung und nach Anweisung die jeweiligen Muskeln zu kontrahieren und somit eine Veränderung im Gelenk hervorzurufen.

Das Selbstwertgefühl des Menschen kann durch assistive Bewegungsübungen gesteigert werden. Gleichzeitig wird hierdurch auch die Selbstständigkeit des pflegebedürftigen Menschen gefördert.

Aktive Bewegungsübungen

Bei den aktiven Bewegungsübungen führt der Patient diese selbstständig ohne personelle oder apparative Unterstützung nach Anleitung durch. Im Rahmen der stufenweise erfolgenden Mobilisation ist der Übergang von assistiven zu aktiven Bewegungsübungen zumeist fließend. Daneben sind diese Übungen bei überwiegend bettlägerigen Menschen, deren Eigenmobilität erhalten ist, indiziert.

Bei der Durchführung aktiver Bewegungsübungen ist vor allem darauf zu achten, dass der pflegebedürftige Mensch so lange eine Anleitung und Unterstützung erfährt, bis er sicher in der fehlerfreien und eigenständigen Ausführung der Übungen ist.

Neben einer Steigerung des Selbstwertgefühles und der Selbstständigkeit werden durch die aktiven Bewegungsübungen auch die Kreislauf- und Atemfunktionen angeregt und die Muskelkraft gefördert.

Resistive Bewegungsübungen

Bei den resistiven Bewegungsübungen werden die Übungen gegen einen gesetzten Widerstand ausgeführt (Bd. 3, S. 212). Der Widerstand kann z. B. durch einen manuellen Gegendruck erzeugt werden, der durch die Pflegeperson gesetzt wird. Daneben können aber auch Hilfsmittel wie z. B. eine Fußaktivstütze eingesetzt werden (**Abb. 14.3**).

Resistive Bewegungsübungen erhöhen den Muskeltonus und bauen die Muskelkraft auf. Des weiteren wird die Durchblutung und insbesondere der venöse Rückfluss gefördert, weshalb diese Übungen oftmals im Rahmen der Thromboseprophylaxe (S. 281) eingesetzt werden.

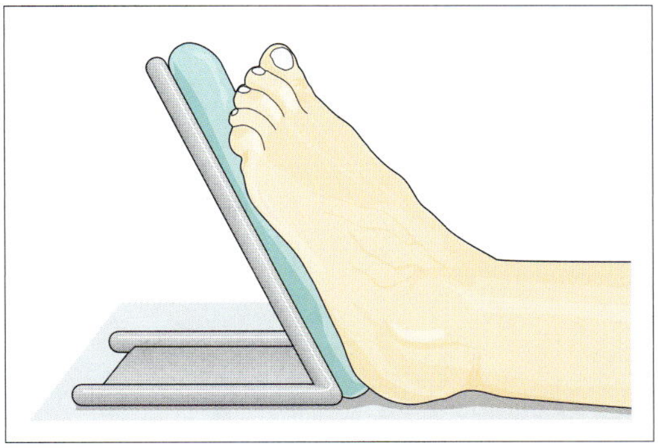

Abb. 14.3 Fußaktivstütze

Bewegungsprogramme

Die **Abb. 14.4**, **14.5**, **14.6** und **14.7** zeigen Bewegungsprogramme zur Verhinderung von Kontrakturen an den Extremitäten. Die Übungen können sowohl als passive, assistive, aktive oder resistive Bewegungsübungen durchgeführt werden.

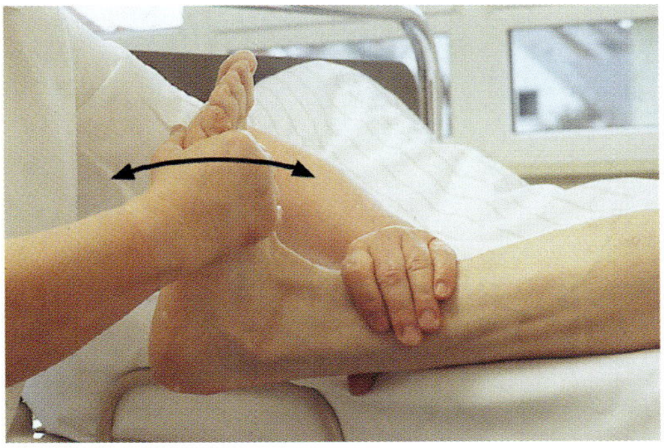

a Dorsalextension und Plantarflexion des Fußgelenkes: Distalen Unterschenkelbereich fixieren, den Mittelfuß umgreifen, den Fuß aus der Neutral-Null-Stellung in 20°-Dorsalextension oder 45°-Plantarflexion führen und anschließend zurück in die Neutral-Null-Stellung bringen

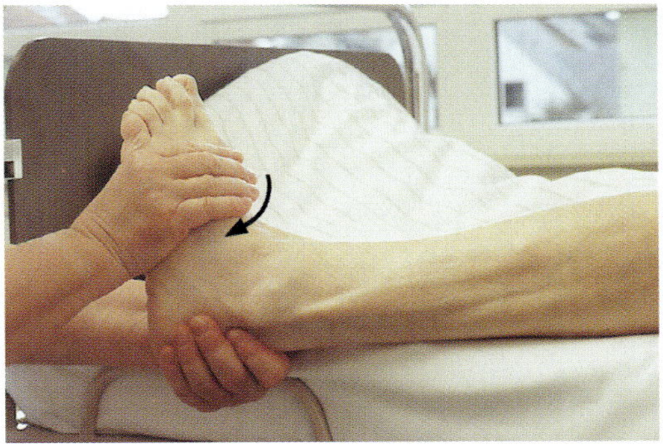

b Supination und Pronation am Fußgelenk: Die Ferse umfassen, den Mittelfuß umgreifen, den Fuß aus der Neutral-Null-Stellung in 35°-Supination oder in 15°-Pronation führen und anschließend zurück in die Neutral-Null-Stellung bringen

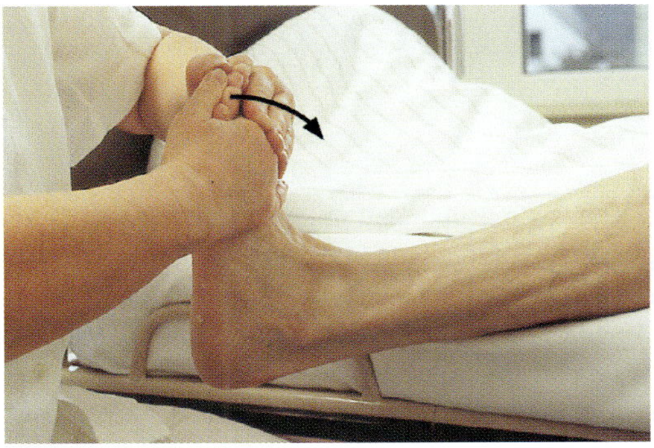

c Extension der Zehen: Den Vorfuß mit beiden Händen in der Neutral-Null-Stellung des Fußgelenkes fixieren, die Zehen mit beiden Daumen in die 60° Extension führen und anschließend zurück in die Neutral-Null-Stellung bringen

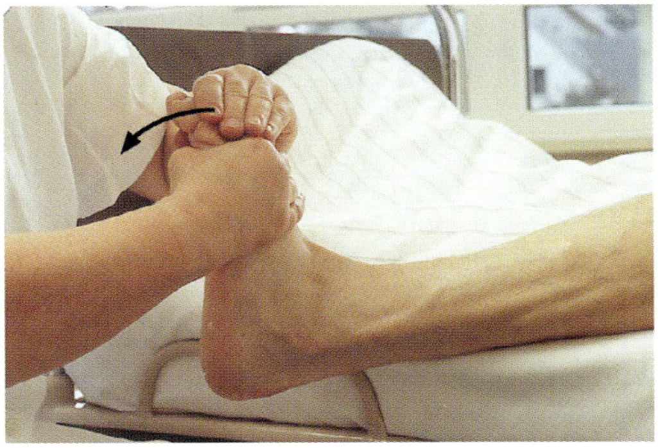

d Flexion der Zehen: Den Vorfuß in der Neutral-Null-Stellung umgreifen, den Daumen unter das Quergewölbe legen, mit den oben liegenden Fingern die Zehen in die 40°-Flexion führen und anschließend zurück in die Neutral-Null-Stellung bringen

Abb. 14.4 a – d Bewegungsprogramm Kontrakturenprophylaxe des Fußes und der Zehen. Leicht erhöhte Rückenlage, wobei das Bein leicht abduziert und im Knie unterstützt gelagert wird (nach: Kellnhauser u. a., 2000)

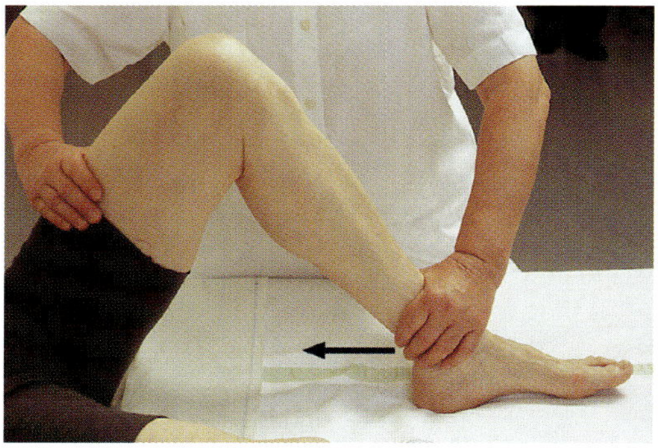

a Flexion u. Extension des Kniegelenkes: Eine Hand auf die Vorderseite des Oberschenkels legen, mit der anderen Hand das distale Ende des Unterschenkels umfassen, die Ferse aus der Neutral-Null-Stellung in 120°-150° Knie- und mäßige Hüftflexion bringen und anschließend zurück in die Neutral-Null-Stellung führen

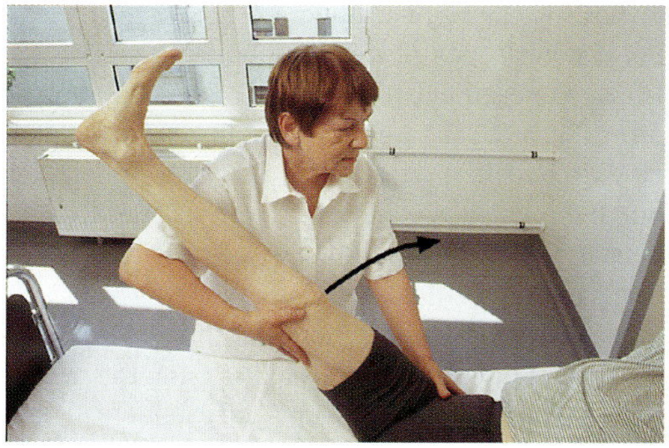

b Flexion u. Extension des Hüftgelenkes: Mit einer Hand das Becken oberhalb des Hüftgelenkes fixieren, das Bein auf den anderen, leicht angewinkelten Arm legen, wobei die Hand das gestreckte Bein in der Kniekehle unterstützt, das Bein aus der Neutral-Null-Stellung in die 80°-Hüftflexion bringen und anschließend zurück in die Neutral-Null-Stellung führen

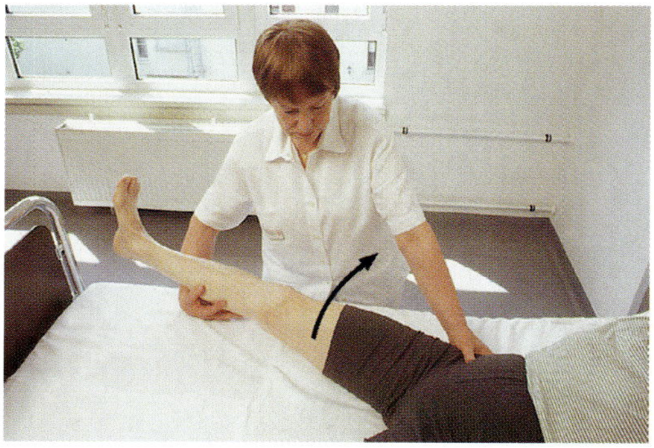

c Abduktion und Adduktion des Hüftgelenkes: Mit einer Hand das Becken oberhalb des Hüftgelenkes fixieren, das Bein auf den anderen Arm legen, wobei der Unterarm u. die Hand unter dem Unterschenkel liegen, das gestreckte Bein aus der Neutral-Null-Stellung in die 45°-Abduktion oder 30°-Adduktion führen und anschließend zurück in die Neutral-Null-Stellung bringen

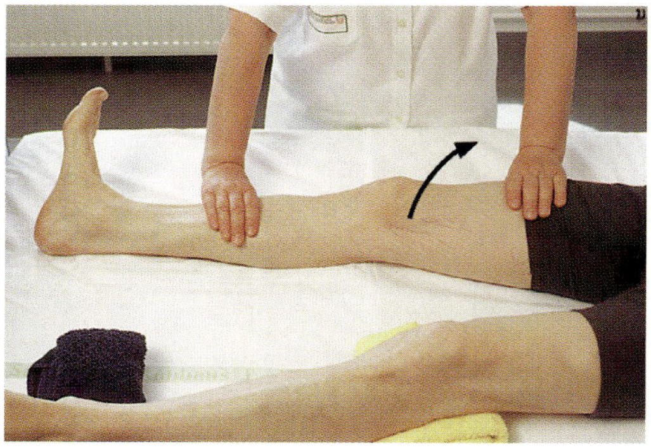

d Außen- u. Innenrotation des Hüftgelenks: Die Hände mit abgespreizten Daumen auf der Mitte des Ober- u. Unterschenkel legen, mit beiden Händen das Bein aus der Neutral-Null-Stellung in die 45°-Außen- oder in die 30°-Innenrotation führen und anschließend zurück in die Neutral-Null-Stellung bringen

Abb. 14.5 a–d Bewegungsprogramm Kontrakturenprophylaxe des Knies. Flache Rückenlage, den Kopf mit einem kleinen Kissen leicht unterstützen (nach: Kellnhauser u. a., 2000)

Richtlinien

Bei der Durchführung des Übungsprogramms sind folgende Richtlinien zu beachten:

- Die Auswahl der Bewegungsübungen und deren Form richtet sich nach dem aktuellen Zustand des Betroffenen (Eigenmobilität, Erkrankung).
- Der Betroffene muss gut informiert sein und es muss eine genaue Absprache innerhalb des therapeutischen Teams getroffen werden.
- Bewegungsübungen sollten ggf. in andere pflegerische Handlungen integriert werden.
- Evtl. auftretenden Schmerzen kann durch warme oder kalte Kompressen/Umschläge 10 Minuten vor Beginn der Übungen oder durch Gabe eines Schmerzmittels vorgebeugt werden.
- Bettdecke und Lagerungsmaterialien müssen aus dem Übungsbereich entfernt sowie zu- und ableitende Schlauchsysteme fixiert werden.

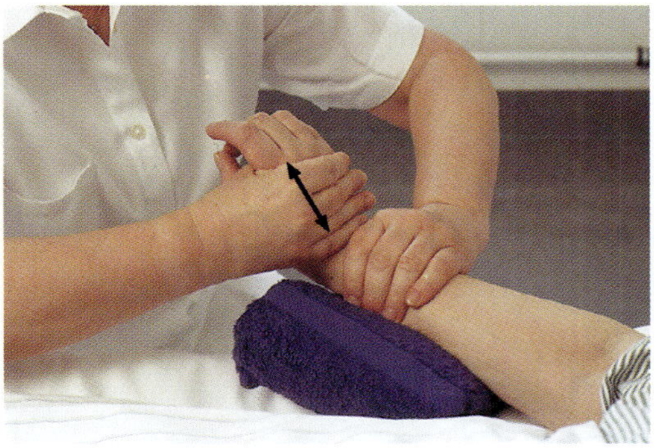

a Dorsalextension u. Volarflexion des Handgelenks: Der Unterarm befindet sich in Pronation und ist leicht unterlagert. Mit der einen Hand das distale Ende des Unterarms fixieren, mit der anderen Hand den Mittelhandbereich umfassen, wobei die Finger oben auf liegen, die Hand aus der Neutral-Null-Stellung in 50°-60°-Volarflexion führen und anschließend zurück in die Neutral-Null-Stellung bringen

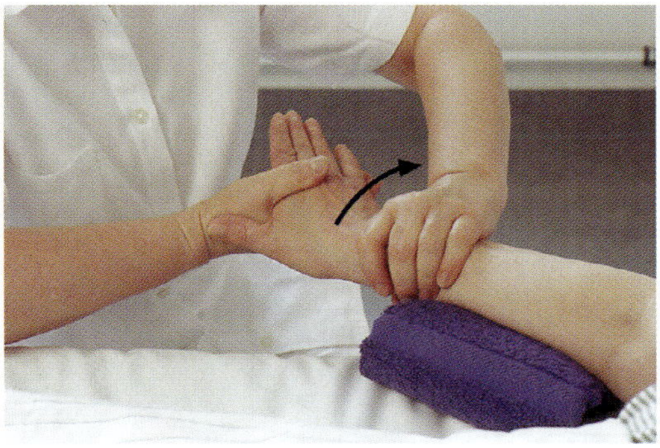

b Ulnare u. radiale Abduktion des Handgelenks: Mit der einen Hand das distale Ende des Unterarms fixieren, mit der anderen Hand den Mittelhandbereich umfassen, wobei der Daumen oben auf liegt, die Hand aus der Neutral-Null-Stellung in 30°-40°-ulnare Abduktion oder 30°-35° radiale Abduktion führen und anschließend zurück in die Neutral-Null-Stellung bringen

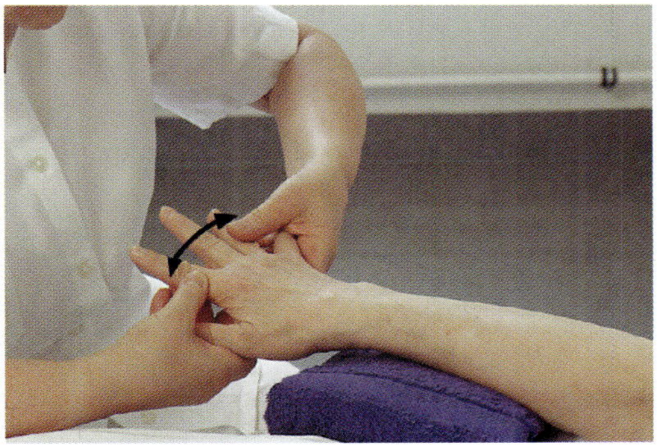

c Abduktion u. Adduktion der Finger: Mit der einen Hand den Kleinfinger, mit der anderen Hand den Daumen umgreifen, mit beiden Händen die Finger aus der Neutral-Null-Stellung in 45°-Abduktion führen und anschließend zurück in die Neutral-Null-Stellung bringen

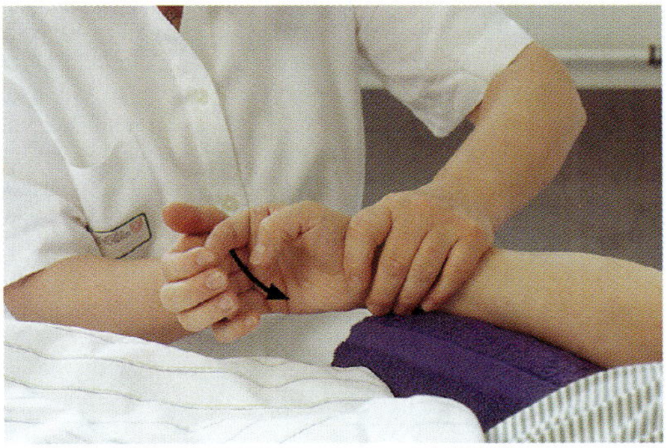

d Flexion der Finger: Mit der einen Hand das distale Ende des Unterarms fixieren, mit der anderen Hand die Finger und den Daumen in 90°-Flexion führen und anschließend zurück in die Neutral-Null-Stellung bringen

Fortsetzung **Abb. 14.6 e – h** ▶

- Der Betroffene wird während der Übungen hinsichtlich Mimik, Atmung, Schweiß, Gesichtsfarbe, Schmerzäußerungen beobachtet, ggf. erfolgt vorher und nachher eine Puls- und Blutdruckkontrolle.

Durchführung

Die Bewegungen werden folgendermaßen ausgeführt:

- langsam, rhythmisch und exakt um die entsprechende Gelenkachse,
- unter leichtem Zug, um ein Gleiten der Gelenkflächen aufeinander zu ermöglichen,
- immer das volle Bewegungsausmaß erreichend,
- eine Hand wird knapp oberhalb des Gelenkes aufgelegt, um Mitbewegungen benachbarter Körperabschnitte und Ausweichbewegungen zu vermeiden,
- jede Übung wird 2 mal täglich 5 – 10 mal durchgeführt (je nach Belastbarkeit),
- der Betroffene sollte aus Gründen der Motivation auf Fortschritte aufmerksam gemacht werden,
- die Übungen, Ergebnisse und Beobachtungen werden im Pflegebericht dokumentiert.

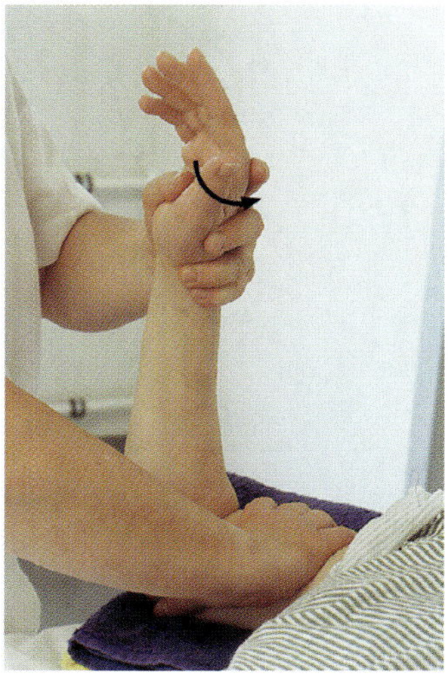

e Pronation des Unterarms: Der Arm wird im Ellenbogen 90° gebeugt und aufgestellt, die Daumenseite zeigt zum Behandelten. Mit der einen Hand das distale Ende des Oberarms fixieren, mit der anderen Hand das Handgelenk umfassen, wobei der Daumen in der Handinnenfläche liegt, den Unterarm aus der Neutral-Null-Stellung in 80° – 90°-Pronation führen und anschließend zurück in die Neutral-Null-Stellung bringen

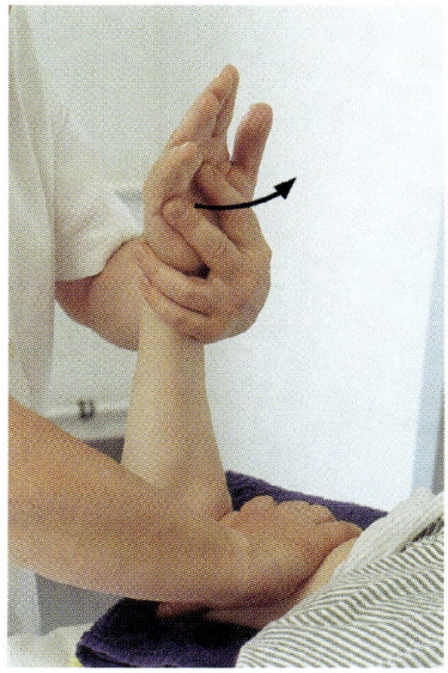

f Supination des Unterarms: Mit der einen Hand das distale Ende des Oberarms fixieren, mit der anderen Hand das Handgelenk umfassen, wobei der Daumen auf dem Handrücken liegt, den Unterarm aus der Neutral-Null-Stellung in 80° – 90°-Supination führen und anschließend zurück in die Neutral-Null-Stellung bringen

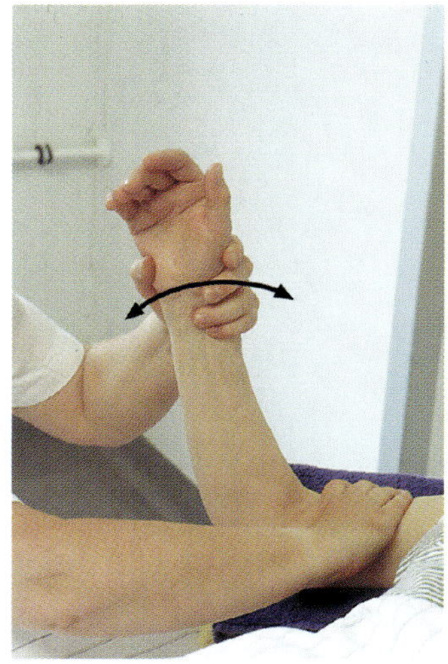

g Flexion u. Extension des Unterarms: Mit der einen Hand das distale Ende des Oberarms fixieren, mit der anderen Hand das Handgelenk umfassen, den Unterarm aus der Neutral-Null-Stellung in 150°-Flexion führen und anschließend zurück in die Neutral-Null-Stellung bringen

Abb. 14.6 a – g Bewegungsprogramm Kontrakturenprophylaxe von Finger, Hand und Unterarm (nach: Kellnhauser u. a., 2000)

14.3.3 Isometrische Spannungsübungen durchführen

Eine Form der resistiven Übungen stellen die isometrischen Spannungsübungen dar. Bei diesen Übungen wird der Muskel angespannt, ohne dass es zu einer Bewegung im Gelenk kommt. Die Anspannung der Muskulatur erfolgt durch Drücken gegen einen tatsächlichen oder gedachten Widerstand. Indiziert sind isometrische Spannungsübungen bei Immobilität und gleichzeitigem Verbot von Belastungen und bei einer labilen Herz-Kreislaufsituation. Daneben eignen sich diese Übungen bei Ruhigstellung eines Gelenkes z. B. durch Gipsverbände.

Die isometrischen Spannungsübungen beugen einer Muskelatrophie vor, sie intensivieren den Muskelstoffwechsel und erhöhen den Muskeltonus bei keiner oder geringfügiger Belastung des Herz-Kreislaufsystems.

Da der Muskeltonus bei isometrischen Spannungsübungen erhöht wird, stellen Erkrankungen, die mit einer Spastizität einhergehen, wie z. B. die Apoplexia cerebri eine Kontraindikation für isometrische Spannungsübungen dar.

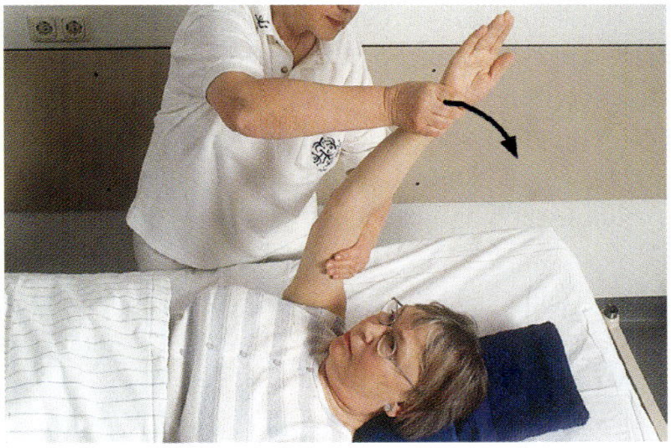

a Elevation (Hebung): Mit der einen Hand die Mitte des Oberarms umfassen, mit der anderen Hand das Handgelenk umfassen, wobei der Zeigefinger in der Handinnenfläche liegt, den Oberarm aus der Neutral-Null-Stellung in 150° – 170°-Elevation führen und anschließend zurück in die Neutral-Null-Stellung bringen

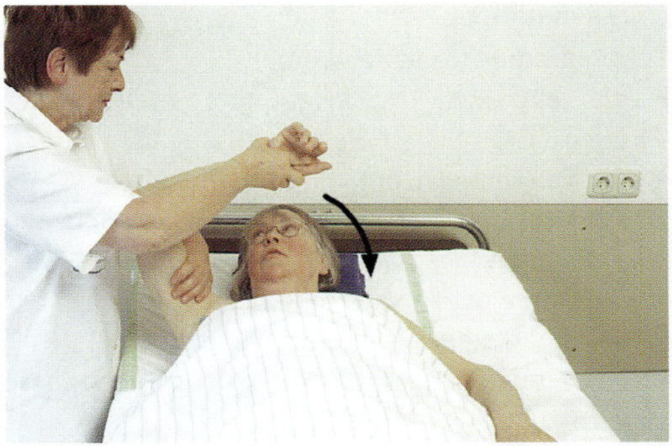

b Horizontale Abduktion: Der Oberarm befindet sich in 90°-Abduktion, der Ellenbogen in 90°-Flexion. Mit der einen Hand die Mitte des Oberarms umfassen, mit der anderen Hand das Handgelenk umfassen, wobei der Zeigefinger in der Handinnenfläche liegt, den Oberarm über den Körper zur gegenseitigen Schulter in 135°-horizontale Abduktion führen und anschließend zurück in die Neutral-Null-Stellung bringen

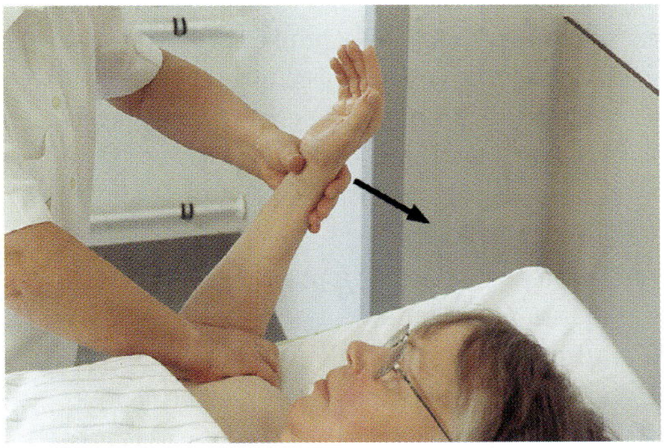

c Außenrotation: Der Oberarm befindet sich in 90°-Abduktion, der Ellenbogen in 90°-Flexion. Mit der einen Hand die Mitte des Oberarms umfassen, mit der anderen Hand das Handgelenk umfassen, den Unterarm nach hinten führen, wobei es zu einer Außenrotation des Schultergelenks um 70° kommt

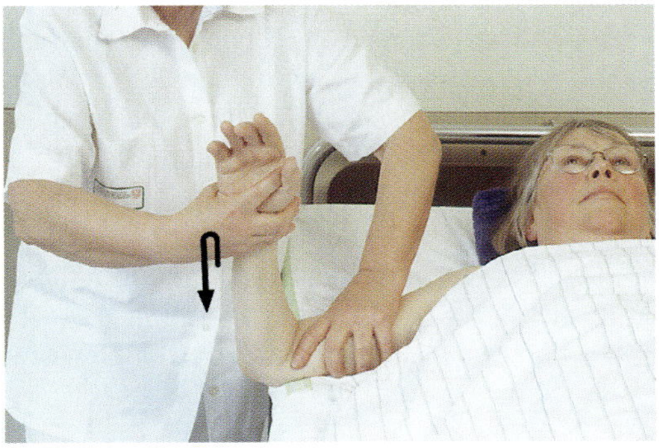

d Innenrotation: Der Oberarm befindet sich in 90°-Abduktion, der Ellenbogen in 90°-Flexion. Mit der einen Hand die Mitte des Oberarms umfassen, mit der anderen Hand das Handgelenk umfassen, wobei der Zeigefinger in der Handinnenfläche liegt, den Unterarm nach vorne führen, wobei es zu einer Innenrotation des Schultergelenks um 70° kommt

Abb. 14.7 a – d Bewegungsprogramm Kontrakturenprophylaxe der Schulter. Flache Rückenlage, den Kopf mit einem kleinen Kissen leicht unterstützen (nach: Kellnhauser u. a., 2000)

Übungsprogramm für isometrische Spannungsübungen

Kopf- und Halsbereich:

- Hinterkopf in das Kissen drücken,
- Kinn in Richtung Brust ziehen.

Armbereich:

- in flacher Rückenlage Arm gerade neben den Körper legen, Handinnenflächen weisen zur Matratze,
- mit Oberarm, Unterarm und geöffneter Handinnenfläche gegen die Matratze drücken.

Hand- und Fingerbereich:

- Hände ca. 30 cm vor der Brust halten,
- Oberarme abspreizen,
- Finger beider Hände abgespreizt gegeneinander drücken.

Oberschenkel- und Unterschenkelbereich:

- flache Rückenlage mit ausgestreckten Beinen einnehmen,
- Ober- und Unterschenkel gegen die Matratze drücken.

Zehen- und Fußbereich:

- flache Rückenlage mit ausgestreckten Beinen einnehmen,
- Fußsohle des einen Fußes auf den Rücken des anderen Fußes legen,
- Füße gegeneinander drücken.

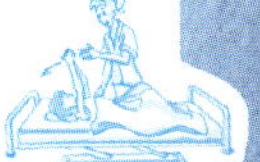

Durchführung

Folgendes muss beachtet werden:

- die einzelnen Muskelgruppen nacheinander üben,
- die Muskeln gleichmäßig und mit zunehmender Kraft für 2–3 Sekunden gegen den Widerstand anspannen,
- die Stärke der Anspannung richtet sich nach der Belastbarkeit des betroffenen Menschen,
- Bewegungen während der Anspannungsphase vermeiden,
- während der Übungen auf eine ruhige Atmung achten, Pressatmung oder Luftanhalten nicht zulassen,
- nach jeder Übung einige Sekunden Pause einlegen,
- nicht mehr als 15 Spannungsübungen hintereinander durchführen,
- Betroffenen während der Übungen beobachten (Mimik, Atmung, Schweiß, Gesichtsfarbe, Schmerzäußerungen), ggf. vorher und nachher Puls-, Blutdruckkontrolle durchführen
- den Betroffenen auf Fortschritte aufmerksam machen,
- Übungen, Ergebnisse und Beobachtungen dokumentieren,
- die Übungen mehrmals täglich durchführen bzw. durchführen lassen.

14.3.4 Regelmäßig Lagerung wechseln

Durch regelmäßige Umlagerungen (Bd. 3, S. 200) können die Bewegungsübungen ergänzt und unterstützt werden. Durch Dehnlagerungen (Bd. 3, S. 58) kann die Wirbelsäule beweglich gehalten werden. Gleichzeitig werden hierdurch die Intervalle zwischen den Übungen zur Kontrakturenprophylaxe genutzt.

Physiologische Mittelstellung

Wenn Pflegebedürftige sich nicht bewegen können oder aus therapeutischen Gründen eine Ruhigstellung der Gelenke erforderlich ist, erfolgt die Lagerung in physiologischer Mittelstellung. Diese Lagerung in mittlerer Funktionsstellung der Gelenke ermöglicht dem Betroffenem bei einer evtl. Kontraktur die größtmögliche Arbeitsverrichtung und damit die Erhaltung einer bedingten Selbstständigkeit im Alltag.

Die im Folgenden dargestellten Lagerungen können auch in Schräglage mittels „Schiefer Ebene“ durchgeführt werden. Bei den Lagerungen sollte eine feste, möglichst harte Matratze verwendet werden, sofern keine Kontraindikation z. B. aufgrund einer Dekubitusgefahr besteht.

Pflegebedürftige mit spastischen Lähmungen benötigen eine Lagerung in tonusregulierenden Gelenkstellungen. Sie erfolgt nach dem Bobath-Konzept (S. 119).

Rückenlagerung in physiologischer Mittelstellung

Die einzelnen Gelenke werden in folgenden Positionen gelagert (**Abb. 14.8**):

- **Wirbelsäule:** gerade,
- **Kopf:** leichte Flexion, mit Kissen unterlagert,
- **Schultergelenke:** 30°-Abduktion,
- **Ellenbogengelenk:** 90°-Flexion,
- **Unterarme:** Pronation, leicht erhöht gelagert,
- **Handgelenke:** Dorsalextension,
- **Fingergelenke:** leichte Flexion, Schalenhaltung, unterlagert,
- **Daumengelenke:** in Opposition zum Zeigefinger, Neutral-Null-Stellung,
- **Hüftgelenke:** evtl. Außenrotation durch Sandsäcke an der Außenseite der Beine vermeiden,
- **Kniegelenke:** Neutral-Null-Stellung (Extension),
- **Fußgelenke:** Neutral-Null-Stellung (im rechten Winkel zum Unterschenkel) durch arretierte Fußstütze, Schaumstoffblock oder Bettkiste unterstützen.

Seitenlagerung in physiologischer Mittelstellung

Die einzelnen Gelenke werden in folgenden Positionen gelagert (**Abb. 14.9**):

- **Wirbelsäule:** gerade,

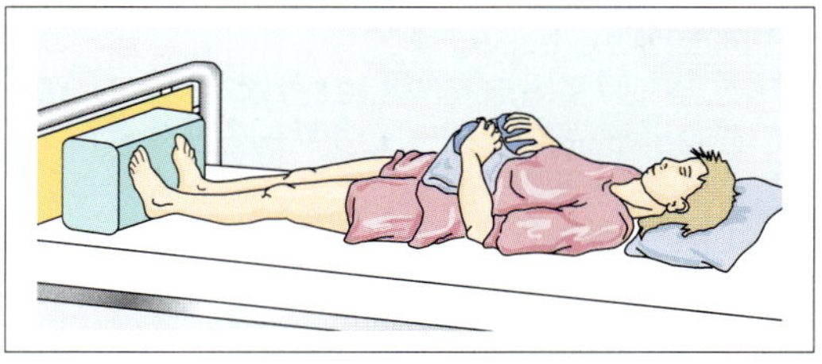

Abb. 14.8 Rückenlagerung in physiologischer Mittelstellung (aus: Kellnhauser u. a., 2000)

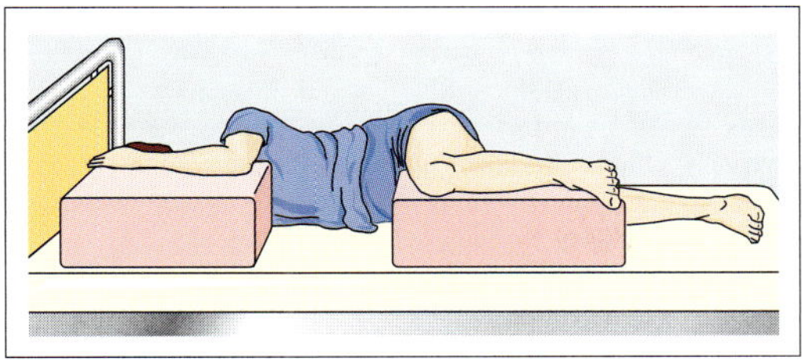

Abb. 14.9 Seitenlagerung in physiologischer Mittelstellung (aus: Kellnhauser u. a., 2000)

- **Kopf:** geringe Flexion, mit Kissen so unterlagern, dass es zu keiner Seitneigstellung zur unten liegenden Schulter kommt,
- **Taille:** bei ausgeprägter Taille mit Kissen unterlagern,
- **aufliegendes Bein:** Neutral-Null-Stellung (Extension von Knie- und Hüftgelenk, Fußgelenk im 90°-Winkel zum Unterschenkel),
- **aufliegende Hand:** unter dem aufliegenden Ohr, Flexion im Ellenbogengelenk, Anteversion im Schultergelenk,
- **oben liegendes Bein:** auf einem Schaumstoffblock, Höhe entspricht der Neutral-Null-Stellung, mehr oder weniger starke Hüft- und Knieflexion, Fußgelenk in Neutral-Null-Stellung,
- **oben liegender Arm:** auf einem Schaumstoffblock, Höhe entspricht der Neutral-Null-Stellung, mehr oder weniger starke Anteversion und Ellenbogenflexion, Unterarm und Hand in Neutral-Null-Stellung.

Bauchlagerung in physiologischer Mittelstellung

Die einzelnen Gelenke werden in folgenden Positionen gelagert (**Abb. 14.10**):

- **Wirbelsäule:** gerade, bei stark ausgeprägtem Hohlkreuz mit Kissen unterlagern (vom unteren Rippenrand bis beidseits zur Spina iliaca anterior superior),
- **Kopf:** aufliegend, abwechselnd zur rechten oder linken Seite drehen,
- **Arme:** in unterschiedlicher Stellung (Neutral-Null-Stellung, Abduktion, Elevation, Außenrotation),
- **Füße:** Neutral-Null-Stellung (90°-Winkel zum Unterschenkel), entweder durch Unterlagerung im Bereich des oberen Sprunggelenks oder durch Ausbau des Fußbrettes.

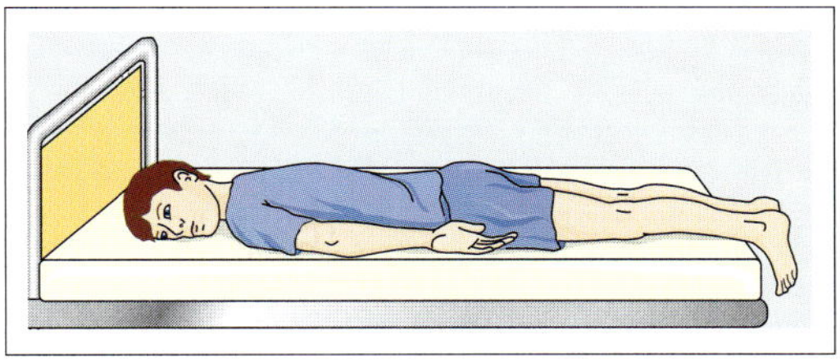

Abb. 14.10 Bauchlagerung in physiologischer Mittelstellung (aus: Kellnhauser u. a., 2000)

Kontrakturenprophylaxe:

- Die Maßnahmen der Kontrakturenprophylaxe müssen entsprechend der Risikoeinschätzung auf die individuellen Bedürfnisse bzw. Gegebenheiten der Betroffenen abgestimmt werden.
- Die wichtigste Maßnahme der Kontrakturenprophylaxe ist die Erhaltung und Förderung der Beweglichkeit durch ein aktivierendes Pflegekonzept.
- Bewegungs-, Spannungsübungen und Lagerungen stellen bedeutsame Aspekte der Kontrakturenprophylaxe dar.

14.4 Fallstudie und Pflegediagnose

Fallstudie Herr Ungelenk

Herr Ungelenk ist 58 Jahre alt und wird mit der Diagnose akuter rheumatischer Schub in die Klinik eingewiesen. Seine Erkrankung ist seit ca. 10 Jahren bekannt. Aufgrund der deutlichen Verschlimmerung in der letzten Zeit und der zunehmenden Rheumaschübe soll Herr Ungelenk in der Klinik medikamentös neu eingestellt werden.

Herr Ungelenk wird von seiner Frau mit einem Rollstuhl auf die Station gebracht. Er gibt starke Schmerzen in fast allen Gelenken an. Aufgrund dieser Schmerzen hat seine Ehefrau in letzter Zeit die Körperpflege fast vollständig bei ihm durchgeführt. Außerdem hat er sich aufgrund der Schmerzen nach Aussagen des Ehepaares in den letzten Wochen kaum bewegt und benötigte auch Unterstützung beim Gehen.

Tab. 14.1 zeigt einen Auszug aus dem Pflegeplan von Herrn Ungelenk. Für Herrn Ungelenk kann unter anderem folgende Pflegediagnose formuliert werden: Gefahr einer Kontraktur beeinflusst durch (b/d)

Tab. 14.1 Auszug aus dem Pflegeplan von Herr Ungelenk

Pflegeprobleme	*Ressourcen*	*Pflegeziele*	*Pflegemaßnahmen*
Bei Herrn Ungelenk besteht Kontrakturgefahr aufgrund: ▪ starker Bewegungseinschränkung bei chronischer Polyarthritis ▪ von Schmerzen bei Bewegungen	▪ Herr Ungelenk ist über seine Erkrankung aufgeklärt (Beginn vor 10 Jahren) ▪ er erfährt Unterstützung durch seine Ehefrau ▪ er kann mit Hilfe das Bett verlassen	▪ Herr Ungelenk behält bzw. verbessert die Beweglichkeit in seinen Gelenken ▪ er kennt die Gefahr einer Kontraktur und Maßnahmen zur Prophylaxe ▪ er führt je nach Zustand eigenständig oder mit Unterstützung mind. 3x tägl. Bewegungsübungen durch ▪ er meldet sich beim Auftreten von Schmerzen ▪ er akzeptiert die Lagerungen ▪ er kann sich am 5. Tag selbstständig ankleiden ▪ er benötigt am 6. Tag Unterstützung nur beim Waschen der Beine und des Rückens ▪ er kann am 6. Tag mit Unterstützung auf dem Flur gehen	▪ Ehepaar Ungelenk über die Gefahr der Kontraktur und Maßnahmen der Prophylaxe (Bewegungsübungen, Lagerung der Gelenke) informieren ▪ Herrn Ungelenk zu passiven, assistiven, aktiven und resistiven Bewegungsübungen anleiten ▪ Frau Ungelenk zur Unterstützung bei den Bewegungsübungen anleiten ▪ Kälte, Wärme oder Schmerzmedikamente vor oder nach Bewegungsübungen anwenden (je nach Wunsch und Bedarf) ▪ nach den Mahlzeiten in physiologischer Mittelstellung und Dehnlagerung lagern (s. Plan) ▪ darüber informieren, die Lage so lange wie möglich beizubehalten ▪ Mobilisation: – Körperpflege am Waschbecken durchführen – Kleidung nach Tageszeit (z. B. Jogginganzug, Nachthemd) anziehen – zu den Mahlzeiten in den Aufenthaltsraum bringen – 2 × tgl. (10.00 h/16.00 h) Gehen (im Zimmer, auf dem Flur) ▪ Frau Ungelenk soweit wie möglich in die Maßnahmen einbeziehen

längerfristiges Beibehalten der Gelenkbeugung in aufrechter, sitzender oder liegender Haltung angezeigt durch (a/d) Äußerungen über Schmerzen und Unbehagen bei Bewegungen.

Fazit: Als Kontraktur werden bleibende Bewegungseinschränkungen von Gelenken bis hin zu irreversiblen Gelenkversteifungen bezeichnet. Sie entstehen als Folge dauerhafter Verkürzungen von Muskeln, Sehnen, Bändern und Bindegewebe sowie durch Schrumpfung der Gelenkkapseln. Die Ursachen von Kontrakturen sind vielfältig und können z. B. in Erkrankungen des zentralen oder peripheren Nervensystems, entzündlichen oder degenerativen Gelenkerkrankungen liegen. Hauptursache ist aber immer ein Bewegungsmangel oder eine Bewegungseinschränkung über einen längeren Zeitraum. Prinzipiell können bei mangelhafter Bewegung alle Gelenke von einer Kontraktur betroffen sein. Bevorzugt treten Kontrakturen jedoch an größeren Gelenken wie Schulter-, Hüft-, Knie- und Ellenbogengelenk auf.

Kontrakturen bei Kindern sind zumeist angeboren. Ältere Menschen besitzen oftmals aufgrund einer Multimorbidität und mangelnder Bewegung ein höheres Risiko, Kontrakturen zu bekommen. Die Einschätzung des Kontrakturrisikos erfolgt anhand einer Checkliste, die die Aufmerksamkeit auf mögliche Risikofaktoren lenkt.

Die Maßnahmen der Kontrakturenprophylaxe umfassen das Erhalten und Fördern der Selbstständigkeit, Bewegungsübungen und Lagerungen. Insgesamt kommt der Kontrakturenprophylaxe aufgrund der demographischen Veränderungen mit einem immer größer werdenden Anteil älterer Menschen eine wachsende Bedeutung zu.

Brockhaus Enzyklopädie, Bd. 12. Bibliographisches Institut & F. A. Brockhaus AG, Mannheim 1987

Brandstätter S.: Kontrakturenprophylaxe bei Langzeitpatienten, www.thieme.de/abstract/physmed/abstracts2000-01/daten/o4.html

Gordon M.: Handbuch Pflegediagnosen, 2. Aufl. Urban & Fischer, München 1999

Kamphausen, Ulrich: Prophylaxen in der Pflege: Anregungen für kreatives Handeln. Kohlhammer, Stuttgart 2000

Kellnhauser, E. u. a. (Hrsg.), Thiemes Pflege, 9. Aufl. Thieme, Stuttgart 2000

Kunz, W.: ATL Folienvorlagen, Arbeitsbuch für Unterrichtende in der Krankenpflege und in der Altenpflege, Bd. 3, Sich bewegen. Brigitte Kunz Verlag, Hagen 1995

Lauber, A., P. Schmalstieg (Hrsg.): Wahrnehmen und Beobachten, verstehen & pflegen, Bd. 1. Thieme, Stuttgart 2001

Lauber, A., P. Schmalstieg (Hrsg.): Pflegerische Interventionen, verstehen & pflegen, Bd. 3. Thieme, Stuttgart 2003

Pschyrembel, klinisches Wörterbuch, 255. Auflage, de Gruyter, Berlin 1986

Roche Lexikon Medizin, 4. Aufl. Urban Fischer, München 1999

Schäffler A. u. a. (Hrsg.): Pflege Heute. Gustav Fischer, Stuttgart, 1998

Ungerer O. (Hrsg.): Altenpflege Geriatrie. Verlag Handwerk und Technik, Hamburg, 1995

Internet

www.members.aon.at/alois.krenn/kontrakturenprophylaxe.htm

www.ahc-consilium.at/daten/kontrakturen.htm

www.ahc-net.at/fach/diagnose/daten/kontrakturen.htm

15 Sturzprophylaxe

Johanne Plescher-Kramer

Übersicht

Schlüsselbegriffe

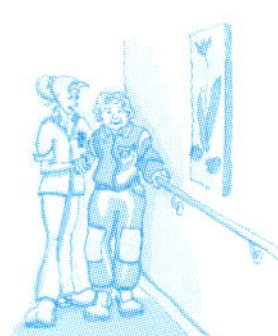

- *Lokomotion*
- *Posturales System*
- *seitliche Haltungskontrolle*
- *Bewegungstraining*
- *Umgebungsadaption*

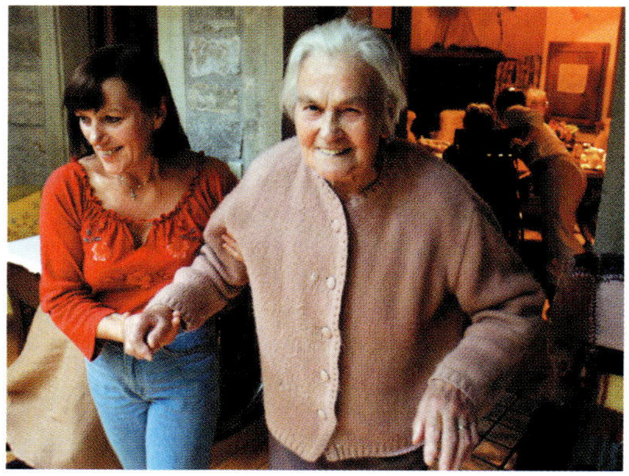

Einleitung

Wackelig und unsicher erlernen Kinder das Laufen – von unzähligen Stürzen begleitet. Mehr als 7 Millionen Schritte benötigen sie, bis das Gehen mühelos erscheint. Der aufrechte Gang ist ein Merkmal, das den Menschen von anderen Lebewesen unterscheidet. Dieses Privileg hat seinen Preis. Der Körper hat eine kleine Standfläche und der Schwerpunkt liegt bei einer 1,70 m großen Person etwa einen Meter über dem Boden (Standfläche × Körpergröße). Rein statisch betrachtet ist der menschliche Körper demnach eine wankende und instabile Konstruktion. Ob im Sitzen, Stehen, Gehen oder Laufen – der Mensch führt einen ständigen, wenn auch unmerklichen Kampf mit Balance und Schwerkraft.

Die meisten Menschen beherrschen die sichere, voll funktionsfähige Fortbewegung automatisch und ohne besondere Aufmerksamkeit. Für Kinder, Menschen im höheren Lebensalter und Personen mit entsprechenden Einschränkungen ist dies mit gewaltigen Anstrengungen verbunden. Nicht selten kommt es zu Stürzen. Bei Kindern zählen Stürze mit 50% zu den häufigsten Unfallursachen in der Altersgruppe 1 bis 14 Jahre. Von den über 65-jährigen stürzen etwa 30% mindestens einmal im Jahr.

Ein Sturz ist für einen Menschen ein einschneidendes Ereignis. Obwohl die meisten Stürze im Alter nicht lebensbedrohlich sind, führen viele zu physischen und psychischen Veränderungen. Häufig bedeutet ein Sturz im Alter Krankenhausaufenthalt,

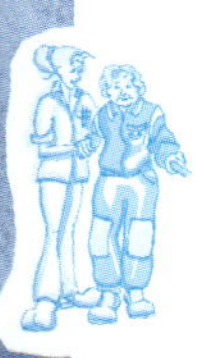

verminderte Beweglichkeit, Pflegebedürftigkeit, den Verlust der Selbstständigkeit und schließlich Heimaufenthalt.

Im Gegensatz zu Menschen höheren Lebensalters sind bei Kindern die Prozesse im Körper nicht degenerativ. Motorik und Gleichgewichtssystem sind noch nicht voll ausgebildet. Altersbedingte Neugierde und die Tatsache, dass Kinder nicht in der Lage sind, drohende Gefahren einzuschätzen, sind eine gefährliche Kombination, die u. a. kontinuierliche Wachsamkeit von den Betreuungspersonen fordert.

Stürze ereignen sich nicht zufällig. Die Kenntnis über das vielfältige Spektrum möglicher Sturzursachen und die Einschätzung des Sturzrisikos macht Stürze durchaus vorhersehbar. Stürze sind somit, zumindest in einigen Fällen, vermeidbar. Die Sturzprophylaxe rückte u. a. aufgrund von Regressforderungen und Nachfragen von Krankenkassen nach Sturzgeschehen und vorkehrenden Maßnahmen in den letzten Jahren mehr und mehr in den Vordergrund. Präventive Maßnahmen des therapeutischen Teams sind eine zentrale Aufgabe in Akutkrankenhäusern, Pflegeheimen und häuslichem Umfeld.

15.1 Sturz

Die Fähigkeit des Körpers zur ▸ *Lokomotion* (einer zielgerichteten Haltungs- und Positionsveränderung des Körpers im Raum) unter ständig störenden Einflüssen der Umwelt, ist das Ergebnis eines funktionierenden posturalen Systems (**Abb. 15.1**). Unter Lokomotion ist demnach das Gehen oder Laufen ebenso zu verstehen wie akrobatische Turnübungen.

Das ▸ *posturale System* bezeichnet die integrierte Gesamtheit aller Teilsysteme, die die Aufgaben der Haltungsstabilität erfüllen. Unter posturaler Reaktion ist ein Sammelbegriff für alle sensorischen und muskuloskeletalen Aktivitäten zu verstehen, die Balance und Haltungskontrolle aufrechterhalten. Es bezeichnet das Schwanken des Körper zur Wiedererlangung der Balance.

Prinzip der postularen Reaktion. Vereinfacht dargestellt geschieht bei der posturalen Reaktion als Regelkreis folgendes: Über periphere Rezeptoren des visuellen, vestibulären und propriozeptiven Systems gelangen als „sensibler Input" Informationen zur Verarbeitung zum Zentralen Nervensystem (ZNS).

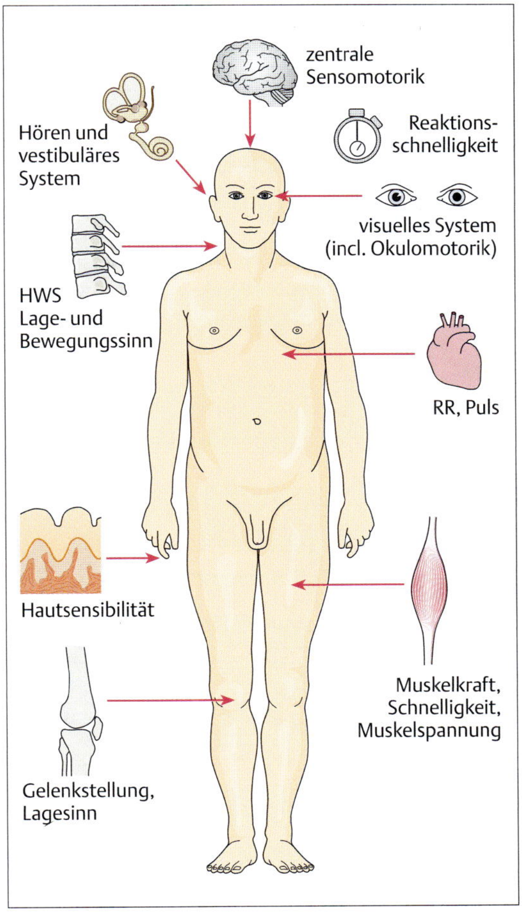

Abb. 15.1 Komponenten des posturalen Systems (nach: Runge, 1998)

Das ZNS integriert und kooperiert Wahrnehmung und Bewegung. Der Output erfolgt zeitgerecht, koordiniert und kräftig über das neuromuskuloskeletale System zur Muskulatur des Rumpfes und den Extremitäten. Liegen Veränderungen der Lokomotion, des posturalen Systems oder posturaler Einzelkomponenten vor, kann es zu einem Sturz kommen.

Ein Sturz ist ein unfreiwilliges und/oder unkontrolliertes unter dem Einfluss der Schwerkraft stehendes Sinken oder Fallen auf eine tiefere Ebene.

15.1.1 Phasen des Sturzes

Nach Tideiksaar (2000) lässt sich ein Sturz in drei Phasen einteilen:

Phase 1 (Ausgangsereignis): Die Standfläche der Person verschiebt sich und beim Gehen wird das Gleichgewicht verlagert (z. B. durch Muskelschwäche und/ oder umherliegende Kabel).
Phase 2 (Verlust des Gleichgewichts): Die aufrechte Körperhaltung kann nicht mehr durch eine Korrektur des Gleichgewichts ausgeglichen werden (z. B. neurologische Störungen).
Phase 3 (Aufprallphase): Beim Aufprall der stürzenden Person auf den Boden, werden die Aufprallkräfte auf den Körper übertragen – eine Verletzung ist möglich.

15.1.2 Pathophysiologie des Sturzes

Bei Erwachsenen sind 55% aller Stürze durch gesundheitliche oder altersbedingte Probleme verursacht, 37% durch äußere Gegebenheiten. Bestimmte Situationen und Verhaltensweisen von betroffenen Personen spielen ebenfalls eine Rolle. Es ist kaum möglich, eine einzige Sturzursache, insbesondere bei Altersstürzen, zu benennen. Die Ursache von Stürzen ist überwiegend multifaktoriell. Krankheiten und deren häufig einschränkenden Folgezustände (z. B. Behinderungen), Lebensgewohnheiten (z. B. bestimmte körperliche Tätigkeiten oder Genussmittelmissbrauch) sowie Alterungsprozesse fügen sich zu einer individuellen Kombination zusammen.

Bei den multiplen Ursachen eines Sturzes im Alter stehen Gehstörungen mit erhöhter Sturzneigung (verschiedene Defizite in posturalen und motorischen Teilbereichen) in Interaktion mit situativen und physikalischen Umgebungsfaktoren. Das Misslingen der Lokomotion ohne Bewusstseinsverlust steht dabei im Vordergrund.

Ursachengruppen. Grundsätzlich lassen sich die Ursachen für Stürze in drei Gruppen teilen (**Abb. 15.2**):

- interne Ursachen (intrinsische Faktoren),
- externe Ursachen (extrinsische Faktoren) sowie
- behaviorale oder situative Ursachen.

Interne Ursachen (Intrinsische Faktoren)

Bei den intrinsischen Faktoren ist nochmals eine Unterteilung in unvorhersehbare (kein Vorhandensein von Risikofaktoren) und erwartete (Merkmale und Diagnosen, die gemessen werden können) Faktoren möglich.

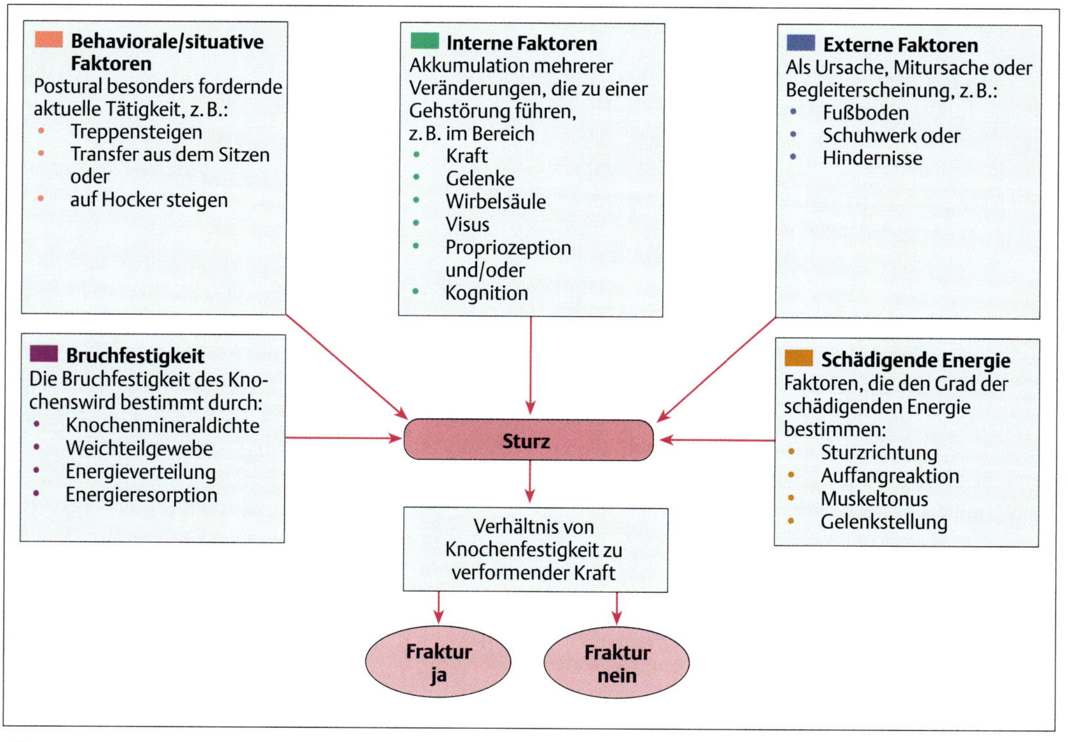

Abb. 15.2 Multifaktorieller Prozess als Sturzursache (nach: Runge, 1997)

Zu den internen Faktoren zählen krankheits- oder altersbedingte Veränderungen und Verhältnisse, die entweder einzeln oder in Kombination dazu beitragen, dass sich die Mobilität verändert (= Gehstörung) und es dadurch zu Stürzen kommt.

Altersbedingte Veränderungen

Altersphysiologische Abweichungen wie Veränderungen der Balancefähigkeit, des Sehvermögens, Gangbildes, Bewegungsapparates und Herz-Kreislauf-Systems sowie degenerative Veränderungen bilden ein breites Ursachenspektrum für Stürze (**Abb. 15.3**).

Bei Kindern sind es noch nicht voll ausgebildete anatomische Strukturen und physiologische Verhältnisse, die zu Stürzen führen. Je jünger das Kind, desto größer die physiologisch bedingten Einschränkungen. Eine reduzierte Leistungs-, Orientierungs-, Koordinations- und Kommunikationsfähigkeit sowie Reaktionszeit wie sie altersbedingt z. B. bei Kindern vorkommen, können ebenfalls Sturzursachen sein.

Krankheitsbedingte Veränderungen

Bei Stress, Depression, Angst oder Demenz und anderen Veränderungen der Psyche und des kognitiv-affektiven Bereiches besteht die Gefahr, die Umgebung verändert wahrzunehmen oder Risiken nicht einschätzen zu können. Eine verschlechterte Sinneswahrnehmung (z. B. Katarakt) vermindert z. B. die visuelle Wahrnehmung.

Durch Arrhythmien oder Asthma bronchiale wird das kardiovaskulär-respiratorischen System beeinträchtigt: Eine eingeschränkte Leistungsfähigkeit kann zu einem Sturz führen. Gleiches gilt für Multimorbidität, Untergewicht, Fieberzustände und einen allgemein schlechten Gesundheitszustand. Kausale Zusammenhänge bestehen ebenfalls zu Veränderungen des Stoffwechsels (z. B. Hypoglykämie) und des muskuloskeletalen Systems (z. B. Ostheoarthrose, Myopathien oder Hallux valgus).

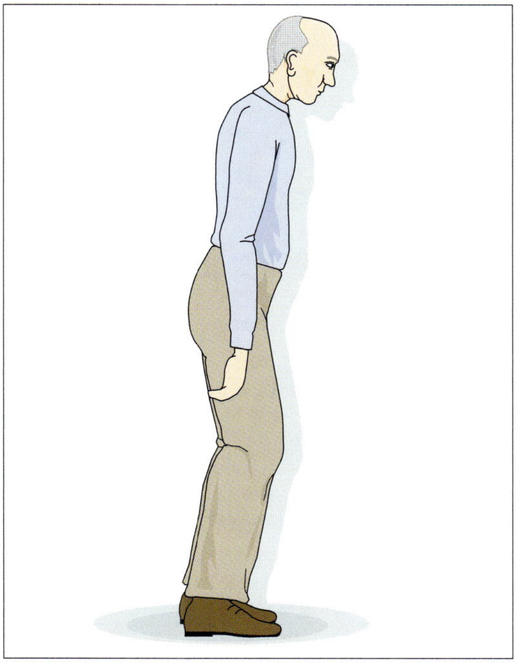

Abb. 15.3 Gebeugte Körperhaltung als altersbedingte Veränderung

Neurologische Veränderungen

Sturzursachen können außerdem neurologische Veränderungen wie z. B. ischämisch bedingte Synkopen, Apoplexie, Morbus Parkinson sein, da sie häufig mit Balancestörungen oder Fehlinterpretation von Umgebungsbedingungen einher gehen.

Externe Ursachen (Extrinsische Faktoren)

Die Umgebung eines Menschen birgt viele Gefahren, die als Ursachen für Stürze bekannt sind. Ungeeignetes Schuhwerk, schlechte Beleuchtung, Hindernisse wie Kabel, nasse, rutschige, sich ablösende Teppiche und Fußböden (z. B. Fliesen, Linoleum) sind einige Beispiele.

Mit dem Erlernen des Krabbelns und Laufens sind vor allem Kleinkinder durch Stürze gefährdet. Insbesondere, wenn Lauflernhilfen genutzt werden, bergen z. B. Türschwellen und Teppichränder Gefahrenmomente. Kinder können aus Gitterbetten oder Hochbetten fallen, mit Hochstühlen umkippen, von Balkonen oder aus Fenstern stürzen.

Hilfsmittel. Defekte, abgenutzte oder nicht angepasste Hilfsmittel (Rollstuhl, Gehstock), nicht arretierte Bremsen, fehlende Haltegriffe in Badezimmer und auf Fluren sind weitere Aspekte, die als Sturzursache in Betracht gezogen werden müssen. Zu weiteren physikalischen Umgebungsfaktoren zählen zu- und ableitende Systeme (z. B. Drainagen) und andere mechanische Hilfsmittel (z. B. Schienen). Sie können die Bewegung des betroffenen Menschen einschränken und somit Stolperfallen darstellen.

Fixierungsmaßnahmen, Bettgitter. Obwohl Fixierungsmaßnahmen und Bettgitter erwachsene Personen vor Sturz schützen sollen, stellen sie gleichzeitig eine mögliche Ursache für Stürze dar (S. 330). Bettgitter befinden sich außerdem an jedem Kleinkindbettchen im Krankenhaus und können hier vor einem Sturz bewahren. Kleinkinder mit herabgelassenen Bettgittern können in unbeaufsichtigten Momenten aus dem Bettchen fallen.

Behaviorale und situative Ursachen

Bei Säuglingen ist es nicht selten die Unachtsamkeit der betreuenden Personen, die z. B. zu einem Sturz vom Wickeltisch in einem unbeobachteten Moment führt. Außerdem sind Kinder nicht in der Lage, gefahrvolle Situationen zu erkennen bzw. Gefahren und deren Folgen einzuschätzen. Die kognitiven Strukturen sind noch nicht entsprechend ausgebildet (s. interne Faktoren). Kindliche Neugierde und das nicht Abschätzen können bzw. nicht Erkennen von Gefahren ist eine gefährliche Kombination, die zu Sturzunfällen führt.

Alltagsaktivitäten wie z. B. eine hochgelegene Schranktür aufmachen, Hochstrecken oder Nachvornebeugen, um Gegenstände zu erreichen sind mögliche Sturzursachen. Alle Transferleistungen, z. B. Stuhl-, Rollstuhl-, Bett- und Toilettentransfer, können zu einem Sturz führen. Jeder Wechsel in eine neue Umgebung birgt Gefahren, die ursächlich für einen Sturz sein können. Besonders die erste Woche nach einer stationären Aufnahme gilt als risikoreich.

15.1.3 Folgen eines Sturzes

Jedes Jahr stürzen 30% in Haushalten und 50% in Institutionen lebende Personen. In so genannten Industrienationen stürzt pro Jahr jeder dritte über 65-Jährige und sogar jeder zweite über 80-Jährige. 95% aller Unfälle in Altersheimen sind Stürze. In der Bundesrepublik Deutschland sind es etwa vier bis fünf Millionen Stürze alter Menschen pro Jahr. Insgesamt kommt es bei 4 von 10 Stürzen zu sturzbedingten Frakturen. Bei 60.000 bis 100.000 Menschen sind es die gefürchteten Hüftfrakturen. Bei den über 75-Jährigen gelten Stürze als der häufigste Einweisungsgrund in ein Akutkrankenhaus. 44% aller tödlichen Kinderunfälle ereignen sich im Haushalt (36% im Straßenverkehr). Bei Kindern, vor allem im Alter von 0 bis 5 Jahren, sind Stürze nach Ertrinken und Ersticken die dritthäufigste Todesursache.

Klassifikation der Sturzfolgen

Körperliche Sturzfolgen lassen sich klassifizieren in:

- keine Verletzung (keine Beschwerden),
- milde Verletzung (die innerhalb weniger Tage von alleine heilen wird und keiner medizinischen Versorgung bedarf wie z. B. ein Hämatom),
- mittelschwere Verletzung (die einer medizinischen Versorgung bedarf wie z. B. Dislokation einer Verweilkanüle mit Paravasat) und
- schwere Verletzung (welche die Genesung des kranken Menschen erheblich beeinflusst wie z. B. Frakturen).

Häufige Sturzfolgen sind:

- distale Radiusfrakturen,
- Verletzungen am Kopf (Hämatome, Platzwunden und subdurale Hämatome),
- proximale Femurfrakturen und
- Hüftfrakturen.

Hüftfrakturen. Die Folgen von Hüftfrakturen sind weitreichend: Etwa ein Viertel aller Personen nach einer Hüftfraktur stirbt innerhalb des ersten Jahres nach dem Sturz (**Abb. 15.4**). Viele Personen erreichen nach einer Hüftfraktur nicht mehr ihre frühere Mobilität (verminderte lokomotorische Kompetenz). Die Einschränkung von Aktivitäten und Immobilität ha-

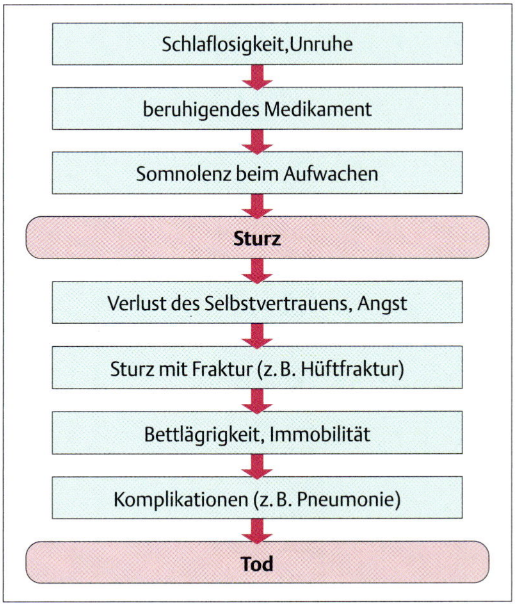

Abb. 15.4 Mögliche Sturzursache mit Folgen

ben auf den gesamten Körper der Betroffenen große Auswirkungen.

Physische und psychische Folgen von Immobilität (nach: Tideiksaar, 2000)

Bewegungsapparat:
- Kontrakturen und dadurch Abnahme der Gelenkbeweglichkeit,
- Muskelschwäche, -atrophie,
- Osteoporose,

Haut:
- Dekubitus,

Atmung:
- Pneumonie und dadurch Verringerung der Ventilation,

Herz-Kreislauf:
- orthostatische Hypotonie,
- Venostase,

Harnsystem:
- Harnwegsinfektionen,
- Inkontinenz,

Magen-Darm:
- Obstipation,

Nerven:
- vestibuläre Dysfunktion/Balancedefizit,

Psyche:
- soziale Isolation,
- geringes Selbstwertgefühl,
- Depression,
- Angst,
- Verwirrtheit.

Eine veränderte Mobilität bedeutet häufig den Verlust der Selbstständigkeit, was zur Einweisung in ein Pflegeheim führen kann. Multimorbide Personen verfügen im Falle einer Sturzverletzung über geringe Kompensationsmöglichkeiten. Die Wahrscheinlichkeit, an den Sturzfolgen zu sterben ist weitaus höher als bei jüngeren Menschen.

Risikofaktoren für Sturzfolgen

Ein erhöhtes Verletzungsrisiko nach einem Sturz weisen Personen auf, die:
- 85 Jahre oder älter sind,
- eine positive Sturzanamnese aufweisen oder
- einen niedrigen Body-Mass-Index besitzen (Aufprallenergie kann nicht durch Weichteilmantel abgefangen werden).

Hüftfrakturrisiko

Einige Merkmale hinsichtlich sturzbedingter Hüftfrakturen wurden ausschließlich bei Frauen untersucht. Frauen mit nachfolgenden Kennzeichen weisen ein erhöhtes Hüftfrakturrisiko auf:
- Hüftfraktur mütterlicherseits,
- Gewicht unter 45 kg,
- fehlende Gewichtszunahme seit dem 25. Lebensjahr,
- Unfähigkeit vom Stuhl ohne Armeinsatz aufzustehen (s. Aufstehtest Sturzrisikoskala),
- niedrige Knochendichte (Osteoporose, Hyperthyreose),
- unter 4 Stunden pro Tag auf den Beinen,
- Therapie mit lang wirksamen Benzodiazepinen,
- schlechte visuelle Tiefenwahrnehmung,
- reduzierte Kontrastsensitivität und
- frühere postmenopausale Fraktur.

Für eine Frakturentstehung haben die physikalischen und geometrischen Daten jedoch eine größere Bedeutung als z. B. das Vorhandensein einer Osteoporose. Letztendlich ist neben den verursachenden Faktoren, das Verhältnis von Knochenfestigkeit zu schädigender Energie (z. B. Sturzhöhe) entscheidend, ob es zu einer Fraktur kommt oder nicht (s. **Abb. 15.2**). Außerdem gilt: Je mehr Risikofaktoren auf eine Person zutreffen, desto größer ist die Gefahr einer ernsten Sturzfolge.

Stürze:
- Ein Sturz ist ein unfreiwilliges und/oder unkontrolliertes unter dem Einfluss der Schwerkraft stehendes Sinken oder Fallen auf eine tiefere Ebene.
- Ursachen von Stürzen können in der Person begründet sein, in der Umgebung und/oder der Situation.
- Stürze stellen bei den über 75-Jährigen die häufigsten Gründe für eine Einweisung in ein Akutkrankenhaus dar.

15.2 Einschätzen des Sturzrisikos

Das Einschätzen des Sturzrisikos erfolgt anhand von Risikofaktoren, aus denen sich gefährdete Personengruppen ableiten lassen. Ein Spektrum an Fragestellungen ist nützlich, um die häusliche Umgebung hinsichtlich der Sturzgefahren zu analysieren. Zur systematischen Einschätzung steht eine Sturzrisikoskala zur Verfügung.

15.2.1 Risikofaktoren

Die Planung von Präventivmaßnahmen kann nur erfolgen, wenn abgeklärt wurde, welche Risikofaktoren bei Stürzen eine Rolle spielen. Nach Runge (2003) gibt es folgende Merkmale, die als einzelne unabhängige Sturzrisikofaktoren bezeichnet werden:

- reduzierte Muskelkraft bzw. Muskelleistung der Beine,
- reduzierte Fähigkeit zur ▸ *seitlichen Haltungskontrolle* (laterale posturale Kapazität),
- verändertes Gangbild,
- verminderte Sehleistung sowie
- Multimedikation bzw. bestimmte postural wirksame Medikamente.

Veränderung der Lokomotion. Die ersten drei Punkte lassen sich durch eine lokomotorische Diagnostik ermitteln. Zu dieser gehören u.a. der Aufstehtest, der Tandemstand und -gang sowie die Beurteilung des Gehens (s. Sturzrisikoskala).

Verminderte Sehleistung. Es gibt viele Möglichkeiten, die Leistungen des Sehorgans und dessen mögliche Einschränkungen festzustellen. Nach dem augenblicklichen Stand der Studienergebnisse reicht es aus, lediglich festzustellen, ob eine verminderte Sehleistung vorliegt.

Postural wirkende Medikamente. Viele Medikamente wirken auf das zentrale Nervensystem und können Veränderungen des posturalen Systems herbeiführen. Die Sturzgefahr wird durch Neuroleptika, trizyklische Antidepressiva, Benzodiazipine mit mehr als 24 Stunden Halbwertzeit und Antikonvulsiva nachweislich erhöht. Widersprüchlich sind wissenschaftliche Aussagen zu Opiaten, Diuretika und kreislaufwirksamen Medikamenten. Hinzu kommen die nicht überschaubaren kumulativen Wirkungen und Nebenwirkungen bei Multimedikation bzw. Polypragmasie (Therapie mit zahlreichen Arzneimitteln).

Weitere Risikofaktoren. Es gibt vielfältige Beispiele für weitere Risikofaktoren:

- fortschreitende Reduktion des lokomotorischen Aktionsradius (eingeschränkte Mobilität, z.B. aus Angst vor Stürzen) führt zu einem physischen Aktivitäts- und Trainingsmangel und unweigerlich zu einer reduzierten Leistungsfähigkeit der Muskeln,
- höheres Lebensalter (erhöhtes Sturzrisiko ab 65 Jahren),
- positive Sturzanamnese (2 und mehr lokomotorische Stürze im letzten Jahr, insbesondere mit Verletzungsfolgen und der Unfähigkeit, ohne Hilfe aufzustehen),
- Kognitionsminderung (Depression, Demenz, schlechtes Urteilsvermögen, eingeschränkte Orientierung)
- motorische Unruhe,
- gesteigerte körperliche Erregbarkeit,
- Diarrhoe,
- Blasenfunktionsstörungen (Häufigkeit und Dringlichkeit der Blasenentleerung, Nykturie, Inkontinenz),
- Übelkeit, Schwindel und
- Benutzung von Gehhilfen.

Grundsätzlich liegt das Problem in der Interaktion und wechselseitigen Abhängigkeit der einzelnen Risikofaktoren. Sicher ist, dass bei gehäuftem Vorkommen einzelner Faktoren das Sturzrisiko erhöht ist (akkumulative Wirkung).

15.2.2 Einschätzen der häuslichen Umgebung

Da Stürze in der häuslichen Umgebung relativ häufig vorkommen, ist eine Einschätzung vor Ort, z.B. durch einen ambulanten Pflegedienst oder einer Gesundheitsberaterin sehr wichtig. Besteht Pflegebedürftigkeit, sind die zuständigen Betreuungspersonen bei einem Besuch zu integrieren. **Tab. 15.1** zeigt denkbare Fragestellungen, die eine Einschätzung der häuslichen Umgebung zur Minderung der Sturzgefahr ermöglicht.

15.2.3 Sturzrisikoskala nach Runge

Die Sturzrisikoskala nach Runge (1998) bezieht sich auf ältere Personen als klassische Sturzrisikogruppe. Sie basiert pro Punktvergabe auf 10 Merkmalen (**Abb. 15.5**). Sind bei einer Person vier Punkte und mehr sicher nachweisbar, besteht eine klinisch relevante stark erhöhte Sturzwahrscheinlichkeit und unmittelbare Sturzgefahr, die präventive Interventionen notwendig macht.

Tab. 15.1 Checkliste Wohnraumassessment bei Gehstörungen und Sturzgefahr nach Runge

Beobachtungsbereich	*Stolperfallen, sturzfördernde Bedingungen bzw. ungünstige Bedingungen bei und nach Sturz*	*Risikomindernde Bedingungen bzw. günstige Bedingungen nach Sturz*
Bodenbelag innen	▪ flauschige, rutschige Teppiche ▪ Brücken, Läufer, Fußmatten usw. mit hohen Kanten oder Fransen ▪ zu glatter Boden ▪ nasser Boden nach Reinigung	▪ kurzhaariger Teppich ohne Kanten ▪ Bodenbelag mit gutem Halt, ohne Unebenheiten ▪ keine Türschwellen ▪ wenn überhaupt Teppiche/Brücken, dann mit rutschfester Unterseite
Treppen	▪ ohne Geländer, locker oder zu nah an der Wand ▪ Enden des Handlaufs schwer zu erkennen ▪ Stufen zu hoch, an den Kanten nicht markiert oder nicht rutschsicher ▪ Wendeltreppen	▪ Geländer fest und gut greifbar, Anfang und Ende gut erkennbar ▪ Stufen nicht zu hoch, gerade und gleichmäßig, Stufenkante gut zu erkennen und evtl. mit Anti-Rutsch-Kante ▪ Licht am Anfang und am Ende der Treppe
Beleuchtung	▪ Lichtschalter klein, ungünstig positioniert, schwierige Mechanik ▪ Lampen zu spärlich, an ungünstiger Stelle, zu dunkel, blendend ▪ Lampenschirme brennbar ▪ umherliegende Kabel	▪ große, gut bedienbare Schalter an strategisch günstigen Orten (Bett, Toilette, Treppe, Eingang) ▪ Beleuchtung blendarm, ausreichend hell
Türen	▪ Schlösser/Griffe ungünstig zu bedienen oder instabil ▪ Schwellen als Stolperfalle ▪ Türbreite zu gering für Rollstuhl oder Gehwagen ▪ Richtung der Türöffnung in kleinen Räumen nach innen	▪ feste Griffe, leichtgängige Schlösser an Außentüren ▪ ohne Schwellen ▪ Guckloch oder Sprechanlage an Außentüren ▪ in kleinen Räumen Türöffnung nach außen
Kleinmöbel	▪ Verengung von Wegen und Durchgängen ▪ ungünstige Greifhöhe ▪ Instabilität ▪ gefährliche Verwendung als Haltegriff	▪ an strategischen Stellen vermeiden, verleiten zum Festhalten ▪ Fächer und Schubladen hoch genug, damit kein tiefes Bücken nötig ist ▪ günstige Mechanik der Türen und Schubladen
Stühle, Sitzgelegenheiten	▪ Sitzhöhe zu niedrig ▪ keine Rutschfestigkeit ▪ keine Lehnen ▪ Position wegbehindernd ▪ geringe Stabilität	▪ günstige Sitzhöhe zum Aufstehen ▪ rutschfest ▪ feste Armlehnen, stabil ▪ feste Sitzfläche zur Übung der aktiven Rumpfkontrolle
Bett	▪ zu niedrig ▪ keine Haltemöglichkeit ▪ Lichtschalter nicht erreichbar	▪ hoch genug für selbstständigen, sicheren Transfer ▪ stabile Haltemöglichkeiten ▪ Licht gut erreichbar ▪ kein instabiles Beistelltischchen, das zum Festhalten verleitet
Tische	▪ Stabilität zu gering zum Festhalten ▪ zu niedrig ▪ nicht rutschfest ▪ Position wegbehindernd	▪ standfest ▪ hoch genug zum Unterfahren mit Rollstuhl ▪ geeignet zum Festhalten ▪ groß genug als Ablagefläche
Schränke	▪ geringe Stabilität ▪ klemmende Türen und Schubladen ▪ Greifhöhe zu niedrig oder zu hoch	▪ leicht zu bedienende Türen, Fächer und Schubladen in günstiger Höhe
Leitern, Hocker	▪ immer gefährlich	▪ generelle Vermeidung von Arbeiten über normaler Greifhöhe

Fortsetzung ▶

Tab. 15.1 Fortsetzung

Beobachtungsbereich	*Stolperfallen, sturzfördernde Bedingungen bzw. ungünstige Bedingungen bei und nach Sturz*	*Risikomindernde Bedingungen bzw. günstige Bedingungen nach Sturz*
Heizung, Temperaturregulation	▪ schwer zu transportierendes Brennmaterial bei Kohleöfen ▪ auskühlender Zug ▪ morgendlich zu kalte Wohnung ▪ Bettdecken und Kleidung, die Auskühlung nicht verhindern	▪ Zentralheizung ▪ Badezimmer und Toilette gut und zum richtigen Zeitpunkt geheizt ▪ passende Kleidung tagsüber und nachts (verhindert Unterkühlung der Muskeln)
Küche	▪ Gasherd, offene Flammen ▪ wenig Ablagemöglichkeiten ▪ ungünstige Greifhöhen ▪ Elektrogeräte, die überhitzen	▪ moderne Geräte mit Schutz vor Überhitzung ▪ Vermeidung von explosiven Stoffen
Toilette/Bad	▪ Fußboden mit Läufern, rutschenden Matten ▪ herumliegende Gegenstände ▪ zu enge räumliche Verhältnisse ▪ Kleinmöbel, die als Haltemöglichkeit missbraucht werden ▪ offene Flammen ▪ fehlendes warmes Wasser ▪ schwieriger Einstieg in Wanne/Dusche	▪ Geometrie/Abmessung von Tür und Wegen innerhalb des Bades gestattet den Einsatz von Hilfsmitteln (Rollstuhl/Gehwagen) ▪ Einstieghilfe und Griffe an Toilette und Dusche ▪ Duschhocker, Toilettensitzerhöhung ▪ gute Ablagemöglichkeiten ▪ niedrige oder keine Duschwanne
Telefon/Notrufsysteme	▪ zu kleine Tasten oder Wählscheibe ▪ Telefon im Notfall schlecht erreichbar ▪ wichtige Telefonnummern nicht lesbar	▪ regelmäßige Besuche ▪ regelmäßige Telefonanrufe ▪ Hausnotruf (Funkfinger) vorhanden ▪ moderne Feuermelder

Anwendung. Zum Gebrauch der Skala gilt grundsätzlich: Sie ist kein Allheilmittel zur Sturzprophylaxe, sondern hilft gezielt, ein Bewusstsein für Risikopersonen zu schaffen. Die Skalen dürfen nicht verändert werden, ohne eine Überprüfung hinsichtlich der Validität und der Reliabilität durchzuführen. Das gleiche gilt für die Anwendung in verschiedenen klinischen oder außerklinischen Bereichen. So kann eine Skala, die für eine geriatrische Fachklinik entworfen wurde nur bedingt geeignet sein für eine chirurgische Akutklinik.

Einschätzungsfrequenzen. Nach momentanem Forschungsstand erscheint grundsätzlich eine Einschätzung aller Menschen ab dem 60. Lebensjahr sinnvoll. Eine wiederholtes Assessment im Verlauf definierter Einschätzungsfrequenzen, z. B. pro Schicht, 1 × täglich oder bei Zustandsveränderungen hilft, Veränderungen zu erfassen.

Einschätzen des Sturzrisikos:

- Bei der Einschätzung des Sturzrisikos müssen neben den unabhängigen Sturzrisikofaktoren wie die Muskelkraft bzw. Muskelleistung der Beine, die Fähigkeit zur seitlichen Haltungskontrolle, das Gangbild, die Sehleistung, die Medikation, das Alter, vorherige Stürze und die Kognitionsfähigkeit berücksichtigt werden.
- Zur systematischen Einschätzung des Sturzrisikos eines Menschen steht die Sturzrisikoskala nach Runge zur Verfügung.

15.3 Maßnahmen der Sturzprophylaxe

Liegt ein Sturzrisiko vor und ist dieses erkannt, sind individuelle, situationsangepasste Interventionen durchzuführen. Das Ausschalten nur eines Risikofaktors kann dazu beitragen, einen Sturz zu verhindern.

Ziele. Ziele der Maßnahmen zur Sturzprophylaxe sind:

- motorische Aktivierung,
- Erhaltung bzw. Wiederherstellung der Gehfähigkeit und der damit verbundenen Kräftigung der unteren Extremitäten,

Sturzrisikoskala nach Runge (für gehfähige ältere Menschen)

Merkmal	Erläuterung	Punkte	*Beispiel:* Punkte
Gehstörungen • klinisch unsicherer Gang • spontane Gehgeschwindigkeit sehr langsam (< 0,6 m/Sek.) • Tinetti-Test auffällig (Gang-Score) oder **Balancestörungen** • 10 Sek. Tandemstand nicht möglich • Tandemgang nicht möglich oder unsicher • starke Unsicherheiten oder mehr als 12 Schritte bei 360°-Wende auf der Stelle • Tinetti-Test auffällig (Balance-Score)	**Klinische Beurteilung** • Schritte klein, unregelmäßig • verstärkte Körperschwankungen, Abweichungen in der Gehlinie, Schritthöhe vermindert • häufiges Stolpern/Straucheln, Hangeln/Greifen nach Halt, Stehenbleiben beim Sprechen • Kernmerkmal: erhöhte Variabilität in der Schrittfolge, die einzeln aufeinander folgenden Schritte weichen unregelmäßig voneinander ab **Tandemstand** 3 Versuche erlaubt. Füße stehen in einer Linie hintereinander, Hacke des vorderen berührt Spitze des hinteren. Armhaltung beliebig, Hilfe beim Einnehmen der Position erlaubt. **Tandemgang** Füße werden wie beim Tandemstand in einer Linie nacheinander voreinandergesetzt. „Tandemgang unsicher" bedeutet: 8 Fehler auf 2 m.	2	2
Kraftminderung Hüfte, Knie oder oberes Sprunggelenk • Aufstehen aus einem Stuhl ohne Armeinsatz nicht möglich oder • > 2 Sek. Zeitbedarf pro Aufstehen bei 5 Wiederholungen (chair rising) oder • klinische Kraftprüfung auffällig	**Aufstehtest (Chair-rising)** Patient sitzt auf einem Stuhl üblicher Höhe (46 cm) und wird aufgefordert, mit über der Brust verschränkten Armen so schnell wie möglich 5x hintereinander aufzustehen und sich sofort wieder zu setzen.	2	2
Einnahme von mehr als 4 verschiedenen Medikamenten oder **bestimmte Medikamente mit spezifisch nachgewiesener Erhöhung der Sturzgefahr**	Multimedikation ist wahrscheinlich ein Indikator für allgemeine gesundheitliche Einschränkung. **Medikamentengruppen:** • Neuroleptika, • tricyclische Antidepressiva • Benzodiazepine mit HWZ > 24 Std. • Antikonvulsiva	2	
positive Sturzanamnese	3 oder mehr nichtsynkopale Stürze pro Jahr oder 1 Sturz mit schweren Verletzungen	2	
alltagsrelevante kognitive Minderung mit psychomotorischer Unruhe	**Klinisch sichtbar als:** • Aufmerksamkeitsstörung oder psychomotorische Auffälligkeit • unruhiges Hin- und Herlaufen oder • grob fehlerhafte Selbsteinschätzung	2	
Visusminderung	• unterschiedlich operationalisiert, z.B. allg. als „alltagsrelevant" oder wenigstens 20% Visusverlust • besonders sturzassoziiert sind gravierende Seitenunterschiede des Visus	1	1
ADL-Defizite oder **Gebrauch von Gehhilfen** oder **progrediente lokomotorische Verschlechterung**	Operationalisiert als personeller Hilfebedarf in einer der Basis-ADL (ADL = activities of daily living). In der Anamnese z.B. zunehemende Reduktion des täglichen lokomotorischen Radius.	1	
funktionell relevante Probleme/Befunde an den unteren Extremitäten	**Beispiele:** • chronische oder plötzlich einschießende Schmerzen • dolente Arthrosen, dolente Befunde am Fuß • Kontrakturen, Muskelatrophien	1	1

a b

Abb. 15.5 **a** Sturzrisikoskala (nach: Runge, 1998) **b** Einschätzung des Sturzrisikos für Frau Gehwohl

Sturzrisikoskala nach Runge			Beispiel:
Merkmal	**Erläuterung**	**Punkte**	**Punkte**
Parkinson-Syndrom oder **bei Frauen Hyperthyreose in der Anamnese**	Unter verschiedenen nosologischen Diagnosen diejenigen, die am häufigsten und stärksten – unabhängig von bestimmten feststellbaren Krankheitsfolgen – mit Sturzgefahr verbunden sind.	1	
85 Jahre oder älter oder **niedriger Body-Mass-Index** oder **bei Frauen Gewicht unter 45 kg** oder **fehlende Gewichtszunahme seit dem 25. Lebensjahr** oder **Hüftfraktur mütterlicherseits**	Einige Prädiktoren von Stürzen bzw. sturzbedingten Hüftfrakturen sind nur bei Kollektiven von Frauen untersucht worden.	1	
> 4 Punkte = klinisch relevante stark erhöhte Sturzwahrscheinlichkeit	Gesamtzahl: .... Patient: .... Datum: .... Handzeichen:		Gesamtzahl: 6 Patient: *Erika Gewohl* Datum: *14.02.2004* Handzeichen: *AH*

a b

Fortsetzung **Abb. 15.5**

- Verbesserung des dynamischen Gleichgewichts,
- Erhöhung der Sicherheit in der Umgebung/im Wohnbereich sowie
- Verbesserung der gesamten Lebenssituation.

Maßnahmen. Die Sturzprophylaxe umfasst folgende Maßnahmen:
- rehabilitative Interventionen,
- personenadaptierende und -unterstützende Interventionen,
- umgebungsadaptierende Interventionen,
- elektronische Überwachungssysteme anwenden,
- bewegungseinschränkende Maßnahmen oder Bedingungen kritisch einsetzen bzw. beseitigen,
- betroffenen Menschen informieren und beraten sowie
- Sturzpräventionsprogramm dokumentieren.

15.3.1 Rehabilitative Interventionen

Jede regelmäßig ausgeführte Bewegungsaktivität verbessert oder erhält die funktionelle Leistungsfähigkeit.

Bewegungstraining. Die Bedeutung des ▸ *Bewegungstrainings* für die Sturzprophylaxe ist enorm, da sich etwa 73 % der Stürze anlässlich von Bewegungsaktivitäten ereignen. Tanzen, Seniorentanz, Tai Chi (Chinesische Heilgymnastik) und spezielle Gleichgewichtsübungen verbessern die Sicherheit beim Stehen und Gehen. Sich ständig verändernde Haltungen und Bewegungshandlungen haben nachweisbar positive Auswirkungen auf das dynamische Gleichgewicht. Tanzen, Radfahren, Wandern, Schwimmen, zügiges Gehen oder Laufen trainieren das Herz-Kreislaufsystem und damit die Ausdauer.

Krafttraining. Kräftige untere Extremitäten verstärken Gehsicherheit und Gehgeschwindigkeit. Dieses kann durch Gewichtsmanschetten oder -westen, Sandsäcke, elastischen Bänder oder an Kraftmaschinen erreicht werden. Krafttraining ist außerdem von zentraler Bedeutung für den Erhalt und den Aufbau von Knochenfestigkeit.

Hilfsmittelversorgung. Ein adäquater Hilfsmitteleinsatz und deren Nutzung bedeutet Sicherheit. Es ist zu überprüfen, ob ein Betroffener Hilfsmittel benötigt. Diese müssen entsprechend den individuellen Defiziten angepasst und die korrekte Anwendung immer wieder überprüft werden. Dazu zählen z. B. der Umgang und die Anpassung von Gehhilfen (z. B. Handstock, Unterarmgehstütze, Rollator), Rollstuhl, Brillen oder andere Sehhilfen sowie Hörgeräten.

Kontinenztraining. Betroffene müssen ständig ermutigt werden, sich für einen Toilettengang melden zu dürfen. Oft haben sie das Gefühl, zur Last zu fallen. Toilettengänge sind regelmäßig zu ermöglichen und feste Toilettenzeiten einzuhalten.

Realitätsorientierungstraining. Die kognitive Funktion von Betroffenen kann u. a. durch ein Realitätsorientierungstraining (ROT) verbessert bzw. erhalten werden (S. 119).

15.3.2 Personenadaptierende und -unterstützende Interventionen

Kleidung. Gefährdete Personen sollten sicheres Schuhwerk tragen. Unter sicheren Schuhen sind feste, passende Schuhe, mit niedrigen, breiten Absätzen, zu verstehen. Auch die Kleidung sollte passen, bequem und nicht zu lang sein; zu enge Kleidung engt die Beweglichkeit ein, zu lange Kleider können eine Stolperquelle sein. „Antirutsch"-Socken sind nicht nur für Kinder geeignet. Sie ermöglichen auch Erwachsenen ein sichereres Gehen z. B. bei nächtlichen Toilettengängen.

Mobilisation. Jegliche Art von Mobilisation zu begleiten bzw. zu überwachen erhöht die Sicherheit. Sturzgefährdete Menschen sind dabei beim Aufstehen, Absitzen, bei allen Transfers und beim Gehen anzuleiten oder zu unterstützen.

Das Ein- und Aussteigen aus dem bzw. in das Bett muss vor allem mit älteren Menschen geübt werden. Vor dem Aufstehen ist der Bodenkontakt beim Sitzen auf der Bettkante wichtig. Die sensiblen Informationen, die durch den Bodenkontakt erfolgen, sind bedeutsam für das posturale System.

Engmaschige Überwachung. Gefährdete Personen sollen regelmäßig (z. B. stündlich) persönlich überwacht werden. Eine Verlegung in die Nähe des Stationszimmers kann Laufwege sparen. Auch Angehörige können nach entsprechenden Hinweisen einbezogen werden (s. Überwachungssysteme, S. 330).

Stationäre Aufnahme. Bei einer stationären oder teilstationären Aufnahme müssen die Betroffenen mit ihrer Umgebung (z. B. Zimmer, Zimmereinrichtung, Bedienung von Rufanlage und Lichtschalter, Nasszelle, andere Räume) und dem Tagesablauf (z. B. personelle Zuständigkeiten) vertraut gemacht werden. Die Betroffenen müssen immer wieder ermuntert werden, sich zu melden oder nach Unterstützung zu fragen. Auch die wiederholte Information über Umgebung, Zuständigkeit und Tagesablauf vermittelt Sicherheit. Altersgerechte Informationsblätter erhöhen den Behaltwert. Die Pflegenden müssen sich bei älteren Personen auf eine längere Ein- bzw. Umgewöhnungszeit einstellen. Dieser Aspekt spielt insbesondere bei einem Umzug in ein Pflegeheim eine große Rolle. Das Auftreten weiterer Risikofaktoren, wie z. B. das Relokationssyndrom, ist nicht selten.

15.3.3 Umgebungsadaptierende Interventionen

Grundsätzlich muss daran gedacht werden, dass ggf. ein Umstellen der Einrichtungsgegenstände die Umgebung sicherer macht (z. B. freie, kurze Wege für alle alltagsüblichen Bewegungen im großzügig gestaltetem Zimmer).

Beleuchtung. Hinsichtlich der Beleuchtung ist auf ausreichende Beleuchtungsstärke und Blendfreiheit zu achten. An das Einschalten der Nachtbeleuchtung – ideal nicht nur im Zimmer, sondern auch auf der Toilette – ist zu gegebener Zeit zu denken.

Bett. Betten und Untersuchungsliegen müssen nach Verrichtungen in tiefste Stellung (geringste Höhe der Patientenliegefläche) gebracht werden. Da die Höhe und Breite von Pflegebetten ungewohnt ist, kann es ggf. sinnvoll sein, das Bett an eine Wand zu stellen oder Halbseitengitter zu nutzen (S. 331).

Bad. Rutschfeste Unterlagen (z. B. Antirutschmatten) erhöhen z. B. die Sicherheit in Bad und Toilette. Ein Toilettenstützrahmen ermöglicht und erleichtert einen selbstständigen Toilettengang (**Abb. 15.6**).

Stolperfallen. Bodenbeläge sollten rutsch- und stolperfest sein. Mögliche Stolperfallen wie z. B. Kabel müssen unverzüglich beseitigt werden. Zu- und ableitende Systeme führen zu Einschränkungen. Die Betroffenen müssen über einen korrekten, sicheren Umgang informiert werden.

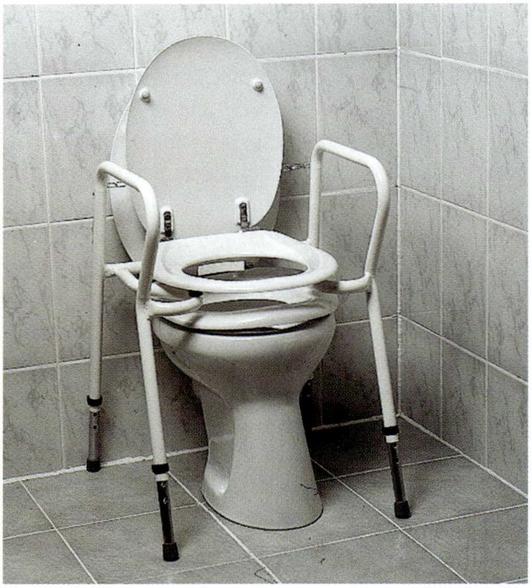

Abb. 15.6 Toilettenstützrahmen (Firma Thomashilfen, www.thomashilfen.de)

Sitzgelegenheiten. Auf langen Fluren sind im Abstand von etwa 6–9 Metern Sitzgelegenheiten bereitzustellen. Diese ermöglicht Menschen mit geringer Ausdauer und Kraft auszuruhen oder bei Unsicherheit auf Hilfe zu warten.
Die zur Einschätzung genutzten Fragen (s. **Tab. 15.1**) sind auch bei der ▸ *Umgebungsadaptation* eine hilfreiche Grundlage. Weitere detaillierte Hinweise zur Modifizierung der Umgebung bzw. Wohnraumgestaltung älterer Menschen ist der entsprechenden Fachliteratur zu entnehmen (z. B. Tideiksaar, 2000).

15.3.4 Elektronische Überwachungssysteme anwenden

Am Körper zu befestigende Systeme werden mit einem Stecker verbunden an Kleidung oder Gürtel getragen und sind in der Lage über Sensoren eine gesteigerte Bewegungsaktivität der Betroffenen zu erkennen. Sie arbeiten ähnlich wie Bewegungsmelder. Positionsveränderungen werden identifiziert, sodass ein rechtzeitiges Eingreifen möglich ist.

Außerdem gibt es Systeme, deren Sensoren über ein Kabel mit der Person verbunden sind. Versucht die Person das Bett zu verlassen, wird das Kabel diskonnektiert und Alarm ausgelöst. Darüber hinaus gibt es Systeme, die am Bett anzubringen sind und Gewichtsverlagerungen der Betroffenen registrieren (z. B. beim Bestreben, das Bett zu verlassen).

15.3.5 Bewegungseinschränkende Maßnahmen oder Bedingungen kritisch einsetzen bzw. beseitigen

Eine bewegungseinschränkende Maßnahme (z. B. Nutzung von Seitengittern, Fixierung mit Bauchgurt oder eine im Stuhl sitzende Person gegen einen Wand zu stellen, so dass ein Aufstehen unmöglich wird) ohne Einwilligung der Betroffenen ist Freiheitsberaubung und damit ein massiver Eingriff in die Autonomie sowie ein Verstoß gegen die Menschenwürde.

Fixierungssysteme

Bauch-, Bein- und Armgurte sowie Sicherheitswesten oder andere Fixierungssysteme (z. B. Sirgufix) sollen Personen am Verlassen des Bettes oder ein Aufstehen aus dem Stuhl oder dem Rollstuhl verhindern. Eine Fixierung gegen das Einverständnis der Betroffenen kann rechtliche Konsequenzen haben und bedarf einer ärztlichen Anordnung.

Grundsätzlich sind Fixierungssysteme nach Herstellerangaben anzubringen. Die gleichzeitige Nutzung von Fixierung und Seitengittern führt nach amerikanischen Ergebnissen vielfach zu Unfällen mit Todesfolge. Über die Hälfte der Todesopfer erstickten, indem sie fixiert über das Seitengitter stiegen und sich dadurch erhängten.

Seitengitter

Einen Nachweis, dass Seitengitter ein nützliches Mittel zur Sturzprophylaxe darstellen, gibt es bislang nicht. Seitengitter sollen primär den Betroffenen vor einem unabsichtlichem Hinausrollen hindern und nicht am Bett fixieren. Britische und neuseeländische Studien ergaben eine Reduktion von Stürzen und Verletzungen durch den Abbau von Seitengittern. Werden Seitengitter genutzt, sind bestimmte Richtlinien einzuhalten. Die betroffene Person sollte orientiert und in der Lage sein, Informationen (z. B. einzuhaltende Sicherheitsaspekte zum Verhalten mit dem Seitengitter) zu verarbeiten sowie fähig sein, die Rufanlage selbstständig zu betätigen. Außerdem sind engmaschige Kontrollen notwendig.

Kontraindikationen. Seitengitter sind nicht geeignet für unruhige, desorientierte und gleichzeitig gehfähige Menschen. Sind Betroffene in der Lage auf allen vieren zu gehen, ist das Risiko des Darübersteigens zu groß. US-Ergebnisse belegen eindeutig, dass der

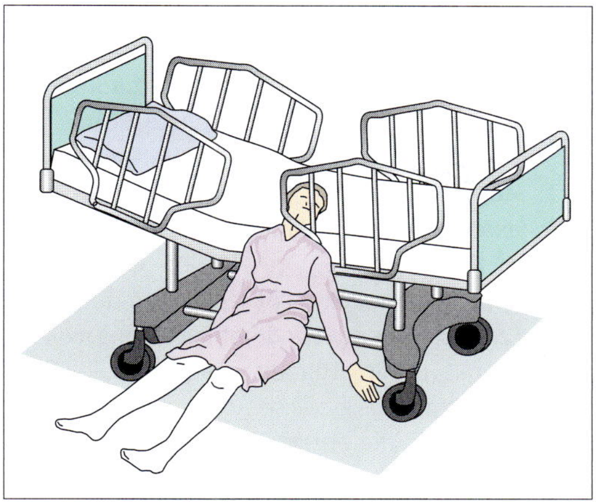

Abb. 15.7 Einklemmung an einem Seitengitter (nach: Bosch, 2002)

Gebrauch von Seitengittern bei verwirrten aber gehfähigen Heimbewohnern zu einer Zunahme von Stürzen führt. Bei einem Herüberklettern ist aufgrund der großen Fallhöhe mit schwereren Verletzungen zu rechnen. Einklemmungen von Kopf, Nacken oder Thorax können zu Verletzungen mit Todesfolge führen (**Abb. 15.7**). Eindeutig ist, dass die Folgen einer Bewegungseinschränkung die Sturzgefahr erhöhen (s. Ursachen und Risikofaktoren). Alternative Maßnahmen zur Bewegungseinschränkung sind aus diesem Grund zu empfehlen.

Halbseitengitter

Eine Alternative zu den durchgängigen Seitengittern sind Halb-Seitengitter (**Abb. 15.8**). Sie ermöglichen mobilen Personen, das Bett jederzeit zu verlassen und gleichzeitig besteht ein Schutz vor dem Herausrollen. Außerdem können sie als Haltevorrichtung bei eingeschränkter Mobilität (z.B. Hilfsmittel beim Hochziehen) dienen. Auch bei dieser Maßnahme empfiehlt sich ein kritischer Einsatz.

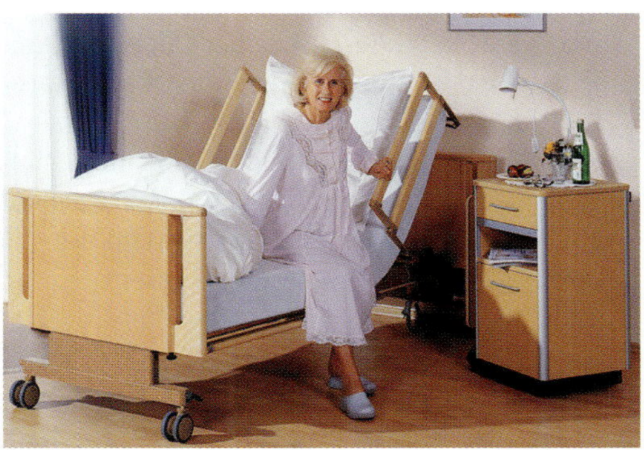

Abb. 15.8 Halb-Seitengitter bieten Schutz vor dem Herausrollen und dienen gleichzeitig als Aufstehhilfe (Firma Stiegelmeyer)

15.3.6 Betroffenen Menschen informieren und beraten

Die Information von Betroffenen und deren Angehörigen über alle oben aufgeführten Maßnahmen hat einen bedeutsamen präventiven Effekt. Allein durch die Transparenz pflegerischer Maßnahmen ist die Wahrscheinlichkeit hoch, bei den betroffenen Personen und ihren Bezugspersonen Motivation und Bereitschaft zur Mitarbeit herzustellen und zu erhöhen.

Beratung von älteren Menschen. Insbesondere bei älteren Menschen sind Begeisterungsfähigkeit, Geduld und Ausdauer notwendig, um immer wieder neu motivieren zu können. Gerade im hohen Alter verbringen Menschen viel Zeit in den eigenen vier Wänden. Trotz dieses oft engen Bewegungsradius soll die selbstständige Lebensführung erhalten bzw. hergestellt und verbessert werden. In Bezug auf die Sturzprophylaxe bedeutet das, eine gezielte Wohnraumanpassung auf die individuellen Bedürfnisse (s. Umgebungsadaptierende Interventionen) vorzunehmen.

Umgang mit eigenem Sturzrisiko vermitteln. Das Risiko eines Sturzes muss gegenüber den Betroffenen erläutert werden. Nur so kann ein Verständnis für die Maßnahmen aufgebaut werden und eine gemeinsame Auswahl geeigneter Maßnahmen erfolgen. Betroffene Personen müssen z.B. wissen, dass bei orthostatischer Hypotension durch das langsame Aufrichten aus sitzender oder liegender Position, das Risiko eine Sturzes minimiert wird. Das Einüben von Transfers zu Bad, Dusche und Toilette bei vorhandenem Sturzrisiko bietet Betroffenen Sicherheit.

Beratung von Eltern. Eltern müssen durch eine adäquate Beratung in die Lage versetzt werden, dem Entwicklungsstand ihres Kindes entsprechend zu handeln und selbst prophylaktische Maßnahmen zu ergreifen. Die Beratung sollte konkrete Verhaltensweisen enthalten, wie z.B. Säuglinge auf einem Wickeltisch niemals unbeobachtet lassen. Da das Gefahrenbewusstsein bei Kindern noch nicht ausreichend ausgeprägt ist, sollten aber auch generelle Informationen vermittelt werden, die hilfreich sind, die Umgebung der Kinder sturzsicher zu gestalten (z.B. geschlossene Gitterbettchen, Verzichten auf Laufiernhilfen, Fenster mit kindersicheren Verschlüssen, Hochbetten mit Seitenschutz). Auch die Information, dass Kindermöbel (z.B. Kinderhochstühle) gewisse Anforderungen wie Sicherheitsnormen erfüllen müssen, kann das Sturzrisiko bei Kindern senken.

Werden Risikobetroffenen mehr als vier Medikamente und/oder postural wirkende Medikamente verabreicht, ist es wichtig, in Zusammenarbeit mit dem Arzt und anderen Mitgliedern des therapeutischen Teams, wenn möglich Alternativen zur Medikation (z.B. beruhigende Tees oder Basale Stimulation anstatt eines schlaffördernden Medikamentes) anzubieten. Manche sturzfördernden Medikamente sind jedoch notwendig. Der engmaschigen Beobachtung hinsichtlich Wirkungen und Nebenwirkungen kommt dann eine besondere Bedeutung zu.

15.3.7 Sturzpräventionsprogramm dokumentieren

Mögliche Bestandteile eines Sturzpräventionsprogramms sind die Sturzrisikoeinschätzung, die Identifikation von Risikofaktoren bzw. Ursachen, prophylaktische und therapeutische Maßnahmen sowie die systematische Sturzerfassung und deren Auswertung. Entscheidend für den Erfolg ist u.a. die Transparenz des Sturzpräventionsprogramms. Es ermöglicht ein insgesamt einheitliches Vorgehen bei der Sturzprävention innerhalb einer Institution.

Sturzgefährdung kennzeichnen. Unterlagen oder Akten können durch Anbringen von warnenden Hinweisen gekennzeichnet werden. Dieses kann durch Karten, Aufkleber oder farbige Punkte in der Akte, am Bett, an der Zimmertür oder am Bett erfolgen. Sinnvoll könnten auch auffällige Stempel „Achtung sturzgefährdet" in der Akte sein. Die Betroffenen selbst können spezielle Armbänder mit einem leicht erkennbaren Farbcode tragen, die dem zuständigem Personal die Sturzgefährdung signalisiert.

Sturzereignisprotokolle führen. Sturzereignisprotokolle sind notwendiger Bestandteil eines Sturzpräventionsprogramms und somit eine bedeutende Komponente des Risk-Managements einer Klinik oder anderen pflegerischen Einrichtungen. Elemente eines Sturzereignisprotokolls sind:

- persönliche Daten (Name, Alter),
- Sturzumstände:
  - anamnestische Aspekte bzw. interne Sturzumstände (z.B. Diagnosen, frühere Stürze und Sturzfolgen, Gehstörungen, Kraftminderung, Allgemeinbefinden),
  - externe Sturzumstände (z.B. Lichtverhältnisse, Seitengitter),
  - behaviorale bzw. situative Sturzumstände (z.B. Transfer oder anderer Bewegungsablauf),
- Zeitpunkt (Datum, Uhrzeit) des Sturzes,
- Ort des Sturzes,
- Maßnahmen, die ergriffen wurden (z.B. Arztinformation, Röntgen, Hilfsmittelanpassung),
- festgestellte Sturzfolgen sowie
- Unterschrift der ereignisaufnehmenden Person.

Die systematische Ereigniserfassung (Sturzerfassung) ermöglicht gehäuft vorkommende sturzauslösende Faktoren zu identifizieren. Daraus lassen sich Maßnahmen ableiten, die Sturzursachen oder Risikofaktoren beseitigen oder zumindest minimieren. So könnten z.B. mittel- und längerfristig bauliche Faktoren in der Budgetplanung berücksichtigt oder ein notwendiger Schulungsbedarf gedeckt werden.

Maßnahmen der Sturzprophylaxe:

- Gezielte, auf den einzelnen Menschen und seine spezielle Situation ausgerichtete pflegerische Interventionen können dazu beitragen, Stürze zu vermeiden, Sturzfolgen zu vermindern und die gesamte Lebenssituation eines Menschen positiv zu beeinflussen.
- Die Maßnahmen der Sturzprophylaxe sind umfangreich und vielfältig. Sie reichen von der Unterstützung bei körperlicher Einschränkung bis hin zur sicheren Gestaltung der Umgebung, Anleitung und Beratung von Betroffenen und Angehörigen.
- Sturzpräventionsprogramme stellen eine wichtige Komponente innerhalb des Risk-Management einer Institution des Gesundheitswesens dar.

15.4 Reduktion sturzbedingter Folgen

Trotz sturzprophylaktischer Maßnahmen lässt sich ein Sturz nicht immer vermeiden. Dennoch lassen sich durch verschiedene Maßnahmen die zum Teil nicht unerheblichen gesundheitlichen Folgen eines Sturzes minimieren. Hierzu gehören:

- Aufstehen nach einem Sturz trainieren,
- geeignete Notrufsysteme einsetzen,
- Hüftprotektionsorthesen verwenden sowie
- Vitamin D und Kalzium substituieren und kontrollieren.

15.4.1 Aufstehen nach einem Sturz trainieren

Das Erlernen des Aufstehens von der Erde nach verletzungsfreien Stürzen kann Ängste mindern. Bei Personen, die über eine ausreichende Mobilität verfügen, kann demnach ein entsprechendes Training sehr sinnvoll sein.

15.4.2 Notrufsysteme einsetzen

Alleinlebende gestürzte Personen müssen auch im Privatbereich die Möglichkeit haben, um Hilfe zu rufen. Dies kann z. B. über Hausnotrufsysteme erfolgen. Ein Notrufsignal wird über einen Knopf aktiviert und an eine Zentrale weitergeleitet. Diese kann dann z. B. Familienangehörige, Polizei oder Nachbarn informieren. Ein Notrufsystem kann ein größeres Sicherheitsgefühl in der privaten Umgebung vermitteln.

15.4.3 Hüftprotektionsorthesen verwenden

Seit 1997 werden Hüftprotektoren (z. B. SAFEHIP-Hüftschutzhosen) in Deutschland angeboten, die vor schwerwiegenden Sturzfolgen, vor allem der Oberschenkelhalsfraktur schützen (**Abb. 15.9**). Sie zählen zur sogenannten protektiven Kleidung und bestehen aus zwei etwa 9 mm dicken, leicht anatomisch geformten, elastischen Polypropylen-Schalen, die in eine Baumwollhose eingenäht sind, in dafür vorgesehen Taschen eingesteckt werden oder als direkt auf die Haut aufklebbare Schalen zur Verfügung stehen.

Wirkungsweise. Bei Aufprall verflacht sich die Wölbung, die Stoßenergie wird teilweise absorbiert und gleichzeitig an die Umgebung weitergegeben – der Schenkelhalsknochen wird entlastet. Um einen kontinuierlichen Schutz sicherzustellen, muss die Hüftschutzhose 24 Stunden getragen werden (15% der Frakturen entstehen in der Nacht, z. B. bei einem Toilettengang).

Wirksamkeit. Eine dänische Studie ergab eine Minderung von Hüftfrakturen um 54%, obwohl nur 24% der Personen den Hüftschutz regelmäßig getragen hatten. Nicht nur die Wirksamkeit, sondern auch die Wirtschaftlichkeit wurde durch weitere Studien belegt. Entscheidend ist, das die Kunststoffschalen den Hüftknochen distal um etwa eine Handlänge überragen. Wichtig ist neben der Motivation der Betroffenen, dass es beim Tragen zu keiner Beeinträchtigung kommt, die Hüftprotektoren unter der Kleidung nicht sichtbar sind, kaum auftragen und ein erhöhtes Sicherheitsgefühl vermitteln.

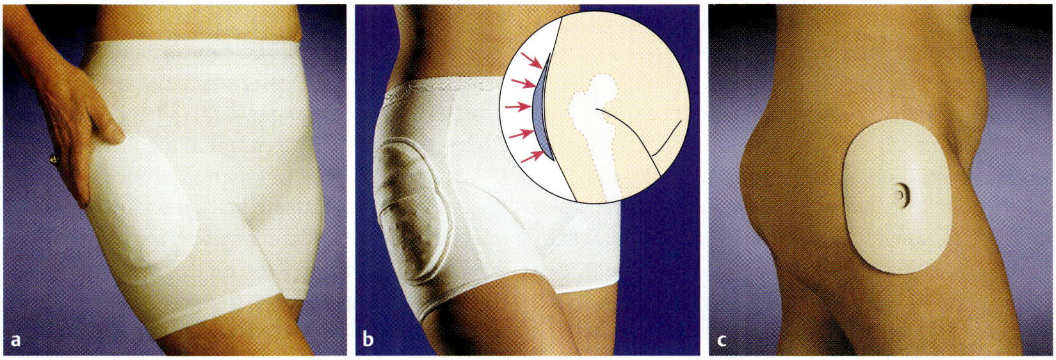

Abb. 15.9 SAFEHIP-Hüftschutzhosen (Firma Rölke Pharma)
a SAFEHIP Kompakt (mit fest integrierten Schutzschalen)
b SAFEHIP Top (mit herausnehmbaren Schutzschalen)
c SAFEHIP Klett (mit aufklebbaren Schutzschalen)

Wie andere Unterwäsche, sind die Hüftprotektoren in geschlechtsspezifischen Formen und verschiedene Größen zu erhalten.

15.4.4 Vitamin D und Kalzium substituieren

Durch die Substitution von Vitamin D und Kalzium kann die Knochenfestigkeit und die neuromuskuläre Koordination verbessert werden. Bei Menschen mit Osteoporose ist die Frakturgefahr bei einem Sturz 2–4mal größer als bei nichtosteoporotischen Menschen. In einer französischen Studie konnte die Rate von sturzbedingten Frakturen durch die Verabreichung von Vitamin D und Kalzium deutlich gesenkt werden. Außerdem wird vermutet, dass sich Kalzium positiv auf die neuromuskuläre Leistungsfähigkeit auswirkt.

15.5 Fallstudie und Pflegediagnose

Fallstudie Frau Gehwohl

Frau Gehwohl, 76 Jahre, wurde aufgrund einer Kopfplatzwunde, die genäht werden musste, sowie einer leichten Commotio cerebri mit Kopfschmerzen, Übelkeit und einer retrograden Amnesie gegen Mitternacht auf die chirurgische Abteilung eingewiesen. Die Verletzungen zog sie sich bei einem Sturz zu Hause zu. Ihr Mann berichtet: „Sie wollte schnell zur Toilette gehen, damit sie nicht schon vorher Urin verliert.“ Diese plötzliche Eile wegen eines Toilettengangs komme bei seiner Frau häufiger vor. Ob sie dabei ausgerutscht ist oder nicht, kann weder sie noch ihr Mann sagen. Manchmal knicke sie plötzlich in den Knien ein.

Schon einmal stürzte Frau Gehwohl nachts im Bad. Das war vor 6 Wochen. Eine Krankenhauseinweisung war nicht notwendig. Seitdem hat sie große Angst vor einem erneuten Sturz. Ihr Gang ist unsicher; sie leidet bereits seit einigen Jahren unter Arthrose in beiden Knien. Immer wieder kam es in letzter Zeit zu einem plötzlichen Wegknicken in Knie- oder Fußgelenken, das sie noch rechtzeitig ausgleichen konnte, bevor es zu einem Sturz kam. Gehilfen benutzt sie nicht. Die Sehkraft von Frau Gehwohl ist eingeschränkt, die kognitiven Fähigkeiten nicht. Sie hat eine leichte Herzinsuffizienz und enthält ein Diuretikum. Sie wohnt mit ihrem Mann in einem Reihenhaus mit kleinem Garten, den sie gemeinsam versorgen. Das Ehepaar hat keine Kinder. Sie haben einen regen Kontakt zu Nachbarn und lieben es mit ihrem Hund spazieren zu gehen. Spaziergänge und Gartenarbeit fallen Frau Gehwohl jedoch immer schwerer. Die Einschätzung des Sturzrisikos für Frau Gehwohl nach der Runge-Skala ergibt einen Punktwert von 6; damit besteht ein erhöhtes Sturzrisiko und die Notwendigkeit der Durchführung sturzprophylaktischer Maßnahmen (**Abb. 15.5 b**).

Tab. 15.2 zeigt einen Auszug aus dem Pflegeplan von Frau Gehwohl. Eine mögliche Pflegediagnose für Frau Gehwohl könnte lauten: Beeinträchtigte körperliche Mobilität Grad I (benötigt Hilfsmittel), beeinflusst durch (b/d) verminderte Bewegungskontrolle und eingeschränkte aktive Beweglichkeit der Gelenke, angezeigt durch (a/d) Schmerzen, nicht kompensierte Beeinträchtigung des Bewegungsapparates durch Arthrose in beiden Kniegelenken sowie starke Angst.

Fazit: Im Alter sind es degenerative Veränderungen, die zu einem erhöhtem Sturzrisiko führen. Ursachen für die Verschlechterung der Mobilität im Alter sind nicht Faulheit oder Gleichgültigkeit. Bewegungsstörungen, Sturzangst oder Schmerzen führen zu einer Unterforderung des Bewegungsapparates. Es ist jedoch ein bestimmtes Niveau von Bewegungen und Belastungen notwendig, die Nerven, Muskeln, Knochen und Gelenke brauchen, um immerwährend zu regenerieren. Die Aktivierung durch körperliche Bewegung ist der Schlüssel zu mehr Sicherheit. Die Spirale in die Abhängigkeit von anderen Menschen kann damit durchbrochen werden. Ergänzend sollte die Anpassung der Umgebung erfolgen (z. B. durch Eliminieren von Stolperfallen oder Anbringen von Haltegriffen in Bad und Toilette).

Fragwürdig (in individuellen Fällen vielleicht angebracht) sind freiheitseinschränkende Methoden durch Fixierung und Seitengitter als sturzprophylaktische Maßnahme. Hilfsmittel, die z. B. sensorische Defizite ausgleichen, Informationen über die Umgebung und den Tagesablauf bei stationärer Aufnahme oder elektronische Alarmsysteme sind weitere mögliche Maßnahmen im Rahmen der Sturzprophylaxe. Da nicht immer ein Sturz verhindert werden kann, ist der Schutz von Sturzfolgen (z. B. durch Hüftprotektoren) eine bedeutsame präventive Maßnahme.

Bei Kindern sind es noch im Aufbau befindliche anatomisch-physiologische Strukturen und Bedingungen, die zu einer erhöhten Sturzgefahr führen. In

Tab. 15.2 Auszug aus dem Pflegeplan von Frau Gehwohl

Pflegeprobleme	*Ressourcen*	*Pflegeziele*	*Pflegemaßnahmen*
Frau Gehwohl ist sturzgefährdet (6 Punkte nach Sturzrisikoskala) aufgrund eingeschränkter Gehfähigkeit in Verbindung mit Angst, Nykturie und reduzierter Sehkraft	▪ Frau Gehwohl ist orientiert und kooperativ ▪ sie mag Gartenarbeit und Spaziergänge ▪ sie hat Kontakt zu Nachbarn ▪ Herr Gehwohl ist bereit und in der Lage seine Frau zu unterstützen	▪ Frau Gehwohl hat keine bzw. weniger Angst vor Stürzen bis zur Entlassung ▪ sie kennt Wirkung und Nebenwirkung des Diuretikum bis zur Entlassung ▪ sie hält feste Toilettenzeiten ein bis zur Entlassung ▪ ihre Gehfähigkeit verbessert sich bis zur Entlassung ▪ sie kennt Übungen, um ihre Gehfähigkeit aufrecht zu erhalten und kann diese bis zur Entlassung selbstständig durchführen ▪ sie kann innerhalb einer Woche eigenständig mit Gehhilfe (muss noch spezifiziert werden) über den Krankenhausflur laufen ▪ sie erreicht für ihre Verhältnisse eine optimale Gehfähigkeit mit begleitender Physiotherapie innerhalb von 4 – 8 Wochen nach Entlassung ▪ sie kann Hilfe annehmen, ihre Fähigkeiten einschätzen, kennt Leistungsgrenzen bis zur Entlassung ▪ sie nimmt regelmäßig (2 × jährlich) Termine beim Augenarzt war ▪ sie nutzt und reinigt täglich ihre Brille ▪ sie hat eine Ersatzbrille in Bad oder Toilette bereitliegen ▪ sie lebt in einer sicheren Umgebung (häusliche Anpassungen innerhalb von 2 Wochen)	▪ Aufstehübungen von der Erde mit und ohne Hilfsperson (Mann) einüben (1 × täglich) ▪ feste Toilettenzeiten über 24 Std. einplanen ▪ Mobilität aktivieren: – aktive Bewegungsübungen im Bett 2 × täglich – Frühmobilisation nach Abklingen der Akutsymptomatik 2 – 5 × täglich je nach Befinden mit steigenden Anforderungen ▪ Gehfähigkeit verbessern: – Bewegungsübungen zur Gewinnung von Muskelkraft (Einbezug der Physiotherapie) 2x täglich – Schmerzmedikation nach ärztlicher Verordnung ▪ unmittelbare Umgebung zur Erhöhung der Sicherheit verändern: – Gehhilfe anpassen und nutzen (Einbezug der Physiotherapie) 2 × täglich – Nachtbeleuchtung oder Bewegungsmelder in der Toilette anbringen – Haltegriffe in Bad und Toilette anbringen – rutschfeste Unterlagen in Bad und Toilette verwenden ▪ Ehepaar beraten über: – Wirkung und Nebenwirkung des Diuretikum – Notwendigkeit einer intakten, sauberen und optimal ausgleichenden Sehhilfe

Verbindung mit kindlicher Neugierde birgt dies große Gefahrenpotentiale. Bei größer werdendem Aktionsradius der Kinder steigen die Gefahrenmomente. Durch Beratung können Eltern in die Lage versetzt werden, dem Entwicklungsstand ihres Kindes entsprechend zu handeln und Kinder altersentsprechend vor Stürzen zu schützen. Aspekte einer adäquaten Beratung sind z. B. das Erkennen von Gefahrenmomenten, wie sie für den Sturz vom Wickeltisch oder aus bzw. mit dem Kinderhochstuhl typisch sind. Die Beratung verfolgt das Ziel, die Umgebung für die Kinder z. B. durch TÜV-geprüfte Kinderhochstühle, rechtzeitiges Absenken von Matratzen in Kindergitterbetten oder durch abschließbare Fenster, sicher zu gestalten.

Das Kennen und sich bewusst werden von Sturzursachen ist die Grundlage zur Einschätzung der Sturzgefährdung von Betroffenen. Sturzereignisprotokolle sind in Institutionen ein bedeutender Bestandteil des Risk-Managements. Deren systematische Auswertung identifiziert häufig vorkommende sturzauslösende Faktoren, die beseitigt oder minimiert werden können.

Bosch, S.: Bettgitter – ein geeignetes Hilfsmittel zur Sturzprophylaxe?. Die Schwester/Der Pfleger 41 (2002) 720

Heinze, C., T. Dassen: Sturzprävention im Pflegeheim. Die Schwester/Der Pfleger 41 (2002) 811

Heinze, C.: Sturzrisiken vermeiden. Die Hendrich-Sturzrisikoskala. Pflege aktuell 3 (2002) 174

Huhn, S.: Stolperfalle Alter. Sturzrisikofaktoren älterer Menschen und Möglichkeiten der Prävention. Die Schwester/Der Pfleger 41 (2002) 728

König, E.: „Kinderunfälle sind keine Zufälle“: Deutschland mit höchster Todesrate in Europa. PaedNet Hamburg. Verbund der Kinder – und Jugendmedizin. Kinderkrankenschwester 21 (2002) 117

Runge, M.: Geriatrische Rehabilitation: Gehen, Gehstörungen und Stürze im Alter. Ost-Sonderheft Mobilität im Alter (o. J.), 15

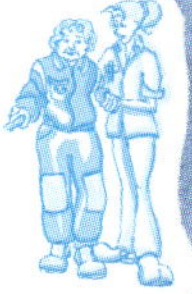

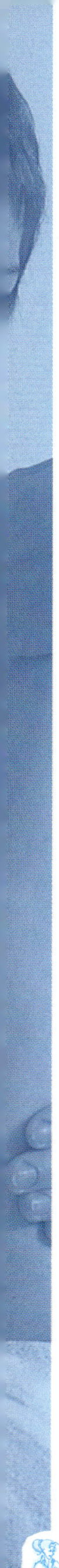

Runge, M.: Die multifaktorielle Pathogenese von Gehstörungen, Stürzen und Hüftfrakturen im Alter. Zeitschrift für Gerontologie und Geriatrie 4 (1997) 267

Runge, M.: Gehstörungen, Stürze, Hüftfrakturen. Steinkopff, Darmstadt 1998

Runge, M.: Gehstörungen und Stürze im Alter: Was ist gesichert? www.mobility-clinic.de/html/gehstoerungen.html (03.03.03)

Schwendimann, R.: Häufigkeit und Umstände von Sturzereignissen im Akutspital: Eine Pilotstudie. Pflege 11 (1998) 335

Schwendimann, R : Sturzprävention im Akutspital. Eine Literaturübersicht. Pflege 13 (2000) 169

Tideiksaar, R.: Stürze und Sturzprävenation. Assessment – Prävention – Management. Huber, Bern 2000

Völker AG, aktuelle Presseinformationen: Sturz über das Bettgitter. Die Risiken einschränkender Maßnahmen. Heilberufe 12 (2002) 40

Wyman, J. F.: Mobilität und Sicherheit. In: Corr, D.M.,C.A. Corr (Hrsg.): Gerontologische Pflege. Herausforderung in einer alternden Gesellschaft. Huber, Bern 1992

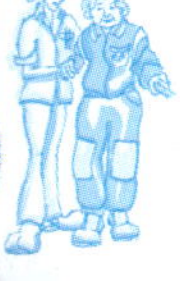

16 Obstipationsprophylaxe

Annette Lauber

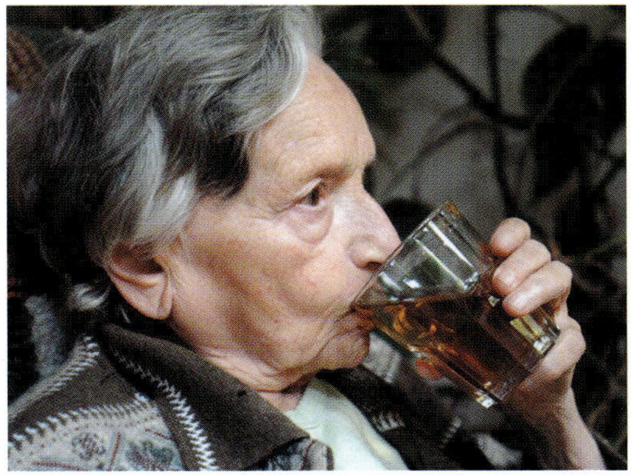

Übersicht

Schlüsselbegriffe

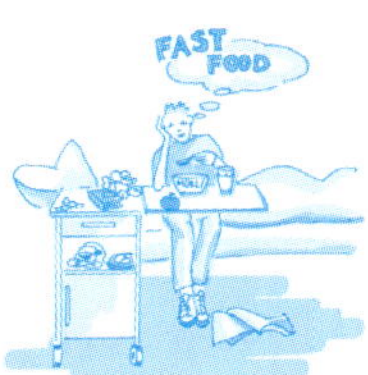

- *Ballaststoffe*
- *Darmmassage*
- *anale Stimulation*
- *akute Obstipation*
- *chronische Obstipation*
- *subjektive Obstipation*
- *Defäkationsgewohnheiten*
- *Darmtraining*

Einleitung

Obstipation ist ein häufig auftretendes Problem, das Menschen aller Altersgruppen betreffen kann. Schätzungen zufolge leiden bis zu 30% der Bevölkerung in Deutschland an Obstipationsproblemen. Die betroffenen Menschen klagen über harten, unregelmäßigen Stuhlgang, der oft nur mit großer körperlicher Anstrengung und unter Schmerzen abgesetzt werden kann. Ältere Menschen sind häufiger betroffen als jüngere, Frauen mehr als Männer, aber auch Kinder können schon an einer Stuhlverstopfung leiden.

Obstipation selbst beschreibt keine eigenständige Erkrankung, sondern ist vielmehr als Begleitsymptom einer Reihe von Störungen zu sehen. Organische Ursachen sind dabei insgesamt recht selten: In der Mehrzahl der Fälle sind falsche Lebens- und Ernährungsgewohnheiten verantwortlich für die Ausscheidungsprobleme. Vielfach greifen die betroffenen Menschen zu Abführmitteln, da diese rasche Abhilfe der Problematik versprechen, bei längerfristiger Anwendung die Obstipation jedoch begünstigen.

Pflegerische Aufgaben im Rahmen der Obstipationsprophylaxe umfassen aus diesem Grund nicht nur das Einschätzen des Obstipationsrisikos und die Durchführung geeigneter Maßnahmen, sondern bestehen zu einem großen Teil aus dem Aufzeigen des Zusammenhangs zwischen Lebens- und Ernährungsgewohnheiten und Defäkationsproblemen sowie der Beratung bezüglich erforderlicher Verhaltensänderungen.

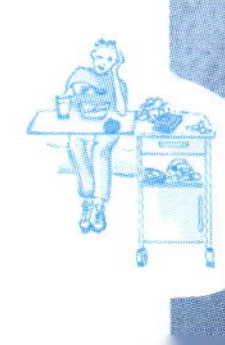

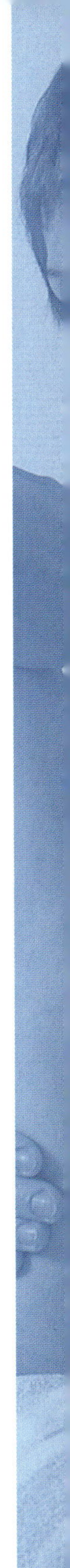

16.1 Obstipation

Als Obstipation wird eine Stuhlverstopfung bzw. verzögerte Stuhlentleerung bezeichnet. Der Begriff leitet sich ab vom lateinischen Wort „stipare", was „stopfen" bedeutet. Synonyme Begriffe für Obstipation sind Konstipation und Obstructio alvi.

16.1.1 Formen der Obstipation

In Abhängigkeit von Auftreten und Verlauf werden im Wesentlichen drei Formen unterschieden:

- akute Obstipation,
- chronische Obstipation und
- passagere Obstipation.

Akute Obstipation

Die akute Obstipation tritt plötzlich auf, d.h. bei Menschen, die bislang eine regelmäßige Stuhlentleerung hatten. Sie dauert ca. 3–5 Tage an und steht häufig in Zusammenhang mit veränderten persönlichen Lebensumständen eines Menschen, einer kurzfristigen Medikamenteneinnahme oder auch hormonellen Veränderungen. Treten bei einer akuten Obstipation Begleitsymptome wie ein angeschwollener Bauch oder heftige Bauchschmerzen auf, muss hierbei auch an stenosierende, d.h. das Darmlumen verengende Prozesse gedacht werden, die in schweren Fällen einen akuten Darmverschluss auslösen können.

Chronische Obstipation

Die chronische Form der Obstipation ist gekennzeichnet durch Obstipationssymptome, die länger als drei Monate andauern und häufig auf organische Veränderungen oder funktionelle Störungen der Darmmotorik zurückzuführen sind. Häufig steht sie auch in Zusammenhang mit anderen Gesundheitsproblemen eines Menschen. So kann sie u.a. Begleitsymptom endokriner Störungen sein (z.B. einer Hypothyreose) oder als Nebenwirkung einer medikamentösen Therapie (z.B. bei Opiaten) auftreten.

Passagere Obstipation

Gleiches gilt für die passagere Obstipation. Hier treten die Obstipationssymptome im Gegensatz zur chronischen Obstipation jedoch lediglich passager, d.h. vorübergehend und über einen Zeitraum von weniger als drei Monaten auf.

16.1.2 Pathophysiologie der Obstipation

Da die Obstipation keine eigenständige Erkrankung beschreibt, sondern vielmehr als Begleitsymptom unterschiedlicher Grunderkrankungen auftreten kann, ist das Ursachenspektrum für eine Stuhlverstopfung entsprechend groß (Bd. 2, S. 328). Pathophysiologisch ist die Obstipation auf eine verzögerte Darmpassage bei normalem Defäkationsmechanismus und/oder einen gestörten Entleerungsreflex zurückzuführen.

Idiopathische/habituelle Obstipation. Bei ca. 90–95% der unter chronischer Obstipation leidenden Menschen ist keine organische Ursache nachweisbar, d.h. ein an sich „gesunder" Darm arbeitet nicht normal. Deshalb wird diese Art auch als habituelle bzw. idiopathische Obstipation bezeichnet.
Nur bei etwa 5–10% der Fälle lässt sich eine organische Ursache feststellen (**Tab. 16.1**).

Störungen der Darmmotilität. Bei der überwiegenden Zahl betroffener Menschen führen die genannten Ursachen über verschiedene Mechanismen zu Störungen der Darmmotilität und damit zu einem verzögerten Transport des Koloninhaltes, d.h. der Nahrungsbrei benötigt zur Passage des Dickdarms mehr Zeit als die normalen 48 bis 72 Stunden. Folge hiervon ist eine vermehrte Resorption von Wasser aus dem Dickdarminhalt, was zur Verhärtung des Stuhls und einer erschwerten Defäkation führt.

Störungen des Entleerungsreflexes. Seltener liegen Störungen des Entleerungsreflexes vor. Sie können angeboren sein (z.B. beim Morbus Hirschsprung), sind aber viel häufiger erworben und stehen vor allem in Zusammenhang mit der Unterdrückung des Stuhldrangs. Vielfach sind hierfür schmerzhafte Prozesse in der Analregion verantwortlich.

Störungen der Darmmotilität und des Entleerungsreflexes führen zu einer langen Verweildauer des Stuhls im Dickdarm, begünstigen über eine vermehrte Wasserresorption die Austrocknung des Stuhls und erschweren so die Defäkation.

16.1.3 Symptome der Obstipation

Stuhlentleerungsfrequenz. Die normale Stuhlentleerungsfrequenz von dreimal täglich bis einmal alle drei Tage ist bei der Obstipation herabgesetzt. Es

Tab. 16.1 Ursachen der Obstipation

Ursache	*Mechanismus*
Habituell	
▪ geringe Flüssigkeitszufuhr	▪ vermehrte Wasserresorption aus dem Koloninhalt führt zur Austrocknung des Stuhls
▪ ballaststoffarme Ernährung	▪ geringes Stuhlvolumen
▪ Bewegungsmangel	▪ Störung der Darmmotilität
▪ Unterdrückung des Stuhldrangs	▪ verlängerte Verweildauer des Stuhls im Kolon führt zu vermehrter Wasserresorption und Austrocknung des Stuhls
Endokrin	
▪ z. B. Hypothyreose (Unterfunktion der Schilddrüse) ▪ Hyperkalzämie (erhöhter Kalziumgehalt) ▪ Hyperparathyreoidismus (Überfunktion der Nebenschilddrüsen) ▪ Schwangerschaft	▪ Störung der Darmmotilität ▪ Verlangsamung des Stuhltransportes
Neurogen	
▪ zentral (z. B. Hirntumore, Multiple Sklerose, Morbus Parkinson) ▪ peripher (z. B. Neuropathien)	▪ Störung der Darmmotilität ▪ Verlangsamung des Stuhltransportes
Psychogen	
▪ z. B. Depressionen ▪ Psychosen ▪ Anorexia nervosa	▪ Störung der Darmmotilität ▪ Verlangsamung des Stuhltransportes
Metabolisch	
▪ z. B. Diabetes mellitus ▪ Niereninsuffizienz ▪ Hypokaliämie (erhöhter Serum-Kalium-Wert)	▪ Elektrolytverschiebungen führen zur Atonie (Erschlaffung) des Darmes
Mechanisch	
▪ z. B. Karzinome ▪ Polypen ▪ Stenosen	▪ verlängerte Verweildauer des Stuhls im Kolon führt zu vermehrter Wasserresorption und Austrocknung des Stuhls
Proktogen	
▪ z. B. Analfissuren ▪ Hämorrhoiden	▪ führen häufig zur Unterdrückung des Stuhldrangs mit der Folge einer verlängerten Verweildauer des Stuhls im Kolon

kommt i.d.R. zu einer verlängerten gastrointestinalen Transitzeit des Stuhls von mehr als fünf Tagen und entsprechend weniger als drei Stuhlentleerungen pro Woche.

Stuhlmenge und -form. Die abgesetzte Stuhlmenge ist darüber hinaus sehr gering, meist werden weniger als 35 g bei der jeweiligen Defäkation ausgeschieden. Der entleerte Stuhl hat einen Wasseranteil von weniger als 70 % und erscheint aus diesem Grund oft als kleinknotig und sehr hart. Die Defäkation wird von den betroffenen Menschen häufig als unvollständig empfunden und kann aufgrund der harten Stuhlkonsistenz oft nur mit Anstrengung und unter Schmerzen erfolgen.

Unspezifische Begleitsymptome. Darüber hinaus können unspezifische Begleitsymptome auftreten, wie z. B. Völlegefühl, Kopfschmerzen, Mundgeruch, Blähungsneigung, Inappetenz und Übelkeit.

Symptome bei Kindern. Unter Obstipation leidende Kinder fallen vor allem durch Bauchschmerzen, Blähbauch, Inappetenz, Gedeihstörungen mit wiederkehrender Übelkeit und Erbrechen, Blut- und Schleimbeimengungen im Stuhl und Enkopresis (Einkoten) auf. Häufig wirkt sich die Obstipation auch negativ auf die psychische Stimmung und das Selbstbewusstsein des Kindes aus.

Individuelle Schwankungen. Die genannten Symptome unterliegen sowohl inter- als auch intraindividuell starken Schwankungen und sind aus diesem Grund nur schwer zu quantifizieren. So verfügt jeder Mensch über ein eigenes Ausscheidungsmuster, das sich in Bezug auf die ausgeschiedene Stuhlmenge oder die Stärke des Einsatzes der Bauchpresse bei der Defäkation sehr stark von dem anderer Menschen unterscheiden kann. Auch die „normale" Defäkationsfrequenz ist sehr individuell: Sie reicht von dreimal täglich bis hin zu dreimal wöchentlich.

Rom-Kriterien der chronischen Obstipation

Um eine einheitliche Bestimmung zu ermöglichen, sind von einer gastroenterologischen Expertengruppe für die chronische Obstipation die sog. „Rom-Kriterien" formuliert worden. Eine chronische Obstipation liegt diesen Kriterien zufolge dann vor, wenn innerhalb der letzten 12 Monate mindestens in 3 Monaten zwei oder mehr der folgenden Merkmale zutreffen:

1. Pressen zur Stuhlentleerung,
2. harter Stuhlgang,
3. Gefühl der unvollständigen Entleerung,
4. Gefühl der anorektalen Blockierung,
5. manuelle Unterstützung der Stuhlentleerungen und
6. weniger als 3 Stuhlentleerungen pro Woche.

Die ersten fünf Kriterien müssen hierbei auf mindestens 25 % der Defäkationen zutreffen.

16.1.4 Komplikationen der Obstipation

Obstipation, insbesondere wenn sie über einen längeren Zeitraum besteht, kann für den betroffenen Menschen sehr unangenehme Folgen haben. Häufige Komplikationen der Obstipation sind:

- Analfissuren,
- Hämorrhoiden und
- Koprostase.

Analfissuren

Bei Analfissuren handelt es sich um für die betroffenen Menschen sehr schmerzhafte Ulcera in der Analöffnung (**Abb. 16.1**).

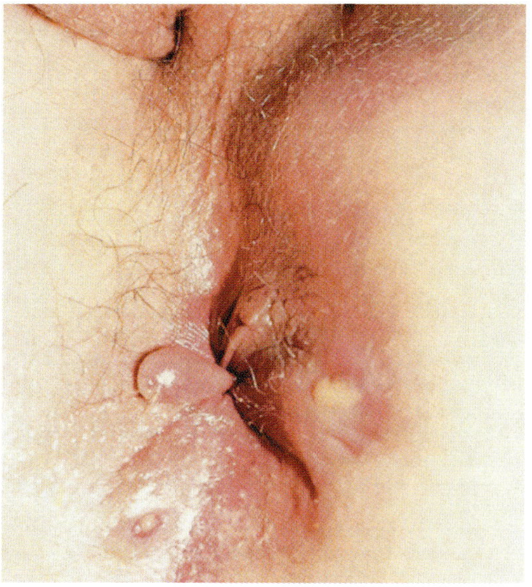

Abb. 16.1 Analfissur

Durch die eine Obstipation begleitende längerfristige Stuhlretention entstehen häufig großvolumige und sehr harte Stühle, die beim Durchtritt durch die Analöffnung sowohl Rhagaden (oberflächliche Einrisse der Analschleimhaut) als auch tiefe Einrisse verursachen, die bis auf den M. sphincter ani internus reichen können (Bd. 2, S. 100).

Hämorrhoiden

Hämorrhoiden sind knotenförmige bzw. sackartige Erweiterungen der Venenpolster (corpora cavernosum recti) in der sog. Hämorrhoidalzone, die oberhalb des M. sphincter ani internus liegen.

Im Rahmen einer Obstipation kann der verhärtete Stuhl häufig nur unter großer Anstrengung, d. h. vermehrtem Einsatz der Bauchpresse, abgesetzt werden. Hierbei entsteht ein großer Druck auf den unteren Teil des Rektums, der auf Dauer Schädigungen des Gefäßgeflechts zur Folge haben kann. Hämorrhoiden verursachen Juckreiz, Brennen und Nässen in der Analregion sowie ein dumpfes Druckgefühl und ggf. Schmerzen im Rektum. Zudem kann es zu Blutungen kommen, die sich klassisch als hellrote Blutauflagerungen auf dem abgesetzten Stuhl zeigen (Bd. 2, S. 100).

Hämorrhoiden sowie Analrhagaden und -fissuren verursachen zum Teil starke Schmerzen bei der Defäkation, die bei den betroffenen Menschen häufig dazu führen, die Defäkation unbewusst oder bewusst zu vermeiden. Insbesondere bei Kindern kann hierdurch ein Teufelskreis entstehen: Die Obstipation verursacht eine schmerzhafte Defäkation, die zur willkürlichen Stuhlretention führt. Das Zurückhalten des Stuhls begünstigt wiederum die Obstipation (S. 338).

Koprostase

Als Koprostase wird die Kotanhäufung im Dickdarm bezeichnet.

Je länger der Stuhl im Dickdarm verweilt, desto mehr Wasser wird ihm entzogen, d. h. er wird immer trockener und folglich härter. Hierbei bilden sich oft sog. Skybala (steinartige, harte Kotballen aus eingedicktem Kot, Erdphosphaten und Schleim), die meist nicht mehr spontan ausgeschieden werden können. Der Darm versucht, den Stuhl zu verflüssigen, indem er eine vermehrte Darmsaftsekretion in Gang setzt.

Die lange Verweildauer des Stuhl begünstigt zudem das Wachstum von Fäulnisbakterien, weshalb es bei der Koprostase häufig zu einer sog. paradoxen Diarrhoe kommt bei der flüssiger und – aufgrund der Fäulnisprozesse übel riechender – Stuhl an den Kotsteinen vorbei entleert wird.

Bei Kindern mit Koprostase kommt es neben der paradoxen Diarrhoe häufig zur Enkopresis: Die Kinder verspüren aufgrund der dauerhaften Rektumdilatation keinen Dehnungsreiz mehr. Es kommt zum unwillkürlichen Stuhlabgang, da der Darm praktisch „überläuft“.

16.1.5 Subjektive Obstipation

Eine von dem betroffenen Menschen empfundene und selbst diagnostizierte Stuhlverhaltung, bei der i.d.R. keine objektiven Obstipationssymptome vorliegen, wird als subjektive Obstipation bezeichnet.

Sie nimmt insoweit eine Sonderstellung ein, da sie eng mit der Überzeugung und Erwartung eines Menschen zusammenhängt, jeden Tag zur gleichen Zeit Stuhlgang haben zu müssen. Kennzeichen der subjektiven Obstipation ist der übermäßige Gebrauch von Laxanzien, die die betroffenen Menschen einsetzen, um eine tägliche und kontrollierte Stuhlentleerung herbeizuführen (Bd. 2, S. 327). Der Dickdarm wird hierdurch völlig entleert, so dass in den nächsten Tagen keine Defäkation zu erwarten ist. Das Ausbleiben des Stuhlgangs wird von den Betroffenen jedoch wiederum fälschlicherweise als Obstipation missgedeutet, was vielfach zu einem erneuten Laxanziengebrauch führt.

Ursache und Folgen

Bei der subjektiven Obstipation liegt die Ursache folglich in einer falschen, häufig kulturell oder familiär bedingten Gesundheitsauffassung bzw. in einem Wissensdefizit bezüglich der normalen Verdauungsvorgänge und der Defäkation. Im Zusammenhang mit der subjektiven Obstipation ist vor allem der übermäßige Gebrauch von Laxanzien problematisch: Er führt über das häufige Absetzen dünnflüssiger Stühle bei den betroffenen Menschen zu einem Wasser- und Elektrolytverlust. Insbesondere ein Kaliumverlust wirkt sich langfristig in Form einer Darmatonie negativ auf die Darmmotorik aus. Der Flüssigkeitsverlust wird vom Körper durch eine vermehrte Wasserresorption aus dem Stuhl ausgeglichen, was zu Koteindickung und -austrocknung führt. Darmatonie und Koteindickung führen wiederum zur Obstipation.

Obstipation:

- Bei der Obstipation lassen sich drei Formen unterscheiden: akute, passagere und chronische Obstipation.
- Die Obstipation ist gekennzeichnet durch harten Stuhl mit weniger als drei Entleerungen pro Woche, geringe Stuhlmenge, vermehrten Einsatz der Bauchpresse und Schmerzen bei der Defäkation.
- Die überwiegende Zahl der Fälle chronischer Obstipation ist habituell bzw. idiopathisch bedingt; nur bei etwa 5 – 10 % der chronisch obstipierten Menschen lassen sich organische Ursachen feststellen.
- Komplikationen der Obstipation sind Hämorrhoiden, Analfissuren und Koprostase.
- Als subjektive Obstipation wird die Erwartung eines Menschen bezeichnet, jeden Tag zur gleichen Zeit Stuhlgang haben zu müssen. Sie geht mit einem Laxanzienabusus einher.

16.2 Einschätzen des Obstipationsrisikos

Die Faktoren, die das Obstipationsrisiko eines Menschen erhöhen, ergeben sich in erster Linie aus den in **Tab. 16.1** beschriebenen Obstipationsursachen. Dabei kann davon ausgegangen werden, dass das Risiko mit der Anzahl der ursächlichen Faktoren steigt. Für Pflegepersonen ist zum Einschätzen des Obstipationsrisikos eines Menschen deshalb wichtig, mögliche Ursachen einer Obstipation zu kennen, um geeignete prophylaktische Maßnahmen einleiten zu können.

16.2.1 Risikofaktoren

Als Risikofaktoren für die Entstehung einer Obstipation gelten:

- abdominalchirurgische und chirurgische Eingriffe im Perianalbereich,
- Allgemeinanästhesie,
- eingeschränkte körperliche Mobilität (S. 346),
- ballaststoffarme Ernährung (<15 g Ballaststoffe/Tag, S. 344),
- geringe Flüssigkeitszufuhr (< 1 l/ Tag, S. 346),
- Einnahme von Medikamenten, bei denen Obstipation als Nebenwirkung bekannt ist,
- chronische Obstipation in der Anamnese,
- Laxanzienabusus (S. 350),
- Erkrankungen mit dem Begleitsymptom Obstipation (s. **Tab. 16.1**) sowie
- Lebensalter > 55 Jahre.

Besonders obstipationsgefährdet sind – entsprechend der genannten Risikofaktoren – häufig ältere Menschen, da bei ihnen oft mehrere Risikofaktoren zusammen auftreten. Multimorbidität, d. h. das gleichzeitige Vorliegen mehrerer Grunderkrankungen, Neben- und Wechselwirkungen der Dauermedikation, Mobilitätseinschränkungen sowie eine geringe Flüssigkeits- und Ballaststoffzufuhr führen bei diesen Menschen zu einer Kopplung vielfältiger organischer und habitueller Faktoren, die das Obstipationsrisiko erhöhen.

16.2.2 Einschätzungsbogen

Im amerikanischen Raum ist speziell für die systematische Einschätzung des Obstipationsrisikos älterer Menschen über 55 Jahre ein Einschätzungsbogen entwickelt worden, der von Pflegepersonen sowohl für die Ersteinschätzung als auch für die Verlaufseinschätzung eingesetzt werden kann (**Abb. 16.2**). Die einzelnen Items werden mit Punkten versehen; die Gesamtpunktzahl gibt Aufschluss über die Notwendigkeit bzw. Intensität des Einsatzes prophylaktischer Maßnahmen im Hinblick auf eine mögliche Obstipation.

Die Differenziertheit der Einschätzung lässt darüber hinaus auch Rückschlüsse auf die Art der einzusetzenden Maßnahmen zu. Führt ein Mensch z. B. bereits ballaststoffreiche Kost zu, trinkt aber deutlich zu wenig, sollten prophylaktische Maßnahmen in erster Linie eine gesteigerte Flüssigkeitszufuhr umfassen.

16.3 Maßnahmen der Obstipationsprophylaxe

Maßnahmen der Obstipationsprophylaxe verfolgen das Ziel, dem betroffenen Menschen zu einer regelmäßigen und schmerzfreien Defäkation zu verhelfen. Damit soll insbesondere der idiopathischen bzw. habituellen Obstipation vorgebeugt werden. Neben Maßnahmen, die unmittelbar die Darmtätigkeit unterstützen, spielt dabei die Information und Beratung des betroffenen Menschen über den Zusammenhang zwischen Ernährungsgewohnheiten, Lebensstil und Defäkation eine große Rolle.

Maßnahmen der Obstipationsprophylaxe sollten primär an habituellen Faktoren ansetzen und entsprechend aus einer Kombination von ballaststoffreicher Ernährung, ausreichender Flüssigkeitszufuhr, Bewegung und Darmtraining bestehen. Erst wenn diese Maßnahmen keinen Erfolg zeigen, sollte der Einsatz von Laxanzien erwogen werden.

Zu den Maßnahmen der Obstipationsprophylaxe gehören:

- Defäkationsgewohnheiten beachten,
- Verdauung durch Ernährung positiv beeinflussen,
- ausreichend Flüssigkeit zuführen,
- Mobilität erhalten und fördern,
- den Darm trainieren,
- Darmmassage durchführen,
- Wickel und Auflagen einsetzen,
- anale Stimulation durchführen,
- Laxanzien verabreichen und
- betroffenen Menschen informieren und beraten.

Name: **Datum:**

Bisherige Defäkationsfrequenz:
☐ 1x täglich (*+2*)
☐ 1 x alle 3 Tage (*+1*)
☐ < 1 x alle 3 Tage (*0*)

Beschreibung des Stuhls:

Konsistenz:	☐ hart	☐ geformt	☐ weich	☐ flüssig
Farbe:	☐ Teerstuhl	☐ dunkelbraun	☐ mittelbraun	☐ hellbraun
Menge:	☐ gering	☐ mittel	☐ viel	
Geruch:	☐ nein	☐ ja, nähere Beschreibung:		

Wie häufig sollte nach Ansicht des Patienten Defäkation erfolgen? ....

Bestand bereits einmal eine Obstipation oder Stuhlimpaktion?
☐ nie (*–2*) ☐ gelegentlich (*0*) ☐ chronische Obstipation (*+1*) ☐ Impaktion (*+2*)

Wurden in der Vergangenheit Abführmittel eingenommen?
☐ < 1 mal monatlich (*–2*) ☐ 1x monatlich (*0*) ☐ 1 x wöchentlich (*+1*) ☐ täglich (*+2*)

Art und Verabreichung des eingesetzten Abführmittels:

....

Gab es abdominalchirurgische Eingriffe am Gastrointestinaltrakt?
☐ nein (*–1*) ☐ ja (*+1*)

Wann war die letzte spontane Defäkation?
☐ < 3 Tage (*–1*) ☐ > 3 Tage (*+1*) ☐ > 5 Tage (*+2*)

Körperliche Befunde:

Darmgeräusche:	☐ ja (*–1*)	☐ Hypo/Hyper[1] (*+1*)
Geblähtes Abdomen:	☐ nein (*–1*)	☐ ja (*+1*)
Stuhlmasse im Dickdarm:	☐ nein (*–1*)	☐ ja (*+1*)
Stuhlimpaktion:	☐ nein (*–1*)	☐ ja (*+2*)

[1] Hypo-Darmgeräusche = < 5/Min.; Hyper-Darmgeräusche = > 5/Min.

Psychische Verfassung:

Ist der Patient derzeit depressiv?	☐ nein (*–1*)	☐ ja (*+1*)
Liegt eine dementielle Erkrankung vor?	☐ nein (*–1*)	☐ ja (*+1*)

Ernährung während der letzten 3 Tage:
☐ flüssig (*+2*) ☐ ballaststoffarm (*0*) ☐ ballaststoffreich (-2)

Tägliche Flüssigkeitszufuhr (ohne Diurese fördernde Flüssigkeiten wie Kaffee, Tee, Alkohol):
☐ < 1500 ml/Tag (*+2*) ☐ > 1500 ml/Tag (*0*) ☐ > 2000 ml/Tag (*–2*)

Bewegung und Aktivität:
☐ Immobilität (*+2*) ☐ geht < 15m/Tag (*+1*) ☐ geht >15m/Tag (*0*) ☐ uneingeschränkte Mobilität (*–2*)

Eingenommene Medikamente (bei 2 oder mehr Medikamenten 2 Punkte hinzufügen):

....

Aktuell eingenommene Medikamente, bei denen Obstipation als Nebenwirkung bekannt ist:

☐ Abführmittel (bei Abusus)	☐ Aluminiumhaltige Antacida	☐ Anticholinergika	☐ Diuretika
☐ Eisensalze	☐ Ganglienblocker	☐ Kalziumkarbonat	☐ Kalziumkanalblocker
☐ Opiate	☐ Phenothiazine	☐ Sedativa	☐ Trizyklische Antidepressiva

☐ andere:

Andere Weichmacher und Abführmittel, die während der letzten 3 Tage eingenommen wurden:

....

Weitere Anmerkungen:

....

....

Gesamtpunktzahl:

–18 bis –6 Punkte:	mildes Präventionsprogramm
–5 bis +7 Punkte:	moderates Präventionsprogramm
+8 und mehr Punkte:	aggressives Präventionsprogramm

Handzeichen:

Abb. 16.2 Einschätzungsbogen für das Obstipationsrisiko (nach: Hinrichs u. a., 2001)

Desimpaktion. Bei einer bestehenden Stuhlimpaktion, d. h. dem Vorhandensein einer größeren Menge verhärteten Stuhls im Rektum, muss vor weiteren Prophylaxemaßnahmen zunächst eine Desimpaktion erfolgen. Hierzu bieten sich insbesondere rektal zu verabreichende Laxanzien an (z. B. in Form von Klistieren oder Suppositorien). In schweren Fällen kann die digitale Ausräumung erforderlich sein (Bd. 3, S. 276).

16.3.1 Defäkationsgewohnheiten beachten

Die Defäkation wird nicht nur von physischen, sondern auch von psychischen Komponenten maßgeblich beeinflusst. So ist für die meisten Menschen eine ungestörte Atmosphäre, d. h. eine gewisse Privatheit bei der Verrichtung ihrer Ausscheidungen enorm wichtig. Im Lauf des Lebens haben sich zudem häufig feste Gewohnheiten, die auch als Rituale bezeichnet werden können, herausgebildet. Sie können sowohl den Zeitpunkt der Defäkation (z. B. täglich morgens nach dem Frühstück) als auch spezielle Ernährungsgewohnheiten und/oder Verhaltensweisen betreffen (z. B. die morgendliche Tasse Kaffee zum Müsli oder das Lesen auf der Toilette).

Wie sehr diese Gewohnheiten die Defäkation beeinflussen, wird häufig erst dann bemerkt, wenn ihnen aus irgendeinem Grund, z. B. während einer Urlaubsreise, nicht im üblichen Maß nachgegangen werden kann. Dies trifft auch auf einen Krankenhausaufenthalt zu, bei dem nicht nur Gewohnheiten gestört, sondern die Ausscheidungen ggf. im Bett und zudem im Beisein anderer Personen verrichtet werden müssen. Alle diese Faktoren können eine Obstipation begünstigen.

Eine wichtige Maßnahme der Obstipationsprophylaxe – vor allem in Institutionen des Gesundheitswesens – ist aus diesem Grund, die individuellen Defäkationsgewohnheiten eines pflegebedürftigen Menschen im Rahmen des Anamnesegesprächs zu erfragen und nach Möglichkeit zu beachten. Dies reicht vom Anbieten einer Begleitung zur Toilette zur gewohnten Zeit über die Wahrung spezieller Ernährungsgewohnheiten bis hin zur Sorge für eine ungestörte Defäkation, z. B. durch Anwärmen des Steckbeckens und Herausbitten von Besuchern und mobilen Mitpatienten aus dem Zimmer.

16.3.2 Verdauung durch Ernährung positiv beeinflussen

Ernährungsmaßnahmen im Rahmen der Obstipationsprophylaxe beziehen sich einerseits auf das Meiden „stopfender" Nahrungsmittel, wie z. B. Weißbrot oder Schokolade. Andererseits umfassen sie die ausreichende Zufuhr von Ballaststoffen, da sowohl die Stuhlmenge als auch die Zeit, die der Stuhl zur Passage des Dickdarms benötigt, von der Menge der Ballaststoffe in der Nahrung wesentlich beeinflusst wird.

Ballaststoffe

Ballaststoffe sind unverdauliche Nahrungsbestandteile, insbesondere pflanzliche Nahrungsfasern, die überwiegend aus Zellwänden und pflanzlichen Quellmitteln bestehen.

Ballaststoffe werden unterschieden in wasserlösliche und wasserunlösliche Ballaststoffe. Zu den wichtigsten Ballaststoffen gehören Zellulose, Hemizellulose, Lignin und Pektin.

Ballaststoff enthaltende Lebensmittel. Ballaststoffe sind in pflanzlichen Lebensmitteln enthalten, insbesondere in Getreide und Getreideprodukten (z. B. Vollkornbrot, Vollkornnudeln und Vollkornreis). Auch Kartoffeln, Obst, Gemüse und Hülsenfrüchte enthalten reichlich Ballaststoffe (**Tab. 16.2**).

Tab. 16.2 Ballaststoffgehalt verschiedener Nahrungsmittel

Nahrungsmittel	*Ballaststoffgehalt in g/100 g*
Weizenkleie	44–50
Leinsamen	39
Haferkleie	19
Knäckebrot	14
Getrocknete Feigen	13
Haferflocken	10
Vollkornbrot	8,5
Erdnüsse	7
Rosinen	6
Kartoffeln	3,5
Möhren	3,4
Weißbrot	3
Bananen	1,8
Tomaten	1
Eier	0

Menge. Empfohlen wird eine Aufnahme von mindestens 30 g, besser 40 – 50 g täglich. Vor allem in den Industrieländern werden meist deutlich weniger Ballaststoffe mit der Nahrung zugeführt.

Die Umstellung auf eine ballaststoffreiche Ernährung sollte langsam erfolgen, da ansonsten unangenehme Begleiterscheinungen, wie z. B. Blähungen, Druck- und Völlegefühl und Bauchschmerzen auftreten können.

Flüssigkeitsaufnahme. Im Zusammenhang mit einer erhöhten Aufnahme von Ballaststoffen ist auch eine ausreichende Zufuhr von Flüssigkeit wichtig: Sie sollte mindestens 2 Liter pro Tag betragen, da die Ballaststoffe ansonsten im Darm nicht quellen können, wodurch wiederum eine Obstipation bis hin zum Darmverschluss ausgelöst werden kann.

Wirkung von Ballaststoffen

Ballaststoffen werden eine Reihe von positiven Wirkungen zugeschrieben:

- sie binden u. a. Gifte und andere schädliche Substanzen, die mit der Nahrung in den Darm gelangen und fördern deren Ausscheidung,
- sie fördern das Sättigungsgefühl und unterstützen auf diese Weise die Gewichtsregulation,
- sie sind beteiligt an der Regulation von Blutfett- und Blutzuckerwerten und
- sie erhöhen die Darmperistaltik.

Erhöhung der Darmperistaltik. In Bezug auf die Obstipationsprophylaxe ist in erster Linie die Wirkung der Ballaststoffe auf die Darmperistaltik interessant. Durch die wasserlöslichen Ballaststoffe wird eine Zunahme der Darmbakterien ausgelöst, die für ein vermehrtes Auftreten von Darmgasen sorgen. Wasserunlösliche Ballaststoffe saugen im Dickdarm Wasser auf und quellen, wodurch es zu einer Zunahme des Stuhlvolumens kommt.
Darmgase und vergrößertes Stuhlvolumen wiederum bewirken eine Dehnung der Darmwand, die eine vermehrte Darmperistaltik auslöst. Der Stuhl wird auf diese Weise schneller in Richtung Rektum transportiert, die Verweildauer der Speisereste im Dickdarm wird verkürzt, wodurch dem Stuhl deutlich weniger Wasser entzogen werden kann. Hierdurch steigt das Stuhlvolumen und die Konsistenz des Stuhls wird weicher, wodurch die Defäkation insgesamt erleichtert wird.

Ballaststoffe regen über eine Darmwanddehnung die Darmperistaltik an, indem sie einerseits das Stuhlvolumen vergrößern, andererseits über die Zunahme von Darmbakterien zur vermehrten Darmgasproduktion beitragen.

Hausmittel zur Anregung der Darmtätigkeit

Zur Anregung der Darmtätigkeit können eine Reihe von Hausmitteln eingesetzt werden, deren Wirkung jedoch individuell eingeschätzt werden muss. Die meisten dieser Hausmittel lassen sich leicht in die Ernährungsgewohnheiten integrieren und eignen sich im Gegensatz zu den meisten Laxanzien auch zum Einsatz über längere Zeit. Hierzu gehören vor allem:

- Glas stilles Wasser am Morgen,
- Ballaststoffe (z. B. Trockenobst, Leinsamen, Müsli),
- Milchprodukte,
- Sauerkraut und Sauerkrautsaft.

Glas Wasser. Ein Glas stilles Wasser morgens nüchtern trinken. Das Wasser sollte nach Möglichkeit Zimmertemperatur haben. Die Wirkung erfolgt einerseits über die zusätzliche Flüssigkeitszufuhr, andererseits vor allem über die Auslösung des gastrokolischen Reflexes, einer auch als Massenbewegung bezeichneten, großen peristaltischen Welle des Dickdarms ca. 30 – 40 Minuten nach der Nahrungsaufnahme (S. 347).

Ballaststoffe. Trockenobst, z. B. Feigen oder Pflaumen, Leinsamen, Weizenkleie und Müsli sind reich an Ballaststoffen und somit hervorragende Füllmittel. Über die Zunahme des Stuhlvolumens wird die Darmwand gedehnt, was wiederum zur Anregung der Darmperistaltik führt. Sie sollten mit ausreichend Flüssigkeit eingenommen werden; beim Trockenobst bietet sich ein Einweichen in Wasser über Nacht an.

Milchprodukte. Sie sind reich an natürlichem Milchzucker (Laktose). Ein Teil der Laktose wird im Dünndarm durch das Enzym Laktase abgebaut. Der Rest erreicht den Dickdarm und wird dort durch Bakterien in Milchsäure und Kohlendioxid (CO_2) abgebaut, was einen erhöhten osmotischen Druck im Darm nach sich zieht und so zu einem vermehrten Wassereinstrom in das Darmlumen führt. Zugleich wird durch die Ansäuerung des Darminhalts das Wachstum von Fäulnisbakterien gehemmt. Es kommt zur

Anregung der Darmperistaltik, Verkürzung der Transitzeit, einer weicheren Stuhlkonsistenz und damit einer erleichterten Defäkation. Milchprodukte lassen sich hervorragend mit ballaststoffreichen Produkten (z. B. Weizenkleie oder Leinsamen) kombinieren. Zur Verstärkung der Wirkung kann auch reiner Milchzucker (z. B. aufgelöst in Getränken) zugesetzt werden.

Sauerkraut. Da Sauerkraut und Sauerkrautsaft reich an Milchsäure sind, eignen auch sie sich hervorragend zur Anregung der Darmtätigkeit. Sauerkraut wirkt zudem über seinen Faserreichtum positiv auf das Stuhlvolumen. Es kann mehrmals täglich roh in kleinen Mengen zugeführt werden; das Trinken von Sauerkrautsaft kann vor dem Mittagessen erfolgen.

16.3.3 Ausreichend Flüssigkeit zuführen

Auch die ausreichende Zufuhr von Flüssigkeit ist im Zusammenhang mit der Obstipationsprophylaxe wichtig. Insbesondere Menschen, die unter Exsikkose leiden, sind häufig auch von einer Obstipation bedroht. Einerseits erreicht der Stuhl bereits als relativ trockene Masse den Dickdarm, andererseits versucht der Dickdarm, das Flüssigkeitsdefizit durch vermehrte Wasserresorption auszugleichen. Der Stuhl trocknet auf diese Weise weiter ein, die Stuhlmasse insgesamt verringert sich und die Defäkation wird durch die hohe Konsistenz zunehmend erschwert.

Dehydratation bei älteren Menschen. Insbesondere ältere Menschen sind auffällig häufig von einer Dehydratation und folglich von Obstipationsproblemen betroffen. Ursachen hierfür sind in erster Linie:

- reduziertes Durstgefühl,
- bewusstes Vermeiden der Flüssigkeitsaufnahme aufgrund von Kontinenzproblemen,
- Hilfsbedürftigkeit bei der Flüssigkeitsaufnahme und beim Gang zur Toilette sowie
- reduzierte Konzentrationsleistung der Nieren.

Flüssigkeitsbilanz. Hilfreich bei der Kontrolle der Flüssigkeitsein- und -ausfuhr kann die Aufstellung einer Flüssigkeitsbilanz sein. Insbesondere bei Menschen, die zu einer zu geringen Flüssigkeitsaufnahme neigen, können Trinkpläne, die eine bestimmte Flüssigkeitsmenge über den Tag verteilen, helfen, die Zufuhr zu steigern (Bd. 3, S. 192). Dabei müssen medizinische Kontraindikationen, z. B. eine Herz- oder Niereninsuffizienz beachtet werden.

16.3.4 Mobilität erhalten und fördern

Körperliche Bewegung wirkt sich positiv auf die Darmperistaltik aus. Eine wichtige Maßnahme der Obstipationsprophylaxe ist daher, die Mobilität des betroffenen Menschen so weit wie möglich zu erhalten bzw. wiederherzustellen.

Insbesondere Bewegungsübungen, die die Beckenboden- und/oder Bauchmuskulatur beanspruchen bzw. trainieren, üben einen positiven Effekt auf die Darmperistaltik aus, da sie wie eine Darmmassage wirken. Hierzu gehört auch der verstärkte Einsatz der Bauchatmung. Der Wechsel zwischen Anspannung und Entspannung trägt zudem zur Entkrampfung des Darms bei und kann so u. a. von schmerzhaften Blähungen befreien. Bei der Auswahl der Übungen muss natürlich die individuelle Leistungsfähigkeit des betroffenen Menschen berücksichtigt werden.

Übungen zur Anregung der Darmperistaltik

- **Radfahren im Liegen:** In Rückenlage werden die Beine angehoben und wie beim Radfahren kräftig im Wechsel angezogen und gestreckt.
- **Übung für den Beckenboden:** In Rückenlage soll der betroffene Mensch die Beine im rechten Winkel in die Höhe strecken, im Wechsel grätschen und wieder zusammenführen.
- **Kerze im Stehen:** Im Stehen werden die Arme während einer tiefen Einatmung über den Kopf gestreckt. Der Oberkörper wird anschließend unter langsamen Ausatmen nach vorne geneigt. Nach kurzem Verharren in dieser Position wird der Oberkörper langsam wieder aufgerichtet.
- **Bauchschnellen:** Vor der geplanten Stuhlentleerung oder während des Stuhlgangs wird der Bauch beim Einatmen eingezogen, beim Ausatmen ruckartig nach vorne entspannt.
- **Bauchpresse:** In Rückenlage oder im Sitzen wird der Bauch eingezogen, ca. 10 Sekunden gehalten und dann langsam entspannt.
- **Knieheben im Sitzen oder Liegen:** Im Sitzen wird ein Oberschenkel mit schlaff herunterhängendem Unterschenkel möglichst hoch angezogen, gehalten und dann langsam wieder abgesenkt.

16.3.5 Den Darm trainieren

Die Defäkation kann nicht nur durch Ernährungsmaßnahmen und körperliche Bewegung, sondern auch über Maßnahmen, die den Lebensstil eines Menschen betreffen, positiv beeinflusst werden. Die Gewöhnung des Darmes an feste Entleerungszeiten wird dabei regelrecht trainiert.

Der Stuhlgang stellt sich bei den meisten Menschen überwiegend morgens zwischen 6.00 und 10.00 Uhr, am häufigsten zwischen 8.00 und 9.00 Uhr ein. Weitere Defäkationsspitzen liegen gegen 13.00 Uhr und zwischen 17.00 und 19.00 Uhr.

Physiologische Grundlagen der Defäkation

Der Dickdarm vollzieht zu oben genannten Zeiten sog. Massenbewegungen, die den Dickdarminhalt in das Rektum transportieren. Diese Massenbewegungen werden auch als gastrokolischer Reflex bezeichnet, der sich üblicherweise ca. 30–40 Minuten nach einer Nahrungsaufnahme einstellt. Die Dehnung der Rektumwand bewirkt eine Relaxation des Sphinkter ani internus und so den Eintritt des Stuhl in den Analkanal.

Über das sensitive Anoderm erfolgt eine Rückmeldung an das Zentrale Nervensystem, die eine bewusste Entscheidung des betroffenen Menschen darüber ermöglicht, ob die Defäkation erfolgen oder durch Kontraktion des Sphinkter ani externus und der Puborektalismuskulatur verschoben werden soll. Wird die Defäkation verschoben, muss zum erneuten Befördern des Stuhl in den Analkanal und das Auslösen des Defäkationsreizes ein verstärkter und bewusster Einsatz der Bauchpresse erfolgen.

Regeln eines erfolgreichen Darmtrainings

Aus den genannten physiologischen Grundlagen lassen sich folgende allgemeine Regeln für ein erfolgreiches Darmtraining ableiten:

- Für die Defäkation sollte eine feste Tageszeit eingeplant werden. Der beste Zeitpunkt hierfür ist morgens nach dem Frühstück, da dann die Kolonmotilität gesteigert ist.
- Das Frühstück sollte in Ruhe eingenommen werden.
- Da die Verdauung der Nahrung bereits im Mund beginnt, sollte das Essen gut gekaut werden.
- Wichtig ist, anschließend (ca. 30 Minuten nach dem Essen) Zeit für einen Toilettengang einzuplanen, damit sich der Stuhldrang nicht etwa auf der Fahrt zur Arbeit einstellt.
- Kinder sollten zweimal täglich unter Ausnutzung des gastrokolischen Reflexes auf die Toilette gesetzt werden. Der einzelne Defäkationsversuch sollte dabei nicht länger als 5 Minuten dauern. Wichtig ist, dass die Toilette ein kindgerechtes Ambiente aufweist, damit Kinder gerne dorthin gehen. Hierzu gehört u.a. eine angenehme Temperatur, eine Fußbank, um das „Einschlafen" der unteren Extremitäten zu verhindern und ggf. Bilderbücher, Spielsachen usw.
- Eine willkürliche Stuhlretention sollte auf jeden Fall vermieden werden, da erstens der Stuhl durch die längere Verweildauer im Dickdarm eintrocknet und in der Folge schwerer abgesetzt werden kann, zweitens ein erneuter Transport des Stuhl in den Analkanal nur unter verstärktem Einsatz der Bauchmuskulatur erfolgen kann.

Die willkürliche Stuhlretention führt bei häufiger Anwendung durch die Stuhlimpaktion zu einer Rektumdilatation (Rektumerweiterung). In schlimmen Fällen kann durch die Bauchpresse nicht mehr genügend Druck zum Befördern des Stuhls in den Analkanal aufgebracht werden. Es bilden sich Skybala, die zur paradoxen Diarrhoe, bei Kindern auch zu Enkopresis führen können. Zudem besteht die Gefahr der Entstehung eines Anismus. Hierbei hat sich die bewusste Entscheidung, die Defäkation zu vermeiden, verselbstständigt: Bei einsetzendem Defäkationsreiz wird automatisch der äußere Schließmuskel kontrahiert und die Defäkation so verunmöglicht.

Menschen, die mit dem Darmtraining beginnen, müssen darauf hingewiesen werden, dass der Erfolg des Trainings sich nicht von heute auf morgen einstellt, sondern ggf. mehrere Wochen auf sich warten lässt. Der Plan für das Training muss zudem jeweils die individuelle Lebenssituation eines Menschen berücksichtigen. So kann z.B. die Entleerungszeit auch nach dem Mittagessen eingeplant werden.

Defäkationsplan. Zur Dokumentation bietet sich das Führen eines Defäkationsplans an, der neben der täglichen Anzahl, der jeweiligen Dauer, des Ortes und der aufgewendeten Kraft bei der Defäkation auch die täglich zugeführte Menge an Ballaststoffen und Flüssigkeit sowie Art und Anzahl der durchgeführten Bewegungsübungen umfassen sollte. Damit werden Veränderungen und Erfolge der eingesetzten

Maßnahmen sowohl für den betroffenen Menschen als auch für die betreuende Pflegeperson sichtbar.

16.3.6 Darmmassage durchführen

Auch die Darmmassage kann zur Obstipationsprophylaxe eingesetzt werden. Hierbei wird der Dickdarm durch die Bauchdecke mit kreisenden Bewegungen der flachen Hand unter Ausübung eines leichten Drucks massiert. Die Massage regt die Peristaltik des Dickdarms an. Sie sollte dem natürlichen Verlauf des Dickdarms folgen und orientiert sich am Rhythmus der Atmung (**Abb. 16.3**):

- sie beginnt im rechten Unterbauch,
- wird in Richtung cranial bis unter die Nabellinie (colon ascendens) fortgesetzt,
- zieht unterhalb des Nabels zur linken Körperseite (colon transversum, Querkolon) und
- endet im linken Unterbauch (colon descendens).

Die Darmmassage kann mehrmals wiederholt und wahlweise durch den betroffenen Menschen selbst oder durch eine Pflegeperson durchgeführt werden. Dabei sollte kein zu starker Druck ausgeübt werden, um Schmerzen zu vermeiden. Darmmassagen sollten zudem nicht unmittelbar nach der Einnahme einer Mahlzeit durchgeführt werden, da sie u. U. zu Übelkeit und Erbrechen führen können.

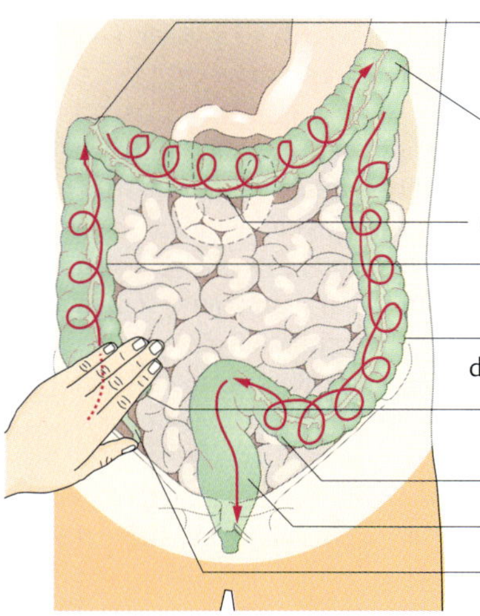

Abb. 16.3 Eine Darmmassage regt die Peristaltik des Dickdarms an

16.3.7 Wickel und Auflagen einsetzen

Zur Anregung der Darmtätigkeit kann auch die therapeutische Wirkung von Wärme und Kälte in Form von Wickeln und Auflagen genutzt werden. Feuchtheiße Wickel und Auflagen, wie z. B. die „heiße Rolle“ (Bd. 3, S. 126) und die Bauchauflage mit oder ohne Zusatz (Bd. 3; S. 396), wirken in erster Linie krampflösend bzw. entspannend und damit anregend auf die Darmtätigkeit.

Lendenwickel nach Kneipp

Der Lendenwickel nach Kneipp gehört zu den Kälteanwendungen, die nach dem Prinzip des kurzfristigen, intensiven Kältereizes über das vegetative Nervensystem den Körper zur aktiven Wärmebildung anregen und so die Stoffwechselaktivität steigern. Der Kältereiz bewirkt eine reaktive Durchblutungssteigerung und Wärmeproduktion, die auch im Bereich der inneren Organe zur Entspannung der Muskulatur führt.

Indikationen. Die meisten Wickel und Auflagen haben eine relativ große therapeutische Breite, d. h. sie kommen bei unterschiedlichen Problemen zur Anwendung. Der Lendenwickel wird außer bei Obstipation u. a. bei Schlafstörungen, Bluthochdruck, oder Bauchschmerzen aufgrund von Reizungen und Entzündungen im Bereich der Verdauungsorgane einmal täglich eingesetzt.

Kontraindikationen. Er sollte nicht angewendet werden bei Harnwegsinfekten, während der Menstruation, arteriosklerotischen Erkrankungen sowie bei ausgekühlten, fröstelnden Personen.

Material

Für einen Lendenwickel wird folgendes Material benötigt:

- Innentuch (ca. 40 × 150 cm, möglichst aus Leinen),
- Zwischentuch (ca. 50 × 150 cm, z. B. ein dünnes Frottiertuch),
- Außentuch (ca. 45 × 150 cm, möglichst aus Wolle) und
- Schüssel mit kaltem Leitungswasser (alternativ kann auch „Retterspitz“ äußerlich angewandt werden).

Durchführung

Nachdem Außen- und Zwischentuch im Bett quer in Lendenhöhe des betroffenen Menschen platziert wurden, wird das Innentuch von beiden Seiten her aufgerollt, in kaltem Wasser getränkt und gut ausgewrungen. Das Innentuch wird im Anschluss fest um den Lendenbereich gewickelt, so dass es etwa vom Rippenbogen bis zu den Oberschenkeln reicht (**Abb. 16.4**). Beim Anlegen sollte darauf geachtet werden, dass keine Falten entstehen; Zwischen- und Außentuch werden faltenfrei darüber gewickelt. Um die Wiedererwärmung zu unterstützen, wird der gesamte Körper gut zugedeckt.

Sollte der Wickel nach 10 min. immer noch als kalt empfunden werden, muss eine Wärmflasche an die Füße gelegt und ein heißes Getränk angeboten werden. Trägt dies nicht zur Erwärmung bei, muss der Wickel entfernt werden.

Wird vom betroffenen Menschen eine erwärmende Wirkung beschrieben, die sich häufig auch durch Schwitzen zeigt, kann der Wickel für ca. 45 – 75 min. belassen werden. Im Anschluss an die Anwendung sollte eine Waschung mit klarem Wasser erfolgen. Die Haut wird gut abgetrocknet, der betroffene Mensch warm zugedeckt. Empfohlen wird eine anschließende Ruhezeit von mind. 15. Min.

16.3.8 Anale Stimulation durchführen

Die anale Stimulation (ASTI) kann bei Menschen eingesetzt werden, die aufgrund von Reizarmut unter einer Stuhlverhaltung leiden. Dabei wird u.a. davon ausgegangen, dass es insbesondere bei immobilen und für längere Zeit bettlägerigen Menschen zu einem allgemeinen Reizmangel, d.h. einer mangelnden Stimulation der Wahrnehmungsrezeptoren (z.B. durch Druck, Temperatur, Vibration usw.) kommt (Bd. 2, S. 5).

Krankheitsbedingte sensorische Defizite (z.B. nach einem apoplektischen Insult) können den Reizmangel noch verstärken. Es wird angenommen, dass hierdurch nicht nur die unbewusst ablaufende zentrale Informationsverarbeitung negativ beeinflusst wird, was sich z.B. auf das Bild vom eigenen Körper auswirkt, sondern auch die unbewusst ablaufenden Funktionen beeinträchtigt werden.

Hinzu kommt, dass im allgemeinen gerade der Intimbereich mit einem großen Tabu sowohl seitens der pflegebedürftigen Menschen als auch seitens der Pflegenden behaftet ist, und so insbesondere der Intimbereich, z.B. im Rahmen der Körperpflege, wenig „Stimulation“ erfährt, da diese im Interesse aller Beteiligten möglichst schnell durchgeführt werden soll.

Prinzip. Neben dem allgemeinen Reizmangel wirken sich vor allem mangelnde Reize der Mechanorezeptoren im Bereich des Plexus sacralis negativ auf die Funktion der M. sphincter ani und damit auf die Defäkation aus. Bei der analen Stimulation werden diese Rezeptoren gezielt taktil gereizt, um so eine Defäkation herbeizuführen.

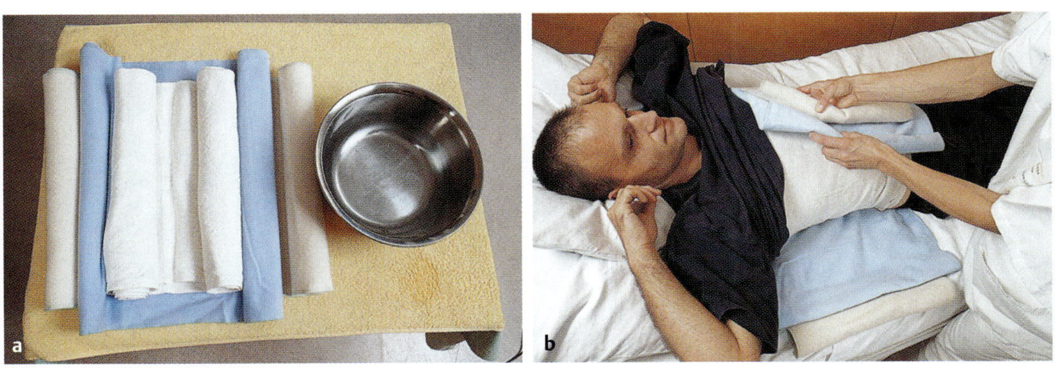

Abb. 16.4 Lendenwickel nach Kneipp
a Innen-, Zwischen und Außentuch werden übereinander gelegt und seitlich aufgerollt
b Der Lendenwickel wird faltenfrei so platziert, dass das obere Ende etwa in Höhe des Rippenbogens, das untere Ende in Höhe der Oberschenkel anschließt

Durchführung

Nach der Information des betroffenen Menschen und der Sorge für den Schutz der Privatsphäre wird dieser gebeten, im Bett eine Seitenlage mit leicht angewinkelten Knien einzunehmen. Mit einem mit gut handwarmem Wasser getränkten Waschhandschuh werden nun für die Dauer von etwa 3 Min. kreisförmige Waschbewegungen im Bereich des Plexus sacralis ausgeführt. Dabei wird etwa alle 10 Sekunden für die Dauer einer Sekunde ein leichter Druck auf den M. sphincter ani externus (äußerer Afterschließmuskel) in Richtung des M. sphincter ani internus (innerer Afterschließmuskel) ausgeübt.

In einer Studie von Neander (1996) konnte bei fast 80% der anal stimulierten pflegebedürftigen Menschen innerhalb von 5 – 20 Minuten, bei den übrigen Testpersonen innerhalb von 6 Stunden nach der Stimulation eine Defäkation herbeigeführt werden.

16.3.9 Laxanzien einsetzen

Als Laxanzien werden Mittel zur Förderung und Erleichterung der Darmentleerung und Defäkation bezeichnet. Sie kommen in erster Linie bei einer bestehenden Obstipation zum Einsatz, um die häufig vorliegende Stuhlimpaktion zu beseitigen.

Im Rahmen der Obstipationsprophylaxe sollten Laxanzien erst dann zum Einsatz kommen, wenn andere – vor allem auf habituelle Ursachen einwirkende – Maßnahmen ohne Erfolg geblieben sind, da sie nicht an der eigentlichen Ursache der Obstipation ansetzen, sondern lediglich die Entleerung des bereits verdauten Darminhalts beschleunigen. Insbesondere bei einer längerfristigen und regelmäßigen Anwendung verstärken Abführmittel die Obstipationsproblematik (S. 341).

Laxanzien können im Wesentlichen vier großen Gruppen zugeordnet werden, die sich jeweils in Bezug auf ihren Wirkungsmechanismus und -eintritt unterscheiden (**Tab. 16.3**). Für die längerfristige Anwendung sind dabei lediglich Füll- und Quellmittel wie Leinsamen und Weizenkleie sowie mild wirkende Laktulosepräparate geeignet.

16.3.10 Betroffenen Menschen beraten und informieren

Neben der Einschätzung des Obstipationsrisikos und der Auswahl bzw. Durchführung geeigneter Maßnahmen kommt auch der Information und Beratung betroffener Menschen im Rahmen der Obstipationsprophylaxe große Bedeutung zu. Geeignete prophylaktische Maßnahmen sollten gemeinsam mit dem betroffenen Menschen geplant und ausführlich hinsichtlich ihrer Notwendigkeit und ihres Nutzens besprochen werden. Dabei ist eine dem betroffenen Menschen verständliche und angemessene Sprache zu wählen.

> Eine umfassende und verständliche Information fördert die Bereitschaft des betroffenen Menschen zur Mitarbeit.

Probleme mit der regelmäßigen und beschwerdefreien Defäkation sind sowohl bei Kindern und Erwachsenen als auch bei älteren Menschen zu einem großen Prozentsatz auf habituelle Ursachen zurückzuführen. Für eine erfolgreiche Obstipationsprophylaxe ist deshalb häufig eine Veränderung der bislang bestehenden und meist lieb gewonnenen Ernährungs- und Lebensgewohnheiten unumgänglich. Dies erfordert von dem betroffenen Menschen eine hohe Bereitschaft zur Mitarbeit, für die die Einsicht in Zusammenhänge zwischen falschen Ernährungsgewohnheiten und Ausscheidungsproblemen unerlässlich ist. Bei Kindern sollten aus diesem Grund nicht nur die Kinder selbst, sondern auch die Eltern in Informations- und Beratungsprozesse eingebunden werden (**Abb. 16.5**).

Auch die Hinzuziehung einer Ernährungsberaterin kann hierbei sehr sinnvoll sein. Neben Empfehlungen für eine ausgewogene und verdauungsfördernde Ernährung, eine ausreichende Flüssigkeitszufuhr und dem Hinweis auf eine „darmfreundliche" Esskultur, sollte auch der Zusammenhang zwischen

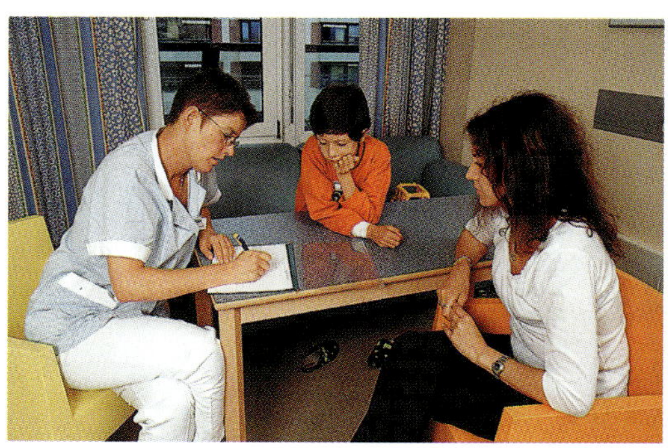

Abb. 16.5 Im Rahmen der Obstipationsprophylaxe kommt der Beratung eine große Bedeutung zu

Tab. 16.3 Laxanzien

	Wirkungsmechanismus	*Mittlere tägliche Dosis*	*Wirkungseintritt*	*Bemerkungen*
Füll- und Quellmittel				
▪ Leinsamen ▪ Agar-Agar ▪ Indischer Flohsamen ▪ Methylzellulose	▪ quellen im Darm und sorgen so für ein erhöhtes Stuhlvolumen ▪ Dehnungsreiz auf die Darmwand bewirkt vermehrte Peristaltik	*Erwachsene:* ▪ per os ▪ *1 bis mehrere Teelöffel*	*Erwachsene:* ▪ 20 – 96 h	▪ auf ausreichende Flüssigkeitszufuhr achten ▪ für längerfristige Anwendung geeignet
▪ Weizenkleie		*Kinder:* ▪ per os ▪ 5 g bei Kleinkindern ▪ 15 – 30 g bei Schulkindern	*Kinder:* ▪ 12 – 24 h	
Gleitmittel				
▪ Paraffinöl	▪ unverdauliche, oberflächenaktive Stoffe, die den Darminhalt erweichen und gleitfähig machen ▪ wirken auch über die Reizung der Rektumschleimhaut durch Kontakt mit einer hypertonen Lösung	*Erwachsene:* ▪ per os ▪ 1 Esslöffel	*Erwachsene:* ▪ 8 – 12 Stunden	▪ bei längerfristiger Anwendung Störung der Vitaminresorption
▪ Paraffinum subliquidum		*Kinder:* ▪ per os ▪ bis 30 ml/10 kg KG		▪ nicht bei Kindern unter 2 Jahren einsetzen ▪ Aspirationsgefahr bei behinderten Kindern beachten ▪ bei längerfristiger Anwendung Störung der Vitaminresorption
▪ Glycerin		*Erwachsene:* ▪ rektal ▪ 1 Supp. oder Einlauf	*Erwachsene:* ▪ 2 Stunden	▪ bei längerfristiger Anwendung Störung der Vitaminresorption
▪ Glycerol		*Kinder:* ▪ rektal ▪ Füllung 1 – 2 ×	*Kinder:* 20 Minuten	▪ bei längerfristiger Anwendung Störung der Vitaminresorption
Osmotisch wirkende Substanzen				
▪ Glaubersalz	▪ osmotische Wirkung: – verflüssigen den Darminhalt durch Flüssigkeitsverschiebung vom Blut des Darmes in das Darmlumen – führen so zur Zunahme des Stuhlvolumens	*Erwachsene:* ▪ per os ▪ 10 – 20 g in 0,7 – 1,4 l Wasser	*Erwachsene:* ▪ 2 – 4 Stunden	▪ auf ausreichende Flüssigkeitszufuhr achten ▪ mild wirksam, für längerfristige Anwendung geeignet ▪ ggf. Abschwächung von Medikamentenwirkung ▪ ggf. Mineralstoff- und Vitaminverluste
▪ Karlsbader Salz		*Erwachsene:* ▪ per os ▪ 5 – 10 g in 0,3 – 0,5 l Wasser	*Erwachsene:* ▪ 2 – 4 Stunden	
▪ Polyethylenglykol		*Kinder:* ▪ per os ▪ 0,8 g/kg täglich	*Kinder:* ▪ 8 – 12 Stunden	▪ Dosisanpassung je nach Erfolg

Fortsetzung ▶

Tab. 16.3 Fortsetzung

	Wirkungsmechanismus	*Mittlere tägliche Dosis*	*Wirkungseintritt*	*Bemerkungen*
▪ Laktulose		*Erwachsene:* ▪ per os ▪ 10 – 30 ml *Kinder:* ▪ per os ▪ 5 – 15 ml Säuglinge ▪ 20 – 30 ml Kleinkinder ▪ 30 – 90 ml Schulkinder ▪ (1 – 3mal täglich)	*Erwachsene:* ▪ 24 – 48 Stunden *Kinder:* ▪ 12 – 24 Stunden	▪ kann bei Überdosierung zu Blähungen und Durchfall führen
Hydragoge Laxanzien				
▪ Antrachinon-Derivate (z. B. Faulbaumrinde, Sennesblätter, Aloe)	▪ antiabsorptive Wirkung: hemmen im Darm die Resorption von Flüssigkeit und Natriumionen ▪ sekretstimulierende Wirkung: bewirken den Einstrom von Flüssigkeit, Natrium-, Chlorid-, Kalium- und Kalziumionen in das Darmlumen durch Veränderung der Durchlässigkeit der Darmwand-Kittleisten	*Erwachsene:* ▪ per os (z. B. als Tee oder Früchtewürfel)	*Erwachsene:* ▪ 5 – 12 Stunden	▪ nur für kurzzeitigen Einsatz geeignet ▪ bei längerfristigem Einsatz kann es zu Funktionsstörungen der Darmschleimhaut kommen ▪ diskutiert wird eine karzinogene Wirkung der Antrachinonderivate
▪ Rizinusöl		*Erwachsene:* ▪ per os ▪ 15 – 20 ml	*Erwachsene:* ▪ *2 – 4 Stunden*	▪ nur für kurzzeitigen Einsatz geeignet ▪ bei längerfristigem Einsatz kann es zu Funktionsstörungen der Darmschleimhaut kommen
▪ synthetische Mittel, z. B. Bisacodyl		*Erwachsene:* ▪ per os ▪ 1 – 2 Dragees ▪ rektal ▪ 1 Suppositorium	*Erwachsene:* ▪ 5 – 12 Stunden	▪ können mit Bauchkrämpfen verbundenen Durchfall erzeugen

körperlicher Aktivität und Darmmotilität thematisiert werden. Auch die Anleitung zum Darmtraining kann sinnvoll sein. Eine umfassende Information und Beratung sollte zudem die Nachteile und ggf. gesundheitlichen Folgeprobleme eines längerfristigen und übermäßigen Laxanzieneinsatzes erwähnen. Dies gilt insbesondere für Menschen, die unter einer subjektiven Obstipation leiden.

Obstipationsprophylaxe:

- Maßnahmen der Obstipationsprophylaxe verfolgen das Ziel, den betroffenen Menschen zu einer regelmäßigen und schmerzfreien Defäkation zu verhelfen.
- Sie umfassen in erster Linie Pflegemaßnahmen, die sich auf die habituellen Ursachen der Obstipation beziehen. Hierzu gehören Ernährungsmaßnahmen, ausreichende Flüssigkeitszufuhr, vermehrte Bewegung und das Darmtraining.
- Bei Aufenthalten in stationären Einrichtungen des Gesundheitswesens spielt das Erfragen und Berücksichtigen der individuellen Defäkationsgewohnheiten eines pflegebedürftigen Menschen eine große Rolle.
- Laxanzien sollten im Rahmen der Obstipationsprophylaxe nur in Ausnahmefällen eingesetzt werden, da sie lediglich die Symptome, nicht jedoch die Ursachen einer Obstipation beheben und über den Gewöhnungseffekt die Problematik verstärken können.

16.4 Fallstudie und Pflegediagnose

Fallstudie Herr Mackel

Herr Mackel, 56 Jahre alt, ist bei der Gartenarbeit von der Leiter gefallen und hat sich eine subkapitale Humeruskopffraktur links zugezogen, die im Krankenhaus mit einer Hüttenbergweste versorgt wurde. Da Herr Mackel Rechtshänder ist und ansonsten unter keinerlei Einschränkungen seiner Beweglichkeit leidet, kommt er mit der Ruhigstellung seines Armes ganz gut zurecht. Nur der Stuhlgang macht ihm Probleme. Am zweiten Tag seines Krankenhausaufenthaltes berichtet er der zuständigen Pflegeperson, dass er bereits seit zwei Tagen nicht wie gewohnt Stuhlgang habe. Zuhause nehme er seit Jahren jeden Abend einige Tropfen Laxoberal, damit er morgens vor dem Frühstück seinen Darm entleeren könne. Diese Tropfen wolle er gerne auch im Krankenhaus weiter nehmen, schließlich gehöre eine regelmäßige tägliche Darmentleerung ja zur Gesundheit dazu.

Tab. 16.4 zeigt einen Auszug aus dem Pflegeplan von Herrn Mackel. Für Herrn Mackel könnte u. a. folgende Pflegediagnose formuliert werden: Subjektive Obstipation beeinflusst durch (b/d) kulturelle Gesundheitsvorstellungen und -verständnis und Fehleinschätzung angezeigt durch (a/d) die Erwartungshaltung, jeden Tag zur selben Zeit Stuhlgang haben zu müssen, mit daraus folgendem übermäßigem Gebrauch von Laxanzien.

Fazit: Die Stuhlverhaltung bzw. verzögerte Stuhlentleerung wird als Obstipation bezeichnet. Dabei werden neben der subjektiven die akute, passagere und chronische Form unterschieden. Kennzeichen der Obstipation ist eine Defäkationsfrequenz von weniger als drei Stühlen wöchentlich. Die betroffenen Menschen können den meist harten und kleinknotigen Stuhl häufig nur durch starken Einsatz der Bauchpresse und unter Schmerzen absetzen. Da Defäkationsgewohnheiten und -frequenz sowohl inter- als auch intraindividuellen Schwankungen unterliegen, sind für die Definition der chronischen Obstipation die sog. Rom-Kriterien formuliert worden.

Obstipation bezeichnet keine eigenständige Erkrankung, sondern tritt vielmehr als Begleitsymptom einer Reihe von Gesundheitsstörungen auf. Dabei können mechanische, medikamentöse, neurogene, psychogene, endokrine oder metabolische Faktoren ursächlich sein. Insbesondere für die Entstehung der chronischen Obstipation sind in der Mehrzahl der Fälle jedoch habituelle Faktoren verantwortlich. Für die systematische Einschätzung des Obstipationsrisikos steht bislang kein Instrument zur Verfügung, weswegen Pflegepersonen mögliche Obstipationsursachen kennen müssen, um die Gefährdung eines Menschen erkennen zu können.

Pflegerische Maßnahmen der Obstipationsprophylaxe verfolgen das Ziel, dem betroffenen Menschen zu einer regelmäßigen und schmerzfreien Defäkation zu verhelfen. Dabei kommt in Einrichtungen des Gesundheitswesens der Beachtung und Gewährleistung individueller Defäkationsgewohnheiten eine wesentliche Rolle zu. Maßnahmen, die an habitu-

Tab. 16.4 Auszug aus dem Pflegeplan von Herrn Mackel

Pflegeprobleme	*Ressourcen*	*Pflegeziele*	*Pflegemaßnahmen*
Herr Mackel ist besorgt darüber, dass er nicht täglich zur selben Zeit Stuhlgang hat		• Herr Mackel korrigiert die Erwartung, täglich zur selben Zeit Stuhlgang haben zu müssen • er ist informiert über Risiken und Gefahren längerfristiger Laxanzieneinnahme • er ist bereit, auf den regelmäßigen Gebrauch von Laxanzien zu verzichten	• Herrn Mackel informieren und beraten über: – individuelle Defäkationsfrequenz – ballaststoffreiche Ernährung – ausreichende Flüssigkeitszufuhr – spezielle Übungen zur Anregung der Darmperistaltik – Darmtraining – Risiken und Nebenwirkungen längerfristiger Laxanzieneinnahme • Herrn Mackel zum Führen eines Defäkationsprotokolls anleiten • ballaststoffreiche Kost anbieten • Gespräch mit Ernährungsberaterin vereinbaren

ellen Faktoren ansetzen, erfordern von den betroffenen Menschen die Bereitschaft zur Veränderung ihrer Ernährungs- und Lebensgewohnheiten. Hier steht die pflegerische Aufgabe der Gesundheitsberatung und Anleitung zu gesundheitsförderndem Verhalten im Vordergrund. Dies gilt insbesondere für Menschen, die unter subjektiver Obstipation leiden und zur Erfüllung ihrer Erwartung, jeden Tag zur selben Zeit Stuhlgang haben zu müssen, gewohnheitsmäßig Laxanzien einsetzen.

Obwohl Laxanzien schnelle Abhilfe bei Obstipationsproblemen versprechen, muss ihr Einsatz im Rahmen der Obstipationsprophylaxe kritisch gesehen werden, da sie lediglich die Symptome der Obstipation beseitigen, jedoch nicht an den Ursachen ansetzen. Längerfristig kann es u. a. zu einer Gewöhnung des Darmes und damit zur Verstärkung der Obstipationsproblematik kommen.

Beise, U.: Chronische Obstipation. Abklärung und Therapie. Ars Medici 3 (2000) 168

Brooker, C.: Struktur und Funktion des menschlichen Körpers. Anatomie, Physiologie, Chemie und allgemeine Krankheitslehre für Pflegeberufe. Ullstein Mosby, Berlin 1997

Bruggen, H. van der: Defäkation. Grundlagen, Störungen, Interventionen. Ullstein Medical, Wiesbaden 1998

Creason, N.: Fecal Impastion: A Review. Nursing Diagnosis 11 (2000) 15

Eilts-Köchling, K.: Obstipation. Ein weit verbreitetes Symptom. Heilberufe 4 (2000) 44

Eilts-Köchling, K.: Prophylaxe der Verstopfung. Heilberufe 5 (2000) 42

Eilts-Köchling, K.: Obstipation. Grundsätze der Therapie. Heilberufe 6 (2000) 48

Flohr, H.-J.: Ein Fall von Erpressung. Altenpflege 7 (2002) 31

Gordon, M.: Handbuch Pflegediagnosen, 2. Aufl. Urban & Fischer, München 1999

Heinhold, H.: Was tun bei Obstipation? Heilberufe 7 (1997) 26

Hinrichs, M., J. Huseboe: Management of Constipation. Journal of Gerontological Nursing 2 (2001) 17

Kamphausen, U.: Prophylaxen in der Pflege. Kohlhammer, Stuttgart 2000

Kasper, H.: Ernährungsmedizin und Diätetik, 7. Aufl., Urban & Schwarzenberg, Münschen 1991

Keller, K.-M.: Evidenzbasierte Therapie der chronischen Obstipation und Enkopresis bei Kindern. Monatsschrift Kinderheilkunde 5 (2002) 594

Koletzko, S.: Intestinale Motilitätsstörungen. Monatsschrift Kinderheilkunde 5 (2002) 574

Kunde, U.: Viel Geduld bei Stuhlverstopfung. Heilberufe 8 (2002) 22

Lauber, A., P. Schmalstieg (Hrsg.): Wahrnehmen und Beobachten. verstehen & pflegen, Bd. 2. Thieme, Stuttgart 2001

Lauber, A., P. Schmalstieg (Hrsg.): Pflegerische Interventionen. verstehen & pflegen, Bd. 3. Thieme, Stuttgart 2003

Kunde, U.: Viel Geduld bei Stuhlverstopfung. Heilberufe 8 (2002) 22

Mai, C., B. Renzel: Vom Lehrplan zum Lernfeld, zur Lernsituation: Einen alten Menschen mit Obstipation pflegen und beraten. Unterricht Pflege 2 (2001) 10

Margulies, A. u. a. (Hrsg.): Onkologische Krankenpflege. Springer, Berlin 1994

Müller-Lissner, S.: Patienten mit Obstipation. Heilberufe 8 (1999) 27

Neander, K.-D.: Anale Stimulation bei Abführproblemen. Pflegerische Intervention bei Stuhlverhalten nach Apoplex. Die Schwester/Der Pfleger 39 (2000) 488

Nichting, M.: Ernährungsmassnahmen bei Verstopfung. Pflege aktuell 51 (1997) 475

Pütz, K., S.-D. Müller: Wasser ist ein Lebenselixier – auch im Alter. Pflegezeitschrift 55 (2002) 317

Pütz, K., S.-D. Müller: Wichtig ist eine ausgeglichene Bilanz. Pflegezeitschrift 55 (2002) 397

Schwegler, J.S.: Der Mensch – Anatomie und Physiologie, 2. Aufl., Thieme, Stuttgart 1998

Sonn, A.: Pflegethema: Wickel und Auflagen. Thieme, Stuttgart 1998

Zeitz, M.: Erkrankungen des Magen-Dram-Trakts. In: Thiemes Innere Medizin, Stuttgart 1999

17 Zystitisprophylaxe

Annette Lauber

Übersicht

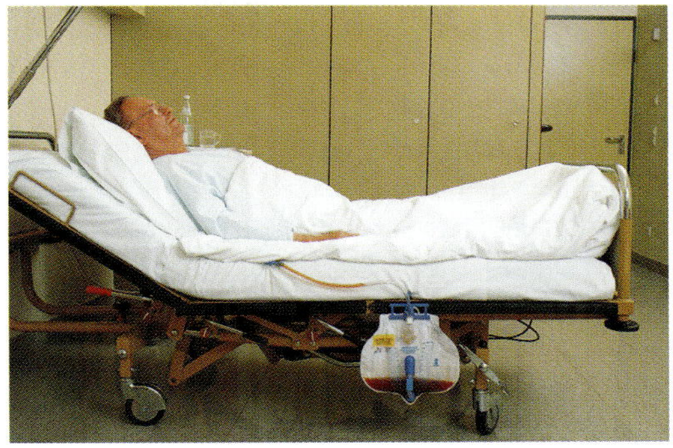

Schlüsselbegriffe

- ▸ *Zystitis*
- ▸ *katheterassoziierte Harnwegsinfektion*
- ▸ *Katheterhygiene*
- ▸ *Urethritis*
- ▸ *aszendierende Infektion*
- ▸ *deszendierende Infektion*
- ▸ *Schrumpfblase*

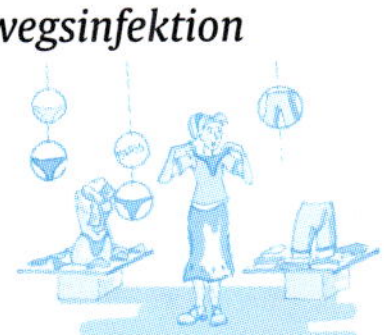

Einleitung

Infektionen von Urethra und Harnblase (untere Harnwege) stellen für die betroffenen Menschen eine sehr unangenehme, häufig mit starken Schmerzen verbundene Situation dar. Mädchen und Frauen sind dabei aufgrund der anatomischen Gegebenheiten deutlich häufiger von einer Harnwegsinfektion betroffen als Jungen und Männer: etwa 15% aller Frauen erkranken im Laufe ihres Lebens an einer Harnwegsinfektion.

Harnwegsinfektionen gehören zudem mit ca. 30–40% zu den häufigsten nosokomialen, d.h. im Krankenhaus erworbenen Infektionen. In aller Regel stehen sie dabei im Zusammenhang mit der Durchführung eines invasiven Eingriffs, insbesondere der Einlage einer transurethralen Harnblasendrainage. Neben der individuellen Bedeutung für den betroffenen Menschen haben Harnwegsinfektionen somit aufgrund der Kosten für die Therapie auch eine erhebliche sozio-ökonomische Bedeutung, weswegen ihrer Prävention ein großer Stellenwert zukommt.

Pflegenden kommt in diesem Zusammenhang in erster Linie die Aufgabe zu, betroffene Menschen über spezielle Hygieneregeln zur Verhütung einer Harnwegsinfektion zu beraten. Dies setzt fundierte Kenntnisse über deren Entstehungsmechanismen voraus. Da zudem die Einlage eines transurethralen Blasenkatheters in aller Regel an Pflegende delegiert wird, kommt ihnen in Bezug auf die Prävention katheterassoziierter Harnwegsinfektionen eine Schlüsselrolle zu.

17.1 Zystitis

Als ▸ *Zystitis* wird die Entzündung der Schleimhaut der Harnblase bzw. der gesamten Harnblasenwand bezeichnet. Der Begriff leitet sich ab von dem griechischen Wort „kystis", was „Blase" bedeutet; das Suffix „itis" stammt ebenfalls aus dem Griechischen und kennzeichnet einen entzündlichen Prozess (Bd. 2, S. 60).

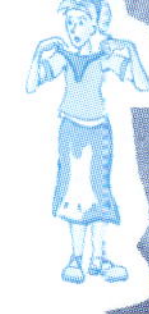

Die Zystitis wird neben der ▸ *Urethritis* (Harnröhrenentzündung) zu den Infektionen der unteren Harnwege gerechnet.

17.1.1 Formen der Zystitis

Die Einteilung von Harnwegsentzündungen und damit auch von Zystitiden kann anhand unterschiedlicher Kriterien erfolgen:

- zeitliches Auftreten,
- histologischer Befund und
- Ausdehnung der Entzündung.

Zeitliches Auftreten

In Bezug auf das zeitliche Auftreten werden unterschieden:

- akute Zystitis,
- rezidivierende Zystitis und
- chronische Zystitis.

Akute Zystitis

Sie sind gekennzeichnet durch eine raschen Krankheitsbeginn mit starker Symptomatik, haben jedoch zumeist gute Chancen, ohne bleibende Schäden abzuheilen.

Rezidivierende Zystitis

Als rezidivierende Zystitis wird die in wiederkehrenden Intervallen auftretende Entzündungsproblematik bezeichnet. Dabei kann entweder eine echte neue Entzündung vorliegen, d.h. ein anderer Erreger für die Entzündung verantwortlich sein oder derselbe Erreger verursacht die erneute Entzündung – häufig dann, wenn keine ausreichende Therapie bei der vorangehenden Entzündung erfolgt ist. Die Wahrscheinlichkeit eines Rezidivs steigt mit der Anzahl der vorausgegangenen Entzündungen.

Chronische Zystitis

Chronische Formen, die oft jahrelang weiterbestehen, verursachen zwar gegebenenfalls eine weniger stark ausgeprägte Symptomatik, bergen jedoch eine erhöhte Gefahr von bleibenden Schäden, z.B. einer Schrumpfblase.

Interstitielle Zystitis. Bekannteste chronische Form ist die sog. interstitielle Zystitis. Hierbei kommt es zu entzündlichen Veränderungen in der Mukosa und Submukosa der Blase obwohl im Urin i.d.R. keine Bakterien nachgewiesen werden können. Angenommen wird, dass Faktoren wie Kälteexposition, Psychostress, exzessiver Kaffeekonsum, Bestrahlung, Medikamente (vor allem Zytostatika) oder entzündliche bzw. autoimmune neurologische Erkrankungen wie Enzephalitis disseminata, zur urothelialen Sekretion von Substanzen führen, die im Harn befindliche, gegen das Urothel gerichtete Stressproteine aktivieren. Diese beeinträchtigen die urotheliale Produktion der schützenden Schleimschicht, wodurch Urothel und tiefere Wandschichten der Harnblase anfällig für Harnwegsinfekte werden, die wiederum zur Entstehung der interstitiellen Zystitis führen können.

Histologischer Befund

Auch eine Einteilung nach dem histologischen Befund ist möglich. Hierbei werden die jeweils spezifischen, durch die Entzündung ausgelösten Gewebsveränderungen zur Bezeichnung der Zystitis herangezogen. Ein Beispiel ist die Zystitis follicularis, eine Form, bei der sich kleine Lymphfollikel ausbilden können, die bei einer Spiegelung der Blase (Zystoskopie) zu erkennen sind.

Ausdehnung der Entzündung

Eine Einteilung, die insbesondere die Ausdehnung der Entzündung auf die verschiedenen Wandschichten der Harnblase berücksichtigt, unterscheidet zwischen:

- katarrhalischer Zystitis,
- eitriger Zystitis und
- nekrotisierender Zystitis.

Katarrhalische Zystitis. Bei einer katarrhalischen Zystitis kommt es zu einer Schwellung und Rötung der Harnblasenschleimhaut. Sind zudem in der Schleimhaut kleinere Blutungsherde zu erkennen, wird dies auch als hämorrhagische Zystitis bezeichnet. Die katarrhalische Zystitis bleibt auf die Blasenschleimhaut beschränkt, weswegen sie unter entsprechender Therapie meist defektlos ausheilt.

Eitrige Zystitis. Demgegenüber sind bei einer eitrigen Zystitis, die auch als Zystitis purulenta bezeichnet wird, neben der Harnblasenschleimhaut auch die inneren Schichten der Blasenmuskulatur betroffen. Charakteristisch für diese Form ist die eitrige bis phlegmonöse Durchsetzung der Schleimhaut. In schweren Fällen kann es zur Ausbildung von kleineren Geschwüren (Ulcera) kommen, die narbig abheilen und zu einer Einschränkung der Blasenelastizität und damit des Fassungsvermögens der Blase führen können.

Nekrotisierende Zystitis. Hierbei ist die gesamte Blasenwand von der Entzündung betroffen. Teile der Schleimhaut und der Blasenmuskulatur nekrotisieren und werden häufig als Membranfetzen abgestoßen. Die Gewebedefekte heilen unter Narbenbildung ab, d. h. sie werden durch unspezifisches Bindegewebe ersetzt, was zu Lasten der Blasenkapazität geht und zur Ausbildung einer Schrumpfblase führen kann (S. 358).

17.1.2 Pathophysiologie der bakteriellen Zystitis

Hauptursache einer Zystitis sind bakterielle Infektionen, zu 80 % E. coli-Bakterien (**Abb. 17.1**). Pilze, Parasiten, Viren und Tuberkel spielen als Auslöser der Zystitis eine untergeordnete Rolle. Die Bakterien können dabei auf unterschiedlichem Weg in die Blase gelangen. Man unterscheidet die:

- aszendierende (aufsteigende) Infektion,
- kanalikulär-deszendierende (absteigende) Infektion und
- hämatogene oder lymphogene Infektion.

Aszendierende Infektion. In den meisten Fällen handelt es sich um eine ▸ *aszendierende Infektion.* Bei Frauen und Mädchen ist das distale Ende bzw. die gesamte Länge der Urethra mit Bakterien besiedelt, bei Jungen und Männern die Haut unter dem Präputium, die bedeckte Glans und der distale Abschnitt der Urethra. Bei einer aszendierenden Infektion wandern die Bakterien über die Urethra in die Harnblase und können dort eine Entzündung auslösen.

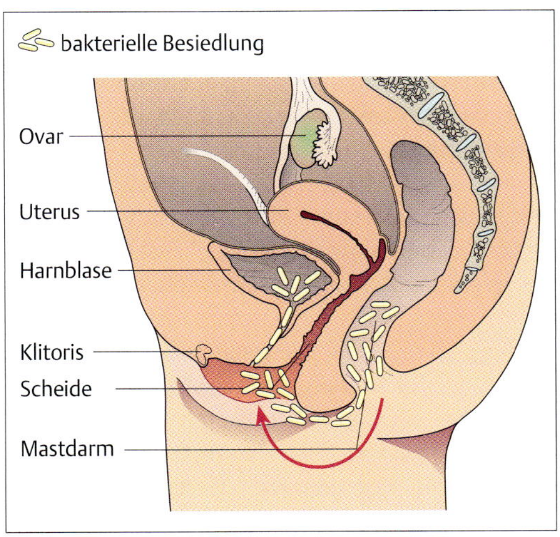

Abb. 17.1 Bakterielle Besiedlung bei Zystitis (nach: Sökeland, 2000)

Kanalikulär-deszendierende Infektion. Auch eine ▸ *kanalikulär-deszendierende Infektion* ist möglich. Hierbei stammen die Infektionserreger aus den höher gelegenen Teilen der Harnwege, bei einer bestehenden Pyelonephritis z. B. aus der Niere und dem Nierenbecken und werden über die Harnleiter in die Harnblase transportiert.

Hämatogene, lymphogene Infektion. Seltener entstehen Zystitiden auf hämatogenem und lymphogenem Weg oder direkt von einem angrenzendem Organ (per continuitatem), z. B. bei einer Adnexitis oder Prostatitis.

Begünstigende Faktoren

Ausstattung der Glykokalix. Die ableitenden Harnwege sind mit einer Epithelschicht, dem sog. Urothel, ausgekleidet. Bei der Entstehung einer Zystitis spielt die individuelle Beschaffenheit der Oberfläche der Zellen des Urothels eine wesentliche Rolle. Die Oberfläche der Zellen, die sog. Glykokalix, besteht aus Kohlenhydratketten, an die sich u. a. Antikörper oder auch spezialisierte Zellen des Immunsystems binden. Die Glykokalix bietet solchen Bakterienstämmen gute Anheftungspunkte, die eine hierzu „passende" Oberfläche aufweisen. Je besser die Oberflächen von Bakterien und Glykokalix zueinander „passen", desto fester ist die eingegangene Verbindung und desto „hartnäckiger" bzw. schwerer ist die Infektion. Da die Ausstattung der Glykokalix bei jedem Menschen unterschiedlich ist, erklärt dies auch, warum manche Menschen eine erhöhte Neigung zu rezidivierenden Harnwegsinfektionen aufweisen.

Geschlecht. Aufgrund der anatomischen Bedingungen, insbesondere der mit 5 cm deutlich kürzeren Harnröhre, sind Frauen und Mädchen deutlich häufiger von einer aszendierenden Zystitis betroffen als Männer, da die Infektionserreger eine weniger lange Strecke bis zum Eintritt in die Harnblase zurückzulegen haben. Hinzu kommt die bei Frauen und Mädchen bestehende anatomische Nähe von Harnröhrenmündung, Vagina und Anus, die das Keimpotential in der Harnröhrenumgebung im Vergleich zu dem bei Männern deutlich erhöht.

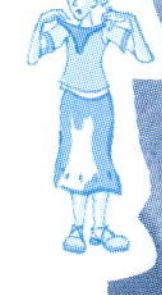

17.1.3 Pathophysiologie der abakteriellen Zystitis

Sonderformen der Zystitis sind die sog. Chemo-Zystitis und die Strahlen-Zystitis. Bei beiden Formen ist nicht die Einwirkung von Bakterien für die Entstehung der Entzündung verantwortlich, sondern die direkte Einwirkung von Chemotherapeutika und/oder Strahlentherapie auf die Harnblasenschleimhaut.

Chemo-Zystitis. Sie tritt in erster Linie auf, wenn im Rahmen der Zytostatikatherapie sog. alkylierende Substanzen wie z. B. Cyclophosphamid (Endoxan) eingesetzt werden.

Strahlen-Zystitis. Sie entsteht bei Einbezug der Harnblase in die Strahlentherapie und kann entweder als Akutreaktion und/oder als Spätfolge der Bestrahlung auftreten.

17.1.4 Symptome der Zystitis

Das Auftreten einer Zystitis ist für die betroffenen Menschen mit einer Reihe von sehr unangenehmen Symptomen, die sowohl tagsüber als auch nachts bestehen, begleitet.

Miktionsvorgang. Der Miktionsvorgang ist durch folgende Symptome gekennzeichnet:

- Pollakisurie (häufiges Absetzen kleiner Harnmengen, dem oft ein zwingender Miktionsdrang vorausgeht),
- brennende Schmerzen bei der Miktion (insbesondere gegen Ende des Miktionsvorgangs, weil dann die Polsterfunktion des Harns wegfällt und die entzündeten Blasenwände aneinander reiben),
- ggf. schmerzhafte Tenesmen (Krämpfe der Blasenmuskulatur) und
- ggf. unwillkürlicher Harnabgang.

Urin. Neben dem Miktionsvorgang weist auch der Urin bei einer Zystitis charakteristische Veränderungen auf:

- durch die hohe Anzahl von Bakterien, deren Menge und Art sich in einer Urinkultur nachweisen lassen, erscheint er trübe und ist übel riechend,
- in Abhängigkeit von der Ausprägung der Entzündung können Eiter- oder Blutbeimengungen auftreten, die als Pyurie bzw. Hämaturie bezeichnet werden (Bd. 2, S. 310).

Symptome bei Kindern. Bei kleineren Kindern können die Zystitis-Symptome stark variieren und oft nicht genau zugeordnet werden. Hier können auch Durchfall, Erbrechen, Bauchschmerzen, Gedeihstörungen oder allgemeine Krankheitszeichen wie Trinkunlust und Appetitlosigkeit auftreten. Bei älteren Kindern kann ein erneutes Einnässen ein Hinweis auf eine Zystitis sein.

17.1.5 Komplikationen der Zystitis

Das Auftreten einer Zystitis, insbesondere wenn sie über einen längeren Zeitraum besteht bzw. nicht ausreichend therapiert wird, kann eine Reihe unangenehmer und sogar lebensbedrohlicher Komplikationen nach sich ziehen. Aus diesem Grund sollten Zystitiden in jedem Fall ernst genommen und sorgfältig therapiert werden. Hierzu gehört in erster Linie das Verabreichen eines Antibiotikums nach vorheriger Erregerbestimmung und eine Steigerung der Flüssigkeitszufuhr zum Ausspülen der Infektionserreger.

Komplikationen im Zusammenhang mit einer Zystitis sind insbesondere:

- Pyelonephritis,
- Urosepsis und
- Schrumpfblase.

Pyelonephritis. Als Pyelonephritis wird die Entzündung des Nierenbeckens und der Niere bezeichnet. Im Zusammenhang mit einer Zystitis kann es zu einer aufsteigenden Infektion kommen, d. h. die Bakterien aus der Blase wandern über die Harnleiter in das Nierenbecken und die Niere und verursachen dort eine Entzündung. Auch Pyelonephritiden können in eine chronische Form übergehen; häufig mit der Folge einer eingeschränkten Nierenleistung, der sog. Niereninsuffizienz.

Urosepsis. In schweren Fällen kann es zu einer vom Urogenitalsystem ausgehenden, lebensbedrohlichen Blutvergiftung, der sog. Urosepsis kommen.

Schrumpfblase. Als ▸ *Schrumpfblase* wird die Verkleinerung des Fassungsvermögens der Harnblase bezeichnet. In Extremfällen kann das normale Fassungsvermögen von 300 – 500 ml dabei bis auf 50 ml reduziert sein. Insbesondere bei chronisch interstitiellen Zystitiden kann es zur narbigen Abheilung der Defekte bzw. fibrinösen Umwandlung der glatten Blasenwandmuskulatur kommen, die folglich ihre

Elastizität und damit die Anpassungsfähigkeit an einen größeren Füllungszustand verliert. Zu einer Schrumpfblase kann es auch beim dauerhaften Einsatz von Harnblasenkathetern kommen: Hierbei entsteht die Verringerung des Fassungsvermögens über die Atrophie der Blasenmuskulatur mit begleitender Elastizitätsminderung.

Zystitis:

- Ursache einer Zystitis sind in erster Linie bakterielle Infektionen, die überwiegend ascendierend oder kanalikulär-descendierend entstehen.
- Abakterielle Formen der Zystitis sind die Strahlen- und die Chemo-Zystitis, die durch direkte Schädigung der Harnblase infolge einer Strahlen- bzw. Zytostatikatherapie entstehen.
- Symptome der Zystitis sind Pollakisurie, zwingender Miktionsdrang, Schmerzen bei der Miktion und ggf. unwillkürlicher Harnabgang. Bei Kindern können auch unspezifische Symptome auf eine Zystitis hinweisen.
- Zystitiden können über eine aszendierende Infektion zu einer Pyelonephritis und zur Urosepsis sowie zur dauerhaften Schädigung der Harnblase in Form einer Schrumpfblase führen.

17.2 Einschätzen des Zystitisrisikos

Die Einschätzung des Zystitisrisikos erfolgt anhand von Faktoren, die eine bakterielle Entzündung der Harnblase begünstigen können. Dabei ist davon auszugehen, dass das Risiko mit der Anzahl der prädisponierenden Faktoren steigt.

17.2.1 Risikofaktoren

Zu den Risikofaktoren gehören:

- Manipulationen am Urogenitaltrakt,
- Gravidität,
- mangelnde Hygiene am Urogenitaltrakt,
- lokale Unterkühlung,
- geringe Trinkmenge,
- hormonelle Einflüsse,
- Abflusshindernisse und Blasenentleerungsstörungen,
- Stoffwechselerkrankungen,
- Geschlechtsverkehr und
- Immunsupprimierung.

Manipulationen am Urogenitaltrakt. In erster Linie sind hierbei invasive Eingriffe wie eine Zystoskopie oder die Einlage eines transurethralen Harnblasenkatheters zu nennen. Mit ca. 30 – 40 % gehören Harnwegsinfektionen zu den häufigsten nosokomialen, d. h. im Krankenhaus erworbenen Infektionen. Ca. 90 % davon sind ▸ *katheterassoziierte* Harnwegsinfektionen, d. h. sie stehen im Zusammenhang mit der Einlage einer Katheterdrainage der Harnblase; ca. 10 % sind ursächlich auf einen urologisch-endoskopischen Eingriff zurückzuführen (S. 361).

Gravidität. Bei schwangeren Frauen kommt es aufgrund der Progesteronwirkung häufig zu einer Atonie (Erschlaffung) der Harnblase mit der Folge einer unvollständigen Blasenentleerung bei der Miktion, der sog. Restharnbildung. Der Restharn bietet eindringenden Bakterien einen idealen Nährboden und erhöht somit das Risiko einer Zystitis. Zudem kann der Druck des Uterus und die hormonell bedingte Weitstellung der Ureteren zu einer Harnstauung mit der Gefahr der Entstehung einer kanalikulär-aszendierenden Pyelonephritis führen.

Mangelnde Hygiene im Urogenitalbereich. Hierunter fällt in erster Linie das Abtupfen bzw. -wischen nach der Miktion und/oder Defäkation bei Frauen und Mädchen vom Anus zur Symphyse, bei Männern und Knaben von der Kranzfurche zur Harnröhrenmündung. Bei dieser Wischrichtung können E. coli-Bakterien aus der Analregion bzw. Hautkeime in die Umgebung der Urethra und in diese selbst gelangen und über das Aufsteigen durch die Harnröhre zu einer Blasenentzündung führen. Gleiches gilt für Bakterien aus der Vagina.

Die Gefahr einer Harnwegsinfektion ist bei männlichen Säuglingen durch die Enge der Vorhautfalte besonders hoch, da sie eine Keimansiedlung an der Glans begünstigt.

Lokale Unterkühlung. Nicht ausreichend wärmende Unterwäsche oder am Körper trocknende, nasse Kleidung kann über eine passagere Minderdurchblutung die Entstehung einer Zystitis begünstigen.

Geringe Trinkmenge. Wird dem Körper zu wenig Flüssigkeit zugeführt, kommt es einerseits zu einer erhöhten Konzentration harnpflichtiger Substanzen im Urin, andererseits zu einer verminderten Spülung der Niere und ableitenden Harnwege und damit einer längeren Verweildauer des Urins im ableitenden System. Konzentrierter Urin, der noch dazu verhältnismäßig lange in der Blase verweilt, kann zur Schädigung der Schleimhaut führen und das Eindringen von Infektionserregern erleichtern.

Hormonelle Einflüsse. Bei älteren Frauen kommt es in der Postmenopause zu einem physiologischen Östrogenmangel, der zu einer Minderdurchblutung des Gewebes im Urogenitaltrakt führen kann. Es kommt zu einer Degeneration und Atrophie des Urothels mit der Folge einer erhöhten Infektanfälligkeit.

Abflusshindernisse und Blasenentleerungsstörungen. Auch Störungen des Urinabflusses und Entleerungsstörungen der Harnblase können Harnwegsinfektionen begünstigen. Sie können angeboren sein (z. B. ein primärer vesikoureteraler Reflux oder ein Megaureter) oder durch unterschiedliche Faktoren im Lauf des Lebens erworben sein (z. B. Harnsteine). So besteht z. B. auch bei Männern im höheren Lebensalter ein erhöhtes Zystitisrisiko: Hierfür ist insbesondere die Prostatahyperplasie mit einer unvollständigen Entleerung der Harnblase bei der Miktion (Restharnbildung) verantwortlich.

Stoffwechselerkrankungen. In Abhängigkeit von der jeweils zugrunde liegenden Störung kann hierbei generell das Auftreten von Infektionen begünstigt werden. So begünstigt z. B. die Glukosurie im Zusammenhang mit einem schlecht eingestellten Diabetes mellitus das Auftreten von Harnwegsinfektionen. Zudem kann es im Rahmen einer diabetischen Neuropathie auch zu neurogenen Blasenentleerungsstörungen mit Restharnbildung kommen.

Geschlechtsverkehr. Beim Geschlechtsverkehr können bei Frauen in der Harnröhrenumgebung befindliche Bakterien regelrecht in Harnröhre und Blase einmassiert werden. Dies geschieht vor allem in Zeiten häufigen Geschlechtsverkehrs – klassisch in den Flitterwochen – weswegen die hieraus resultierende Zystitis auch als „Honeymoon-Zystitis" bezeichnet wird. Auch vaginaler Geschlechtsverkehr nach Analverkehr ohne anschließende Reinigung kann zum Eindringen von Bakterien (vor allem E. coli-Bakterien) in die Blase führen.

Immunsupprimierung. Zystitiden können im Zusammenhang mit einer Zytostatika- bzw. Strahlentherapie einerseits durch direkte Einwirkung der Chemotherapeutika bzw. Röntgenstrahlen entstehen. Andererseits führt insbesondere die Verabreichung von Chemotherapeutika zu einer Immunsuppression des betroffenen Menschen. Die reduzierte Abwehrlage bedingt eine allgemein erhöhte Infektanfälligkeit, die neben anderen Infektionen auch zu einer Zystitis führen kann.

17.3 Maßnahmen der Zystitisprophylaxe

Maßnahmen der Zystitisprophylaxe umfassen neben allgemeinen Regeln vor allem Maßnahmen, die auf die Prophylaxe katheterassoziierter Harnwegsinfektionen ausgerichtet sind. Bei der Prophylaxe von Harnwegsinfektionen spielt auch die Gesundheitsberatung des betroffenen Menschen eine große Rolle, da eine Reihe von prädisponierenden Faktoren unmittelbar mit gesundheitsabträglichen Verhaltensweisen bzw. Gewohnheiten zusammenhängen.

17.3.1 Allgemeine Maßnahmen der Zystitisprophylaxe

Aus den genannten Risikofaktoren lassen sich eine Reihe von Verhaltensregeln bzw. Pflegemaßnahmen ableiten, die die Gefahr der Entstehung einer Zystitis senken können. Die allgemeinen Maßnahmen beziehen sich vor allen Dingen auf die:

- Flüssigkeitszufuhr,
- Intimtoilette,
- Waschungen,
- Wärme,
- Unterwäsche,
- Miktion und
- Vorhautverengung.

Flüssigkeitszufuhr. Eine ausreichende Flüssigkeitszufuhr bewirkt eine Senkung der Konzentration aggressiver Substanzen im Urin und trägt damit dazu bei, die Schleimhaut der ableitenden Harnwege vor deren Angriff zu schützen. Zudem wird über eine vermehrte Flüssigkeitszufuhr – sofern keine Kontraindikationen wie z. B. eine mangelnde Herzleistung vorliegen – auch eine vermehrte Diurese erreicht, die das Eindringen von Infektionserregern verhindert bzw. deren Ausschwemmung fördert.

Intimtoilette. In Bezug auf die Hygiene im Genitalbereich ist in erster Linie das korrekte Abtupfen bzw. -wischen nach dem Toilettenbesuch wichtig. Frauen und Mädchen sollten prinzipiell von der Symphyse in Richtung Anus, Männer und Knaben vom Meatus in Richtung Kranzfurche wischen. Auf diese Weise wird eine Kontamination der Harnröhrenumgebung mit Infektionserregern, insbesondere E.coli-Bakterien bzw. pathogenen Hautkeimen, verhindert. Auch darf beim zweiten Abwischen nicht dasselbe Stück Toilettenpapier verwendet werden. Monatsbinden oder Inkontinenzprodukte sollten nach Beschmutzung unmittelbar gewechselt werden, da verschmutzte Einlagen einerseits das Keimwachstum, andererseits durch Trocknen am Körper eine lokale Unterkühlung begünstigen können (Bd. 3, S. 263).

Waschungen. Für den Genitalbereich sollten separate Waschlappen und Handtücher verwendet werden, die insbesondere bei Menschen, die zu Harnwegsinfekten neigen, täglich zu wechseln sind. Alkalische Seifen und tensidhaltige Syndets sollten sparsam bzw. überhaupt nicht angewendet werden, da sie die Haut entfetten und so die Infektanfälligkeit erhöhen. Gleiches gilt für Badezusätze, da sie Reizungen hervorrufen können.

Wärme. Generell sollte auf eine ausreichende Wärmung des Unterleibs geachtet werden, da Unterkühlungen des Unterleibs zu einer passageren Minderdurchblutung und damit zu einer Abwehrschwäche des Urothels führen können. Dies umfasst neben wärmender Unterwäsche und ggf. dem Verzicht auf bauch- und rückenfreie Kleidung auch die ausreichende Wärmung der Füße. Nasse Kleidung oder Badeanzüge sollten unmittelbar nach dem Bad gewechselt werden, um der Verdunstungskälte, die beim Trocknen am Körper entsteht, entgegenzuwirken.

Unterwäsche. Die Unterwäsche sollte täglich gewechselt werden und bevorzugt aus kochfester Baumwolle bestehen, da dieses Material für eine gute Wärmeregulation sorgt und das Entstehen feuchter Kammern, die wiederum das Bakterienwachstum begünstigen, verhindert.

Miktion. Dem Miktionsdrang sollte unmittelbar nachgegeben, d. h. der Drang zur Blasenentleerung nicht unterdrückt werden. Frauen, die vor allem nach Geschlechtsverkehr unter rezidivierenden Zystitiden leiden, sollten innerhalb von 15 min. nach dem Verkehr zur Toilette gehen und Wasser lassen, um die während des Verkehrs eingedrungenen Infektionserreger auszuspülen. Nach dem Analverkehr muss vor einem vaginalen Verkehr eine gründliche Reinigung erfolgen.

Vorhautverengung. Männer und Jungen im Jugendalter mit Vorhautverengung und häufigen Entzündungen der Eichel (Balanitiden) haben einerseits selbst ein erhöhtes Risiko für Zystitiden, andererseits können sie auch ihre jeweiligen Sexualpartner infizieren. Sie sollten sich in jedem Fall beim Urologen vorstellen und ggf. eine Zirkumzision in Erwägung ziehen.

17.3.2 Prophylaxe katheterassoziierter Harnwegsinfektionen

Harnwegsinfektionen gehören mit ca. 30–40% zu den häufigsten nosokomialen, d. h. im Krankenhaus erworbenen Infektionen und sind bis zu 90% nachweislich katheterassoziiert, also durch einen Harnblasenkatheter verursacht.

Die Einlage eines transurethralen Einmal- oder Verweilkatheters wird i.d.R. an Pflegende delegiert. Die Information und Anleitung des pflegebedürftigen Menschen zum Umgang mit und der Pflege von einem Harnblasenkatheter gehört ebenfalls zum Aufgaben- und Zuständigkeitsbereich der Pflegenden. Aus diesem Grund benötigen sie umfassende Kenntnisse über spezielle Maßnahmen der Prophylaxe katheterassoziierter Harnwegsinfektionen.

Insbesondere bei der Einlage eines transurethralen Harnblasenkatheters werden die physiologischen Mechanismen zur Erhaltung der Sterilität des Urins und der ableitenden Harnwege beeinträchtigt bzw. unwirksam gemacht (Bd. 3, S. 251). Mikroorganismen können hierbei auf drei Wegen in die Blase gelangen:

- durch Einschieben der Mikroorganismen aus dem Bereich des Meatus und der Urethra,
- durch retrograde Migration zwischen Katheter und Harnröhrenschleimhaut (extrakanalikulär) und
- durch retrograde Migration im Lumen des Katheters (intrakanalikulär, z. B. aus einem kontami-

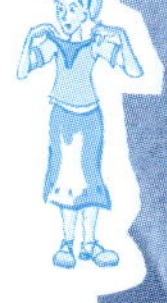

nierten Auffangbeutel, bei einer Urinableitung mittels offenem System oder nach Diskonnektion des harnableitenden Systems).

Faktoren im Zusammenhang mit der Einlage eines Harnblasenkatheters, die das Auftreten einer Harnwegsinfektion begünstigen können, lassen sich grob in beeinflussbare und nicht beeinflussbare Faktoren unterscheiden.

Risikofaktoren für eine katheterassoziierte Harnwegsinfektion (nach: Brühl, 2001)

Nicht beeinflussbare Faktoren:

- mechanische Irritation der Schleimhaut im Urogenitaltrakt,
- anatomische Voraussetzungen,
- Alter über 70 Jahre,
- Art und Schwere der Grunderkrankung,
- Immunkompetenz (körpereigene Abwehr),
- weibliches Geschlecht,
- Immobilität,
- Keimflora im Genitalbereich.

Beeinflussbare Risikofaktoren:

- Entscheidung zur Katheterisierung,
- Durchführung der Katheterisierung,
- Verweildauer des Katheters,
- pH-Wert des Harns (führt zu Inkrustation),
- Art der Drainage: suprapubisch oder transurethral,
- Katheterhygiene,
- Kathetermaterial,
- Art des Ableitungssystems,
- Antibiotikatherapie.

Empfehlungen des Robert-Koch-Instituts

Die Kommission für Krankenhaushygiene und Infektionsprävention am Robert Koch-Institut (RKI) hat in Bezug auf die Prävention von Harnwegsinfektionen Empfehlungen herausgegeben, die konsequent bei allen pflegerischen Maßnahmen im Zusammenhang mit der Katheterdrainage beachtet werden müssen, wenn eine erfolgreiche Prophylaxe erfolgen soll (Bd. 3, S. 241). Folgende Ausführungen orientieren sich an den Empfehlungen des RKI:

- Indikationsstellung zur Katheterisierung,
- Anforderungen an Kathetermaterial und -stärke,
- Anforderungen an das Personal,
- Technik der Blasenkatheterisierung,
- Anforderungen an das harnableitende System,
- Umgang mit dem Ableitungssystem,
- Entnahme von Urin zu diagnostischen Zwecken,
- Katheterhygiene und
- Wechselintervalle.

Indikationsstellung zur Katheterisierung

Grundsätzlich gilt, dass die Indikation für eine Harnblasendrainage sehr eng gestellt werden und der Blasenkatheter so früh wie möglich wieder entfernt werden sollte, da das Risiko für eine Harnwegsinfektion mit der Liegedauer eines Blasenkatheters steigt. Ein transurethraler Blasenverweilkatheter sollte generell nur bei einer voraussichtlichen Liegedauer von weniger als fünf Tagen eingelegt werden. Zudem kann hierbei auch der intermittierende (mehrmals täglich erfolgende) Einmalkatheterismus eine Alternative darstellen. Für eine voraussichtliche Verweildauer von fünf oder mehr Tagen sollte ein suprapubischer Blasenverweilkatheter bevorzugt werden (Bd. 3, S. 254).

Anforderungen an Kathetermaterial und -stärke

Grundsätzliche Anforderungen an das Kathetermaterial sind eine:

- hohe Biostabilität (das Material darf sich beim Kontakt mit Schleimhäuten und Körperflüssigkeiten nicht bzw. nur gering verändern) und
- gute Biokompatibilität (es muss eine gute Verträglichkeit mit dem menschlichen Körper aufweisen).

Neben diesen grundsätzlichen Anforderungen spielt bei der Auswahl des Kathetermaterials die voraussichtliche Liegedauer des Katheters eine entscheidende Rolle.

PVC – Einmalkatheterismus. Katheter aus Polyvinylchlorid (PVC) sind mit einem Weichmacher versehen, der bei längerem Kontakt mit wässrigen Lösungen austritt und zu einer rauen Katheteroberfläsche führt. Aus diesem Grund werden Katheter aus PVC ausschließlich für den Einmalkatheterismus verwendet.

Latex – kurzzeitige Harnblasendrainage. Latexkatheter begünstigen durch ihre raue Oberfläche Inkrustationen und Verletzungen des Urothels. Sie sollten deshalb nur für kurzzeitige Harnblasendrainagen von weniger als fünf Tagen und erst nach Ausschluss einer Latexallergie zum Einsatz kommen.

Silikon – längerfristige Harnblasendrainage. Bei einer längerfristigen Harnblasendrainage (> 5 Tage) sollten Katheter aus Silikon verwendet werden, da sie die höchste Biostabilität und -kompatibilität aufweisen (Bd. 3, S. 242).

Kathetergröße. Nicht nur eine mangelnde Biostabilität und -kompatibilität sondern auch eine falsch gewählte Kathetergröße erhöht das Risiko einer Harnwegsinfektion. Insbesondere ein zu groß gewählter Außendurchmesser des transurethralen Blasenkatheters führt zu Verletzungen und Druckschäden an der Harnröhrenschleimhaut, die nicht nur eine Entzündung begünstigen, sondern in der Folge auch zu narbigen Verengungen der Harnröhre (Harnröhrenstrikturen) führen können. Die Auswahl des Außendurchmessers des Katheters, die in Charrière (1 Ch = 0,33 mm) angegeben wird, richtet sich nach dem Durchmesser der äußeren Harnröhrenmündung, dem Meatus urethrae (Bd. 3, S. 243 u. S. 289).

Anforderungen an das Personal

Pflegende. Katheterisierungen der Harnwege dürfen nur von Personen durchgeführt werden, die mit Indikationsstellung, Technik der Katheterisierung und den hygienischen Anforderungen an Aseptik, Antiseptik und Katheterhygiene vertraut sind. Die regelmäßige Teilnahme an Schulungen, u. a. hinsichtlich des Erkennens katheterassoziierter Komplikationen und praktisches Training in Bezug auf die Durchführung der Katheterdrainage sind erforderlich.

Arzt. Die Einlage einer transurethralen Harnblasendrainage bei Säuglingen wird aufgrund der engen anatomischen Verhältnisse und der erhöhten Verletzungsgefahr i.d.R. vom Arzt durchgeführt. Auch die Anlage eines suprapubischen Blasenkatheters mittels Blasenpunktion ist vom Arzt durchzuführen.

Technik der Blasenkatheterisierung

Aseptisch arbeiten. Da die Blasenkatheterisierung im Hinblick auf Aseptik und Antiseptik einem chirurgischen Eingriff gleichzusetzen ist, ist die Durchführung zwingend an die Einhaltung einer aseptischen Arbeitsweise gebunden. Hierzu gehört die Durchführung einer hygienischen Händedesinfektion als Basismaßnahme. Zudem ist ausschließlich die Verwendung steriler Arbeitsmaterialien erlaubt. Nach Möglichkeit sollten sterile Katheterisierungssets zum Einsatz kommen (Bd. 3, S. 245).

Gleitmittel verwenden. Neben der Auswahl des geeigneten Kathetermaterials und -durchmessers spielt hinsichtlich des Vermeidens von Schädigungen des Urothels und hiermit verbundenen Spätkomplikationen wie Harnröhrenstrikturen auch die ausreichende Verwendung eines sterilen Gleitmittels eine wesentliche Rolle.

Harnröhrenöffnung desinfizieren. Vor dem Einführen des Katheters muss eine Dekontamination der Harnröhrenöffnung und ihrer Umgebung erfolgen. PVP-Jodpräparate sind als Mittel der Wahl anzusehen, alternativ können auch Octenisept oder chlorhexetidinhaltige Desinfektionsmittel verwendet werden. Wichtig ist die Beachtung der Einwirkzeit.

Katheterballon füllen. Für die Füllung des Katheterballons sollte eine sterile 8 – 10 %ige Lösung aus Aqua dest. und Glycerin in der vom Hersteller angegebenen Menge verwendet werden, da sie die Membranporen des Katheterballons von innen abdichtet und so einer spontanen Entblockung des Ballons vorbeugt. Dabei darf der Katheterballon auf keinen Fall überfüllt werden.

Anforderungen an das harnableitende System

Zur Ableitung des Harns dürfen nur sterile, geschlossene Ableitungssysteme eingesetzt werden, die folgenden Anforderungen entsprechen müssen:

- sterile Einzelverpackung,
- knickfester, weitlumiger, durchsichtiger und mit einer Schiebeklemme versehener Kunststoffschlauch von ca. 90 – 100 cm Länge,
- patientennahe, gut zu desinfizierende und selbstdichtende Punktionsstelle zur Entnahme von Urinproben zur bakteriologischen Untersuchung,
- starre Tropfkammer mit hydrophober Belüftung zum Luftausgleich und dichtem Antirefluxventil am Sammelbeutel zur Vermeidung einer stehenden Harnsäule und Rücklauf des Urins in die Blase,
- durchsichtiger Harnsammelbeutel mit gut lesbarer, geeichter Graduierung zum Ablesen der Urinmenge,
- sichere Aufhängevorrichtung, die die senkrechte Fixierung ermöglicht, damit die Tropfen in der Tropfkammer senkrecht nach unten fallen und mögliche Keimstraßen unterbrochen werden,
- nicht nachtropfender, bedienungsfreundlicher Ablassstutzen mit Rückstecklasche zur Entleerung des Harnsammelbeutels (Bd. 3, S. 244).

Umgang mit dem Ableitungssystem

Damit das geschlossene Ableitungssystem seine infektionsprophylaktische Funktion voll erfüllen kann, gelten für die Handhabung folgende Regeln:

Regel 1: Katheter und Drainageschlauch sollten nicht diskonnektiert, d. h. voneinander getrennt werden, da hierbei das geschlossene System geöffnet und somit eine Eintrittspforte für Infektionserreger geschaffen wird. Lässt sich eine Diskonnektion nicht vermeiden, muss die Verbindungsstelle vorher mit einem alkoholischen Desinfektionsmittel wischdesinfiziert werden. Vor der erneuten Verbindung muss eine Sprüh- und Wischdesinfektion mit einem alkoholischen Desinfektionsmittel unter sterilen Kautelen erfolgen.

Regel 2: Routinemäßige Blasenspülungen sind – unabhängig vom jeweiligen Zusatz – zur Infektionsprophylaxe grundsätzlich nicht geeignet. Sie erhöhen vielmehr das Risiko einer Harnwegsinfektion, weil das geschlossene System unterbrochen wird. Spülungen der Blase und Instillationen über einen Blasenkatheter dürfen nur bei speziellen urologischen Indikationen durchgeführt werden.

Regel 3: Damit ein ungehinderter Urinabfluss gewährleistet ist, muss darauf geachtet werden, dass weder Katheter noch Ableitungssystem abgeknickt werden.

Regel 4: Das intermittierende Abklemmen des Katheters vor dessen Entfernung, das sog. Blasentraining, muss aus infektionsprophylaktischer Sicht unterbleiben, weil der hierdurch herbeigeführte Harnstau in der Blase Harnwegsinfektionen begünstigt.

Regel 5: Um Urothelschäden durch den Katheterballon zu vermeiden, sollte der Katheter ohne Zug am Unterbauch zur Leiste hin gelagert werden.

Regel 6: Damit keine Keimstraße entsteht, muss der Auffangbeutel geleert werden, bevor der Urin mit der Rücklaufsperre in Kontakt kommt und ohne Bodenkontakt freihängend unter Blasenniveau aufgehängt bzw. getragen werden (**Abb. 17.2**). Hierdurch wird der Rückfluss von Urin aus dem Ableitungssystem in die Blase verhindert.

Regel 7: Beim Ablassen des Urins aus dem Auffangbeutel müssen unsterile Einmalhandschuhe getragen werden. Dabei ist darauf zu achten, dass der Urin nicht nachtropft und/oder verspritzt. Zudem darf der Ablassstutzen nicht mit dem Ablassgefäß oder dem Boden in Kontakt kommen. Das Ablassgefäß muss nach Benutzung desinfizierend gereinigt werden. Auch der Harnablassstutzen sollte nach Entleerung des Harnsammelbeutels mit einem alkoholischen Desinfektionsmittel wisch- oder sprühdesinfiziert werden.

Entnahme von Urin zu diagnostischen Zwecken

Urin darf aus dem Ableitungssystem ausschließlich aus den hierfür vorgesehenen Entnahmestellen entnommen werden. Für mikrobiologische Untersuchungen wird der Urin nach Durchführung einer Wischdesinfektion mit einem alkoholischen Desinfektionsmittel aus der selbstdichtenden patientennahen Punktionsstelle gewonnen.

Für andere Untersuchungen wird eine ausreichende Menge aus dem Ablassstutzen abgefüllt. Auch hierbei müssen unsterile Einmalhandschuhe getragen werden.

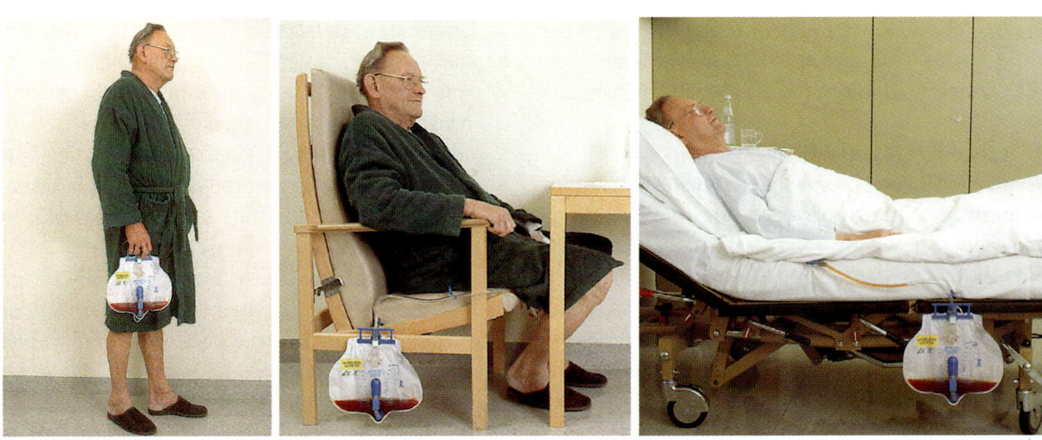

Abb. 17.2 Positionierung des Urinauffangbeutels unterhalb des Blasenniveaus in verschiedenen Körperpositionen

Katheterhygiene

Reinigung. Der Genitalbereich sollte unter Verwendung von Einmalhandschuhen mit Wasser und einer milden Waschlotion ohne Zusatz antiseptischer Substanzen ein bis zweimal täglich gewaschen werden. Auch hierbei sollten Manipulationen, vor allem Zug am Katheter, vermieden werden, um Urothelschäden vorzubeugen. Um Keimverschleppungen aus der Perianalregion bzw. der umgebenden Haut zu verhindern, muss bei Frauen auf die Wischrichtung von der Symphyse zum Anus, bei Männern vom Meatus zur Kranzfurche geachtet werden. Zudem bietet sich die Verwendung von Einwegmaterialien an.

Entfernung von Inkrustationen. Der katheterbedingte Fremdkörperreiz kann zu Inkrustationen im Bereich des Meatus führen, die wiederum die Ansiedelung von Bakterien ermöglicht. Diese können mit 3%iger Wasserstoffperoxyd-Lösung (H_2O_2) und Gazetupfern vorsichtig entfernt werden.

Wechselintervalle

Blasenverweilkatheter sollten nicht in festen Intervallen, sondern bei Bedarf (z. B. bei Inkrustationen, Verschmutzung oder Lumen-Verschluss) gewechselt werden.

Der betroffene Mensch sollte – sofern keine Kontraindikationen vorliegen – auch zu einer ausreichenden Flüssigkeitszufuhr motiviert werden: Damit die Inkrustation durch Harnsalze möglichst reduziert wird, sollte die Harnausscheidung bei mindestens 1,5 – 2 l/24 Std., das spezifische Gewicht des Urins unter 1015 g/l liegen. Zusätzlich kann eine Harnansäuerung – nach ärztlicher Anordnung – auf einen pH-Wert zwischen 5,8 und 6,2 Inkrustationen vorbeugen.

17.3.3 Betroffenen Menschen informieren und beraten

Im Rahmen der Zystitisprophylaxe kommt auch der Information und Beratung des betroffenen Menschen über präventive Maßnahmen große Bedeutung zu.

Allgemeine Zystitisprophylaxe

Menschen mit einem erhöhten Zystitisrisiko sollten insbesondere über den Zusammenhang zwischen unzureichender Flüssigkeitszufuhr, mangelnder Beachtung von Hygieneregeln und dem möglichen Auftreten einer Zystitis informiert werden. Vielfach stellen manifeste Harnwegsinfekte für die betroffenen Menschen dabei eine große Motivation dar, künftige Infektionen zu vermeiden.

Da die einzuhaltenden Hygieneregeln im Rahmen der Zystitisprophylaxe zu einem nicht unerheblichen Teil die Privatsphäre der betroffenen Personen berühren, sollten Pflegepersonen sich in besonderem Maße um Sachlichkeit und ein sensibles Vorgehen bemühen.

Prophylaxe katheterassoziierter Harnwegsinfektionen

Auch im Hinblick auf die Prophylaxe katheterassoziierter Harnwegsinfektionen spielt die Information und Anleitung des betroffenen Menschen über Notwendigkeit der Einlage, korrekten Umgang mit dem Ableitungssystem und spezielle Maßnahmen der Katheterhygiene eine wesentliche Rolle: Eine wirksame Prophylaxe kann nur dann erfolgen, wenn die hiermit verbundenen Maßnahmen von allen beteiligten Personen und ohne zeitliche Unterbrechung durchgeführt werden. Unabdingbare Voraussetzung hierfür ist eine umfassende und verständliche Information des betroffenen Menschen.

Zystitisprophylaxe:

- Allgemeine Maßnahmen der Zystitisprophylaxe umfassen neben Hygieneregeln zur Vermeidung einer Keimverschleppung in die Umgebung der Urethra vor allem die ausreichende Flüssigkeitszufuhr zur Spülung der ableitenden Harnwege sowie das Sicherstellen einer ausreichenden Wärmung des Unterleibs.
- Maßnahmen zur Prophylaxe katheterassoziierter Harnwegsinfektionen orientieren sich an den Empfehlungen der Kommission für Krankenhaushygiene und Infektionsprävention am Robert Koch-Institut.
- Die umfassende und verständliche Information und Beratung zystitisgefährdeter Menschen über spezielle Maßnahmen der Zystitisprophylaxe bildet die Basis für deren Erfolg.

17.4 Fallstudie und Pflegediagnose

Fallstudie Frau Burgdorf

Frau Burgdorf, 75 Jahre, wurde mit einer dekompensierten Linksherzinsuffizienz ins Krankenhaus eingeliefert. Sie leidet unter starker Atemnot, schwitzt stark und weist eine Tachykardie mit einer Frequenz von 120 Schlägen/Min. auf. Alle Symptome deuten auf ein Lungenödem hin. Zur Überwachung wurde Frau Burgdorf auf der Intensivstation aufgenommen, wo zur Entlastung des Herzens eine medikamentöse Ausschwemmung eingeleitet wird. Hierzu wurde ein zentralvenöser Katheter gelegt und ein ZVD-System angeschlossen. Da sich Frau Burgdorf in einem schlechten Allgemeinzustand befindet und zudem eine exakte Flüssigkeitsbilanzierung erforderlich ist, wird ihr vorübergehend ein transurethraler Blasenverweilkatheter gelegt.

Tab. 17.1 zeigt einen Auszug aus dem Pflegeplan von Frau Burgdorf. Für Frau Burgdorf könnte folgende Pflegediagnose formuliert werden: Infektionsgefahr der Harnwege beeinflusst durch (b/d) invasiven Eingriff (transurethraler Blasenverweilkatheter).

Fazit: Die Entzündung der Blasenschleimhaut bzw. der Blasenwand wird als Zystitis bezeichnet und zu den Infektionen der unteren Harnwege gerechnet. Die Einteilung von Zystitiden kann anhand der Ursachen, des histologischen Befundes und der Ausdehnung der Entzündung in der Blasenwand erfolgen. In Bezug auf den zeitlichen Verlauf werden akute, chronische und rezidivierende Zystitiden unterschieden. Hauptursache einer Zystitis sind ascendierende, d. h. über die Urethra aufsteigende Infektionen durch Bakterien.

Frauen und Mädchen sind aufgrund der anatomischen Gegebenheiten deutlich häufiger von einer Harnwegsinfektion betroffen als Männer und Knaben. Risikofaktoren für das Entstehen einer Zystitis sind neben unzureichender persönlicher Hygiene vor allem Manipulationen am Urogenitaltrakt.

Mit etwa 30 – 40 % gehören Harnwegsinfektionen zu den häufigsten nosokomialen Infektionen, hiervon stehen ca. 90 % im Zusammenhang mit der Einlage eines Blasenverweilkatheters. Der Blasenkatheter wird hierdurch zum größten Risikofaktor für eine Harnwegsinfektion. Aus diesem Grund hat die Kommission für Krankenhaushygiene und Infektionsprävention am Robert Koch-Institut eine Reihe von Empfehlungen zur Prävention katheterassoziierter Harnwegsinfektionen veröffentlicht, die bei der Einlage eines Blasenkatheters und der Katheterhygiene zu beachten sind.

Allgemeine Maßnahmen der Zystitisprophylaxe umfassen neben Hygieneregeln zur Vermeidung einer Keimverschleppung in die Umgebung der Urethra vor allem die ausreichende Flüssigkeitszufuhr zur Spülung der ableitenden Harnwege sowie das Sicherstellen einer ausreichenden Wärmung des Unterleibs. Für den Erfolg prophylaktischer Maßnahmen spielt auch die Information und Anleitung des betroffenen Menschen eine wesentliche Rolle.

Tab. 17.1 Auszug aus dem Pflegeplan von Frau Schwemmrich

Pflegeprobleme	*Ressourcen*	*Pflegeziele*	*Pflegemaßnahmen*
Bei Frau Burgdorf besteht die Gefahr einer ascendierenden Zystitis nach Einlage eines transurethralen Blasenverweilkatheters		▪ Frau Burgdorf ist über die Notwendigkeit des Blasenverweilkatheters und die Gefahr einer Zystitis informiert ▪ sie behält eine intakte Blasenschleimhaut ▪ sie weiß, worauf sie bezüglich des Blasenverweilkatheters zu achten hat ▪ sie weiß, welche weiteren prophylaktischen Maßnahmen durchgeführt werden	▪ über die Notwendigkeit des Blasenverweilkatheters (genaue Bilanzierung) und die Gefahr der Zystitis informieren ▪ darauf hinweisen, Abknickungen des Katheters und Schlauchsystems zu vermeiden, um einen freien Urinabfluss zu gewährleisten sowie keine Manipulationen am Kathetersystem vorzunehmen ▪ über weitere prophylaktische Maßnahmen informieren (Intimhygiene, Umgang mit dem Ableitungssystem) ▪ Urin bei jeder Leerung des Urinauffangbeutels beobachten (Menge, Geruch, Aussehen)

Brühl, P.: Urologie. In: Knauer, A. u. a.: Krankenhaus- und Praxishygiene. Urban & Fischer, München 2001

Gentz, P.: Prävention von Harnwegsinfektionen. Transurethrale Harnableitungssysteme, Teil 1. Heilberufe 10 (2000) 58

Gentz, P.: Technisch perfekt und wirtschaftlich?. Transurethrale Harnableitungssysteme, Teil 2. Heilberufe 11 (2000) 56

Gentz, P.: Zwischen Krankenblatt und Paragraphen. Transurethrale Harnableitungssystem, Teil 3. Heilberufe 12 (2000) 58

Georg, J., M. Frowein (Hrsg.): Pflegelexikon. Ullstein Medical, Wiesbaden 1999

Gordon, M.: Handbuch Pflegediagnosen, 2. Aufl. Urban & Fischer, München 1998

Hoehl, M., P. Kullick: Kinderkrankenpflege und Gesundheitsförderung, 2. Aufl., Thieme, Stuttgart 2002

Lauber, A., P. Schmalstieg (Hrsg.): Wahrnehmen und Beobachten. verstehen & pflegen, Bd. 2. Thieme, Stuttgart 2001

Lauber, A., P. Schmalstieg (Hrsg.): Pflegerische Interventionen. verstehen & pflegen, Bd. 3. Thieme, Stuttgart 2003

Margulies, A. u. a. (Hrsg.): Onkologische Krankenpflege. Springer, Berlin 1994

Martius, J. u. a.: Prävention und Kontrolle katheterassoziierter Harnwegsinfektionen. Die Schwester/Der Pfleger 40 (2001) 636

Nawroth, P., P. (Hrsg.): Kompendium Diabetologie. Springer, Berlin 1999

Niklas, S.: Wie wirken Kathetermaterialien auf den Harntrakt ein? Die Schwester/ Der Pfleger 40 (2001) 640

Piechota, H. u. a.: Katheterdrainage der Harnblase heute. Deutsches Ärzteblatt 4 (2000) A-168

Pschyrembel Klinisches Wörterbuch, 255. Aufl. de Gruyter, Berlin 1986

Schwegler, J.S.: Der Mensch- Anatomie und Physiologie, 2. Aufl. Thieme, Stuttgart 1998

Sökeland, J.: Urologie für Pflegeberufe. 7. Aufl. Thieme, Stuttgart 2000

Wille, B.: Nosokomiale Harnwegsinfektionen. Pflege aktuell 51 (1997) 397

Internet

www.rki.de/GESUND/HYGIENE/A39.pdf

18 Intertrigoprophylaxe

Martina Gießen-Scheidel

Übersicht

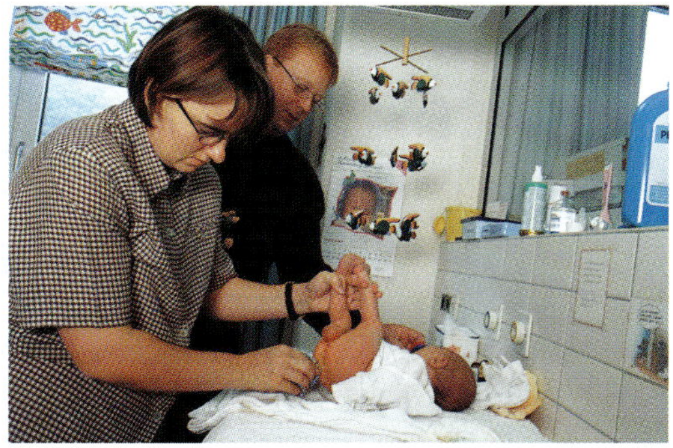

Schlüsselbegriffe

- *Reibung*
- *Feuchtigkeit*
- *Luftabschluss*
- *inadäquate Hautpflege*

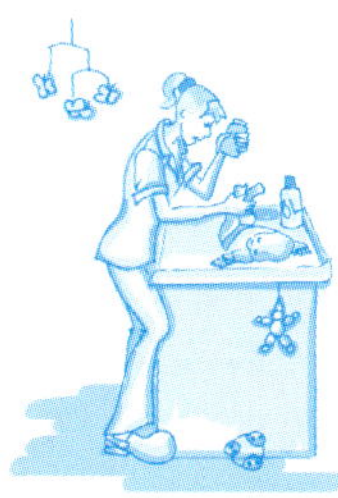

Einleitung

Die Entwicklung einer Intertrigo kann für den betroffenen Menschen sehr unangenehme Folgen haben. So kann z. B. das Gehen aufgrund von Reibung der Oberschenkelinnenseiten und der daraus resultierenden Schmerzen erschwert sein. Schon leichte Berührungen der intertrigiösen Haut können stark schmerzen, so dass die Behandlung erschwert sein kann, da sich die Betroffenen (z. B. Kinder) wahrscheinlich nur sehr ungern oder gar nicht an diesen Hautstellen anfassen lassen möchten.

Die Intertrigo wird oft von einem Juckreiz begleitet, der sich nur schwer unterdrücken lässt. Es erfordert ein hohes Maß an Disziplin, um nicht an den nässenden und geröteten Hautstellen zu kratzen, und so die Intertrigo zu verstärken oder eine Infektion hervorzurufen. Des Weiteren besteht immer die Gefahr einer Pilzinfektion, da sich diese sehr schnell auf einer nässenden und nicht intakten Haut ausbreiten kann.

Die Gefahr für die Entstehung einer Intertrigo birgt oft gleichzeitig die Gefahr der Entwicklung eines Dekubitus. So kann bei älteren Menschen die Schutzfunktion der Haut (z. B. der Säure-Schutz-Mantel oder die Elastizität der Haut) so stark beeinträchtigt sein, dass sich bei anhaltender Feuchte (z. B. im Urogenitalbereich) und einer Bewegungseinschränkung einerseits eine Intertrigo und andererseits ein Dekubitus (z. B. im Steißbeinbereich) entwickeln kann.

Die Intertrigoprophylaxe umfasst Pflegeinterventionen im Zusammenhang mit der Körperpflege und der Unterstützung der Ausscheidung sowie der Dekubitus- und Soorprophylaxe. Die Pflegeperson muss außerdem die individuellen Risikofaktoren eines Menschen, die bei der Entstehung der Intertrigo zum tragen kommen, erkennen und vermeiden können. Im Folgenden wird die Entstehung der Intertrigo erläutert sowie Risikofaktoren und präventive Pflegeinterventionen beschrieben.

18.1 Intertrigo

Als Intertrigo wird die Schädigung der obersten Hautschicht (Epidermis) z. B. durch Reibung und/oder Feuchte bezeichnet.

Die Epidermis besteht aus einer Hornschicht und einer Keimschicht. Die Hornschicht schützt aufgrund ihrer Zellenanordnung und ihres Säure-Schutz-Mantels die darunter befindlichen Hautschichten z. B. vor

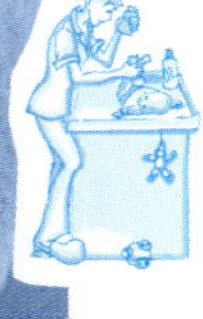

Austrocknung und Infektionen und besitzt eine erhöhte Elastizität. Die Hornschicht wird bei der Entstehung einer Intertrigo in ihrer Funktion stark beeinträchtigt und verliert ihre schützende Funktion (Bd. 2, Kap. 6).

18.1.1 Pathophysiologie der Intertrigo

Die Reibung von Haut auf Haut und lang anhaltende Feuchte führt über die Ausbildung von Rhagaden (Bildung von nässenden und eingerissene Hautarealen) und Mazerationen („Aufweichungen" der Haut) zur Schädigung der Hornschicht bzw. Epidermis. Im folgenden werden für die Intertrigo besonders häufig betroffene Hautregionen bei Kindern, Erwachsenen und alten Menschen aufgeführt.

Kinder. Bei Kindern sind insbesondere folgende Hautfalten betroffen:

- hinter den Ohren,
- am Hals,
- unter den Achseln,
- in der Ellenbeuge,
- an den Oberschenkeln,
- in der Leiste und
- der Analfalte.

Erwachsene. Bei Erwachsenen können vor allem folgende Hautfalten durch Feuchtigkeit wund werden:

- zwischen den Leisten,
- am Bauch,
- unter der Brust,
- unter den Achseln,
- in der Urogenitalgegend,
- in der Analfalte oder
- zwischen dem Skrotum und Leiste.

Alte Menschen. Die bei den Erwachsenen gefährdeten Hautareale entsprechen auch denen des älteren Menschen. Es können auch Hautfalten im Gesicht, insbesondere um den Mundbereich, durch Feuchte (z. B. von Getränken) wund werden.

Zwischenräume (z. B. zwischen Zehen und Fingern, hinter den Ohren) weisen aufgrund der vermehrten Bildung von Feuchte bzw. durch erschwertes Abtrocknen ebenfalls ein erhöhtes Intertrigorisiko auf.

18.1.2 Symptome der Intertrigo

Die betroffenen Hautstellen zeigen dunkelrote Verfärbungen, Rhagaden und Mazerationen. Des Weiteren kann ein länger anhaltendes „Wundsein" die Hautoberfläche so verändern, dass sich kleine Erhebungen der Haut (Erosionen) oder Hautschuppungen bilden (**Abb. 18.1**). Das „Wundsein" der Haut verändert nicht nur die Hautbeschaffenheit und -farbe, sondern verursacht auch einen starken Juckreiz sowie ein Brennen der Haut.

18.1.3 Komplikationen der Intertrigo

Bei einer Intertrigo besteht eine erhöhte Gefahr der Infektion durch Bakterien, die z. B. über Fingernägel durch das Kratzen der juckenden Hautstellen übertragen werden können. Eine weitere Gefahr bietet das nässende und warme Hautmilieu für die Entstehung von Pilzinfektionen.

Außerdem können durch äußere Manipulationen (z. B. durch Kratzen) unter der Epidermis liegende

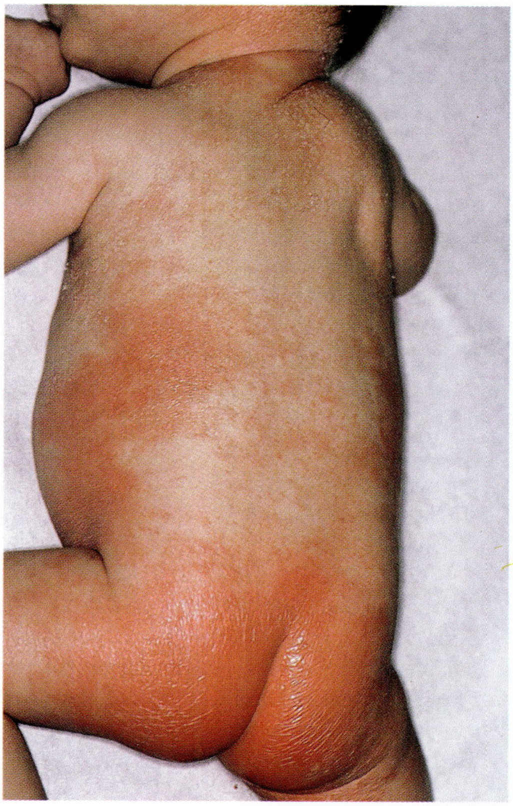

Abb. 18.1 Intertrigo bei einem Säugling im Urogenitalbereich, sog. „Windeldermatitis" (aus: Sitzmann, 2002)

Hautschichten zusätzlich verletzt werden, wodurch die Heilung der Intertrigo erschwert wird. Alle Komplikationen führen zu einer Verstärkung des Schmerzreizes.

Ursachen und Entstehung der Intertrigo:

- Reibung von Haut auf Haut und anhaltende Feuchtigkeit in Hautfalten können zur Mazeration der Haut und Schädigung der Epidermis führen.
- Es entstehen rötliche, nässende Hautareale, die für den betroffenen Menschen u.a. mit starkem Juckreiz und Schmerzen einhergehen.
- In den unterschiedlichen Altersgruppen können prädisponierte Hautstellen betroffen sein. Bei Kindern sind dies vor allem die Hautfalten der Extremitäten und des kurzen Halses, bei Erwachsenen die Hautfalten, z.B. unter den Achseln oder in der Bauchfalte und bei älteren Menschen die Hautareale im Urogenitalbereich oder in der Brustfalte.

18.2 Einschätzen des Intertrigorisikos

Die Einschätzung des Intertrigorisikos für einen Menschen erfolgt anhand der aus Ursachen und Entstehungsmechanismus abgeleiteten Risikofaktoren. Dabei kommt der genauen Beobachtung gefährdeter Hautareale große Bedeutung zu.

18.2.1 Risikofaktoren

Als Risikofaktoren für die Entstehung einer Intertrigo gelten:

- Reibung von Haut auf Haut,
- Feuchtigkeit zwischen Hautfalten,
- Luftabschluss der Haut und
- inadäquate Hautpflege.

Reibung von Haut auf Haut

Die ▸ *Reibung* von Haut auf Haut (z.B. an der Oberschenkelinnenseite) oder auf starrer Kleidung bzw. ungewohnten Kleidungsstoffen (z.B. das Reiben der Haut an einer Naht) verursacht eine Verletzung der Hornschicht, so dass sich nässende und rötende Stellen bilden können.

Feuchtigkeit zwischen Hautfalten

▸ *Feuchtigkeit* in Hautfalten und an der Haut, z.B. durch ein übermäßiges Schwitzen in den Zehenzwischenräumen oder durch Urin oder Stuhl im Urogenitalbereich, weicht die Haut auf und verändert den Säure-Schutz-Mantel der Hornschicht und erhöht so die Gefahr von Infektionen der Haut durch Bakterien und Pilze.

Luftabschluss der Haut

Ein ▸ *Luftabschluss* der Haut, z.B. durch das Tragen von Höschenwindeln oder zu enger Kleidung, führt ebenfalls zu einem Feuchtigkeitsstau und ermöglicht eine Änderung des pH-Wertes der Haut.

Inadäquate Hautpflege

Eine ▸ *inadäquate Hautpflege*, d.h. eine unzureichende (z.B. zu geringe Wechselhäufigkeit der Höschenwindel) übertriebene (z.B. ständiges Abtrocknen von Hautfalten) oder fehlerhafte Pflege (z.B. gleichzeitiges Benutzen von Puder und Creme) kann zur vermehrten Reibung und erhöhter Feuchtigkeitsbildung der Haut führen.

Die Reibung von Haut auf Haut, langanhaltende Feuchtigkeit zwischen Hautfalten, ein Luftabschluss der Haut und eine fehlerhafte Hautpflege sind Risikofaktoren, die zur Entstehung einer Intertrigo beitragen. Das Auftreten eines einzigen Risikofaktors kann jedoch schon zu einer Intertrigo führen.

Begünstigende Faktoren

Das Risiko für eine Intertrigo kann zusätzlich erhöht werden durch:

- Bewegungseinschränkung oder Immobilität (z.B. bei Menschen mit Lähmungen oder Menschen im Koma),
- vermehrtes Schwitzen (z.B. Menschen mit Fieber, Hyperthyreose oder Adipositas) oder
- kontinuierliche Inkontinenz.

Physiologische Kriterien, die in den verschiedenen Altersstufen auftreten, können das Risiko für die Entstehung einer Intertrigo zusätzlich verstärken.

Kinder. Bei Kindern bis zum Kindergartenalter ist das Intertrigorisiko durch Reibung von Haut auf Haut durch das vermehrte Unterhautfettgewebe an den

Extremitäten und durch den kürzeren Hals sowie die Feuchtigkeit zwischen den Hautfalten erhöht.

Erwachsene. Erwachsene können aufgrund ihrer Körperfülle oder einer vermehrten Schweißsekretion ein erhöhtes Intertrigorisiko durch Feuchtigkeit zwischen den Hautfalten haben.

Alte Menschen. Ein erhöhtes Intertrigorisiko können ältere Menschen aufgrund ihrer trockenen Haut und ihrer eingeschränkten Beweglichkeit durch Reibung von Haut auf Haut und einer Feuchtigkeitsbildung in Hautfalten im Urogenitalbereich haben.

18.3 Maßnahmen der Intertrigoprophylaxe

Die Maßnahmen der Intertrigoprophylaxe können eingeteilt werden in:
- grundlegende Maßnahmen und
- spezielle Maßnahmen.

18.3.1 Grundlegende Maßnahmen

Zur Vermeidung der Intertrigo sollten grundlegende Pflegeinterventionen ausgeführt werden. Hierzu gehören unter Berücksichtigung der jeweiligen Patientensituation (Bd. 3, Kap. 8 u. 9):
- Verwenden von hautverträglichen Inkontinenzhilfen,
- vorsichtiges Säubern des Genital- und Analbereiches bei einer Urin- und Stuhlinkontinenz und
- sorgfältiges Auswählen der Pflegemittel (z.B. W/Ö-Emulsion) und Pflegematerialien (z.B. weicher Waschlappen).

Pflegepersonen müssen zur Vermeidung einer Intertrigo sowohl die Ursachen für deren Entstehung kennen als auch die möglichen Risikofaktoren für den einzelnen Patienten einschätzen, um präventive Pflegeinterventionen durchführen zu können.

18.3.2 Spezielle Maßnahmen

Im Folgenden werden prophylaktische Pflegeinterventionen zur Vermeidung einer Intertrigo aufgeführt. Diese beziehen sich vor allen Dingen auf die:
- Reinigung der Haut,
- verwendete Hautpflegeprodukte und
- Kleidung.

Reinigung der Haut

Die Reinigung der gefährdeten Hautstellen sollte nur mit klarem Wasser ohne Zusatz erfolgen, um den Säure-Schutz-Mantel der Haut nicht weiter zu irritieren. Bei starker Verunreinigung (z.B. im Urogenitalbereich) können pH-neutrale Syndets bzw. Seifen eingesetzt werden. Alkoholhaltige Produkte zur Reinigung gefährdeter Hautstellen sollten nicht verwendet werden, da diese die Haut zusätzlich austrocknen und den pH-Wert der Haut verändern. Die Reinigung der Haut sollte nur so oft wie nötig und so selten wie möglich erfolgen, da es bei jeder Manipulation an der Haut zur Reibung und Verletzung der Hornschicht kommen kann.

Abtrocknen. Das sorgfältige und vorsichtige Abtrocknen der gefährdeten Hautstellen, -falten sowie Zwischenräume verhindert Mazerationen und mögliche Infektionen der Haut.

Hautpflegeprodukte

Die Hautpflege der gefährdeten Hautstellen sollte mit W/Ö-Emulsionen durchgeführt werden, um die Hornschicht vor weiterer Austrocknung zu schützen. Die Hautpflegemittel müssen vollständig in die Haut einmassiert werden, um einen Feuchtigkeitsstau zu vermeiden.

Puder. Austrocknende Produkte (z.B. Puder) sollten nur in sehr geringem Maße zur Anwendung kommen, da diese die Schweiß- und Talgdrüsen verstopfen und so zu Entzündungen führen können. Außerdem bildet Puder in Verbindung mit Feuchtigkeit Krümel, die zusätzlich an der Hautoberfläche reiben können.

Salben und Pasten. Salben und Pasten sollten ebenfalls nur in sehr geringem Maße eingesetzt werden, da diese die Hautporen verschließen können und die Luftdurchlässigkeit zur Haut vermindern. Bei der nächsten Anwendung müssen Salbenreste der vorangegangen Applikation gründlich entfernt werden, was sich oft als schwierig erweist.

Die gleichzeitige Anwendung von Puder und Ölen, Salben oder Cremes/Pasten muss unterbleiben, da es dadurch zu sog. „Puderkrusten" kommen kann. Diese verstopfen die Talg- und Schweißdrüsen und können zu schwerwiegenden Entzündungen der Haut führen.

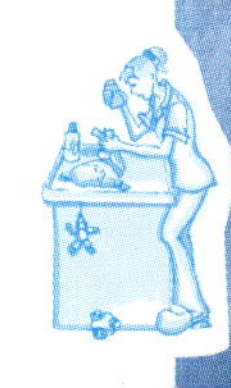

Kleidung

Zwischen großflächigen Hautfalten, z.B. unter der weiblichen Brust, sollten atmungsaktive Stoffe, z.B. Baumwolle oder Leinen, zur Vermeidung der Reibung von Haut auf Haut gelegt werden. Das Tragen von luft- und feuchtigkeitsdurchlässiger, und nicht zu enger Kleidung ermöglicht eine ständige Luftzufuhr zur Haut und einen kontinuierlichen Feuchtigkeitstransport von der Hautoberfläche zur umgebenden Luft.

Beim Tragen einer Höschenwindel oder einer Inkontinenzhilfe sollte auf einen regelmäßigen Wechsel geachtet werden.

18.4 Fallstudie und Pflegediagnose

Fallstudie Michaela

Michaela ist ein einjähriges Mädchen, das aufgrund einer Durchfallerkrankung in die Kinderklinik aufgenommen wird. Michaela erhält nach ärztlicher Anordnung eine Mischinfusionslösung mit Elektrolyten zum Ausgleich ihres Wasser- und Elektrolythaushaltes. Zusätzlich darf sie nach Wunsch Tee trinken und löffelweise einen Bananenbrei mit geriebenem Apfel essen. Michaela hat noch starke Bauchschmerzen und weint, wenn sie dünnflüssigen Stuhl entleert. Außerdem zieht Michaela an ihrer Windel, um ihrer Mutter anzuzeigen, dass sie die Windel entfernt haben möchte. Michaela lässt sich sehr gut durch Spielen und gutes Zureden ablenken, was ein Wechseln der Windel und das Reinigen des Urogenitalbereiches ermöglicht. Die Haut im Urogenital- und Analbereich ist intakt.

Tab. 18.1 zeigt einen Auszug aus dem Pflegeplan von Michaela. Eine Pflegediagnose für Michaela könnte lauten: „Diarrhoe" beeinflusst durch (b/d) starke Bauchschmerzen angezeigt durch (a/d) häufige Darmentleerungen und dünnflüssige Stühle.

Fazit: Menschen aller Altersstufen können von einer Intertrigo betroffen sein. Bestimmte Risikofaktoren, z.B. Reibung von Haut auf Haut oder inadäquate Hautpflege, erhöhen die Gefahr bei der Entstehung einer Intertrigo. Besonders Kinder und ältere Menschen sind gefährdet, da sie bei der Körperpflege und bei der Ausscheidung Unterstützung benötigen.

Außer den bestehenden Risikofaktoren, wie z.B. erhöhte Feuchtigkeit zwischen Hautfalten oder Luftabschluss der Haut, müssen Pflegende genaue Kenntnisse über Hautpflegemittel und Hilfsmittel bei der Ausscheidung haben, um präventiv die Haut vor dem „Wundsein" zu schützen. Die Intertrigoprophylaxe ist eine Form der Prophylaxe, die sehr gut in grundlegende Pflegehandlungen (z.B. Körperpflege oder Ankleiden) integriert werden kann, um den Patienten vor Hautirritationen oder gar Schmerzen zu schützen.

Füsgen, I. (Hrsg.): Der inkontinente Patient. Hans Huber, Göttingen 1992

Gordon, M.: Handbuch Pflegediagnosen, 2. Aufl. Urban & Fischer, Ulm 1998

Heinrichs, P.: Über die Verwendung von Waschzusätzen und Körperpflegemittel in der Krankenpflege. intensiv 3 (1995) 149

Tab. 18.1 Auszug aus dem Pflegeplan von Michaela

Pflegeprobleme	*Ressourcen*	*Pflegeziele*	*Pflegemaßnahmen*
▪ Michaela entleert häufig dünnflüssige Stühle ▪ sie wehrt sich gegen das Reinigen und Pflegen des Urogenitalbereiches ▪ sie hat häufig starke Bauchschmerzen	▪ Michaelas Haut ist im Genital- und Analbereich intakt ▪ sie lässt sich gut durch Spiele ablenken ▪ Michaelas Mutter ist während ihres Klinikaufenthaltes bei ihr	▪ intakte Haut im Urogenital- und Analbereich erhalten ▪ Genital- und Analbereiche reizlos reinigen und pflegen ▪ Bauchschmerzen lindern	▪ die Windel vorsichtig nach jedem Stuhlgang entfernen und den Genital- und Analbereich sanft mit lauwarmem Wasser und weichen Tüchern reinigen und abtrocknen ▪ Genital- und Analbereich dünn mit pH-neutraler W/Ö-Creme eincremen ▪ zur Entspannung 4 × täglich für 10 Minuten feucht warme Bauchwickel anbieten

Hoehl, M. u. P. Kullick (Hrsg.): Kinderkrankenpflege und Gesundheitsförderung. Thieme, Stuttgart 1998

Kamphausen, U.: Prophylaxen in der Pflege. Kohlhammer, Stuttgart 2000

Lauber, A., P. Schmalstieg (Hrsg.): Wahrnehmen und Beobachten. verstehen & pflegen, Bd. 2. Thieme, Stuttgart 2001

Lauber, A., P. Schmalstieg (Hrsg.): Pflegerische Interventionen. verstehen & pflegen, Bd. 3. Thieme, Stuttgart 2003

Lamers-Abdella, A., L. Ullrich: Die Bedeutung der Haut und deren Pflege für den kranken Menschen. Die Schwester/Der Pfleger 6 (1998) 492

Max-Bürger-Institut für Altersforschung (Hrsg.): Schwerpunkte der geriatrischen Pflege – Hautpflege. MMV, München 1995

Sitzmann, F.C.: Pädiatrie, 2. Aufl. Thieme, Stuttgart 2002

Stögmann, W.: Hauterkrankungen bei Säuglingen und Kleinkindern durch Pflegefehler. Kinderkrankenschwester 7 (1997) 259

19 Verwirrtheitsprophylaxe

Ralf Ruff

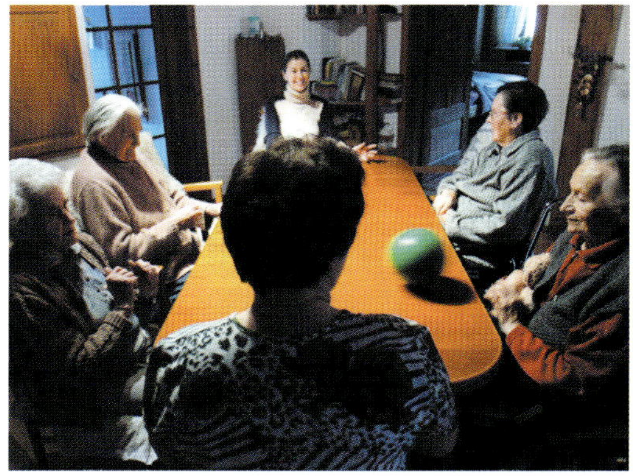

Übersicht

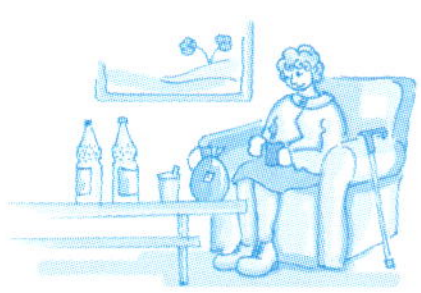

Schlüsselwörter

- *Verwirrtheit*
- *Verwirrtheitszustände*

Einleitung

Bei 35% bis 55% aller Krankenhauspatienten über 60 Jahren wird ein akuter Verwirrtheitszustand bei der Aufnahme oder während des Krankenhausaufenthaltes beobachtet. Diese Verwirrtheitszustände stellen für die Betroffenen und ihre Angehörigen eine starke psychische Belastung dar.

Bei beginnender bzw. akuter Verwirrtheit sind die Betroffenen häufig ängstlich, unruhig und mitunter aggressiv. Oftmals nehmen sie den beginnenden Kontrollverlust in Phasen des klaren Bewusstseins wahr. Dies verstärkt ihre Ängste und Verunsicherungen. Die Betroffenen erleben ein Gefühl der Hilflosigkeit gegenüber den Kontrollverlusten und reagieren mit Aggressionen, sozialem Rückzug und/oder mit dem Überspielen der Situation. Einige der Betroffenen können den Kontrollverlust und die damit verbundene Bedrohung nicht verbalisieren. Sie reagieren deshalb mit zum Teil sinnlos erscheinenden Handlungen wie z. B. an sich oder an Materialien zu zupfen, schnellem Umherlaufen, monotonen Bewegungen. Für die Pflegenden bedeuten diese Reaktionen sowie die Verwirrtheitszustände eine hohe Pflegeintensität.

Durch verschiedene pflegerische Interventionen, die gezielt auf den einzelnen Pflegebedürftigen abgestimmt sind, kann einzelnen Verwirrtheitszuständen prophylaktisch begegnet werden.

19.1 Verwirrtheit

Mit ▸ *Verwirrtheit* wird ein Symptomenkomplex beschrieben, bei dem es sich um eine Reaktion von Menschen auf physische, psychische, soziale und/oder umweltbedingte Faktoren handelt. Verwirrtheit ist keine medizinische Diagnose sondern eine Pflegediagnose.

Gekennzeichnet sind ▸ *Verwirrtheitszustände* durch eine Störung der Orientierung und der Besonnenheit. Dies bedeutet, dass bei Verwirrtheitszuständen die Wahrnehmungsfähigkeit eingeschränkt ist. Ebenso vermindert ist die Fähigkeit, Gedanken und Gefühle eindeutig zu erkennen, zu erleben und mit der Reali-

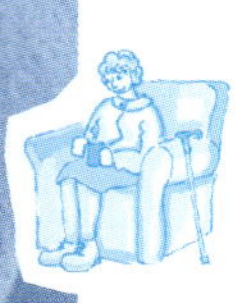

tät in Verbindung setzen. Dies hat zur Folge, dass die Betroffenen in den Verwirrtheitszuständen nicht bzw. nur eingeschränkt in der Lage sind, entsprechende Handlungen abzuleiten.

19.1.1 Formen der Verwirrtheit

Bei der Verwirrtheit werden verschiedene Formen unterschieden (Bd. 2, Kap. 13):

- akute, reversible Verwirrtheit, die plötzlich auftritt und einige Stunden, Tage oder Wochen anhält,
- periodische Verwirrtheit, die immer wieder zu bestimmten Zeitpunkten, zu bestimmten Ereignissen oder bei bestimmten Anforderungen auftritt und
- chronische, irreversible, allmählich eintretende Verwirrtheit, die kontinuierlich fortschreitet und im Rahmen einer Demenz auftritt.

Im Folgenden wird auf die Vermeidung von akuten und periodischen Verwirrtheitszuständen eingegangen, da es sich bei ihnen um reversible Erscheinungen handelt und sie durch prophylaktische Maßnahmen verhindert werden können.

19.1.2 Ursachen der Verwirrtheit

Die Ursachen, die für das Auftreten eines akuten oder periodischen Verwirrtheitszustandes verantwortlich sein können, sind sehr unterschiedlich. Bei der Entstehung spielen verschiedene Faktoren eine entscheidende Rolle (Bd. 2, Kap. 13):

- physische Faktoren,
- psychische Faktoren,
- soziale Faktoren und
- umweltbedingte Faktoren.

Physische Faktoren

Hier haben insbesondere die Sauerstoffversorgung und die Stoffwechsellage des Gehirns eine große Bedeutung bei der Entstehung einer Verwirrtheit.

Sauerstoffdefizit im Gehirn. Veränderungen im Bereich der Vitalzeichen wie eine akute Hypotonie oder Sauerstoffmangel als Folge einer Herz-Kreislauferkrankung bzw. einer Erkrankung der Atemwege führen zu einem Sauerstoffdefizit im Gehirn. Ebenso kann eine Anämie (z. B. perniziöse Anämie bei Vitamin B12-Mangel) zu einer Sauerstoffminderversorgung führen, da zu wenig Erythrozyten für den Sauerstofftransport zur Verfügung stehen.

Exsikkose, Elektrolytstörungen. Der Hirnstoffwechsel wird gleichermaßen durch eine Exsikkose oder durch Elektrolytstörungen beeinträchtigt. So kann es besonders bei älteren Menschen in Folge eines verringerten Durstgefühls zu einer verminderten Flüssigkeitsaufnahme kommen. Erbrechen, Diarrhoe, Einnahme von Diuretika sowie der Missbrauch von Laxanzien können zu einem Kaliummangel führen, wodurch ein Verwirrtheitszustand ausgelöst werden kann. Ein Kalziummangel, der durch eine Unterfunktion der Nebenschilddrüse verursacht wird, kann ebenso eine zeitweilige Verwirrtheit bewirken wie ein Kalziumüberschuss in Folge einer Überfunktion der Nebenschilddrüse.

Säure-Base-Haushalt. Des Weiteren können Verwirrtheitszustände auch durch ein Ungleichgewicht des Säure-Base-Haushaltes verursacht werden. Vor allem eine Azidose (Übersäuerung des Blutes) wie sie z. B. im Rahmen einer Hyperglykämie auftritt, kann einen auslösenden Faktor darstellen.

Nierenversagen, Leberkoma. Auch Nierenversagen mit einer Urämie als Folge oder die Entstehung eines Leberkomas und der damit verbunden Ammoniakvergiftung, gehen mit Zeichen eines Verwirrtheitszustandes einher.

Alkohol, Medikamente. Ältere Menschen reagieren auf Alkohol besonders dann mit Verwirrtheit, wenn ihnen der Alkohol nach jahrelanger Gewöhnung plötzlich entzogen wird. Auch die Einnahme von Medikamenten wie z. B. Analgetika, Antidiabetika, Antihypertonika, kodeinhaltige Arzneimittel, Muskelrelaxanzien und Psychopharmaka können für Verwirrtheitszustände verantwortlich sein.

Seh- und Hörfähigkeit. Störungen der Seh- und Hörfähigkeit können ebenfalls Verwirrtheitszustände auslösen, da die Betroffenen von ihrer Umwelt isoliert sind und damit in einer reizarmen Welt leben und die geistigen Anregungen fehlen. Der Stoffwechsel sinkt, die intellektuelle Leistungsfähigkeit kann sich vermindern. Die Betroffenen neigen dann zu Phantasien und reagieren mit Verwirrtheit.

Psychische Faktoren

Psychische Ursachen einer Verwirrtheit stellen häufig Verlustsituationen wie der Verlust eines Partners bzw. einer engen Bezugsperson, Identitätskrisen

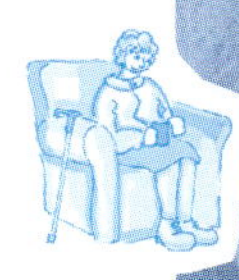

oder unbewältigte seelische Probleme dar. Die Betroffenen stürzen in ein Gefühl der Ohnmacht und der Hilflosigkeit. Sie ziehen sich zurück in eine innere Isolation und reagieren zum Teil mit Verwirrtheit.

Soziale Faktoren

Als soziale Faktoren können Kommunikationsstörungen, Verlust von Bezugspersonen oder Isolation für die Entstehung einer Verwirrtheit verantwortlich sein.

Umweltbedingte Faktoren

Umweltbedingte Faktoren, die einen Verwirrtheitszustand als Folge haben können, sind vor allem Veränderungen im Leben der Betroffenen wie z. B. Ortswechsel, Heimübersiedlung oder plötzliche Krankenhausaufenthalte. Daneben können eine reizarme Umgebung, Störungen des Tag-Nacht-Rhythmus und mangelnde Orientierungshilfen einen Verwirrtheitszustand bewirken.

19.1.3 Symptome der Verwirrtheit

Verwirrtheitszustände sind vor allem gekennzeichnet durch:

- Aufmerksamkeits- und Konzentrationsstörungen,
- Orientierungsstörungen im zeitlichen, örtlichen, personalen und situativen Bereich,
- Gedächtnisstörungen, vor allem im Bereich des Kurzzeitgedächtnisses,
- Denkstörungen hinsichtlich formaler, wie auch inhaltlicher Art (Betroffene sind nicht in der Lage, Gedanken zu Ende zu führen bzw. Gedankeninhalte entsprechend zu beurteilen),
- Halluzinationen, insbesondere visuelle und/oder akustische Wahnvorstellungen,
- Störungen bei der Durchführung bekannter Handlungsabläufe,
- Störungen im Wach-Schlaf-Rhythmus wie z. B. eine Tag-Nacht-Umkehr,
- Nichterkennen vertrauter Personen und
- Nichterkennen von Gefahrensituationen,

Beginnende Verwirrtheitszustände zeigen sich oftmals in Verhaltensänderungen bzw. -auffälligkeiten der Betroffenen. Sie sind häufig Ausdruck von Angst und Unsicherheit und die Reaktion auf wahrgenommene Veränderungen. Vielfach bemerken die Betroffenen zwar Veränderungen, können diese aber nicht eindeutig identifizieren und zuordnen.

Beispiele. Beispiele solcher Zeichen eines beginnender Verwirrtheitszustandes sind:

- Unruhe mit Weglauftendenzen,
- sinnlose Handlungen wie das Nesteln an Tischdecken, Tischkanten, Kopfkissen oder an der Bettdecke,
- Misstrauen, evtl. Aggression,
- Ängstlichkeit und
- Probleme bei der Kommunikation.

Verwirrtheit:

- Bei einem Verwirrtheitszustand handelt es sich um einen Symptomenkomplex, der durch eine oder mehrere Störungen hervorgerufen werden kann.
- Verwirrtheit stellt eine Pflegediagnose dar.
- Verwirrtheitszustände können durch physische, psychische, soziale und/oder umweltbedingte Faktoren hervorgerufen werden.

19.2 Einschätzen des Verwirrtheitsrisikos

Bestimmte Personengruppen besitzen ein erhöhtes Risiko, einen Verwirrtheitszustand zu erleiden.

Pflegeanamnese erheben. Das Einschätzen des Risikos erfolgt vor allem durch die Erhebung der Pflegeanamnese. Hier können insbesondere auch biographische Daten einen Hinweis auf ein Verwirrtheitsrisiko geben.

Beobachten. Daneben erfolgt die Einschätzung durch eine intensive Beobachtung der Pflegebedürftigen im gesamten Pflegeverlauf. Beobachtet werden schwerpunktmäßig:

- Vitalzeichen,
- Haut,
- Schlaf,
- Kommunikation,
- Verhaltensänderungen sowie
- Wirkungen und Nebenwirkungen von Arzneimitteln.

19.2.1 Risikogruppen

Aus den beschriebenen Ursachen lässt sich für bestimmte Gruppen ein erhöhtes Verwirrtheitsrisiko ableiten. Hierbei kann davon ausgegangen werden, dass je höher die Anzahl möglicher ursächlicher Faktoren ist, desto größer auch die Gefahr ist, einen Verwirrtheitszustand zu erlangen. Diesen Personen müssen Pflegende eine besondere Aufmerksamkeit widmen.

Zu diesen Personengruppen zählen insbesondere ältere Menschen. Sie sind oftmals nicht in der Lage, auf Veränderungen (z. B. Umgebungswechsel) schnell zu reagieren oder Verlustsituationen adäquat zu verarbeiten. Gründe hierfür können z. B. arteriosklerotische Veränderungen und Stoffwechselerkrankungen sein, unter denen ältere Menschen vermehrt leiden. Multimorbidität und die häufig damit verbundenen Neben- und Wechselwirkungen von Dauermedikationen erhöhen das Risiko für Verwirrtheitszustände. Auch Erkrankungen, die mit Mobilitätseinschränkungen einhergehen sowie Seh- und Hörstörungen, erhöhen das Risiko für Verwirrtheit, da sie u. a. zu Isolation und Reizarmut führen können.

Diese Personengruppen müssen Pflegende nicht nur auf die mögliche Entstehung einer Verwirrtheit hin beobachten, sondern sie müssen vor allem dafür Sorge tragen, dass durch spezifische pflegerische Maßnahmen das Auftreten eines Verwirrtheitszustandes verhindert wird.

19.3 Maßnahmen der Verwirrtheitsprophylaxe

Je nach Ergebnis der Risikoeinschätzung müssen individuell für und mit den betroffenen Menschen ausgewählte spezifische pflegerische Maßnahmen geplant und durchgeführt werden, die das Auftreten einer Verwirrtheit verhindern helfen.
Pflegerische Interventionen sind hauptsächlich:

- Ernährungsmaßnahmen durchführen,
- Vitalzeichen überwachen,
- Wirkung und Nebenwirkung von Medikamenten beobachten,
- Sinneswahrnehmung fördern,
- Zimmer angemessen gestalten,
- Orientierungshilfen anbieten,
- Gewohnheiten berücksichtigen und
- klare Tagesstruktur geben.

Die Art und Weise wie Pflegemaßnahmen durchgeführt werden und die Einbeziehung der Angehörigen sind weitere Aspekte, die im Rahmen einer Verwirrtheitsprophylaxe berücksichtigt werden müssen.

19.3.1 Ernährungsmaßnahmen durchführen

Exsikkose ist, besonders bei älteren Menschen, die Hauptursache für das Auftreten eines Verwirrtheitszustandes, da im Alter das Durstgefühl abnimmt. Zusätzlich nehmen Ältere häufig nicht mehr so viel Nahrung zu sich, was dazu führt, dass ihrem Körper noch mehr Flüssigkeit fehlt. Pflegende müssen dies berücksichtigen und z. B. Lieblingsgetränke und frisches, evtl. zerkleinertes, Obst nicht nur zu, sondern auch zwischen den Mahlzeiten anbieten. Als Vorspeise zum Mittagstisch haben sich Suppen bewährt, um die Flüssigkeitszufuhr zu erhöhen.

Fieber. Leidet ein zu Pflegender unter Fieber, ist es notwendig, die Flüssigkeitszufuhr zu erhöhen, um den vermehrten Flüssigkeitsverlust auszugleichen. Auch hier sollte auf Lieblingsgetränke, frisches Obst und flüssigkeitsreiche Speisen zurückgegriffen werden.

Diarrhö, Erbrechen. Bei Diarrhö oder Erbrechen ist es notwendig, für eine ausreichende Zufuhr von Elektrolyten (ggf. durch Elektrolytgetränke) zu sorgen. Ein Kalziummangel kann u. U. durch das Trinken von Milch ausgeglichen werden.

Maßnahmen bei Diabetes mellitus

Insbesondere Menschen, die unter Diabetes mellitus leiden, müssen hinsichtlich der Ernährung beraten und beobachtet werden, da vor allem auch eine Hypoglykämie sehr rasch zu einer akuten Verwirrtheit führen kann.

Hypo- und Hyperglykämien vermeiden. Eine wichtige Aufgabe der Pflegenden ist es daher, Diabeteskranke über die Symptome, Gefahren und Sofortmaßnahmen bei einer Hypo- bzw. Hyperglykämie aufzuklären. Um beide Gefahren zu vermeiden, ist es notwendig, dem Betroffenen Sinn und Zweck der Therapie bei Diabetes mellitus zu erläutern. Insbesondere das Einhalten der Diät, die Anpassung der Insulindosis an den aktuellen Blutzuckerwert und das Einhalten des Spritz-Ess-Abstandes müssen erklärt werden, um Hypo- bzw. Hyperglykämien zu vermeiden.

Orale Antidiabetika korrekt einnehmen. Nicht insulinpflichtigen Diabetikern muss der Einnahmezeitpunkt ihrer oralen Antidiabetika erläutert werden, der (z. B. bei Sulfonylharnstoffen) eine halbe Stunde

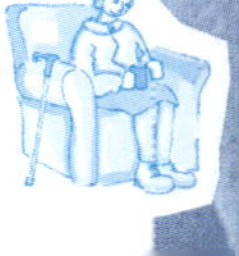

vor den Mahlzeiten liegt. Nur bei einer konsequenten Einhaltung der Therapie, ist das Risiko von Blutzuckerschwankungen zu minimieren. Die Betroffenen müssen über die Notwendigkeit einer Spätmahlzeit aufgeklärt werden, um eine Hypoglykämie am Morgen zu vermeiden. Ist der zu Pflegende nicht in der Lage, seine Spätmahlzeit selbstständig zu sich zu nehmen, gehört die Hilfestellung in den Aufgabenbereich der Nachtwache bzw. der pflegenden Angehörigen.

Blutzucker bestimmen. Beim Auftreten von Zeichen der Hypo- oder Hyperglykämie muss der Blutzuckerwert bestimmt werden und je nach Ergebnis z. B. Traubenzucker oder Alt-Insulin verabreicht werden. Eine Aufgabe der Pflegenden ist es, Diabetiker bzw. deren Angehörige in der Blutzuckerbestimmung anzuleiten, damit diese unabhängiger werden und schneller auf die möglichen Gefahren reagieren können.

19.3.2 Vitalzeichen überwachen

Aufgabe der Pflegenden ist es, Pflegebedürftige mit Herz-Kreislauferkrankungen hinsichtlich der Vitalzeichen regelmäßig zu beobachten bzw. bei akuten Beschwerden diese zu kontrollieren, um die Versorgung zu gewährleisten bzw. entsprechende Maßnahmen zu ergreifen.

Neben dem oben erwähnten erhöhten Flüssigkeitsbedarf bei Fieber ist es notwendig, die Körpertemperatur regelmäßig zu überprüfen. Je nach Fieberhöhe ist auch an fiebersenkende Maßnahmen wie Wadenwickel, kühle Waschungen oder Medikamente zu denken. Da Fieber nur ein Symptom verschiedener Krankheiten ist, muss die zugrunde liegende Erkrankung, meist eine Infektion, therapiert werden.

19.3.3 Medikamentenwirkung beobachten

Manche Arzneimittel wie z. B. Psychopharmaka oder Diuretika können Verwirrtheitszustände auslösen. Daher müssen sowohl die Wirkungen als auch die Nebenwirkungen der Arzneimittel von den Pflegenden beobachtet werden. Ergeben sich nur leichte Bewusstseinsveränderungen, die auf das Auftreten eines Verwirrtheitszustandes schließen lassen, muss der betreffende Arzt informiert werden, um evtl. die Dosis zu reduzieren.

Diuretika, Psychopharmaka. Bei der Einnahme von Diuretika ist immer auf eine ausreichende Flüssigkeitszufuhr zu achten, sofern es der allgemeine Gesundheitszustand zulässt, um eine Exsikkose zu vermeiden. Besonders ältere Menschen benötigen aufgrund eines verminderten Stoffwechsels häufig nur die Hälfte der Erwachsenendosis, um die gewünschte Wirkung zu erzielen. Dies gilt insbesondere für Psychopharmaka.

Antihypertonika. Werden Antihypertonika verabreicht, ist darauf zu achten, dass der Blutdruck abends nicht zu sehr abfällt. Besonders ältere Menschen leiden unter nächtlicher Verwirrtheit aufgrund einer zu hohen Dosierung von Antihypertonika am Abend.

19.3.4 Sinneswahrnehmung fördern

Seh- und Hörstörungen können Verwirrtheit auslösen, da sich die Betroffenen nur eingeschränkt mit ihrer Umwelt auseinandersetzen können.

Sehhilfen. Eine wichtige Aufgabe der Pflegenden besteht daher darin, dafür Sorge zu tragen, dass ein sehbehinderter Mensch nach Möglichkeit immer seine Sehhilfe trägt und dass diese auch entsprechend gereinigt ist. Besonders im ambulanten und stationären Bereich der Altenhilfe muss von Zeit zu Zeit daran gedacht werden, die Sehstärke durch einen Augenarzt oder Augenoptiker überprüfen zu lassen, um ein optimales Sehen zu ermöglichen.

Hörhilfen. Hörhilfen wie In-dem-Ohr- oder Hinter-dem-Ohr-Hörgeräte müssen regelmäßig gereinigt werden (Bd. 3, Kap. 10). Dazu und zur Bedienung des Gerätes kann der Betroffene von den Pflegenden angeleitet werden. Darüber hinaus müssen Pflegende darauf achten, dass das Hilfsmittel auch getragen wird und immer Ersatzbatterien vorhanden sind.

Basale Stimulation. Bettlägerige leiden häufig unter einer Reizarmut. Hier können basalstimulierende Maßnahmen wie Einreibungen, körperbegrenzende Lagerungen, häufige Lagewechsel eine somatische und vestibuläre Stimulation erzeugen (S. 104). Durch das Erfahrbarmachen des Körpers können Verwirrtheitszustände verhindert werden.

19.3.5 Zimmer angemessen gestalten

Bett. Das Zimmer sollte so gestaltet werden, dass das Bett möglichst in einer Ecke steht. Dies schafft eine kleine intime Nische, die Schutz bedeutet und damit möglichen Ängsten vorbeugt. Der zu Pflegende kann sich in seinen Schutzraum zurückziehen. Gleichzeitig verhindert die Wand ein Herausfallen aus dem Bett. Günstig ist es, wenn der Betroffene von seinem Bett aus zur Tür blicken kann, um eventuelle Geräusche besser zuordnen zu können.

Persönliche Gegenstände. Nach Möglichkeit sollte der zu Pflegende persönliche Gegenstände wie Wecker, Radio oder Bilder in seinem Blickfeld haben. In stationären Einrichtungen der Altenhilfe können auch eigene Möbel ein Stück Vertrautheit in der neuen, unbekannten Umgebung vermitteln.

19.3.6 Orientierungshilfen geben

Zeitliche Orientierung. Die zeitliche Orientierung kann durch das Aufhängen von großen, gut sichtbaren Uhren und Kalendern erleichtert werden. Ein jahreszeitlicher Wandschmuck oder eine entsprechende Zimmerdekoration kann ebenso eine Hilfe zur zeitlichen Orientierung darstellen. Des weiteren bietet sich eine Tageszeitung an, die zudem eine geistige Anregung bedeutet. Dasselbe gilt für Fernseh- und Radiosendungen. Hierbei ist allerdings darauf zu achten, dass es nicht zu einer Reizüberflutung kommt.

Räumliche Orientierung. Die räumliche Orientierung kann durch Hinweisschilder für die Toilette, Gemeinschafträume wie den Aufenthaltsraum oder den Speisesaal, unterstützt werden. Das Zimmer des Betroffenen sollte ebenfalls mit dem Namen, einem Bild oder einem Symbol gekennzeichnet werden, um es leichter zu finden. Ein Nachtlicht im Zimmer hilft, die Orientierung zu verbessern, wenn der zu Pflegende z. B. die Toilette aufsuchen möchte.

19.3.7 Gewohnheiten berücksichtigen

Werden Gewohnheiten der zu Pflegenden berücksichtigt, entspricht dies deren Sicherheitsbedürfnis. Unsicherheit und damit die Gefahr der Verwirrtheit wird vermieden. Nach Möglichkeit sollten die Schlafgewohnheiten wie z. B. Zubettgeh- und Aufstehzeiten oder bestimmte Schlafrituale berücksichtigt werden (Bd. 3, Kap. 5).

Die Verwendung der Hygieneartikel des zu Pflegenden für die Körperpflege kann einen Beitrag zur Vermeidung einer Verwirrtheit leisten. Im Krankenhaus sollten zu Pflegende die Möglichkeit erhalten, ihre Tageskleidung anzuziehen, um dadurch andere aber auch gewohnte Reize zu erhalten. Gleichzeitig hilft es dem Betroffenen, Tag und Nacht besser zu unterscheiden. Auch das Lesen der gewohnten Tageszeitung trainiert die geistige Leistungsfähigkeit und beugt einem Verwirrtheitszustand vor.

19.3.8 Klare Tagesstruktur geben

Eine feste, immer wieder kehrende Tagesstruktur verleiht Sicherheit und nimmt Ängste.

Langeweile verhindern. Nach Möglichkeit sollte sich die Tagesstruktur an den Gewohnheiten des Betroffenen orientieren. Besonders innerhalb von stationären Einrichtungen der Altenhilfe ist es geboten, während des Tages sinnvolle Beschäftigungen anzubieten, um Langeweile zu verhindern. Die in Band 3 in Kapitel 5 beschriebenen Möglichkeiten der Tagesstrukturierung können einen Beitrag zur Verhinderung eines Verwirrtheitszustandes leisten, da Beschäftigung die Sinne stimuliert, geistige Funktionen anregt und leistungsfähig erhält.

Kleine Aufgaben vergeben. Häufig werden den zu Pflegenden in stationären Einrichtungen aber auch in der häuslichen Pflege viele Aufgaben des täglichen Lebens abgenommen. Der Verlust des „gebraucht Werdens" und die dadurch entstehende Langeweile kann Auslöser für einen Verwirrtheitszustand sein. Deshalb ist es ratsam, nach Möglichkeit und der Belastbarkeit entsprechend, dem Betroffenen kleinere Aufgaben zu geben (**Abb. 19.1**). Dies fängt schon bei der Körperpflege an, die er so weit es geht selbst übernehmen sollte. Auch die Pflege des Zimmers, der Zimmerpflanzen oder das Bett machen, können einen Beitrag zur Vermeidung einer Verwirrtheit leisten (**Abb. 19.2**).

19.3.9 Pflegemaßnahmen durchführen

Bei der Durchführung der Maßnahmen muss Folgendes beachtet werden:

- alle Pflegemaßnahmen müssen dem Betroffenen umfassend erläutert werden, dies gilt sowohl vor, als auch während der Maßnahme,
- die Kommunikation sollte in einer ruhigen, deutlichen Sprache geführt werden, wobei auf Blickkontakt zu achten ist (Bd. 3, Kap. 10),
- bei jeder Maßnahme sollte der Beginn und das Ende eindeutig signalisiert werden,
- Bewegungen sollten ruhig und rhythmisch ausgeführt werden, dies gilt auch für mögliche Transporte mit dem Bett oder dem Rollstuhl,

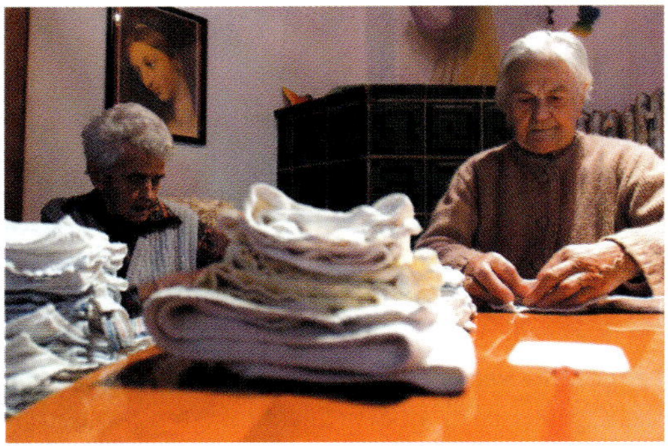

Abb. 19.1 Kleinere Aufgaben erhalten das Gefühl des „Gebraucht-Werdens" und können entscheidend zur Prophylaxe einer Verwirrtheit beitragen

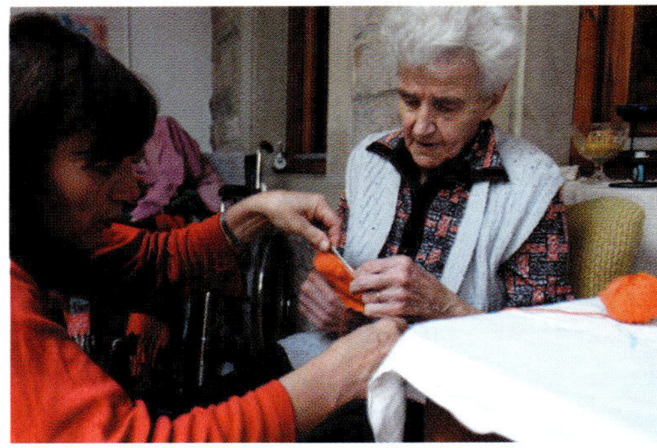

Abb. 19.2 Der Erhalt von Fähigkeiten unterstützt die personelle Orientierung

- bei Transporten sollte der Betroffene immer in Fahrtrichtung bewegt werden, damit er den Weg sehen kann,
- Bettlägerige sollten nach Möglichkeit in halbhoher Oberkörperhochlagerung gelagert werden.

Durch die genannten Maßnahmen erfahren die Betroffenen Sicherheit und verlieren das Gefühl der Ohnmacht. Nach Möglichkeit sollte eine Bezugspflege angestrebt werden, damit sich der Betroffene nicht ständig an wechselndes Personal gewöhnen muss. Die Integration von Angehörigen in die Pflege kann ein weiterer Beitrag zur Vermeidung einer Verwirrtheit sein.

Verwirrtheitsprophylaxe:

- Die Maßnahmen der Verwirrtheitsprophylaxe müssen entsprechend der Risikoeinschätzung auf die individuellen Bedürfnisse bzw. Gegebenheiten der Betroffenen abgestimmt werden.
- Die Sorge für ausreichende Flüssigkeitszufuhr, die Beobachtung der Vitalzeichen sowie der Wirkung und Nebenwirkung von Arzneimitteln und die Förderung der Sinneswahrnehmung stellen wichtige Maßnahmen der Verwirrtheitsprophylaxe dar. Daneben muss auf eine entsprechende Zimmergestaltung, das Anbieten von Orientierungshilfen, die Berücksichtigung von Gewohnheiten und auf eine feste Tagesstrukturierung geachtet werden.
- Um Verwirrtheitszuständen vorzubeugen, sollte die Pflege in Form einer Bezugspflege organisiert werden.

19.4 Fallstudie und Pflegediagnose

Fallstudie Herr Wirries

Herr Wirries ist 83 Jahre alt. Vor zwei Wochen ist er in ein Alten- und Pflegeheim übergesiedelt. Er läuft häufig über den Wohnbereich und sucht sein Zimmer oder die Toilette. Daher ist es schon vorgekommen, dass er eingenässt hat. Herr Wirries wirkt ängstlich und unruhig. Nachts ist er häufig wach und geht in seinem Zimmer umher. Immer wieder fragt er nach der Uhrzeit, da seine batteriebetriebene Uhr stehen geblieben ist. Herr Wirries trinkt relativ wenig, da sein Lieblingsgetränk Orangensaftschorle im Pflegeheim nicht angeboten wird. Herr Wirries hatte früher eine Gärtnerei und mag am liebsten rote Rosen. Seine Tochter besucht ihn regelmäßig zweimal in der Woche. Sie bringt ihm dann die Tageszeitung mit, die er aufmerksam liest.

Die **Tab. 19.1** zeigt einen Auszug aus dem Pflegeplan von Herrn Wirries. Für ihn kann folgende Pflegediagnose formuliert werden: Akute Verwirrtheit beeinflusst durch (b/d) Exsikkose, Umgebungswechsel angezeigt durch (a/d) Desorientiertheit, Unruhezustände, Störung im Tag-Nacht-Rhythmus.

Fazit: Vor allem den akut oder periodisch auftretenden Verwirrtheitszuständen kann mit pflegerischen Maßnahmen teilweise vorgebeugt werden. Hierzu ist insbesondere die Erhebung einer umfassende Pflegeanamnese erforderlich, um bei den zu Pflegenden mögliche Risikofaktoren zu erkennen. Die Vielzahl an möglichen Ursa-

Tab. 19.1 Auszug aus dem Pflegeplan von Herrn Wirries

Pflegeprobleme	*Ressourcen*	*Pflegeziele*	*Pflegemaßnahmen*
Herr Wirries leidet unter einem akuten Verwirrtheitszustand (findet Zimmer u. Toilette nicht, wirkt ängstlich und unruhig, hat gestörten Tag-Nacht-Rhythmus) nach Einzug in das Alten- und Pflegeheim (vor 2 Wo.) und bei geringer Flüssigkeitsaufnahme	▪ Herr Wirries liest seine Tageszeitung ▪ seine Tochter besucht ihn zweimal in der Woche ▪ er mag rote Rosen ▪ er trinkt gerne Orangensaftschorle	▪ FZ: Herr Wirries kennt sich im Wohnbereich aus ▪ NZ: er findet innerhalb von zwei Tagen sein Zimmer und die Toilette ▪ er trinkt 2000 ml in 24 Stunden	▪ gemeinsam mit Herrn Wirries die Zimmertür mit dem Bild einer roten Rose und seinem Namen beschriften bzw. kennzeichnen und ihn immer, wenn er sein Zimmer sucht auf das Symbol hinweisen ▪ gemeinsam mit Herrn Wirries die Toilette mit großen Buchstaben und einem ihm bekannten Symbol kennzeichnen ▪ Herrn Wirries täglich die Tageszeitung zum Lesen geben ▪ täglich (nach dem Frühstück) die Tagesstruktur mit Herrn Wirries besprechen ▪ Tochter bitten, Orangensaft mitzubringen ▪ Herrn Wirries mittags, abends und zwischen den Mahlzeiten Orangensaftschorle anbieten und auf die Notwendigkeit des Trinkens aufmerksam machen ▪ Trinkmenge dokumentieren

chen für die Entstehung einer Verwirrtheit im physischen, psychischen, sozialen und umweltbedingten Bereich führt zu sehr unterschiedlichen prophylaktischen Maßnahmen, die individuell auf den Betroffenen zugeschnitten werden müssen. Einen wichtigen Aspekt stellt die Beobachtung des potenziell Betroffenen auf mögliche Verhaltensänderungen bzw. -auffälligkeiten dar. Angehörige sollten in die Pflege integriert, angeleitet und beraten werden.

Ehmann, M., I. Völkel: Pflegediagnosen in der Altenpflege. Urban & Fischer, München 2000

Gehrs, M.: Zum Umgang mit desorientierten Patienten. Die Schwester/Der Pfleger 9 (2001) 722

Gordon, M: Handbuch Pflegediagnosen, 3. Aufl. Urban & Fischer, München 2001

Grond, E.: Die Pflege verwirrter alter Menschen – Psychisch Alterskranke und ihre Helfer im menschlichen Miteinander, 8. Aufl. Lambertus, Freiburg 1996

Grond, E.: Praxis der psychischen Altenpflege, 12. Aufl. Reed Elsevier, München 2001

Gutensohn, U. u. a.: Arbeitshilfen für den Umgang mit psychisch veränderten alten Menschen, 2. Aufl. Brigitte Kunz, Hagen 2000

Köther, I., E. Gnamm (Hrsg.): Altenpflege in Ausbildung und Praxis, 4. Aufl. Thieme, Stuttgart 2000

Lauber, A. (Hrsg.): Grundlagen beruflicher Pflege. verstehen & pflegen, Bd. 1. Thieme, Stuttgart 2001

Lauber, A., P. Schmalstieg (Hrsg.): Wahrnehmen und Beobachten. verstehen & pflegen, Bd. 2. Thieme, Stuttgart 2001

Lauber, A., P. Schmalstieg (Hrsg.): Pflegerische Interventionen. verstehen & pflegen, Bd. 3. Thieme, Stuttgart 2003

Marciejewski, B. u. a.: Qualitätshandbuch Leben mit Demenz. KDA, Köln 2001

Müller, D.: Interventionen für verwirrte, ältere Menschen in Institutionen. KDA, Köln 1994

Müller, D.: Konzept zur Betreuung demenzkranker Menschen. KDA, Köln 1999

Richard, N.: Annehmen und begleiten. Altenpflege 4 (1995) 244

Schaller, A.: Umgang mit chronisch verwirrten Menschen. Brigitte Kunz, Hagen 1999

Scharfenberg, T.: Milieutherapie gibt Schutz und Orientierung. Betreuungskonzept für Demenzkranke. Forum Sozialstation 10 (1997) 27

Seel, M.: Die Pflege des Menschen im Alter. Brigitte Kunz, Hagen 1997

Vetter, B.: Psychiatrie. 6. Aufl. Urban & Fischer, München 2001

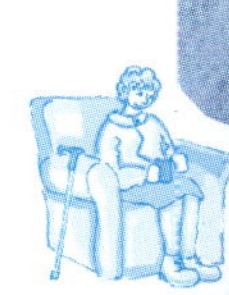

20 Deprivationsprophylaxe

Uta Follmann

Übersicht

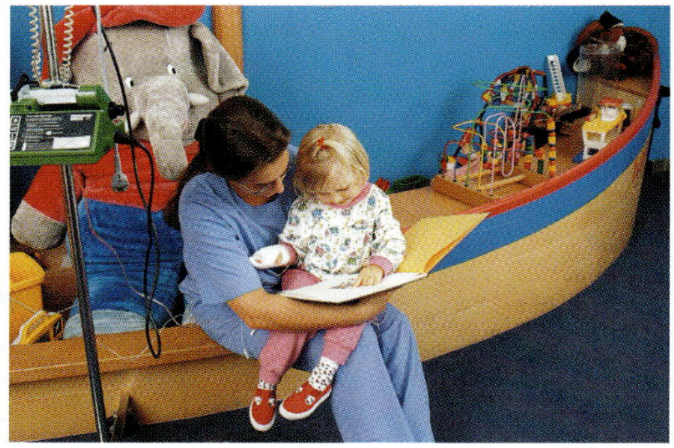

Schlüsselbegriffe

- *sensorische Deprivation*
- *soziale Deprivation*
- *psychischer Hospitalismus*
- *Einsamkeit*
- *Hospitalmarasmus*

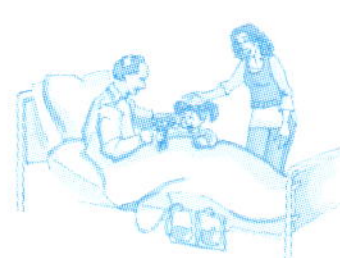

Einleitung

Die Entwicklung des Menschen beginnt bei der Zeugung bzw. Geburt und endet mit dem Tod. Entwicklung ist nicht alleine ein Ergebnis aus Anlagen und Umwelt und damit verbundenen Veränderungen des Denkens, Fühlens und Handelns. Sie bedarf auch der Konstanz und Stabilität des Erreichten durch Verfestigung bzw. Bestand. Zudem setzt sich das Individuum aktiv mit seiner Umwelt auseinander und wirkt gestaltend auf sie ein.

Aus den genannten Bedingungsfaktoren, die sich wechselseitig beeinflussen, ergibt sich eine Komplexität der Entwicklung, die die Einmaligkeit und Unverwechselbarkeit eines Individuums ausmacht. Ein wesentlicher Bestandteil zur Förderung der Entwicklung ist der intensive Kontakt zu einer vertrauten Person. Eine konstante, bedürfniserfüllende Vertrauensperson ist insbesondere in der frühen Kindheit von existentieller Bedeutung.

Bei der stationären Versorgung von Menschen in Krankenhäusern oder Heimen, vor allem von kleinen Kindern, wahrnehmungsbeeinträchtigten, intensivpflichtigen und alten, verwirrten Menschen, sind die Entwicklungsmöglichkeiten stark eingeschränkt. Es können Symptome der Deprivation entstehen. Pflegepersonen kommt hierbei die Aufgabe zu, Risikofaktoren zu erkennen und geeignete prophylaktische Maßnahmen zu ergreifen, um eine Deprivation zu vermeiden.

20.1 Deprivation

Unter Deprivation wird der Mangel oder Entzug von etwas Erwünschtem, von körperlichen oder psychischen Bedürfnissen, wie z. B. Schlaf und Liebe verstanden.

20.1.1 Formen der Deprivation

Es können zwei Formen der Deprivation unterschieden werden:

- sensorische Deprivation und
- soziale Deprivation.

Sensorische Deprivation

Aufgrund einer reizarmen, stereotypen Umwelt können nicht genügend sinnlich wahrnehmbare Reize aufgenommen werden. Die ▸ *sensorische Deprivation* führt beim Menschen schon nach wenigen Tagen zu schweren Störungen des Erlebens und Verhaltens. An der McGill Universität in den USA wurden Experimente zur sensorischen Deprivation mit Studenten durchgeführt. Die Probanden hielten sich ununterbrochen in einem Raum mit minimalstem Reizangebot auf: Sie konnten lediglich einen schwachen Lichtschimmer durch die abgedeckten Augen sehen, hatten keine Möglichkeit mit den Händen zu tasten und konnten außer dem Summen eines Ventilators im schallisolierten Raum nichts hören.

Schon nach kurzer Zeit zeigten einige von ihnen abnorme Verhaltens- und Erlebensweisen. Trotz guter Bezahlung konnten viele Studenten nicht länger als 2 Tage in diesem Zustand bleiben, sie entwickelten Halluzinationen.

Soziale Deprivation

Bei der ▸ *sozialen Deprivation* fehlt die notwendige konstante emotionale Zuwendung einer Bezugsperson, die Vertrauen und Geborgenheit vermitteln kann. Der Aufbau oder Erhalt des Selbstvertrauens ist gestört, d. h., der Glaube an die eigenen Fähigkeiten zur Bewältigung der Lebensanforderungen ist nachhaltig gestört.

Psychischer Hospitalismus

Der Mangel an emotionaler Zuwendung durch z. B. lange stationäre Aufenthalte in Krankenhäusern oder Heimen bedingt vor allem bei Kindern schwerste Störungen. Bei ihnen wird im Zusammenhang mit Symptomen der Deprivation vom ▸ *psychischen Hospitalismus* gesprochen. Allgemein bedeutet der Begriff Hospitalismus die Summe aller körperlichen und seelischen Schäden und Mängel im Zusammenhang mit dem Aufenthalt eines Individuums im Krankenhaus oder Heim. Der infektiöse Hospitalismus umfasst z. B. alle im Krankenhaus erworbenen Infektionen.

Die Begriffe „sensorische Deprivation", „soziale Deprivation" und „psychischer Hospitalismus" werden in der Literatur teilweise synonym verwendet.

Einsamkeit

Auch der Zustand der ▸ *Einsamkeit* kann alle Zeichen einer Deprivation aufweisen. Einsamkeit meint die Abgeschiedenheit des Menschen von seiner Umwelt im räumlichen oder im seelischen Sinn. Dabei kann sie jedoch ebenso ein erwünschter positiver Zustand (z. B. im religiösen und geistigen Bereich) wie auch ein negativer Zustand sein, der als große Beeinträchtigung empfunden wird.

20.1.2 Symptome der Deprivation

Zahlreiche Untersuchungen befassen sich mit den Auswirkungen einer reizarmen Umgebung und einer reduzierten emotionalen Zuwendung auf Kinder, Patienten und Bewohner.

Deprivation bei kleinen Kindern

Die historische Anekdote über ein Experiment des Stauferkönigs Friedrich II. belegt den lebensentscheidenden Einfluss der emotionalen Zuwendung durch eine Bezugsperson im Säuglingsalter. Der König wollte durch ein Experiment herausfinden, welche Sprache und Sprachweise Knaben nach ihrem Heranwachsen hätten, wenn sie während ihrer Entwicklung mit niemandem sprächen. Die Kinder wurden von ihren Eltern getrennt und von Ammen und Pflegerinnen versorgt. Diesen war es nicht erlaubt, mit den Knaben zu sprechen oder einen zärtlichen Körperkontakt aufzubauen. Trotz ausreichender Ernährung und guter Körperpflege verstarben die Kinder, ohne je das Sprechen erlernt zu haben.

Der Wiener Psychoanalytiker Rene A. Spitz (1887 – 1974) beobachtete die Entwicklung von Säuglingen in Waisen- bzw. Findelhäusern und auf der Säuglingsstation eines Frauengefängnisses in den USA. Die Kinder wurden z. T. nach dem sechsten bis achten Monat von den Müttern getrennt, sie entwickelten sich bis dahin normal. Trotz guter ärztlicher Betreuung und körperlicher Versorgung zeigten die Kinder zunehmende Zeichen eines partiellen Zerfalls. Spitz bezeichnete diese Zustandsveränderung als „anaklitische Depression" (griech.: anaklitisch = anlehnen).

Anaklitische Depression. Folgende Symptome konnte Spitz in den ersten Monaten nach der Trennung beobachten:

1. Monat: weinerliche Verstimmung,

2. Monat: anhaltendes Schreien, zunehmender Gewichtsverlust, Entwicklungsstagnation,

3. Monat: Kontaktverweigerung, Schlaflosigkeit, Gewichtsverlust, Infektionsanfälligkeit, motorische Verlangsamung, starrer Gesichtsausdruck.

Psychischer Hospitalismus. Dauerte die Trennung länger als 3 Monate, zeigten die Kinder Symptome des psychischen Hospitalismus wie:

- völlige Passivität,
- kein Blickkontakt,
- leerer Gesichtsausdruck,
- reduzierte Augenkoordination,
- spastische, stereotype Bewegungen,
- niedriger Entwicklungsquotient (EQ),
- starker körperlicher Verfall mit extremen Untergewicht.

Der körperliche Verfall einhergehend mit Kachexie aufgrund emotionaler Störungen wird auch ▸ *Hospitalmarasmus* genannt (Bd. 2, S. 294).

Bei konstanter Zuwendung durch eine Bezugsperson sind die Symptome teilweise reversibel, Untersuchungen zeigen jedoch, dass es häufig zu Spätfolgen in Form von Störungen des Denkens, Fühlens oder Verhaltens, z. B. zu Beziehungsunfähigkeit, Gehemmtheit und emotionaler Stumpfheit kommt.

Altersabhängigkeit. Neben den oben genannten Trennungen von einer Bezugsperson kann eine massive Vernachlässigung des Kindes innerhalb der Familie in jedem Alter zu ähnlichen, schwerwiegenden Symptomen führen. Eine wichtige Variable, die Art und Ausmaß der Störung bedingen, ist das Alter des Kindes. Als Faustregel kann gesagt werden, dass eine Trennung von der Bezugsperson bzw. eine grobe Vernachlässigung zwischen der 2. Hälfte des ersten und des dritten Lebensjahres die schwersten Symptome der Deprivation hervorruft.

Deprivation bei älteren Kindern

Ältere Kinder entwickeln bei lang andauernder emotionaler Vernachlässigung und reizarmer Umgebung ebenfalls Symptome einer Deprivation. Die Kinder entwickeln Zeichen wie:

- regressives Verhalten,
- depressive Störungen,
- Lernbeeinträchtigungen,
- stereotypisches Schaukeln mit dem Oberkörper,
- Selbstverletzungen,
- Erbrechen und Durchfall,
- hohe Infektanfälligkeit usw.

Deprivation bei Erwachsenen

Erwachsene, die in ihrer Kindheit stabile emotionale Bindungen aufbauen konnten, sind weniger gefährdet, während eines Krankenhausaufenthaltes gravierende Symptome des Hospitalismus zu entwickeln. Trotzdem können auch bei Erwachsenen während schwerer Krankheit mit langem stationärem Aufenthalt Symptome einer Deprivation festgestellt werden.

Besonders gefährdet sind Menschen in Langzeit-Pflegeinstitutionen (z. B. Rehabilitations- oder Behinderteneinrichtungen), psychiatrisch erkrankte Personen und Intensivpatienten.

Intensivpatienten

Viele schwerkranke Patienten liegen über einen längeren Zeitraum in Überwachungseinheiten oder auf Intensivstationen. Die meisten Intensiveinheiten haben nur reglementierte, kurze Besuchszeiten. Die Bezugspersonen haben oft Angst, ihre „verkabelten" Angehörigen liebevoll zu berühren. Außerdem überwiegen auf Intensivstationen unangenehme Reize, angenehme, entwicklungsfördernde Reize kommen kaum vor. Der Blick des Kranken kann nicht selten nur auf weiße Wände und Decken oder unbekannte Apparate gerichtet werden (**Abb. 20.1**).

Die Patienten fallen vor allem auf durch:

- mangelnden Genesungswillen mit unzureichendem Coping,
- Abgabe von Verantwortung,
- Scheu vor Anforderungen des täglichen Lebens und

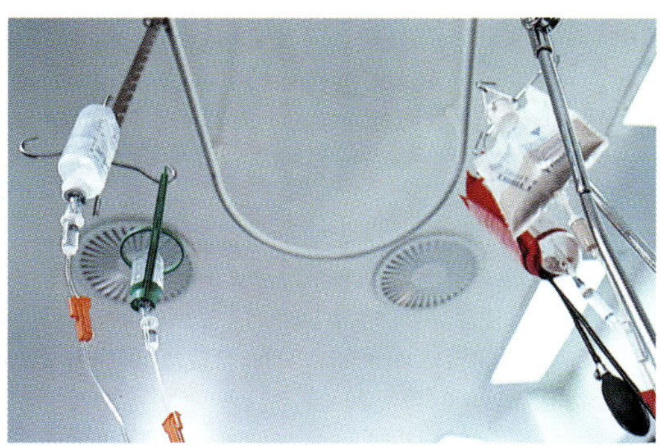

Abb. 20.1 Blickwinkel eines Intensivpatienten

- zunehmende Passivität bis hin zum vollständigen Rückzug.

Deprivation bei älteren Menschen

Der alte Mensch hat ganz spezielle Entwicklungsaufgaben zu bewältigen, wie z. B. die Verarbeitung des Verlustes der ursprünglichen Familienstruktur bzw. den Verlust des Partners oder die Übersiedlung in ein Heim. Zudem lassen alle Sinnesorgane im Alter zunehmend nach, die Fähigkeit zur Aufnahme von Reizen aus der Umwelt ist reduziert. Bei ungenügender Bewältigung der Aufgaben ist der alte Mensch daher gefährdet, Symptome einer Deprivation zu entwickeln. Besonders gefährdet sind Senioren während längerer Krankenhausaufenthalte und nach einer Übersiedlung in ein Altenheim, insbesondere dann, wenn sie nur wenige persönliche Möbelstücke und Dinge mitbringen können.

Folgende Symptome können neben den oben genannten auftreten:

- Entwicklung einer Inkontinenz,
- Sprachlosigkeit,
- Zunahme der Unfähigkeit, sich zeitlich, örtlich und zur Person zu orientieren und
- zunehmender körperlicher Verfall.

Deprivation bei sterbenden Menschen

Sterbende, die einen langen Sterbeprozess in einer Institution durchlaufen sind besonders deprivationsgefährdet. Häufig ist der Beginn der Sterbephase nicht eindeutig zu bestimmen. Angehörige ziehen sich nicht selten bei zunehmender Unfähigkeit des Sterbenden, Bedürfnisse zu äußern, hilflos zurück und überlassen die Betreuung den Pflegenden. Der Betroffene selbst ist aufgrund seines Zustands evtl. nicht mehr in der Lage, sich seiner Umwelt und diese an seine Bedürfnisse anzupassen. Folge hiervon kann u. a. sein:

- Passivität,
- Rückzug,
- Schmieren mit den eigenen Exkrementen und
- angstvolle Unruhe mit z. B. ständigem Rufen oder Nesteln an der Bettdecke.

In dieser Phase ist es schwer, die Symptome klar einer Ursache zuzuordnen. Neben einer Deprivation kann eine bestehende Demenz bzw. der Zustand der Verwirrung ähnliche Symptome hervorrufen. Die Reaktion auf Interventionen von Pflegenden oder Angehörigen kann evtl. Klarheit über die Ursachen bringen.

Alle genannten gefährdeten Personen erleiden ein zusätzliches Risiko, wenn sie als Migranten die Erklärungen des Pflegepersonals nicht verstehen und ihre Bedürfnisse für Pflegende nicht verständlich äußern können.

Formen und Symptome der Deprivation:

- Sensorische Deprivation ist gekennzeichnet durch einen Mangel an Sinneswahrnehmungen aufgrund der Reizarmut der Umwelt.
- Soziale Deprivation zeichnet sich aus durch den Verlust des Selbstvertrauens aufgrund des Fehlens emotionaler Zuwendung von Bezugspersonen.
- Symptome sensorischer und sozialer Deprivation infolge eines Krankenhaus- oder Heimaufenthaltes werden auch psychischer Hospitalismus genannt.
- Deprivation bei Kindern äußert sich u. a. in Entwicklungsstagnation, Passivität und körperlichem Verfall.
- Deprivation bei Erwachsenen steht häufig in Zusammenhang mit einem Krankenhaus- oder Heimaufenthalt und zeigt sich u. a. durch mangelnden Genesungswillen, fehlendes Coping, Passivität.
- Deprivationssymptome bei älteren Menschen sind u. a. Desorientiertheit, Inkontinenz, körperlicher Verfall.
- Schmieren mit Exkrementen, Unruhezustände und Passivität können auf eine Deprivation bei sterbenden Menschen hinweisen.

20.2 Einschätzen des Deprivationsrisikos

Um das Risiko einer möglichen Deprivation einzuschätzen, bedarf es einer genauen Kenntnis der Umstände, die zu diesem Zustand führen, sowie der Kenntnisse über deutliche, aber auch subtile Symptome des psychischen Hospitalismus.

20.2.1 Deprivationsrisiko bei Kindern

Bis in die 70er bzw. 80er Jahre war man in vielen Kinderkliniken noch der Auffassung, dass es für das kleine Kind besser sei, die Eltern nicht in das Patientenzimmer zu lassen. Pädiater und Pflegende nahmen an, dass der ständige Trennungsschmerz nach der

Besuchszeit das Kind nur zusätzlich belaste. Als Folge durften die Eltern ihre Kinder oft nur durch eine Glasscheibe 2-mal in der Woche sehen. Viele Eltern berichteten nach dem in dieser Zeit obligaten langen Krankenhausaufenthalten, von Schlafstörungen, Ängsten und anderen Verhaltensauffälligkeiten ihrer Kinder.

In den Kliniken wurde das Verhalten der kleinen Patienten meistens falsch gedeutet. Die Resignation nach der Phase des Schreiens und des sich Aufbäumens wurde ebenso wie das Klammern an eine Pflegeperson als Eingewöhnung und Akzeptanz der Situation interpretiert. Außerdem wurden viele Kinder auf Stationen für Erwachsene versorgt, auf individuelle Bedürfnisse der kleinen Patienten konnte nicht eingegangen werden.

Charta für Kinder im Krankenhaus

Im Mai 1988 verabschiedete die erste „Kind im Krankenhaus" – Konferenz in Leiden (NL) die Charta für Kinder im Krankenhaus (Bd. 1, S. 261). Die Charta war ein Ergebnis eines Zusammenschlusses von Eltern, Pädiatern und Pflegenden, die sich bis heute für das Wohl des kranken Kindes einsetzen und für ihre Rechte bei der Betreuung und Behandlung in Institutionen eintreten.

AKIK. Durch die Arbeit des AKIK (Aktionskomitee KIND IM KRANKENHAUS) wurden und werden Eltern, Pflegepersonen und Ärzte für die Probleme einer stationären Aufnahme mit Trennung von den Bezugspersonen, auch unmittelbar nach der Geburt, sensibilisiert. Die Gefahren und Symptome der Deprivation sind seither stärker im Bewusstsein betreuender Personen. Die totale Ausprägung der Symptomatik ist in Institutionen kaum noch zu sehen. Der Verdacht der Vernachlässigung eines Kindes durch Bezugspersonen kann aufgrund der bekannten Folgen ausgesprochen und überprüft werden.

20.2.2 Deprivationsrisiko bei Erwachsenen

Durch die Erkenntnisse der psycho-sozialen Bezugswissenschaften zur Pflegewissenschaft ist auch die Gefahr einer Deprivation bei schwerkranken und wahrnehmungsbeeinträchtigten Erwachsenen Inhalt von Aus- Fort- und Weiterbildungen geworden.

Im Vergleich zu anderen Bereichen, wie z. B. die Einschätzung der Dekubitusgefährdung oder Pneumoniegefährdung, gibt es im Bereich der Deprivationsprophylaxe keine Skalen zur Einschätzung der Gefahr. Die Einschätzung der Deprivationsgefahr ist daher in einem großen Maß abhängig vom Leitbild bzw. Pflegeverständnis der Mitarbeiter einer Station. Pflegende müssen in der Lage sein, das erhöhte Risiko für eine mögliche Deprivation einschätzen zu können. Hierzu gehört die Beurteilung einer mangelnden Bindung zu einer Bezugsperson, einer Reduzierung positiver, anregender Reize und einer eingeschränkten Wahrnehmungsfähigkeit.

20.3 Maßnahmen der Deprivationsprophylaxe

Prophylaktische Maßnahmen können die Gefahr einer Deprivation minimieren oder sogar verhindern.

Prinzipien der Deprivationsprophylaxe sind die Ermöglichung sozialer Bindungen und Kontakte, vor allem in stationären Einrichtungen, die anregende bzw. vertraute Gestaltung der Patienten/Bewohnerzimmer und die Verbesserung von Wahrnehmungsbeeinträchtigungen durch Hilfsmittel wie z. B. Hörgeräte oder Sehhilfen.

Bei Menschen in jedem Lebensalter eignen sich die Interventionen der Basalen Stimulation (S. 99). Für Menschen, die die deutsche Sprache nicht verstehen, sollten zusätzlich Übersetzer hinzugezogen werden.

20.3.1 Prophylaktische Maßnahmen bei Kindern

Zu den deprivationsprophylaktischen Maßnahmen bei Kindern zählen:

- Öffnung der Kinderstationen für Eltern,
- Rooming-In,
- kurze Verweildauer und
- kindgerechte Gestaltung.

Öffnung der Kinderstationen für Eltern

Eine entscheidende Maßnahme zur Verhinderung einer anaklitischen Depression bzw. eines psychischen Hospitalismus ist die Öffnung der Kinderstationen für die Eltern. Erreicht wurde diese Öffnung vor allem durch die Arbeit des Aktionskomitees KIND IM KRANKENHAUS Bundesverband e. V. (s. o.). Eltern können in den meisten Kinderstationen ihre Kinder, wenn diese sie brauchen, fast uneingeschränkt besuchen.

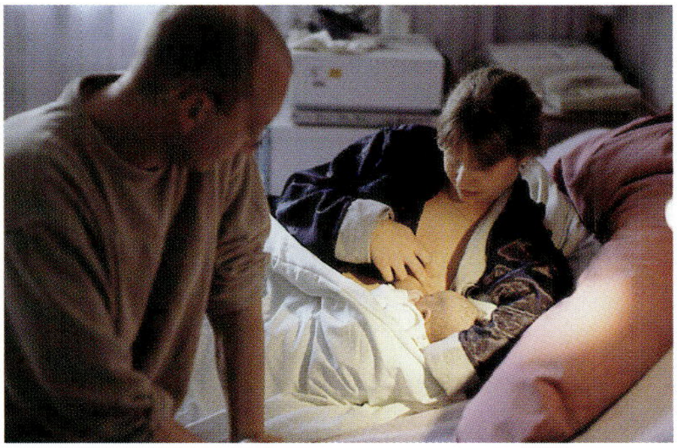

Abb. 20.2 Rooming-In auf der Wöchnerinnenstation

Rooming-In

Auf den Wöchnerinnenstationen, bei kleinen und schwerstkranken Kindern bieten viele Häuser die Möglichkeit des Rooming-In an (**Abb. 20.2**). Das neugeborene Kind ist im Zimmer der Mutter untergebracht bzw. können Eltern rund um die Uhr bei ihren kranken Kindern bleiben und im Patientenzimmer übernachten. Nicht selten schlafen die Kinder mit im großen Bett der Mutter, sie fühlen sich sicher und geborgen. Vorteile des Rooming-In sind die Förderung von Bonding (Bindung) und Stillen sowie die Unterstützung des Heilungsprozesses beim kranken Kind.

Konsequenz für Pflegende. Die Anwesenheit einer Bezugsperson bedingt jedoch auch, dass sie die Versorgung der Kinder größtenteils übernimmt. Für die Pflegenden in der Pädiatrie ergab sich dadurch in den letzten beiden Jahrzehnten eine Veränderung des Berufsbildes. Heute steht u. a. die Beratung der Eltern im Vordergrund, die direkte Versorgung und Beschäftigung des kranken Kindes ist etwas in den Hintergrund getreten. Der einfühlsame Umgang mit besorgten Eltern verlangt dabei eine professionelle Kommunikationsfähigkeit von den Pflegepersonen.

Kurze Verweildauer

Eine weitere wichtige Intervention zur Deprivationsprophylaxe ist die immer kürzer werdende Verweildauer der Kinder im Krankenhaus und die Möglichkeit der ambulanten Versorgung. Vor allem in Großstätten gibt es manchmal schon die Möglichkeit der ambulanten Betreuung von intensivpflichtigen Kindern (**Abb. 20.3**).

Kindgerechte Gestaltung

Die kindgerechte Gestaltung einer Kinderstation mit einem entsprechenden Spiel- und Beschäftigungsangebot bietet dem Kind die Möglichkeit sich weiterzuentwickeln (**Abb. 20.4**). Als prophylaktische Maßnahme ist auch die kindgerechte Information und Aufklärung der Kinder vor und während eines Krankenhausaufenthaltes zu nennen (Bd. 3, Kap.1).

20.3.2 Prophylaktische Maßnahmen bei Erwachsenen

Eine entscheidende Möglichkeit zur Verhinderung von Deprivationssymptomen im Erwachsenenalter liegt im Pflegeverständnis. Eine patientenorientierte Pflege, die die Ressourcen des Pflegebedürftigen in den Pflegeprozess mit aufnimmt (Bd. 1, Kap. 6), verhindert die Möglichkeit einer Abgabe der Verantwortung. Deprivationsprophylaktische Maßnahmen sind:

- Pflegebedürftigen in den Pflegeprozess einbeziehen,
- Bezugspersonen in den Pflegeprozess einbeziehen und
- Stationen positiv stimulierend gestalten.

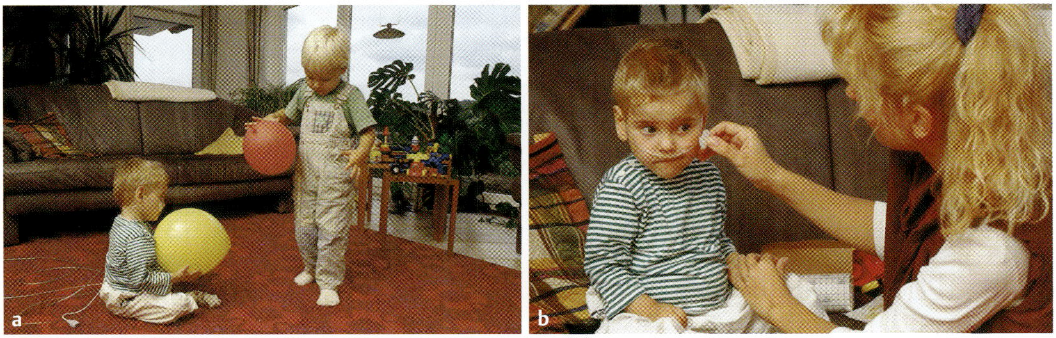

Abb. 20.3 Betreuung eines intensivpflichtigen Kindes im häuslichen Bereich (aus: Hoehl u. Kullik, 2002)

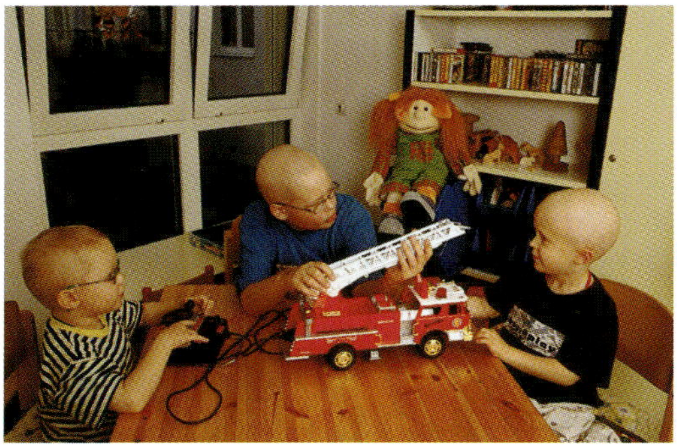

Abb. 20.4 Spiel- und Kontaktangebote auf einer pädiatrischen Station (aus: Hoehl u. Kullik, 2002)

Pflegebedürftigen in den Pflegeprozess einbeziehen

Indem der Pflegebedürftige aktiv in die Planung, Durchführung und Evaluation des Pflegeprozesses einbezogen wird, kann die Motivation zur Genesung gesteigert sowie die Gefahr des Rückzugs verringert werden. Zunehmend wird auch die Möglichkeit einer offenen Besuchsregelung auf Intensivstationen im Sinne eines familienorientierten Ansatzes diskutiert. Die Aufnahme in eine Intensivstation bedeutet immer eine Krise, der Verlust der Symbole des Erwachsenseins wie Autonomie und Unabhängigkeit wird als sehr gravierend erlebt.

Bezugspersonen in den Pflegeprozess einbeziehen

Eine belastende existentielle Erfahrung kann in unterstützenden Familiensystemen mit Hilfe von Angehörigen besser bewältigt werden (**Abb. 20.5**) Eine offene Besuchsregelung orientiert sich an den Bedürfnissen des Patienten und lässt eine individuelle Gestaltung der Besuche zu. Eine individuelle Begleitung der besuchenden Angehörigen durch das Pflegepersonal hilft diesen, den Pflegebedürftigen zu unterstützen und eigene Ängste abzubauen. Im Bereich der Erwachsenenpflege, z.B. in der Intensiv-, Psychiatrie- und Behindertenpflege gibt es mittlerweile Konzepte, die die 24-stündige Versorgung durch eine Bezugsperson ermöglichen und fördern.

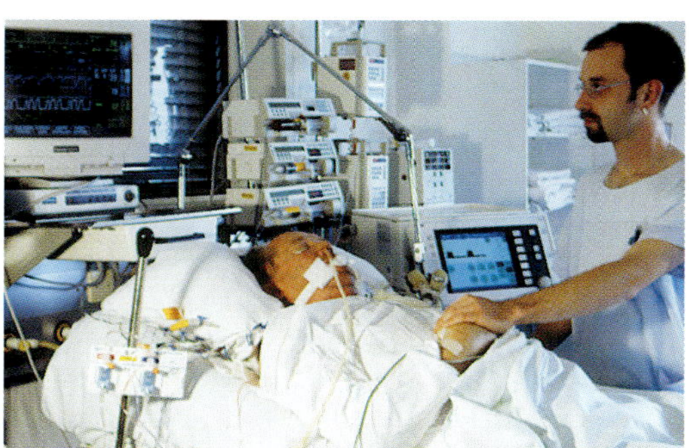

Abb. 20.5 Unterstützendes Familiensystem

Rooming-In ist somit nicht ausschließlich eine wichtige Maßnahme in der Versorgung kranker Kinder, das Konzept kann auch erfolgreich bei Erwachsenen angewendet werden. Neben der Deprivationsprophylaxe für den Patienten können Bezugspersonen dabei den Umgang mit ihren pflegebedürftigen Angehörigen lernen.

Stationen positiv stimulierend gestalten

Bei der Gestaltung einer Intensivstation oder einer Stroke-Unit können Pflegende dazu beitragen, dass die Patientenzimmer durch farbige Wände, bunte Gardinen, Bilder, Mobile usw. positive Reize bieten und somit eine sensorische Deprivation verhindern können.

20.3.3 Prophylaktische Maßnahmen bei älteren Menschen

Generell gelten die oben genannten Maßnahmen. Weitere Maßnahmen sind:

- dafür sorgen, dass Hilfsmittel benutzt werden,
- Mitnahme persönlicher Gegenstände in stationären Einrichtungen ermöglichen,
- für ein ausgewogenes Beschäftigungsangebot sorgen und
- emotionale Unterstützung bieten.

Hilfsmittel. Bei der Aufnahme im Krankenhaus ist es wichtig, danach zu fragen, ob der pflegebedürftige Mensch Seh- Hör- oder andere Hilfen benötigt. Stehen notwendige Hilfen nicht zur Verfügung oder werden vom Pflegepersonal z.B. im Schrank oder im Nachttisch verstaut, kann sich der alte Mensch kaum in der neuen Umgebung orientieren. Pflegepersonen müssen dafür sorgen, dass er ohne Probleme seine Hilfsmittel benutzen kann. Sie müssen sicher im Umgang mit Hilfsmitteln sein, um den Bewohner bzw. pflegebedürftigen Menschen angemessen zu unterstützen. Eine genaue Einweisung in die Räumlichkeiten der Station und in den Stationsablauf ist von großer Bedeutung für die Orientierung.

Persönliche Gegenstände. Ist eine Übersiedlung in ein Heim für den alten Menschen notwendig, hilft ihm die Möglichkeit, viele eigene Sachen wie Möbel und Bilder mitzunehmen bei der Orientierung und kann ihn vor den Symptomen der Deprivation schützten. Pflegepersonen können entsprechende Konzepte im Heim initiieren und dafür sorgen, dass der Senior auch gezeichnete persönliche Wäsche (z. B. Bettwäsche oder Handtücher) mitbringen kann.

Beschäftigungsangebot. Ein ausgewogenes, individuelles Beschäftigungsangebot kann den Heimbewohner vor einer sensorischen Deprivation schützen (**Abb. 20.6**).

Emotionale Unterstützung. Mit einer emotionalen Unterstützung durch Angehörige und Pflegepersonal kann die Entwicklungsaufgabe der Übersiedlung bewältigt werden (**Abb. 20.7**). Beim alten und dementen Menschen sind die Konzepte der Validation (S. 162) und des ROT (S. 152) wichtige Interventionen, die einen Rückzug verhindern bzw. verzögern können.

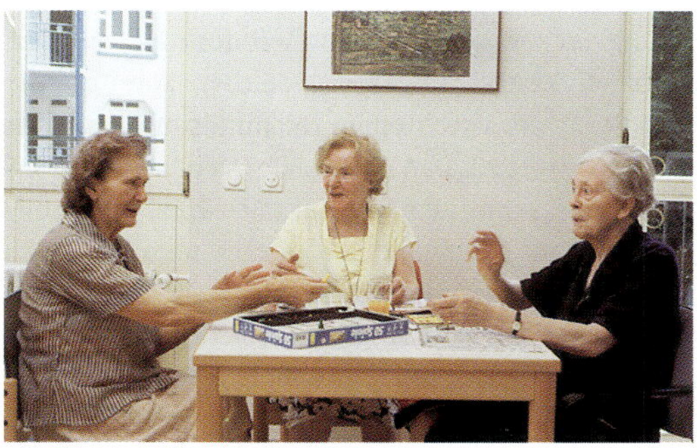

Abb. 20.6 Beschäftigungsangebot für Senioren im Heim

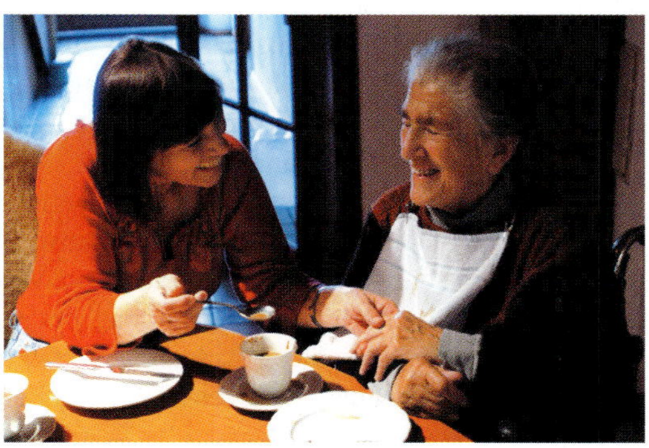

Abb. 20.7 Liebevolle Unterstützung durch das Pflegepersonal

20.3.4 Prophylaktische Maßnahmen bei sterbenden Menschen

Die Betreuung eines Sterbenden gehört mit zu den wichtigsten Aufgaben der Pflegenden. Ohne emotionale Unterstützung kann der Pflegebedürftige die letzte Lebensaufgabe häufig nicht positiv bewältigen. Für die meisten Menschen ist es wichtig, nahe Angehörige während der letzten Lebensphase bei sich zu haben.

Pflegepersonen können dazu beitragen, dass Angehörige diese Aufgabe mit ihrer Unterstützung bewältigen können. Dazu gehört die konkrete Aufforderung und die Beratung der Angehörigen. Pflegerische Interventionen können entweder vollkommen oder teilweise von Angehörigen übernommen werden oder sie können diese ganz an die Pflegenden abgeben. Sind Angehörige nicht in der Lage, diese schwere Aufgabe zu übernehmen, müssen Pflegepersonen stellvertretend in Zusammenarbeit mit Seelsorgern oder ehrenamtlichen Helfern (z. B. Hospitzhelfern) den Sterbenden begleiten. Dies erfordert interdisziplinäre Konzepte, die Bereitschaft zur Übernahme der Verantwortung und personelle Ressourcen.

20.3.5 Evaluation der Maßnahmen

Die Evaluation deprivationsprophylaktischer Maßnahmen ist nicht so eindeutig wie z. B. die Evaluation pneumonieprophylaktischer Maßnahmen: Bekommen nur sehr wenige der gefährdeten Patienten während des Krankenhausaufenthaltes eine Pneumonie, waren die prophylaktischen Maßnahmen effektiv. Die Evaluation deprivationsprophylaktischer Maßnahmen gestaltet sich wesentlich schwieriger. Pflegebedürftige Menschen befinden sich häufig in komplexen, belastenden Situationen, ihre Reaktionsweisen sind deshalb nicht immer eindeutig einer einzigen Ursache zuzuordnen. Trotzdem können Verhaltensweisen des Pflegebedürftigen auf die Effizienz der prophylaktischen Maßnahmen hinweisen.

Kleine Kinder. Ein gutes Gedeihen und die Fähigkeit zur Entspannung bei liebevoller Berührung kann ein Hinweis auf die Effizienz prophylaktischer Interventionen sein.

Ältere Kinder. Eine vertrauensvolle Kontaktaufnahme zum Pflegepersonal, das entspannte Spielen zwischen pflegerischen und therapeutischen Interventionen und das Ausdrücken von Bedürfnissen kann z. B. als Hinweis dienen.

Intensivpflichtiger Erwachsener. Schon die geringsten Anzeichen einer Kontaktaufnahme wie z. B. das Zwinkern mit den Augen oder ein leichter Händedruck deuten darauf hin, dass der Pflegeempfänger in Kontakt mit seiner sensorischen und emotionalen Umwelt bleiben möchte.

Alter Mensch. Das Erkennen der eigenen Möbel im Heim und das Auffinden des persönlich gekennzeichneten Zimmers nach anfänglicher räumlicher Desorientierung kann positiv gedeutet werden.

Deprivationsprophylaxe:

- Zur Einschätzung des Deprivationsrisikos erfolgt eine Beurteilung der Qualität der Bindung des pflegebedürftigen Menschen an eine Bezugsperson.
- Deprivationsprophylaktische Maßnahmen werden altersspezifisch ausgerichtet.
- Ressourcenorientierung, Unterstützung der Bindung an Bezugspersonen, ansprechende Gestaltung der unmittelbaren Umgebung, z. B. mit persönlichen Gegenständen und altersgerechte Beschäftigungsangebote können einer Deprivation entgegenwirken.

20.4 Fallstudie und Pflegediagnose

Fallstudie Maria

Maria, ein vierjähriges Mädchen, wird von der Intensivstation auf die pädiatrische Station verlegt. Maria ist Portugiesin und vor 4 Monaten mit ihren Eltern nach Deutschland gekommen. Vor 3 Wochen hatte sie mit ihren Eltern zusammen einen schweren Verkehrsunfall. Eltern und Tochter wurden schwer verletzt. Die Eltern von Maria liegen immer noch auf der Intensivstation. Maria erlitt bei dem Unfall einen Bruch des Lendenwirbels und ist seitdem querschnittsgelähmt. Der körperliche Zustand des Mädchens ist bei der Verlegung stabil.

Die betreuende Pflegeperson berichtet bei der Übergabe, dass Maria am ersten Tag nach der Verlegung nur geweint und ängstlich jede Tätigkeit der Pflegepersonen verfolgt habe, jetzt aber vollkommen ruhig sei. Sie starre nur an die Decke, esse und trinke kaum etwas und mache in keiner Art und Weise auf sich aufmerksam. Maria ist sehr blass und verliert täglich an Gewicht. Versuche, mit ihr Blickkontakt aufzunehmen, scheitern, sie schaut durch die Pflegeperson hindurch. Angebotene Spielsachen und Bücher rührt sie nicht an. Maria nimmt auch keinen Kontakt zu ihren Mitpatientinnen im Zimmer auf. Sie schaut die beiden Mädchen nicht an und beobachtet sie auch nicht beim Spielen.

Tab. 20.1 zeigt einen Ausschnitt aus Marias Pflegeplan. Eine mögliche Pflegediagnose von Maria könnte lauten: Sensorische Deprivation bedingt durch (b/d) therapeutische restriktive Umweltbedingungen wie Intensivpflege und Bettruhe und sozial eingeschränkte Umgebung durch fehlende Bezugspersonen und beeinträchtigte verbale Kommunikation wegen Nichtverstehens der Sprache angezeigt durch (a/d) Teilnahmslosigkeit und Apathie.

Fazit: Die Symptome einer sensorischen bzw. sozialen Deprivation können in unterschiedlicher Ausprägung in jedem Lebensalter vorkommen. In Deutschland ist unter anderem durch die Arbeit von AKIK ein Bewusstsein für die Probleme von Kindern in einer Institution, vor allem im Krankenhaus, geschaffen worden. Pflegende und Pädiater haben neue, kindorientierte Konzepte zum Schutz der seelischen Gesundheit des Kindes in den Krankenhäusern umgesetzt. Seither konnten die Symptome des psychischen Hospitalismus drastisch reduziert werden. Das Vollbild der Deprivation in Institutionen kennt man fast nur noch von Fernsehbildern, z. B. aus rumänischen Kinderheimen.

Im Erwachsenenbereich sind vor allem intensivpflichtige, wahrnehmungsbeeinträchtigte, alte und sterbende Menschen deprivationsgefährdet. Diese Pflegeempfänger befinden sich häufig in einer Situation, in der sich ihre sozialen Kontakte minimieren und/oder positive Reize reduziert sind. Die Orientierung zur Person, zur Zeit und zum Ort ist häufig eingeschränkt. Als zusätzliches Risiko kann bei ausländischen Patienten die Sprachbarriere hinzukommen, da Bedürfnisse nicht verbalisiert werden können und Aufklärungen nicht verstanden werden.

Ein patienten-, bewohner-, und familienorientiertes Pflegeverständnis beinhaltet prophylaktische Maßnahmen zur Vermeidung einer Deprivation. Valide Skalen zur Einschätzung der Gefährdung gibt es noch nicht. Eine Evaluation der Maßnahmen erfolgt über die Beobachtung des Verhaltens des Pflegebedürftigen.

Tab. 20.1 Auszug aus dem Pflegeplan von Maria

Pflegeprobleme	*Ressourcen*	*Pflegeziele*	*Pflegemaßnahmen*
▪ aufgrund eines traumatischen Unfalls und Unkenntnis der deutschen Sprache nimmt Maria bei pflegerischen Interventionen keinen erkennbaren Kontakt mit dem Pflegepersonal auf: sie starrt nur an die Decke, vermeidet Blickkontakt und spricht nicht ▪ sie meldet zwischen den Interventionen keinerlei Bedürfnisse an ▪ sie verweigert die Nahrung und nimmt keine Flüssigkeit zu sich ▪ sie beachtet angebotene Spielsachen und Bücher nicht ▪ sie nimmt keinen Kontakt mit anderen Kindern auf	▪ der körperliche Zustand von Maria ist stabil ▪ ihre Sinnesorgane sind intakt	▪ Maria nimmt Kontakt mit ihrer Umwelt auf, erkennbar am Blickkontakt mit Pflegepersonen und am Interesse an ihrer Umgebung ▪ sie versteht den Grund pflegerischer Interventionen ▪ sie meldet ihre Bedürfnisse an ▪ sie nimmt die angebotene Nahrung zu sich ▪ sie trinkt mindestens 1,5 l/Tag ▪ sie kann sich mit angebotenen Spielsachen beschäftigen ▪ sie nimmt Kontakt mit den Kindern im Zimmer auf	▪ im Klinikum einen Dolmetscher für Maria besorgen, der sie über ihre Situation und die der Eltern aufklärt und pflegerische Interventionen erklären kann ▪ eine Bezugspflegeperson pro Schicht bestimmen ▪ gezielten Körperkontakt unter Beobachtung des Verhaltens anbieten (z. B. ASE, in den Arm nehmen, streicheln) ▪ über den Dolmetscher Bedürfnisse erfragen ▪ Lieblingsspeisen und Getränke anbieten ▪ über den Dolmetscher eine Bezugsperson oder Freundin von Maria benachrichtigen und um einen Besuch bitten ▪ Lieblingsbeschäftigung erfragen und anbieten ▪ Kinder im Zimmer mit in das Spielen einbeziehen ▪ falls ein weiteres portugiesisches Kind in der Klinik liegt, dieses zu Besuchen auffordern bzw. in das Zimmer von Maria verlegen

Bienstein, C., A. Fröhlich: Basale Stimulation in der Pflege, 8. Aufl. Selbstbestimmtes Leben, Düsseldorf 1995

Bourne, L.E., B.R. Ekstrand (Hrsg.): Einführung in die Psychologie. Dietmar Klotz, Eschborn 1992

Clauss, V., I. Mecky (Hrsg.): Kursbuch Pflege. Gustav Fischer, Stuttgart 1997

Dorsch, F. u. a. (Hrsg.): Dorsch Psychologisches Wörterbuch, 11. Aufl. Hans Huber, Bern 1992

Fröhlich, A. u. a. (Hrsg.): Fördern – Pflegen – Begleiten. Selbstbestimmtes Leben, Düsseldorf 1997

Gordon, M.: Handbuch Pflegediagnosen. Urban & Fischer, München 1999

Hirsch A.M.: Psychologie für Altenpfleger, Bd. 1. MMV Medizin, München 1996

Hobmair, H. (Hrsg.): Pädagogik/Psychologie für die berufliche Oberstufe. Bd. 1. Stam Verlag, Köln 1998

Hoehl, M.; P. Kullik (Hrsg.): Kinderkrankenpflege und Gesundheitsförderung, 2. Aufl., Thieme, Stuttgart 2002

Käppeli, S. (Hrsg.): Pflegekonzepte, Bd. 1. Huber, Bern 1998

Kellnhauser, E. u. a. (Hrsg.): Thiemes Pflege, 9. Aufl. Thieme, Stuttgart 2000

Köther, I., E. Gnamm (Hrsg.): Altenpflege in Ausbildung und Praxis, 4. Aufl. Thieme, Stuttgart 2000

Lauber, A. (Hrsg.): Grundlagen beruflicher Pflege. verstehen & pflegen, Bd. 1. Thieme, Stuttgart 2001

Lauber, A., P. Schmalstieg (Hrsg.): Wahrnehmen und Beobachten. verstehen & pflegen, Bd. 2. Thieme, Stuttgart 2001

Lauber, A., P. Schmalstieg (Hrsg.): Pflegerische Interventionen. verstehen & pflegen, Bd. 3. Thieme, Stuttgart 2003

Liedtke A.: Farbpsychologische Gestaltung einer Intensivtherapiestation. Heilberufe 52 (2000) 28

Oerter, R., L. Montada (Hrsg.): Entwicklungspsychologie, 3. Aufl. Psychologische Verlagsunion, Weinheim 1995

Montagou, A.: Körperkontakt. Klett-Cotta, Stuttgart 1997

Nyhdal, P., G. Batrozek (Hrsg.): Basale Stimulation- Neue Wege in der Intensivpflege. Ullstein Mosby, Berlin/ Wiesbaden 1997

Vieten, M., A. Schramm (Hrsg.): Pflege Konkret – Neurologie Psychiatrie. Urban & Fischer, München 2001

Zimmer K.: Das Leben vor dem Leben. Kösel Verlag, 1992

Internet

www.babynet.at/hurra/docus/room-in.htm

www.alzheimerforum.de

www.rk-bedburg-hau.lvr.de

Sachverzeichnis

C

D

L

M

N

T